中国科学院教材建设专家委员会规划教材
全国高等医药院校规划教材

临床医学概论

下 册

主 编 王志伟 桑爱民
副主编 王 华
编 委（按姓氏笔画排序）
王 华 王志伟 尤易文
冯兴梅 刘俊华 吴 昊
张玉泉 陆志荣 陈锦鹏
姚淑萍 桑爱民 管怀进

科学出版社
北 京

·版权所有　侵权必究·

举报电话：010-64030229；010-64034315；13501151303（打假办）

内　容　简　介

《临床医学概论》（上、下册）综合了众多学科。全书分为：诊断学、内科学、儿科学、放射诊断学、皮肤性病学、传染病学、外科学总论、外科学、妇产科学、眼科学、耳鼻喉科学、口腔科学。本书内容丰富，以临床常见病为主，具有实用性。为了使这门课程既能够适应医学院校现有的教学组织形式，同时又有较宽的适用性，作者在编写过程中，依据医学相关专业知识结构的要求，从临床医学各学科的教学实际出发，尽量考虑教学的可操作性和学生学习的规律性，力求内容的科学性、系统性和先进性，力求简明扼要、深入浅出、循序渐进，重点放在基础理论、基本知识、基本技能上，同时兼顾临床医学领域的新知识、新技术的介绍。

本书适用于医药院校医学相关专业的本科学生，也可供综合性大学生物学、生物技术等专业的本科学生使用，同时亦可作为医、护、药等相关专业人员的自学教材。

图书在版编目（CIP）数据

临床医学概论. 下册／王志伟，桑爱民主编. —北京：科学出版社，2011.8
中国科学院教材建设专家委员会规划教材·全国高等医药院校规划教材
ISBN 978-7-03-031783-4

Ⅰ. 临… Ⅱ. ①王… ②桑… Ⅲ. 临床医学-医学院校-教材 Ⅳ. R4

中国版本图书馆 CIP 数据核字（2011）第 130583 号

责任编辑：胡治国／责任校对：陈玉凤
责任印制：徐晓晨／封面设计：范璧合

版权所有，违者必究。未经本社许可，数字图书馆不得使用

科学出版社出版
北京东黄城根北街16号
邮政编码：100717
http://www.sciencep.com

北京九州迅驰传媒文化有限公司印刷
科学出版社发行　各地新华书店经销

*

2011年8月第　一　版　　开本：787×1092　1/16
2015年5月第二次印刷　　印张：43 1/2
　　　　　　　　　　　　字数：1 083 000
定价：98.00元
（如有印装质量问题，我社负责调换）

前　言

随着我国改革开放和经济建设的深入发展，我国的高等教育事业也取得了迅猛发展。为了适应 21 世纪社会进步和卫生事业发展的需要，近年来，各医学院校的一些医学相关专业不断涌现，如医学信息学、医学法学、医学营销、医学美容、卫生经济与管理学等。临床医学是这些专业学生的重要必修课程之一。为了能够提高这些医学相关专业的教学质量，教材建设是最基本的保证。为此，我们根据专业培养的目标和要求，参照相关专业的教学大纲，在医学相关专业几年来教学实践的基础上，充分吸收各兄弟院校的教学经验，组织编写了这本《临床医学概论》，全书分上、下两册。

为了使临床医学概论这门课程既能够适应医学院校现有的教学组织形式，同时又有较宽的适应性，我们在编写过程中，依据临床医学相关专业知识结构的要求，从临床医学各学科的教学实际出发，尽量考虑教学的可操作性和学生学习的规律性，力求内容的科学性、系统性和先进性，力求简明扼要、深入浅出、循序渐进，重点放在基础理论、基本知识、基本技能上，同时兼顾临床医学领域的新知识、新技术的介绍。因此，本书适用于医药院校医学相关专业的本科学生，也可供综合性大学生物学、生物技术等专业的本科学生使用，同时亦可作为医、护、药等相关专业人员的自学教程。

本书在编写过程中参考了较多的书籍和资料，并引用了其中部分图表，在此向作者表示诚挚的感谢！本书在编排过程中得到了编者学校的大力支持和帮助，一并致谢！

由于我们编写的水平有限，书中难免出现一些疏漏、不足及错误之处。恳请使用本书的教师、学生以及同道、专家和广大读者提出宝贵建议与意见，以便再版时加以改正和提高。

编　者
2010 年 12 月

目　　录

第一篇　外　科　学

第一章　绪论 (1)
　第一节　外科学的范畴 (1)
　第二节　外科学的发展 (2)
　第三节　怎样学习外科学 (3)

第二章　休克 (5)
　第一节　概述 (5)
　第二节　诊断 (9)
　第三节　休克的预防应采取综合措施 (11)
　第四节　治疗 (11)

第三章　心肺脑复苏 (13)

第四章　创伤 (18)
　第一节　创伤的病理 (18)
　第二节　创伤的诊断 (20)
　第三节　创伤的治疗 (23)
　第四节　常规武器伤 (26)

第五章　外科感染 (30)
　第一节　概论 (30)
　第二节　浅部组织的化脓性感染 (33)
　第三节　全身性外科感染 (36)
　第四节　有芽孢厌氧菌感染 (38)

第六章　阑尾炎 (41)
　第一节　急性阑尾炎 (41)
　第二节　特殊类型阑尾炎 (45)
　第三节　慢性阑尾炎 (46)

第七章　急性化脓性腹膜炎 (47)
　第一节　急性弥漫性腹膜炎 (47)
　第二节　腹腔脓肿 (50)

第八章　小肠疾病 (52)
　第一节　小肠炎性疾病 (52)
　第二节　肠梗阻 (56)
　第三节　常见的肠梗阻 (62)
　第四节　短肠综合征 (66)
　第五节　小肠肿瘤 (68)

第九章　乳腺疾病 (69)
　第一节　解剖生理概要 (69)
　第二节　乳房检查 (70)
　第三节　急性乳房炎 (73)
　第四节　乳腺囊性增生病 (75)
　第五节　乳房肿瘤 (76)

第十章　甲状腺疾病 (83)

第十一章　结、直肠和肛管疾病 (94)
　第一节　解剖生理概要 (94)
　第二节　结、直肠及肛管检查方法 (94)
　第三节　肛裂 (95)
　第四节　直肠肛管周围脓肿 (96)
　第五节　肛瘘 (96)
　第六节　痔 (97)
　第七节　结肠癌 (97)
　第八节　直肠脱垂 (98)
　第九节　直肠息肉 (98)
　第十节　直肠癌 (99)

第十二章　肝脏疾病 (101)
　第一节　解剖生理概要 (101)
　第二节　肝脓肿 (101)
　第三节　肝包虫病 (102)
　第四节　肝脏良性肿瘤 (103)
　第五节　原发性肝癌 (103)
　第六节　继发性肝癌 (105)

第十三章　胃十二指肠疾病 (106)
　第一节　解剖生理概要 (106)

第二节	胃十二指肠溃疡的外科治疗 ………………………………（109）	第十八章	关节脱位 …………………（187）
第三节	胃癌及其他胃肿瘤 ……（120）	第十九章	骨与关节化脓性感染 …（194）
第十四章	胆道疾病 ………………（125）	第一节	化脓性骨髓炎 …………（194）
第一节	解剖生理概要 …………（125）	第二节	化脓性关节炎 …………（198）
第二节	特殊检查 ………………（127）	第二十章	骨与关节结核 …………（200）
第三节	胆石病 …………………（128）	第一节	概论 ……………………（200）
第四节	胆道感染 ………………（134）	第二节	脊柱结核 ………………（202）
第五节	胆道蛔虫病 ……………（138）	第三节	髋关节结核 ……………（203）
第六节	胆道肿瘤 ………………（139）	第四节	膝关节结核 ……………（204）
第十五章	胰腺疾病 ………………（143）	第二十一章	骨肿瘤 …………………（205）
第一节	急性胰腺炎 ……………（143）	第一节	概论 ……………………（205）
第二节	慢性胰腺炎 ……………（147）	第二节	良性肿瘤 ………………（207）
第三节	乏特（Vater）壶腹周围癌 …………………………（148）	第三节	骨巨细胞瘤 ……………（208）
		第四节	恶性肿瘤 ………………（209）
第四节	胰头癌 …………………（150）	第二十二章	手的功能和解剖 ……（211）
第五节	胰腺囊肿 ………………（153）	第二十三章	颅脑损伤 ………………（228）
第六节	胰岛素瘤 ………………（154）	第一节	头皮损伤 ………………（228）
第七节	胃泌素瘤 ………………（155）	第二节	颅骨损伤 ………………（229）
第十六章	骨折概论 ………………（157）	第三节	脑损伤 …………………（230）
第一节	骨折的定义、成因、分类及骨折段的移位 ………（157）	第四节	脑疝 ……………………（235）
		第五节	脑损伤的处理 …………（236）
第二节	骨折的临床表现及X线检查 ……………………（158）	第二十四章	胸部损伤 ………………（243）
		第一节	概论 ……………………（243）
第三节	骨折的并发症 …………（159）	第二节	肋骨骨折 ………………（243）
第四节	骨折愈合过程 …………（161）	第三节	气胸 ……………………（244）
第五节	影响骨折愈合的因素 …（162）	第四节	血胸 ……………………（246）
第六节	骨折的急救 ……………（163）	第五节	创伤性窒息 ……………（247）
第七节	骨折的治疗原则 ………（164）	第六节	肺爆震伤 ………………（247）
第八节	开放性骨折的处理 ……（168）	第七节	心脏损伤 ………………（248）
第九节	开放性关节损伤处理原则 …………………………（171）	第八节	胸腹联合伤 ……………（250）
		第二十五章	肺癌 ……………………（252）
第十节	骨折延迟愈合、不愈合和畸形愈合的处理 ……（171）	第二十六章	食管癌及贲门癌 ………（259）
		第二十七章	泌尿、男性生殖系统外科检查和诊断 …………（262）
第十七章	四肢骨折 ………………（173）		
第一节	上肢骨折 ………………（173）	第一节	泌尿、男性生殖系统外科疾病的主要症状 ……（262）
第二节	下肢骨折 ………………（178）	第二节	泌尿、男性生殖系统外科检查 ……………………（264）

第二十八章　泌尿、男性生殖系统感染 ……………………………（268）	第二十九章　尿石症 ……………（275）
第一节　概论 …………………（268）	第一节　概述 …………………（275）
第二节　上尿路感染 …………（269）	第二节　上尿路结石 …………（277）
第三节　下尿路感染 …………（270）	第三节　膀胱结石 ……………（280）
第四节　男性生殖系统感染 ……（272）	第四节　尿道结石 ……………（280）
	第三十章　泌尿男性生殖系统肿瘤 …（282）

第二篇　妇产科学

第一章　妊娠诊断 ………………（289）	第一节　前置胎盘 ……………（330）
第一节　早期妊娠的诊断 ……（289）	第二节　胎盘早剥 ……………（333）
第二节　中、晚期妊娠的诊断 ……（290）	第七章　妊娠合并内科疾病 ……（338）
第三节　胎姿势、胎产式、胎先露、胎方位 ……………………（291）	第一节　妊娠合并心脏病 ……（338）
	第二节　妊娠合并肝炎 ………（344）
第二章　正常分娩 ………………（294）	第八章　分娩期并发症 …………（350）
第一节　分娩动因 ……………（294）	产后出血 ………………………（350）
第二节　决定分娩的四因素 …（295）	第九章　女性生殖系统炎症 ……（354）
第三节　枕先露的分娩机制 …（298）	第一节　外阴及阴道炎症 ……（354）
第四节　先兆临产、临产的诊断与产程 ……………………（300）	第二节　宫颈炎症 ……………（356）
	第三节　盆腔炎性疾病 ………（357）
第五节　第一产程的临床经过及处理 ……………………（302）	第四节　生殖器结核 …………（359）
	第十章　宫颈肿瘤 ………………（361）
第六节　第二产程的临床经过及处理 ……………………（304）	第十一章　子宫肿瘤 ……………（366）
	第一节　子宫肌瘤 ……………（366）
第七节　第三产程的临床经过及处理 ……………………（306）	第二节　子宫内膜癌 …………（370）
	第十二章　卵巢肿瘤 ……………（376）
第三章　妊娠时限异常 …………（309）	第十三章　妊娠滋养细胞疾病 …（381）
第一节　流产 …………………（309）	第一节　葡萄胎 ………………（381）
第二节　早产 …………………（312）	第二节　侵蚀性葡萄胎和绒毛膜癌 ……………………………（383）
第四章　妊娠期高血压疾病 ……（316）	
第五章　异位妊娠 ………………（323）	第十四章　生殖内分泌疾病 ……（387）
第一节　输卵管妊娠 …………（323）	功能失调性子宫出血 …………（387）
第二节　其他部位的妊娠 ……（328）	第十五章　子宫内膜异位症 ……（392）
第六章　妊娠晚期出血 …………（330）	第十六章　不孕症 ………………（398）

第三篇　眼　科　学

第一章　眼的组织解剖与生理 ……（404）	第一节　眼球的解剖与生理 ……（404）

第二节 视路与瞳孔反射径路 … (410)
第三节 眼附属器的解剖与生理 … (412)
第四节 眼部血管与神经 … (417)

第二章 眼睑病 … (420)
第一节 眼睑炎症 … (420)
第二节 眼睑位置异常 … (422)

第三章 泪器病 … (426)
第一节 泪器的解剖与生理 … (426)
第二节 泪液排出系统疾病 … (427)

第四章 眼表疾病 … (430)
第一节 眼表的解剖与生理 … (430)
第二节 眼表疾病的概念 … (430)
第三节 干眼症 … (431)

第五章 结膜病 … (433)
第一节 结膜的应用解剖与生理 … (433)
第二节 结膜炎概述 … (433)
第三节 细菌性结膜炎 … (436)
第四节 病毒性结膜炎 … (437)
第五节 衣原体性结膜炎 … (438)
第六节 免疫性结膜炎 … (440)

第六章 角膜病 … (442)
第一节 角膜炎总论 … (442)
第二节 感染性角膜炎 … (443)
第三节 免疫性角膜病 … (446)
第四节 角膜软化症 … (446)

第七章 晶状体病 … (448)
第一节 概述 … (448)
第二节 白内障 … (448)
第三节 晶状体异位、脱位和异形 … (459)

第八章 青光眼 … (462)

第一节 原发性青光眼 … (463)
第二节 继发性青光眼 … (469)
第三节 发育性青光眼 … (472)

第九章 葡萄膜病 … (474)
第一节 葡萄膜炎 … (474)
第二节 特殊类型葡萄膜炎 … (479)
第三节 葡萄膜先天异常 … (483)
第四节 葡萄膜肿瘤 … (484)

第十章 视网膜病 … (486)
第一节 概述 … (486)
第二节 视网膜血管病变 … (488)
第三节 黄斑病 … (492)
第四节 视网膜脱离 … (494)
第五节 原发性视网膜色素变性 … (495)
第六节 视网膜母细胞瘤 … (496)

第十一章 眼外肌病与弱视 … (498)
第一节 概述 … (498)
第二节 斜视 … (499)
第三节 弱视 … (505)

第十二章 眼外伤 … (507)
第一节 结膜和角膜异物 … (507)
第二节 眼挫伤 … (507)
第三节 眼球穿孔伤及眼内异物 … (508)
第四节 眼化学伤 … (510)

第十三章 常见全身病的眼部表现 … (512)
第一节 内科疾病 … (512)
第二节 外科疾病 … (513)
第三节 儿科疾病 … (513)
第四节 耳鼻喉科口腔科疾病 … (514)
第五节 神经科疾病 … (514)

第十四章 防盲治盲 … (516)

第四篇 耳鼻喉科学

第一章 鼻科学 … (518)
第一节 鼻的应用解剖学和生理学 … (518)
第二节 鼻腔炎性疾病 … (527)
第三节 变应性鼻炎 … (530)
第四节 鼻窦炎性疾病 … (532)

第二章　咽科学 (537)
  第一节　咽的应用解剖学及生理学 (537)
  第二节　咽的症状学 (543)
  第三节　咽炎 (544)
  第四节　扁桃体炎 (547)
  第五节　鼻咽癌 (551)

第三章　喉科学 (554)
  第一节　喉的应用解剖学及生理学 (554)
  第二节　喉的急性炎症性疾病 (562)
  第三节　喉的慢性炎症性疾病 (566)
  第四节　喉癌 (570)
  第五节　喉阻塞 (573)

第四章　气管食管科学 (576)
  第一节　气管、支气管及食管的应用解剖 (576)
  第二节　气管、支气管异物 (578)
  第三节　食管异物 (580)

第五章　耳科学 (583)
  第一节　耳的应用解剖学及生理学 (583)
  第二节　急性化脓性中耳炎 (595)
  第三节　慢性化脓性中耳炎 (596)
  第四节　分泌性中耳炎 (599)

第五篇　口腔科学

第一章　口腔颌面部解剖生理 (603)
  第一节　概述 (603)
  第二节　口腔 (604)
  第三节　颌面部 (610)

第二章　口腔局部麻醉 (618)
  第一节　常用的局麻药物 (618)
  第二节　口腔局麻方法 (618)
  第三节　局部麻醉的并发症和防治 (621)

第三章　口腔颌面部感染 (623)
  第一节　概述 (623)
  第二节　下颌第三磨牙冠周炎 (623)
  第三节　颌面部间隙感染 (624)

第四章　牙拔除术 (628)
  第一节　拔牙的器械 (628)
  第二节　拔牙的适应证和禁忌证 (628)
  第三节　拔牙前的准备及一般牙拔除 (631)
  第四节　拔牙创的愈合 (633)
  第五节　牙拔除术的并发症 (633)

第五章　口腔颌面部损伤 (636)
  第一节　口腔颌面部损伤伤员的急救 (637)
  第二节　口腔颌面部软组织损伤 (639)
  第三节　牙和牙槽骨损伤 (641)
  第四节　颌骨骨折 (641)
  第五节　颧骨、颧弓骨折 (643)

第六章　口腔颌面部肿瘤 (645)
  第一节　口腔颌面部囊肿 (645)
  第二节　良性肿瘤及瘤样病变 (646)
  第三节　口腔颌面部恶性肿瘤 (647)

第七章　唾液腺疾病 (651)

第八章　颞下颌关节疾病 (654)

第九章　先天性口腔颌面部发育畸形 (657)

第十章　龋病 (658)
  第一节　概述 (658)
  第二节　龋病的临床特征和诊断 (659)
  第三节　龋病的分类 (659)
  第四节　龋病的治疗原则 (660)

第十一章 牙髓病和根尖周病 …… (662)
第一节 牙髓病 ……………… (662)
第二节 根尖周病 …………… (664)
第三节 牙髓病和根尖周病的常用治疗方法 ……… (666)

第十二章 牙龈病 ……………… (668)
第一节 慢性龈炎 …………… (668)
第二节 急性坏死性溃疡性龈炎 ……………… (668)
第三节 药物性牙龈增生 ……… (669)

第十三章 牙周炎 ……………… (671)
第一节 慢性牙周炎 …………… (671)
第二节 侵袭性牙周炎 ………… (672)

第十四章 口腔黏膜病 ………… (674)
第一节 单纯疱疹 ……………… (674)
第二节 口腔念珠菌病 ………… (675)
第三节 复发性阿弗他溃疡 …… (676)
第四节 口腔白斑病 …………… (677)
第五节 口腔扁平苔藓 ………… (678)
第六节 性传播疾病的口腔表现 … (679)

第十五章 牙体缺损与错𬌗畸形 … (680)
第一节 牙体缺损的修复 ……… (680)
第二节 错𬌗畸形的矫治 ……… (681)

第一篇 外科学

第一章 绪论

第一节 外科学的范畴

外科学是医学科学的一个重要组成部分,它的范畴是在整个医学的历史发展中形成,并且不断更新变化的。在古代,外科学的范畴仅仅限于一些体表的疾病和外伤;但随着医学科学的发展,对人体各系统、各器官的疾病在病因和病理方面获得了比较明确的认识,加之诊断方法和手术技术不断地改进,现代外科学的范畴已经包括许多内部的疾病。按病因分类,外科疾病大致可分为以下五类。

(一) 损伤

由暴力或其他致伤因子引起的人体组织破坏,例如内脏破裂、骨折、烧伤等,多需要手术或其他外科处理,以修复组织和恢复功能。

(二) 感染

致病的微生物或寄生虫侵袭人体,导致组织、器官的损害、破坏、发生坏死和脓肿,这类局限的感染病灶适宜于手术治疗,例如坏疽阑尾的切除、肝脓肿的切开引流等。

(三) 肿瘤

绝大多数的肿瘤需要手术处理。良性肿瘤切除有良好的疗效;对恶性肿瘤,手术能达到根治、延长生存时间或者缓解症状的效果。

(四) 畸形

先天性畸形,例如唇裂腭裂、先天性心脏病、肛管直肠闭锁等,均需施行手术治疗。后天性畸形,例如烧伤后瘢痕挛缩,也多需手术整复,以恢复功能和改善外观。

(五) 其他性质的疾病

常见的有器官梗阻如肠梗阻、尿路梗阻等;血液循环障碍如下肢静脉曲张、门静脉高压症等;结石形成如胆石症、尿路结石等;内分泌功能失常如甲状腺功能亢进症等,也常需术治疗予以纠正。

现代外科学,不但包括上列疾病的诊断、预防以及治疗的知识和技能,而且还要研究疾病的发生和发展规律。为此,现代外科学必然要涉及实验以及自然科学基础。

第二节　外科学的发展

外科学和整个医学一样,是人们长期同疾病作斗争的经验总结,其进展则是由社会各个历史时期的生产和科学技术发展所决定的。

我国医学史上外科开始很早,公元前 14 世纪商代的甲骨文中就有"疥""疮"等字的记载。在周代(公元前 1066—公元前 249 年),外科已独立成为一门,外科医师称为"疡医"。秦汉时代的医学名著《内经》已有"疽篇"的外科专章。汉末,杰出的医学家华佗(141—203年)擅长外科技术,使用麻沸汤为病人进行死骨剔除术、剖腹术等。唐代,孙思邈著《千金要方》(652 年)中,应用手法整复下颌关节脱位,与现代医学采用的手法相类似。宋代,王怀隐著《太平圣惠方》(992 年)记载用砒剂治疗痔核。金元时代,危亦林著《世医得效方》(1337年)已有正骨经验,如在骨折或脱臼的整复前用乌头、曼陀罗等药物先行麻醉;用悬吊复位法治疗脊柱骨折。明代是我国中医外科的兴旺时代,精通外科的医师如薛己、汪机、王肯堂、申斗垣、陈实功和孙志宏等,遗留下不少著作。陈实功著的《外科正宗》中,记述刎颈切断气管应急用丝线缝合刀口;对于急性乳房炎(乳痈)和乳癌(乳岩)也有较确切的描述。

以上简短的叙述足以说明中医外科学是具有悠久的历史和丰富的实践经验。

现代外科学奠基于是 19 世纪 40 年代,先后解决了手术疼痛、伤口感染和止血、输血等问题。

手术疼痛曾是妨碍外科发展的重要因素之一。1846 年美国 Morton 首先采用了乙醚作为全身麻醉剂,并协助 Warren 用乙醚麻醉施行了很多大手术。自此,乙醚麻醉就被普遍地应用于外科。1892 年德国 Schleich 首先倡用可卡因作局部浸润麻醉,但由于其毒性高,不久即由普鲁卡因所代替,至今普鲁卡因仍为安全有效的局部麻醉药。

伤口"化脓"是 100 余年前外科医生所面临的最大困难问题之一,其时,截肢后的死亡率竟高达 40%~50%。1846 年匈牙利 Semmelweis 首先提出在检查产妇前用漂白粉水将手洗净,遂使他所治疗的产妇死亡率自 10% 降至 1%,这是抗菌技术的开端。1877 年德国 Bergmann 对 15 例膝关节穿透性损伤伤员,仅进行伤口周围的清洁和消毒后即加以包扎,有 12 例痊愈并保全了下肢,他认为,不能将所有的伤口都视为感染的,而不让伤口再被沾污更为重要。在这个基础上他采用了蒸气灭菌,并研究了布单、敷料、手术器械等的灭菌措施,在现代外科学中建立了无菌术。1889 年德国 Furbringer 提出了手臂消毒法,1890 年美国 Halsted 倡议戴橡皮手套,这样就使无菌术臻于完善。

手术出血也曾是妨碍外科发展的另一重要因素。1872 年英国 Wells 介绍止血钳,1873 年德国 Esmarch 在截肢时倡用止血带,他们是解决手术出血的创始者。1901 年美国 Landsteiner 发现血型,从此可用输血来补偿手术时的失血。初期采用直接输血法,但操作复杂,输血量不易控制;1915 年德国 Lewisohn 提出了混加枸橼酸钠溶液,使血不凝固的间接输血法,以后又有血库的建立,才使输血简便易行。

1929 年英国 Fleming 发现了青霉素,1935 年德国 Domagk 倡用百浪多息(磺胺类药),此后各国研制出一系列抗菌药物,为外科学的发展开辟了一个新时代。再加以麻醉术的不断改进,输血和补液的日益受到重视,这样就进一步扩大了外科手术的范围,并增加了手术的安全性。

由于各地贯彻了中医政策,中西医结合在外科领域里也取得了不少成绩。中西医结合治疗一些外科急腹症,如急性胰腺炎、胆管结石以及粘连性肠梗阻等,获得了较好疗效。中西医结合治疗骨折应用动静结合原则,采用小夹板局部外固定,既缩短了骨折愈合时间,又恢复了肢体功能。

新中国成立以来,广大的外科工作者遵循为人民服务的方向,对严重危害人民健康的疾病和创伤,千方百计地进行抢救,做出了优异成绩。多年来,我国外科工作者在长江两岸从旧社会遗留下来的血吸虫病流行地区,在农村简易的手术室中,给几万名晚期血吸虫病人进行了巨脾切除术,使他们恢复了健康,重新走上生产岗位。肿瘤的防治工作也迅速开展,对食管癌、肝癌、胃癌、乳癌等进行了数十万至数百万人口的普查,不但使这些癌肿得到早期发现,还在高发地区调查了这些癌肿与各种环境因素的关系,提出了许多新的研究课题。

必须认识到,世界上的每一项专业都经历了古今中外许许多多人的研究和探讨,积累了十分丰富的资料。外科学也是一样,历史上所有为解除病人疾苦而刻苦钻研的外科工作者,对外科学的充实和提高都作出了有益的贡献,都是值得我们继承和学习的。

第三节 怎样学习外科学

(一) 必须坚持为人民服务的方向

学习外科学的根本问题、首要问题,仍是为人的健康服务的问题。要经常想到,医生是在做人的工作,只有良好的医德、医风,才能发挥医术的作用。如果外科医生医疗思想不端正,工作粗疏,就会给病人带来痛苦,甚至严重地损害病人的健康。因此,学习外科学必须正确地处理服务与学习的关系,要善于在服务中学习,也就是要在全心全意地为病人服务的思想基础上学好本领,再转过来更好地为病人服务。

(二) 必须贯彻理论与实践相结合的原则

外科学的每一进展,都体现了理论与实践相结合的原则。以十二指肠溃疡的外科治疗为例:早年人们曾经施行胃空肠吻合或胃部分切除的手术以治疗此病,但发现这些手术后溃疡又可复发。通过一个阶段的研究,了解到胃酸分泌及其对溃疡的影响,乃确立了胃大部分切除术的原则。然而,胃大部分切除术虽能避免溃疡复发,却又带来了生理紊乱的各种并发症。又经过对胃生理和溃疡病病因的深入研究,人们才开始应用迷走神经切断术来治疗十二指肠溃疡;通过术后疗效的观察,由迷走神经干切断术发展到选择性迷走神经切断术,继而进一步提高到现在认为更符合生理原则的高选择性迷走神经切断术。

(三) 必须自觉地运用理论与实践相结合的认识原则

一方面要认真学习书本上的理论知识,另一方面必须亲自参加实践,也就是说,书本上的知识是不能代替实践的。学习外科学要仔细观察外科病人各系统、各器官的形态和功能变化;要见习和参加各种诊疗操作,包括手术和麻醉;要密切注意病人对药物和手术治疗的反应;要认真总结疗效和经验。为了学习和科学研究,还要进行动物实验。总之,我们要善于分析实践中所遇到的各种问题,不断通过自己的独立思考,把感性认识和理性知识紧密地结合起来,从而提高我们发现问题、分析问题和解决问题的能力。

（四）必须重视基本知识、基本技能和基础理论

基本知识包括基础医学知识和其他临床各学科的知识。前者，如要做好腹股沟疝的修补术，就必须熟悉腹股沟区的局部解剖；施行乳癌根治切除术，就应了解乳癌的淋巴转移途径。后者，如要鉴别阻塞性黄疸与肝细胞性黄疸，就要掌握肝细胞性黄疸的临床特点。又如给糖尿病患者手术，应懂得手术前后如何纠正糖的代谢紊乱。所以，外科医生对基本知识的学习要很认真，达到准确无误。若认为这类知识较粗浅而无须用心，结果会使自己认识模糊，不但不能处理外科疾病，而且也不能正确地作出诊断和鉴别诊断。

在基本技能方面，首先要写好病史记录、学会体格检查，这样才能较全面地了解和判断病情。要培养严格的无菌观念，熟悉各种消毒方法。要重视外科基本操作的训练，诸如切开、分离、止血、结扎、缝合以及引流、换药等，都要按照一定的外科准则，而不可草率行事，否则会影响到手术的效果。其他处理如血管穿刺、胃肠减压、气管插管或切开、胸膜腔闭式引流、导尿等，都需认真学习，且能掌握使用。

至于为什么要重视基础理论，因为它能帮助外科医生在临床实践中加理解、加深认识。如果一个外科医生只会施行手术，而不知道为什么要施行这样的手术，也就是"知其然而不知其所以然"，则不但不能促进外科的发展，还会造成医疗工作中的差错，甚至危害病人。例如，要解决异体皮肤和器官的移植问题，就必须了解人体的免疫反应。不懂得人体微循环的结构和功能，就不会了解休克的病程演变，也就不能正确处理不同阶段的休克病人。总之，具有了扎实的基础理论，才能使外科医生在临床工作中做到原则性与灵活性相结合，乃至开拓思路，有所创新。

当前，我国社会主义现代化建设事业已进入了一个新的发展时期，我国广大的外科工作者要开创新局面，就必须在掌握现有资料的基础上刻苦钻研，努力实践，既要勤奋学习先进技能、先进理论，又要大胆地进行创造性的工作，才能尽快地在外科基础理论上有所发现，在外科诊疗技术上有所创新，在尚未满意解决的外科常见病的防治上有所突破，在向外科学现代化目标进军中发挥有效的作用。为此，还必须大力培养既有高尚医德，又有为病人服务本领的跨世纪的青年外科工作者。德才兼备的青年一代的迅速成长，正是我国外科学必然要兴旺发达的希望所在。

（何志贤）

第二章 休 克

第一节 概 述

休克是机体遭受强烈的致病因素侵袭后,由于有效循环血量锐减,机体失去代偿,组织缺血缺氧,神经体液因子失调的一种临床症候群。其主要特点是:重要脏器组织中的微循环灌流不足,代谢紊乱和全身各系统的机能障碍。简言之,休克就是人们对有效循环血量减少的反应,是组织灌流不足引起的代谢和细胞受损的病理过程。多种神经体液因子参与休克的发生和发展。

所谓有效循环血量,是指单位时间内通过心血管系统进行循环的血量(不包括储存于肝、脾的淋巴血窦中或停留于毛细血管中的血量)。有效循环血量依赖于:充足的血容量、有效的心搏出量和完善的周围血管张力三个因素。

一、病因与分类

引起休克原因很多,采用较多的分类法是将休克分为低血容量休克,感染性休克,心源性休克、神经源必性休克和过敏性休克五类。这种按原因分类,有利于及时消除原因、进行诊断和治疗。

(一) 低血容量休克

(1) 急性大量出血(如上消化道出血,肝脾破裂、宫外孕及外伤性大出血等)引起,临床上称为失血性休克。有时可伴其他因素,如单纯的胃出血,机体还可重吸收其分解毒素引起肝脏等器官的损害。

(2) 大量血浆丧失(如严重烧伤时)引起,临床上称烧伤休克,主要由于大量血浆样体液丧失所致。

(3) 脱水(如急性肠梗阻、高位空肠瘘等)引起。由于剧烈呕吐,大量体液丢失所致。

(4) 严重创伤(如骨折、挤压伤、大手术等)引起,常称为创伤性休克,除主要原因为出血外,组织损伤后大量体液渗出,分解毒素的释放以及细菌污染,神经因素等,均是发病的原因。

(二) 感染性休克(又称中毒性休克)

由于严重的细菌感染(如败血症,阻塞性胆管炎及腹膜炎等)引起,多见于严重的革兰阴性杆菌,也可见于革兰阳性菌,以及霉菌,病毒和立克次体的感染。临床上按其血流动力学改变分为低排高阻型(低动力型、心输出量减少、周围血管收缩)和高排低阻型(高动力型、心输出量增加,周围血管扩张)两类型。低排高阻型休克在血流动力学方面的改变,与一般低血容量休克相似,高排低阻型休克的主要特点是血压接近正常或略低,心输出量接近正常或略高,外周总阻力降低,中心静脉压接近正常或更高,动静脉血氧分压差缩小等。

(三) 心源性休克

由于急性心肌梗死、严重心律失常、心包填塞、肺动脉栓塞等引起，使左心室收缩功能减退，或舒张期充盈不足，致心输出量锐减。

(四) 神经源性休克

由于剧烈的刺激(如疼痛、外伤等)，引起强烈的神经反射性血管扩张，周围阻力锐减，有效循环量相对不足所致。

(五) 过敏性休克

某些物质和药物、异体蛋白等，可使人体发生过敏反应致全身血管骤然扩张，引起休克。

外科常见的休克多为低血容量休克，尤其是创伤性休克，其次为感染性休克，在外科病人中多由于化脓性胆管炎、弥漫性腹膜炎、绞窄性肠梗阻及烧伤败血症等引起。本章重点为创伤性休克。

二、休克的主要病理生理变化

休克的病理生理变化大致可分为两类：一类是以血液动力改变为主要的早期变化，为休克代偿期(休克前期)。另一类则是组织血液灌流不足、缺血缺氧引起的一系列损害，是为失代偿期—休克抑制期(休克期)。休克前期和休克期是一个连续性的病理过程。概括起来主要是微循环的变化、神经-体液因子的改变和内脏器官的继发性损害等三个方面。

(一) 微循环变化

1. 微循环收缩期 当循环血量锐减时，血管内压力下降，主动脉弓和颈动脉窦的压力感受器反射性使延髓心跳中枢、血管舒缩中枢和交感神经兴奋，作用于心脏、小血管和肾上腺等，使心跳加快提高心输出量，肾上腺髓质和交感神经节后纤维释放大量儿茶酚胺，使周围皮肤、骨骼肌和内脏(肝、脾等)的小血管和微血管的平滑肌(包括毛细血管前括约肌)强烈收缩，动静脉短路和直接通道开放。结果是微动脉的阻力增高，毛细血管的血流减少，静脉回心血量尚可保持，血压仍维持不变。脑和心的微血管α受体较少，故脑动脉和冠状动脉收缩不明显，重要生命器官仍得到较充足的血液灌流。由于毛细血管的血流减少，使血管内压力降低，血管外液体进入血管内、血量得到部分补偿。微循环收缩期，就是休克的代偿期。

2. 微循环扩张期 当微循环血量继续减少，微循环的变化将进一步发展。长时间的、广泛的微动脉收缩、动静脉短路及直接通道开放、使进入毛细血管的血量继续减少。由于组织灌流不足，氧和营养不能带进组织，出现了组织代谢紊乱，乏氧代谢所产生的酸性物质(如乳酸、丙酮酸等)增多，又不能及时移除，使毛细血管前括约肌失去对儿茶酚胺的反应能力。微动脉及毛细血管前括约肌舒张。但毛细血管后小静脉对酸中毒的耐受性较大，仍处于收缩状态，以致大量血液滞留在毛细管网内，循环血量进一步减少。毛细血管网内的静水压增高,水分和小分子血浆蛋白渗至血管外,血液浓缩、血液黏稠度增加。同时,组织缺氧后,毛细血管周围的肥大细胞受缺氧的刺激而分泌出多量的组胺。促使处于关闭状态的毛细血管网扩大开放范围,甚至全部毛细血管同时开放。这样一来,毛细管容积大增,血液滞其中,使回心血量大减,心输出量进一步降低,血压下降。

以上即微循环扩张状态,表示已进入休克抑制期。

3. 微循环衰竭期 滞留在微循环内的血液,由于力血液黏稠度增加和酸性血液的高凝特性,使红细胞和血小板容易 发生凝集,在毛细血管内形成微血栓,出现弥散性血管内凝血,使血液灌流停止,加重组织细胞缺氧,使细胞内的溶酶体崩解,释放出蛋白溶解酶。蛋白溶解酶除直接消化组织蛋白外,还可催化蛋白质形成各种激肽,造成细胞自溶,并且损伤其他细胞,引起各器官的功能性和器质性损害。中毛细血管的阻塞超过1小时,受害细胞的代谢即停止,细胞本身也将死亡。

休克发展到出现弥散性血管内凝血,表示进入了微循环衰竭期,病情严重。弥散性血管内凝血消耗了各种凝血因子,且激活了纤维蛋白溶解系统,结果出现严重出血倾向。以上是休克失代偿期的微循环变化。此期如继续发展,各重要器官组织可发生广泛的缺氧和坏死而无法挽救。

(二)体液代谢改变

1. 休克时儿茶酚胺释放 儿茶酚胺除对血管系统影响外,尚能促进胰高糖素生成,抑制胰岛素的产生及其外周作用,加速肌肉和肝内糖原分解,以及刺激垂体分泌促肾上腺皮质激素,故血糖升高。此外,细胞因受血液灌流不良的影响,葡萄糖在细胞内的代谢转向乏氧代谢,只能产生少量的高能三磷酸腺苷,丙酮酸和乳酸增多。在肝脏灌流不足情况下,乳酸不能很好地在肝内代谢,体内将发生乳酸聚积,引起酸中毒。由于蛋白质分解代谢增加,以致血中尿素、肌酐及尿酸增加。

2. 休克时醛固酮增加分泌 因血容量和肾血流量减少的刺激,引起肾上腺分泌醛固酮增加,使机体减少钠的排出,以保存液体与补偿部分血量。又因低血压,血浆渗透压的改变及左心房压力降低,可使脑垂体后叶增加抗利尿激素的分泌,以保留水分、增加血浆量。

3. 休克时三磷酸腺苷减少 由于细胞缺氧,三磷酸腺苷减少,能量不足,细胞膜的钠泵功能失常,以致细胞内钾进入细胞外的量和细胞外钠进入细胞内的量增多,细胞外液体也随钠进入细胞内,使细胞外液体减少,导致细胞肿胀,甚至死亡。

4. 氧自由基和脂质过氧化物损伤 休克时氧自由基生成增多。一为组织中大量ATP分解,血中次黄嘌呤增加,在黄嘌呤氧化酶作用下,在它形成尿酸过程中产生多量超氧阴离子自由基 O_2^-。O_2^-通过连锁反应又可生成氢自由基 OH^- 等。自由基使细胞膜的不饱和脂肪酸发生脂质过氧化,引起细胞膜和细胞器损伤,线粒体和溶酶体受损。另外,休克时的缺氧引起血管内皮细胞损伤,血管通透性增高等。

5. 休克严重时线粒体膜和溶酶体膜肿胀、破裂 溶酶体膜破裂后,释放出的酸性磷酸酶和脱氢酶进入细胞质,损伤细胞器,其结果是细胞自身被消化,产生自溶现象,并向周围扩散,造成组织坏死。线粒体膜的破裂,造成依赖二磷酸腺苷的细胞呼吸被抑制,三磷酸腺苷酶活力降低和依赖能量的钙转运减少。

(三) 内脏器官继发性损害

在严重休克时，可出现多种内脏器官功能衰竭现象，称为多系统器官衰竭。发生的原因乃微循环障碍所造成。内脏器官继发性损害的发生，与休克的原因和休克持续时间久暂有密切关系。低血容量休克，一般较少引起内脏器官继发性损害。休克持续时间超过 10 小时，容易继发内脏器官损害。

1. 肺 弥散性血管内凝血造成肺部微循环栓栓塞，缺氧使毛细血管内皮细胞和肺泡上细胞受损。血管壁通透性增加，血浆内高分子蛋白成分自血管内大量渗出，造成肺间质性水肿，继而造成肺泡内水肿。随之红细胞也能进入肺间质的肺泡内，肺泡上皮受损后，肺泡表面活性物质生成减少，使肺泡内液一气界面的表面张力升高，促使肺泡萎缩，造成肺不张，肺泡内有透明膜形成。肺部毛细血管内血液需有通气正常的肺泡，才能进行有效的气体交换，肺泡通气量与肺毛细血管血液灌流量的正常比例（通气/灌流）为 0.8，休克时，萎缩的肺泡不能通气，而一部分尚好的肺泡又可能缺少良好的血液灌流，以致通气灌流比例失调，死腔通气和静脉混合血增加，肺内右、左分流可增至 10%~20%，使低氧血症更为严重，临床上出现进行性呼吸困难的一系列症状。这种急性呼吸衰竭称为呼吸困难综合征。当严重休克经抢救，循环稳定和情况好转后，出现逐渐加重的呼吸困难，并在以后的 48~72 小时内，达到最严重的程度。因休克而死亡的病人中约 1/3 死于此症。

2. 肾 休克早期循环血量不足加上抗利尿激和醛固酮分泌增多，可产生肾前性少尿。如果休克时间短，经输液治疗血压恢复后，肾功能多能恢复。若休克持续时间长，肾缺血超过 3 小时，可发生肾实质的损害，严重时并发急性肾衰竭。休克并发的急性肾功衰竭，除主要由于组织血液灌流不足外，与某些物质如血红蛋白、肌红蛋白沉积于肾小管形成管型的机械性堵塞，以及毒性物质对肾小管上皮细胞的损害也有关。

3. 心 冠状动脉灌流量的 80% 发生于舒张期。冠状动脉的平滑肌以 β 受体占优势。在休克代偿期，虽然体内有大量儿茶酚胺分泌，但冠状动脉的收缩却不明显，故心脏的血液供应无明显减少。进入休克抑制期，心输出量和主动脉压力降低，舒张期血压也下降，可使冠状动脉灌流量减少，心肌缺氧受损，造成心功能不全。此外、低氧血症、代谢性酸中毒及高血钾，也可损害心肌。心脏微循环内血栓，可引起心肌局灶性坏死，进一步发展为心力衰竭。

4. 肝脏及胃肠 休克时，内脏血管发生痉挛，肝脏血流减少，引起肝脏缺血、缺氧、血液淤滞，肝血管窦和中央静脉内微血栓形成，造成肝小叶中心坏死，甚至大块坏死，使肝脏受损。肝脏代谢和解毒功能不全，导致肝功能衰竭。胃肠道缺血、缺氧，引起黏膜糜烂出血，肠黏膜屏障功能受损。

5. 脑 休克时，因动脉压过低致脑血流量降低。脑内小动脉的平滑肌的舒缩，受着血液二氧化碳分压和酸碱度变化的影响。当二氧化碳分压升高或酸碱度值降低时，脑血流量增加。然而，这种调节机能要有一定的心输出量和平均动脉压才能起作用。因此，持续性低血压中引起脑的血液灌流不足，使毛细血管周围胶质细胞肿胀，同时由于毛细血管通透性升高，血浆外渗至脑细胞间隙，引起脑水肿和颅内压增高。

以上内脏器官继发性损害，心、肺、肾的功能衰竭是造成休克死亡的三大原因，救治中更应重视。

感染性休克的病理生理变化，一般认为和低血容量休克基本相同，但由于感染和细菌毒素等作用，机体的细胞损害常很早发生，不能利用氧，以致动静脉氧差缩小。此外，感染性休克的微循环的不同阶段常同时存在，并且很快即进入弥散性血管内凝血阶段；不像低血容量性休克的循环具有收缩期、扩张期、弥散性血管内凝血和内脏官功能衰竭等典型经过。动-静脉氧差缩小的另一原因是毛细血管前的动脉短路大量开放。因此，感染性休克的微循环变化和内脏继发损害比较严重。

第二节 诊 断

由于休克病情变化快而复杂，各种致病因素和病情发展阶段的表现也不一样，因此必须熟悉休克的基本表现，进行全面观察和综合分析，才能得出比较正确的诊断。

一、主要临床表现

（1）意识混浊，表情淡漠，或烦躁不安，但神志尚清楚。这是大脑缺氧的表现。严重休克时，意识逐渐模糊，乃至昏迷。

（2）皮肤和黏膜苍白、潮湿，有时可发绀。肢端发凉，，末梢血管充盈不良。周围静脉收缩，塌陷，重者硬如索状。

（3）血压变化：血压只能反应心输出压力和周围阻力，不能代表组织的灌流情况。血压变化有重要的参考价值但不能以血压下降作为诊断休克的唯一标准。在代偿早期，由于周围血管阻力增加，还可能有短暂的血压升高，但舒张压升高 更明显，因而脉压小(2.7kPa以下)，这是休克早期较为恒定的血压变化。只有失代偿时，才出现血压下降。

（4）脉搏细弱而快：由于血容量不足，回心血量下降，心脏代偿增快，以维持组织灌流，但每次心搏出量甚少。以后更由于心肌缺氧、收缩乏力，致脉搏无力细如线状，桡动脉、足背动脉等周边动脉摸不清。

（5）呼吸快而深：是缺氧和酸中毒的代偿表现。早期尚可有呼吸性碱中毒。除胸部损伤或并发心、肺功能衰竭外，呼吸困难者少见。

（6）尿量减少：早期为肾前性，反映血容量不足、肾血液灌流不良；后期还可能是肾实质性损害。

二、早期诊断

当有交感神经-肾上腺功能亢进征象时，即应考虑休克的可能。早期症状诊断包括：①血压升高而脉压减少；②心率增快；③口渴；④皮肤潮湿、黏膜发白、肢端发凉；⑤皮肤静脉萎陷；⑥尿量减少(25～30ml/L)。

确定诊断：存在下列征象时，则可肯定休克诊断。

（1）收缩压<10.7kPa(80mmHg)，脉压<2.7kPa(20mmHg)。

（2）有组织血灌流不良的临床表现，如表情淡漠、烦躁不安、肢体湿冷皮肤苍白或发绀等；

(3) 尿量明显减少（<25ml/每小时）;
(4) 出现：代谢性酸中毒，AB 或 SB 低于毫当量/升或动脉血乳酸量超过 15mg/dl。

三、休克严重程度的临床估计

见表 1-2-1。

表 1-2-1　休克严重程度的临床估计

临床表现		轻度	中度	重度
一看：	神志及表情	清醒、稍激动	烦躁、口渴、苍白	淡漠、模糊、昏迷
	唇颊肤色	正常或苍白		灰暗、微发绀
	毛细胞血管充盈时间盈时间	稍长		显著延长
	四肢浅静脉	轻度收缩	显著萎陷（下肢尤甚）	萎陷如条索
二摸：	脉搏	稍快、<100 次	100~120 次、细弱	120 或摸不清
	肢端温度	稍冷	肢端厥冷	厥冷到膝肘
三测压：	动脉收缩压	稍高、正常或稍低。>12kPa	10.7~8.0kPa	8kpa 或测不出明显缩小 <1.35kPa
	脉压	2.7~4.0kPa	1.35~2.7kPa	或测不清
四尿量	（毫升/小时）	<30	<20	0
	估计血容量减少程度（占全身血容量%)	20%±约 1000ml	35%±约 2000ml	>45% 2000~3000ml 或以上

注：中、重度休克应放留置导尿管

四、实验室检查

（一）常规检查

红细胞计算、血红蛋白和红细胞压积，以了解血液稀释或浓缩情况血浆电解质测定，主要是钾、钠、氯，进行血气分析，借以了解血液氧合、二氧化碳潴留和酸碱变化情况。尿常规检查。肝、肾功能检查等。其他检查如 EKG，X 线片，胸、腹腔穿刺分泌物细菌学检查等视伤情和病情而定。

（二）进一步检查

如血乳酸测定，中心静脉压监测，心输出量、肺动脉压和肺动脉楔压。病情复杂并发血管内凝血可能时，要测定血液凝血功能（血小板计数，凝血因子Ⅰ含量、凝血酶无时间及其他凝血因子测定等）。休克时间延长者应及时送血液细菌培养。

五、病因诊断

详询病史（伤因、病因）经过，抓紧时间作全面查体，甚至一边治疗一边反复观察病情和查体。在前后对比中总是可以找出休克的病因。做好连续性的病情观察与记录则十分重要。例如腹、胸腔的内出血,骨盆骨折致腹膜后软组织内血肿、包膜下脾破裂、手术后继发性出血等应特别警惕其延迟发生休克。

第三节 休克的预防应采取综合措施

休克的预防应采取综合措施。对有可能发生休克的伤病员,应针对病因,采取相应的预防措施。对外伤病员要进行及时而准确的急救处理。活动性大出血者要确切止血;骨折部位要稳妥固定;软组织损伤应予包扎,防止污染;呼吸道梗阻者需行气管切开;需后送者,应争取发生休克前后送,并选用快速而舒适的运输工具。运输时病人头向车尾或飞机尾,防行进中脑贫血。后送途中要持续输液,并做好急救准备。

严重感染病人,采用敏感抗生素,静脉滴注,积极清除原发病灶(如引流排脓等)。对某些可能并发休克的外科疾病,抓紧术前准备,2小时内行手术治疗,如坏死肠段切除。

综上所述,可概括为积极消除病因,保护和提高机体的调节代偿能力。

第四节 治 疗

休克的治疗原则是尽早去除引起休克的原因,尽快恢复有效循环量,纠正微循环障碍,增进心脏功能和恢复人体正常代谢。休克状态下病情危急,严重威胁病人的生命。医护人员救死扶伤,坚守岗位,分秒必争。抢救中,时间就是生命。平日的严格训练,物资准备,关键时刻可发挥重要的作用。

一、一般措施

休克病人体位一般采取卧位,抬高下肢20°~30°或头和胸部抬高20°~30°,下肢抬高15°~20°的体位,以增加回心血量和减轻呼吸的负担。应及时清除呼吸道分泌物,保持呼吸道通畅。必要时可作气管插管或气管切开。予间断吸氧,增加动脉血氧含量,减轻组织缺氧。要立即控制活动性大出血。保持病人安静,通常慎用镇静剂。必须避免过多搬动,以免加重休克,甚至造成病情恶化。注意保暖,但不加温,以免皮肤血管扩张而影响生命器官的血流量和增加氧的消耗。

二、补充血容量

补充血容量,及时恢复血流灌注,是抗休克的基本措施。根据受伤情况和休克程度初步估计血容量丢失多少,必要时10~30分钟内输入500~2000ml。如果检查病人红细胞压积在30%以上,则可继续输给上述溶液(补充量可达估计失血量的3倍)。输入平衡盐溶液所带来的血压回升和脉率减慢仅是暂时的,应接着输入全血,以改善贫血和组织缺氧,加速组织细胞的灌注。输血越早,效果越好,休克期后的并发症越少。

应当注意,休克时补充的血量和液量会很大,不仅要补充已丢失的血容量(全血、血浆和水电解质丢失量),还要补充扩大的毛细血管床,超过临床估计的液体损失量很多。休克时间愈长,症状愈严重,需补充血容量的液体也愈多。还必须注意:创伤、战伤休克补液治疗成功的关键在于及时、快速、足量地恢复有效循环血量,提高心房充盈压力,恢复良好的组织灌流,而不要被缺少胶体液所束缚。

病情初步改善后,应根据下列指标监测,调整输液速度、质与量。①尿量40~50ml/h;②脉搏有力<110次/分;③收缩压>12kPa;④脉压>2.7kPa;⑤呼吸均匀20次/分,PaO_2>10.66kPa;⑥神志清楚、安静;⑦四肢温暖,末梢循环充盈良好;⑧红细胞压积>35%;⑨血浆电解质和酸碱平衡基本正常。

力争在救治4小时内、6~8小时内使休克病情好转。对大多数外科休克病人来说,这期间需要进行手术,以消除休克病因。一般认为外科感染性休克病人术前准备不宜超过2小时。

严重感染性休克病人病情复杂,又常有心肌损害和肾脏损害,过多补液将导致不良后果。因此,为了掌握血容量补充和观察心脏对输液的负荷情况,可监测中心静脉压,作为调节补液量的依据(必要时可测定肺动脉楔压)。

三、病因治疗

外科病人休克常常需要手术处理原发病变,这同补充血容量一样重要。如内脏出血的控制,消化道穿孔的修补,坏死肠袢切除和脓液的引流等,在快速补充有效循环量后,应抓紧时机施行手术去除原发病变,才能从根本上控制休克。在紧急止血方面,可先用暂时性止血措施,待休克初步纠正后,再进行根治的止血手术。若暂时性止血措施难以控制出血,应一面补充血容量,一面进行手术止血。

外科感染性休克中,原发病灶的存在是引起休克的重要原因。为需手术应尽量手术处理,才能纠正休克和巩固疗效。经过1~2小时积极治疗休克未见好转,亦应进行手术处理原发感染灶;并根据感染的种类和性质,和强有力有抗生素在围术期大剂量静脉滴注。

(何志贤)

第三章 心肺脑复苏

一、概 述

现代医学将有关抢救各种重危病人所采取的措施都称为复苏,主要是指"心肺复苏",即针对呼吸和循环骤停所采取的抢救措施,以人工呼吸替代病人的自主呼吸,以心脏按压形成暂时的人工循环并诱发心脏的自主搏动。但是,心肺复苏成功的关键不仅是自主呼吸和心跳的恢复,更重要的是中枢神经系统功能的恢复,故将"心肺复苏"扩展为"心肺脑复苏",并将其分为三个阶段:初期复苏、后期复苏和复苏后治疗。

二、初 期 复 苏

初期复苏是呼吸、循环骤停时的现场急救措施。主要任务是迅速有效地恢复生命器官(特别是心和脑)的血液灌流和供氧。初期复苏的任务和步骤可归纳为 ABC:A(airway)指保持呼吸道顺畅,B(breathing)指进行有效的人工呼吸,C(circulation)指建立有效的人工循环。人工呼吸和心脏按压是初期复苏时的主要措施。

(一) 人工呼吸

保持呼吸道通畅是进行人工呼吸的先决条件。因此,首先应保持呼吸道通畅,同时判断呼吸是否停止。如胸廓无起伏亦无气流,表示呼吸已经停止,应立即进行人工呼吸。在施行人工呼吸前必须清除呼吸道内的异物或分泌物,以仰头举颏的方法可消除由于舌后坠引起的呼吸道梗阻。有条件时可通过放置口咽或鼻咽通气道、食管堵塞通气道或气管内插管等方法,以维持呼吸道通畅。

有效的人工呼吸,应该能保持病人的 PaO_2 和 $PaCO_2$ 接近正常。人工呼吸方法可分为两类:一类是徒手人工呼吸法,其中以口对口人工呼吸最适于现场复苏。另一类是利用器械或特制的呼吸器以求得最佳的人工呼吸,主要用于后期复苏和复苏后处理。如果发现病人没有自主呼吸,应先进行 2 次人工呼吸,每次人工呼吸的吸气时间应大于 1 秒钟,并可看到胸廓起伏,成人潮气量约为 500~600ml。应避免过度通气而导致心输出量下降。如果吹气时阻力过大,应重新调整呼吸道的位置或清除呼吸道内的异物或分泌物。有心跳者,人工呼吸成人为 10~12 次/分。当人工气道建立后,2 人进行 CPR 时,通气频率为 8~10 次/分。施行口对口人工呼吸的要领是每次深吸气时必须尽量多吸气,吹出时必须用力。这样可使吹出的气体中氧浓度较高,可达 16% 以上;对于原来肺功能正常者,PaO_2 可达 10kPa(75mmHg),SaO_2 高于 90%。

(二) 心脏按压

心脏按压是指间接或直接按压心脏以形成暂时的人工循环的方法。心脏停表现为三种类型:心室停顿、心室纤颤、电-机械分离。当病人的神志突然丧失,大动脉搏动消失(触诊颈总动脉或股动脉)及无自主呼吸,即可诊断为呼吸循环骤停。脑细胞经受4~6分钟的完全性缺血缺氧,即可引起不可逆性损伤。有效的心脏按压能维持心脏的充盈和搏出,诱发心脏的自律性搏动,预防大脑等生命重要器官因较长时间的缺血缺氧而导致的不可逆性改变。心脏按压分为胸外心脏按压和开胸心脏按压两种方法。

1. 胸外心脏按压 传统概念认为,胸外心脏按压之所以能使心脏排血,是由于心脏在胸骨和脊柱之间直接受压,使心室内压升高推动血液循环,即心泵机制。研究认为,压迫胸壁所致的胸内压改变起着主要作用。在胸外心脏按压时,胸内压力明显升高并传递到胸内的心脏和血管,再传递到胸腔以外的大血管,驱使血液流动。当按压解除时,胸内压下降并低于大气压,静脉血又回流到心脏,称为胸泵机制。

施行胸外心脏按压时,病人必须平卧,背部垫一木板或平卧于地板上。术者立于或跪于病人一侧。胸外心脏按压的部位在胸骨下1/2处。将一手掌根部置于按压点,另一手掌根部覆于前者之上。手指向上方跷起,两臂伸直,凭自身重力通过双臂和双手掌,垂直向胸骨加压,使胸骨下陷4~5cm。心脏按压应有力而迅速,每次按压后应使胸廓完全恢复原位。按压时心脏排血,松开时心脏再充盈,形成人工循环。按压与松开的时间比为1:1时心排血量最大,推荐胸外按压频率为100次/分,按压不应被人工呼吸打断。胸外按压与人工呼吸的比例,现场急救人员不管是成人还是儿童都为30:2,专业人员急救时儿童为15:2。如果已经气管内插管,人工呼吸频率为8~10次/分,可不考虑是否与心脏按压同步的问题。

心脏按压有效时可以触及颈动脉或股动脉的搏动。心脏按压过程中如果瞳孔缩小并有对光反应者,预后较好。如瞳孔始终完全散大且角膜呈灰暗色者,预后一般不良。

胸外心脏按压较常见的并发症是肋骨骨折。肋骨骨折可损伤内脏,引起内脏破裂及出血等。尤以心、肺、肝和脾较易遭受损伤,应倍加小心。

2. 开胸心脏按压 开胸直接心脏按压更容易刺激自主心跳的恢复,且对中心静脉压和颅内压的影响较小,因而增加心肌和脑组织的灌注压和血流量,有利于自主循环的恢复和脑细胞的保护。对于胸廓严重畸形、胸外伤引起的张力性气胸、多发性肋骨骨折、心包填塞以及心脏停搏发生于已行开胸手术者,应该首选开胸心脏按压。胸外心脏按压效果不佳并超过10分钟者,只要具备开胸条件,应采用开胸心脏按压。

三、后期复苏

后期复苏是初期复苏的继续,是借助于器械和设备、先进的复苏技术和知识以争取最佳疗效的复苏阶段。后期复苏的内容包括:继续初期复苏;建立和维持有效的肺泡通气和循环功能;监测心电图,识别和治疗心律失常;建立和维持静脉输液,调整体液、电解质和酸碱平衡失衡;采取一切必要措施;维持病人的循环功能稳定;进行必要的生理功能监测。根据监测结果进行更具有针对性的处理,包括药物治疗、电除颤、输液输血以及其他特殊治疗。

(一) 呼吸道的管理

心肺复苏的病人中大部分都有不同程度的呼吸道梗阻。托下颌的方法难以持久,放置口咽或鼻咽通气道适用于自主呼吸已恢复者。气管内插管行机械通气治疗者可以获得最佳肺泡通气和供氧。不宜气管内插管者,可施行气管切开术。

(二)呼吸器的应用

利用呼吸器进行人工呼吸的效果较徒手人工呼吸更有效。简易呼吸器或称便携式人工呼吸器,便于携带于现场施行人工呼吸,其供氧和通气效果较好,适用于有气管内插管者和病人的转运。多功能呼吸器功能完善、结构精细,可调节多项呼吸参数,并有监测和报警系统。这种呼吸器不仅能进行有效的机械通气,而且能纠正病人的某些病理生理状态,起到呼吸治疗的作用。

(三)监测

心脏停搏时的心律可能是心室停顿、心室纤颤、电机械分离,其临床表现相同,治疗却不相同。心电图监测可以明确其性质,为治疗提供重要的依据。在后期复苏期间,应重视呼吸、循环和肾功能的监测。在人工呼吸或机械通气时,都应维持 PaO_2 在正常范围,至少不低于 60mmHg;$PaCO_2$ 在 36~40mmHg 之间。对于循环难以维持稳定者,应放置中心静脉导管监测 CVP,也便于给药和输液。

(四)药物治疗

复苏时用药的目的是为了激发心脏复跳、增强心肌收缩力、防治心律失常、调整急性酸碱失衡及补充体液和电解质。复苏时的给药务必做到迅速准确,首选给药途径为静脉给药。如果已经气管内插管而开放静脉又困难时,应由气管内给药。只有当静脉或气管内注药途径仍未建立时,才采用心内注射肾上腺素。

1. 肾上腺素 是心肺复苏中的首选药物,具有 α 与 β 肾上腺能受体兴奋作用,有助于恢复自主心律,增加心脑灌流量,能增强心肌收缩力。每次静脉用量为 0.5~1.0mg,或 0.01~0.02mg/kg,必要时每 5 分钟可重复一次。总剂量宜控制在 0.2mg/kg。

2. 血管加压素 为一种抗利尿激素,当大剂量应用量时,产生非肾上腺素样的血管收缩作用,使外周血管阻力增加。首次静脉注射量为 40U。在长时间或困难复苏病人中,维持血流动力学方面血管加压素优于肾上腺素,血管加压素与肾上腺素结合应用可能改善复苏的预后。

3. 阿托品 能降低心肌迷走神经的张力,提高窦房结的兴奋性,促进房室传导,对窦性心动过缓有较好疗效。心脏停搏时阿托品用量为 1.0mg 静脉滴注,心动过缓时的首次用量为 0.5mg,每隔 5 分钟可重复注射,直到心率恢复达 60 次/分以上。

4. 氯化钙 可使心肌收缩力增强,延长心脏收缩期,并可提高心肌的激惹性。适用于因高血钾或低血钙引起的心脏停搏者。成人常用 10% 氯化钙溶液 2.5~5ml,缓慢静脉注射。

5. 利多卡因 是治疗室性心律失常的有效药物,尤其适用于治疗室性早搏或阵发性室性心动过速。利多卡因可使心肌的激惹性降低,缓解心室纤颤的复发。常用剂量为 1~1.5mg/kg,缓慢静脉注射,必要时可重复应用,亦可以 2~4mg/min 的速度静脉输注。

6. 碳酸氢钠 为复苏时纠正急性代谢性酸中毒的主要药物。呼吸心搏骤停后可引起呼吸性及代谢性酸中毒。当 pH 低于 7.20 时，容易发生顽固性室颤，使心肌收缩力减弱，影响复苏效果。盲目大量使用碳酸氢钠对复苏亦十分不利，最好应根据血液 pH 及动脉血气分析结果来指导应用，当碱剩余（SBE）达到 -10mmol/L 以上时，才以碳酸氢钠来纠正。静脉注射碳酸氢钠的速度不宜过快，应匀速输注，成人注射 5% 碳酸氢钠溶液以 15ml/min 左右的速度为宜。

7. 其他　在复苏时应用其他血管活性药物务必慎重，一般只宜视为暂时性提高血压的措施，不宜作为长时间维持血压的办法。

（五）体液治疗

低血容量时可降低心脏充盈压，严重影响心肌的收缩性，对于恢复自主心跳的和维持循环稳定很不利的。因此，积极恢复有效循环血容量是复苏工作中十分重要的任务。心脏停搏后的病人适当扩容才能保持循环功能的稳定。一般应适当输入胶体，除非有明显的失血，一般不主张输血。

（六）心室纤颤和电除颤

心脏停搏中以心室纤颤的发生率最高，电除颤是目前治疗室颤的唯一有效方法。如果除颤延迟，除颤的成功率明显降低。因此，凡具备除颤条件者，应尽快施行电除颤。

电除颤是以一定量的电流冲击心脏使室颤终止的方法有胸内除颤和胸外除颤两种方法。现场救治采用的自动体外除颤器有单相和双相波形两种。单相波形除颤器首次电击能量多数人推荐为 360J，重复除颤仍为 360J。双相波电除颤使用 150~200J 即可有效终止室颤。小儿胸外电除颤的能量一般为每公斤体重 2~4J。

四、复苏后治疗

心、脑、肺、肾和肝脏缺氧损伤的程度对于复苏的转归起到决定性意义。病情较轻，初期复苏及时且非常有效者，其预后较好。病情较重或初期复苏延迟者，保持呼吸和循环功能的良好和稳定，防治多器官功能衰竭复苏后治疗的主要内容。

（一）维持良好的呼吸功能

心肺复苏后应对呼吸系统进行详细检查，判断气管内插管的位置、有无肋骨骨折、气胸及肺水肿。如果自主呼吸未恢复、有通气或氧合功能障碍者，应进行机械通气治疗，并根据血气分析结果调节呼吸器。维持良好的通气功能有利于降低颅内压，减缓脑水肿的发展。

（二）确保循环功能的稳定

复苏后期必须严密监测循环功能。如循环功能不稳定，应对有效循环血容量及左心室功能进行评估，并及时纠正。应避免发生低血压，以免影响脑功能的恢复。维持血压在正常或稍高于正常水平为宜，有利于脑内微循环血流的重建。循环功能稳定的指标是在不需要任何药物的支持下仍能保持正常。

(三) 防治肾衰竭

最有效的预防方法是维持循环稳定，保证肾脏的灌注压。尽量避免应用使肾血管严重收缩及损害肾功能的药物，纠正酸中毒，使用肾血管扩张药物保护肾功能。复苏后应监测每小时尿量、血尿素氮、血肌酐及血、尿电解质浓度等，以便早期发现肾功能的改变和及时进行治疗。

(四) 脑复苏

脑组织的代谢率高，氧耗量大，但能量储备很有限。当脑完全缺血10~15s，脑的氧储备即完全消耗，病人意识丧失；大脑完全缺血5~7分钟以上就有脑组织缺血的形态学改变。脑复苏的主要任务是防治脑水肿和颅内压升高，减轻或避免脑组织的损伤，保护脑细胞功能。

脑复苏的适应证取决于初期复苏是否及时有效，同时应参照复苏过程中神经系统的体征。对心脏停搏时间很短(4分钟以内)的病人不宜盲目地进行脑复苏。如果脑损伤的程度已使病人的肌张力完全丧失时，病情往往已接近"脑死亡"的程度，目前的脑复苏措施还无法使其恢复。脑复苏的原则在于防止或缓解脑组织肿胀和水肿。脱水、降温和肾上腺皮质激素治疗是目前有效的急性脑水肿防治措施。

脑复苏时的脱水应以减少细胞内液和血管外液为主，一般以渗透性利尿为主，甘露醇是最常用的渗透性利尿药。血浆蛋白的利尿作用缓和且持续，可与甘露醇同时使用。高张葡萄糖也有渗透性利尿作用，但有加重脑水肿的可能，因而不作为脱水治疗的主要用药。

低温可使脑细胞的氧需量降低，从而维持脑氧供需平衡，起到脑保护作用。脑组织是降温的重点，头部以冰帽降温效果较好。将冰袋置于颈侧、腋窝、腹股沟和腘窝等大血管经过的部位，可达到全身降温目的。

肾上腺皮质激素在脑复苏中的应用虽在理论上有很多优点，但临床应用仍有争议。临床经验认为激素对于神经组织水肿的预防作用似较明显，但对于已经形成的水肿，其作用则难以肯定。

(陈锦鹏)

第四章 创 伤

创伤是指机械性致伤因子所造成的损伤,为动力作用造成的组织连续性破坏和功能障碍。例如:皮肤损伤而失去屏障作用,血管破裂而出血,关节脱位而不能正常活动。创伤在平日和战时都相当多见,已受到社会的广泛重视;医务人员应更加重视,并准备随时担任伤员救治工作。

分类:

(1) 按致伤原因区分:致伤原因与创伤病理改变密切相关,故常按此分类。如:锐器所致的刺伤、切割伤等;钝性暴力所致的挫伤、挤压伤等;切线动力所致的擦伤、撕裂伤等;子弹、弹片等所致的火器伤;高压高速气浪所致的冲击伤;等等。

(2) 按受伤部位、组织器官区分:人体各部位的组织器官各有结构和功能的特点,受伤后病理改变各不相同,需要区别对待。一般可按大部位分为颅脑伤、胸部伤、腹部伤、肢体伤等。诊治时更需进一步区分受伤的组织器官,如软组织损害、骨折、脱位、内脏破裂等。

(3) 按伤后皮肤是否完整区分:皮肤尚保持完整无缺者,称闭合性创伤。凡有皮肤破损,称开放性创伤,有伤口或创面,受到不同程度的污染。

(4) 按伤情轻重区分即区:分组织器官的破坏程度及其对全身的影响大小。如有胸内、腹内颅内的器官损伤,呼吸、循环、意识等重要生理功能发生障碍,均属重伤。现已有多种对创伤轻重的评分法,可供临床参考。

第一节 创伤的病理

创伤的病理变化有局部与全身两方面。局部的病理变化过程,除了创伤直接造成的组织破坏和功能障碍,主要是创伤性炎症、细胞增生和组织修复过程。伤后的全身性反应则是机体对各种刺激因素的防御、代偿或应激效应,为维持自身稳定所需要。一般而言,较轻的创伤如小范围的浅部软组织挫伤或切割伤,全身性反应轻微;轻重的创伤则有明显的全身性反应,而且因此容易引起并发症。

(一)创伤性炎症

组织受伤后,局部有出血、血凝块、失活的细胞等,其周围未损伤的部分可发生炎症。炎症起始于微血管的反应,先可发生短暂的收缩,继而发生扩张和充血;同时血管通透性增高,水分、电解质和血浆蛋白可掺入组织间隙。而且白细胞(中性粒细胞、单核细胞等)可从内皮细胞间进入组织间隙和裂隙内。如果创伤外加细菌沾染和异物进入,炎症反应就较迅速、剧烈。

创伤性炎症的发生机理是复杂的,至今尚在研究中,但已知有许多介质参与炎症反应。伤后血液中的激肽、补体和凝血因子等发生变化,可产生缓激肽、补体碎片(C_{3a}、C_{5a})、纤维蛋白降解物(FDP)等。组织细胞可释出血管活性胺(组胺、5-羟色胺)、前列腺素(PG)、血栓质(TX)、白三烯(LT)、血小板活化因子(PAF)、肿瘤坏死因子(TNF)、白介素(IL)等,以及氧自由基、蛋白酶等。炎症介质的释出还可互相关联，结果导致上述的急性炎症组织改变(表1-4-1)。

表1-4-1　创伤性炎症的有关介质

炎症组织改变	血浆源和细胞源的介质
微循环改变	PGE_2、PGI_2、PGA(血管扩张)，PGF_2、TXA_2(血管收缩，血小板聚集)，LT(血管扩张)，组胺(血管扩张或收缩)
血管通透性增高，血浆成分渗出	缓激肽、$C_{5a,3a}$、组胺、5-羟色胺、FDP、PAF、TNF、LT
白细胞黏附、趋化(浸润)	$C_{5a,3a,6,7}$、IL、TNF、PAF、淋巴趋化因子、FDP
细胞受损变质	氧自由基、蛋白酶、磷脂酶等

如果不并发感染、异物存留，伤情较轻者炎症可在3~5日趋向消退。

(二)全身性反应

(1) 体温反应：伤后常有发热，为一部分炎症介质(如TNF、IL等)作用于体温中枢的效应。并发感染时体温明显增高；并发深度休克时体温反应受抑制。体温中枢受累严重可发生高热或体温过低。

(2) 神经内分泌系统的变化：由于疼痛、精神紧张、失血、失液等，下丘脑-垂体轴和交感神经-肾上腺髓质轴可出现应激效应。前者的促肾上腺皮质激素(ACTH)、抗利尿激素(ADH)、生长激素(GH)等释出增多；交感神经和肾上腺髓质释出儿茶酚胺增多。此外，如果血容量减少，肾素-血管加压素-醛固酮的释出增多。胰高糖素、甲状腺素等也可能在伤后增加。

(3) 代谢变化：伤后机体的静息能量消耗增加，尤其在重伤以后，糖原分解、蛋白质和脂肪的分解都加速，与茶酚胺、皮质激素、胰高糖素、TNF、IL等释出增多相关。分解代谢亢进一方面可以提供能量，提供氨基酸重新组成修复创作所需的蛋白质；另一方面可导致细胞群减缩、体重减低、肌无力、免疫力降低等，显然不利于机体。为此，需要适宜的营养支持。

(三)创伤修复

基本方式是由伤后增生的细胞和细胞间质，充填、连接或代替缺损的组织。现代外科已能用异体的组织(皮肤、骨等)或人造材料辅助修复某些创伤，但自身的组织修复功能仍是创伤治愈的基础。

理想的创伤修复，是组织缺损完全由原来性质的细胞来修复，恢复原有的结构和功能。然而，人体各种组织细胞固有的增生能力有所不同，如表皮、黏膜、血管，内膜等的细胞增生能力强，而心肌，骨骼肌等的增生能力弱。因此，各种组织创伤后修复情况不一。若某种组织创伤不能靠原来性质的细胞修复，则由其他性质的细胞(常是成纤维细胞)增生来代替。其形态和功能虽不能完全复原，但仍能修复创伤(纤维组织-瘢痕愈合)，有利于内环境稳定。

1. 组织修复过程　可分三个阶段：

(1) 纤维蛋白充填：受伤后伤口和组织裂隙间先为血凝块所充填，继而发生炎症时继续有纤维蛋白附加其间。其功用首先是止血和封闭创面，可减轻损伤。

(2) 细胞增生：创伤性炎症出现不久，即可有新生的细胞在局部出现。例如：一般的皮肤切割伤，伤后 6 小时左右，伤口边缘可出现成纤维细胞；约 24~48 小时有血管等共同构成肉芽组织，可充填组织裂隙。同时，还有上皮细胞从创缘向内增生，肌成纤维细胞可使创缘周径收缩（伤口收缩）。于是伤口趋向愈合。除了成纤维细胞、内皮细胞和上皮细胞的增生，伤口内无成软骨细胞、成骨细胞、间叶细胞等增生。

细胞增生伴有细胞间的基质沉积。后者的主要成分是各种胶原和氨基多糖，对组织修复也具有重要意义。胶原能使新的组织具有张力强和韧性。氨基多糖类如透明质酸、软骨素、皮肤素等，由各种细胞产生，在胶原纤维间和细胞间可起接续作用。

(3) 组织塑形：经过细胞增生和基质沉积，伤处组织可以初步修复。然而所形成的新组织如纤维（瘢痕）组织、骨痂等，在数量和质量方面并不一定都适宜于生理功能需要。例如瘢痕内含胶原过多，可使瘢痕过硬，不利于修复处的活动。随着机体状态好转和活动恢复，新生的组织可以变化调整。如瘢痕内的胶原和其他基质有一部分被转化吸收，使瘢痕软化又仍保持张力强度。又如骨痂，可以在运动应力作用下，一部分被吸收，而瓣骨的坚强性并不减弱或更增加。

2. 不利于创伤修复的因素 凡有抑制创伤性炎症、破坏或抑制细胞增生和基质沉积的因素，都将阻碍创伤修复使伤口不能及时愈合。

(1) 感染：是破坏组织修复的最常见原因。金黄色葡萄球菌、溶血性链球菌、大肠埃希菌、单绿假单胞菌等致病菌，都可损害细胞和基质，使局部成为化脓性病性。

(2) 异物存留或失活组织过多：伤处组织裂隙被此类物质充填，阻隔新生的细胞和基质连接，成为组织修复的不利因素。

(3) 血流循环障碍：较重的休克使组织（包括伤处组织）处于低灌流，各种细胞受到不同程度损害，伤后组织修复势将延迟。

(4) 局部制动不够：因组织修复需要局部稳定，否则新生的组织受到继续损伤。

(5) 全身性因素：①营养不良，如蛋白、维生素 C、铁、铜、锌等微量元素的缺少，使细胞增生和基质形成缓慢或质量欠佳。②使用皮质激素、吲哚美辛、细胞毒药物、放射线等，创伤性炎症和细胞增生可受抑制。③免疫功能低下的疾病，如糖尿病、肝硬化、尿毒症、白血病或艾滋病等，使中性粒细胞、单核/巨噬细胞、淋巴细胞的功能降低，影响组织修复过程。

3. 创伤愈合类型 基本上有两类：①组织修复以原组织细胞为主，如上皮细胞修复皮肤和黏膜、成骨细胞修复骨骼、内皮细胞修复内皮等，修复处仅含少量纤维组织，称为一期愈合或原发愈合。愈后功能良好。②组织修复以纤维组织为主，称为二期愈合或瘢痕愈合。愈后功能不良，不仅缺少原有的生理功能，而且可能有瘢痕牵缩或增生，引起畸形、管道狭窄、骨不连等。显然治疗创伤应争取一期愈合。

第二节 创伤的诊断

一、临床表现

（一）局部表现

(1) 疼痛：与受伤部位的神经分布、创伤轻重、炎症反应强弱等因素相关。伤部活动时疼痛加剧,制动后可减轻。严重的创伤或并有休克等情况下,病人常不诉疼痛,值得注意。一般的创伤在2~3日后疼痛可缓解,疼痛持续或加重表示可能并发感染。疼痛部位有指示受伤部位的诊断意义,因此在诊断尚未确定以前应慎用麻醉止痛药,以免漏诊或误诊。

(2) 肿胀:为局部出血和(或)炎性渗出所致。受伤部位较浅者,肿胀处可伴有触痛、发红、青紫或波动感(血肿表现)。肢体节段的严重肿胀,因其组织内张力增高阻碍静脉血回流,可致远侧肢体也发生肿胀,甚至可影响动脉血流而致远端缺血表现等。

(3) 功能障碍:组织结构破坏可直接造成功能障碍,例如:骨折或脱位的肢体不能正常运动;创伤性气胸使呼吸失常。局部炎症也可引起功能障碍,例如:咽喉创伤后水肿可造成窒息;腹部伤肠穿孔后的腹膜炎可发生呕吐、腹胀、肠麻痹等。此外,局部疼痛常使病人运动受限。某些急性功能障碍可直接致死,如窒息、开放性或张力性气胸引起的呼吸衰竭,必须立即抢救。

(4) 伤口或创面:为开放性创伤所共有。其形状、大小和深度不一,有出血或血块、出血情况由受伤的毛细血管、静脉或动脉及其口径、是否已部分自然止血所决定。伤口或创面还可能有泥沙、木刺、弹片等异物存留。

(二) 全身表现

(1) 体温增高:为损伤区血液成分及其他组织成分的分解产物吸收所引起,一般在38℃左右。体温过高,除了可由脑损伤引起(中枢性高热),一般为并发感染所致,应予重视。

(2) 脉搏、血压和呼吸的改变:伤后儿茶酚胺释出增多,可使心率和脉搏加快。周围血管收缩,故舒张压可上升,收缩压可接近正常或稍高,脉压缩小。但如发生大出血或休克,则因心输出量明显减少,血压降低,脉搏细弱。一般的创作病人,呼吸多无明显改变。较重的创伤常使呼吸加快,其原因可能是换气不足使机体缺氧、失血多或休克等,有时可能与精神紧张、疼痛等有关。

(3) 其他:如口渴、尿少、疲惫、失眠、食欲不振等,妇女可发生月经失调。

二、并发症

创伤可能有多种并发症。并发症经常推迟病人治愈时间,不少的并发症还会直接危及生命,故必须重视防治。

最常见的并发症是化脓性感染。意外发生的任何开放伤都会受污染,除非污染轻微或经过适当的处理,伤口甚易发生感染。感染的伤口有疼痛、红肿、触痛、脓性分泌物等,体温可增高和中性粒细胞可增多。

创伤性休克也较常见,表现为面色苍白、烦躁不安或表情淡漠、脉搏细弱中快、血压降低、皮肤凉湿等。此种休克属于低血容量性休克,主要是由于伤后失血失液。

重度创伤并发感染或(和)休克后还可继发多系统器官衰竭,如成人呼吸窘迫综合征、急性肾衰竭、应激性溃疡等。

三、诊　　断

对创伤需要确定其部位、性质、程度、全身性改变以及并发症,方能施行正确的治疗。为此应详细了解创伤史和有关的既往史,进行比较全面的体格检查和必要的辅助检查。

(一) 病史询问

(1) 致伤原因、作用部位、人体姿势等受伤当时的情况如从高处直立位坠落、着地后呈前屈姿势,除了可能发生四肢创伤,常可能发生脊柱骨折。

(2) 伤后出现的症状及演变过程例如,颅脑伤伤后当即不省人事,十余分钟后清醒,感觉头痛和恶心,后来又陷入昏迷,应考虑为硬膜外血肿形成。

(3) 经过何种处理和处理时间例如使用肢体止血带者,须计算使用时间。

(4) 既往健康状况注意与诊治损伤相关的病史。如对原有高血压病的伤员,应根据原有水平估计伤后血压的改变。

(二) 体格检查

(1) 首先观察呼吸、脉搏、血压、体温等全身体征,以及意识状态、面容、体位姿势等。尤应注意有无窒息、休克等表现。

(2) 根据病史或某处突出的体征,详细检查局部。各单位的理学检查各有一定的要求,例如:头部伤需观察头皮、颅骨、瞳孔、耳疲乏、鼻腔、反射、肢体运动和肌张力等;腹部伤需观察触痛、腹肌紧张、反跳痛、移动性浊音、肝浊音区、肠鸣音等。

(3) 对于开放性损伤,必须仔细观察伤口或创面,注意其形状、出血、污染、渗出物、创道位置等。

(三) 辅助检查

有一定的诊断意义,然而应当选择必需的项目,以免增加伤员的痛苦和浪费时间、人力和物资。

(1) 化验:血常规和红细胞压积,可提示贫血、血浓缩或感染等。尿常规可提示泌尿系损伤、糖尿病;血电解质和二氧化碳结合力(或血 pH)可提示体液紊乱。

(2) 穿刺和导管检查:胸腔穿刺可证实血胸和气胸。腹腔穿刺或置管灌流,可证实内脏破裂、出血。导尿管插入或灌注试验,可辅助诊断尿道或膀胱的损伤;留置导尿管可计算每小时尿量。

(3) 影像学检查:X 线平片或透视可证实骨折、气胸、肺病变、气腹等。选择性血管造影可帮助确定血管损伤或某些隐蔽器官损伤。CT 可以辅助诊断颅脑损伤和某些腹部实质器官、腹膜后的损伤。超声波检查可发现胸、腹腔的积血和肝、脾的包膜内破裂等。

检查创伤的注意事项:①发现危重情况如窒息、大出血等,必须立即抢救,不应单纯为了检查而耽误抢救时机。②检查步骤应尽量简洁,询问病史和体格检查可以同时进行。检查动作必须谨慎轻巧,切勿在检查中加重损伤。③重视症状明显的部位,同时应仔细寻找比较隐蔽的损伤。④接收多个病人时,不可忽视不出声的病人。因为有窒息、深度休克或昏迷等的病人已不呼唤呻吟。⑤一时难以诊断清楚的损伤,应在对症处理过程中密切观察,争取及早诊断。

第三节 创伤的治疗

急救治疗创伤的目的是修复损伤的组织器官和恢复生理功能,首要的则是抢救生命。在处理复杂的伤情时,应优先解决危及生命和其他紧急的问题。例如,骨盆骨折合并尿道损伤和休克时,处理的顺序应是先抗休克,其次处理尿道损伤,然后行骨盆牵引固定。必须优先抢救的急症有:心搏骤停、窒息、大出血、开放性气胸、休克、腹部内脏脱出等。

较重和重症创伤应从现场着手急救。近年的经验证明,"住院前创伤救治"和急症(或急症车)手术抢救,能挽救不少的危重伤者生命。抢救危重伤者生命的基本措施可概括为"ABC"的支持,即 airway(气道)、breathing(呼吸)和 circulation(循环)的支持。表 1-4-2 列出急救的初步措施和紧急手术。

表 1-4-2 重症创伤的急救

	初步处理	急症室处理
气道	头部侧向,抬起下颌,口咽吸引,用口咽通气管	经口/鼻气管插管,气管切开或环甲膜切开
呼吸	口对口呼吸,呼吸面罩及手法加压给氧	气管插管接呼吸机支持呼吸
循环	制止心脏出血,抬高下肢,抗休克被使用;胸外心脏按压,静脉利多卡因/肾上腺素注射	输液、输血,强心剂注射,心电监测下电除颤,开胸心脏按压,药物除颤
颅脑伤	口咽通气管,给氧	气管插管,给氧,脱水剂注射
颈椎伤	颈部长短夹板/硬领	颅骨钳牵引
胸部伤	开放性气胸伤口闭塞;张力性胸穿刺排气;连枷型骨骨折胸壁固定;心包堵塞穿刺抽血	心包切开缝合心肌伤口;连枷型肋骨骨折使用骨牵引/气管插管接呼吸机
腹部伤	内脏脱出伤口覆盖包扎	腹腔大出血开腹止血(钳夹、堵塞),胃肠减压,输液、输血
骨折	外固定	

急救注意事项:①抢救积极,但不慌乱,保持镇定,工作有序。②现场有多个伤员,组织人力协作。不可忽视沉默的伤员,因为他的伤情可能甚为严重。③防止抢救中再次损伤,例如移动伤员时制动不够,使骨折端损伤原未受伤的血管神经。④防止医源性损害,例如输液过快过多引起肺水肿、输入不相容的血液引起溶血等。

一、一般处理

(1) 体位和局部制动 较重的创伤后伤员卧床休息,所取的体位应利于呼吸运动和保持伤处静脉血回流(减轻水肿),如半卧位利于呼吸、填充受伤的下肢可减轻肿胀。受伤的局部应适当制动,可缓解疼痛,且利于组织修复。有骨折、血管损伤、神经损伤、肌腱损伤等,更应重视制动。

(2) 预防和治疗感染:凡有开放性创伤,均必须重视感染的防治。腹内、胸内组织器官受损的闭合性创伤,也需防治感染。伤口的清洁、清创术处理和闭合伤的手术处理,必须及早施行。沾染较多和组织破坏较重者需选用抗生素,并用破伤风抗毒血清等。

(3) 维持体液平衡和营养代谢:伤后有口渴和尿少提示体液不足,应及时检查和输液补充。较重的伤员更可有酸碱失衡和电解质紊乱,均需予以调整。较重的创伤可造成机体静息能量消耗增加和分解代谢加速,导致体质消耗、组织修复迟滞和免疫功能降低,容易出现并发症。

(4) 镇痛镇静和心理治疗:选用药物镇痛镇静,使伤员可以安静休息和恢复生活起居。但成年伤员主诉疼痛可能含精神因素,不应一律给予麻醉镇痛药,要防止影响伤情判别和用药的副作用。心理治疗也很重要,由于伤员可有恐惧、焦虑等,个别可发生伤后精神病。适当进行心理治疗,使伤员配合治疗,利于康复。

二、闭合性处理

(1) 小范围软组织挫伤伤后早期可用局部冷敷,以减少组织出血。继而可用温敷和理疗,以利炎症消退。还可选用中药(以活血化瘀药为主)外敷和内服,以缓解疼痛和促使肿胀消退。

(2) 骨折和脱位先行复位,继用各种固定方法制动,直至骨折初步愈合和脱位关节周围组织修复。一部分骨折需手术复位和固定。

(3) 胸腔和腹腔的器官损伤大多需行紧急手术处理,因为并发细胞沾染、出血、消化液漏出等,延迟处理势将造成严重的不良结果。血气胸可先行穿刺或加以引流。较轻的腹内器官损伤、无明显腹膜炎者,可暂予支持疗法,密切观察经过。

(4) 头部伤头皮血肿先加压包扎,待血肿液化后可穿刺吸液,继续加压包扎。脑震荡和脑挫伤,需用脱水剂以防治颅内压增高症,意识障碍者还应用头部降温法等。颅内血肿和颅内压增高症用脱水等疗法无效,则需手术处理。

(5) 其他:如挤压伤、冲击伤等各需相应的治疗。

三、开放伤处理

(1) 清洁伤口:通常是指"无菌手术"(如甲状腺切除术、腹股沟疝修补术等)的切口,缝合后一般都达到一期愈后。意外创伤的伤口难免有程度不等的沾染,但经过处理后可能使其沾染减少、甚至变成清洁伤口,可以当即缝合。

(2) 污染伤口:是指沾有细菌、但尚未发展成感染的伤口。一般认为伤后8小时以内处理的伤口属于此类。但伤口沾染变成感染,不仅仅与处理时间相关。如伤口沾染严重或细菌毒性强,在4~6小时即可变成感染,已不宜按沾染伤口处理。而头面部伤口,因其局部血循环良好,伤后12小时或更多时间仍可按沾染伤口处理。其他部位的伤口,如果沾染较少、失活组织不多(如刀刃切伤)、伤后早期注射抗生素,伤后处理时间稍迟也仍可按沾染伤口处理。

处理沾染伤口的方法称为清创术(见本节附1),目的是使其转变成或接近于清洁伤口,当即缝合或延期缝合,争取达到一期愈合。

(3) 感染伤口：包括延迟处理的开放性创伤、脓肿切开、手术切口感染等，有渗出液、脓液、坏死组织等，周围周围皮肤常有红肿。伤口须经过换药(敷料交换,见本节附2)逐渐达到二期(瘢痕组织)愈合。

(4) 异物存留伤后的异物在原则上应取出。感染病灶内的异物尤应及早取出，使感染顺利治愈。伤口已愈合的异物，手术以前必须确定其部位和选择适当的手术途径，避免不必要的损伤。为了预防术后感染，可酌情用抗生素和破伤风抗毒血清。某些深部的异物或数量多布分散者，如果不至损及重要组织器官，可以保留和观察。

四、功能练习

功能练习是创伤治疗的一项重要措施，因为治疗既要达组织修复，又要恢复生理功能。典型的例证是骨折治疗。如果伤后单纯行骨折复位固定，忽视功能练习，骨折虽能修复连接，但可发生肌萎缩、关节僵硬等，明显影响伤肢运动功能。所以，骨折部位固定制动后，即应开始被动的肌按摩和主动的肌伸缩活动；待骨折初步愈合后，逐渐增加运动量，使肢体早日恢复功能。

附1 软组织清创术

一般的软组织创伤的清创步骤如下(图1-4-1)。

(1) 清洗去污用无菌纱布覆盖伤口。清洗伤口周围皮肤，剪去毛发，除去污垢油腻。然后以无菌等渗盐水冲洗伤口，取出表浅的血凝块和异物。

(2) 清理伤口施行麻醉、消毒皮肤和铺盖手术单等，与一般手术相同。仔细检查伤口后，清除血凝块和异物，切除失活组织和明显挫伤的创缘组织(皮肤、皮下组织等)，随时用无菌盐水冲洗。

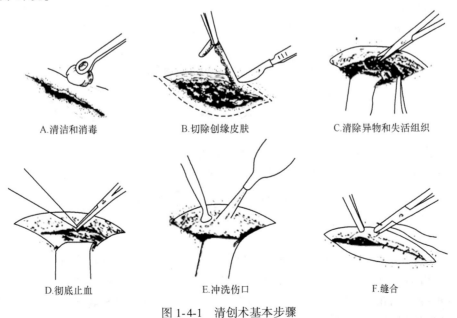

图1-4-1 清创术基本步骤

(3) 缝合伤口更换手术单、器械和术者手套,重新消毒铺巾。伤口内彻底止血。按组织层次缝合创缘。根据清理后的伤口情况,可以缝合的伤口内留置引流物如胶皮膜、软胶管等;或者只缝合深层组织,延期(2~4日后)缝合皮肤和皮下组织。

清创术注意事项:①认真进行清洗消毒。②除了尽量清除血凝块和异物,还要清除失活的组织。但切除伤口组织以前,必须考虑形态和功能的恢复。尽可能保留和修复重要的血管、神经和肌腱。较大的骨折片,即使已与骨膜分离,仍应清洗后放置原位。③伤口内止血应彻底,以免再形成血肿。④缝合时注意组织层的对合,勿残留死腔。皮肤缺损时可用植皮法,使损伤部位(尤其是神经、血管、骨、关节等)表现有皮肤保护。⑤伤口内是否用抗生素,应根据具体情况决定。但局部应用抗生素不能代替清创处理。

附2　伤口换药

换药要求达到充分引流伤口分泌物,除去坏死组织和减轻感染。方法如下:

(1) 实行无菌术原则用两把镊子,其一夹持无菌棉球、纱条等,另一夹持接触伤口的敷料,二者不可混用。先消毒伤口周围皮肤,然后清拭伤口内分泌物。沾染分泌物的棉球等,不应再接触其他部位,须放入专用的容器内。

(2) 根据伤口情况选用引流物一般浅部伤口常用凡士林纱布;分泌物多时可用盐水纱布,外加多层干纱布。伤口较小而较深时,应将凡士林纱条送达伤口底部,但勿堵塞外口。分泌物很多(如消化液漏出)的伤口,可用胶管类和负压吸引。注意避免引流物遗留在创腔内,故应将深部引流物用安全别针或胶布固定于伤口外。

(3) 肉芽组织有一定的抗感染能力,故一般无需在局部使用抗菌药。但某些细菌感染可侵蚀伤口组织,需应用抗菌药,如铜绿假单胞菌感染可用0.1%苯氧乙醇溶液、磺胺嘧啶银软膏等。

(4) 注意肉芽组织生长情况肉芽组织生长良好者,呈新鲜粉红色或红色、颗粒均匀、分泌物少、触之易出血。若发现创面苍白水肿、色暗有苔、肉芽萎缩或生长过盛等,须分析其原因,可能为引流不畅、异物残留、局部供血不足等,采取适当的措施以改善伤口修复。

第四节　常规武器伤

一、火器伤

火器是指以火药为动力的武器,如枪、炮、手榴弹、地雷、炸弹等。这类武器的研制正趋向增高弹丸或弹片的初速、扩大其杀伤范围。例如:自动步枪和机枪的弹头初速大多数达每秒800米以上,飞机投掷的钢珠弹、橘子弹、蜘蛛雷等爆炸后发出数百小弹丸(片),跳弹、箭头弹等到炮弹能发出更多的弹丸或箭头。现代的火器发展,使火器伤伤情比较过去的更为严重且复杂,需要专门研究处理。

按弹道的伤口情况区分:①只有入口而无出口者称非贯通伤,有弹丸或弹片存留。②有入口和出口者称贯通伤。其中多数的出口大于入口;近距离射击者的入口可能大于出口;高速的弹珠射击者的入口和出口可能等大。③入口与出口相连成沟状者为切线伤。④反跳伤的出口与入口在同处。

处理：

（一）初期处理

（1）询问受伤经过，查问伤情纪录（伤道等），认真检查局部和全身情况。遇见复杂的伤情（多处伤、复合伤等）或同时处理多数伤员，必须分清轻重缓急，作合理安排。

（2）积极防治休克，尽可能迅速消除休克病因（如出血、张力性气胸等），输液、输血、给氧等，以备及早施手术处理。

（3）为防治感染，迟早给予抗生素和破伤风抗毒血清。

（4）大多数火器伤需要清创，一般应在伤事8~12小时内施行；如早期用抗菌药物，无明显感染征象，伤后24~72小时仍可清创。但如果处理时间过晚，伤口已经感染，则只宜引流、清除显见易取的坏死组织和异物，进行敷料交换。

手术与平时清创术基本相同。但火器伤道大多数复杂，需扩大伤口并充分切开深筋膜、肌膜等。尽量取出伤道内泥沙、弹片、碎片等异物。

术后监护伤员的呼吸、脉搏、血压、意识状态等。注意防治休克。继续用抗菌药。伤员应取适当的体位，伤肢须抬高。注意敷料包扎的松紧度、外表有无渗血、渗液和肢端血液循环情况。

（二）后继处理

（1）清创后逐日更换敷料，检查伤口。如果伤面比较清洁新鲜，无脓性分泌物，周围无明显红肿，可以在3~7日内将创缘缝合。伤口可能接近一期愈合。

（2）清创后伤口发生感染，需更换敷料等待肉芽组织生长和周围炎症消退。较小的伤口由于肉芽组织纤维化和伤口收缩，可以达到二期愈合。较大的伤口需植皮或者切除肉芽组织再缝合，使其愈合。

（3）有骨折或深部组织器官损伤者，手术后各需相应的术后治疗。

（三）高速小弹片伤处理要点

钢珠弹、橘子弹、蜘蛛雷、箭头弹等爆炸时，伤及很多人。每个伤员的伤口可达数十、数百个之多，伤口小（常为0.5~0.7cm直径）而出血较少，容易漏诊。许多小弹片射入人体的方向不一，进入组织后会改变运动方向，因此伤道复杂，可能同时伤及多种组织器官。应周密地检查，特别要检查头皮、腋下、会阴等隐蔽单位。

注意内部器官的损伤。小弹片穿透颅骨扣，易造成内血肿；弹片经颌面或颈部入颅者，更易并发颅内感染。一旦出现颅内压增高症，必须及时开颅手术。穿透胸腔后，如出现大量血气胸、心包填塞或心脏损伤、食管伤或进行性纵隔气肿等，应及时开胸手术。穿透腹腔后，如出现腹膜炎或内出血，应及时开腹手术。

二、冲 击 伤

冲击伤又称爆震伤，为炸弹、气浪弹、鱼雷、核武器等超高能武器产生的冲击波所致。冲击波具有高压和高速，从爆炸中心向四周空间扩展。人体受其高压作用，听器、肺、脑、胃肠等可发生损伤，体表一般无伤口。此外，人体被推动或物体被抛掷，可造成其他组织的机械性创伤。

（一）听器冲击伤

听器冲击伤主要由于超压冲击膜，中耳鼓室与外耳道之间有明显的压力差，导致鼓膜破裂、鼓室积血、听骨链离断等。内耳也可能有渗血、出血、耳蜗结构紊乱等。

1. 临床表现 有耳聋、耳鸣、耳痛、眩晕、头痛等。耳聋多为传导性，也可为混合性。外耳道可流出浆液或血性液体等。

2. 治疗 主要是防止感染。用消毒的干棉球和小镊清除外耳道血性液、污物，禁用药液滴入或冲洗。清洁后以酒精棉球消毒，需要时以干纱条引流（但勿填塞）。应用全身抗生素。鼓膜穿孔待中耳炎症治愈后做修复术。

（二）肺部冲击伤

爆炸时胸部耳和肺泡在超压下受压；爆炸后空间的一时性负压使胸廓扩张，而肺泡内压缩气体急速膨胀。所以肺的血液动力发生急剧变化，肺泡壁发生破裂。此外，爆炸时的动力压也可使胸壁、肺、心等受损。

1. 临床表现和诊断 伤后有胸痛、胸闷、咳嗽、咯血等，严重者有明显呼吸困难、发绀、咯血性泡沫痰等，还可用烦躁不安、肌抽搐等。胸部听诊可发现呼吸音减弱、湿性啰音、捻发音等。

2. 治疗 早期症状不严重时，因体表无损伤容易被忽视。但伤员需要卧床休息，以免运动加重病情，应用担架护送。症状明显时应作如下处理。

（1）伤员取半坐位：呼吸困难时，可作颈迷走交感神经封闭或用抗胆碱能药。保持呼吸道通畅，及时吸出上呼吸道分泌物；需要时作气管切开术。

（2）给予氧治疗：常用面罩法（50%氧，每分钟5~8L）；需要时用呼吸机行间歇的或持续的正压呼吸，以增高动脉血氧分压。

（3）防止肺水肿可和酒精雾化吸入或咳喘素雾化喷射；准确掌握输液量，必要时以20%甘露醇、呋塞米等作脱水疗法。需要时用毛花苷C、毒毛旋花子苷K等以改善心功能。

（4）应用抗生素预防肺部感染。

（5）处理合并的机械性损伤，如镇痛、用止血药、胸腔闭式引流、固定肋骨骨折等。

（三）腹部冲击伤

冲击波的超压用于腹部时，肠胃或膀胱可发生破裂。巨大的超压和动压还可使肝脾等实质脏器或肠系膜血管发生破裂出血。

1. 临床表现和诊断 腹痛为主要症状，伴有恶心、呕吐等。腹部检查有触痛、反跳痛和肌紧张等腹膜炎体征。严重的腹膜炎和出血可能引起休克。X线腹部透视可发现胃肠穿孔后的腹腔游离气体。腹腔穿刺可吸出胃肠内容物、尿液或血液等。

2. 治疗 伤员应卧床休息，禁饮食。确定或怀疑有腹内脏器损伤者，应施行剖腹手术。要注意防治休克和感染，适当输液、输血、注射抗生素等。

（四）颅脑冲击伤

冲击波可经颅骨传入颅内，引起颅内压改变；还可以使躯干血液从颈静脉、椎静脉涌向脑部。主要病理改变是脑和软脑膜的充血、点状出血和水肿。合并肺冲击伤时，能发生脑血管气栓。合并机械性损伤时，可能有颅骨骨折、颅内血肿、脑挫伤等。

1. 临床表现和诊断　常发生意识丧失，持续时间数分钟至数日。清醒后还可出现表情淡漠、抑郁、激怒、失眠、记忆力减退等。严重时发生颅内压增高症、局灶性症状等。脑电图可呈现异常波形。需要时可作脑脊液检查。

2. 治疗　卧床休息，适当给予镇静药。意识丧失时，须加强呼吸道护理。如果有颅内压增高症，应用脱水疗法；需要时可作颅骨钻孔探查，清除血肿、止血等。

（何志贤）

第五章 外科感染

第一节 概 论

外科感染是指需要外科治疗的感染,包括创伤、烧伤、手术、器械检查等并发的感染,通常具以下特点:多为混合感染、局部症状明显、多为器质性病变、常有组织化脓坏死。

一、外科感染分类

(一)按病菌种类和病变性质分类

1. 非特异性感染 也称化脓性感染,占外科感染的大多数。常见有疖、痈、丹毒、急性淋巴结炎、急性乳腺炎、急性腹膜炎等。致病菌有金黄葡萄球菌、溶血性链球菌、大肠埃希菌、铜绿假单胞菌等,感染可由单一病菌导致,也可由多种病菌共同致病形成混合感染。

2. 特异性感染 常见的特异性感染有结核、破伤风、气性坏疽、炭疽、念珠菌病等,致病菌分别为结核杆菌、破伤风梭菌、产气荚膜梭菌、炭疽杆菌、白念珠菌等。

(二)按病程分类

外科感染可分为急性、亚急性与慢性感染三种。急性感染病程在3周以内,病变以急性炎症为主,大多数非特异性感染。慢性感染病程超过2个月或更久。亚急性感染病程介于急性与慢性感染之间。亚急性感染形成原因常与致病菌的毒力、耐药性、宿主抵抗力等有关。

(三)按发生条件分类

伤口直接污染造成的感染称原发性感染;在伤口愈合过程中出现的病菌感染称继发性感染。

病原体由体表或外部侵入体内造成的感染称外源性感染;由原存体内的病原体,经空腔脏器如肠道、胆道、肺或阑尾造成的感染称内源性感染。

感染也可按照发生条件归类,如条件性(机会性)感染、二重感染(菌群交替症)、医院内感染等。

二、病原体致病因素与宿主防御机制

(一)病菌的致病因素

外科感染的发生与致病微生物的数量与毒力有关。所谓毒力是指病原体形成毒素或胞外酶的能力以及入侵、穿透和繁殖的能力。

1. 黏附因子 能附着于人体组织细胞以利入侵;许多病菌有荚膜或微荚膜,能抗拒吞

噬细胞的作用,或在吞噬后抵御杀灭,在细胞内繁殖,导致组织细胞损伤、病变。

2. 侵入组织病菌的数量 在健康个体,伤口污染的细菌数如果超过 10^5 常引起感染,低于此数量则较少发生感染。

3. 病菌毒素 病菌毒素与致病菌的胞外酶、外毒素、内毒素等有关。多种病菌可释出蛋白酶、磷脂酶、胶原酶、玻璃质酸酶等胞外酶,侵蚀、分解组织,使感染更容易扩散。脓液的臭味、脓栓、气泡等,常与病菌胞外酶的作用相关。外毒素的毒性作用很强,通常在菌体内产生后释出或菌体崩解后生成的。如溶血毒素可破坏血细胞、肠毒素可损害肠黏膜、破伤风毒素作用于神经而引起肌痉挛等。内毒素是革兰阴性菌细胞壁的脂多糖成分,可激活补体、凝血系统与释放细胞因子等,引起发热、休克等全身反应。

(二) 宿主的抗感染免疫

人体抗感染的防御机制有天然免疫与获得性免疫共同参与。

天然免疫:

(1) 宿主屏障:完整的皮肤、黏膜以及所分泌的抑菌物质构成体表抵御病原体入侵的屏障,能够阻止病原体在上皮表面的黏附和生长,发挥防卫作用。

(2) 吞噬细胞与自然杀伤(NK)细胞:吞噬细胞能吞噬病原体与异物、清除体内凋亡的细胞,分泌细胞因子、介导炎症。吞噬细胞与 NK 细胞能够识别多种病原体的共同成分,吞噬、杀伤病原体或病原体感染的细胞。

(3) 补体及细胞因子:在感染早期,补体通过替代途径激活,形成膜攻击复合物,发挥溶细胞作用。补体激活时生成有趋化作用的活性片段,吸引吞噬细胞,提高吞噬细胞杀菌能力。抗体产生后补体可增强抗体溶解靶细胞的作用。细胞因子如白细胞介素、肿瘤坏死因子、干扰素、趋化性细胞因子以及生长因子等,启动抗菌炎症反应的关键细胞因子,能招引更多的抗体、补体和免疫细胞集中于炎症部位;并能激活 NK 细胞,诱导获得性免疫等。

(三) 人体易感染的因素

1. 局部情况 皮肤黏膜的病变或缺损、留置血管或体腔内的导管处理不当、管腔阻塞内容物淤积、异物与坏死组织的存在、局部组织血流障碍或水肿、积液等均可继发感染。

2. 全身性抗感染能力降低 严重损伤、大面积烧伤或休克、糖尿病、尿毒症、肝硬化、严重的营养不良、贫血、免疫抑制剂的使用、化疗或放射治疗、免疫缺陷等患者免疫功能显著降低,更易发生各种感染性疾病。

3. 条件性感染 在人体局部或全身的抗感染能力降低的条件下,本来栖居于人体但未致病的菌群可以变成致病微生物,所引起的感染称为条件性或机会性感染。在使用广谱抗生素或联合使用抗菌药物治疗感染过程中,原来的致病菌被抑制,但耐药菌株大量繁殖,致使病情加重,称为二重感染或菌群交替症。

三、病 理

(一) 非特异性感染

病变的演变与结局取决于病原菌的毒性、机体的抵抗力、感染的部位以及治疗措施是

否得当,可能出现下列结果:

1. 炎症好转 经有效药物的治疗,病原体及组织细胞崩解产物清除,炎症消退。

2. 局部化脓 人体抵抗力占优势,感染局限化,脓性物质积聚于创面或组织间形成脓肿。较大的脓肿破溃或经手术引流脓液后感染好转局部,形成瘢痕愈合。

3. 炎症扩展 病菌毒性大、数量多、宿主抵抗力不足,感染迅速扩展,引起全身炎症反应综合征,对宿主造成很大的损害。

4. 转为慢性炎症 有少量病菌残存,组织炎症持续存在,变为慢性炎症。在人体抵抗力减低时,感染可重新急性发作。

(二) 特异性感染

其病理变化不同于非特异性感染,如结核病形成比较独特的浸润、结节、肉芽肿、干酪样坏死等。破伤风杆菌的致病因素主要是痉挛毒素,引起肌强直痉挛,但不造成明显的局部炎症,甚至可能不影响伤口愈合。气性坏疽组织水肿并有气泡,病变迅速扩展,全身中毒严重。

四、临床表现

1. 局部症状 急性炎症典型表现有红、肿、热、痛和功能障碍。慢性感染也有局部肿胀或硬结肿块。体表脓肿形成时,触诊可有波动感。

2. 功能障碍 感染侵及某一器官时,该器官或系统可出现功能异常。如肝脓肿时可有腹痛、黄疸;腹内脏器发生急性感染时常有恶心呕吐等。

3. 全身状态 轻微感染可无全身症状,严重感染时常有发热、头疼乏力、全身不适、食欲减退等表现。严重脓毒症可出现休克和多器官功能障碍。

4. 特殊表现 破伤风有肌强直性痉挛;气性坏疽可出现皮下捻发音。

五、诊 断

1. 病史和体格检查 根据典型的局部症状和体征,位置表浅的感染诊断并不困难。

2. 实验室检查 白细胞计数及分类是常用检测,总数大于 $12\times10^9/L$ 或小于 $4\times10^9/L$ 或发现未成熟的白细胞,提示重症感染。病原体的鉴定可采用脓液或病灶渗液涂片染色检查、细菌培养及药物敏感试验、免疫学、分子生物学检测等手段。

3. 影像学检查 用于体内深部感染的诊断。常用的检查手段有超声检查、X线透视或摄片、CT、MRI 等。影像学检查可以发现体内脓肿、炎症等多种病变,诊断率较高。

六、预 防

(一) 防止病原微生物侵入

(1) 注意个人清洁和公共卫生,强化卫生意识。

(2) 严格的无菌手术操作,正确处理伤口清创,正确使用有效充分的引流,有助于防止与减少创口感染。

（二）增强机体的抗感染能力

改善病人的营养状态，纠正贫血与低蛋白血症等，积极治疗糖尿病、尿毒症等病症，及时使用有效的特异性免疫疗法，增强机体抗感染的能力。有明确指征时合理使用抗菌药物预防感染。

（三）切断病原菌传播环节

认真实施医院卫生管理，包括环境卫生、房舍和空间清洁、污物处理、饮食和用水卫生以及人员安全防护等。对诊疗器械、用品、药物等严格进行消毒灭菌，杜绝微生物沾染。在诊疗工作中，严格贯彻无菌原则，防止病菌侵入，减少医院内感染的发生。

七、治　　疗

治疗原则是消除感染病因和毒性物质，制止病菌生长，增强人体抗感染能力以及促使组织修复。

（一）局部处理

1. 保护感染部位　避免受压，适当限制活动或加以固定，以免感染范围扩展。

2. 理疗与外用药物　炎症早期可以局部热敷、红外线辐射等物理疗法，可改善血液循环、促进炎症消退或局限成脓。组织肿胀明显者用50%硫酸镁液湿热敷。

3. 手术治疗　手术方式为切除或切开病变组织、排脓及留置引流物。脓肿形成后应及时切开引流使脓液排出。深部脓肿可以在超声、CT引导下穿刺引流。

（二）抗感染药物的应用

较轻或局限的感染可不用或口服抗菌药物，范围较大或有扩展趋势的感染，需全身用药。应根据细菌培养与药敏试验选用有效药物，在培养与药敏尚无明确结果时，可以根据感染部位、临床表现、脓液性状等估计病原菌种类，选用适当抗菌药物。

（三）全身支持治疗

支持治疗对于改善病人的全身状态、增强机体抵抗力尤显重要。保证充分的休息与睡眠、维持体液平衡及电解质紊乱与酸碱平衡失调、加强营养支持、纠正贫血、低蛋白血症、治疗感染发生前的原有病症，严重感染时免疫功能低下也可使用胸腺素、丙种球蛋白、干扰素等免疫制剂促进康复。

第二节　浅部组织的化脓性感染

一、疖

【病因】　疖是单个毛囊及其周围组织的急性化脓性感染。病菌以金黄葡萄球菌为主，偶可由表皮葡萄球菌或其他病菌致病。感染好发于颈项、头面、背部毛囊与皮脂腺丰富的部位。因金黄葡萄球菌的毒素含凝固酶,脓栓形成是其感染的一个特征。

【临床表现】 初起时,局部皮肤有红、肿、痛的小硬结,范围仅 $2cm^2$ 左右。数日后结节中央组织坏死、软化,中心处出现黄白色的脓栓;继而脓栓脱落、破溃流脓。脓液流尽炎症逐步消退后,即可愈合。面疖特别是鼻、上唇及周围所谓"危险三角区"的疖症状常较重,病情加剧或被挤碰时,病菌可经内眦静脉、眼静脉进入颅内海绵状静脉窦,引起化脓性海绵状静脉窦炎,出现颜面部进行性肿胀,可有寒战、高热、头痛、呕吐、昏迷等,病情严重,死亡率很高。

【诊断】 依据临床表现,本病易于诊断。如有发热等全身反应,应作白细胞计数或血常规检查;疖病病人还应检查血糖和尿糖,做脓液细菌培养及药物敏感试验。

【鉴别诊断】 皮脂囊肿(俗称粉瘤)并发感染;痤疮伴有轻度感染以及痈等。痤疮病变小并且顶端有点状凝脂;痈病变范围大,可有数个脓栓,除有红肿疼痛外,全身症状也较重。

【预防】 保持皮肤清洁,勤洗澡和及时更换内衣,婴儿更应注意保护皮肤避免表皮受伤。

【治疗】 红肿阶段可选用热敷、红外线等理疗措施,也可敷贴鱼石脂软膏促使炎症消退。局部化脓时及早排脓,出脓后敷以呋喃西林、湿纱条或以化腐生肌的中药膏,直至病变消退。若有发热、头痛等全身症状,需要使用抗菌药物治疗。

二、痈

【病因和病理】 痈指多个相邻毛囊及其周围组织的急性化脓性感染,也可由多个疖融合而成。致病菌以金黄葡萄球菌为主。感染常从毛囊底部开始,沿皮下组织蔓延,再沿深筋膜向外周扩展,上传入毛囊群而形成多个脓头的痈。痈的急性炎症浸润范围大,累及深层皮下组织后使表面皮肤血运障碍、坏死,自行破溃常较慢,全身反应较重。

【临床表现】 病人一般以中老年居多,部分病人原有糖尿病。病变好发于皮肤较厚的部位。初起为小片皮肤硬肿、色暗红,其中可有数个凸出点或脓点,疼痛较轻,但有畏寒、发热、食欲减退和全身不适。局部疼痛剧烈,全身症状重。随着病变中心处破溃出脓、坏死脱落,使疮口呈蜂窝状。

【诊断】 依据临床表现,本病诊断不难。脓液细菌培养与药物敏感试验,为选择抗菌药物提供依据。

【预防】 注意个人卫生,保持皮肤清洁。及时治疗疖,以防感染扩散。

【治疗】 及早使用广谱抗菌药物,然后根据细菌培养和药物敏感试验结果,合理选择抗菌药物。

局部处理:初期红肿时,可湿敷 50% 硫酸镁溶液,或敷贴鱼石脂软膏、金黄散等。同时静脉给予抗生素,争取病变范围缩小。出现多个脓点、表面紫褐色或已破溃流脓时,需要及时切开引流。较大的创面在肉芽组织长出后可行植皮术以加快修复。

三、皮下急性蜂窝织炎

【病因和病理】 急性蜂窝织炎是指疏松结缔组织的急性感染,可发生在皮下、筋膜下、肌间隙或是深部蜂窝组织。致病菌多为溶血性链球菌、金黄葡萄球菌以及大肠埃希菌或其他型链球菌等。病变扩展较快,有明显的毒血症状。临床上可有下几种不同类型:

(1) 一般性皮下蜂窝织炎:致病菌以溶血性链球菌、金黄葡萄球菌为多,继发于皮肤损伤或手、足等处的化脓性感染。患处肿胀疼痛,表皮发红、指压后可稍褪色,红肿边缘界限不清楚。病人常有畏寒、发热和全身不适;严重时病人体温增高明显或过低,甚至有意识改变等表现。

(2) 产气性皮下蜂窝织炎:致病菌以厌氧菌为主,如肠球菌、变形杆菌、拟杆菌或产气荚膜梭菌。常在皮肤受损伤且污染较重的情况下发生,不侵及肌层。初期表现类似一般性蜂窝织炎,但病变进展快且可触感皮下捻发音,破溃后可有臭味,全身状态较快恶化。

(3) 新生儿皮下坏疽:新生儿皮肤柔嫩、抵抗力弱,病菌可侵入皮下组织致病。病变多发生在背、臀部等经常受压处。患处皮肤发红,触之稍硬。病变范围扩大时,可有皮肤与皮下组织分离,触诊时皮肤有浮动感,脓液多时也可出现有波动。

(4) 颌下急性蜂窝织炎:感染起源于口腔或面部。口腔起病者,因炎症迅速波及咽喉,局部肿胀而阻碍通气,病情危急。

【诊断】 根据病史、体征,诊断多不困难。有浆液性或脓性分泌物时涂片检查病菌种类。病情较重时,应取血和脓作细菌培养和药物敏感试验。

【治疗】 抗菌药物一般先用新青霉素或头孢类抗生素,疑有厌氧菌感染时加用甲硝唑。根据临床治疗效果或细菌培养与药敏报告调整用药。早期一般性蜂窝织炎,局部可以50%硫酸镁湿敷,或敷贴金黄散、鱼石脂膏等,若形成脓肿应切开引流;口底及颌下急性蜂窝织炎应及早切开减压,以防喉头水肿、压迫气管导致窒息。对产气性皮下蜂窝织炎,伤口应以3%过氧化氢液冲洗、湿敷处理,并采取隔离治疗措施。

注意改善病人全身状态,加强支持治疗及对症处理,维持酸碱及电解质平衡。

四、丹　毒

【病因和病理】 丹毒是皮肤淋巴管网的急性炎症感染,为乙型溶血性链球菌侵袭所致。好发部位是下肢与面部,常继发于皮肤或黏膜的某种病损。发病后淋巴管网分布区域的皮肤出现炎症反应,病变蔓延较快,常有全身反应,但很少有组织坏死或化脓。治愈后容易复发。

【临床表现】 起病急,开始即可有畏寒、发热等全身症状。病变表现为片状皮肤红疹、微隆起、色鲜红、中间稍淡、境界较清楚。局部有烧灼样疼痛,病变范围向外周扩展时,中央红肿消退而转变为棕黄。有的可起水疱,附近淋巴结常肿大、有触痛,但皮肤和淋巴结少见化脓破溃。病情加重时全身性脓毒症加重。下肢丹毒反复发作导致淋巴水肿,甚至发展成"象皮肿"。

【预防】 注意皮肤清洁,及时正确处理创口,防止医源传染;积极治疗与丹毒相关的足癣、溃疡、鼻窦炎等。

【治疗】 卧床休息,抬高患肢。局部可以50%硫酸镁液湿热敷。静脉滴注青霉素、头孢类抗生素,局部及全身症状消失后,继续用药3~5天,以防复发。

五、浅部急性淋巴管炎和淋巴结炎

【病因和病理】 病菌从皮肤、黏膜破损处或其他感染病灶侵入淋巴流,导致淋巴管与巴结的急性炎症。致病菌有乙型溶血性链球菌、金黄葡萄球菌等,可能来源于口咽炎症、足癣、皮肤损伤以及各种皮肤、皮下化脓性感染。

【临床表现】 管状淋巴管炎多见于四肢,下肢更常见。淋巴管炎使管内淋巴回流受阻,同时淋巴管周围组织有炎症变化。皮下浅层急性淋巴管炎在表皮下可见红色线条。病变部位有触痛,扩展时红线向近心端延伸。皮下深层的淋巴管炎不出现红线,但有条形触痛区。两种淋巴管炎都可以引起全身性反应,病情取决于病菌的毒性和感染程度,常与原发感染有密切关系。

急性淋巴结炎发病时先有局部淋巴结肿大、有疼痛和触痛,表面皮肤正常。炎症加重时肿大淋巴结可扩展形成肿块,并可出现发热、白细胞增加等全身反应。淋巴结炎可发展为脓肿,少数可破溃出脓。

【诊断】 本病诊断一般不难。深部淋巴管炎需与急性静脉炎相鉴别,后者常与血管内留置导管处理不当或输注刺激性药物有关。

【治疗】 急性淋巴管炎应着重治疗原发感染。发现皮肤有红线条时,可用呋喃西林等温敷;如果红线条向近侧延长较快,可在皮肤消毒后用较粗的针头,在红线的几个点垂直刺入皮下,再以抗菌药液湿敷。急性淋巴结炎未形成脓肿时,如有原发感染如疖、痈、急性蜂窝织炎、丹毒等,应治疗原发感染灶,淋巴结炎暂不作局部处理。若已形成脓肿,除应用抗菌药物外,还需切开引流。

第三节 全身性外科感染

脓毒症:是指因病原菌因素引起的全身性炎症反应,体温、循环、呼吸、神志有明显的改变者,用以区别一般非侵入性的局部感染。

菌血症:是脓毒症中的一种,即血培养检出病原菌者。但其不限于以往多偏向于一过性菌血症的概念,如拔牙、内镜检查时,血液在短时间出现细菌,目前多指临床有明显感染症状的菌血症。

全身性感染不仅由于病原菌,还因其产物,如内毒素、外毒素等和它们介导的多种炎症介质对机体的损害。在感染过程中,机体产生多种炎症介质,这些炎症介质过量时就可造成组织损害。炎症介质过量可导致严重的全身性炎症反应综合征(SIRS),严重者可致感染性休克、多器官功能障碍综合征(MODS)。

【病因】 导致全身性外科感染的原因是致病菌数量多、毒力强和(或)机体抗感染能力低下。它常继发于严重创伤后的感染和各种化脓性感染,还有一些潜在的感染途径值得注意。

(1)静脉导管感染:静脉留置导管、尤其是中心静脉置管,护理不慎或留置时间过长而污染,很易成为病原菌直接侵入血液的途径。如形成感染灶,可成为不断播散病菌或毒素的来源。

(2) 肠源性感染:在严重创伤等危重的病人,肠黏膜屏障功能受损或衰竭时,肠内致病菌和内毒素可经肠道移位而导致肠源性感染。

原有抗感染能力降低的病人,如糖尿病、尿毒症、长期或大量应用皮质激素或抗癌药等的病人,患化脓性感染后较易导致全身性感染。

全身性感染的常见致病菌:

(1) 革兰染色阴性杆菌:常见为大肠埃希菌、铜绿假单胞菌、变形杆菌、克雷伯菌、肠杆菌等。由于抗生素的筛选,目前临床出现一些机会菌如鲍曼不动杆菌、嗜麦芽窄色单胞菌等。此类细菌的主要毒性在于内毒素,多数抗生素虽能杀菌,但对内毒素及其介导的多种炎症介质是无能为力的,因此,由革兰阴性杆菌所致的脓毒症一般比较严重,可出现三低现象(低温、低白细胞、低血压),发生感染性休克者也较多。

(2) 革兰染色阳性球菌:较常见的有三种:①金黄色葡萄球菌:由于出现多重耐药性的菌株,金黄色葡萄球菌感染常年不减。这类菌株可在体内形成转移性脓肿。有些菌株局部感染也可引起高热、皮疹,甚而休克。②表皮葡萄球菌:由于易黏附在医用塑料制品如静脉导管、气管导管等,细菌包埋于黏质中,可逃避机体的防御与抗生素的作用。近年的感染率明显增加。③肠球菌是人体肠道中的常驻菌,有的肠球菌脓毒症不易找到原发灶,耐药性较强,可能来自肠道。

(3) 无芽孢厌氧菌:由于厌氧培养技术的提高,发现腹腔脓肿、阑尾脓肿、肛旁脓肿、脓胸、脑脓肿、吸入性肺炎等多含有厌氧菌。厌氧菌感染脓液可有粪臭样恶臭。常见的无芽孢厌氧菌是拟杆菌,梭状杆菌、厌氧葡萄球菌和厌氧链球菌。

(4) 真菌:白色念珠菌、曲霉菌、毛霉菌、新型隐球菌等,属于条件性感染,通常在如下情况下发生:①在持续应用广谱抗生素情况下,真菌过度生长,导致二重感染;②基础疾病重,加上应用免疫抑制剂、激素等,使免疫功能进一步削弱;③长期留置静脉导管。真菌可经血行播散,一般血液培养不易发现,但在多个内脏可形成肉芽肿或坏死灶。深部血行播散性真菌病常继发于细菌感染之后,或与细菌感染混合存在,临床不易区别,容易漏诊、误诊。

【临床表现】 脓毒症主要表现为:①骤起寒战,继以高热可达40~41℃,或低温;②头痛、头晕、恶心、呕吐、腹胀,神志淡漠或烦躁、谵妄和昏迷;③心率加快、脉搏细速,呼吸急促或困难;④肝脾肿大。

【实验室检查】 ①白细胞计数明显增高,幼稚型增多,出现毒性颗粒;②不同程度的酸中毒、氮质血症、蛋白尿、血尿等,肝、肾功能受损;③寒战发热时抽血进行细菌培养,较易发现细菌。

如病情发展,感染未能控制,可出现脓毒性休克及急剧发展为多器官功能不全乃至衰竭。

【诊断】 根据在原发感染灶的基础上出现典型脓毒症的临床表现,一般不难作出初步诊断。对原发感染病灶比较隐蔽或临床表现不典型的病人,有时诊断可发生困难。对临床表现如寒战、发热、脉搏细速、神志改变,不能用原发感染病来解释时,也应提高警惕,以免误诊和漏诊。

【治疗】 全身性感染应用综合性治疗,关键是处理原发感染灶。

(1) 原发感染灶的处理:明确感染的原发灶,作及时、彻底的处理,解除血流障碍、梗阻等相关的病因。如静脉导管感染时,拔除导管应属首要措施。

(2) 抗菌药物的应用:重症感染不能等待培养结果,可先根据原发感染灶的性质、部位,与当地细菌微生态情况,选用广谱抗生素,再根据细菌培养及抗生素敏感试验结果,调整用抗菌药物。

(3) 支持疗法:补充血容量、输注新鲜血、纠正低蛋白血症等。

(4) 对症治疗:如控制高热、纠正电解质紊乱和维持酸碱平衡等。

第四节 有芽孢厌氧菌感染

一、破伤风

【病因】 破伤风是常和创伤相关联的一种特异性感染。病菌是破伤风梭菌,为专性厌氧,革兰染色阳性。各种创伤、不洁条件下分娩的产妇和新生儿均可发生破伤风。破伤风发病率只占污染者的1%~2%,主要因素就是缺氧环境。创伤时,如果伤口外口较小,伤口内有坏死组织、血块充塞,或填塞过紧、局部缺血等,就形成了一个适合该菌生长繁殖的缺氧环境,使本病更易于发生。

【病理生理】 环境中,破伤风梭菌的芽孢发育为增殖体,迅速繁殖并产生大量外毒素:痉挛毒素,引致病人一系列临床症状和体征。痉挛毒素吸收至脊髓、脑干等处,与联络神经细胞的突触相结合,抑制突触释放抑制性传递介质。运动神经元因失去中枢抑制而兴奋性增强,致使随意肌紧张与痉挛。破伤风毒素还可阻断脊髓对交感神经的抑制,致使交感神经过度兴奋,引起血压升高、心率增快、体温升高、自汗等。

【临床表现】 一般有潜伏期,通常是7天左右,伏期越短者,预后越差。前驱症状是全身乏力、头晕、头痛、咀嚼无力等。典型症状是在肌紧张性收缩的基础上,阵发性强烈痉挛,通常最先受影响的肌群是咀嚼肌,随后顺序为面部表情肌、颈、背、腹、四肢肌,最后为膈肌。相应出现的征象为:张口困难、苦笑面容、颈部强直、头后仰;角弓反张、侧弓反张;膈肌受影响后,通气困难,可出现呼吸暂停。光、声、接触、饮水等刺激可诱发上述症状。持续的呼吸肌和膈肌痉挛,可造成呼吸骤停。病人死亡原因多为窒息、心力衰竭或肺部并发症。

病程一般为3~4周,如积极治疗、不发生特殊并发症者,发作的程度可逐步减轻,缓解期平均约1周。但肌紧张与反射亢进可继续一段时间;恢复期间还可出现一些精神症状,如幻觉、言语、行动错乱等,但多能自行恢复。

少数病人可仅表现为受伤部位肌持续性强直,可持续数周或数月,预后较好。新生儿患此病时,因肌肉纤弱而症状不典型,表现为不能啼哭和吸乳,少活动,呼吸弱或困难。

【诊断和鉴别诊断】 破伤风的症状比较典型,诊断主要根据临床表现。凡有外伤史,不论伤口大小、深浅,如果伤后出现肌紧张、张口困难、颈部发硬等,均应考虑此病的可能性。需要与下列疾病鉴别:①化脓性脑膜炎:虽有"角弓反张"状和颈项强直等症状,但无阵发性痉挛,神志有时不清,脑脊液检查有压力增高、白细胞计数增多等。②狂犬病:有被疯狗、猫咬伤史,以吞咽肌抽搐为主。喝水不能下咽,并流大量口涎,病人听见水声或看见水,咽肌立即发生痉挛。③其他:如颞下颌关节炎、子痫、癔病等。

【预防】 破伤风是可以预防的疾患。创伤后早期彻底清创,改善局部循环,是预防破伤风发生的关键。还可通过人工免疫,产生较稳定的免疫力。临床常用被动免疫,对伤前未接受自动免疫的伤员,尽早皮下注射破伤风抗毒素(TAT)1500~3000U。但其作用短暂,有效期为10日左右,对深部创伤,潜在厌氧菌感染可能的病人,可在1周后追加注射一次量。

抗毒素易发生过敏反应,注射前必须进行皮内敏感试验。如过敏,应按脱敏法注射。

【治疗】 破伤风是一种极为严重的疾病,要采取积极的综合治疗措施,包括清除毒素来源,中和游离毒素,控制和解除痉挛,保持呼吸道通畅和防治并发症等。

(1) 凡能找到伤口,伤口内存留坏死组织、引流不畅者,应在抗毒血清治疗后,在良好麻醉、控制痉挛下进行彻底清创,充分引流。

(2) 抗毒素的应用,目的是中和游离的毒素。所以只在早期有效,毒素已与神经组织结合,则难收效。一般用量是1万~6万U,分别由肌内注射与静脉滴入。静脉滴入应稀释于5%葡萄糖溶液中,缓慢滴入。破伤风人体免疫球蛋白在早期应用有效,剂量为3000~6000U,一般只用一次。

(3) 病人入院后,应住隔离病室,避免光、声等刺激;避免骚扰病人。据情可交替使用镇静、解痉药物,以减少病人的痉挛和痛苦。痉挛发作频繁不易控制者,可用2.5%硫喷妥钠溶液缓慢静注,每次0.25~0.5g,但要警惕发生喉头痉挛和呼吸抑制。用于已作气管切开者比较安全。但新生儿破伤风要慎用镇静解痉药物,可酌情用洛贝林、尼可刹米等。

(4) 注意防治并发症。主要并发症在呼吸道,如窒息、肺不张、肺部感染;抽搐频繁,药物又不易控制的严重病人,应尽早进行气管切开,以便改善通气,清除呼吸道分泌物,必要时可进行人工辅助呼吸。

(5) 注意营养补充和水与电解质平衡的调整。必要时可采用中心静脉肠外营养。

大剂量静脉滴注,也可给甲硝唑2.5g/d,静脉滴注,持续7~10天,可抑制破伤风梭菌。如伤口有混合感染,则相应选用抗菌药物。

二、气性坏疽

【病因】 气性坏疽是厌氧菌感染的一种,即梭状芽孢杆菌所致的肌坏死或肌炎。此类感染因其发展急剧,预后严重。感染发生时,往往是几种细菌的混合感染,这类细菌在人体内生长繁殖需具备缺氧环境。临床表现有的以产气显著,有的以水肿显著。

【病理生理】 这类细菌可产生多种有害于人体的外毒素与酶。通过脱氮、脱氨、发酵的作用而产生大量不溶性气体如硫化氢、氮等,积聚在组织间;有的酶能溶组织蛋白,使组织细胞坏死、渗出、产生恶性水肿。由于气、水夹杂,急剧膨胀,局部张力迅速增加,皮肤表面可变得如"木板样"硬,筋膜下张力急剧增加,从而压迫微血管、进一步加重组织的缺血、缺氧与失活,更有利于细菌繁殖生长,形成恶性循环。病变一旦开始,可沿肌束或肌群向上下扩展,肌肉转为砖红色,外观如熟肉,失去弹性。如侵犯皮下组织,气肿、水肿与组织坏死可迅速沿筋膜扩散。活体组织检查可发现肌纤维间有大量气泡和大量革兰阳性粗短杆菌。

【临床表现】 创伤后并发此症的时间最早为伤后8~10小时,最迟为5~6日,通常在伤后1~4日。临床特点是病情急剧恶化,烦躁不安,皮肤、口唇变白,大量出汗,脉搏快速、体温逐步上升。随着病情的发展,可发生溶血性贫血、黄疸、血红蛋白尿、酸中毒,全身情况可在 12～24 小时内全面迅速恶化。

伤口中有大量浆液性或浆液血性渗出物,可渗湿厚层敷料,当移除敷料时有时可见气泡从伤口中冒出。皮下如有积气,可触及捻发音。X 线照片检查常显示软组织间有积气。

【诊断与鉴别诊断】 因病情发展急剧,重在早期诊断。早期诊断的重要依据是局部表现。伤口内分泌物涂片检查有革兰阳性染色粗大杆菌和 X 线检查显示患处软组织间积气有助于确诊。诊断时应予鉴别者:①某些脏器如食管、气管因手术、损伤或病变导致破裂溢气,不同之处是不伴有全身中毒症状。②一些兼性需氧菌感染如大肠埃希菌、克雷伯菌的感染也可产生一定的气体,但主要是 CO_2,不易在组织间大量积聚,而且无特殊臭味。③厌氧性链球菌也可产气,但其所造成的全身中毒症状较轻,发展较缓,预后较好。

【预防】 对容易发生此类感染的创伤应特别注意。预防的关键是尽早彻底清创,包括清除失活、缺血的组织、去除异物特别是非金属性异物、对深而不规则的伤口充分敞开引流。筋膜下张力增加者,应早期进行筋膜切开减张等。对疑有气性坏疽的伤口,可用 3% 过氧化氢溶液或 1:1000 高锰酸钾等溶液冲洗、湿敷。

【治疗】 一经诊断,需立即开始积极治疗。主要措施有:

(1) 急症清创:术前准备应包括静脉滴注大剂量青霉素、输血等。准备时间应尽量缩短。故病变区应作广泛、多处切开,包括伤口周围水肿或皮下气肿区,术中应充分显露探查,彻底清除变色、不收缩、不出血的肌肉。如整个肢体已广泛感染,应果断进行截肢。术后用氧化剂冲洗、湿敷,经常更换敷料,必要时还要再次清创。

(2) 应用抗生素对这类感染,首选青霉素,常见产气荚膜梭菌中对青霉素大多敏感,但剂量需大,每天应在 1000 万 U 以上。大环内酯类和硝基咪唑类也有一定疗效。

(3) 高压氧治疗提高组织间的含氧量,造成不适合细菌生长繁殖的环境,可提高治愈率,减轻伤残率。

(4) 全身支持疗法,包括输血、纠正水与电解质失调、营养支持与对症处理等不可或缺。

(陈锦鹏)

第六章 阑尾炎

第一节 急性阑尾炎

急性阑尾炎(acute appendicitis)是外科常见病,也是最多见的急腹症。Fitz(1886)首先正确的描述本病的病史,临床表现和病理所见,并提出阑尾切除术是本病的合理治疗方法。McBurney(1889)描述了急性阑尾炎的早期表现,包括最明显的腹部压痛点和手术切口的选择。目前,由于外科技术、麻醉、抗生素的应用及护理等方面的进步,绝大多数病人能够早期就医。早期确诊,早期手术,收到良好的治疗效果。然而,临床医生仍时常在本病的诊断或手术处理中遇到困难,因此强调认真对待每一个具体的病例,不可忽视。

【病因】

1. 阑尾管腔阻塞 是急性阑尾炎最常见的病因。阑尾管腔阻塞的常见原因是淋巴滤泡的明显增生,约占60%,多见于年轻人。粪石也是阻塞的常见原因,多见于成年人,约占35%。异物、炎性狭窄、食物残渣、蛔虫、肿瘤等则是较少见的病因。阑尾管腔细,开口狭小,系膜短使阑尾卷曲,这些都是造成阑尾管腔易于阻塞的因素。阑尾管腔阻塞后阑尾仍继续分泌黏液,腔内压力上升,血运发生障碍,使阑尾炎症加剧。

2. 细菌入侵 由于阑尾管腔阻塞,细菌繁殖,分泌内毒素和外毒素,损伤黏膜上皮并使黏膜形成溃疡,细菌穿过溃疡进入阑尾肌层。阑尾壁间质压力升高,妨碍动脉血流,造成阑尾缺血,最终造成梗死和坏疽。

【临床病理分型】 根据急性阑尾炎的临床过程和病理改变,分为四种病理类型。

1. 急性单纯性阑尾炎 属轻型阑尾炎或病变早期。病变多只限于黏膜和黏膜下层。阑尾外观轻度肿胀,浆膜充血并失去正常光泽,表面有少量纤维素性渗出物。镜下,阑尾各层均有水肿和中性粒细胞浸润,黏膜表面有小溃疡和出血点。临床症状和体征较轻。

2. 急性化脓性阑尾炎 亦称急性蜂窝织炎性阑尾炎。常由单纯性阑尾炎发展而来。阑尾肿胀明显,浆膜高度充血,表面覆以纤维素性(脓性)渗出物。镜下,阑尾黏膜的溃疡面加大并深达肌层和浆膜层,管壁各层有小脓肿形成,腔内亦有积脓。阑尾周围的腹腔内有稀薄脓液,形成局限性腹膜炎。临床症状和体征较重。

3. 坏疽性及穿孔性阑尾炎 是一种重型阑尾炎。在儿童和老年人多见。阑尾管壁坏死或部分坏死,呈暗紫色或黑色。阑尾腔内积脓,压力升高,阑尾壁血液循环障碍。穿孔部位多在阑尾跟部或近端,穿孔如未被包裹,炎症扩散,则可引起急性弥漫性腹膜炎。

4. 阑尾周围脓肿 急性阑尾炎化脓坏疽或穿孔,过程进展较慢,大网膜可移至右下腹部,将阑尾包裹并形成粘连,形成炎性肿块或阑尾周围脓肿。

急性阑尾炎的转归有以下几种:①炎症消退,单纯性阑尾炎经及时药物治疗后炎症消退。大部分将转为慢性阑尾炎,易复发。②炎症局限,化脓、坏疽或穿孔性阑尾被大网膜包裹粘连,炎症局限,形成阑尾周围脓肿。需用大量抗生素或中药治疗,治愈缓慢。③炎症扩散,阑尾炎症重,发展快,未予及时手术切除,又未能被大网膜包裹局限,炎症扩散,可发展为弥漫性腹膜炎、化脓性门静脉炎、感染性休克等,需急诊手术治疗。

【临床诊断】 主要依靠病史、临床症状、体征和实验室检查。
1. 症状
(1) 腹痛:典型的腹痛发作始于上腹,逐渐移向脐部,数小时(6~8小时)后转移并局限在右下腹。此过程的时间长短取决于病变发展的程度和阑尾位置。约70%~80%的病人具有这种典型的转移性腹痛的特点。部分病例发病开始即出现右下腹痛。腹痛呈持续性。不同类型的阑尾炎其腹痛也有差异,如单纯性阑尾炎表现为轻度隐痛;化脓性阑尾炎呈阵发性胀痛和剧痛;坏疽性阑尾炎呈持续性剧烈腹痛;穿孔性阑尾炎因阑尾腔压力骤减,腹痛可暂时减轻,但出现腹膜炎后,腹痛又会持续加剧。不同位置的阑尾炎,其腹痛部位也有区别,如盲肠后位阑尾炎疼痛在侧腰部,盆位阑尾炎腹痛在耻骨上区,肝下区阑尾炎可引起右上腹痛,极少数左下腹部阑尾炎呈左下腹痛。

(2) 胃肠道症状:发病早期可能有厌食,也可为首发症状。恶心、呕吐也可发生,但程度较轻。有的病例可能发生腹泻。盆腔位阑尾炎,炎症刺激直肠和膀胱,引起排便,里急后重症状。弥漫性腹膜炎时可致麻痹性肠梗阻,腹胀、排气排便减少。

(3) 全身症状:早期乏力。炎症重时出现中毒症状,心率增快,发热,达38℃左右。阑尾穿孔时体温会更高,达39℃或40℃。如发生门静脉炎时可出现寒战,高热和轻度黄疸。

2. 体征
(1) 右下腹压痛:是急性阑尾炎最常见的重要体征。压痛点通常位于麦氏点,除麦氏点外其他常见的压痛部位还有两侧髂前上棘连线的右1/3点上(Lanz点),或在右髂前上棘与脐连线和腹直肌外缘交会点(Morris点)。压痛部位可随阑尾位置的变异而改变,但压痛点始终在一个固定的位置上。发病早期腹痛尚未转移至右下腹时,右下腹便可出现固定压痛。压痛的程度与病变的程度相关。老年人对压痛的反应较轻。当炎症加重,压痛的范围也随之扩大。当阑尾穿孔时,疼痛和压痛的范围可波及全腹。但此时仍以阑尾所在位置压痛最明显。可用叩诊来检查,更为准确,也可嘱病人左侧卧位,查体效果会更好。

(2) 腹膜刺激征象:有反跳痛(Blumberg征)、腹肌紧张、肠鸣音减弱或消失等,是壁层腹膜受炎症刺激出现的防卫性反应。一般而言,腹膜刺激征的程度、范围与阑尾炎症程度相平行。急性阑尾炎早期或轻型可无腹膜刺激征;仅局限于右下腹时提示阑尾炎症加重,出现化脓、坏疽或穿孔等病理改变;腹膜刺激征范围扩大,说明局部腹腔内有较多渗出或阑尾穿孔已导致弥漫性腹膜炎。但是,在小儿、老人、孕妇、肥胖、虚弱者或盲肠后位阑尾炎时,腹膜刺激征象可不明显。

(3) 右下腹肿块:如查体发现右下腹饱满,可扪及一压痛性肿块,边界不清,固定,应考虑阑尾周围脓肿的诊断。

(4) 可作为辅助诊断的其他体征:①结肠充气试验(Rovsing征):病人仰卧位,用右手压迫左下腹,再用左手挤压近侧结肠,结肠内气体可传至盲肠和阑尾,引起右下腹疼痛者为阳性;②腰大肌试验(Psoas征):病人左侧卧位,使右大腿后伸,引起右下腹疼痛者为阳性,说明阑尾位于腰大肌前方;③闭孔内肌试验(Obturator征):病人仰卧位,使右髋和右大腿屈曲,然后被动向内旋转,引起右下腹疼痛者为阳性。提示阑尾靠近闭孔内肌。

(5) 直肠指检:炎症阑尾所在的位置压痛。压痛常在直肠右前方。当阑尾穿孔时直肠前壁压痛广泛。当形成阑尾周围脓肿时,可触及痛性肿块。

3. 实验室检查 大多数急性阑尾炎病人的白细胞计数和中性粒细胞比例增高。白细胞计数升高到(10~20)×10⁹/L,可发生核左移。部分病人白细胞可无明显升高,多见于单纯性阑尾炎或老年病人。尿检查一般无阳性发现,如尿中出现少数红细胞,说明炎性阑尾与输尿管或膀胱相靠近。血清淀粉酶及脂肪酶的测定以除外胰腺炎;β-HCG 测定以除外异位妊娠致腹痛。

4. 影像学检查　①腹部平片可见盲肠扩张和液气平,偶可见钙化的粪石和异物影,可帮助诊断;②B 超有时可发现肿大的阑尾或脓肿。诊断特别困难时可作 CT 或螺旋 CT 检查。也有人将腹腔镜(laparoscopy)或后穹隆镜(culdoscopy)检查用于诊断急性阑尾炎,确诊后可同时作阑尾切除术。

【鉴别诊断】　急性阑尾炎应与下列疾病鉴别诊断:

1. 胃十二指肠溃疡穿孔　穿孔溢液可沿升结肠旁沟流至右下腹部,很似急性阑尾炎的转移性腹痛;病人既往有消化性溃疡病史,体检时除右下腹压痛外,上腹仍具疼痛和压痛,腹壁板状强直和肠鸣音消失等腹膜刺激症状也较明显。腹部立位平片膈下有游离气体,可帮助鉴别诊断。

2. 妇产科疾病　在育龄妇女中特别要注意。宫外孕常有急性失血症状和腹腔内出血的体征,有停经史;体检时有宫颈举痛、附件肿块,阴道后穹隆穿刺有血等。卵巢滤泡或黄体囊肿破裂的临床表现与宫外孕相似,但病情较轻。卵巢囊肿扭转有明显腹痛和腹部肿块。急性输卵管炎和急性盆腔炎,常有脓性白带和盆腔的对称性压痛,经阴道后穹隆穿刺可获脓液,涂片检查可见革兰阴性双球菌,盆腔 B 超可帮助鉴别诊断。

3. 右侧输尿管结石　腹痛多在右下腹,但多呈绞痛,并向会阴部外生殖器放射。尿中查到多量红细胞。X 线摄片在输尿管走行部位呈现结石阴影。B 超检查可见肾盂积水,输尿管扩张和结石影。

4. 急性肠系膜淋巴结炎　儿童急性阑尾炎常需与之鉴别,病儿多有上呼吸道感染史,腹部压痛部位偏内侧,范围不太固定,并可随体位变更。

5. 其他　右侧肺炎、胸膜炎时可刺激第 10、11 和 12 肋间神经,出现反射性右下腹痛。急性胃肠炎时,恶心、呕吐和腹泻等消化道症状较重。急性胆囊炎易与高位阑尾炎相混淆,但有明显绞痛、高热,甚至出现黄疸。此外,回盲部肿瘤、结核和慢性炎性肠病、梅克耳(Meckel)憩室炎、肠伤寒穿孔等,亦须进行临床鉴别。

上述疾病有其各自的特点,应细致鉴别。如病人有持续右下腹痛,不能用其他疾病解释时,应考虑急性阑尾炎诊断。

【治疗】

1. 非手术治疗　仅适用于单纯性阑尾炎或急性阑尾炎的诊断尚未确定,以及有手术禁忌证者。主要措施包括选择有效的抗生素和补液治疗。

2. 手术治疗　原则上急性阑尾炎一经确诊,应尽早作阑尾切除术。因早期手术既安全、简单,又可减少近期或远期并发症的发生。如阑尾发炎化脓坏疽或穿孔后再手术,操作困难且术后并发症显著增加。术前、术后应用有效抗生素予以抗感染治疗。应该强调,忽略了阑尾的梗阻病因,单纯应用抗生素,治疗以避免手术是不适宜的。

对各种不同临床类型急性阑尾炎。手术方法的选择亦不相同。

(1) 急性单纯性阑尾炎:宜采用麦氏切口行阑尾切除术,切口一期缝合。有条件的单位,可施经腹腔镜阑尾切除术。

(2) 急性化脓性或坏疽性阑尾炎:宜采用麦氏切口或经腹直肌切口切除阑尾。脓液不多不宜冲洗,用湿纱布沾净脓液后关腹。如脓液较多,放置引流。注意保护切口,一期缝合。

(3) 穿孔性阑尾炎:宜采用右下腹经腹直肌切口,利于术中探查和确诊。切除阑尾,冲洗腹腔,根据情况放置腹腔引流。注意保护切口,冲洗,一期缝合。术后注意观察切口,有感染时及时引流。

(4) 阑尾周围脓肿:参见急性阑尾炎的并发症。

阑尾切除术的技术要点:

1) 麻醉:一般采用硬脊膜外麻醉,也可采用局部麻醉。右臀部垫高以利术中显露。

2) 切口选择:见上述"手术方法的选择"。

3) 寻找阑尾:如阑尾就在切口下,则容易找到,一般沿结肠带向盲肠顶端追踪,即能找到阑尾。如仍未找到阑尾,应考虑可能为盲肠后位阑尾,用手指探查盲肠后方,或者剪开盲肠外侧腹膜,将盲肠向内翻即可发现阑尾。

4) 处理阑尾系膜:用阑尾钳含夹阑尾系膜,将阑尾提起显露系膜。如系膜不肥厚,可用钳贴阑尾根部戳孔带线一次集束结扎阑尾系膜,包括阑尾血管在内,再剪断系膜;如阑尾系膜肥厚,应分束几次上钳切断结扎或缝扎系膜。阑尾系膜结扎要确实。

5) 处理阑尾根部:在距盲肠 0.5cm 处用钳轻轻钳夹阑尾后,用丝线或可吸收线于钳夹处结扎,再于结扎线远侧 0.5cm 处切断阑尾,残端用碘酒、乙醇溶液涂擦处理。在盲肠壁上缝荷包线将阑尾残端埋入。荷包线缝合要点:距阑尾根部结扎线 1cm 左右,勿将阑尾系膜缝入在内,针距约 2~3mm,缝在结肠带上。

6) 特殊情况下阑尾切除术:①阑尾尖端粘连固定,不能按常规方法切除阑尾,可先将阑尾于根部结扎切断,残端处理后再分束切断系膜,最后切除整个阑尾。此为阑尾逆行切除法。②盲肠水肿,不宜用荷包埋入缝合时,宜用 8 字或 U 字缝合,缝在结肠带上,将系膜一并结扎在缝线上。

【并发症及其处理】

1. 急性阑尾炎的并发症

(1) 腹腔脓肿:是阑尾炎未经及时治疗的后果。在阑尾周围形成的阑尾周围脓肿最常见。也可在腹腔其他部位形成脓肿,常见部位有盆腔、膈下或肠间隙等处。临床表现有麻痹性肠梗阻所致腹胀,压痛性肿块和全身感染中毒症状等。B 超和 CT 扫描可协助定位。一经诊断即应在超声引导下穿刺抽脓、冲洗或置管引流,必要时手术切开引流。由于炎症粘连较重,切开引流时应十分小心,防止副损伤,尤其注意肠管损伤。中药治疗阑尾周围脓肿有较好效果,可选择应用;阑尾脓肿非手术疗法治愈后其复发率很高,因此应在治愈后 3 个月左右择期手术切除阑尾,比急诊手术效果好。

(2) 内、外瘘形成:阑尾周围脓肿如未及时引流,少数病例脓肿可向小肠或大肠内穿破,亦可向膀胱、阴道或腹壁穿破;形成各种内瘘或外瘘,此时脓液可经瘘管排出。X 线钡剂检查或者经外瘘置管造影可协助了解瘘管走行,有助于选择相应的治疗方法。

(3) 门静脉炎(pylephlebitis):少见,急性阑尾炎时阑尾静脉中的感染性血栓,可沿肠系膜上静脉至门静脉,导致门静脉炎症。临床表现为寒战、高热、轻度黄疸、肝大、剑突下压痛等。如病情加重会导致全身性感染,治疗延误可发展为细菌性肝脓肿。大剂量抗生素治疗有效。

2. 阑尾切除术的并发症

（1）出血：阑尾系膜的结扎线松脱，引起系膜血管出血，常在手术后发现，表现为腹痛、腹胀和失血性休克等症状。关键在于预防，应注意阑尾系膜结扎要确切，系膜肥厚者应分束结扎，结扎线距切断的系膜缘要有一定距离（>1cm），系膜结扎线及时剪除，不要再次牵拉以免松脱。一旦发生出血，应立即输血补液，紧急再次手术止血。

（2）切口感染：是最常见的术后并发症。在化脓或穿孔性急性阑尾炎中多见。近年来，由于外科技术的提高和有效抗生素的应用，此并发症已较少见。术中加强切口保护，切口冲洗，彻底止血，消灭死腔等措施可预防切口感染。切口感染的临床表现包括：术后2~3日体温升高，切口胀痛或跳痛，局部红肿、压痛等。处理原则：可先行试穿抽出脓汁，或于波动处拆除缝线，排出脓液，放置引流，定期换药。短期可治愈。

（3）粘连性肠梗阻：是阑尾切除术后的较常见远期并发症，与局部炎症重、手术损伤、术后卧床等多种原因有关。早期手术，术后左侧卧位，早期离床活动可适当预防此并发症。病情重者须手术治疗。

（4）阑尾残株炎：阑尾残端保留过长（超过1cm）时，术后可发生残端炎症，表现与阑尾炎相同症状。应行X线钡剂灌肠检查以明确诊断。也偶见于前次术中未能切除病变阑尾，而将其遗留，术后炎症复发。症状较重时应再次手术切除过长的阑尾残端。

（5）粪瘘：很少见。产生术后粪瘘的原因有多种，阑尾残端单纯结扎，其结扎线脱落；盲肠原有结核、癌症等；盲肠组织水肿脆弱，术中缝合时裂伤。粪瘘发生时多已局限化，不致发生弥漫性腹膜炎，类似阑尾周围脓肿的临床表现。一般经非手术治疗粪瘘可闭合自愈。

第二节 特殊类型阑尾炎

一般成年人急性阑尾炎诊断多无困难，早期治疗的效果非常好。如遇到婴幼儿、老年人、妊娠妇女以及AIDS病人患急性阑尾炎时，诊断和治疗均较困难，应当格外重视。

1. 新生儿急性阑尾炎 出生后新生儿阑尾呈漏斗状，不易发生由淋巴滤泡增生或者粪石所致的阑尾管腔阻塞，因此，新生儿急性阑尾炎很少见。又由于新生儿不能提供病史，其早期临床表现又无特殊性，仅有厌食、恶心、呕吐、腹泻和脱水等，发热和白细胞升高均不明显，因此术前难于早期确诊，穿孔率可高达50%~85%。诊断时应仔细检查右下腹部压痛和腹胀等体征，并应早期手术治疗。

2. 小儿急性阑尾炎 小儿大网膜发育不全，不能起到足够的保护作用。患儿也不能清楚地提供病史。临床特点：①病情发展较快且较重，早期即出现高热、呕吐等症状；②右下腹体征不明显，不典型，但有局部压痛和肌紧张，是小儿阑尾炎的重要体征；③穿孔发生早，穿孔率较高（15%~50%）。诊断小儿急性阑尾炎须仔细耐心，取得患儿的信赖和配合，再经轻柔的检查，左、右下腹对比检查，仔细观察病儿对检查的反应，做出判断。治疗原则是早期手术，并配合输液、纠正脱水、应用广谱抗生素等。

3. 妊娠期急性阑尾炎 较常见。妊娠中期子宫的增大较快，盲肠和阑尾被增大的子宫推挤，向右上腹移位，压痛部位也随之升高。腹壁被抬高，炎症阑尾刺激不到壁层腹膜，所以使压痛、肌紧张和反跳痛均不明显；大网膜难以包裹炎症阑尾、腹膜炎不易被局限而易在上腹部扩散。这些因素致使妊娠中期急性阑尾炎难于诊断,B 超或 CT 检查可帮助诊断。炎症发展易致流产或早产,威胁母子生命安全。

治疗时,以阑尾切除术为主。开腹手术是最快捷和安全的措施。妊娠后期的腹腔感染难以控制,更应早期手术。围术期应加用黄体酮。手术切口须偏高,操作要轻柔,以减少对子宫的刺激。尽量不用腹腔引流。术后使用广谱抗生素。加强术后护理。临产期的急性阑尾炎如并发阑尾穿孔或全身感染症状严重时,可考虑经腹剖宫产术,同时切除病变阑尾。

4. 老年人急性阑尾炎 随着社会老龄人口增多,老年人急性阑尾炎的发病率也相应升高。因老年人对疼痛感觉迟钝,腹肌薄弱,防御功能减退,所以主诉不强烈,体征不典型,临床表现轻而病理改变却很重,体温和白细胞升高均不明显,容易延误诊断和治疗。又由于老年人动脉硬化,阑尾动脉也会发生改变,易导致阑尾缺血坏死或穿孔。加之老年人常伴发心血管病、糖尿病、肾功能不全等,使病情更趋复杂严重,一旦诊断应及时手术,早期手术的危险要比延迟手术的危险小得多。同时注意处理伴发的内科疾病。

5. AIDS/HIV 感染病人的阑尾炎 其临床症状及体征与免疫功能正常者相似,但不典型。此类病人白细胞不高,常被延误诊断和治疗。B 超或 CT 检查有助于诊断。阑尾切除术是其主要的治疗方案,强调早期诊断并手术治疗,可获较好的短期生存,否则穿孔率较高。不能因 AIDS 和 HIV 感染而视其为手术禁忌证。

第三节　慢性阑尾炎

【病因和病理】 大多数慢性阑尾炎(chronic appendicitis)由急性阑尾炎转变而来,少数也可开始即呈慢性过程。主要病变为阑尾壁不同程度的纤维化及慢性炎性细胞浸润。黏膜层和浆肌层以淋巴细胞和嗜酸粒细胞浸润为主,替代了急性炎症时的多形核白细胞,还可见到阑尾管壁中有异物巨细胞。此外,阑尾因纤维组织增生,脂肪增多,管壁增厚,管腔狭窄、不规则,甚而闭塞,妨碍了阑尾的排空,进而压迫阑尾壁内神经而产生疼痛症状。多数慢性阑尾炎病人的阑尾腔内有粪石,或者阑尾粘连扭曲、淋巴滤泡过度增生,使管腔变窄。

【临床表现和诊断】 既往常有急性阑尾炎的发作病史,经常有右下腹疼痛,也可能症状不重或不典型。有的病人仅有右下腹隐痛或不适,剧烈活动或饮食不节可诱发急性发作;有的病人有反复多次的急性发作病史。

主要的体征是右下腹如麦氏点、Lanz 点或 Morris 点的局限性深压痛,这种压痛经常存在,位置也较固定。左侧卧位体检时,部分病人在右下腹可触及阑尾条索。X 线钡剂灌肠透视检查,如见阑尾不显影或充盈不全,阑尾腔不规则、有狭窄、72 小时后透视复查阑尾腔内仍有钡剂残留,充盈的阑尾走行僵硬、位置不易移动,压痛点相当于阑尾部位时,即可诊断为慢性阑尾炎。

【治疗】 诊断明确后需手术切除阑尾,并行病理检查证实此诊断。

第七章　急性化脓性腹膜炎

急性化脓性腹膜炎是一种常见的急腹症。腹膜炎可由细菌、化学、物理损伤等因素引起。按病因可分为细菌性和非细菌性两类;按临床经过可分为急性、亚急性和慢性三类;按发病机制可分为原发性和继发性两类;按范围可分为弥漫性和局限性两类。

第一节　急性弥漫性腹膜炎

急性化脓性腹膜炎累及整个腹腔称为急性弥漫性腹膜炎。

【病因】

1. 继发性腹膜炎（secondary peritonitis）　继发性化脓性腹膜炎是最常见的腹膜炎。腹腔内器官穿孔,损伤引起的腹壁或内脏破裂出血,是急性继发性化脓性腹膜炎最常见的原因其中最常见的是急性阑尾炎坏疽穿孔,其次是胃十二指肠溃疡急性穿孔,胃肠内容物流入腹腔首先引起化学性刺激,产生化学性腹膜炎,继发感染后成为化脓性腹膜炎。急性胆囊炎,胆囊壁坏死穿孔,造成极为严重的胆汁性腹膜炎。外伤造成肠管、膀胱破裂,腹壁伤口进入细菌,可很快形成腹膜炎。其次是腹内脏器炎症扩散,如急性胰腺炎、女性生殖器官化脓性感染等。含有细菌的渗出液在腹腔内扩散而引起腹膜炎(图47-3)。

引起腹膜炎的细菌主要是胃肠道内的常驻菌群,其中以大肠埃希菌最为多见;其次为厌氧拟杆菌、链球菌、变形杆菌等。一般都是混合性感染,故毒性剧烈。

2. 原发性腹膜炎　原发性腹膜炎(primary peritonitis)又称自发性腹膜炎,腹腔内无原发性病灶。致病菌多为溶血性链球菌、肺炎双球菌或大肠埃希菌。细菌进入腹腔的途径一般为:①血行播散,致病菌如肺炎双球菌和链球菌从呼吸道或泌尿系的感染灶,通过血行播散至腹膜。婴儿和儿童的原发性腹膜炎大多属于这一类。②上行感染,来自女性生殖道的细菌,通过输卵管直接向上扩散至腹腔,如淋病性腹膜炎。③直接扩散,如泌尿系感染时,细菌可通过腹膜层直接扩散至腹膜腔。④透壁性感染,正常情况下,肠腔内细菌是不能通过肠壁的。但在某些情况下,如肝硬化并发腹水、肾病、猩红热或营养不良等机体抵抗力降低时,肠腔内细菌即有可能通过肠壁进入腹膜腔,引起腹膜炎。原发性腹膜炎感染范围很大,脓液的性质与细菌的种类有关。常见的溶血性链球菌的脓液稀薄,无臭味。

年轻体壮、抗病能力强者,可使病菌毒力减弱。病变损害轻的能与邻近的肠管、其他脏器及大网膜粘连,将病灶包围,使病变局限于腹腔内的一个部位成为局限性腹膜炎。渗出物逐渐吸收,炎症消散,自行修复而痊愈。如局限部位化脓,积聚于膈下、髂窝、肠袢间、盆腔,则可形成局限性脓肿。

腹膜炎治愈后,腹腔内多有不同程度的粘连,大多数粘连无不良后果,一部分肠管粘连可造成扭曲或形成锐角,发生粘连性肠梗阻。

【临床表现】　根据病因不同,腹膜炎的症状可以是突然发生,也可能是逐渐出现。如空腔脏器损伤破裂或穿孔引起的腹膜炎,发病较突然。而阑尾炎、胆囊炎等引起的腹膜炎多先有原发病症状,以后才逐渐出现腹膜炎表现。

1. 腹痛 是最主要的临床表现。疼痛程度与发病原因、炎症的轻重、年龄、身体素质等有关。疼痛一般都很剧烈,难以忍受,呈持续性。深呼吸、咳嗽、改变体位时疼痛加剧。疼痛先从原发病变部位开始,随炎症扩散可延及全腹。

2. 恶心、呕吐 腹膜受到刺激,可引起反射性恶心、呕吐,吐出物多是胃内容物。发生麻痹性肠梗阻时可吐出黄绿色胆汁,甚至棕褐色粪样内容物。

3. 体温、脉搏 其变化与炎症的轻重有关。开始正常,以后体温逐渐升高、脉搏逐渐加快。原有病变为炎症性,如阑尾炎,发生腹膜炎之前则体温已升高,发生腹膜炎后更加升高。年老体弱的病人如脉搏快体温反而下降,这是病情恶化的征象之一。

4. 感染中毒症状 病人可出现高热、脉速、呼吸浅快、大汗、口干。病情进一步发展,可出现面色苍白、虚弱、眼窝凹陷、皮肤干燥、四肢发凉、呼吸急促、口唇发绀、舌干苔厚、脉细微弱、体温骤升或下降、血压下降、神志恍惚或不清,表示感染性中毒症状明显,并已有重度缺水、代谢性酸中毒及休克。

5. 腹部体征 明显腹胀,腹式呼吸减弱或消失。腹胀加重是病情恶化的一项重要标志。腹部压痛、反跳痛和腹肌紧张是腹膜炎的标志性体征,尤以原发病灶所在部位是为明显。腹肌紧张,其程度随病因与病人全身情况不同而不等。胃肠或胆囊穿孔可引起强烈的腹肌紧张,甚至呈"木板样"强直。幼儿、老人或极度虚弱的病人腹肌紧张不明显,易被忽视。腹部叩诊时胃肠胀气呈鼓音。胃十二指肠穿孔时膈下有游离气体,使肝浊音界缩小或消失。腹腔内积液较多时可叩出移动性浊音。听诊时肠鸣音减弱,肠麻痹时肠鸣音可完全消失。直肠指检:直肠前窝饱满及触痛,这表示盆腔已有感染或形成盆腔脓肿。

【辅助检查】 白细胞计数及中性粒细胞比例增高。病情险恶或机体反应能力低下的病人,白细胞计数不增高,仅中性粒细胞比例增高,甚至有中毒颗粒出现。

腹部立位平片示小肠普遍胀气并有多个小液平面的肠麻痹征象。胃肠穿孔时多数可见膈下游离气体。B超检查显示腹内有不等量的液体,但不能鉴别液体的性质。B超指导下腹腔穿刺抽液或腹腔灌洗,可帮助诊断。腹腔穿刺方法是:根据叩诊或B超检查进行定位,在两侧下腹部髂前上棘内下方进行诊断性腹腔穿刺抽液,根据抽出液的性质来判断病因。抽出液可为透明、浑浊、脓性、血性、含食物残渣和粪便等几种情况。结核性腹膜炎为草绿色透明腹水。胃十二指肠急性穿孔时抽出液呈黄色、浑浊、含胆汁、无臭味。饱食后穿孔时可含食物残渣。急性重症胰腺炎时抽出液为血性,胰淀粉酶含量高。急性阑尾炎穿孔时抽出液为稀脓性略带臭味。绞窄性肠梗阻抽出液为血性、臭味重。如抽出的是全血,要排除是否刺入脏器或血管。抽出液还可以作涂片及细菌培养。腹内液体少于100ml时,腹腔穿刺往往抽不出液体,可注入一定量的生理盐水后再进行抽液检查。CT检查对腹腔内实质性脏器病变(如急性胰腺炎)的诊断帮助较大,对评估腹腔内渗液量也有一定帮助。

如直肠指检发现直肠前壁饱满、触痛,提示盆腔已有感染或形成盆腔脓肿。已婚女性病人可做阴道检查或后穹隆穿刺检查。

【诊断】 根据病史及典型体征,白细胞计数及分类,腹部X线检查、B超检查和CT检查等,腹膜炎的诊断一般比较容易。但儿童在上呼吸道感染期间突然腹痛、呕吐,出现明显的腹部体征时,要综合分析是原发性腹膜炎,还是肺部炎症刺激肋间神经所引起。

【治疗】 分为非手术和手术治疗两种方法。

1. 非手术治疗 对病情较轻，或病程较长超过24小时，且腹部体征已减轻或有减轻趋势者，或伴有严重心肺等脏器疾患而禁忌手术者，可行非手术治疗。非手术治疗也作为手术前的准备工作。

（1）体位：一般取半卧位，以促使腹内渗出液流向盆腔，减轻中毒症状，有利于局限和引流；且可促使腹内脏器下移，腹肌松弛，减轻因腹胀压迫膈肌而影响呼吸和循环。鼓励病人经常活动双腿，以防发生血栓性静脉炎。休克病人取平卧位或头、躯干和下肢各抬高约20°的体位。

（2）禁食、胃肠减压：胃肠道穿孔的病人必须禁食，并留置胃管持续胃肠减压，抽出胃肠道内容物和气体，以减少消化道内容物继续流入腹腔，有利于炎症的局限和吸收。

（3）纠正水、电解质紊乱：由于禁食，腹腔大量渗液及胃肠减压，因而易造成体内电解质失衡。根据病人的出入量及应补充的水量计算补充的液体总量（晶体、胶体），以纠正缺水和酸碱失衡。病情严重的应多输血浆、清蛋白或全血，以补充因腹腔内渗出大量血浆引起的低蛋白血症和贫血。注意监测脉搏、血压、尿量、中心静脉压、心电图、血细胞比容、血清电解质、肌酐以及血气分析等，以调整输液的成分和速度，维持尿量每小时30~50ml。急性腹膜炎中毒症状明显并有休克时，如输液、输血未能改善情况，在加强抗生素治疗的同时，可以用一定剂量的激素，对减轻中毒症状、缓解病情有一定的帮助。也可以根据病人的脉搏、血压、中心静脉压等情况给以血管收缩剂或扩张剂，其中以多巴胺较为安全有效。

（4）抗生素：继发性腹膜炎大多为混合感染，致病菌主要为大肠埃希菌、肠球菌和厌氧菌（拟杆菌为主）。在选用抗生素时，应考虑致病菌的种类。尚无细菌培养报告时的经验用药，应选用广谱抗生素，第三代头孢菌素足以杀死大肠埃希菌而无耐药性。经大组病例研究发现，2g剂量的第三代头孢菌素在腹膜腔的浓度足以对付所测试的10 478株大肠埃希菌。过去较为常用的氨苄西林、氨基糖苷类和甲硝唑（或克林霉素）三联合方案，现在已较少应用。因为氨基糖苷类有肾毒性，且在腹腔感染环境的低pH中效果不大。现在认为单一广谱抗生素治疗大肠埃希菌的效果可能更有效。严格地说，根据细菌培养出的菌种及药敏结果选用抗生素较为合理。需要强调的是，抗生素不能替代手术治疗，有些病例单是通过手术就可以获得治愈。

（5）补充热量和营养支持：急性腹膜炎的代谢率约为正常人的140%，每日需要热量达12 550~16 740kJ（3000~4000kcal）。热量补充不足时，体内大量蛋白质首先被消耗，使病人的抵抗力及愈合能力下降。在输入葡萄糖供给一部分热量同时应补充白蛋白、氨基酸、支链氨基酸等，静脉输入脂肪乳剂，热量较高。长期不能进食的病人应及早考虑用肠外高营养；手术时已做空肠造口的病人，可用肠内高营养法。

（6）镇定、止痛、吸氧：可减轻病人的痛苦与恐惧心理，已经确诊，治疗方案已定及手术后的病人，可用哌替啶类止痛剂。诊断不清或要进行观察时，暂不用止痛剂，以免掩盖病情。

2. 手术治疗 继发性腹膜炎绝大多数需要手术治疗。

（1）手术适应证：①经上述非手术治疗6~8小时后（一般不超过12小时），腹膜炎症及体征不缓解反而加重者；②腹腔内原发病严重，如胃肠道或胆囊坏死穿孔、绞窄性肠梗阻、腹腔内脏器损伤破裂，胃肠手术后短期内吻合口漏所致的腹膜炎；③腹腔内炎症较重，有大量积液，出现严重的肠麻痹或中毒症状，尤其是有休克表现者；④腹膜炎病因不明，无局限趋势。

（2）麻醉方法：多选择全身麻醉或硬膜外麻醉，个别危重休克病人可用局部麻醉。

(3)处理原发病:手术切口应根据原发病变的脏器所在部位而定。如不能确定原发病变位于哪个脏器,以右旁正中切口为好,开腹后可向上下延长。如曾做过腹部手术,可经原切口或在其附近作切口。开腹后要小心肠管,如腹内脏器与腹膜粘连,要避免分破胃肠管壁。探查时要轻柔细致,不要过多地解剖和分离以免感染扩散。为了找到病灶可分离一部分粘连。查清楚腹膜炎的病因后,决定处理方法。胃十二指肠溃疡穿孔的病人,穿孔时间不超过12小时,可作胃大部切除术。如穿孔时间长,腹内污染严重或病人全身情况不好,只能行穿孔修补术。坏疽的阑尾及胆囊应切除,如果局部炎症严重,解剖层次不清,全身情况不能耐受手术时,只宜行腹腔引流或胆囊造口术。坏死的小肠尽可能切除吻合,坏死的结肠如不能切除吻合,可行坏死肠段外置。

(4)彻底清理腹腔:开腹后立即用吸引器吸净腹腔内的脓液及液体,清除食物残渣、粪便、异物等。脓液多积累在病灶附近、膈下、两侧结肠旁沟及盆腔内。可用甲硝唑及生理盐水灌洗腹腔至清洁。病人高热时可用4~10℃生理盐水灌洗,有助于降温。腹内有脓苔、假膜和纤维蛋白分隔时,应予清除以利引流。关腹前是否在腹腔内应用抗生素,尚有争议。

(5)充分引流:要把腹腔内的渗液通过引流物排出体外,以防止发生腹腔残余脓肿。常用的引流物有硅管、橡胶管或双腔管引流;烟卷引流条引流不够充分,最好不用。引流管的前端要剪数个侧孔,放在病灶附近和盆腔底部,有的要放在膈下或结肠旁沟下方。严重的感染,要放两条以上引流管,并可作腹腔冲洗。放引流管的指征是:①坏死病灶未能切除或有大量坏死组织无法清除;②坏死病灶已切除或穿孔已修补,预防发生漏液;③手术部位有较多的渗液或渗血;④已形成局限性脓肿。

(6)术后处理:继续禁食、胃肠减压、补液、应用抗生素和营养支持治疗,保证引流管通畅。根据手术时脓液的细菌培养和药物敏感试验结果,选用有效的抗生素。待病人全身情况改善,感染症状消失后,可停用抗生素。密切观察病情,以便早期发现并发症,如肝或肾衰竭、呼吸衰竭以及弥散性血管内凝血等,并进行相应的处理。

第二节 腹腔脓肿

脓液在腹腔内积聚,由肠袢网膜或肠系膜等粘连包围,与游离腹腔隔离,形成腹腔脓肿。腹腔脓肿可分为膈下脓肿、盆腔脓肿、肠间隙脓肿。一般均继发于急性腹膜炎或腹腔内手术,原发性感染少见。

一、膈下脓肿

横结肠及其系膜将腹腔分成结肠上区和结肠下区。结肠上区亦称膈下区,肝将其分隔为肝上间隙和肝下间隙。肝上间隙被纵行的肝镰状韧带分成左、右间隙,肝下间隙被肝圆韧带分成右下和左下间隙。左肝下间隙又被肝胃韧带和胃分为左下前间隙和左下后间隙。肝左下后间隙即为网膜囊。由于肝左叶很小,左肝下前间隙与左肝上间隙实际上相连而成为一个左膈下间隙。此外,在冠状韧带两层之间,存在着一个腹膜外间隙。脓液积聚在一侧或两侧的膈肌下,横结肠及其系膜的间隙以上者,通称膈下脓肿(subphrenic abscess)。膈下脓肿可发生在一个或两个以上的间隙。

【临床表现】 膈下脓肿一旦形成,可出现明显的全身症状,而局部症状隐匿为其特点。①全身症状:发热,初为弛张热,脓肿形成以后持续高热,也可为中等程度的持续发热。脉率增快,舌苔厚腻。逐渐出现乏力、贫血、衰弱、盗汗、厌食、消瘦、白细胞计数升高、中性粒细胞比例增加。②局部症状:脓肿部位可有持续钝痛,疼痛常位于近中线的肋缘下或剑突下,深呼吸时加重。脓肿位于肝下靠后方可有肾区痛,有时可牵涉到肩、颈部。脓肿刺激膈肌可引起呃逆。膈下感染可通过淋巴系统引起胸膜、肺反应,出现胸水、咳嗽、胸痛。脓肿穿破到胸腔发生脓胸。近年由于大量应用抗生素,局部症状多不典型。严重时出现局部皮肤凹陷性水肿,皮肤温度升高。患侧胸部下方呼吸音减弱或消失。右膈下脓肿可使肝浊音界扩大。约有10%~25%的脓腔内含有气体。

【诊断和鉴别诊断】 急性腹膜炎或腹腔内脏器的炎性疾病经治疗好转后,或腹部手术数日后出现发热、腹痛者,均应想到本病,并作进一步检查。X线透视可见患侧膈肌升高,随呼吸活动度受限或消失,肋膈角模糊,积液。X线片显示胸膜反应、胸腔积液、肺下叶部分不张等;膈下可见占位阴影。左膈下脓肿,胃底可受压下降移位;脓肿含气者可有液气平面。B超或CT检查对膈下脓肿的诊断及鉴别诊断帮助较大。特别是在B超指引下行诊断性穿刺,不仅可帮助定性诊断,而且对于小的脓肿可在吸脓后注入抗生素进行治疗。需要提出的是,穿刺阴性者不能排除有脓肿的可能。

二、盆腔脓肿

盆腔处于腹腔最低位,腹内炎性渗出物或腹膜炎的脓液易积聚于此面形成脓肿。盆腔腹膜面积小,吸收毒素能力较低,局部症状明显而全身中毒症状亦较轻为其特点。

【临床表现】 急性腹膜炎治疗过程中、阑尾穿孔或结直肠手术后,出现体温下降后又升高、典型的直肠或膀胱刺激症状,如里急后重、大便频而最少、有黏液便、尿频、排尿困难等,应考虑到本病的可能。腹部检查多无阳性发现。直肠指检可发现肛管括约肌松弛,在直肠前壁触及直肠腔内膨出,直肠黏膜水肿明显,有触痛,有时有波动感。已婚妇女可进行阴道检查,以协助鉴别。如是盆腔炎性包块或脓肿,可通过后穹窿穿刺抽脓,有助于诊断。腹部B超或直肠B超检查可帮助明确脓肿的诊断、脓肿的大小及位置等。必要时作CT扫查,帮助进一步明确诊断。

三、肠间脓肿

肠间脓肿(interintestinal abscess)是指脓液被包围在肠管、肠系膜与网膜之间的脓肿。脓肿可能是单发的,也可能为多个大小不等的脓肿。如脓肿周围广泛粘连,可以发生不同程度的粘连性肠梗阻。病人出现化脓感染的症状,并有腹胀、腹痛、腹部压痛或扪及包块。如脓肿自行穿破入肠管或膀胱则形成内瘘,脓液随大小便排出。X线检查时发现肠壁间距增宽及局部肠袢积气。B超、CT检查可探到较大的脓肿。应用抗生素、物理透热及全身支持治疗。如非手术治疗无效或发生肠梗阻时,考虑剖腹探查并行引流术。此病进行手术时,容易分破肠管形成肠瘘,故手术必须小心、仔细。如B超或CT检查提示脓肿较局限且为单房,并与腹壁紧贴,也可采用B超引导下经皮穿刺插管引流术。

第八章 小肠疾病

第一节 小肠炎性疾病

一、Crohn 病

本病的特征是肠壁全层受累,病变呈跳跃性非特异性肉芽肿性炎症。Crohn(克罗恩)等首先对此病做病理与临床症状的描述。本病虽多发于末端回肠,但也可在消化道的其他部位发生,因此曾有局限性肠炎、回肠结肠炎、非特异性肠炎等名称,然而均不能显示疾病累及范围和性质。目前有称为炎性肠道疾病(inflammatory bowel disease,IBD)并得到赞同与应用,但又将溃疡性结肠炎包括其内。因此,多数学者认为在病因未明确前仍称为 Crohn 病较为合适。

【病因】 病因至今仍不清楚,所涉及的各种病因学说包括食物、细菌、化学物质、损伤、供血不足,甚至精神心理因素等,但均未能得到证实。从 Crohn 病病人同时有虹膜炎、葡萄膜炎、结节性红斑、坏疽性脓皮病、口腔溃疡、游走性关节炎、γ-球蛋白升高等表现,以及激素治疗又可缓解症状等方面推测,本病的发生与自身免疫有关,而某种细菌或病毒可激发这种免疫反应,但均未能进一步证实其发病机制。

【病理】 Crohn 病可侵及胃肠道的任何部位,最多见于回肠末段,可同时累及小肠、结肠,病变局限在结肠者较少见,直肠受累者不及半数。其病理特征是肉芽肿性炎症病变,伴有不同程度的纤维化。

炎症病变累及全层肠壁并侵及局部淋巴结。病变肠管浆膜面充血水肿,纤维素渗出;黏膜增厚,可出现裂沟状溃疡;黏膜水肿突出的表面呈卵石路面状;肠壁肉芽肿形成,可使病变肠腔变窄,近端肠管扩张,常有单发或多发的狭窄并发完全或不完全性肠梗阻。病变的分布呈跳跃状,病变间有正常肠段。受累的肠系膜也有水肿、增厚和淋巴结炎性肿大。病变肠袢常与周围组织、器官粘连,或因溃疡穿破而形成内瘘或外瘘。

Crohn 病急性期时,黏膜表面呈现充血水肿,并有口疮样溃疡,开始时是淋巴滤泡的细小脓肿,以后形成浅表溃疡,这一病理改变可在肠镜检查时被观察到。这些溃疡虽无特异性,但被认为是 Crohn 病的早期病理改变。Crohn 病的急性期与慢性期之间是否相关尚不清楚。急性病人经一般治疗后可痊愈,不转为慢性期;而有些慢性 Crohn 病一开始即表现为慢性而不经过急性阶段。因此,它们可能是一种疾病的不同表现。

【临床表现】 本病可发生在任何年龄,但 60% 的病人小于 40 岁,男女发病率大致相等。病变可位于胃肠道的任何部位。症状除因病变部位不同而不同外,还与发病缓急、严重程度以及有无并发症等有关。多数病人难以确定发病的时间,症状隐匿,病程较长,症状越来越重,缓解期也越来越短。最突出的症状是间歇发作的腹部不适和疼痛,这是由于不完全性肠梗阻所引起。待急性发作期或活动期后;腹痛可以减轻,但以后由于肠腔狭窄,腹痛越来越频繁且逐渐加重。腹泻亦是主要症状,为不成形稀便,但很少有脓血便。病人也常有低热、乏力、食欲减退、贫血及消瘦等。

病人除因腹痛、腹泻外,常因并发症而就诊。并发症有①肠梗阻:病程后期肠腔狭窄,不完全性肠梗阻成为主要症状,少数病人可出现完全性肠梗阻,有结肠病变的病人可出现中毒性巨结肠(toxic megacolon);②便血:大便隐血可呈阳性,31%病人可有便血,量一般较少,结肠病变者便血较多;③穿孔:发生率为1%~2%,90%发生在末端回肠,10%在空肠,多发生在对肠系膜缘;急性穿孔可继发急性腹膜炎、腹腔脓肿;慢性穿孔可导致肠外瘘或与邻近器官相通成内瘘;④恶性变:在长期慢性Crohn病的病人,小肠恶性肿瘤的发生率6倍于一般人群,结、直肠是4~6倍。

【诊断与鉴别诊断】 作X线钡餐和钡灌肠检查有助于诊断,插管注钡和气钡双重对比造影可显示黏膜病变。浅表型溃疡,黏膜呈鹅卵石样形状,病变呈跳跃式,肠腔狭窄、管壁僵硬,近端肠管扩张,而狭窄部呈线状征(string sign)都提示为Crohn病。

Crohn病有时与肠结核很难鉴别。如病变仅限于结肠者,则需与溃疡性结肠炎鉴别。少数病人发病较急,易误诊为急性阑尾炎。但急性阑尾炎一般无既往低热、腹泻病史,右下腹压痛较局限,白细胞计数增加较显著。

【治疗】 Crohn病治疗以饮食、药物治疗为主。药物治疗包括水杨酸偶氮磺胺吡啶(salicy-lazosulfapyridine)、甲硝唑、皮质激素、免疫抑制剂、抗生素、非特异性止泻药以及肠内或肠外营养支持。在疾病的不同阶段,治疗方式有所差别。Crohn病的治疗分活动期治疗和维持治疗两部分。

1. 活动期治疗 对轻至中度活动的Crohn病,应首选氨基水杨酸药物治疗。对部分结肠Crohn病,口服甲硝唑有效。对于氨基水杨酸或甲硝唑治疗无效,或病变高度活动时,可选择肾上腺皮质激素。对远端结肠病变,使用短效激素(布地奈德)灌肠具有全身副作用小、收效快的特点,效果满意。使用激素之前,应行腹部CT检查,以除外腹腔脓肿的可能。激素治疗成功后,应逐步撤药,如病人未用过氨基水杨酸,可由激素逐渐过渡至氨基水杨酸进行维持治疗。

2. 维持治疗 使用皮质类固醇、免疫抑制剂或手术方式成功诱导活动病变进入缓解期后,进入维持治疗阶段。肾上腺皮质激素或免疫抑制剂由于副作用较大,不适宜维持治疗。维持治疗的首选药物仍为氨基水杨酸类,但对由6-巯基嘌呤(6-MP)或硫唑嘌呤诱导缓解的病例,应以这类药物继续维持。全肠内营养支持也可用于Crohn病的维持治疗。

手术治疗适应证为并发的肠梗阻,慢性肠穿孔后形成腹腔脓肿,肠内瘘或外瘘,消化道出血,腹膜炎以及诊断上难以排除癌肿者。手术方式主要有肠部分切除和吻合术、短路及旷置手术。Crohn病行肠切除术,应考虑切除端距病变的距离及切除的范围。由于在肉眼观察正常肠管的黏膜下层和肌层可能仍有病变,故切除端应距肉眼观察到的病变边缘10cm,以免吻合口部病变很快复发。多处病变不能作一次切除,只切除有并发症的病变肠管,过多的切除将导致短肠综合征。单纯短路手术只用于有肠梗阻且病变范围广、手术创伤大、病人条件差的病例。因误诊为阑尾炎而手术中发现为本病时,如无梗阻、穿孔等并发症,不必做肠切除术;阑尾是否切除仍有争议,若盲肠、末段回肠病变明显,切除阑尾后容易发生残端瘘。

Crohn病至今仍无确切的治疗方法,无并发症时以支持治疗为主,有并发症时则需外科手术治疗。手术后复发率可达50%以上,复发部位多在肠吻合口附近。

二、急性出血性肠炎

急性出血性肠炎(acute hemorrhagic enteritis)为一种原因尚不明确的肠管急性炎症病变,在病程的不同阶段可表现为不同的病理改变,又称为急性坏死性肠炎、急性出血坏死性肠炎、节段性出血坏死性肠炎等。由于血便是本病主要的症状,故称为急性出血性肠炎较为适宜。

【病因和病理】 由于1/3以上的病人发病前有不洁饮食史或上呼吸道感染史,曾认为本病与细菌感染或过敏有关。近年来认为本病的发生与 C 型 Welch 杆菌的 β 毒素有关。肠道内缺乏足够破坏 β 毒素的胰蛋白酶亦促使本病发生,长期进食低蛋白饮食可使肠道内胰蛋白酶处于低水平,肠道蛔虫也可分泌一种胰蛋白酶抑制物,故患蛔虫病病人的胰蛋白酶活性受抑制。

病变主要在空肠或回肠,结肠与胃较少发生。病变与病变之间可有明显分界的正常肠管,但严重时病变可融合成片,甚至累及全部小肠。肠管扩张,肠壁各层可有水肿、炎性细胞浸润、充血、广泛出血、坏死和溃疡形成,甚至穿孔,并附有黄色纤维素性渗出和脓苔。病变多发生在对肠系膜侧。受累肠段的系膜也有充血和水肿,有多个淋巴结肿大,腹腔内有混浊的或血性渗液。

【临床表现】 急性腹痛、腹胀、呕吐、腹泻、便血及全身中毒症状为主要临床表现。腹痛呈阵发性绞痛或持续性痛伴阵发加剧,多由脐周或上中腹开始。随之发生腹泻,多数为血水样或果酱样腥臭血便。少数病人腹痛不明显而以血便为主要症状。病人有中等度发热,可有寒战。多数病人有恶心、呕吐。腹部检查有不同程度的腹胀、腹肌紧张及压痛,当肠壁坏死或穿孔时,可有明显的腹膜炎征象,有时可触及充血水肿增厚的肠袢所形成的肿块,肠鸣音一般减弱。严重的病人往往在入院时已出现中毒性休克。

诊断上需与肠套叠、Crohn 病、中毒性菌痢或急性肠梗阻等相鉴别。

【治疗】 一般采用非手术治疗,包括:①维持内稳态平衡,纠正水、电解质与酸碱紊乱,必要时可少量多次输血;②禁食、胃肠减压;③应用广谱抗生素和甲硝唑,以控制肠道细菌特别是厌氧菌的生长;④防治脓毒血症和中毒性休克;⑤应用静脉营养,既可提供营养又可使肠道得到休息。

手术适应证:①有明显腹膜炎表现,或腹腔穿刺有脓性或血性渗液,怀疑有肠坏死或穿孔;②反复肠道大量出血,非手术治疗无法控制;③肠梗阻经非手术治疗不能缓解,反而加重;④全身中毒症状无好转,局部体征持续加重;⑤诊断未能确定者。

手术中对肠管坏死、穿孔或大量出血且病变局限者可行肠管部分切除吻合。如病变广泛,可将穿孔、坏死部分切除,远近两端肠管外置造口,以后再行二期吻合。若病变肠管无坏死、穿孔或大量出血,可用 0.25% 普鲁卡因溶液作肠系膜根部封闭,不作其他处理,继续内科治疗观察。急性出血性肠炎严重时可累及大部分肠管,手术时必须仔细判断肠管生机,不可因炎症水肿、片状或点状出血而贸然行广泛肠切除,导致后遗的短肠综合征。手术后仍应给予积极的药物及支持疗法。

三、肠 结 核

肠结核(tuberculosis of intestine)是结核杆菌侵犯肠管所引起的慢性特异性感染。我国在20世纪60年代由于应用了有效的抗结核药物,结核病的发生率曾有明显的下降。20世纪90年代以后,由于耐药菌株的产生,发病率有上升的趋势。外科所见的肠结核多为因病变引起肠狭窄、炎性肿块或肠穿孔而需要手术治疗的病人。

【病因和病理】 临床以继发性肠结核多见。肺结核是最常见的原发病变,开放性肺结核病人常咽下含有结核杆菌的痰液而引起继发性肠结核。在粟粒性结核的病人,结核杆菌可通过血行播散而引起包括肠结核的全身性结核感染。肠结核病变85%发生在回盲部,在病理形态上可表现为溃疡型和增生型,也可以两种病变并存。

1. 溃疡型肠结核的特点 是沿着肠管的横轴发展,病变开始于肠壁淋巴滤泡,继而发生干酪样坏死,致肠黏膜脱落而形成溃疡。在修复过程中容易造成肠管的环形瘢痕狭窄。病变局部多有肠壁纤维组织增生与紧密粘连,常同时伴有腹膜和肠系膜淋巴结核。发生溃疡急性穿孔较为少见,而慢性穿孔多局限成腹腔脓肿或形成肠瘘。

2. 增生型肠结核的特点 是黏膜下层大量结核性肉芽肿和纤维组织增生,黏膜隆起呈假性息肉样改变,也可有浅小的溃疡。由于肠壁增厚和变硬,以及与周围组织粘连,容易导致肠腔狭窄和梗阻。

【临床表现】 肠结核可能是全身性结核的一部分,因此,病人多有低热、盗汗、乏力、消瘦、食欲减退等结核病的全身症状,腹部症状则因病变类型有所不同。

溃疡型肠结核的主要症状为慢性腹部隐痛,偶有阵发性绞痛,以右下腹及脐周为主,常随进食后加剧,排便后减轻。腹泻稀便,也有腹泻和便秘交替出现,除非病变侵犯结肠,粪便一般不带黏液和脓血。检查右下腹有轻度压痛,肠鸣音活跃。当病变发展到肠管环形瘢痕狭窄或为增生型肠结核时,则主要表现为低位不完全性肠梗阻症状,腹痛转为阵发性绞痛伴有呕吐,腹泻与便秘交替更为明显,甚至以便秘为主。腹部可见肠型,肠鸣音高亢,右下腹常可触及固定、较硬且有压痛的肿块。发生慢性肠穿孔时常形成腹腔局限脓肿,脓肿穿破腹壁便形成肠外瘘。

【治疗】 肠结核应以内科治疗为主,当伴有外科并发症时才考虑手术治疗。除急诊情况外,原则上手术前应先进行一段时间抗结核治疗和支持疗法,特别是有活动性肺结核或其他肠外结核的病人,需经药物治疗并待病情稳定后再行外科治疗。

肠结核的手术适应证为:①病变穿孔形成局限性脓肿或肠瘘;②溃疡型病变伴有瘢痕形成或增生型病变导致肠梗阻;③不能控制的肠道出血;④病变穿孔合并急性腹膜炎。后两种情况较为少见。

手术方式应根据病情而定:①急性肠穿孔可作修补术,但修补是在有急性炎症、活动性结核病灶上进行,失败率甚高,故应争取行病变肠段切除吻合;②伴有瘢痕形成的小肠梗阻应做肠段切除吻合,如为多发性病变,可作分段切除吻合,应避免作广泛切除,以保留足够长度的小肠;③回盲部增生型病变可作回盲部或右半结肠切除,如病变因炎症浸润而固定,可在病变的近侧切断回肠,将远断端缝闭,近断端与横结肠作端侧吻合,以解除梗阻,待以后二期手术时切除病变肠袢。应避免施行回肠横结肠侧侧吻合的短路手术,因为部分肠内容物仍可通过，使病变不能完全处于静息状态，而且梗阻症状也不能完全解除。

四、肠伤寒穿孔

肠穿孔(intestinal perforation)是伤寒病的严重并发症之一，死亡率较高。

【病因和病理】 伤寒病由沙门菌属伤寒杆菌所引起，经口进入肠道，侵入回肠末段的淋巴滤泡和淋巴集结，引起炎性水肿。在发病的第2周开始发生坏死，坏死组织脱落即形成溃疡，当肠腔压力增高时可发生急性穿孔。由于肠伤寒极少引起腹膜反应与粘连，因此穿孔后立即形成急性弥漫性腹膜炎。80%的穿孔发生在距回盲瓣50cm以内，多为单发，多发穿孔约占10%~20%。

【临床表现和诊断】 肠伤寒穿孔多发生在伤寒流行的夏、秋季，发生率约为5%，其中约60%~70%发生在病程的第2至第3周内。已经确诊为伤寒病的病人，突然发生右下腹痛，短时间内弥散至全腹，伴有呕吐、腹胀；检查有明显腹部压痛、肠鸣音消失等腹膜炎征象；X线检查发现气腹；伤寒病人本应是脉缓、白细胞计数下降、体温高，穿孔后则有脉率加快，白细胞计数增加，体温下降；腹腔穿刺可抽到脓液，诊断多不困难。

需特别注意的是少数伤寒病人症状不明显，仅有轻度发热、头痛、全身不适等，不被病人所重视，仍能工作、活动，属逍遥型伤寒病。这类病人发生穿孔时，多表现为右下腹痛伴呕吐，有急性腹膜炎的体征，常误诊为急性阑尾炎穿孔。手术时发现阑尾仅有周围炎，但有回肠穿孔。在伤寒流行的地区与季节，应警惕伤寒肠穿孔的可能性，手术时应取腹腔渗液作伤寒菌培养。另外，取血作伤寒菌培养和肥达反应试验，可进一步明确诊断。

【治疗】 伤寒肠穿孔确诊后应及时手术治疗。由于伤寒肠穿孔病人一般都很虚弱，故原则是施行穿孔缝合术。除非肠穿孔过多，以及并发不易控制的大量肠道出血，而病人全身状况尚许可，才考虑做肠切除术。对术中发现肠壁很薄、邻近穿孔处的其他病变，也应作浆肌层缝合，预防术后发生新的穿孔。关腹前应清洗腹腔，放置有效的引流。术后应对伤寒病和腹膜炎采用积极的抗感染治疗，并给予肠外营养支持。

第二节 肠 梗 阻

任何原因引起的肠内容物通过障碍统称肠梗阻(intestinal obstruction)，是常见的外科急腹症之一。肠梗阻的病因和类型很多，发病后，不但在肠管形态上和功能上发生改变，并可导致一系列全身性病理改变，严重时可危及病人的生命。

【病因与分类】

1. 按梗阻发生的原因分类

(1) 机械性肠梗阻：系机械性因素引起肠腔狭小或不通，致使肠内容物不能通过，是临床上最多见的类型。常见的原因包括：①肠外因素，如粘连及束带压迫、疝嵌顿、肿瘤压迫等；②肠壁因素，如肠套叠、肠扭转、先天性畸形等；③肠腔内因素，如蛔虫梗阻、异物、粪块或胆石堵塞等。

(2) 动力性肠梗阻：其又分为麻痹性与痉挛性两类，是由于神经抑制或毒素刺激以致肠壁肌运动紊乱，但无器质性肠腔狭小。麻痹性肠梗阻较为常见，多发生在腹腔手术后、腹部创伤或弥漫性腹膜炎病人,由于严重的神经、体液及代谢(如低钾血症)改变所致。痉挛性肠梗阻较为少见,可在急性肠炎、肠道功能紊乱或慢性铅中毒病人中发生。

(3) 血运性肠梗阻:由于肠系膜血管栓塞或血栓形成,使肠管血运障碍,失去蠕动能力,肠腔虽无阻塞,但肠内容物停止运行,故亦可归纳入动力性肠梗阻之中。但因其可迅速继发肠坏死,在处理上与肠麻痹截然不同。

(4) 原因不明的假性肠梗阻:与麻痹性肠梗阻不同,无明显的病因,属慢性疾病,也可能是一种遗传性疾病,但不明了是肠平滑肌还是肠壁内神经丛有异常。表现为反复发作的肠梗阻症状,但十二指肠与结肠蠕动可能正常,病人有肠蠕动障碍、腹痛、呕吐、腹胀、腹泻甚至脂肪痢,肠鸣音减弱或正常,腹部 X 线平片不显示有机械性肠梗阻时出现的肠胀气和液平面。假性肠梗阻的治疗主要是非手术方法,仅在并发穿孔、坏死等情况时才进行手术处理。肠外营养是治疗这类病人的一种方法。

2. 按肠壁血运有无障碍分类

(1) 单纯性肠梗阻:仅有肠内容物通过受阻,而肠管无血运障碍。

(2) 绞窄性肠梗阻:因肠系膜血管或肠壁小血管受压、血管腔栓塞或血栓形成而使相应肠段急性缺血,引起肠坏死、穿孔。

3. 按梗阻部位分类 可分为高位小肠(空肠)梗阻、低位小肠(回肠)梗阻和结肠梗阻。后者因有回盲瓣的作用,肠内容物只能从小肠进入结肠,而不能反流,故又称"闭袢性梗阻"。任何一段肠袢两端完全阻塞,如肠扭转,均属闭袢性梗阻。

4. 按梗阻程度分类 可分为完全性和不完全性肠梗阻。根据病程发展快慢,又分为急性和慢性肠梗阻。慢性不完全性肠梗阻属单纯性肠梗阻,急性完全性肠梗阻多为绞窄性。

上述分类在不断变化的病理过程中是可以互相转化的。例如单纯性肠梗阻如治疗不及时可发展为绞窄性;机械性肠梗阻如时间过久,梗阻以上的肠管由于过度扩张,可出现麻痹性肠梗阻的临床表现;慢性不完全性肠梗阻可因炎性水肿而变为急性完全性高位梗阻所出现的病理生理改变,在低位梗阻的晚期同样可出现。

【**病理生理**】 肠梗阻发生后,肠管局部和机体全身将出现一系列复杂的病理生理变化。

1. 局部变化 机械性肠梗阻发生后,梗阻以上肠蠕动增强,以克服肠内容物通过障碍。另一方面,肠腔内因气体和液体的积储而膨胀。液体主要来自胃肠道分泌液;大部分气体是咽下的空气,小部分是由血液弥散至肠腔内及肠道内容物经细菌分解发酵产生。肠梗阻部位越低,时间越长,肠膨胀越明显。梗阻以下肠管则塌陷、空虚或仅存积少量粪便。扩张肠管和塌陷肠管交界处即为梗阻所在,这对手术中寻找梗阻部位至关重要。急性完全性梗阻时,肠管迅速膨胀,肠壁变薄,肠腔压力不断升高。正常小肠腔内压力约为 $0.27\sim0.53kPa$,发生完全性肠梗阻时,梗阻近端压力可增至 $1.33\sim1.87kPa$,强烈蠕动时可达 $4kPa$ 以上。可使肠壁静脉回流受阻,毛细血管及淋巴管淤积,肠壁充血水肿,液体外渗。同时由于缺氧,细胞能量代谢障碍,致使肠壁及毛细血管通透性增加,肠壁上有出血点,并有血性渗出液进入肠腔和腹腔。在闭袢型肠梗阻,肠内压可增加至更高点。最初主要表现为静脉回流受阻,肠壁充血、水肿,呈暗红色;继而出现动脉血运受阻,血栓形成,肠壁失去活力,肠管变成紫黑色。加之肠壁变薄、缺血和通透性增加,肠内容物和大量细菌渗入腹腔,引起腹膜炎。最后,肠管可因缺血坏死而溃破穿孔。

2. 全身变化

(1) 水、电解质和酸碱失衡：肠梗阻时，吸收功能障碍，胃肠道分泌的液体不能被吸收返回全身循环而积存在肠腔，同时肠壁继续有液体向肠腔内渗出，导致体液在第三间隙的丢失。高位肠梗阻出现的大量呕吐更易出现脱水，同时丢失大量的胃酸和氯离子，故有代谢性碱中毒；低位小肠梗阻丢失大量的碱性消化液加之组织灌注不良，酸性代谢产物剧增，可引起严重的代谢性酸中毒。

(2) 血容量下降：肠膨胀可影响肠壁血运，渗出大量血浆至肠腔和腹腔内；如发生肠绞窄，同时有大量血浆和血液丢失。此外，肠梗阻时蛋白质分解增多，肝合成蛋白的能力下降等，都可导致血浆蛋白的减少和血容量下降。

(3) 休克：严重的缺水、血液浓缩、血容量减少、电解质紊乱、酸碱平衡失调、细菌感染、中毒等，均可引起休克。当肠坏死、穿孔，发生腹膜炎时，全身中毒尤为严重。最后可引起严重的低血容量性休克和中毒性休克。

(4) 呼吸和循环功能障碍：肠膨胀时腹压增高，横膈上升，影响肺内气体交换；腹痛和腹胀可使腹式呼吸减弱；腹压增高和血容量不足可使下腔静脉回流量减少，心输出量减少。

【临床表现】 各种不同原因引起肠梗阻的临床表现虽不同，但肠内容物不能顺利通过肠腔则是一致的，其共同的临床表现即腹痛、呕吐、腹胀和停止排气排便。但由于肠梗阻的类型、原因、病理性质、梗阻部位和程度各不相同，临床表现上各有其特点。

1. 症状

(1) 腹痛：机械性肠梗阻发生时，由于梗阻部位以上肠管强烈蠕动，即发生腹痛。在发生蠕动之后，由于肠管肌过度疲劳而呈暂时性弛缓状态，腹痛也随之消失，故机械性肠梗阻的腹痛是阵发性绞痛性质。在腹痛的同时伴有高亢的肠鸣音，当肠腔有积气积液时，肠鸣音呈气过水声或高调金属音。病人常自觉有气体在肠内窜行，并受阻于某一部位，有时能见到肠型和肠蠕动波。如果腹痛的间歇期不断缩短，以至成为剧烈的持续性腹痛，则应该警惕可能是绞窄性肠梗阻的表现。

麻痹性肠梗阻的肠壁肌呈瘫痪状态，无收缩性蠕动，因此无阵发性腹痛，只有持续性胀痛或不适。听诊时肠鸣音减弱或消失。

(2) 呕吐：是机械性肠梗阻的主要症状之一。高位梗阻的呕吐出现较早，在梗阻后短期即发生，呕吐较频繁，呕吐物主要为胃及十二指肠内容物。低位小肠梗阻的呕吐出现较晚，初为胃内容物，静止期较长，后期的呕吐物为积蓄在肠内并经发酵、腐败呈粪样的肠内容物。结肠梗阻的呕吐到晚期才出现。呕吐物呈棕褐色或血性，是肠管血运障碍的表现。麻痹性肠梗阻时，呕吐多呈溢出性。

(3) 腹胀：发生在腹痛之后，其程度与梗阻部位有关。高位肠梗阻腹胀不明显，但有时可见胃型。低位肠梗阻及麻痹性肠梗阻腹胀显著，遍及全腹；在腹壁较薄的病人，常可显示梗阻以上肠管膨胀，出现肠型。结肠梗阻时，如果回盲瓣关闭良好，梗阻以上肠袢可成闭袢，则腹周膨胀显著。腹部隆起不对称，是肠扭转等闭袢性肠梗阻的特点。

(4) 排气排便停止：完全性肠梗阻，肠内容物不能通过梗阻部位，梗阻以下的肠管处于空虚状态，临床表现为停止排气排便。应注意的是，在梗阻初期，尤其是高位，其下面积存的气体和粪便仍可排出，易误诊为无肠梗阻或为不完全性肠梗阻。某些绞窄性肠梗阻，如肠套叠、肠系膜血管栓塞或血栓形成，则可排出血性黏液样粪便。

2. 体征 单纯性肠梗阻早期全身情况无明显变化。晚期因呕吐、脱水及电解质紊乱,可出现唇干舌燥、眼窝内陷、皮肤弹性减退、脉搏细弱等。绞窄性肠梗阻可出现全身中毒症状及休克。

腹部视诊:机械性肠梗阻常可见肠型和蠕动波;肠扭转时腹胀多不对称;麻痹性肠梗阻则腹胀均匀。触诊:单纯性肠梗阻因肠管膨胀,可有轻度压痛,但无腹膜刺激征;绞窄性肠梗阻时,可有固定压痛和腹膜刺激征,压痛的包块常为有绞窄的肠袢。叩诊:绞窄性肠梗阻时,腹腔有渗液,移动性浊音可呈阳性。听诊:肠鸣音亢进,有气过水声或金属音,为机械性肠梗阻表现;麻痹性肠梗阻时,则肠鸣音减弱或消失。

3. 辅助检查

(1) 化验检查:单纯性肠梗阻早期变化不明显,随着病情发展,由于失水和血液浓缩,白细胞计数、血红蛋白和红细胞比容均可增高,尿比重也增高。查血气分析和血清 Na^+、K^+、Cl^-、尿素氮、肌酐的变化,可了解酸碱失衡、电解质紊乱和肾功能的状况。如高位梗阻时,呕吐频繁,大量胃液丢失可出现低钾、低氯与代谢性碱中毒;低位肠梗阻时,则可有电解质普遍降低与代谢性酸中毒;当有绞窄性肠梗阻或腹膜炎时,血象和血生化测定指标等改变明显。呕吐物和粪便检查,有大量红细胞或隐血阳性,应考虑肠管有血运障碍。

(2) X线检查:一般在肠梗阻发生后4~6小时,X线检查即显示出肠腔内有气体;立位或卧位透视或摄片,可见气胀肠袢和液平面。由于肠梗阻的部位不同,X线表现也各有其特点,空肠黏膜的环状皱襞在肠腔充气时呈鱼骨刺状;回肠扩张的肠袢多,可见阶梯状的液平面;结肠胀气位于腹部周边,显示结肠袋形。钡灌肠可用于疑有结肠梗阻的病人,它可显示结肠梗阻的部位与性质。但在小肠梗阻时忌用胃肠造影的方法,以免加重病情。

【诊断】 首先根据肠梗阻临床表现的共同特点,确定是否为肠梗阻,然后进一步确定梗阻的类型和性质,最后明确梗阻的部位和原因。这是诊断肠梗阻不可缺少的步骤(表1-8-1~表1-8-3)。

表1-8-1 肠梗阻部位的鉴别

梗阻部位	症状	体征	X线所见
高位小肠	呕吐频繁、呕吐物主要为胃空肠袢、黏液、胆汁,腹胀、腹痛轻	腹胀较轻、偶见肠型,易脱水	上腹部有胀大的膜呈青鱼刺状
低位小肠	腹胀明显,呕吐发生较晚,梯状平面布吐出物为有臭味的黄色糊状	有肠型及阵发性蠕动波,腹胀较明显	全部小肠胀气,满全腹物(肠液),腹痛重
结肠	腹胀重,呕吐较晚,吐出粪	腹胀重	部分结肠充气,可见结肠波便状物
乙状结肠(扭肠袢,起始于左转)	腹胀重,呕吐少,腹痛明显	下腹胀明显,可不对称	可见胀大的下腹部,钡灌肠呈"杯状"

表1-8-2 肠梗阻程度的判断

梗阻程度	症状	X线所见
不完全梗阻	可有少量排气,但排气后症状不缓解	结肠内可有气体
完全性梗阻	排气、排便停止,呕吐剧烈	结肠内无气体或有孤立扩张之肠袢

表 1-8-3 单纯性与绞窄性肠梗阻鉴别

	单纯性肠梗阻	绞窄性肠梗阻
发病	较缓慢以阵发性腹痛为主	发病急,腹痛剧烈,为持续性绞痛
腹胀	均匀全腹胀	不对称,晚期出现麻痹性肠梗阻后表现为全腹胀
肠鸣音	气过水音、金属音	肠鸣音消失
压痛	轻、部位不固定	固定
腹膜刺激征	无	有压痛,反跳痛,肌紧张
一般情况	良好	有中毒症状如脉快、发热、白细胞及中性分类白细胞数升高
休克	无	中毒性休克,进行性加重
腹腔穿刺	阴性	可见血性液体或炎性渗出液
血便	无	可有,尤其乙状结肠扭转或肠套叠时可频频血便
X 线	小肠袢扩张呈梯形排列	可见孤立、位置及形态不变的肠袢,腹部局限性密度增加等

1. 是否有肠梗阻的存在 根据腹痛、呕吐、腹胀、停止排气排便四大症状和腹部可见肠型或蠕动波、肠鸣音亢进等,一般可作出诊断。有时这些典型表现并非同时存在,特别是某些绞窄性肠梗阻的早期,可能易与急性胃肠炎、急性胰腺炎、输尿管结石等混淆。除病史与详细的腹部检查外,化验检查与 X 线检查可有助于诊断。

2. 是机械性还是动力性梗阻 机械性肠梗阻是常见肠梗阻类型,具有上述典型临床表现,早期腹胀可不显著。麻痹性肠梗阻无阵发性绞痛等肠蠕动亢进的表现,相反是肠蠕动减弱或停止,腹胀显著,肠鸣音微弱或消失,而且多继发于腹腔感染、腹膜后出血、腹部手术、肠道炎症、脊髓损伤等。腹部 X 线平片对鉴别诊断甚有价值,麻痹性肠梗阻显示大、小肠全部充气扩张;而机械性肠梗阻的胀气扩张限于梗阻以上的部分肠管,即使晚期并发肠绞窄和麻痹,结肠也不会全部胀气。

3. 是单纯性还是绞窄性梗阻 这点极为重要,关系到治疗方法的选择和病人的预后。有下列表现者,应考虑绞窄性肠梗阻的可能:

(1) 腹痛发作急骤:初始即为持续性剧烈疼痛,或在阵发性加重之间仍有持续性疼痛,有时出现腰背部痛。

(2) 病情发展迅速:早期出现休克,抗休克治疗后改善不明显。

(3) 有腹膜炎的体征:体温上升、脉率增快、白细胞计数增高。

(4) 腹胀不均匀:腹部有局部隆起或触及有压痛的肿块(孤立胀大的肠袢)。

(5) 呕吐出现早而频繁,呕吐物、胃肠减压抽出液、肛门排出物为血性。腹腔穿刺抽出血性液体。

(6) 腹部 X 线检查见孤立扩大的肠袢。

(7) 经积极的非手术治疗,症状体征无明显改善。

4. 是高位还是低位梗阻 高位小肠梗阻的呕吐发生早而频繁,腹胀不明显;低位小肠梗阻的腹胀明显,呕吐出现晚而次数少,并可吐出粪样物;结肠梗阻与低位小肠梗阻的临床表现很相似,因回盲瓣具有单向阀的作用而形成闭袢型梗阻,以腹胀为主要症状,腹痛、呕吐、肠鸣音亢进均不及小肠梗阻明显,体检时可发现腹部有不对称的膨隆。X 线检查有助于鉴别,低位小肠梗阻,扩张的肠袢在腹中部,呈"阶梯状"排列,结肠梗阻时扩大的肠袢分布在腹部周围,可见结肠袋,胀气的结肠阴影在梗阻部位突然中断,盲肠胀气最显著。钡灌肠检查或结肠镜检查可进一步明确诊断。

5. 是完全性还是不完全性梗阻 完全性梗阻呕吐频繁,如为低位梗阻则有明显腹胀,完全停止排气排便。X 线检查梗阻以上肠袢明显充气扩张,梗阻以下结肠内无气体。不完全性梗阻呕吐与腹胀均较轻,X 线所见肠袢充气扩张都较不明显,结肠内可见气体存在。

6. 是什么原因引起的梗阻 肠梗阻不同类型的临床表现,是判断梗阻原因的主要线索,同时应参考病史、年龄、体征、X 线检查等。临床上粘连性肠梗阻最为常见,多发生于以往有过腹部手术、损伤或腹膜炎病史的病人。嵌顿性或绞窄性腹外疝是常见的肠梗阻原因。新生儿以肠道先天性畸形为多见,2 岁以内的小儿多为肠套叠。蛔虫团所致的肠梗阻常发生于儿童。老年人则以肿瘤及粪块堵塞为常见原因。

【治疗】 肠梗阻的治疗原则是纠正因肠梗阻所引起的生理紊乱和解除梗阻,治疗方法的选择要根据肠梗阻的原因、性质、部位以及全身情况和病情严重程度而定。

1. 基础治疗 即不论采用非手术或手术治疗,均需应用的基本处理。

(1) 胃肠减压:是治疗肠梗阻的主要措施之一,现多采用鼻胃管(Levin 管)减压,先将胃内容物抽空再行持续低负压吸引。抽出的胃肠液应观察其性质,以帮助鉴别有无绞窄及梗阻部位。胃肠减压的目的是减少胃肠道积留的气体、液体,减轻肠管膨胀,有利于肠壁血液循环的恢复,减少肠壁水肿,使某些部分梗阻的肠袢因肠壁肿胀而继发的完全性梗阻得以缓解,也可使某些扭曲不重的肠袢得以复位,症状缓解。胃肠减压还可以减轻腹内压,改善因膈肌抬高而导致的呼吸与循环障碍。对低位肠梗阻,可应用较长的 Miller-Abbott 管,其下端带有可注气的薄膜囊,借肠蠕动推动气囊将导管带到梗阻部位进行减压,但操作困难,难以达到预期目的,现少有用者。

(2) 纠正水、电解质紊乱和酸碱失衡:水、电解质紊乱和酸碱失衡是急性肠梗阻最突出的生理紊乱,应及早给予纠正。在尚未获得血液生化检查结果前,应先给予平衡盐液(乳酸钠林格液)。待有测定结果后再纠正电解质与酸碱紊乱。在无心、肺、肾功能障碍的情况下,最初输入液体的速度可稍快一些,但需作尿量监测,必要时作中心静脉压监测,以防液体过多或不足。在单纯性肠梗阻的晚期或绞窄性肠梗阻,常有大量血浆和血液渗出至肠腔或腹腔,需要补充血浆和全血。

(3) 抗感染:肠梗阻后,肠壁血循环障碍,肠黏膜屏障功能受损而有肠道细菌移位,或是肠腔内细菌直接穿透肠壁至腹腔内产生感染。肠腔内细菌亦可迅速繁殖。同时,膈肌升高影响肺部气体交换与分泌物排出,易发生肺部感染。因此,肠梗阻时应给予抗生素以预防或治疗腹部或肺部感染。

(4) 其他治疗:腹胀可影响肺的功能,病人宜吸氧。为减轻胃肠道的膨胀,可给予生长抑素以减少胃肠液的分泌量。可给予镇静剂、解痉剂等一般对症治疗,但止痛剂的应用应遵循治疗急腹症的原则。

2. 手术治疗 手术是治疗肠梗阻的一个重要措施,大多数肠梗阻需要手术治疗。手术的目的是解除梗阻、去除病因。手术的方式可根据病人的情况与梗阻的部位、病因加以选择。

(1) 单纯解除梗阻的手术:包括粘连松解术,肠切开取除粪石、蛔虫、肠套叠或肠扭转复位术等。

(2) 肠切除术:对肠管肿瘤、炎症性狭窄、或局部肠袢已经失活坏死者,则应作肠切除。对于绞窄性肠梗阻,应争取在肠坏死以前解除梗阻,恢复肠管血液循环。如在解除梗阻原因后有下列表现,则表明肠管已无生机:①肠壁呈紫黑色并已塌陷;②肠壁失去张力和蠕动能力,肠管扩大、对刺激无收缩反应;③相应的肠系膜终末小动脉无搏动。手术中对肠袢生机的判断常有困难,当不能肯定小段肠袢有无血运障碍时,以切除为安全。但当发生较长段肠袢尤其小肠扭转时,贸然切除将影响病人将来的生存。可在纠正血容量不足与供氧的同时,在肠系膜血管根部注射1%普鲁卡因溶液或苄胺唑啉溶液以缓解血管痉挛,将肠管放回腹腔,观察15~30分钟后,如仍不能判断有无生机,可重复一次;最后确认无生机后方可考虑切除。

(3) 肠短路吻合术:当梗阻的部位切除有困难,如肿瘤向周围组织广泛侵犯,或是粘连广泛难以分离,但肠管无坏死现象时,为解除梗阻,可分离梗阻部远、近端肠管作短路吻合,旷置梗阻部。但应注意旷置的肠管尤其是梗阻部的近端肠管不宜过长,以免引起盲袢综合征。

(4) 肠造口或肠外置术:肠梗阻部位的病变复杂或病人的情况差,不允许行复杂的手术,可用这类术式解除梗阻,即在梗阻部近端膨胀肠管作肠造口术以减压,解除因肠管高度膨胀而带来的生理紊乱。其主要适用于低位肠梗阻。如急性结肠梗阻,由于回盲瓣的作用,结肠完全性梗阻时多形成闭袢性梗阻,肠腔压力很高,结肠的血液供应也不如小肠丰富,容易发生肠壁血运障碍,且结肠内细菌多,所以一期肠切除吻合,常不易顺利愈合。因此,可采用梗阻近侧(盲肠或横结肠)造口,以解除梗阻。如已有肠坏死或肠肿瘤,可切除坏死或肿瘤肠段,将两断端外置作造口术,以后再行二期手术重建肠道的连续性。

急性肠梗阻手术大都是在急诊情况下进行,术前准备不如择期手术那样完善,且肠管高度膨胀伴有血液循环障碍,肠壁水肿致愈合能力差,腹腔内常有污染,故手术后易发生肠瘘、腹腔感染、切口感染或裂开等并发症。肠绞窄解除后循环恢复,肠腔内毒素大量被吸收入血循环中,出现全身中毒症状,有些晚期病人还可能发生多器官功能障碍甚至衰竭。因此,肠梗阻病人术后的监测和治疗仍很重要,胃肠减压、维持水、电解质及酸碱平衡,抗感染,加强营养支持等都必须予以重视。

第三节 常见的肠梗阻

一、粘连性肠梗阻

粘连性肠梗阻(adhesive intestinal obstruction)是肠梗阻最常见的一种类型,其发生率约占肠梗阻的40%~60%。

【病因和病理】 肠粘连和腹腔内粘连带可分先天性和后天性两种。先天性较少见,可因发育异常或胎粪性腹膜炎所致;后天性者多见,常由于腹腔内手术、炎症、创伤、出血、异物等引起,临床上以手术后所致的粘连性肠梗阻最为多见。

粘连性肠梗阻一般都发生在小肠,引起结肠梗阻者少见。粘连引起的肠梗阻有以下类型:①肠管的一部分与腹壁粘连固定,多见于腹部手术切口部或腹壁曾有严重炎症处,损伤部分肠管呈锐角扭折;②粘连带压迫或缠绕肠管形成梗阻;③粘连带的两端固定形成环孔,肠管从环中通过而形成内疝；④肠管以粘着部为支点发生扭转；⑤较长的一段肠袢粘连成团，致使部分肠腔狭小，肠蠕动受限制，容易发生梗阻；⑥肠管粘连在远处，受肠系膜长度的限制及牵拉作用，使粘着点形成锐角造成肠梗阻。

【临床表现】 粘连性肠梗阻有时并无症状或仅有不完全性梗阻的症状，当附加有其他因素时则出现症状。如：①肠腔已变窄，在有腹泻炎症时，肠壁水肿，使变窄的肠腔完全阻塞不通；②肠腔内容物过多，致肠腔膨胀，肠袢下垂加剧粘着部的锐角而使肠管不通；③肠蠕动增加或体位的剧烈变动，产生扭转。因此，有些病人粘连性肠梗阻的症状可反复发作，经非手术治疗后又多可以缓解；而另一些病人以往并无症状，初次发作即为绞窄性肠梗阻。

【诊断】 急性粘连性肠梗阻主要是小肠机械性梗阻的表现，病人多有腹腔手术、创伤或感染的病史。以往有慢性梗阻症状或多次急性发作者多为广泛粘连引起的梗阻；长期无症状，突然出现急性梗阻症状，腹痛较重，出现腹膜刺激征，应考虑粘连带、内疝或扭转等引起的绞窄性肠梗阻。

手术后早期(5~7天)即可发生梗阻的症状，应与手术后肠麻痹恢复期的肠蠕动功能失调相鉴别。除肠粘连外，与术后早期肠管的炎性反应也有关，既有肠腔梗阻又有炎症引起的局部肠动力性障碍。偶有手术后早期出现绞窄性肠梗阻者，多与手术操作范围广泛而致肠扭转或内疝有关。

【预防】 减少组织损伤，减轻组织炎症反应，预防粘连引起的肠梗阻是临床外科医师应重视的问题。粘连的形成本身是机体对损伤的一种炎症反应，是愈合机制的一部分，抑制它的发生也将影响愈合、修复。因此，至今虽采用了多种方法，都不能在临床应用中取得圆满的结果。腹腔内粘连的产生除一些不可避免的因素外，尚有一些可避免的因素，如：①清除手套上的淀粉、滑石粉，不遗留线头、棉花纤维、切除的组织等异物于腹腔内，减少肉芽组织的产生；②减少缺血的组织，不作大块组织结扎；③注意无菌操作技术，减少炎性渗出；④保护肠浆膜面，防止损伤与干燥；⑤清除腹腔内积血、积液，必要时放置引流；⑥及时治疗腹腔内炎性病变，防止炎症扩散。此外，术后早期活动和促进肠蠕动及早恢复，均有利于防止粘连的形成。

【治疗】 肠梗阻的治疗原则适用于粘连性肠梗阻。治疗要点是区别属单纯性还是绞窄性，是完全性还是不完全性。单纯性肠梗阻可先行非手术治疗，绞窄性和完全性则应施行手术治疗。反复发作者可根据病情行即期或择期手术治疗。虽然手术后仍可形成粘连，发生肠梗阻，但在非手术治疗难以消除造成梗阻粘连的情况下，手术仍是有效的方法。

手术后早期发生的肠梗阻，多为炎症、纤维素性粘连所引起，在明确无绞窄的情况下，经非手术治疗后可以吸收，症状消失。

手术方法应按粘连的具体情况而定。粘连带和小片粘连可施行简单的切断和分离；如一组肠袢紧密粘连成团难以分离，可切除此段肠袢作一期吻合；在特殊情况下，如放射性肠炎引起的粘连性肠梗阻，可将梗阻近、远端肠侧侧吻合作短路手术；为实现腹腔内广泛分离后虽有粘连但不形成梗阻，可采取肠排列的方法，使肠袢呈有序的排列粘连，而不致发生梗阻。

二、肠 扭 转

肠扭转(volvulus)是一段肠管甚至全部小肠及其系膜沿系膜轴扭转360°~720°。因此，既有肠管的梗阻,又有肠系膜血循环中断,是肠梗阻中病情凶险、发展迅速的一类。

【病因】 引起肠扭转的主要原因有如下三种。

1. 解剖因素 如手术后粘连、Meckel 憩室、乙状结肠冗长、先天性中肠旋转不全或游离盲肠等。

2. 物理因素 在上述解剖因素基础上,加上肠袢本身重量的增加,如饱餐后,特别是有较多不易消化的食物涌入肠腔内,肠腔有蛔虫团,肠管肿瘤,乙状结肠内存积大量干结粪便等,是易发生肠扭转的潜在因素。

3. 动力因素 强烈的肠蠕动或体位的突然改变,使肠袢产生不同步的运动,使已有轴心固定位置且有一定重量的肠袢发生扭转。

【临床表现】 肠扭转是闭袢型肠梗阻加绞窄性肠梗阻,发病急骤,发展迅速。起病时腹痛剧烈且无间歇期,早期即可出现休克。肠扭转的好发部位是小肠、乙状结肠,少数为盲肠,临床表现各有特点。

小肠扭转表现为突然发作剧烈腹部绞痛,多在脐周围,常为持续性疼痛阵发性加剧,由于肠系膜受到牵拉,疼痛可放射至腰背部。呕吐频繁,腹胀以某一部位特别明显,腹部有时可触及压痛的扩张肠袢。肠鸣音减弱,可闻及气过水声。腹部 X 线检查符合绞窄性肠梗阻的表现,有时可见空肠和回肠换位,或排列成多种形态的小跨度卷曲肠袢等特有的征象。

乙状结肠扭转多见于乙状结肠冗长、有便秘的老年人,以往可有多次腹痛发作而排气、排便后缓解的病史。病人有腹部持续胀痛,左腹部明显膨胀,可见肠型。腹部压痛及肌紧张不明显。腹部 X 线平片可见马蹄状巨大的双腔充气肠袢,圆顶向上;立位可见两个液平面。钡剂灌肠 X 线检查见扭转部位钡剂受阻,钡影尖端呈"鸟嘴"形。

【治疗】 肠扭转是一种严重的机械性肠梗阻,可在短时期内发生肠绞窄、坏死。如未能及时处理,将有较高的死亡率(10%~33%)。一般应及时手术治疗,将扭转的肠袢按其扭转方向回转复位。早期手术可降低死亡率,更可减少小肠扭转坏死大量切除后而发生的短肠综合征。复位后应细致观察血液循环恢复的情况,明确有坏死的肠段应予以切除。对可疑的长段肠袢应设法解除血管痉挛,观察其生机,争取保留较多的小肠。坏死的乙状结肠、盲肠可行切除,确定切除端有良好的生机和血供者,可作一期吻合;否则,应作外置造口,以后作二期手术。移动性盲肠复位后可固定在侧腹壁上。乙状结肠扭转病人多有乙状结肠冗长而引起的便秘,复位后可择期行冗长部肠切除以除后患。

早期乙状结肠扭转,可在结肠镜的直视下,将肛管通过扭转部进行减压,并将肛管保留 2~3 日。但这些非手术疗法必须在严密的观察下进行,一旦怀疑有肠绞窄,必须及时改行手术治疗。

嵌顿性腹股沟斜疝和股疝是急性肠梗阻的常见病因,容易发生肠绞窄。除肠梗阻症状外,还有腹外疝的表现。对肠梗阻病人体检时不能遗漏腹股沟区。

三、肠套叠

肠的一段套入其相连的肠管腔内称为肠套叠(intussusception),以小儿最多见,其中以 2 岁以下者居多。

【病因与类型】 原发性肠套叠绝大部分发生于婴幼儿,主要由于肠蠕动正常节律紊乱,肠壁环状肌持续性痉挛引起,而肠蠕动节律的失调可能由于食物性质的改变所致。继发性肠套叠多见于成年人,肠腔内或肠壁部器质性病变使肠蠕动节律失调,近段肠管的强力蠕动将病变连同肠管同时送入远段肠管中。

根据套入肠与被套肠部位,肠套叠分为小肠-小肠型,小肠-结肠型,结肠-结肠型,在小儿多为回结肠套叠。套叠的结构可分为三层,外层为鞘部,中层为回返层,内层为进入层,后两者合称套入部。套入部的肠系膜也随肠管进入,结果不仅发生肠腔梗阻,由于肠系膜血管受压,肠管可以发生绞窄而坏死。

【临床表现】 肠套叠的三大典型症状是腹痛、血便和腹部肿块。表现为突然剧烈腹痛,呈阵发性发作,病儿阵发哭闹不安,有安静如常的间歇期。伴有呕吐和果酱样血便。腹部触诊常可在腹部触及腊肠形、表面光滑、稍可活动、具有压痛的肿块。常位于脐右上方,而右下腹触诊有空虚感。随着病程的进展逐步出现腹胀等肠梗阻症状。钡剂胃肠道造影对诊断肠套叠有较高的准确率,灌肠检查可见钡剂在结肠受阻,阻端钡影呈"杯口"状或"弹簧状"阴影;小肠套叠钡餐可显示肠腔呈线状狭窄,而远端肠腔扩张。

除急性肠套叠外,尚有慢性复发性肠套叠,多见于成人,其发生原因常与肠息肉、肿瘤、憩室等病变有关。多呈不完全梗阻,故症状较轻,可表现为腹痛阵发性发作,但便血不多见。由于套叠常可自行复位,所以发作过后检查可为阴性。

【治疗】 应用空气、氧气或钡剂灌肠,不仅是诊断方法,也是一种有效的治疗方法,适用于回盲型或结肠型的早期。一般空气压力先用60mmHg,经肛管注入结肠内;在X线透视下明确诊断后,继续注气加压至80mmHg左右,直至套叠复位。如果套叠不能复位,或病期已超过48小时,或怀疑有肠坏死,或灌肠复位后出现腹膜刺激征及全身情况恶化,都应手术治疗。术前应纠正脱水或休克。术中若无肠坏死,可轻柔地挤压复位;如果肠壁损伤严重或已有肠坏死者,可行肠切除吻合术;如果病儿全身情况严重,可将坏死肠管切除后两断端外置造口,以后再行二期肠吻合术。成人肠套叠多有引起套叠的病理因素,一般主张手术治疗。

四、肠系膜血管缺血性疾病

本病是一种绞窄性动力性肠梗阻,以老年人居多。由于肠管可能在短时间内广泛坏死,术前诊断困难,术中需切除大量肠管,术后遗留营养障碍,故病情较一般绞窄性机械性肠梗阻更为严重。

【病因与病理】 发生于肠系膜动脉,特别是肠系膜上动脉者多于肠系膜静脉。可由下列原因引起:①肠系膜上动脉栓塞,栓子多来自心脏,如心肌梗死后的壁栓,心瓣膜病、心房纤颤、心内膜炎等,也可来自主动脉壁上的粥样斑块;②肠系膜上动脉血栓形成,大多在动脉硬化性阻塞或狭窄的基础上发生;③肠系膜上静脉血栓形成,可继发于腹腔感染、肝硬化门静脉高压致血流淤滞、真性红细胞增多症、高凝状态及外伤或手术造成血管损伤等。

栓子通常堵塞在肠系膜上动脉自然狭窄部,如结肠中动脉分支处或更远的部位;而血栓形成多发生在有粥样硬化的肠系膜上动脉主干近端约1cm长的范围内。不论是栓塞或血栓形成,堵塞血管的远端分支即发生痉挛。肠黏膜不耐受缺血,急性肠系膜动脉闭塞10分钟后,肠黏膜的超微结构即有明显改变,缺血1小时后,组织学上的改变即很清楚。黏膜坏死脱落,肠壁血液淤滞,出现发绀、水肿,大量富含蛋白质的液体渗至肠腔和腹腔。缺血后短时间内动脉血流恢复,小肠仍可具有活力,但将有明显的再灌注损伤。缺血持续长时间后,肠管平滑肌与浆膜将坏死,并出现腹膜炎。病人很快因中毒、大量体液丢失及代谢性酸中毒而发生休克。

【临床表现和诊断】 病人以往多有冠心病史或有心房纤颤,多数有动脉硬化表现。临床表现因血管阻塞的部位、性质和发生的缓急而各有不同。血管阻塞发生过程越急,范围越广,表现越严重。动脉阻塞的症状又较静脉阻塞急,且严重。

剧烈的腹部绞痛是最开始的症状,难以用一般药物所缓解,可以是全腹性或局限性。早期由于肠痉挛所致,此后因肠坏死,疼痛转为持续性。伴有频繁呕吐,呕吐物多为血性。部分病人有腹泻,并排出暗红色血便。病人的早期症状明显且严重,但腹部体征与其不相称,是急性肠缺血的特征。开始时腹软不胀,有轻压痛;此后腹部逐渐膨胀,压痛明显,肠鸣音消失,出现腹膜刺激征,表明已发生肠坏死。病人很快出现休克征象。

化验室检查,白细胞计数在 $20×10^9/L$ 以上,并有血液浓缩和代谢性酸中毒表现。腹腔穿刺可抽出血性液体。腹部X线平片在早期仅显示肠腔轻度或中度胀气,当有肠坏死时,腹腔内有大量积液,平片显示密度增高。腹部选择性动脉造影对本病有较高的诊断价值,不仅能帮助诊断,还可鉴别是动脉栓塞、血栓形成或血管痉挛。

【治疗】 应及早诊断,及早治疗,包括支持疗法和手术治疗。血管造影明确病变的性质和部位后,动脉导管可保留在原位以给予血管扩张剂,并维持至手术后或栓塞病变治疗后,可有利于提高缺血肠管的成活率。肠系膜上动脉栓塞可行栓子取除术,血栓形成则可行血栓内膜切除或肠系膜上动脉-腹主动"架桥"手术。如果有肠坏死则应行肠切除术,根据肠管切除的范围及切除缘的血运情况,施行一期肠吻合或肠断端外置造口。

急性肠系膜血管缺血性疾病,临床常因认识不足而误诊,一旦发生广泛肠缺血坏死,预后凶险,死亡率很高。短肠综合征、再栓塞、肠外瘘、胃肠道出血、局限性肠纤维化狭窄等是术后可能发生的并发症。

第四节 短肠综合征

短肠综合征(short bowel syndrome)是指大段小肠切除后,残存的功能性肠管不能维持病人营养需要的吸收不良综合征。本病常发生于广泛的肠切除后,常见病因有肠扭转、腹内外疝绞窄、肠系膜血管栓塞或血栓形成等。此外,较长肠段的功能损害如放射性肠炎,或不适当的外科手术如空肠结肠吻合或胃回肠吻合,也可产生类似的临床综合征。

【病理生理】 正常小肠黏膜的吸收面积大大超过维持正常营养所必需的面积,有很大的功能储备,因而病人能够耐受部分小肠切除,而不出现症状。但如切除小肠达50%或以上,可引起显著的吸收不良;若残存小肠少于75cm(有完整结肠),或丧失回盲瓣、残存小肠少于100cm 者,可产生严重症状。但短肠综合征的发生除了取决于小肠切除的长度外,还取决于保存具有重要生理功能的小肠面积。十二指肠、近端空肠和远端回肠是小肠消化吸收的主要场所,所以只要保留这些部位,即使切除中段小肠长度达50%,病人仍可良好生存。回盲瓣和结肠在减慢肠内容运行方面起着重要作用,而且右侧结肠有重吸收水与电解质的功能,因此,这段肠道的切除可加重水、电解质的失衡。所谓超短肠综合征是指除了小肠近端还保留20~50cm肠管外,其余小肠全部被切除,多见于肠系膜血管循环障碍性病变(如栓塞、血栓形成、肠扭转)。超短肠综合征病人靠经口进食难以存活。

大量小肠切除后,残留小肠将逐步发生适应性代偿改变,表现为肠黏膜高度增生,绒毛肥大变长,皱襞增多,肠腺凹加深,肠管增粗、伸长、肠壁肥厚等。这些代偿改变增加了小肠的吸收面积和吸收功能。但这种形态与功能的代偿需要食物与肠黏膜的接触和刺激。

【临床表现】 短肠综合征的最初症状是腹泻,其严重度与残留肠管的长度密切相关,严重者每日量可高达5~10L,导致进行性脱水、血容量降低、水、电解质紊乱和酸碱失衡,如不及时纠正,可危及生命。此后腹泻渐趋减少,根据残留肠管的长度与代偿情况,病人的营养状况可得到维持或逐渐出现营养不良的症状,如体重下降、肌萎缩、贫血、低蛋白血症、各种维生素与电解质缺乏等。钙、镁不足可引起肌兴奋性增强和手足搐搦,长期缺乏可引起骨质疏松和软骨病、骨骼疼痛。肠抑胃多肽的减少导致病人胃酸分泌亢进,不仅加重腹泻,并可发生消化道溃疡。胆盐吸收障碍影响肠肝循环,胆汁中胆盐浓度不足而易致胆石症。由于钙与脂肪相结合排出,草酸盐不能与钙结合而被吸收从尿中排出,可以反复出现泌尿系草酸盐结石,影响肾功能。

【治疗】 治疗目的是补充营养和纠正水、电解质紊乱和酸碱失衡及防止营养支持的并发症。供给肠内营养以获得残留小肠的最佳代偿,肠外营养主要是补充肠内营养的不足。一般分为三个阶段:

1. 第一阶段 病人有大量腹泻,稀便中含钾量达20mmol/L,易发生电解质紊乱。应在严密监护下静脉补充液体与电解质。病人生命体征稳定后尽早开始全胃肠外营养(TPN)支持,同时给予抑制肠蠕动药物,减少腹泻次数。针对高胃酸分泌可给予H_2受体拮抗剂。腹泻量降至2L/d以下时,可给予少量等渗肠内营养。给予的量和配方需适合肠管代偿。这一阶段需要2个月的时间。

2. 第二阶段 随着腹泻次数和量的减少,逐渐增加经口的摄食量,但应谨慎缓慢进行。营养与液体量不足的部分仍需从肠外加以补充,逐渐将所需热量、蛋白质、必需脂肪酸、维生素、电解质、微量元素与液体量由肠外供给改为肠内供给。口服饮食必须根据残留小肠与结肠的长度、部位与功能情况加以调整,使之个体化。脂肪宜以中链甘油三酯为主,必需脂肪酸可由肠外补充;饮食宜以碳水化合物为主,约占60%,蛋白质与脂肪各占20%。这一阶段从术后2个月至代偿完全一般需经过1~2年。

3. 第三阶段 腹泻基本控制,代谢和营养状况趋于稳定。大多数短肠综合征病人2年后能得以代偿。幼儿、青少年病人的代偿能力较年龄大者为好。超过2年以上者,残存肠管的功能改善不会超过第二期的5%~10%。此期内病人若仍不能达到维持正常代谢的要求,则将考虑长期、甚至终身应用肠外营养支持或特殊的肠内营养。

治疗短肠综合征的外科手术方法可分为两大类:①减缓肠道运行的技术,包括施行肠腔外缩窄、去神经肠段、肠套叠及黏膜下隧道等方法建立小肠瓣和括约肌,逆蠕动肠段,结肠间置和重复循环肠袢;②增加肠表面积,包括肠变细增长技术、肠黏膜种植、小肠移植等。但这些方法均不够安全和有效,尚不能被常规使用,仅对某些可能获得特殊效果的病人可考虑选用。在肠切除的同时不应施行这类手术,因为残存肠的适应性变化常常能充分代偿肠吸收而可免除其他疗法,而肠切除时作这些手术可抑制肠适应性变化。

第五节 小肠肿瘤

小肠占有胃肠道总长的 70%~80%，但小肠肿瘤的发生率仅占胃肠道肿瘤的 5%。小肠肿瘤发生率低可能与小肠内容物通过快，小肠黏膜细胞更新快，小肠内容物为碱性液状，肠壁内含有较高的 IgA，小肠内细菌含量低等因素有关。小肠肿瘤可来自小肠的各类组织，如上皮、结缔组织、血管组织、淋巴组织、平滑肌、神经组织、脂肪等，因此小肠肿瘤可以是各种类型。良性肿瘤较常见的有腺瘤、平滑肌瘤、纤维瘤、血管瘤等。恶性肿瘤以淋巴肉瘤、腺癌、平滑肌肉瘤、类癌等比较多见。此外，小肠还有转移性肿瘤，可由胰、结肠和胃癌直接蔓延，也可从远处经淋巴管或血行播散而来，如卵巢癌、黑色素瘤等。

小肠肿瘤在肠壁的部位可分为腔内、壁间或腔外三型。以突入肠腔内的腔内型较为多见，呈息肉样，也可沿肠壁浸润生长，引起肠腔狭窄。较大的肿瘤组织内可因血液循环障碍出现坏死，并引起溃疡及肠道出血或穿孔。

【临床表现】 通常不典型，可表现下列一种或几种症状。

1. 腹痛 最常见。因肿瘤的牵拉，肠管蠕动功能紊乱等所引起，多为隐痛或胀痛，当并发肠梗阻时，疼痛剧烈。常伴有腹泻、食欲不振等症状。

2. 肠道出血 往往是病人就诊的主要症状。可为间歇发生的柏油样便或血便，少有大量出血者。有些病人因长期反复小量出血未被察觉，而表现为慢性贫血。

3. 肠梗阻 引起急性肠梗阻最常见的原因是继发性肠套叠。此外，肿瘤引起的肠腔狭窄和压迫邻近器官也是发生肠梗阻的原因。少数情况下还可诱发肠扭转。

4. 腹内肿块 多见于向肠腔外生长的肿瘤。通常肿块活动度较大，位置多不固定。

5. 肠穿孔 多见于小肠恶性肿瘤。急性穿孔引起腹膜炎，慢性穿孔则形成肠瘘。

【诊断】 小肠肿瘤的诊断主要依靠临床表现和 X 线检查。口服大量钡剂往往使小肠影像重叠，检出率不高；分次口服少量钡剂，并逐段仔细观察，可提高检出率。钡灌肠时，如钡剂能进入末段回肠，有时可显示末段回肠肿瘤，但发现率很低。十二指肠镜对诊断十二指肠局部肿瘤的正确率甚高。小肠镜可检出部分上段空肠的病变，但对整个小肠的检查尚受限。选择性肠系膜血管造影对血管丰富或有出血的病变，或是在肠壁上占有较大部位的病变可以显示出来。CT、MRI 对小肠肿瘤的诊断帮助不大。

【治疗】 小的或带蒂的良性肿瘤可连同周围肠壁组织一起作局部切除。较大的或局部多发的肿瘤作部分肠切除。恶性肿瘤需连同肠系膜及区域淋巴结作根治性切除，术后根据病理情况，选用化疗或放疗。如肿瘤已与周围组织浸润固定，无法切除，且有梗阻者，应作短路手术，以缓解梗阻。

（倪启超）

第九章 乳腺疾病

第一节 解剖生理概要

成年女性乳房系为一对称性的半球形性征器官,位于胸廓前第二至第六肋间水平的浅筋膜浅层与深层之间。乳腺是汗腺组织的一种类型,内达胸骨旁,外至腋前线,外上方呈角状伸向腋窝的腺体组织称为 Spence 腋尾区;在外科作乳癌根治切除时有重要意义,手术时的解剖境界必须包括上述范围。乳房中央前方突起为乳头,其周围色素沉着区为乳晕。

每个乳腺含有 15~20 个呈轮辐状排列的腺叶、腺小叶,后者又由诸多腺泡组成;腺叶之间,腺叶与腺泡之间均有结缔组织间隔。腺叶间上连皮肤与浅筋膜浅层,下连浅筋膜深层的纤维束称为 Cooper 韧带,亦称为乳腺悬韧带,使乳腺保持一定的活动度,各腺小叶内与腺泡相通的乳管,向乳头方向汇集形成腺叶乳管,逐渐增大形成壶腹,再分成 6~8 个开口于乳头表面;大乳管形成壶腹的膨大处,是导管内乳头状癌的好发部位。乳管内衬有上皮细胞,其基底层(生发层)明显增生时,可形成不同的病变,如囊性增生病和导管癌等。(图 1-9-1)

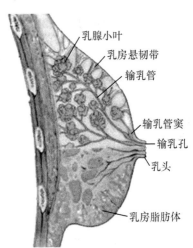

图 1-9-1 正常乳腺的矢状切面图示乳腺

乳房的淋巴网甚为丰富,其淋巴液的主要引流途径为:①乳房大部分淋巴液经胸大肌外侧缘淋巴管引流至腋窝淋巴结,再引流入锁骨下淋巴结;②乳房上部淋巴液直接穿过胸大肌的淋巴管流入锁骨下淋巴结,继而汇入锁骨上淋巴结;③一部分乳房内侧淋巴液,经肋间淋巴管流向胸骨旁淋巴结(主要在第二、三肋间,沿胸廓动、静脉分布),继而引流至锁骨上淋巴结;④经两侧乳房间皮下的一些交通淋巴管,一侧乳房淋巴液可流向对侧;⑤乳房深部淋巴网可与腹直肌鞘和肝镰状韧带的淋巴管相通,从而可使乳房深部的淋巴液引流向肝脏。

乳房的静脉与淋巴管伴行,在乳腺癌的血行转移中有重要意义。乳房的静脉分深、浅两组。浅组静脉分横行和纵行两类。横行静脉向胸骨旁穿过胸肌,汇入内乳静脉;纵行静脉向锁骨上窝走行,注入颈下部浅静脉,尔后汇入颈前静脉。深组静脉分为三条径路:①经内乳静脉的穿支注入同侧无名静脉,是乳癌经血行肺转移的一条重要途径;②直接注入肋间静脉,再经肋间静脉与椎静脉的交通支,引入奇静脉、上腔静脉,此为乳癌经血行转移至脊柱、骨盆、颅骨等的途径;③直接汇入腋静脉,尔后进入锁骨下静脉及无名静脉,此为乳癌血行肺转移的又一途径。

乳腺的生理活动是受垂体前叶激素、肾上腺皮质激素和性激素的影响和制约的。垂体前叶产生的乳腺促激素,直接影响乳房;同时又通过卵巢和肾上腺皮质间接地影响乳房。在卵巢卵泡刺激素和促肾上腺皮质激素的作用下,卵巢和肾上腺皮质均分泌雌激素,促使乳房的发育和生长。在妊娠和哺乳期,由于胎盘分泌大量的雌激素和脑垂体分泌生乳素的影响,乳腺明显增生,腺管延长,腺泡分泌乳汁。哺乳期后,乳腺复退化而处于相对静止状态。平时,在月经周期的不同阶段,乳腺的生理状态也在各种激素的影响下,呈现周期性变化。

第二节 乳房检查

一、一般检查

乳腺的一般检查分为病史采集和临床检诊两部分;后者包括视诊和扪诊。临检时应在光线明亮处,嘱病人坐位端正,解开上衣,双臂下垂,使双侧乳房充分显露,以便对比观察。

(一) 病史采集

由于科普卫生知识的普及宣传,患者自己发现乳腺异常情况就医者明显增多,检查患者乳腺之前采集病史十分必要。

患者的年龄、经产情况、哺育史、绝经史和家族史等皆很重要。另据近年国内外的研究报道,乳腺癌的发病率在世界范围内逐年明显上升与脂肪摄入量增加有直接关系,故饮食习惯与成分在病史采集中亦日益重要。由于很多乳腺的病变在月经周期中表现出明显的变化,因此了解月经初潮年龄和目前月经情况是很重要的。

采集病史中,应特别注意询问乳腺有无肿物或肿块以及是否疼痛、病程长短、乳腺的肿胀和沉重感、外伤史、月经期间大小的改变情况,以及既往有无相似情况等。当乳腺有肿物时,应询问其生长速度、腋窝有无肿块,皮肤表面曾否有过炎症或颜色改变。还应问及乳头有无溢液、溢液的性质、次数多少及病程长短。患者用药史中,特别应注意激素的使用情况;涉及避孕药的服用,应详细了解用药时间的长短、药品名称、剂量和使用方法,以及末次检查乳腺的日期。

(二) 临床检查

1. 视诊 细致的视诊可获得很有诊断意义的体征。

(1) 外形观察:双侧乳房的大小、位置和外形一般应是对称的,否则,则提示可能有病变存在。乳房内有较大肿块时,其外形可显示局限性隆起;肿瘤在乳腺深层侵犯 Cooper 韧带,使之收缩而产生该相应部位的皮肤凹陷、皱褶或皮肤收缩现象。观察皮肤凹陷时让病人取坐位,双臂交叉于颈后或前俯上半身,或用手抬高整个乳房时更为明显。观察皮肤凹陷尤为重要,因此种体征在良性病变中,除脂肪坏死外是很少见的。有时还可以发现在临床上扪不到肿块的微小乳癌。单侧乳房浅表静脉扩张,常是晚期乳癌或乳腺肉瘤的征象。妊娠、哺乳或颈根部静脉受压(例如患有胸骨后甲状腺肿时)也可引起乳房浅表静脉扩张,但后者常是双侧性的。

(2) 乳头:正常乳房的乳头双侧对称,其方向指向前方并略向外下。若其附近有癌肿或慢性炎症,乳头可向病灶处偏斜,例如乳头上方有癌肿,则被上牵而显示双侧乳头高低不一,若癌肿位于乳头深部,则乳头被牵而内陷。乳头内陷亦可因发育不良而发生的先天性缺陷,但短期内乳头内陷则需高度警惕。初产妇哺乳期间可因婴儿的吸吮或咬破而出现乳头糜烂和破裂,但非哺乳期妇女乳头糜烂脱屑,乳晕周围湿疹,则可能是湿疹样癌,即 Paget 病的表现。

（3）乳房皮肤：皮肤有否红、肿、热、痛,乳房皮肤红肿,应首先考虑乳房的化脓性炎症,但范围广泛的皮肤发红。充血水肿应警惕是否特殊型乳癌,即炎性乳癌的可能。癌细胞侵入乳房浅表淋巴管引起癌性栓塞,可导致淋巴水肿而使乳房皮肤呈现"橘皮样"改变。

2. 触诊 触诊的要点是了解乳房有无肿块及肿块的性质;区域淋巴结有无肿大。触诊时医生坐在患者侧方,或嘱患者平卧,肩下垫一小枕。扪查乳房内侧半时嘱患者举臂,扪查外侧半时嘱患者上臂下垂身旁。正确的触诊手法是以手掌在乳房上依内上、外上(包括尾部)、外下、内下、中央(乳头、乳晕)循序轻轻扪按乳房。忌用手指抓捏乳房,以免误把正常腺体组织认为乳房肿块。（图 1-9-2,图 1-9-3）小的中央区肿块不易扪到,可用左手将乳房托起,用右手扪查,就比较容易发现。乳房下部肿块常因乳房下垂而被掩盖;可托起乳房或让病人平卧举臂,然后进行扪查。乳房深部肿块若扪摸不清,可嘱病人前俯上身再扪查之。乳房触诊后,必须扪查区域淋巴结。

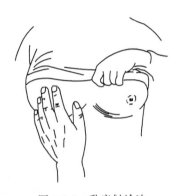

图 1-9-2　乳房触诊法

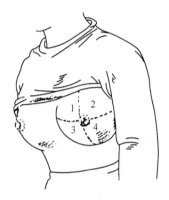

图 1-9-3　乳房触诊顺序

（1）乳房肿块：前胸部的肿块是否来源于乳房,应首先注意鉴别。来自前胸壁的肿块(如肋软骨炎、肋骨肿瘤、胸壁结核等)在推移乳房时,肿块不会因乳房位置的变动而移动。当扪到明确的乳房肿块时,应注意其大小、位置、数目、质地、有否压痛、外形是否整齐、边缘是否清楚、表面是否光滑、与周围组织如皮肤、胸大肌、前锯肌等是否粘连等情况。轻柔捻起肿块表面皮肤,可以获知肿块是否与皮肤有无粘连；如果有粘连而无炎症表现,则尤应警惕乳癌的可能。扪查肿块是否与深部组织粘连时,先分别在水平方向和垂直方向测试肿块的活动度,然后采用胸大肌收缩试验：嘱患者以患侧上肢用力叉腰,借以紧张胸大肌,再作同样测试。比较两次测试时肿块在胸大肌表面的活动度,可以获悉肿块是否与胸大肌筋膜、胸肌粘连。扪查乳房外下象限肿块时,因其可能已超过胸大肌下缘,可采用前锯肌收缩试验：嘱患者将患侧上肢用力按压检查者肩部,借以紧张前锯肌,比较方法同前。

（2）腋窝淋巴结：除了急、慢性炎症外,一般乳腺良性病变不会引起腋窝淋巴结肿大。检查腋窝淋巴结群时,医生面对病人,以右手扪查患者左腋,以左手扪查患者右腋。先嘱患者举起检查侧上肢,检查者手伸入腋窝至最高位,即腋淋巴尖群,手指掌侧面对着患者胸壁,再让病人放下上肢,搁置在检查者的前臂上,依次扪查腋顶、腋前壁、腋后壁、背阔肌前内侧。锁骨下及锁骨上有无肿大的淋巴结。查毕患侧,还应查对侧。扪到肿大的淋巴结

时,要注意其位置、数目、大小、质地、触痛和移动度。(图1-9-4,图1-9-5)

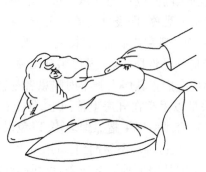

图 1-9-4　乳腺触诊
病人仰卧,上臂外展

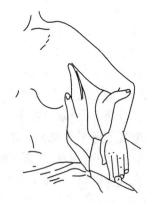

图 1-9-5　腋窝区肿大淋巴结的触诊

二、特　殊　检　查

乳腺疾病的特殊检查主要为物理影像学检查和细胞病理学检查两大类。前者主要用以逐步的筛选性检查,后者用作最后确诊性检查。

(一)物理影像学检查

此法近年进展较快,目前采用最多,且有些效果较好。

1. X线检查　常用的方法有钼靶X线摄影、干板摄影、计算机体层扫描(CT)等。

(1)钼靶X线摄影和干(硒)板静电摄影:钼靶X线的穿透性较弱,故便于区别乳房内各种密度的组织,可发现较小的肿块并较为清晰地观察其形态和结构。乳房内良性肿块,块影密度均匀,周围常有一透亮度较高的脂肪圈;如见钙化影,常较粗大且分散,周围组织有受推移现象;恶性病变的块影多不规则或呈分叶状,中心区密度较高,有些肿块的边缘呈毛刺状;如有钙化影,多细小而密度较高并可见于肿瘤范围以外的组织中;肿块周围组织可因肿瘤侵润而扭曲变形,邻近皮肤可有增厚凹陷等。干板静电摄影所见征象与钼靶X线表现基本相同,但其具有特殊的"边缘增强效应"而使图像更清晰;缺点是肿块的细致结构有失真现象。上述两种摄影法目前广泛应用于乳癌的普查。

(2)计算机体层扫描(CT):CT扫描的空间分辨率和密度分辨率都较高,有利于发现小癌灶;因其属于断层检查,可排除相邻结构对病灶的干扰,特别是对致密型乳腺或明显腺体增生者,更宜作CT检查。此外,CT尚可清晰显示乳腺癌患者有无腋下淋巴结肿大,还可判断有无内乳淋巴结转移;在影像上,其与钼靶X线片上所见相同,因之邻近结构的重叠,各种影像更为清晰、明了。缺点是设备及操作复杂,费用昂贵等。

(3)乳腺导管造影:对乳头溢液或X线平片显示可疑肿块且伴导管相应明显增粗的患者,选用刺激性较小的含碘造影剂(如泛影葡胺)行乳腺导管X线造影,对诊断导管内病变或乳腺内肿块性质有一定价值。

2. 超声检查　应用B超检查乳房病变的最大优点是可以快速、准确地判别乳腺肿块的性质为实性抑或囊性。对乳腺囊肿、脓肿及囊性增生症的诊断优于其他检查。缺点是操作亦相对较繁杂,对较小的实性包块的良、恶性判别为较难掌握。

(二)细胞病理学检查

1. 乳头溢液检查 依乳管排列方向顺序反复轻压乳晕区,了解有无乳头溢液以及溢液来自哪一乳管。乳头溢液大多为病理性的。观察溢液的性质有助于推断病灶的性质。鲜红色血性溢液多见于导管内乳头状瘤,少数见于乳管内癌;棕褐色溢液提示血液曾经被阻于乳管内未及时排出,多见于有乳管阻塞的导管内乳头状瘤或因上皮增生而有乳头状体形成的乳房囊性增生病。黄色或草绿色溢液常是乳房囊性增生的表现,偶尔也见于乳癌。乳白色溢液可见于正常月经期、早期妊娠或囊性增生病。据统计,在各种溢液中,血性溢液约占总数50%~70%;有溢液者,9%~14%的病人患有乳癌。溢液涂片寻找癌细胞有助于确定溢液的发生原因,但阴性者不能完全排除乳癌的可能。

2. 针吸细胞学和活组织切片检查 针吸细胞是以细针头(7~8号针头)空针,经消毒后的乳腺肿块表面皮肤直接穿刺入肿块内,回拉针栓,造成负压,向不同方向旋转数次,保持负压情况下迅速出针;将抽出物立即涂片染色,显微镜下观察寻找瘤细胞。此法简便易行,损伤和痛苦相对较小,但有10%~20%的假阴性率,有1%~3%的假阳性率。活组织切片检查是将乳腺肿块切取部分或整块切除后制备病理切片镜检,诊断准确率最高;但对乳腺恶性肿瘤患者,易造成癌细胞因挤压或残留而转移。目前比较稳妥的办法,是将经过前述的各种检查筛选后高度怀疑为恶性肿瘤者,在手术中切取或切除肿块速送冰冻病理切片检查,一般在20~30分钟内可获得镜检结果,借此决定手术方式。

第三节 急性乳房炎

急性乳房炎是乳房的急性化脓性感染,绝大部分发生在产后哺乳的妇女,尤以初产妇多见,发病常在产后3~4周。

【病因】 急性乳房炎的发生原因,除产后全身抵抗力下降外,尚有以下两大诱因。

1. 乳汁淤积 此为发病的重要原因,淤积的乳汁为细菌的生长繁殖提供了有利条件。乳汁淤积的原因有:乳头发育不良(过小或内陷)妨碍哺乳;乳汁过多或婴儿吸乳少,致乳汁不能完全排空;乳管不通,影响排乳。

2. 细菌侵入 乳头破裂,乳晕周围皮肤糜烂,致使细胞沿淋巴管侵入,这是感染的主要途径。婴儿口腔感染,吸乳或含乳头睡眠,致使细菌直接进入乳管也是感染的途径之一,致病菌以金黄色葡萄球菌为主。

【临床表现】 初期患者乳房肿胀疼痛;患处出现压痛性硬块,表面皮肤红热;同时可出现发热等全身症状。炎症继续发展,则上述症状加重,此时,疼痛呈搏动性,患者可有寒战、高热、脉搏加快等。患侧腋窝淋巴结常肿大,并有压痛。白细胞计数明显增高及核左移。炎症肿块常在数日内软化形成脓肿,表浅的脓肿可触及波动,深部的脓肿需穿刺才能确定。乳房脓肿可以是单房性的,也可因未及时引流而扩展为多房性的;或自外穿破皮肤,或脓肿破溃入乳管形成乳头溢脓;同一乳房也可同时存在数个病灶而形成多个脓肿。深部脓肿除缓慢向外破溃外,也可向深部穿至乳房与胸肌间的疏松组织中,形成乳房后脓肿。严重急性乳房炎可导致乳房组织大块坏死,甚至并发败血症。

【治疗】 急性乳房炎在未形成脓肿期的治疗包括:

(1) 患侧乳房暂停哺乳,以免影响婴儿健康;同时采取措施促使乳汁通畅排出(如用吸乳器吸出乳汁等),去除乳汁淤积因素。

(2) 局部理疗、热敷,有利于炎症早期消散;水肿明显者可用25%的硫酸镁溶液湿热敷。

(3) 局部封闭:可采用含有100万单位青霉素的生理盐水20毫升在炎性肿块周围封闭,必要时可每4~6小时重复注射一次,亦可采用0.5%的普鲁卡因溶液60~80毫升在乳房周围和乳房后作封闭;可促使早期炎症消散。

(4) 全身抗感染:应用磺胺类药物或抗生素。

(5) 中医药治疗:以舒肝清热、化滞通乳为主。可用蒲公英、野菊花等清热解毒类药物。

急性乳房炎脓肿形成期,治疗要则是及时切开引流,排出积脓。切开引流应注意如下要点:①为避免手术损伤乳管而形成乳瘘,切口应按轮辐方向做放射状切开,至乳晕处为止;深部脓肿或乳房后脓肿,可沿乳房下缘作弧形切口,经乳房后间隙引流之;既可避免乳管损伤,亦有利于引流排脓。乳晕下脓肿,应作沿乳晕边缘的弧形切口。②若炎症明显而未触及波动,应在压痛最明显处试行进行穿刺,及早发现深部脓肿。③脓肿切开后,应以手指深入脓腔,轻轻分离其间的纤维间隔以利引流彻底。④为使引流通畅,可在探查脓腔时,找到脓腔的最低部位,别加切口作对口引流。(图1-9-6~图1-9-8)。

由于乳汁是细菌的良好培养基,有人主张,急性乳房炎妇女,若情况允许,应停止哺乳,以免感染扩散。但这样可能会导致乳汁淤积并影响婴儿正常营养,故不宜作为常规治疗措施;只是在感染严重或脓肿引流后并发乳瘘时才予考虑。用于终止乳汁分泌的方法有:①炒麦芽,60g,用水煎后分两次服,每日1剂,连服2~3日;②口服乙烯雌酚,1~2mg,每日3次,共2~3日;或口服嗅隐亭1.25mg,每日两次,服用7~14天;③肌内注射苯甲酸雌二醇,每次2mg,每日1次,至乳汁停止分泌为止。

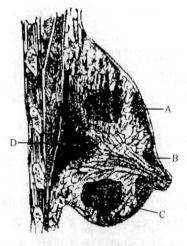

图1-9-6 乳房脓肿的不同部位
A. 表浅脓肿;B. 乳晕下脓肿;
C. 深部脓肿;D. 乳房后脓肿

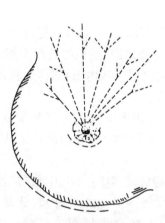

图1-9-7 乳房脓肿的切口

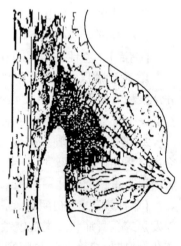

图1-9-8 乳房深部脓肿的引流

【预防】 关键在于防治乳汁淤积,同时避免乳头损伤,并保持局部清洁。妊娠后期(尤其是初产妇)应经常用温肥皂水洗净两侧乳头;如乳头内陷,一般可借经常挤捏、提拉矫正之(个别需手术矫正)。要养成定时哺乳,婴儿不含乳头而睡等良好的哺乳习惯。每次哺乳应将乳汁吸空,如有淤积,可借吸乳器或按摩帮助排空乳汁。哺乳后应清洗乳头。发现乳头有破损或破裂,要及时治疗。注意婴儿的口腔卫生并及时治疗其口腔炎症。

第四节 乳腺囊性增生病

本病是妇女常见、多发病之一,多见于25~45岁女性,其本质上是一种生理增生与复旧不全造成的乳腺正常结构的紊乱。其病理形态多样,命名亦不统一。西方学者多称"纤维囊性乳腺病";在我国,囊性改变少见,多以腺体增生为主,故多称"乳腺增生症"。世界卫生组织(WHO)统称"良性乳腺结构不良"。由于本病恶变的危险性较正常妇女增加2~4倍,临床症状和体征有时与乳癌相混,因此,正确的认识概念与处理措施十分重要。

【病因】 本病的病因和发病机理尚不十分明了。目前多认为与内分泌失调及精神因素有关。黄体素分泌减少,雌激素相对增多,是本病的重要原因。

【病理】 主要为乳腺间质的良性增生,增生可发生于腺管周围并伴有大小不等的囊肿形成;也可发生在腺管内而表现为上皮的乳头样增生,伴乳管囊性扩张。此外,尚有一种小叶实质增生的类型。

【临床表现】 突出的表现有乳房胀痛和乳内肿块。

1. 乳房胀痛 常见为单侧或双侧乳房胀痛或触痛。病程为2个月至数年不等,大多数患者具有周期性疼痛的特点,月经前期发生或加重,月经后减轻或消失。必须注意的是,乳痛的周期性虽是本病的典型表现,但缺乏此特征者并不能否定病变的存在。

2. 乳房肿块 常为多发性,单侧或双侧性,以外上象限多见;且大小、质地亦常随月经呈周期性变化,月经前期肿块增大,质地较硬,月经后肿块缩小,质韧而不硬。扪查时可触及肿块呈节结构,大小不一,与周围组织界限不清,多有触痛,与皮肤和深部组织无粘连,可被推动,腋窝淋巴结不肿大。

此外,尚有病程长、发展缓慢、有时可有乳头溢液等表现。乳房内大小不等的结节实质上是一些囊状扩张的大、小乳管,乳头溢液即来自这些囊肿,呈黄绿色、棕色或血性,偶为无色浆液性。

【诊断】 根据上述的临床表现及体征,诊断本病并不困难。但要注意的是,少数患者(约2%~3%)可发生恶变,因此,对可疑患者要注意随访观察,一般每三个月复查一次。对单侧性且病变范围局限者,尤应提高警惕。

【治疗】 由于对本病发生的机理和病因尚无确切了解,目前治疗上基本为对症治疗。部分病人发病后数月至1~2年后常可自行缓解,多不需治疗。症状较明显,病变范围较广泛的病人,可以胸罩托起乳房;口服中药小金丸6~9g,每日二次,或逍遥散3~9g,每日三次,均可缓解症状。近年来类似的药物产品较多,如乳块消、乳癖消、天冬素片、平消片、囊癖灵等,治疗效果不一。对患者的随访观察中,一旦发现有短期内迅速生长或质地变硬的肿块,应高度怀疑其癌变可能,必要时行活检或患乳单纯切除,术中冰冻切片查到癌细胞者,应按乳癌处理。此外,尚有激素疗法,有人采用雄激素治疗本病,借以抑制雌激素效应,软化结节,减轻症状；但这种治疗有可能加剧人体激素间失衡，不宜常规应用。仅在症状严重，影响正常工作和生活时，才考虑采用。用法：月经前一周内口服甲基睾酮，每次 5mg，每日三次；或肌注丙酸睾酮，每日 25mg 共 3~4 日。

第五节 乳房肿瘤

一、乳房纤维腺瘤

乳腺及其附属组织发生的多种类型良性肿瘤，依据肿瘤的组织来源、发生部位、细胞种类、形态及排列有许多种类和型别。有上皮源性良性肿瘤和良性间质上皮混合瘤。

乳房纤维腺瘤在乳房疾病中，发病率仅次于乳腺囊性增生病和乳癌，占第三位；在乳房良性肿瘤中，包括纤维瘤和纤维腺瘤约占 3/4；好发于 20~25 岁的青年女性。

【病因】 本病的发生与雌激素的过度刺激有关，故多见于 20~25 岁性功能旺盛期女性。妊娠和哺乳期或绝经前期，由于雌激素大量分泌，可使肿瘤迅速生长；动物实验亦证实，大量的雌激素可诱发肿瘤生成。

【临床表现】 乳房纤维腺瘤的好发部位，以外上象限为多，且多数（约75%）为单发，少数为多发性的。特征是无痛性孤立肿块，病史叙述中多在无意中偶然发现；肿块呈圆形或椭圆形，直径多在 1~5cm 之间，偶有巨型纤维腺瘤，直径可超过 10cm；月经周期对肿瘤大小无影响，亦无异常乳头溢液。生长速度比较缓慢。扪诊：肿块表面光滑、边界清楚、质地坚韧、与皮肤和周围组织无粘连，极易被推动，腋窝淋巴结不肿大。

【治疗】 乳房纤维腺瘤虽属良性，但亦有恶变可能，一经发现，应予手术切除。手术可在局麻下进行，于肿块表面皮肤做放射状切口；显露肿瘤后，将瘤体连同其包膜完整切除；并常规送病理检查，以排除恶性病变的可能。

二、乳管内乳头状瘤

本病多见于 40~50 岁女性，3/4 的病例发生在大乳管近乳头的膨大部分。瘤体甚小，带蒂并有许多绒毛，血管丰富且壁薄、质脆，极易出血。

临床特点是乳头血性溢液，通常为鲜红色，不易扪及肿块。病史述及多在偶然中发现内衣血迹而就医；如在乳晕区内扪到数毫米大小、质软、可被推动的肿块，轻按可从乳头排出血性溢液，则诊断多可确定。患乳一般无疼痛，偶可因肿瘤阻塞乳管而出现疼痛，一旦积血排出，疼痛可消失，这种情况可反复出现。

通常认为，乳管内乳头状瘤属良性，但 6%~8% 的病例可发生恶变，故应早期手术治疗。手术时，可先循乳头溢血口插入细探针，尔后沿探针切开乳管，寻找肿瘤，予以切除；或可经探针注入少许美兰注射液，然后依染色所示的乳管分布范围和方向，作腺体的楔形切除，切除病变乳管及其周围组织；年龄较大的患者，可考虑行患乳单纯切除。切除标本应送病理检查，如见有恶变应按乳癌处理。

三、乳 腺 癌

乳房的恶性肿瘤绝大多数系源于乳腺的上皮组织(乳癌),少数可源自乳房的各种非上皮组织(各种肉瘤),偶可见到混合性的癌肉瘤。乳腺癌的发病率及死亡在世界上有较为明显的地域性差异,以西方国家发病率为高(尤其在美国,已占妇女恶性肿瘤发病率的首位),而东南亚国家的发病率较低;在我国,据统计报道,发病率仅次于宫颈癌,人群发病为23/10万;占全身各种恶性肿瘤的7%~10%。

【病因】 同全身其他恶性肿瘤一样,乳癌的病因尚不能完全明了,已证实的某些发病因素亦仍存在着不少争议。多数学者认为,绝经前和绝经后雌激素是刺激发生乳腺癌的明显因素;临床资料统计,乳癌的发病年龄多在40~60岁,其中又以45~49岁(更年期)和60~64岁最多见。动物实验亦证实,过量雌激素注射给小鼠,可诱发乳癌;切除高癌族幼鼠卵巢可预防乳癌的发生,从而说明了雌激素在乳癌发病中的重要作用。对雌激素的进一步研究表明,雌酮和雌二醇具有致癌作用,且以前者作用最强,雌三醇无致癌性。有些学者认为,未婚、未育或未哺乳的妇女乳癌发病率较高,但另有统计结果则否定了上述观点,故有关这方面的问题尚存在很大争议。大量的文献资料说明有乳癌家族史的妇女其乳癌发病率高于无家族史者15倍之多,提示遗传因素在发病中的重要作用。据美国国家癌症研究院报道,进食高脂饮食和肥胖的妇女,乳癌患病率较高;妇女胸部多次接受X线透视或摄影照射易导致乳腺癌的发生。此外,某些乳房良性疾病,如乳房囊性增生病、纤维腺瘤、乳管内乳头状瘤等亦与乳癌的发生有一定关系。

【病理类型】 乳腺癌有多种分型方法,目前国内多采用以下病理分型。

(1) 非浸润性癌:包括导管内癌(癌细胞未突破导管壁基膜)、小叶原位癌(癌细胞未突破末梢乳管或腺泡基底膜)及乳头湿疹样乳腺癌(伴发浸润性癌者,不在此列)。此型属早期,预后较好。

(2) 早期浸润性癌:包括早期浸润性导管癌(癌细胞突破管壁基膜,开始向间质浸润)、早期浸润性小叶癌(癌细胞突破末梢乳管或腺泡基膜,开始向间质浸润,但仍局限于小叶内)。此型仍属早期,预后较好。

(3) 浸润性特殊癌:包括乳头状癌、髓样癌(伴大量淋巴细胞浸润)、小管癌(高分化腺癌)、腺样囊性癌、黏液腺癌、大汗腺样癌、鳞状细胞癌等。此型分化一般较高,预后尚好。

(4) 浸润性非特殊癌:包括浸润性小叶癌、浸润性导管癌、硬癌、髓样癌(无大量淋巴细胞浸润)、单纯癌、腺癌等。此型一般分化低,预后较上述类型差,且是乳腺癌中最常见的类型,占80%,但判断预后尚需结合疾病分期等因素。

(5) 其他罕见癌。

【转移途径】

(1) 局部扩展:癌细胞沿导管或筋膜间隙蔓延,继而侵及Cooper韧带和皮肤。

(2) 淋巴转移:主要途径有:①癌细胞经胸大肌外侧缘淋巴管侵入同侧腋窝淋巴结,然后侵入锁骨下淋巴结以至锁骨上淋巴结,进而可经胸导管(左)或右淋巴管侵入静脉血流而向远处转移。②癌细胞向内侧淋巴管,沿着乳内血管的肋间穿支引流到胸骨旁淋巴结,继而达到锁骨上淋巴结,并可通过同样途径侵入血流。

（3）血运转移：以往认为血运转移多发生在晚期，这一概念已被否定。研究发现有些早期乳腺癌已有血运转移，乳腺癌是一全身性疾病已得到共识。癌细胞可经淋巴途径进入静脉，也可直接侵入血循环而致远处转移。最常见的远处转移依次为肺、骨、肝。

【临床表现】 乳癌最早的表现是患乳出现单发的、无痛性并呈进行性生长的小肿块。肿块位于外上象限最多见（45%~50%），其次是乳头、乳晕区（15%~20%）和内上象限（12%~15%）。肿块质地较硬，表面不光滑，边界不清楚，活动度差。因多无自觉症状，肿块常是病人在无意中（如洗澡、更衣）发现的。少数病人可有不同程度的触痛或刺激和乳头溢液。肿块的生长速度较快，侵及周围组织可引起乳房外形的改变，出现一系列体征。如癌组织累及连接腺体与皮肤的Cooper韧带，使之收缩并失去弹性，可导致肿瘤表面皮肤凹陷；邻近乳头的癌肿因侵及乳管使之收缩，可将乳头牵向癌肿方向；乳头深部的肿瘤可因侵入乳管而使乳头内陷。癌肿较大者，可使整个乳房组织收缩，肿块明显凸出。癌肿继续增长，表面皮肤可因皮内和皮下淋巴管被癌细胞堵塞而引起局部淋巴水肿，由于皮肤在毛囊处与皮下组织连接紧密，淋巴水肿部位可见毛囊处出现很多点状凹陷，形成所谓"橘皮样"改变。这些都是乳腺癌的重要体征。

乳癌发展至晚期，表面皮肤受侵犯，可出现皮肤硬结，甚者皮肤破溃形成溃疡，此种恶性溃疡易出血，伴有恶臭，经久不愈，边缘外翻似菜花状。癌肿向深层侵犯，可侵入胸筋膜、胸肌，致使肿块固定于胸壁而不易推动。

乳癌的淋巴转移多表现为同侧腋窝淋巴结肿大，初为散在、无痛、质硬，数目较少，可被推动；以后肿大的淋巴结数目增多，互相粘连成团，与皮肤或腋窝深部组织粘连而固定。如腋窝主要淋巴管被癌细胞栓塞，可出现患侧上肢淋巴水肿。胸骨旁淋巴结位置较深，通常要在手术中探查时才能确定有无转移。晚期，锁骨上淋巴结亦肿大、变硬。少数病人可出现对侧腋窝淋巴结转移。

乳癌的远处转移，至肺时，可出现胸痛、气促、胸水等；椎骨转移时，出现患处剧痛甚至截瘫；肝转移时，可出现黄疸、肝大等。

需要注意的是，某些特殊形式的乳癌（如炎性乳癌和乳头湿疹样癌），其发展规律和临床表现与一般乳癌有所不同。

炎性乳癌并不多见，一般发生在青年妇女，尤其是在妊娠期或哺乳期。此型癌发展迅速，病程凶险，可在短期内迅速侵及整个乳房，患乳淋巴管内充满癌细胞栓子。临床特征是患乳明显增大，皮肤充血、发红、发热犹如急性炎症。触诊扪及整个乳房肿大发硬，无明显局限性肿块。癌细胞转移早且广，对侧乳房亦常被侵及。预后极差，病人常在发病后数月内死亡。

乳头湿疹样癌很少见。恶性程度低，发展缓慢。原发病灶在乳头区的大乳管内，逐步移行至乳头皮肤。初期症状是乳头刺痒、灼痛；呈变性湿疹样改变，乳头和乳晕皮肤发红、糜烂、潮湿，有时覆有黄褐色的鳞屑样痂皮；揭掉痂皮又出现糜烂面。病变皮肤发硬，边界尚清。随病变发展，可出现乳头凹陷、破损。淋巴结转移出现很晚。

【诊断与鉴别诊断】 乳癌在乳房肿块中所占比例很大，加之不少良性肿块也有恶变的可能，故对女性乳房肿块应倍加警惕，仔细检查，以防漏诊或误诊。在检诊病情的过程中，应注意把握：①有重要意义的病史述及；②肿块的性质及其与周围组织的关系；③有特定意义的局部或全身体征；④区域淋巴结的情况等。对于起源于良性病变的癌肿，临床表现和体征在早期易被掩盖或混淆,应特别注意鉴别(表 1-9-1)。对于性质待定而高度可疑癌肿的乳房肿块,活组织检查具有重要的鉴别诊断意义。

表 1-9-1　几种常见乳房肿块的鉴别

	纤维腺瘤	乳房囊性增生病	乳癌	肉瘤	结核
年龄	20~25	25~40	40~60	中年妇女	20~40
病程	缓慢	缓慢	快	快	缓慢
疼痛	无	周期性疼痛	无	无	较明显
肿块数目	常为单个	多数成串	常为单个	单个	不定
肿块边界	清楚	不清	不清	清楚	不清
移动度	不受限	不受限	受限	不受限	受限
转移性病灶	无	无	多见于局部淋巴结	转移	无
脓肿形成	无	无	无	无	可有冷脓肿

乳癌的临床分期,旨在表达乳癌发展的不同程度和阶段;以便有依据地选择治疗措施和概略地估计预后。分期方法很多,现多数采用国际抗癌协会建议的 T(原发癌瘤)、N(区域淋巴结)、M(远处转移)分期法。内容如下:

TNM 国际分期法:它是国际抗癌协会提出的,T(原发癌瘤)、N(局部淋巴结)、M(远处转移)三个字母的右下角可再附加 0、1、2、3、4 等数字以表示其变化的程度和某一癌瘤的目前临床情况。

T0:原发癌瘤未查出。
Tis:原位癌(包括小叶原位癌及导管内癌,未及肿块的湿疹样癌)
T1:癌瘤直径≤2cm,无乳头内陷,无皮肤粘连、无胸大肌和胸壁粘连。
T2:癌瘤直径≤5cm,可有轻度的皮肤粘连和乳头内陷,但无胸大肌和胸壁粘连。
T3:癌瘤直径>5cm,皮肤明显粘连。
T4:癌瘤大小不计,直接侵犯皮肤或胸壁(肋骨、肋间肌、前锯肌),炎性乳癌亦属于此。
N0:同侧腋窝未触及肿大淋巴结。
N1:同侧腋淋巴结有肿大,可以活动。
N2:同侧腋淋巴结肿大,互相融合,或与其他组织粘连。
N3:有同侧锁骨上或同侧胸骨旁淋巴结转移。
M0:无远处转移。
M1:有远处转移。
根据以上标准,乳癌在临床上可分成 5 个期。
0 期:Tis N0M0。
浸润癌又分为 4 个期:
Ⅰ期:T1N0M0
Ⅱ期:T0~1N0M0、T2N0~1M0、T3N0M0
Ⅲ期:T0~2N2M0、T3N1~2M0、T4 任何 NM0、任何 TN3M0
Ⅳ期:包括 M1 的任何 TN

【治疗】　预防乳腺癌病因尚不清楚,目前尚难以提出确切的病因学预防(一级预防)。

但重视乳腺癌的早期发现(二级预防),经普查检出病例,将提高乳腺癌的生存率。不过乳腺癌普查是一项复杂的工作,要有周密的设计、实施计划及随访,才能收到效果。目前一般认为乳房钼靶摄片是最有效的检出方法。

治疗手术治疗是乳腺癌的主要治疗方法之一,还有辅助化学药物、内分泌、放射治疗,以及生物治疗。

对病灶仍局限于局部及区域淋巴结的病人,手术治疗是首选。手术适应证为国际临床分期的。0、Ⅰ、Ⅱ及部分Ⅲ期的病人。已有远处转移、全身情况差、主要脏器有严重疾病、年老体弱不能耐受手术者属手术禁忌。

1. 手术治疗 自1894年Halsted提出乳腺癌根治术以来,一直是治疗乳腺癌的标准术式。该术式的根据是乳腺癌转移乃按照解剖学模式,即由原发灶转移至区域淋巴结,以后再发生血运转移。20世纪50年代进而有扩大根治术问世。但随着手术范围的扩大,发现术后生存率并无明显改善。这一事实促使不少学者采取缩小手术范围以治疗乳腺癌。近20余年来Fisher对乳腺癌的生物学行为做了大量研究,提出乳腺癌自发病开始即是一个全身性疾病。因而力主缩小手术范围,而加强术后综合辅助治疗。目前应用的五种手术方式均属治疗性手术,而不是姑息性手术。

(1) 乳腺癌根治术(radical mastectomy):手术应包括整个乳房、胸大肌、胸小肌、腋窝及锁骨下淋巴结的整块切除。

(2) 乳腺癌扩大根治术(extensive radical mastectomy):即在上述清除腋下、腋中、腋上三组淋巴结的基础上,同时切除胸廓内动、静脉及其周围的淋巴结(即胸骨旁淋巴结)。

(3) 乳腺癌改良根治术(modified radical mastectomy):有两种术式,一是保留胸大肌,切除胸小肌;一是保留胸大、小肌。前者淋巴结清除范围与根治术相仿,后者不能清除腋上组淋巴结。根据大量病例观察,认为Ⅰ、Ⅱ期乳腺癌应用根治术及改良根治术的生存率无明显差异,且该术式保留了胸肌,术后外观效果较好,目前已成为常用的手术方式。

(4) 全乳房切除术(total mastectomy):手术范围必须切除整个乳腺,包括腋尾部及胸大肌筋膜。该术式适宜于原位癌、微小癌及年迈体弱不宜作根治术者。

(5) 保留乳房的乳腺癌切除术(lumpectomy and axillary dissection):手术包括完整切除肿块及腋淋巴结清扫。适合于临床Ⅰ期、Ⅱ期的乳腺癌患者,且乳房有适当体积,术后能保持外观效果者。多中心或多灶性病灶、肿瘤切除后切缘阳性,再次切除后切缘仍阳性者禁忌施行该手术。原发灶切除范围应包括肿瘤、肿瘤周围1~2cm的组织及胸大肌筋膜。确保标本的边缘无肿瘤细胞浸润。术后必须辅以放疗、化疗等。

前哨淋巴结活检(sentinel lymph node biopsy)。前哨淋巴结指接受乳腺癌引流的第一枚淋巴结,可采用示踪剂显示后切除活检。根据前哨淋巴结的病理结果预测腋淋巴结是否有肿瘤转移,对腋淋巴结阴性的乳腺癌病人可不作腋淋巴结清扫。该项工作是20世纪90年代乳腺外科的一个重要进展。前哨淋巴结活检适用于临床腋淋巴结阴性的乳腺癌病人,对临床Ⅰ期的病例其准确性更高。

关于手术方式的选择目前尚有分歧,但没有一个手术方式能适合各种情况的乳腺癌。手术方式的选择还应根据病理分型、疾病分期及辅助治疗的条件而定。对可切除的乳腺癌病人,手术应达到局部及区域淋巴结能最大程度的清除,以提高生存率,然后再考虑外观及功能。对Ⅰ、Ⅱ期乳腺癌可采用乳腺癌改良根治术及保留乳房的乳腺癌切除术。

2. 化学药物治疗(chemotherapy) 根据大量病例观察,业已证明浸润性乳腺癌术后应用化学药物辅助治疗,可以改善生存率。乳腺癌是实体瘤中应用化疗最有效的肿瘤之一,化疗在整个治疗中占有重要地位。由于手术尽量去除了肿瘤负荷,残存的肿瘤细胞易被化学抗癌药物杀灭。一般认为辅助化疗应予术后早期应用,联合化疗的效果优于单药化疗,辅助化疗应达到一定剂量,治疗期不宜过长,以6个月左右为宜,能达到杀灭亚临床型转移灶的目的。

浸润性乳腺癌伴腋淋巴结转移者是应用辅助化疗的指征。对腋淋巴结阴性者是否应用辅助化疗尚有不同意见。有人认为除原位癌及微小癌(<1cm)外均用辅助化疗。一般认为腋淋巴结阴性而有高危复发因素者,诸如原发肿瘤直径大于2cm,组织学分类差,雌、孕激素受体阴性,癌基因HER2有过度表达者,适宜应用术后辅助化疗。

常用的有CMF方案(环磷酰胺、甲氨蝶呤、氟尿嘧啶)。根据病情可在术后尽早(1周内)开始用药。剂量为环磷酰胺(C) 400mg/m^2,甲氨蝶呤(M) 20mg/M^2,氟尿嘧啶(F) 400mg/m^2,均为静脉注射,在第1及第8天各用1次,为1疗程,每4周重复,6个疗程结束。因单药应用阿霉素的效果优于其他抗癌药,所以对肿瘤分化差、分期晚的病例可应用CAF方案(环磷酰胺、阿霉素、氟尿嘧啶)。环磷酰胺(C) 400mg/m^2,静脉注射,第1,8天;阿霉素(A) 40mg/M^2,静脉注射,第1天;氟尿嘧啶(F) 400mg/m^2,静脉注射第1,8天,每28天重复给药,共8个疗程。化疗前病人应无明显骨髓抑制,白细胞>4×10^9/L,血红蛋白>80g/L,血小板>50×10^9/L。化疗期间应定期检查肝、肾功能,每次化疗前要查白细胞计数,如白细胞<3×10^9/L,应延长用药间隔时间。应用阿霉素者要注意心脏毒性。

术前化疗目前多用于Ⅲ期病例,可探测肿瘤对药物的敏感性,并使肿瘤缩小,减轻与周围组织的粘连。药物可采用CMF或CAF方案,一般用1~2疗程。

表柔比星的心脏毒性和骨髓抑制作用较阿霉素低,因而其应用更较广泛。其他效果较好的有长春瑞滨、紫杉醇、多西紫杉醇等。

3. 内分泌治疗(endocrinotherapy) 早在1896年就有报道应用卵巢切除治疗晚期及复发性乳腺癌。20世纪70年代发现了雌激素受体(ER),癌肿细胞中ER含量高者,称激素依赖性肿瘤,这些病例对内分泌治疗有效。而ER含量低者,称激素非依赖性肿瘤,这些病例对内分泌治疗效果差。因此,对手术切除标本做病理检查外,还应测定雌激素受体和孕激素受体(PgR)。可帮助选择辅助治疗方案,激素受体阳性的病例优先应用内分泌治疗。受体阴性者优先应用化疗。对判断预后也有一定作用。

近年来内分泌治疗的一个重要进展就是三苯氧胺(tamoxifen)的应用。三苯氧胺系非甾体激素的抗雌激素药物,其结构式与雌激素相似,可在靶器官内与雌二醇争夺ER,三苯氧胺、ER复合物能影响DNA基因转录,从而抑制肿瘤细胞生长。临床应用表明,该药可降低乳腺癌术后复发及转移,对ER,PgR阳性的绝经后妇女效果尤为明显。同时可减少对侧乳腺癌的发生率。三苯氧胺的用量为每天20mg,至少服用3年,一般服用5年。服药超过5年,或剂量大于每天20mg,并未证明更有效。该药安全有效,副作用有潮热、恶心、呕吐、静脉血栓形成、眼部副作用、阴道干燥或分泌物多。长期应用后少数病例可能发生子宫内膜癌,已引起关注,但后者发病率低,预后良好。故乳腺癌术后辅助应用三苯氧胺是利多弊少。

新近发展的芳香化酶抑制剂如来曲唑等,有资料证明其效果优于三苯氧胺,这类药物能抑制肾上腺分泌的雄激素转变为雌激素过程中的芳香化环节,从而降低雌二醇,达到治疗乳腺癌的目的。

4. 放射治疗(radiotherapy) 是乳腺癌局部治疗的手段之一。在保留乳房的乳腺癌手术后,放射治疗是一重要组成部分,应于肿块局部广泛切除后给予较高剂量放射治疗。单纯乳房切除术后可根据病人年龄、疾病分期分类等情况,决定是否应用放疗。根治术后是否应用放疗,多数认为对Ⅰ期病例无益,对Ⅱ期以后病例可能降低局部复发率。

5. 生物治疗 近年临床上已渐推广使用的曲妥珠单抗注射液,系通过转基因技术制备,对 HER2 过度表达的乳腺癌病人有一定效果,资料显示用于辅助治疗可降低乳腺癌复发率,特别是对其他化疗药无效的乳腺癌病人也能有部分的疗效。

(顾长江)

第十章 甲状腺疾病

一、甲状腺的解剖和生理概要

甲状腺分左右两叶，位于甲状软骨下方气管两旁，中间以峡部连接。峡部有时向上伸出一椎体叶，可与舌骨相连。甲状腺由两层被膜包裹；内层被膜为甲状腺固有膜，很薄，与甲状腺紧密相连，外层被膜又称甲状腺外科被膜，较厚，与内层被膜借疏松的纤维组织连接。两层被膜间的间隙甚狭，在此间隙内有动脉、静脉及甲状旁腺。手术分离甲状腺时，应在此两层被膜之间进行。甲状腺借外层被膜固定于气管和环状软骨上；又借左、右两叶上极内侧的悬韧带悬吊于环状软骨上。因此，在做吞咽动作时，甲状腺亦随之上、下移动。

甲状腺的血液供应非常丰富，主要有来自两侧的甲状腺上动脉和甲状腺下动脉。甲状腺上动脉是颈外动脉的第一支，沿喉侧下行，到达甲状腺上极时，分成前、后分支进入腺体的前、背面。甲状腺下动脉起自锁骨下动脉，呈弓形横过颈总动脉的后方，再分支进入甲状腺的背面。甲状腺上、下动脉之间以及咽喉部、气管、食管的动脉分支之间，均具有广泛的吻合；故在手术中将甲状腺上、下动脉全部结扎，也不会发生甲状腺残留部分及甲状旁腺缺血。甲状腺表面丰富的静脉网汇成上、中、下静脉干；上干伴行甲状腺上动脉，汇入颈内静脉；中干常单行，横过颈总动脉的前方，亦汇入颈内静脉；下干数目较多，在气管前汇入无名静脉。

甲状腺的淋巴汇合流入沿颈内静脉排列的颈深淋巴结。气管前、甲状腺峡上方的淋巴结和气管旁、喉返神经周围的淋巴结也收集来自甲状腺的淋巴。

喉返神经支配声带运动，来自迷走神经，行于气管、食管沟内，上行至甲状腺叶的背面，交错于甲状腺下动脉的分支之间。喉上神经亦起自迷走神经，分内、外两支，内支为感觉支，经甲状舌骨膜进入喉内，分布在喉的黏膜上；外支为运动支，与甲状腺上动脉贴近，下行分布至环甲肌、使声带紧张。因此，手术中处理甲状腺上、下动脉时，应避免损伤喉上及喉返神经（图1-10-1，图1-10-2）。

甲状腺有合成、储存和分泌甲状腺素的功能。甲状腺素主要包括四碘甲状腺素原氨酸（T_4）和三碘甲状腺素原氨酸（T_3）。T_3的量虽远较T_4为少，但T_3与蛋白结合较松，易于分离，且其活性较强而迅速。因此，其生理作用较T_4高4~5倍。

甲状腺激素的合成和分泌过程受下丘脑、通过垂体前叶所分泌的促甲状腺激素（TSH）的调解和控制，而TSH的分泌则受血液中甲状腺激素浓度的影响。当人体内在活动或外部环境发生变化、甲状腺激素的需要量增加时（如寒冷、妊娠期妇女、生长发育期的青少年）、或甲状腺激素的合成发生障碍时（如给予抗甲状腺药物）血中甲状腺素的浓度下降，即可刺激垂体前叶，引起促甲状腺激素的分泌增加（反馈作用），而使甲状腺合成和分泌甲状腺素的过程加快；当血中的甲状腺素的浓度增加到一定程度后，它又可反过来抑制促甲状腺激素的分泌（负反馈作用），使甲状腺合成、分泌甲状腺素的速度减慢。通过这种反馈和负反馈作用，维持下丘脑-垂体前叶-甲状腺之间的生理上动态平衡。

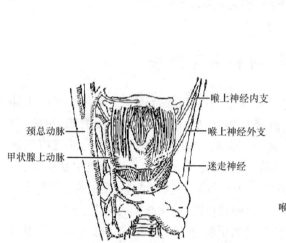 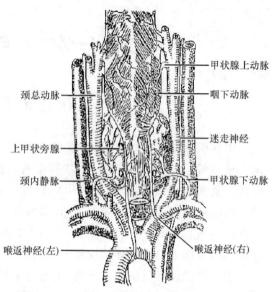

图1-10-1　甲状腺上动脉与喉上神经的解剖关系（前面观）　　图1-10-2　甲状腺和气管、食管、血管及神经的解剖关系（背面观）

甲状腺激素对能量代谢和物质代谢都有显著影响。不但加速一切细胞的氧状率、全面增高人体的代谢，且同时促进蛋白质、碳水化合物和脂肪的分解，并且严重影响体内水的代谢。因此，如果给予人体甲状腺激素，则发生尿氮的排出增加，肝内糖原降低，储存脂肪减少，并同时使氧的消耗或热量的放出增加，同时尿量增多。反之，在甲状腺功能减退时，就引起人体代谢全面降低以及体内水的蓄积，临床上就出现黏液水肿。

二、单纯性甲状腺肿

【病因及病理】　单纯性甲状腺肿的病因可分为三类：①合成甲状腺激素原料（碘）的缺乏；这是引起单纯性甲状腺肿的主要原因，在我国离海较远的山区，如云贵高原和陕西、山西、宁夏等地，由于山区中土壤碘盐被冲洗流失，以至食物及饮水中含碘不足，故得此病者较多，又称为"地方性甲状腺肿"。在缺乏原料"碘"，而甲状腺功能仍需维持正常需要的情况下，垂体前叶促甲状腺激素的分泌就增加，因而促使甲状腺发生代偿性肿大。②甲状腺激素的需要量增加：在青春期、妊娠期、哺乳期和绝经期，身体的代谢旺盛、甲状腺激素的需要量增加，引起长时期的促甲状腺激素的过多分泌，亦能促使甲状腺肿大。这种肿大是一种生理现象，常在成人或妊娠哺乳期后自行缩小。③甲状腺激素生物合成和分泌的障碍，部分单纯性甲状腺肿的发生是由于腺激素生物合成和分泌过程中某一环节的障碍，如至甲状腺肿物质中的过氧酸盐、硫氧酸盐、硝酸盐等可妨碍甲状腺摄取无机碘化物；磺胺类药、硫脲类药以及含有硫脲类的蔬菜（萝卜、白菜）能阻止甲状腺激素的合成。由此而引起血中甲状腺激素的减少。因此，也就增强了垂体前叶促甲状腺激素的分泌，促使甲状腺肿大。同样，隐性遗传的先天缺陷如过氧化酶或蛋白水解酶等的缺乏，也能造成甲状腺激素生物合成或分泌障碍，而引起甲状腺肿。

单纯性甲状腺肿最显著的病理改变是滤泡的高度扩张，充满大量胶体，而滤泡壁细胞变为扁平，这显示了甲状腺功能不足的现象。虽然镜下可看到局部的增生状态，表现为由柱状细胞所组成的、突入滤泡腔的乳头状体,但此种增生状态仅为代偿性的。

形态方面,单纯性甲状腺肿可分为弥漫性和结节性两种。前者多见于青春期,扩张的滤泡平均地散在于腺体的各部。而后者,多见于流行区,扩张的滤泡集成一个或数个大小不等的结节,结节周围被有不甚完整的纤维包膜。

结节性甲状腺肿经相当时期后,由于血液循环不良,在结节内常发生退行性变,引起囊肿形成(往往并发囊内出血)和局部的纤维化和钙化等。巨大结节长期压迫结间组织,可使有功能的组织萎缩退化,临床上表现为甲状腺功能低下。结节发展的另一结果,是发生某种程度的自主性,即甲状腺结节分泌甲状腺激素的功能,不再依赖于促甲状腺激素,也不再受服用甲状腺激素的抑制,此时,如用大剂量碘剂治疗,很容易发生继发性甲亢。另外,结节性甲状腺肿还有发生恶变的可能。

【临床表现】 单纯性甲状腺肿一般不呈功能上的改变,故一般无全身症状,基础代谢率正常。早期,双侧甲状腺呈弥漫性肿大,质软,表面光滑无结节,可随吞咽上下移动。逐渐在肿大腺体一侧,也可在两侧,扪及多个(或单个)结节;囊肿样变的结节,可并发囊内出血,结节可在短期内迅速增大。

较大的结节性甲状腺肿,可以压迫邻近器官,而引起各种症状。①压迫气管:比较常见,自一侧压迫,气管向他侧移位或变弯曲;自两侧压迫,气管变为扁平。由于气管内腔变窄,呼吸发生困难,尤其胸骨后甲状腺肿更为严重。气管壁长期受压,可以软化,引起窒息。②压迫食管的情况少见。仅胸骨后甲状腺肿可能压迫食管,引起吞咽时不适感,但不会引起梗阻症状。③压迫颈深部大静脉,可引起头颈部血液回流障碍,此种情况多见于位于胸廓上口大的甲状腺肿,特别是胸骨后甲状腺肿。临床出现面部青紫、肿胀,颈部和胸前表浅静脉的明显扩张。④压迫喉返神经,可引起声带麻痹,发生声音嘶哑。压迫颈部交感神经节链,可引起霍纳(Horner)综合征。

结节性甲状腺肿,可继发甲状腺功能亢进,也可发生恶变。

【治疗】
(1) 青春发育期或妊娠期的生理性甲状腺肿,可以不给药物治疗,应多食含碘丰富的海带,紫菜等。

(2) 20岁以前年轻人弥漫性单纯性甲状腺肿者,可给以少量甲状腺素,以抑制垂体前叶促甲状腺激素的分泌。常用剂量为15~30mg,每日两次,口服,3~6个月为一疗程。

(3) 如有以下情况者,应及时行手术治疗,施行甲状腺大部切除术。
1) 已发展成结节性甲状腺肿者。
2) 压迫气管、食管、喉返神经或交感神经节而引起临床症状者。
3) 胸骨后甲状腺肿。
4) 巨大甲状腺肿,影响工作生活者。
5) 结节性甲状腺肿继发有功能亢进者。
6) 结节性甲状腺肿疑有恶变者。

三、甲状腺功能亢进症

(一) 外科治疗的地位

甲状腺大部切除术仍然是目前治疗甲亢的一种常用而有效的方法。抗甲状腺药物不能根治甲亢,也不能代替手术。根据统计,单纯以抗甲状腺药物治疗的病例,约有50%不能恢复工作,而经手术治疗的病例,只有5%。因此,如果应用抗甲状腺药物治疗4~5个月后疗效不能巩固者,应考虑手术治疗。

对于手术治疗,除了青少年患者,病情较轻者及伴有其他严重疾患不宜手术者外,均可手术治疗。对于继发性甲亢和高功能腺瘤,应用抗甲状腺药物或碘-131治疗的效果都不甚显著,同时还有恶变的可能存在,更宜以手术治疗为主。已并发有左心扩大、心律失常,甚至发生心律失常者,更应手术,始能治愈。企图完全治愈上述心脏症状,然后再行手术的办法,是本末倒置,反而导致病情恶化。

至于妊娠妇女,鉴于甲状腺功能亢进对妊娠可造成不良影响,引起流产、早产、胎儿宫内死亡、妊娠中毒症等;妊娠又可能加重甲状腺功能亢进。因此,在妊娠早期、中期、即4~6个月,仍应考虑手术治疗;到晚期,甲状腺功能亢进与妊娠间的相互影响已不大,则可待分娩后再行手术治疗。

(二)术前准备及其重要性

甲亢病人在基础代谢率高亢的情况下,手术危险性很大。因此,充分而完善的术前准备及其重要。

(1) 一般准备:对精神过度紧张或失眠者可适当应用镇静和安眠药以消除病人的恐惧心情。心率过快者,可口服利血平0.25mg或普萘洛尔(心得安)10mg,每日3次。发生心力衰竭者,应予以洋地黄制剂。

(2) 术前检查:除全面体格检查和必要的化验检查外,还应包括:①颈部透视或摄片,了解有无气管受压或移位;②详细检查心脏有无扩大、杂音或心律不齐等,并作心电图检查;③喉镜检查,确定声带功能;④测定基础代谢率,了解甲亢程度,选择手术时机。

(3) 药物准备:是术前用于降低基础代谢率的重要环节。有两种方法:①可先用硫脲类药物,通过降低甲状腺素的合成,并抑制体内淋巴细胞产生自身抗体从而控制因甲状腺素升高引起的甲亢症状,待甲亢症状得到基本控制后,即改服2周碘剂,再进行手术。由于硫脲类药物甲基或丙硫氧嘧啶,或甲巯咪唑(他巴唑)、卡比马唑(甲亢平)等能使甲状腺肿大和动脉性充血,手术时极易发生出血,增加了手术的困难和危险,因此,服用硫脲类药物后必须加用碘剂2周待甲状腺缩小变硬,血管数减少后手术。②开始即用碘剂,2~3周后甲亢症状得到基本控制(病人情绪稳定,睡眠良好,体重增加,脉率<90次/分以下,基础代谢率<+2000),便可进行手术。但少数病人,服用碘剂2周后,症状减轻不明显,此时,可在继续服用碘剂的同时,加用硫氧嘧啶类药物,直至症状基本控制,停用硫氧嘧啶类药物后,继续单独服用碘剂1~2周,再进行手术。

需要说明:碘剂的作用在于抑制蛋白水解酶,减少甲状腺球蛋白的分解,从而抑制甲状腺素的释放,碘剂还能减少甲状腺的血流量,使腺体充血减少,因而缩小变硬。常用的碘剂是复方碘化钾溶液,每日3次;第一日每次3滴,第二日每次4滴,以后逐日每次增加一滴,至每次16滴为止,然后维持此剂量。但由于碘剂只抑制甲状腺素释放,而不抑制其合成,因此一旦停服碘剂后,储存于甲状腺滤泡内的甲状腺球蛋白大量分解,甲亢症状可重新出现,甚至比原来更为严重。因此,凡不准备施行手术者,不要服用碘剂。

对于常规应用碘剂或合并应用硫氧嘧啶类药物不能耐受或无效者,有主张单用普萘洛尔或与碘剂合用作术前准备。普萘洛尔是一种肾上腺素能 β 受体阻滞剂,能控制甲亢的症状,缩短术前准备的时间,且用药后不引起腺体充血,有利于手术操作,对硫脲类药物效果不好或反应严重者可改用此药。普萘洛尔因能选择性地阻断各种靶器官组织上的、α 受体对儿茶酚胺的敏感性,抑制肾上腺素的效应而改善甲亢的症状。剂量为每 6 小时口服给药 1 次,每次 20~60mg,一般 4~7 日后脉率降至正常水平时,便可施行手术。由于普萘洛尔在体内的有效半衰期不到 8 小时,所以最末一次口服普萘洛尔要在术前 1~2 小时;术后继续口服普萘洛尔 4~7 日。此外,术前不用阿托品,以免引起心动过速。

(三) 手术时机的选择

经上述药物准备 2~3 周后。甲亢症状得到基本控制(病人情绪稳定、睡眠好转、体重增加),脉率稳定在每分钟 90 次以下,早、中、晚脉率波动不超过 10 次/分,基础代谢率在 +20% 以下或 T_3、T_4 值在正常范围。腺体缩小变硬,血管杂音减少,便可进行手术。

需要说明,"适当的手术时机"诚然一般以基础代谢率接近正常与否来决定,但亦不完全以此为标准,应同时参考全身情况,尤其是循环系统的改善情况。脉率的降低,脉压的恢复正常等,常是适当手术时机的重要标志。

(四) 甲状腺次全切除术要点

(1) 麻醉:一般采用气管插管全身麻醉,尤其对精神紧张,或巨大甲状腺肿有压迫症状的患者,以保证手术中呼吸道通畅,减轻心脏负担,和手术的顺利进行。

(2) 手术操作:应轻柔、细致,认真对待每一步骤。①离胸骨上缘两横指处做切口,横断或分开舌骨下诸肌,进入甲状腺外层被膜和固有膜间隙,即可分离出甲状腺体。②充分显露甲状腺腺体。结扎、切断甲状腺上动静脉应紧贴甲状腺上极,以避免损伤喉上神经,如要结扎甲状腺下动脉,要尽量离开腺体背面,靠近颈总动脉结扎甲状腺下动脉主干。这样,不但可避免损伤喉返神经,且使甲状腺下动脉的分支仍与喉部、气管、咽部、食管的动脉分支相互保持吻合,不致影响切除后甲状腺残留部分和甲状旁腺的血液供应。③切除腺体的多少,应根据甲状腺大小和甲亢程度而定,通常需切除腺体的 80%~90%,每侧残留腺体以如成人拇指末节大小为恰当。腺体切除过少容易引起复发,过多又易发生甲状腺功能低下。另外,必须保留腺体的背面部分,这样既能避免喉返神经损伤,又能避免甲状旁腺的损伤。甲状腺峡部亦需予以切除。④术中要严密止血,对较大血管(如甲状腺上动、静脉,甲状腺中、下静脉)应分别采取双重结扎,以防滑脱出血。切口应置通畅引流 24~48 小时,以便及时引流出渗血,颈部的空间小,少量的积血,亦可压迫气管。

(3) 加强术后观察和护理,密切注意病人呼吸、体温、脉搏、血压的变化。术后继续服用复方碘化钾溶液,每日 3 次,从 16 滴开始,逐日逐次减少 1 滴。如术前合用普萘洛尔作术前准备,术后继服普萘洛尔 4~7 日。病人应取半卧位,以利呼吸及切口引流。帮助病人排痰,床旁放置气管切开包及手套,以备万一病人窒息时及时做气管切开。

(五) 术后主要并发症

1. 术后呼吸困难和窒息 这是术后最危急的并发症,多发生在术后 48 小时内。常见原因为①切口内出血压迫气管。主要是手术时止血不彻底,或因血管结扎线滑脱引起。

②喉头水肿。主要是由于手术操作创伤或气管插管损伤所引起。③术后气管塌陷。是气管壁长期受压,发生软化,术后失去周围组织支撑所引起。

临床表现为进行性呼吸困难、烦躁、发绀以至窒息。如因出血所引起者,尚有颈部肿胀,引流口渗出鲜血等。如发生上述情况,应立即在床旁拆除缝线,敞开伤口,去除血肿;如情况仍无改善,应立即做气管切开,待病人情况好转后,再送手术室做进一步检查处理。

2. 喉返神经损伤 主要是手术操作直接损伤引起,如切断、缝扎、挫夹或牵拉过度;少数是由于血肿压迫或瘢痕组织牵拉而引起。前者在术中立即出现症状,后者在术后数天才出现症状。如完全切断或缝扎喉返神经,损伤是永久性的,挫夹、牵拉或血肿压迫所致的损伤多为暂时性,经针刺、理疗等治疗后,一般可在 3~6 个月内逐渐恢复。一侧喉返神经损伤所引起的声嘶,可由声带过度地向患侧内收而好转,但术后喉镜检查仍见患侧声带外展,不能内收。两侧喉返神经损伤会发生两侧声带的麻痹,引起失音或呼吸困难,需做气管切开。

3. 喉上神经损伤 多由于结扎、切断甲状腺上动静脉时,离开腺体上极较远,未加仔细分离,连同周围组织大束结扎所引起。若损伤喉上神经外支,会使环甲肌瘫痪,引起声带松弛,音调降低。分离向上延伸很高的甲状腺上极时,有时可损伤喉上神经的内支,由于喉黏膜的感觉丧失,患者失去喉部的反射性咳嗽,进食时,特别是饮水时,就可引起误咽而呛咳。一般经针刺、理疗等可自行恢复。

4. 手足搐搦 手术时甲状旁腺误被一并切除,挫伤或其血液供应受累时,都可引起甲状旁腺功能不足,引起手足搐搦。

症状多在手术后 1~2 日出现。轻者仅有面部或手足的强直感或麻木感,常伴心前区的重压感;重者发生面肌和手足的搐搦(一种带疼痛性的痉挛)。每日可发作数次,每次 10~20 分钟,甚至数小时,严重病例还伴有喉和膈肌痉挛,可引起窒息而死亡。晚期常继发双眼白内障。

在不出现搐搦的间歇期间,神经肌肉的应激性明显增高,如果在耳前叩击面神经、颜面肌肉即发生短促的痉挛(Chrostek 征)、如果用力压迫患者的上臂神经,即引起手的搐搦(Trousseau 征)。

血钙多降低血磷则上升,同时尿中的钙、磷排出减少。

治疗:发作时立即静脉推注 10%葡萄糖酸钙溶液或氯化钙溶液 10~20ml。口服葡萄糖酸钙或乳酸钙 2~4g,每日 3~4 次。同时加用维生素 D_2,每日 5 万~10 万单位,以促使其在肠道吸收。最有效的方法是口服二氢速固醇(AT10)油剂,有提高血钙的特殊作用,从而降低神经、肌肉的应激性。近年,同种导体甲状旁腺移植,亦有疗效,但不持久。

5. 甲状腺危象 发病原因迄今尚未肯定。过去认为:甲状腺危象是手术时过度挤压了甲状腺组织,促使大量甲状腺激素突然进入血液中的结果。但是患者血液中的甲状腺激素含量并不一定高。因此,不能简单地认为甲状腺危象是单纯地由于甲状腺激素在血液中过多地结果。近年来则认为:甲状腺危象是由于肾上腺皮质激素分泌不足引起的,甲亢时肾上腺皮质激素的合成、分泌和分解代谢加速。久之,使肾上腺皮质功能减退,而手术创伤应激诱发危象。同时也由于术前准备不充分,甲亢症状未能很好控制所至。

临床表现多于术后 12~36 小时内发生高热,脉快而弱(每分钟 120 次以上),病人烦躁、谵妄,甚至昏迷,并常有呕吐和水泻。如不积极治疗,患者往往迅速死亡。故危象一旦发生,应及时予以抢救治疗。

治疗措施包括①复方碘溶液 3~5ml,口服,紧急时可用 10%碘化钠 5~10ml 加入 500ml 10%葡萄糖液中静脉滴注,以减少甲状腺素的释放。②用 β 受体阻滞剂或抗交感神经药,常用的有普萘洛尔 5mg,加入 5%葡萄糖液 100ml 静脉滴注,或口服 40~80mg,每 6 小时一次。利血平 2mg 肌内注射,每 6 小时一次。③氢化可的松,每日 200~400mg,分次静脉滴注。④镇静剂:常用苯巴比妥钠 100mg 或冬眠合剂 II 号半量,肌内注射,6~8 小时一次。⑤降温:一般配合冬眠药物物理降温,使病人体温尽量保持在 37℃ 左右。⑥静脉输入大量葡萄糖液并保持水、电解质及酸碱平衡。⑦吸氧,以减轻组织的缺氧。⑧如有心衰者可给予洋地黄制剂,如有肺水肿可给予呋塞米。

6. 术后复发 造成术后复发的常见原因是:未切除甲状腺峡部或锥体叶;或切除的腺体不够,至残留的腺体过多,或甲状腺下动脉未予结扎等。复发甲状腺的再次手术常常带来难以估计的困难,而且容易损伤喉返神经和甲状旁腺。因此,对复发的甲亢,一般以非手术治疗为主。

7. 甲状腺功能减退 由于腺体切除过多所引起。表现轻重不等的黏液性水肿:皮肤和皮下组织水肿,面部尤甚,按之不留凹痕,皮肤干燥,毛发疏落,患者常感疲乏,性情淡漠,智力较迟钝,动作缓慢,性欲减退。此外,脉率慢、体温低、基础代谢率降低。

治疗:长期服用甲状腺干制剂或甲状腺素,一般有较好疗效。

四、甲状腺肿瘤

甲状腺肿瘤分良性和恶性两类。良性中多为腺瘤,恶性中多为癌,肉瘤极为少见。

(一)甲状腺腺瘤

甲状腺腺瘤是甲状腺最常见的甲状腺良性肿瘤。此病在全国散发性存在,于地方性甲状腺肿流行区稍多见。

1. 病理及临床特点 甲状腺腺瘤病理上可分为滤泡状腺瘤和乳头状囊性腺瘤两种。前者较常见。切面呈淡黄色或深红色,具有完整的包膜。后者较前者少见,特点为乳头状突起形成。

患者多为女性,年龄常在 40 岁以下,一般均为甲状腺体内的单发结节,多个者少见。瘤体呈圆形或卵圆形,局限于一侧腺体内,质地较周围甲状腺组织稍硬,表面光滑,边界清楚,无压痛,随吞咽上下活动,生长缓慢,大部分病人无任何症状。乳头状囊性腺瘤有时可因囊壁血管破裂而发生囊内出血。此时,肿瘤体积可在短期内迅速增大,局部有胀痛感。

2. 诊断及鉴别诊断 甲状腺腺瘤的诊断主要根据病史、体检、同位素扫描及"B"型超声等检查确定。但甲状腺腺瘤应与其他甲状腺结节相鉴别。

甲状腺腺瘤与结节性甲状腺肿的单发结节在临床上有时不易鉴别。以下两点可供鉴别时参考:①甲状腺腺瘤经多年仍保持单发,结节性甲状腺肿的单发结节经一段时间后,多变为多个结节。②术中两者区别明显,腺瘤有完整包膜,周围组织正常,界限分明;结节性甲状腺肿单发结节则无完整包膜,且周围甲状腺组织不正常。

以下几点可作为与甲状腺癌鉴别时参考:①儿童或 60 岁以上的男性患者应考虑甲状腺癌的可能,而甲状腺腺瘤多发生在 40 岁以下的女性患者。②甲状腺癌结节表面不平,质地较硬,吞咽时活动度小,且在短期内生长较快。有时虽然甲状腺内结节较小,但可扪及同侧颈部有肿大淋巴结。甲状腺腺瘤表面光滑,质地较软,吞咽时上下活动度大,生长缓慢,多无颈部淋巴结肿大。③碘-131扫描或核素γ照相甲状腺癌多表现为冷结节,而甲状腺腺瘤可表现为温结节、凉结节或冷结节。且冷结节行"B"超检查多为囊性表现。④手术中可见甲状腺癌没有包膜与周围组织粘连或有浸润表现,而甲状腺腺瘤多有完整包膜,周围甲状腺组织正常。

(二) 甲状腺癌

1. 病因 甲状腺癌发生的原因至今不明,有人认为其发生与慢性促甲状腺激素刺激有关。

2. 病理分类及生物学特性 不同病理类型的甲状腺癌,其发展过程、转移途径相差很大,其治疗也各不相同,病理方面可分为:

(1) 乳头状癌:约占甲状腺癌的60%,青年人发病较多,生长缓慢,低度恶性,转移多在颈深淋巴结,也有人认为乳头状癌属多中心性,或有对侧转移。

(2) 滤泡状癌:约占甲状腺癌的20%,多为中年人,恶性程度中等,发展较快,早期亦可有颈淋巴结转移。但主要经血转移至骨和肺。

(3) 髓样癌:发生于滤泡上皮以外的滤泡旁细胞(C细胞),有散在性和家族性两类,约占5%~10%。细胞排列成带状或束状,无乳头或滤泡结构,其间质内有淀粉样物沉着。分泌大量5-羟色胺和降钙素。组织学上呈未分化状态,但其生物学特性则与未分化癌不同。恶性程度中等,较早出现颈淋巴结转移,晚期可有远处转移,家族性髓样癌多为双侧叶同时受累。

(4) 未分化癌:约占甲状腺癌的10%~15%,按其细胞形态又可分为小细胞和巨细胞性两种,多发生于老年人,此型发展迅速,高度恶性,早期转移至颈淋巴结,可侵犯喉返神经、气管或食管,并经血可转移至骨和肺。

3. 临床表现 发病初期多无明显自觉症状,只是在甲状腺组织内出现一质硬而高低不平的结节,晚期常压迫喉返神经、气管、食管而产生声音嘶哑,呼吸困难或吞咽困难,如压迫颈交感神经,可产生Horner综合征(表现为同侧瞳孔缩小、上眼睑下垂、眼球内陷、同侧头面部无汗等);颈丛浅支受损时,病人可有耳、枕、肩等部位疼痛。局部转移常在颈部,出现硬而固定的淋巴结。远处转移多见于扁骨(如颅骨、椎骨和骨盆)和肺。

有些病人的甲状腺肿块不明显,而以颈、肺、骨骼的转移癌为突出症状。因此,当颈部、肺、骨骼有原发灶不明的转移癌存在时,应仔细检查甲状腺。

髓样癌常是家族性疾病,病人可同时有其他内分泌腺疾病(嗜铬细胞瘤和(或)甲状旁腺增生或肿瘤),由于癌肿产生5-羟色胺和降钙素,临床上可出现腹泻、心悸、脸面潮红和血钙降低等症状。

4. 诊断 儿童及男性发现甲状腺结节,应高度怀疑有癌症可能。儿童时期发现的甲状腺结节,约50%为甲状腺癌,而成年男性甲状腺内单发结节为甲状腺癌的较女性高2倍。如甲状腺结节增长较快,检查肿物其表面不光滑,质地坚硬,吞咽时活动度减小,或多年存在的甲状腺结节,短期内明显增大。甲状腺肿物侵犯到周围组织可出现相应症状,如声音嘶哑、呼吸困难、Horner综合征等,有时出现颈部淋巴结肿大。

甲状腺同位素扫描,如果为冷结节,则约10%~20%为癌肿,为配合同位素检查,近年多应用"B"型超声探测区别甲状腺结节是囊性,还是实性包块。如果是实性包块,并呈强烈不规则反射,则多有甲状腺癌的可能。

颈部 X 线平片检查除观察气管有无移位和受压情况外,主要观察甲状腺内有无钙化,细小沙粒样钙化影常提示有恶性可能,蛋壳状或大块致密的钙化则为良性肿瘤的表现。

穿刺细胞学检查不但有助于鉴别肿瘤的良恶性,而且可进一步明确恶性肿瘤的病理类型,但此项检查有一定假阴性及假阳性率。

最后确诊应由病理切片检查来确定,因此,每个切除的甲状腺结节标本,均应常规地做病理切片检查,如术前怀疑甲状腺癌时,应在术中做冷冻切片检查,以便明确诊断选择恰当的手术方法。

5. 治疗

(1) 手术治疗:各病理类型的甲状腺癌的恶性程度与转移途径不同,故治疗原则也各不相同。

乳头状癌恶性程度较低,如果癌肿尚局限在腺体内,颈部淋巴结没有转移,可将患侧腺体连同峡部全部切除,对侧腺体大部切除。不需加行颈淋巴结清除术。如果已有颈淋巴结转移,则应同时清除患侧的淋巴结。

滤泡状腺癌即使癌肿尚局限在一侧腺体内,也应行两侧腺体连同峡部切除,如果没有颈淋巴结转移,也不需颈淋巴结清除。

髓样癌手术范围是两侧腺体同峡部全部切除,由于髓样癌早期出现颈淋巴结转移,因此,应同时行患侧或双侧颈淋巴结清除。

未分化癌生长迅速,恶性程度高,通常是浸润性生长,手术切除的可能性小,为防止癌发展引起的呼吸困难,可做气管切开,采用手术、化疗和放疗的综合治疗。鳞状细胞癌同样是属发展快、恶性程度高、较早侵犯其他重要器官,目前的治疗方法是尽可能行瘤体切除,而后给予根治性放疗,亦可在明确诊断的情况下先行术前根治放疗,再行手术治疗。

(2) 内分泌治疗:甲状腺素能抑制促甲状腺素分泌,从而对甲状腺组织的增生和分化较好的癌肿有抑制作用。因此,分化良好的乳头状癌和滤泡状癌可进行内分泌治疗,术后常规给口服甲状腺素片,每日 120~160mg。

(3) 放射治疗:未分化癌以外放射治疗为主,放疗通常宜早进行。分化好的乳头状癌及滤泡状癌对外放射治疗不敏感,仅对术后少量残留病灶或手术不好切除以及孤立性远处转移灶才选用放射治疗。

碘-131 放射治疗主要用于治疗可浓集碘的转移性病灶,也可用于治疗不能手术和(或)手术切除不完全的原发癌。碘-131 放疗对分化好的甲状腺癌有效,尤其适用于滤泡状腺癌,而对于未分化癌及髓样癌等因不吸收碘而无效。

五、甲状腺炎症

(一) 急性化脓性甲状腺炎

1. 病因 急性甲状腺炎少见,而急性甲状腺肿炎较常见,大都由于口腔或颈部化脓性感染而引起。病原菌为葡萄球菌、链球菌和肺炎双球菌,感染局限于甲状腺肿的结节或囊肿内时,因不良的血液循环易形成脓肿。

2. 临床表现 数日内甲状腺或甲状腺肿肿胀,有压痛和波及至耳、枕部的疼痛。严重的可引起压迫症状:气促、声音嘶哑、甚至吞咽困难等。腺体组织的坏死和脓肿形成可引起甲状腺的功能减退。患者全身可有体温增高等。

3. 治疗 局部早期宜用冷敷,晚期宜用热敷,全身给予抗菌类药物。有脓肿时应早期行切开引流,以免脓肿破入气管、食管、纵隔内。

(二) 亚急性甲状腺炎

1. 病因 本病常继发于流行性感冒和病毒性腮腺炎,故一般认为其病因可能是病毒感染。感染可破坏甲状腺滤泡,释放出的胶体引起甲状腺组织内的异物样反应。在组织切片上可见到白细胞浸润和很多吞噬有胶体颗粒的巨细胞。

2. 临床表现 本病发病前常有驱症状,主要为身体发热、全身不适、咽喉疼痛、颈部胀痛,有时有流涕等其他症状。继之甲状腺有明显肿大,并有压痛,开始时仅为一侧或一侧的某部分,不久就会累及两侧,部分病人可有颈后、耳后、甚至同侧手臂的放射痛。

在病程早期,症状将近高峰时,可能有怕热、心悸、多汗等甲亢表现,早期由于甲状腺发炎后有较多甲状腺素释放之故。

红细胞计数可能正常或略低,血沉明显增快,血清蛋白电泳可见白蛋白减少,而 α 和 β 球蛋白则常有增加。病变早期基础代谢率可升高到 +30%~50%,全病程后期可降低至 -20% 以下。如病变范围不大,患者的碘代谢情况可能无异常,但同位素扫描可见病变的吸碘-131 能力明显降低,但血清蛋白结合碘及 $T_4 T_3$ 值常有增加。这种分离现象是由于甲状腺释放了胶体,也释放了甲状腺素,但病变的甲状腺滤泡细胞还不能摄取碘以合成甲状腺素。

3. 治疗 强的松有明显疗效,每次 5mg,每日 4 次,连用二周,以后逐渐减量。为避免复发,可延长至六周。对甲状腺肿痛特别明显的病例,有时可用甲状腺素的替代疗法,一般每天口服甲状腺片 30mg 常可奏效。

(三) 慢性甲状腺炎

1. 慢性淋巴性甲状腺炎 (Hashimotos 病)

(1) 病因:至今尚未完全肯定,但多数学者认为本病为一种自家免疫性疾病,典型的淋巴性甲状腺炎有时可与其他病变同时存在,如毒性甲状腺肿、黏液性水肿、结节性甲状腺肿或甲状腺癌等。

(2) 临床表现:本病主要见于中年妇女,起病后少数病人可无任何症状,多数病人感到颈部不适,偶尔有呼吸困难或吞咽困难,严重者局部有疼痛和压痛,少数病例在病程早期可有轻度甲亢表现,而到病程后期多数反而有甲低表现。

病程早期常有弥漫性甲状腺肿大,以峡部最为显著,质地软硬不定,表面较平整,但后期整个甲状腺可呈多结节状。甚至发生萎缩现象,并出现黏液性水肿。

实验室检查:基础代谢大多正常或偏低,血沉快,血浆中白蛋白常呈减少,而丙种球蛋白则增加。表示体内可能有高价的甲状腺球蛋白存在。如用血凝法(滴度 >1~160)及酶联免疫法(在 1~50 以上)检出阳性,具有一定诊断价值。

(3) 治疗:可用甲状腺制剂做替代疗法,甲腺素片,每日 120~180mg,如发病比较急剧,患者局部有明显压痛者,可改服免疫抑制剂,如泼尼松,每天 15~30mg。至病变晚期,如甲状腺肿大较明显,甲状腺替代疗法不能使其恢复正常,且已出现气管压迫症状者,可以做甲状腺峡部切除,以解除压迫现象。

2. 纤维性甲状腺炎(Riedel 甲状腺炎)

(1) 病因:尚未确知,一般认为本病可能是原发的,也可是其他急、慢性甲状腺炎的后续病变。

(2) 临床表现:本症起病多不自觉,病程进行极慢,甲状腺逐渐变硬,与周围组织常有致密粘连、很少有疼痛和压迫症状,但可造成气管和食管压迫,发生呼吸紧迫、吞咽困难,累及喉返神经者可引起声音嘶哑或言语失音,颈淋巴结一般不肿大,晚期病例可出现甲状腺功能低下。

(3) 治疗:症状不严重者可选用甲状腺制剂作替代治疗,如病变已引起明显的气管压迫症状,一般仅需切除或切断甲状腺峡部,两叶甲状腺次全切除不仅无此必要,且手术因甲状腺与周围组织粘连过多而非常危险和困难。手术后发生黏液水肿的机会也很大,一般是属禁忌。

(顾长江)

第十一章 结、直肠和肛管疾病

第一节 解剖生理概要

结肠包括盲肠、升结肠、横结肠、降结肠和乙状结肠。结肠短而粗,全长约为小肠的1/4,正常成人全长约135cm。盲肠最粗,向远侧逐渐变小,乙状结肠末端直径只有2.5cm。结肠有三个解剖标志,即结肠袋、肠脂垂和结肠带。盲肠以回盲瓣为界与末端回肠相连接。

直肠位于盆腔的后部,平骶岬处上接乙状结肠,沿骶、尾骨前面下行,穿过盆膈转向后下,至尾骨平面与肛管相连,下部扩大成直肠壶腹,直肠的长度约12~15cm,以腹膜返折为界,分为上段与下段。上段直肠前面的腹膜返折形成直肠膀胱陷凹或直肠子宫陷凹。直肠壶腹部有上、中、下三条半月形的直肠横襞,称为直肠瓣。直肠下端的直肠黏膜呈现8~10个隆起的纵形皱襞,称为肛柱。肛柱基底之间有半月形皱襞,称为肛瓣。肛瓣与肛柱下端共同围成的小隐窝,称肛窦。窦口向上,肛门腺开口于此。易于感染而发生肛窦炎。肛管与肛柱连接的部位,有三角形的乳头状隆起,称为肛乳头。肛瓣的边缘和肛柱下端共同在直肠和肛管交界处形成一锯齿状的环形线,称齿状线。

肛垫:位于直肠、肛管结合处,亦称直肠肛管移行区,呈环状,约1.5cm宽的海绵状组织带,富含血管、结缔组织及与平滑肌纤维相混合的纤维肌性组织。

齿状线是直肠和肛管的交界线,是组织学上内、外胚层的交界处。齿状线上、下的血管、神经及淋巴来源都不同,是人体重要的解剖学标志。其重要性有以下几方面:①齿状线以上是黏膜,受自主神经支配,无疼痛感;齿状线以下为皮肤,受阴部内神经支配,痛觉敏锐,故内痔的注射及手术治疗均需在齿状线以上进行,无麻醉情况下,累及齿状线以下部位时将引起剧烈疼痛。②齿状线以上由直肠上、下动脉供应,齿状线以下属肛管动脉供应。③齿状线以上的直肠上静脉丛通过直肠上静脉回流至门静脉;齿状线以下的直肠下静脉丛通过肛管静脉回流至下腔静脉。④齿状线以上的淋巴引流主要进入腹主动脉旁或髂内淋巴结;齿状线以下的淋巴引流主要进入腹股沟淋巴结及髂外淋巴结。

白线位于齿状线与肛缘之间,内括约肌下缘与外括约肌皮下部的交界处,外观不甚明显。直肠指诊时可触到一线型沟槽,亦称括约肌间沟。

第二节 结、直肠及肛管检查方法

一、常见的检查体位

常见的检查体位有:①左侧卧位:患者向左侧卧,左下肢略屈,右下肢屈曲贴近腹部。②膝胸位:患者双膝跪于检查床上,头颈部及胸部垫枕,双前臂屈曲于胸前,臀部抬高,是临床上检查直肠肛管部位最常用的体位,肛镜、硬式乙状结肠镜插入方便,亦是前列腺按摩的常规体位。③截石位:患者仰卧于专用检查床上,双下肢抬高并外展,屈髋屈膝,系直肠肛管手术的常用体位,双合诊检查亦选择该体位。④蹲位:多用于检查内痔、脱肛和直肠息肉等疾病时。⑤弯腰前俯位:患者双下肢略分开站立,身体前倾,双手扶于支撑物上,为肛门视诊时最常用的体位。

二、肛门视诊

观察肛门处有无红肿、出血、脓液、粪便、黏液、瘘口、外痔、疣状物、溃疡、肿块及肠管的脱垂等。

三、直肠指诊

直肠指诊是简单而重要的临床检查方法,70%左右的直肠癌可在直肠指诊时被发现,而85%的直肠癌延误诊断病例是由于未作直肠指诊引起。直肠指诊时应注意几个步骤:①右手戴手套或指套涂以润滑液,首先进行肛门周围指诊,检查肛管有无肿块、压痛,皮下有无疣状物,有无外痔等。②测试肛管括约肌的松紧度,正常时直肠仅能容纳一指并会感到肛门环缩。于肛管后方可触到肛管直肠环。③检查肛管直肠壁有无触痛、波动、肿块及狭窄,触及肿块时要确定其大小、形态、位置、软硬度及能否被推动。④直肠前壁距肛缘4~5cm,此处男性可扪及直肠壁外的前列腺,女性可扪及子宫颈,不要误诊为病理性肿块。⑤根据检查的具体要求,必要时可作双合诊检查。⑥抽出手指后,观察指套,有无血迹或黏液,若有血迹而未触及病变,应行乙状结肠镜或纤维结肠镜检查。

四、内镜检查

1. 肛门镜检查 肛门镜长度为7cm,用于低位直肠病变和肛门疾病的检查,患者多采取膝胸位或其他体位。如有局部炎症、肛裂、妇女月经期或指诊时病人已感到疼痛,应暂缓肛门镜检查。肛门周围病变的记录方法:视诊、直肠指诊和肛门检查病变部位,一般用时钟定位记录,并表明体位。

2. 乙状结肠镜检查 包括硬管乙状结肠镜和纤维乙状结肠镜,是诊断直肠、乙状结肠疾病的重要方法,并可同时进行活组织检查。

3. 纤维结肠镜检查 能显著提高结直肠疾病,包括回肠末端和盲肠疾病的检出率和诊断率,并可进行镜下治疗,但有一定的风险,可能导致出血、穿孔等并发症。

五、影像学检查

(1) X线检查:钡剂灌肠是结肠疾病常用的检查方法。
(2) MRI:是近年发展起来的一种无创伤性检查方法。
(3) CT:CT模拟结肠镜,可以产生类似于纤维结肠镜所见的三维仿真影像。
(4) 直肠腔内超声检查。

第三节 肛 裂

肛裂是齿线以下肛管皮肤全层纵形撕裂后的感染性溃疡,往往经久不愈。长期便秘,排便用力,可撕裂肛管皮肤。反复损伤,经久不愈,则形成慢性溃疡。肛裂的裂口上端近肛乳头部肥大,下端有一突出于肛门外的皮垂,形同外痔,称"前哨痔"。肛裂、"前哨痔"和肛乳头肥大合称肛裂"三联征"。

【临床表现】 肛裂典型症状为:疼痛、出鲜血和便秘。疼痛多表现为排便时和排便后剧痛,病人往往恐惧排便,继而加重便秘,形成恶性循环。

慢性肛裂要与结核、Crohn 病、直肠癌等鉴别。

【治疗】

1. 非手术疗法 治疗原则是止痛、软化粪便和促进局部愈合,多采用 1:5000 高锰酸钾温水坐浴、口服缓泻剂、栓剂或膏剂塞肛等。

2. 手术治疗 适应证是持续疼痛、伤口经久不愈和反复发作。方法是切除全部"前哨痔"、肥大肛乳头、肛裂及其周围和深部的不健康组织,垂直切除肛门外括约肌皮下部,创面敞开引流。

第四节 直肠肛管周围脓肿

直肠肛管组织内或其周围间隙内感染后形成的脓肿,绝大多数起源于肛腺,几乎都起源于肛管后壁。肛管直肠周围胀肿被肛提肌和坐骨肛管横膈,分为骨盆直肠间隙脓肿、坐骨肛管间隙脓肿和肛门周围脓肿。

【临床表现】

1. 括约肌间脓肿 脓肿位于内外括约肌之间。指检时在肛管后壁或内括约肌下界扪及一痛性肿物。

2. 肛门周围脓肿 最常见,多继发于毛囊、汗腺、皮脂腺感染,可由括约肌间的肛腺脓肿向下蔓延所致。主要是局部持续性跳痛,少有全身症状。

3. 坐骨肛管间隙脓肿 括约肌间的肛腺脓肿穿破外括约肌后形成。症状是局部持续胀痛和跳痛、排尿困难和里急后重、乏力、食欲不振、发热、寒战。局部早期无体征,可扪及痛性肿物,易形成肛瘘。

4. 骨盆直肠间隙脓肿 较少见。肛提肌上方,全身感染症状为主。局部症状有肛门坠胀、排便不适感。指诊可扪及盆腔痛性肿块。超声检查和穿刺有助于确诊。

【治疗】 确诊后都应立即切开引流。自行穿破往往需要时间,在此期间,脓肿会扩散,形成复杂肛瘘。非手术治疗包括有口服抗生素、温水坐浴、口服缓泻剂等。

第五节 肛 瘘

肛瘘主要侵犯肛管,很少累及直肠,是与肛周皮肤相通的感染性管道,多是肛管直肠周围脓肿的后遗症。

根据外口的多少分为:单纯瘘和复杂瘘。

根据瘘管与肛管直肠环的关系分为:低位瘘和高位瘘。

【临床表现】 主要症状是瘘口不断有少量脓性分泌物排出,肛周瘙痒。反复发作的肛旁脓肿。检查时肛门附近,瘘口中有肉芽组织隆起,压时有少量脓性和脓血性分泌物排出。

【治疗】 肛瘘不会自愈,必须手术治疗。原则是切开瘘管,敞开创面,防止损伤外括约肌。

1. **瘘管切开术** 适用于低位瘘。
2. **挂线疗法** 适用于单纯高位瘘。
3. **切开加挂线** 适用于高位复杂瘘。

第六节 痔

齿线上下的黏膜下或皮下的动静脉丛,因扩大或曲张而形成的组织团块称为痔。直肠上静脉丛发生的痔表面覆盖黏膜,称内痔;直肠下静脉丛发生的痔表面覆盖肛皮,称外痔。

【临床表现】 内痔无症状,但可有便血或痔脱,特点是间歇性无痛性便后鲜血。内痔发展到一定程度可脱出肛门外。肛周瘙痒。痔的诊断可通过直肠指检及肛镜检查明确。外痔常见表现是疼痛性血栓性外痔。

【治疗】
(1) 注意饮食,保持大便通畅。
(2) 出血或脱垂者可用硬化剂注射治疗。
(3) 胶圈套扎法或缝扎法。
(4) 手术切除。

第七节 结 肠 癌

结肠癌绝大多数是腺癌,其余为未分化癌、印戒细胞癌、鳞癌等。按形态可分为:隆起型、浸润型、溃疡型。淋巴转移是最主要的转移方式,其次为血行转移,可至肝、肺、骨等器官,也可直接浸润到邻近器官,或种植转移至腹膜。病理分期常用 Dukes 法:癌仅局限在肠壁内为 A 期;穿透肠壁但无淋巴结转移为 B 期;穿透肠壁且有淋巴结转移为 C 期;有远处转移,或腹腔转移或广泛浸润邻近脏器无法手术切除为 D 期。

结肠癌临床表现主要有:
(1) 排便异常。
(2) 腹部肿块。
(3) 肠梗阻。
(4) 全身症状。

右半结肠癌常以大便次数增加、腹部肿块或贫血等特点。左半结肠癌常以不同程度的肠梗阻或便血为特点。

【诊断】 尽早诊断结肠癌,对 40 岁以上病人出现下列情况者应作进一步检查,以明确或排除结肠癌:近期出现排便习惯改变;腹部不适或隐痛,经一般治疗不见缓解;粪便带黏液、血、脓,而无痢疾及肠炎病史者;原因不明的贫血、消瘦、乏力和腹部肿块。

诊断有确定意义的常用检查法:①X 线钡剂灌肠和气钡双重对比检查:可显示结肠病变范围、形态;②内窥镜检查;③B 超、CT、核磁共振等检查;④CEA 监测有助于术后判断预后和监测复发。

【治疗】 以手术处理为主的综合疗法。
1. 手术治疗 ①结肠癌根治性手术,适用于 Dukes A、B、C 期。②姑息性切除或结肠造口或单纯肠吻合术,适用于 Dukes D 期病人以及 C 期病人情况不宜根治术时。
2. 化学治疗 常选 5-氟尿嘧啶、丝裂霉素、铂剂等。

第八节 直肠脱垂

直肠脱垂是指直肠壁部分或完全脱至肛门外。小儿多为直肠黏膜脱垂,成人多为完全性直肠脱垂。病因比较复杂,主要包括:解剖缺陷、盆底组织支持作用减弱。
直肠脱垂分为黏膜脱垂、滑动型脱垂和套叠型脱垂 3 类。
【临床表现】 病初表现为排便时有肿物脱至肛门外,便后自行回纳。以后脱垂渐加重,需用手按推回纳,甚至咳嗽增加腹压时直肠也会脱至肛门外。不全性脱垂的黏膜呈同心圆状,严重脱垂其黏膜面有充血、水肿和溃疡。直肠脱垂嵌顿后呈暗紫色。指检可发现括约肌松弛无力。
【诊断】 依靠体格检查和肠道排泄荧光电影照相检查。
【治疗】
1. 一般治疗 小儿 4~5 岁后多能自愈,病人应加强营养,养成良好的排便习惯。成人直肠脱垂先治疗咳嗽、便秘、腹泻等增加腹压的疾病。
2. 手术治疗 成人完全性直肠脱垂手术效果好,手术目的是:①修复直肠壁本身的薄弱点及松弛的括约肌;②修补组织薄弱区;③提高或闭合膀胱直肠窝;④纠正直肠直线化;⑤处理肠管及肠系膜冗长;⑥处理滑动性疝。
首选术式是高位前切除。

第九节 直肠息肉

直肠黏膜面隆起的病变统称为直肠息肉。息肉可分为有蒂息肉和无蒂息肉。
1. 炎性息肉 黏膜受炎症刺激时发生反应向外的突起,属非肿瘤性息肉,又称为假性息肉。
2. 增生性息肉 是成人最常见的息肉,属非肿瘤性息肉。
3. 错构瘤息肉 由正常组织构成,儿童型息肉是常见的一种结肠错构瘤息肉,也属非肿瘤性息肉。
4. 腺瘤息肉 多为单发息肉,有一定的恶变倾向。95% 的结直肠癌是从息肉转变而来,息肉癌变的过程约 5~15 年。
其病理分为:
(1) 管状腺瘤。
(2) 绒毛状(乳头状)腺瘤。
(3) 绒毛管状腺瘤。
【临床表现】 常见症状是大便表面带血和便后出鲜血。
常见的几种息肉病综合征:
1. 家族性息肉病 少见的常染色体显性遗传性疾病。特点是结直肠中有腺瘤性息肉数百枚。常见的症状是出血、腹泻和腹痛。家族性息肉病伴中枢神经系统恶性肿瘤者称 Turcot 综合征。

2. Gardner 综合征　常伴有小肠息肉以及骨瘤(下颌骨或颅骨)、囊肿、软组织肿瘤、腹壁有肠系膜皮样瘤、牙齿异常、壶腹周围癌或甲状腺癌等其他特征。

3. Peutz-Jeghers 综合征　肠道均有错构瘤性息肉,以及口腔黏膜、眼睑结膜、唇部、色斑。表现为腹部绞痛等肠套叠、肠梗阻症状。

【治疗】
(1) 内镜下摘除术:有蒂息肉可在内镜下从息肉的基部予以摘除。
(2) 开腹手术。

第十节　直　肠　癌

直肠癌是指从直乙状结肠交界处至齿线之间的癌,是最常见的内脏肿瘤之一。病因不详,可能与下列因素有关:①遗传;②环境;③炎性肠道疾病;④直肠腺瘤癌变。

大体分型包括:①溃疡型;②巨块型;③浸润型。

组织学分类:①腺癌;②黏液腺癌;③未分化癌;④其他。

根据直肠癌的浸润深度及淋巴结转移情况,最常见的病理分期是 Dukes 分期法:A 期:癌肿限于黏膜层,无淋巴结转移;B1 期:癌肿侵入黏膜肌层,无淋巴结转移;B2 期:癌肿穿透肌层,无淋巴结转移;C1 期:癌肿在肠壁内,有淋巴结转移;C2 期:癌肿穿透肠壁,有淋巴结转移;D 期:有远处转移或侵犯邻近脏器。

扩散和转移:
(1) 直接蔓延:环绕肠管壁生长一圈约需 1 年半至 2 年。癌肿突破外膜后可侵犯前列腺、膀胱、阴道、子宫等邻近脏器。
(2) 淋巴转移:直肠癌的主要扩散途径,可以呈跳跃式。
(3) 血运转移。
(4) 种植转移:直肠癌种植转移少见。

【临床表现】　早期直肠癌常无明显症状,只有当直肠癌发展至出血、感染或梗阻时才出现相应的症状。

1. 直肠刺激症状　里急后重,排便不尽。

2. 肿瘤溃烂感染症状　表现为脓血便、黏液便。

3. 梗阻症状　便秘,腹痛,严重时会有呕吐粪便样物的表现。

晚期直肠癌如果侵犯前列腺或者膀胱,可有血尿等症状。侵犯骶前神经可产生剧痛。转移至肝脏,可表现为右上腹肿块、贫血和虚弱。

【诊断】
1. 直肠指检　是诊断直肠癌最重要的检查手法,对直肠中下段肿瘤的诊断相对可靠。
2. 直肠镜和乙状结肠镜检查　可直接观察到肿瘤的大小、部位以及表面情况,并且还可结合活组织检查,取得病理依据。
3. 气钡灌肠双重对比造影　对直肠上段和结肠癌的诊断有帮助。

直肠癌应与痔、肛裂、慢性肠炎相鉴别。直肠指检和直肠镜检查是鉴别诊断的重要手段。

【治疗】 首选手术,并辅以放疗或化疗。

1. 手术疗法 应切除病变肠管和相应的淋巴结、血管。远切端目前认为距肿瘤下缘3cm已足够。

(1) 直肠前切除、低位吻合术(Dixon)术:范围包括乙状结肠下部和肿瘤下缘3cm的直肠,在直肠上动脉和乙状结肠动脉根部结扎切断,并切除其系膜,保留乙状结肠边缘动脉弓,行乙状结肠直肠对端吻合术。Dixon术适用于腹膜反折以上的直肠癌。

(2) 直肠经腹切除、结肠拉出切除术(改良Bacon手术)或直肠经腹切除、结肠肛管吻合术(Parks手术)等保留括约肌的手术。

(3) 腹会阴直肠切除术(Miles术):范围包括乙状结肠下部、全部直肠、肛管、肛周2.5cm的皮肤、肛管内外括约肌、坐骨直肠窝脂肪和肛提肌,在直肠上动脉和乙状结肠动脉根部结扎切断,并切除其系膜,保留乙状结肠边缘动脉弓,在左下腹行乙状结肠造瘘。

(4) 经腹直肠切除、结肠造瘘术(Hartmann术):适用于直肠癌盆腔广泛扩散者、年老体弱者、原发灶不宜行低位吻合者。

(5) 局部疗法。

2. 辅助疗法

(1) 放疗:包括术前放疗和术后放疗,术前的放疗可以提高手术切除率,降低病人的术后局部复发率。术后放疗仅适用于晚期病人或手术未达到根治或术后局部复发的病人。

(2) 化疗:肠癌的辅助化疗一般均以5-Fu为基础用药。给药途径有动脉灌注、门静脉给药、静脉给药、术后腹腔置管灌注给药及温热灌注化疗等,以静脉化疗为主。目前一线联合化疗药物的组成主要有三个方案:1)FOLFOX6方案:奥沙利铂100mg/m^2,亚叶酸钙(CF)200mg/m^2,化疗第一天静脉滴注,随后5-Fu 2.4~3.6g/m^{2}持续48小时滴注,每两周重复,共10~12疗程。2)XELOX方案:为奥沙利铂和Xeloda的联合用药。3)MAYO方案:是5-Fu和CF的配伍。经多中心大样本的临床研究,辅助化疗能明显提高中晚期直肠癌的5年生存率。

(王庆庆)

第十二章 肝脏疾病

第一节 解剖生理概要

肝是人体内最大的实质性脏器，肝的膈面和前面分别有左、右三角韧带、冠状韧带、镰状韧带和肝圆韧带。其脏面还有肝胃韧带和肝十二指肠韧带。肝十二指肠韧带包裹有门静脉、肝动脉及进出肝脏的淋巴管、淋巴结及神经，包括了所有重要的脉管结构，故也称为肝蒂。门静脉、肝动脉和肝总管在肝脏的脏面横沟处，各自发出左、右分支进入到肝脏实质内，此处称为第一肝门。在腔静脉沟的上端处，有肝左、中、右静脉，出肝后即注入下腔静脉，临床上常称此处为第二肝门。肝脏后方肝短静脉汇入下腔静脉处，称第三肝门。

以肝静脉及门静脉系统，在肝内的分布为基础，设定的 Couinaud 分段法，将肝脏分为 8 段：尾状叶为Ⅰ段，左外叶为Ⅱ、Ⅲ段，左内叶为Ⅳ段，右前叶为Ⅴ段、Ⅷ，右后叶为Ⅵ、Ⅶ段。

肝脏的血液供应比较丰富，其中 25%～30% 来自肝动脉，70%～75% 来自门静脉。

肝的生理功能：

1. 分泌胆汁 肝脏每日分泌胆汁约 600～1000ml，帮助脂肪消化以及脂溶性维生素 A、D、E、K 的吸收。

2. 代谢功能 肝脏参与糖、脂肪、蛋白质等三大能源物质的代谢，并参与某些药物和激素的灭活。

3. 凝血功能 肝脏是生成多种凝血因子的主要场所，严重肝病时可引起凝血因子缺乏，造成凝血时间的延长及出血倾向。

4. 解毒功能 外来的或体内代谢产生的有毒物质，均要在肝脏里解毒，然后随胆汁或尿液排出体外。

5. 免疫功能 肝脏是最大的网状内皮细胞吞噬系统，肝静脉窦内皮层含有大量的枯否氏细胞，该细胞有很强的吞噬能力，门静脉血中 99% 的细菌经过肝静脉窦时可被其吞噬。

6. 造血和储血的功能 胎儿时肝脏为主要的造血器官，至成人时由骨髓取代，造血功能停止，但在某些病理情况下其造血功能可恢复。另外，在人体凝血和抗凝两个系统的动态平衡中，肝脏起着重要的调节作用。正常时肝内静脉窦还可以储存一定量的血液，在机体失血时，从肝内静脉窦排出较多的血液，以补偿周围循环血量的不足。

7. 肝的再生潜能 肝脏有很大的再生潜能，但是对缺氧非常敏感，常温下阻断入肝血流时间不宜超过 15 分钟，否则会引起低血压休克和肝细胞坏死。

第二节 肝脓肿

肝脓肿按病因可分为细菌性和阿米巴性两种。

一、细菌性肝脓肿

致病菌多为大肠埃希菌、金黄色葡萄球菌、厌氧链球菌等，细菌可经胆道、肝动脉、门静脉等途径侵入肝脏。

【临床表现】 起病较急,主要症状是寒战、高热、肝区疼痛和肝大。可伴恶心、呕吐、厌食、乏力等,部分患者有右肩部牵涉痛。如脓肿位于肝前下缘比较表浅的部位时,可伴有右上腹肌紧张和局部明显触痛。巨大的肝脓肿还可使右季肋部呈现饱满状态,有时甚至可见到局限性隆起,局部皮肤可出现凹陷性水肿。并发于胆道梗阻者,可出现黄疸。脓肿穿破者还可出现腹膜炎、脓胸、心包积液、胆道出血等,还可引起败血症和中毒性休克。

实验室检查:血常规检查可见白细胞计数上升,中性粒细胞比例增高;有时还出现贫血。B超是首选的影像检查方法,可观察到脓肿的部位、大小、有无液化等。X线钡餐检查,CT可作为辅助检查的方法,酌情选用。

【治疗】 细菌性肝脓肿是一种严重的疾病,临床死亡率为5.8%~20%,必须早期诊断,积极治疗。

1. 全身治疗 包括补液、营养支持,纠正电解质和酸碱平衡失调,退热镇痛等对症处理,中医中药的应用以及伴发疾病的处理等。

2. 抗生素治疗 抗生素的使用应足量、有效、足程。由于肝脓肿的致病菌以大肠埃希菌、金黄色葡萄球菌、厌氧性细菌为常见,可以首选对此类细菌敏感的抗生素,如头孢菌素类、甲硝唑等药物。然后再根据细菌培养和抗生素敏感试验结果作相应调整。

3. 穿刺抽脓治疗 脓肿一旦液化,应考虑抽吸。多数可在超声定位引导下进行,反复多次地穿刺脓腔,抽出脓液,适当冲洗,并可局部注入抗生素。

4. 手术治疗 可根据情况选择做切开引流、肝叶切除等。手术治疗的适应证:①中毒症状严重,脓肿大有穿破危险者;②脓腔分割,穿刺无法充分引流者;③药物治疗效果不佳;④并发膈下脓肿、脓胸或化脓性腹膜炎;⑤慢性厚壁脓肿。

二、阿米巴性肝脓肿

阿米巴性肝脓肿是肠道阿米巴病的并发症,绝大多数是单发的。

临床上以应用抗阿米巴药物和穿刺吸脓支持治疗为主,少数病人需要手术治疗。

手术适应证为:①脓肿表浅或脓腔巨大(直径大于10cm)者;②经非手术治疗未见好转者;③伴有细菌感染,中毒症状明显者;④脓肿位于左外叶不易穿刺,且有破入心包危险者;⑤脓肿已自发破入胸腹腔或邻近脏器者。

手术方法:①未伴有细菌感染者,应在严格无菌技术下操作,行套管针穿刺置管闭式引流;②脓腔巨大、伴有细菌感染者宜行切开引流,负压吸引。

第三节 肝包虫病

肝包虫病,又称肝棘球蚴病,是由绦虫的蚴或包囊感染所致。细粒棘球绦虫寄生在狗体内,狗是终宿主,人、羊和牛等是中间宿主,人与人之间不发生传播。该病主要流行于草原牧区。在我国以新疆、青海、甘肃、宁夏、西藏、内蒙古、陕西和四川西部多见。直接感染主要通过人与狗的密切接触。人畜共饮用同一水源,也可导致间接感染。

【临床表现】 多数患者并无特殊症状,有症状者最常见的是右上腹钝痛,偶伴腹胀、消化不良和呕吐。最常见的体征是肝区肿大。部分患者可伴有黄疸与发热。

肝包虫病在发展过程中可能会有以下一些并发症：
（1）包虫囊破裂：内容物可进入腹腔、胆道、肺、肝静脉等部位，引发相应的症状。
（2）感染：可继发化脓性细菌感染。
（3）过敏症：囊液中的异种蛋白，具有抗原活性。
（4）膜性肾小球肾炎。

【诊断】 询问病史时应详细了解患者居住地区，是否有与狗、羊等接触史。
辅助检查可选：①包虫囊液皮内试验：阳性率可达90%~95%；补体结合试验：阳性率可达70%~90%。②B超检查；③X线检查：外囊钙化时可显示环行或弧形钙化影。含气的囊肿可显示气液面。④CT和MRI能显示囊肿与肝内结构的解剖关系。⑤ERCP。⑥PTC。

【治疗】
（1）手术治疗：肝包虫病，一经确诊，首选手术。手术原则：清除内囊，防止囊液外溢，消灭外囊残腔，预防感染。手术方式有内囊摘除术、肝部分切除或肝叶切除术。
（2）药物治疗：可选用阿苯达唑。
（3）经B超引导下穿刺抽液，注射乙醇溶液。

第四节　肝脏良性肿瘤

比较常见的是海绵状血管瘤。其他如肝腺瘤、畸胎瘤、错构瘤比较少见。

肝海绵状血管瘤常见于中年病人，多为单发，也可多发；左、右肝的发生率大致相等。肿瘤生长缓慢，病程较长，瘤体较小时无任何症状。增大后主要表现为肝大或压迫胃、十二指肠等邻近器官，引起上腹部不适、腹胀、嗳气、腹痛等症状。体检发现腹部肿块与肝相连，表面光滑，质地柔软，有囊性感，有时可呈分叶状。通过超声检查、肝动脉造影、CT、MRI或核素扫描等检查，有助诊断。

手术切除是最有效的治疗方法。小的、无症状的肝海绵状血管瘤可作随访观察，可每隔3~6个月做B超检查。对直径>10cm，或直径5~10cm但位于肝脏边缘，或肿瘤虽小（直径3~5cm）而有明显症状者，可作肝部分切除或肝叶切除术。对直径小于15cm者，也可采用血管瘤捆扎术。病变广泛不能切除者，可行肝动脉结扎术。肝海绵状血管瘤最危险的并发症是肿瘤破裂出血。

第五节　原发性肝癌

流行病学资料显示，该病高发于青、壮年男性。患者平均年龄44岁左右，男、女性别比为3:1。死亡率在恶性肿瘤中占首位。

肝癌的病因目前尚未有定论。一般研究者认为，肝癌是多因素的协同作用下，经多个阶段的发展所致。

原发性肝癌的病理类型，按大体形态分为3型：结节型、巨块型和弥漫型，其中以结节型最多见。按组织类型也分为3型：肝细胞型、胆管细胞型和混合型。以肝细胞型最多见，大多伴有肝硬化，而且多数有乙肝病毒感染的背景。

肝癌的转移首先常常侵犯到门静脉或者肝静脉的分支,形成癌栓经由血管在肝内进行播散,也可以直接经肝静脉进入到体循环,发生肝外的转移,转移的器官以肺为最多见,次之为骨、脑等器官。肝癌经淋巴转移以肝门部淋巴结受累最多见。此外,肝癌还可直接蔓延至横膈和邻近脏器如胃、结肠等,腹腔种植性转移也不少见。

【临床表现】 肝癌早期多无特殊表现,中、晚期的临床表现有:

1. 肝区疼痛 多为肝癌首发症状,系肿瘤侵犯到肝包膜或者包膜张力增加所致。多呈现持续性钝痛或胀痛,有进行性加重。肝右叶顶部癌还可引起右肩背部牵涉痛。

2. 肝大 与肿瘤的膨胀式生长的方式有关。

3. 恶病质表现 常见于晚期病例,表现为极度消瘦,贫血,黄疸等。

4. 转移症状 根据转移器官的不同,可出现咳嗽、咯血、骨痛、偏瘫等相应症状。

5. 并发症 包括肝癌破裂出血、上消化道大出血、肝性脑病和严重感染等,均是肝癌常见的死亡原因。

【诊断】 原发性肝癌的诊断可分为定性和定位两个方面:

1. 定性诊断

(1) 甲胎蛋白(AFP)测定:AFP 对诊断肝细胞型肝癌具有一定的特异性。在我国肝癌的诊断标准是病人 AFP>500μg/L 持续 4 周,或 AFP 200~500μg/L 持续 8 周,结合相关的症状体征,即可作出肝癌的诊断。但是,需要注意的是,AFP 阳性还可见于妊娠期疾病、生殖腺胚胎性肿瘤、活动性肝病及肝硬化的患者,在肝癌诊断时应予排除。

(2) 血清酶学和肿瘤标记物检查:ALP、γ-GT、LDH、5NPD 及其同工酶对肝癌的诊断均有一定的辅助价值,但也都缺乏特异性。

2. 定位诊断

(1) B 超:是首选的非侵入性检查方法,可发现直径 1~2cm 以上的肝脏病灶。

(2) CT:也是临床广泛应用的检查手段,包括平扫及增强扫描、CTA 等,是目前肝癌诊断中极为重要的检查项目。

(3) 核素扫描:常用的核素有锝-99m、金-198 和铟-113m 等。

(4) MRI:对病灶内部结构的显示优于 CT。

(5) 选择性肝动脉造影:是早期肝癌定位诊断中最优的检查方法。

(6) X 线检查。

(7) 肝穿刺活组织检查:B 超或 CT 引导下肝穿刺活检是肝脏占位诊断中非常有价值的手段。

(8) 腹腔镜检查。

(9) 剖腹探查。

【治疗】 肝癌治疗的目标一是根治肿瘤,二是延长患者的生存时间。目前,肝癌多采用以手术为中心的综合治疗,早期手术切除是最有效的治疗方法。

1. 手术治疗

(1) 手术切除:对小肝癌(直径≤5cm)和未超过半肝的局限性肝癌;心、肺、肾功能无严重损害;肝功能代偿良好,无黄疸、腹水、下肢水肿;未侵及第一、二肝门,无远处转移者可行一期手术切除。要求是既要彻底切除肿瘤,又要尽量保留肝组织。正常的肝组织至少要保留 30%,对有肝硬化者则需保留 50% 以上。

（2）并发症手术：癌肿破裂出血，病灶小而局限，肝硬化程度较轻，全身情况尚好，可考虑做肝叶或局部切除术。不能切除者可行肝动脉结扎加栓塞术或填塞止血，辅以输血及止血药物的使用。

（3）肝移植：移植肝易出现术后肿瘤的复发，远期效果较差，不作为常规推荐。

2. 化学治疗　由于肝脏代谢的特殊性，一般肝癌化疗不主张全身用药，而多采用肝动脉插管化疗或者经皮穿刺肝动脉栓塞治疗等方式。

3. 放射治疗　效果有限，不列为常规治疗手段。

4. 免疫治疗　可选用香菇多糖，白介素，胸腺肽等药物。

5. 中医中药治疗　略。

第六节　继发性肝癌

人体许多脏器的恶性肿瘤均可转移至肝脏，继而发生继发性（转移性）肝癌，以胃癌为最多，其他如结肠、直肠、胆囊、胰、前列腺、子宫、卵巢、乳腺、甲状腺、肺、食管、肾、鼻咽等部位的恶性肿瘤，也可通过门静脉、肝动脉、淋巴管和直接浸润等途径向肝脏转移。继发性肝癌多数表现为肝脏内散在的多发性结节，也有少数呈现孤立的单个结节。其组织学特征与原发癌类型一致，合并肝硬化者少见。

其临床表现常以原发癌所引起的症状和体征为主，伴有肝区疼痛、肝结节性肿块、发热、消瘦、乏力、食欲不振及黄疸、腹水等症状和体征，一般发展缓慢，症状也比较轻。

治疗上应结合原发癌的治疗，因病理上多属晚期，大多已不能通过手术切除，可以根据患者的全身情况，选择性应用肝动脉结扎或栓塞术、肝动脉插管灌注化疗、放射治疗、中医中药等治疗措施。

（王庆庆）

第十三章　胃十二指肠疾病

第一节　解剖生理概要

一、胃的解剖

（一）胃的位置和分区

胃位于食管和十二指肠之间，上端与食管相连的入口部位称贲门，距离门齿约40cm，下端与十二指肠相连接的出口为幽门。腹段食管与胃大弯的交角称贲门切迹，该切迹的黏膜面形成贲门皱襞，有防止胃内容物向食管逆流的作用。幽门部环状肌增厚，浆膜面可见一环形浅沟，幽门前静脉沿此沟的腹侧面下行，是术中区分胃幽门与十二指肠的解剖标志。将胃小弯和胃大弯各作三等分，再连接各对应点可将胃分为三个区域，上1/3为贲门胃底部U（upper）区；中1/3是胃体部M（middle）区，下1/3即幽门部L（lower）区。

（二）胃的韧带

胃与周围器官有韧带相连接，包括胃膈韧带、肝胃韧带、脾胃韧带、胃结肠韧带和胃胰韧带，胃凭借韧带固定于上腹部。胃胰韧带位于胃后方，自腹腔动脉起始处向上达到胃与贲门部，其内有胃左动脉走行，参与组成小网膜囊后壁。

（三）胃的血管

胃的动脉血供丰富，来源于腹腔动脉。发自腹腔动脉干的胃左动脉和来自肝固有动脉的胃右动脉形成胃小弯动脉弓，供血胃小弯。胃大弯由来自胃十二指肠动脉的胃网膜右动脉和来自脾动脉的胃网膜左动脉构成胃大弯的动脉弓。来自脾动脉的数支胃短动脉供应胃底。胃后动脉可以是一支或两支，起自脾动脉的中1/3段，于小网膜囊后壁的腹膜后面伴同名静脉上行，分布于胃体上部与胃底的后壁。胃有丰富的黏膜下血管丛，静脉回流汇集到门静脉系统。胃的静脉与同名动脉伴行，胃短静脉、胃网膜左静脉均回流入脾静脉；胃网膜右静脉则回流入肠系膜上静脉；胃左静脉（即冠状静脉）的血液可直接注入门静脉或汇入脾静脉；胃右静脉直接注入门静脉。

（四）胃的淋巴引流

胃周淋巴结，沿胃的主要动脉及其分支分布，淋巴管回流逆动脉血流方向走行，经多个淋巴结逐步向动脉根部聚集。胃周共有16组淋巴结。按淋巴的主要引流方向可分为以下四群：①腹腔淋巴结群，引流胃小弯上部淋巴液；②幽门上淋巴结群，引流胃小弯下部淋巴液；③幽门下淋巴结群，引流胃大弯右侧淋巴液；④胰脾淋巴结群，引流胃大弯上部淋巴液。胃黏膜下淋巴管网丰富，并经贲门与食管、经幽门与十二指肠交通。

(五) 胃的神经

胃受自主神经支配,支配胃的运动神经,包括交感神经与副交感神经。胃的交感神经为来自腹腔神经丛的节后纤维,和动脉分支伴行进入胃,主要抑制胃的分泌和运动并传出痛觉;胃的副交感神经来自迷走神经,主要促进胃的分泌和运动。交感神经与副交感神经纤维共同在肌层间和黏膜下层组成神经网,以协调胃的分泌和运动功能。左、右迷走神经沿食管下行,左迷走神经在贲门前面,分出肝胆支和胃前支(Latarjet 前神经);右迷走神经在贲门背侧,分出腹腔支和胃后支(Latarjet 后神经)。迷走神经的胃前支、后支都沿胃小弯行走,发出的分支和胃动、静脉分支伴行,进入胃的前、后壁。最后的 3~4 终末支,在距幽门约 5~7cm 处进入胃窦,形似"鸦爪",管理幽门的排空功能,在行高选择性胃迷走神经切断术时作为保留分支的标志。

(六) 胃壁的结构

胃壁从外向内分为浆膜层、肌层、黏膜下层和黏膜层。胃壁肌层外层是沿长轴分布的纵行肌层,内层由环状走向的肌层构成。胃壁肌层由平滑肌构成,环行肌纤维在贲门和幽门处增厚形成贲门和幽门括约肌。黏膜下层为疏松结缔组织,血管、淋巴管及神经丛丰富。由于黏膜下层的存在,使黏膜层与肌层之间有一定的活动度,因而在手术时黏膜层可以自肌层剥离开。胃黏膜层由黏膜上皮、固有膜和黏膜肌构成。黏膜层含大量胃腺,分布在胃底和胃体,约占全胃面积的 2/3 的胃腺为泌酸腺。胃腺由功能不同的细胞组成,分泌胃酸、电解质、蛋白酶原和黏液等。主细胞分泌胃蛋白酶原与凝乳酶原;壁细胞分泌盐酸和抗贫血因子;黏液细胞分泌碱性因子。贲门腺分布在贲门部,该部腺体与胃体部黏液细胞相似,主要分泌黏液。幽门腺分布在胃窦和幽门区,腺体除含主细胞和黏蛋白原分泌细胞外,还含有 G 细胞分泌胃泌素、D 细胞分泌生长抑素,此外还有嗜银细胞以及多种内分泌细胞可分泌多肽类物质、组胺及五羟色胺(5-HT)等。

二、胃 的 生 理

胃具有运动和分泌两大功能,通过其接纳、储藏食物,将食物与胃液研磨、搅拌、混匀,初步消化,形成食糜并逐步分次排入十二指肠为其主要的生理功能。此外,胃黏膜还有吸收某些物质的功能。

(一) 胃的运动

食物在胃内的储藏、混合、搅拌以及有规律的排空,主要由胃的肌肉运动参与完成。胃的蠕动波起自胃体通向幽门,胃窦部肌层较厚,增强了远端胃的收缩能力,幽门发挥括约肌作用,调控食糜进入十二指肠。胃的电起搏点位于胃底近大弯侧的肌层,有规律地发出频率约为 3 次/分钟脉冲信号(起搏电位),该信号沿胃的纵肌层传向幽门。每次脉冲不是都引起肌肉蠕动收缩,但脉冲信号决定了胃蠕动收缩的最高频率。随起搏电位的到来,每次收缩都引起胃内层环状肌的去极化。食糜进入漏斗状胃窦腔,胃窦的收缩蠕动较胃体更快而有力,每次蠕动后食糜进入十二指肠的量取决于蠕动的强度与幽门的开闭状况。幽门关闭，食物在胃内往返运动；幽门开放时，每次胃的蠕动波大约将 5~15ml 食糜送入十二指肠。

空胃腔的容量仅为 50ml，但在容受性舒张状况下，可以承受 1000ml 而无胃内压增高。容受性舒张是迷走神经感觉纤维介导的主动过程。进食后的扩张刺激引发蠕动，若干因素影响到胃蠕动的强度、频率以及胃排空的速度。胃的迷走反射加速胃蠕动；进食的量与质对于排空亦起调节作用，食物颗粒小因较少需研磨比大颗粒食物排空为快；十二指肠壁的受体能够感受食糜的渗透浓度与化学成分，当渗透量(压)大于 200mmol/L 时迷走肠胃反射被激活，胃排空延迟；不少胃肠道激素能够对胃的运动进行精细调节，胃泌素能延迟胃的排空。

(二) 胃液分泌

胃腺分泌胃液，正常成人每日分泌量约 1500~2500ml，胃液的主要成分为胃酸、胃酶、电解质、黏液和水。壁细胞分泌盐酸，而非壁细胞的分泌成分类似细胞外液，一略呈碱性，其中钠是主要阳离子。胃液的酸度决定于上述两种成分的配合比例，并和分泌速度、胃黏膜血液流速有关。

胃液分泌分为基础分泌(或称消化间期分泌)和餐后分泌(即消化期分泌)。基础分泌是指不受食物刺激时的自然胃液分泌，其量较小餐后胃液分泌明显增加，餐后分泌可分为三个时相：①迷走相(头相)：食物经视觉、味觉、嗅觉等刺激兴奋神经中枢，兴奋经迷走神经下传至壁细胞、主细胞、黏液细胞，使其分泌胃酸、胃蛋白酶原和黏液；迷走神经兴奋还使 G 细胞分泌胃泌素，刺激胃黏膜肥大细胞分泌组胺，进而促进胃酸分泌。这一时相的作用时间较短，仅占消化期泌酸量的 20%~30%。②胃相：指食物进入胃以后引起的胃酸分泌，包括食物对胃壁的物理刺激(扩张)引起的迷走长反射和食物成分对胃黏膜的化学性刺激造成的胃壁内胆碱反射短通路。在胃相的胃酸分泌中，胃泌素介导的由食物成分刺激引起的胃酸分泌占主要部分，当胃窦部的 pH<2.5 时胃泌素释放受抑制，pH 达到 1.2 时，胃泌素分泌完全停止，对胃酸及胃泌素分泌起负反馈调节作用。胃窦细胞分泌的生长抑素也抑制胃泌素的释放。如果手术使得正常的壁细胞黏膜与胃窦黏膜的关系改变，酸性胃液不流经生成胃泌素的部位，血中胃泌素可增加很高，促使胃酸分泌，伴明显酸刺激。③肠相：指食物进入小肠后引起的胃酸分泌，占消化期胃酸分泌量的包括小肠膨胀及食物中某些化学成分刺激十二指肠和近端空肠产生肠促胃泌素，促进胃液分泌。进入小肠的酸性食糜能够刺激促胰液素、胆囊收缩素、抑胃肽等的分泌。小肠内的脂肪能抑制胃泌素的产生，使胃酸分泌减少。消化期胃酸分泌有着复杂而精确的调控机制，维持胃酸分泌的相对稳定。

三、十二指肠的解剖和生理

十二指肠是幽门和十二指肠悬韧带(Treitz 韧带)之间的小肠，长约 25cm，呈 C 字形，是小肠最粗和最固定的部分。十二指肠分为四部分：①球部：长约 4~5cm，属腹膜间位，活动度大，黏膜平整光滑，球部是十二指肠溃疡好发部位。胆总管、胃十二指肠动脉和门静脉在球部后方通过。②降部：与球部呈锐角下行，固定于后腹壁，腹膜外位，仅前外侧有腹膜遮盖，内侧与胰头紧密相连，胆总管和胰管开口于此部中下 1/3 交界处内侧肠壁的十二指肠乳头,距幽门8~10cm,距门齿约75cm。从降部起十二指肠黏膜呈环形皱襞。③水平部:自降部向左走行,长约10cm,完全固定于腹后壁,属腹膜外位,横部末端的前方有肠系膜上动、静脉跨越下行。④升部:先向上行,然后急转向下、向前,与空肠相接,形成十二指肠空肠曲,由十二指肠悬韧带(Treitz 韧带)固定于后腹壁,此韧带是十二指肠空肠分界的解剖标志。整个十二指肠环抱在胰头周围。十二指肠的血供来自胰十二指肠上动脉和胰十二指肠下动脉,两者分别起源于胃十二指肠动脉与肠系膜上动脉。胰十二指肠上、下动脉的分支在胰腺前后吻合成动脉弓。

十二指肠接受胃内食糜以及胆汁、胰液。十二指肠黏膜内有 Brunner 腺,分泌的十二指肠液含有多种消化酶如蛋白酶、脂肪酶、蔗糖酶、麦芽糖酶等。十二指肠黏膜内的内分泌细胞能分泌胃泌素、抑胃素、胆囊收缩素、促胰液素等肠道激素。

第二节 胃十二指肠溃疡的外科治疗

一、概 述

胃十二指肠局限性圆形或椭圆形的全层黏膜缺损,称为胃十二指肠溃疡(gastroduodenal ulcer)。因溃疡的形成与胃酸—蛋白酶的消化作用有关,也称为消化性溃疡(pepticulcer)。纤维内镜技术的不断完善、新型制酸剂和抗幽门螺杆菌(helicobacter pylori,HP)药物的应用使得溃疡病诊断和治疗发生了很大改变。外科治疗主要用于急性穿孔、出血、幽门梗阻或药物治疗无效的溃疡病人以及胃溃疡恶性变等情况。

【病理】 典型溃疡呈圆形或椭圆形,黏膜缺损深达黏膜肌层。溃疡深而壁硬,呈漏斗状或打洞样,边缘增厚或是充血水肿,基底光滑,表面可覆盖有纤维或脓性呈灰白或灰黄色苔膜。胃溃疡多发生在胃小弯,以胃角最多见,胃窦部与胃体也可见,大弯胃底少见。十二指肠溃疡主要在球部,发生在球部以下的溃疡称为球后溃疡。球部前后壁或是大小弯侧同时见到的溃疡称对吻溃疡。

【发病机制】 胃十二指肠溃疡发病是多个因素综合作用的结果。其中最为重要的是胃酸分泌异常、幽门螺杆菌感染和黏膜防御机制的破坏。

1. 幽门螺杆菌感染 幽门螺杆菌感染与消化性溃疡密切相关。95%以上的十二指肠溃疡与近80%的胃溃疡病人中检出 HP 感染;HP 感染使发生消化性溃疡的危险增加数倍,有1/6左右的 HP 感染者发展为消化性溃疡;清除幽门螺杆菌感染可以明显降低溃疡病的复发率。

2. 胃酸分泌过多 溃疡只发生在与胃酸相接触的黏膜,抑制胃酸分泌可使溃疡愈合,充分说明胃酸分泌过多是胃十二指肠溃疡的病理生理基础。十二指肠溃疡病人的胃酸分泌高于健康人,除与迷走神经的张力及兴奋性过度增高有关外,与壁细胞数量的增加有关。此外壁细胞对胃泌素、组胺、迷走神经刺激敏感性亦增高。溃疡病人在胃窦酸化情况下,正常的抑制胃泌酸机制受到影响,胃泌素异常释放,而组织中生长抑素水平低,黏膜前列腺素合成减少,削弱了对胃黏膜的保护作用,使得黏膜易受胃酸损害。

3. 非甾体类抗炎药与黏膜屏障损害 非甾体类抗炎药(NSAID)、肾上腺皮质激素、胆汁酸盐、酒精等均可破坏胃黏膜屏障,造成 H^+ 逆流入黏膜上皮细胞,引起胃黏膜水肿、出血、糜烂,甚至溃疡。长期使用 NSAID 胃溃疡发生率显著增加。

4. 其他致病因素 包括遗传、吸烟、心理压力和咖啡因等。遗传因素在十二指肠溃疡的发病中起一定作用,除罕见的常染色体显性遗传性综合征外(如 Werner 综合征),单卵孪生患相同溃疡病者占 50%,双卵孪生占 14%。O 型血者患十二指肠溃疡比其他血型者为高。吸烟能刺激胃酸分泌,影响胃、十二指肠的运动,导致胆汁反流,还可影响血流量并减少前列腺素产生,损害黏膜屏障。心理压力和十二指肠溃疡的关系也不容忽视。经常饮用咖啡者,溃疡发病率高于常人。

正常情况下,酸性胃液对胃黏膜的侵蚀作用和胃黏膜的防御机制处于相对平衡状态。如平衡受到破坏,侵害因子的作用增强、胃黏膜屏障等防御因子的作用削弱,胃酸、胃蛋白酶分泌增加,最终导致溃疡。在十二指肠溃疡的发病机制中,胃酸分泌过多起重要作用。在胃溃疡病人平均胃酸分泌比正常人低,胃排空延缓、十二指肠液反流是导致胃黏膜屏障破坏形成溃疡的重要原因。HP 感染和 NSAID 是影响胃黏膜防御机制的外源性因素,可促进溃疡形成。在胃溃疡病人中可发现胃窦部肌纤维变性、自主神经节细胞变性或减少,这些改变使胃窦收缩失效、胃内容物滞留,刺激胃窦胃泌素分泌增加;十二指肠液反流入胃,肠液中所含胆汁酸与胰液可破坏胃黏膜屏障,使 H^+ 逆行扩散;胃小弯是胃窦黏膜与泌酸胃体黏膜的移行部位,该处的黏膜下血管网为终末动脉供血吻合少,又是胃壁纵行肌纤维与斜行肌纤维的接合处,在肌肉收缩时剪切力大,易引起胃小弯黏膜与黏膜下的血供不足,黏膜防御机制较弱,因此也成为溃疡的好发部位。

【临床特点】 胃溃疡与十二指肠溃疡统称为消化性溃疡,其临床表现《内科学》教材已有详细描述,但二者之间的差别仍很显著:胃溃疡发病年龄平均要比十二指肠溃疡高 15~20 年,发病高峰在 40~60 岁。胃溃疡病人基础胃酸分泌平均为 1.2mmol/h,明显低于十二指肠溃疡病人的 4.0mmol/h。约 5% 胃溃疡可发生恶变,而十二指肠溃疡很少癌变;与十二指肠溃疡相比胃溃疡的病灶大,对于内科治疗反应差,加上有恶变的可能,使得外科治疗尤显重要。

胃溃疡根据其部位和胃酸分泌量可分为四型:Ⅰ型最为常见,低胃酸,溃疡位于胃小弯角切迹附近;Ⅱ型,高胃酸,溃疡位于幽门管或幽门前;Ⅲ型,高胃酸,胃溃疡合并十二指肠溃疡;Ⅳ型,低胃酸,溃疡位于胃上部 1/3,胃小弯高位接近贲门处,常为穿透性溃疡,易发生出血或穿孔,老年病人相对多见。

【外科治疗】 无严重并发症的胃十二指肠溃疡一般均采取内科治疗,外科手术治疗主要是针对胃十二指肠溃疡的严重并发症进行治疗:

1. 胃溃疡 胃溃疡发病年龄较十二指肠溃疡偏大,常伴有慢性胃炎,幽门螺杆菌感染率高,溃疡愈合后胃炎依然存在,停药后溃疡常复发,且有 5% 的恶变率。因此,临床上对胃溃疡手术治疗指征掌握较宽,适应证主要有:①包括抗 HP 措施在内的严格内科治疗无效的顽固性溃疡,如溃疡不愈合或短期内复发者;②发生溃疡出血、瘢痕性幽门梗阻、溃疡穿孔及溃疡穿透至胃壁外者;③溃疡巨大(直径>2.5cm)或高位溃疡;④胃十二指肠复合性溃疡;⑤溃疡不能除外恶变或已经恶变者。

胃溃疡常用的手术方式是远端胃大部切除术,胃肠道重建以胃十二指肠吻合(Billroth Ⅰ式)为宜。Ⅰ型胃溃疡通常采用远端胃大部切除术,胃的切除范围在 50% 左右,行胃十二指肠吻合;Ⅱ、Ⅲ型胃溃疡宜采用远端胃大部切除加迷走神经干切断术,Billroth Ⅰ式吻合,如十二指肠炎症明显或是有严重瘢痕形成,则可行 Billroth Ⅱ式胃空肠吻合;Ⅳ型,即高位小弯溃疡处理困难。根据溃疡所在部位的不同可采用切除溃疡的远端胃大部切除术,可行 Billroth Ⅱ式胃空肠吻合,为防止反流性食管炎也可行 Roux en Y 胃空肠吻合。溃疡位置过高可以采用旷置溃疡的远端胃大部切除术或近端胃大部切除术治疗。术前或术中应对溃疡作多处活检以排除恶性溃疡的可能。对溃疡恶变病例,应行胃癌根治术。

2. 十二指肠溃疡 手术治疗的适应证主要是出现严重并发症:急性穿孔、大出血和瘢痕性幽门梗阻,以及经正规内科治疗无效的顽固性溃疡,由于药物治疗的有效性,后者已不多见。

对十二指肠溃疡常采用减少胃酸分泌的策略,阻断迷走神经对壁细胞的刺激、降低胃窦部胃泌素的分泌以及减少壁细胞的数量。手术方法主要有胃大部切除术和选择性或高选择性迷走神经切断术。也可以采用迷走神经干切断术加幽门成形或迷走神经干切断术加胃窦切除术。十二指肠溃疡择期手术在状态良好的病人比较安全,术后复发率与胃酸分泌减少的程度相关。急症手术并发症比择期手术明显为高,活动出血、穿孔后时间较长、围术期休克等因素增加了手术的并发症与风险。

二、急性胃十二指肠溃疡穿孔

急性穿孔(acute perforation)是胃十二指肠溃疡严重并发症,为常见的外科急腹症。起病急、病情重、变化快,需要紧急处理,若诊治不当可危及生命。近来溃疡穿孔的发生率呈上升趋势,发病年龄渐趋高龄化。十二指肠溃疡穿孔男性病人较多,胃溃疡穿孔则多见于老年妇女。

【**病因与病理**】 90%的十二指肠溃疡穿孔发生在球部前壁,而胃溃疡穿孔 60% 发生在胃小弯,40%分布于胃窦及其他各部。急性穿孔后,有强烈刺激性的胃酸、胆汁、胰液等消化液和食物溢入腹腔,引起化学性腹膜炎。导致剧烈的腹痛和大量腹腔渗出液,约 6~8 小时后细菌开始繁殖并逐渐转变为化脓性腹膜炎。病原菌以大肠埃希菌、链球菌为多见。由于强烈的化学刺激、细胞外液的丢失以及细菌毒素吸收等因素,病人可出现休克。胃十二指肠后壁溃疡,可穿透全层并与周围组织包裹,形成慢性穿透性溃疡。

【**临床表现**】 多数病人既往有溃疡病史,穿孔前数日溃疡病症状加剧。情绪波动、过度疲劳、刺激性饮食或服用皮质激素药物等常为诱发因素。穿孔多在夜间空腹或饱食后突然发生,表现为骤起上腹部刀割样剧痛,迅速波及全腹,病人疼痛难忍,可有面色苍白、出冷汗、脉搏increased血压下降等表现。常伴恶心、呕吐。当胃内容物沿右结肠旁沟向下流注时,可出现右下腹痛,疼痛也可放射至肩部。当腹腔有大量渗出液稀释漏出的消化液时,腹痛可略有减轻。由于继发细菌感染,出现化脓性腹膜炎,腹痛可再次加重。偶尔可见溃疡穿孔和溃疡出血同时发生。溃疡穿孔后病情的严重程度与病人的年龄、全身情况、穿孔部位、穿孔大小和时间以及是否空腹穿孔密切有关。

体检时病人表情痛苦,仰卧微屈膝,不愿移动,腹式呼吸减弱或消失;全腹压痛、反跳痛,腹肌紧张呈"板样"强直,尤以右上腹最明显。叩诊肝浊音界缩小或消失,可有移动性浊音;听诊肠鸣音消失或明显减弱。病人有发热,实验室检查示白细胞计数增加,血清淀粉酶轻度升高。在站立位 X 线检查时,80%的病人可见膈下新月状游离气体影。

【诊断和鉴别诊断】 既往有溃疡病史,突发上腹部剧烈疼痛并迅速扩展为全腹疼痛伴腹膜刺激征等上消化道穿孔的特征性的临床表现,结合X线检查腹部发现膈下游离气体,诊断性腹腔穿刺抽出液含胆汁或食物残渣,不难作出正确诊断。在既往无典型溃疡病史者,位于十二指肠及幽门后壁的溃疡小穿孔,胃后壁溃疡向小网膜腔内穿孔,老年体弱反应性差者的溃疡穿孔,空腹时发生的小穿孔等情况下,症状、体征不太典型,较难诊断。需与下列疾病作鉴别:

(1) 急性胆囊炎:表现为右上腹绞痛或持续性疼痛伴阵发加剧,疼痛向右肩放射,伴畏寒发热。右上腹局部压痛、反跳痛,可触及肿大的胆囊,Murphy征阳性。胆囊坏疽穿孔时有弥漫性腹膜炎表现,但X线检查膈下无游离气体。B超提示胆囊炎或胆囊结石。

(2) 急性胰腺炎:急性胰腺炎的腹痛发作一般不如溃疡急性穿孔者急骤,腹痛多位于上腹部偏左并向背部放射。腹痛有一个由轻转重的过程,肌紧张程度相对较轻。血清、尿液和腹腔穿刺液淀粉酶明显升高。X线检查膈下无游离气体,CT、B超提示胰腺肿胀。

(3) 急性阑尾炎:溃疡穿孔后消化液沿右结肠旁沟流到右下腹,引起右下腹痛和腹膜炎体征,可与急性阑尾炎相混。但阑尾炎一般症状比较轻,体征局限于右下腹,无腹壁板样强直,X线检查无膈下游离气体。

【治疗】

1. 非手术治疗 适用于一般情况好,症状体征较轻的空腹穿孔;穿孔超过24小时,腹膜炎已局限者;或是经水溶性造影剂行胃十二指肠造影检查证实穿孔业已封闭的病人。非手术治疗不适用于伴有出血、幽门梗阻、疑有癌变等情况的穿孔病人。治疗措施主要包括:①持续胃肠减压,减少胃肠内容物继续外漏;②输液以维持水、电解质平衡并给予营养支持;③全身应用抗生素控制感染;④经静脉给予H_2受体阻断剂或质子泵拮抗剂等制酸药物。非手术治疗6~8小时后病情仍继续加重,应立即转行手术治疗。非手术治疗少数病人可出现膈下或腹腔脓肿。痊愈的病人应胃镜检查排除胃癌,根治幽门螺杆菌感染并采用制酸剂治疗。

2. 手术治疗

(1) 单纯穿孔缝合术:单纯穿孔修补缝合术的优点是操作简便,手术时间短,安全性高。一般认为:穿孔时间超出8小时,腹腔内感染及炎症水肿严重,有大量脓性渗出液;以往无溃疡病史或有溃疡病史未经正规内科治疗,无出血、梗阻并发症,特别是十二指肠溃疡病人;有其他系统器质性疾病不能耐受急诊彻底性溃疡手术,为单纯穿孔缝合术的适应证。穿孔修补通常采用经腹手术,穿孔以丝线间断横向缝合,再用大网膜覆盖,或以网膜补片修补;也可经腹腔镜行穿孔缝合大网膜覆盖修补。对于所有的胃溃疡穿孔病人,需作活检或术中快速病理检查除外胃癌,若为恶性病变,应行根治性手术。单纯穿孔缝合术术后溃疡病仍需内科治疗,HP感染阳性者需要抗HP治疗,部分病人因溃疡未愈仍需行彻底性溃疡手术。

(2) 彻底性溃疡手术:优点是一次手术同时解决了穿孔和溃疡两个问题,如果病人一般情况良好,穿孔在8小时内或超过8小时,腹腔污染不严重;慢性溃疡病特别是胃溃疡病人,曾行内科治疗,或治疗期间穿孔;十二指肠溃疡穿孔修补术后再穿孔,有幽门梗阻或出血史者可行彻底性溃疡手术。手术方法包括胃大部切除术外,对十二指肠溃疡穿孔可选用穿孔缝合术加高选择性迷走神经切断术或选择性迷走神经切断术加胃窦切除术。

三、胃十二指肠溃疡大出血

胃十二指肠溃疡病人有大量呕血、柏油样黑便,引起红细胞、血红蛋白和血细胞比容明显下降,脉率加快,血压下降,出现为休克前期症状或休克状态,称为溃疡大出血。胃十二指肠溃疡出血,是上消化道大出血中最常见的原因,约占50%以上。

【病因与病理】 溃疡基底的血管壁被侵蚀而导致破裂出血,大多数为动脉出血。引起大出血的十二指肠溃疡通常位于球部后壁,可侵蚀胃十二指肠动脉或胰十二指肠上动脉及其分支引起大出血。胃溃疡大出血多数发生在胃小弯,出血源自胃左、右动脉及其分支。十二指肠前壁附近无大血管,故此处的溃疡常无大出血。溃疡基底部的血管侧壁破裂出血不易自行停止,可引发致命的动脉性出血。大出血后血容量减少、血压降低血流变缓,可在血管破裂处形成血凝块而暂时止血。由于胃肠的蠕动和胃十二指肠内容物与溃疡病灶的接触,暂时停止的出血有可能再次活动出血,应予高度重视。

【临床表现】 胃十二指肠溃疡大出血的临床表现取决于出血量和出血速度。病人的主要症状是呕血和解柏油样黑便,多数病人只有黑便而无呕血,迅猛的出血则为大量呕血与紫黑血便。呕血前常有恶心,便血前后可有心悸、眼前发黑、乏力、全身疲软,甚至出现晕厥。病人过去多有典型溃疡病史,近期可有服用阿司匹林或NSAID药物等情况。如出血速度缓慢则血压、脉搏改变不明显。短期内失血量超过800ml,可出现休克症状。病人焦虑不安、四肢湿冷、脉搏细速、呼吸急促、血压下降。如血细胞比容在30%以下,出血量已超过1000ml。大出血通常指的是每分钟出血量超过1ml且速度较快的出血。病人可呈贫血貌、面色苍白、脉搏增快;腹部体征不明显,腹部稍胀,上腹部可有轻度压痛,肠鸣音亢进。腹痛严重的病人应注意有无伴发溃疡穿孔。大量出血早期,由于血液浓缩,血象变化不大,以后红细胞计数、血红蛋白值、血细胞比容均呈进行性下降。

【诊断与鉴别诊断】 有溃疡病史者,发生呕血与黑便,诊断并不困难。无溃疡病史时,应与应激性溃疡出血、胃癌出血、食管曲张静脉破裂出血、食管炎、贲门黏膜撕裂综合征和胆道出血鉴别。大出血时不宜行上消化道钡餐检查,急诊纤维胃镜检查可迅速明确出血部位和病因,出血24小时内胃镜检查阳性率可达70%~80%,超过48小时则阳性率下降。胃镜检查发现溃疡基底裸露血管的病人,再出血率在50%以上,需要积极治疗。经选择性腹腔动脉或肠系膜上动脉造影也可用于血流动力学稳定的活动性出血病人,可明确病因与出血部位,指导治疗,并可采取栓塞治疗或动脉内注射垂体加压素等介入性止血措施。

【治疗】 治疗原则是补充血容量:防治失血性休克,尽快明确出血部位并采取有效止血措施。

(1) 补充血容量:建立可靠畅通的静脉通道,快速滴注平衡盐液,作输血配型试验。同时严密观察血压、脉搏、尿量和周围循环状况,并判断失血量指导补液。失血量达全身总血量的20%时,应输注经乙基淀粉、右旋糖酐或其他血浆代用品,用量在1000ml左右。出血量较大时可输注浓缩红细胞,也可输全血,并维持血细胞比容不低于30%。输入液体中晶体与胶体之比以3:1为宜。监测生命体征,测定中心静脉压、尿量,维持循环功能稳定和良好呼吸、肾功能十分重要。

(2) 留置鼻胃管,用生理盐水冲洗胃腔,清除血凝块,直至胃液变清,持续低负压吸引,动态观察出血情况。可经胃管注入200ml含8mg去甲肾上腺素的生理盐水溶液,每4~6小时一次。

（3）急诊纤维胃镜检查:可明确出血病灶,还可同时施行内镜下电凝、激光灼凝、注射或喷洒药物等局部止血措施。检查前必须纠正病人的低血容量状态。

（4）止血、制酸、生长抑素等药物的应用:经静脉或肌注止血;静脉给予H2受体拮抗剂(西咪替丁等)或质子泵抑制剂(奥美拉唑等);静脉应用生长抑素(善宁、施他宁等)。

（5）急症手术止血:多数胃十二指肠溃疡大出血,可经非手术治疗止血,约10%的病人需急症手术止血。手术指征为:①出血速度快,短期内发生休克,或较短时间内(6~8小时)需要输入较大量血液(>800ml)方能维持血压和血细胞比容者;②年龄在60岁以上伴动脉硬化症者自行止血机会较小,对再出血耐受性差,应及早手术;③近期发生过类似的大出血或合并穿孔或幽门梗阻;④正在进行药物治疗的胃十二指肠溃疡病人发生大出血,表明溃疡侵蚀性大,非手术治疗难以止血;⑤纤维胃镜检查发现动脉搏动性出血,或溃疡底部血管显露再出血危险很大。急诊手术应争取在出血48小时内进行,反复止血无效,拖延时间越长危险越大。胃溃疡较十二指肠溃疡再出血机会大3倍,应争取及早手术。采取积极的复苏措施,力争在血流动力学稳定的情况下手术止血。手术方法有:①包括溃疡在内的胃大部切除术。如术前未经内镜定位,术中可切开胃前壁,明确出血溃疡的部位,缝扎止血同时检查是否有其他出血性病灶。②对十二指肠后壁穿透性溃疡出血,先切开十二指肠前壁,贯穿缝扎溃疡底的出血动脉,再行选择性迷走神经切断加胃窦切除或加幽门成形术,一或作旷置溃疡的毕Ⅱ式胃大部切除术外加胃十二指肠动脉、胰十二指肠上动脉结扎。③重症病人难以耐受较长时间手术者,可采用溃疡底部贯穿缝扎止血方法。

四、胃十二指肠溃疡瘢痕性幽门梗阻

胃十二指肠溃疡病人因幽门管、幽门溃疡或十二指肠球部溃疡反复发作形成瘢痕狭窄,合并幽门痉挛水肿可以造成幽门梗阻。

【病因和病理】 十二指肠球部溃疡并发瘢痕性幽门梗阻较胃溃疡常见。溃疡引起幽门梗阻的机制有痉挛、炎症水肿和瘢痕三种,前两种情况是暂时的、可逆性的,在炎症消退、痉挛缓解后幽门恢复通畅,瘢痕造成的梗阻是永久性的,需要手术方能解除。瘢痕性幽门梗阻是由于溃疡愈合过程中瘢痕收缩所致,最初是部分性梗阻,由于同时存在痉挛或是水肿使部分性梗阻渐趋完全性。初期,为克服幽门狭窄,胃蠕动增强,胃壁肌层肥厚,胃轻度扩大。后期,胃代偿功能减退,失去张力,胃高度扩大,蠕动消失。胃内容物滞留,使胃泌素分泌增加,使胃酸分泌亢进,胃黏膜呈糜烂、充血、水肿和溃疡。由于胃内容物不能进入十二指肠,因吸收不良病人有贫血、营养障碍;呕吐引起的水电解质丢失,导致脱水、低钾低氯性碱中毒。

【临床表现】 幽门梗阻的主要表现为腹痛与反复发作的呕吐。病人最初有上腹膨胀不适并出现阵发性胃收缩痛,伴嗳气、恶心与呕吐。呕吐多发生在下午或晚间,呕吐量大,一次可达1000~2000ml,呕吐物含大量宿食有腐败酸臭味,但不含胆汁。呕吐后自觉胃部饱胀改善,故病人常自行诱发呕吐以期缓解症状。常有少尿、便秘、贫血等慢性消耗表现。体检时见病人有营养不良、消瘦、皮肤干燥,弹性消失,上腹隆起可见胃型,有时有自左向右的胃蠕动波,晃动上腹部可闻及振水音。

【诊断和鉴别诊断】 根据长期溃疡病史,特征性呕吐和体征,即可诊断幽门梗阻。诊断步骤:清晨空腹置胃管,可抽出大量酸臭胃液和食物残渣;X 线钡餐检查,见胃扩大,张力减低,钡剂入胃后有下沉现象。正常人胃内钡剂 4 小时即排空,如 6 小时尚有 1/4 钡剂存留者,提示有胃潴留。24 小时后仍有钡剂存留者,提示有瘢痕性幽门梗阻。纤维胃镜检查可确定梗阻,并明确梗阻原因。

幽门梗阻应与下列情况鉴别:①痉挛水肿性幽门梗阻,系活动溃疡所致,有溃疡疼痛症状,梗阻症状为间歇性,经胃肠减压和应用解痉制酸药,疼痛和梗阻症状可缓解。②十二指肠球部以下的梗阻性病变,十二指肠肿瘤、胰头癌、十二指肠淤滞症也可以引起上消化道梗阻,据其呕吐物含胆汁,X 线、胃镜、钡餐检查可助鉴别。③胃窦部与幽门的癌肿可引起梗阻,但病程较短,胃扩张程度轻,钡餐与胃镜活检可明确诊断。

【治疗】 怀疑幽门梗阻病人可先行盐水负荷试验,空腹情况下置胃管,注入生理盐水 700ml,3 分钟后经胃管回吸,回收液体超过 350ml 提示幽门梗阻。经过一周包括胃肠减压、全肠外营养以及静脉给予制酸药物的治疗后,重复盐水负荷试验。如幽门痉挛水肿明显改善,可以继续保守治疗;如无改善则应考虑手术。瘢痕性梗阻是外科手术治疗的绝对适应证。术前需要充分准备,包括禁食,留置鼻胃管以温生理盐水洗胃,直至洗出液澄清。纠正贫血与低蛋白血症,改善营养状况;维持水、电解质平衡,纠正脱水、低钾低氯性碱中毒。手术目的在于解除梗阻,消除病因。术式以胃大部切除为主,也可行迷走神经干切断术加胃窦部切除术。如老年病人、全身情况极差或合并其他严重内科疾病者可行胃空肠吻合加迷走神经切断术治疗。

五、手术方式及注意事项

迷走神经切断术与胃大部切除术是治疗胃十二指肠溃疡最常用的两种手术方式。

(一) 胃大部切除术

该术包括胃切除及胃肠道重建两大部分。胃切除可分为全胃切除、近端胃切除和远端胃切除。后者即胃大部切除术,在我国是治疗胃十二指肠溃疡首选术式,胃大部切除治疗胃十二指肠溃疡的原理是:①切除了大部分胃,因壁细胞和主细胞数量减少,使得胃酸和胃蛋白酶分泌大为减少;②切除胃窦部,减少 G 细胞分泌胃泌素所引起的胃酸分泌;③切除溃疡本身及溃疡的好发部位。

胃切除与消化道重建的基本要求有:

1. 胃的切除范围 胃大部切除范围是胃的远侧 2/3～3/4,包括胃体的远侧部分、胃窦部、幽门和十二指肠球部的近胃部分。切除要求一般来讲高泌酸的十二指肠溃疡与Ⅱ、Ⅲ型胃溃疡切除范围应不少于胃的 60%,低泌酸的Ⅰ型胃溃疡则可略小(50% 左右)。胃切除范围的解剖标志是从胃小弯胃左动脉第一降支的右侧到胃大弯胃网膜左动脉最下第一个垂直分支左侧的连线,按此连线大致可切除胃的 60%。

2. 溃疡病灶的处理 胃溃疡病灶应尽量予以切除,十二指肠溃疡如估计溃疡病灶切除很困难时则不应勉强,可改用溃疡旷置术。毕Ⅱ式胃切除后,酸性胃内容物不再接触溃疡病灶，旷置的溃疡可自行愈合。

3. 吻合口的位置与大小 胃切除后，胃空肠吻合可置于横结肠前或横结肠后。食物通过的速度主要取决于吻合口与空肠肠腔的口径，胃空肠吻合口的大小以3~4cm（2横指）为宜，过大易引起倾倒综合征，过小可能增加胃排空障碍。

4. 近端空肠的长度与走向 越靠近十二指肠的空肠，黏膜抗酸能力越强，日后发生吻合口溃疡的可能性越小。在无张力和不成锐角的前提下，吻合口近端空肠段宜短。结肠后术式要求从Treitz韧带至吻合口的近端空肠长度在6~8cm，结肠前术式以8~10cm为宜。近端空肠与胃大小弯之间的关系并无固定格式，但要求近端空肠位置应高于远端空肠，以利排空；如果近端空肠与胃大弯吻合，应将远端空肠置于近端空肠前以防内疝。

胃大部切除后胃肠道重建基本方式是胃十二指肠吻合或胃空肠吻合。

（1）毕（Billroth）Ⅰ式胃大部切除术：远端胃大部切除后，将残胃与十二指肠吻合。优点是吻合后的胃肠道接近于正常解剖生理状态，食物经吻合口进入十二指肠，减少胆汁胰液反流入残胃，术后因胃肠功能紊乱而引起的并发症较少。对十二指肠溃疡较大、炎症、水肿较重、瘢痕、粘连较多，残胃与十二指肠吻合有一定张力，行毕Ⅰ式手术比较困难，易致胃切除范围不够，增加术后溃疡复发机会。

（2）毕（Billroth）Ⅱ式胃大部切除术：即切除远端胃后，缝合关闭十二指肠残端，残胃和上端空肠端侧吻合。优点是即使胃切除较多，胃空肠吻合也不致张力过大，术后溃疡复发率低；十二指肠溃疡切除困难时允许行溃疡旷置。但这种吻合方式改变了正常解剖生理关系，胆胰液流经胃空肠吻合口，术后并发症和后遗症较毕Ⅰ式多。

（3）胃大部切除术后胃空肠Roux-en-Y吻合：即远端胃大部切除后，缝合关闭十二指肠残端，在距十二指肠悬韧带10~15cm处切断空肠，残胃和远端空肠吻合，距此吻合口以下45~60cm空肠与空肠近侧断端吻合。小弯高位溃疡即使胃切除较多，胃空肠吻合也不致张力过大。此法有防止术后胆胰液进入残胃，减少反流性胃炎发生的优点。

（二）胃迷走神经切断术

迷走神经切断术治疗十二指肠溃疡在国外应用广泛，通过阻断迷走神经对壁细胞的刺激，消除神经性胃酸分泌；消除迷走神经引起的胃泌素分泌，减少体液性胃酸分泌。胃迷走神经切断术按照阻断水平不同，可分三种类型：

1. 迷走神经干切断术（truncal vagotomy） 在食管裂孔水平切断左、右腹腔迷走神经干，又称为全腹腔迷走神经切断术。

2. 选择性迷走神经切断术（selective vagotomy） 又称为全胃迷走神经切断术，是在迷走神经左干分出肝支、右干分出腹腔支以后再将迷走神经予以切断，切断了到胃的所有迷走神经支配，减少了胃酸的分泌。保留了肝、胆、胰、小肠的迷走神经支配，避免其他内脏功能紊乱。上述两种迷走神经切断术，术后均可引起胃蠕动减退，仍需同时加做幽门成形、胃空肠吻合术、胃窦切除等胃引流手术。

3. 高选择性迷走神经切断术（highly selective vagotomy） 又称胃近端迷走神经切断术或壁细胞迷走神经切断术。手术设计切断支配胃近端、胃底、胃体壁细胞的迷走神经，消除了胃酸分泌，保留支配胃窦部与远端肠道的迷走神经。由于幽门括约肌的功能得以保留，不需附加引流术，减少了碱性胆汁反流发生机会，而且保留了胃的正常容量，是治疗十二指肠溃疡较为理想的手术。方法是自幽门上 7cm 起紧贴胃壁小弯切断迷走神经前、后支分布至胃底、体的分支,向上延伸至胃食管连接部。保留迷走神经前后干、肝支、腹腔支及分布到胃窦的"鸦爪"神经支。为减少术后溃疡复发,确保迷走神经切断的彻底性,应注意在食管下段切断迷走神经后干于较高处分出的胃支。

高选择性迷走神经切断术主要适用于难治性十二指肠溃疡,病情稳定的十二指肠溃疡出血和十二指肠溃疡急性穿孔在控制出血与穿孔后亦可施行。手术后倾倒综合征与腹泻发生率很低,胃排空在术后 6 个月内可恢复正常,同时基础胃酸分泌明显减少。高选择性迷走神经切断术后溃疡复发率各家报道相差甚大,约为 5%~30%。复发率高与迷走神经解剖变异,手术操作困难,切断不彻底,以及迷走神经再生等因素有关。高选择性迷走神经切断术不适用于幽门前区溃疡、胃溃疡、有胃输出道梗阻以及术后仍需长期服用可诱发溃疡药物的病人,此类病人手术后溃疡极易复发。

(三) 手术疗效评定

各种胃切除术与迷走神经切断术的疗效评定,可参照 Visick 标准,从优到差分为四级。Ⅰ级:术后恢复良好,无明显症状;Ⅱ级:偶有不适及上腹饱胀、腹泻等轻微症状,饮食调整即可控制,不影响日常生活;Ⅲ级:有轻到中度倾倒综合征,反流性胃炎症状,需要药物治疗,可坚持工作,能正常生活;Ⅳ级:中、重度症状,有明显并发症或溃疡复发,无法正常工作与生活。

通过长期随访溃疡复发的情况对不同手术的效果进行评定。胃大部切除术后溃疡复发率在 2%~5%,与手术切除范围是否恰当有关;迷走神经切断术加胃窦切除术后复发率最低,在 2%左右;迷走神经切断术加以幽门成形为主的引流手术,复发率在 10%~15%;而高选择性迷走神经切断术后的复发率平均在 10%~17%,后者的治疗效果在相当程度上与手术者的经验有关。

六、术后并发症

各类胃十二指肠溃疡手术后早期出现的并发症有些与手术操作不当有关;术后远期发生的一些并发症则常与手术自身带来解剖、生理、代谢和消化功能改变有关。

(一) 术后早期并发症

1. 术后胃出血 胃大部切除术后,可有少许暗红色或咖啡色胃液自胃管抽出,一般 24 小时以内不超出 300ml,以后胃液颜色逐渐变浅变清,出血自行停止。若术后不断吸出新鲜血液,24 小时后仍未停止,则为术后出血。发生在术后 24 小时以内的胃出血,多属术中止血不确切;术后 4~6 天发生出血,常为吻合口黏膜坏死脱落而致;术后 10~20 天发生出血,与吻合口缝线处感染,黏膜下脓肿腐蚀血管所致。部分病例可因旷置的溃疡出血或是术中探查遗漏病变引起出血。术后胃出血多可采用非手术疗法止血,必要时可作纤维胃镜检查或行选择性血管造影,明确出血部位和原因,还可局部应用血管收缩剂或栓塞相关的动脉止血。当非手术疗法不能止血或出血量大时,应手术止血。

2. 胃排空障碍 胃切除术后排空障碍属动力性胃通过障碍,发病机制尚不完全明了。

术后拔除胃管后,病人出现上腹持续性饱胀、钝痛,并呕吐带有食物和胆汁的胃液。X线上消化道造影检查,见残胃扩张、无张力,蠕动波少而弱,胃肠吻合口通过欠佳。迷走神经切断术后胃的排空障碍,以迷走神经干切断术与选择性迷走神经切断术中常见。多数病人经保守治疗,禁食、胃肠减压、营养支持、给予胃动力促进剂等多能好转。

3. 胃壁缺血坏死、吻合口破裂或瘢胃穿孔 是发生在高选择性胃迷走神经切断术后的严重并发症。由于术中切断了胃小弯侧的血供,可引起小弯胃壁缺血坏死。缺血坏死多局限于小弯黏膜层,局部形成坏死性溃疡的发生率在20%左右,溃疡大于3cm时可引起出血,导致胃壁全层坏死穿孔者少见。术中缝合胃小弯前后缘浆肌层,可预防此并发症。术后若发现胃小弯有缺血坏死应禁食、严密观察,有穿孔腹膜炎时应再次手术,修补穿孔、引流腹腔。

吻合口破裂或瘘常在术后一周左右发生。原因与缝合技术不当、吻合口张力过大、组织血供不足有关,在贫血、水肿、低蛋白血症的病人中更易出现。术后发生吻合口破裂病人有高热、脉速、腹痛以及弥漫性腹膜炎的表现,需立即手术修补、腹腔引流;症状较轻无弥漫性腹膜炎时,可先行禁食、胃肠减压、充分引流、肠外营养、抗感染等综合措施,必要时手术治疗。

4. 十二指肠残端破裂 发生在毕Ⅱ式胃切除术后早期的严重并发症,原因与十二指肠残端处理不当以及胃空肠吻合口输入袢梗阻引起十二指肠腔内压力升高有关。临床表现为突发上腹部剧痛,发热、腹膜刺激征以及白细胞计数增加,腹腔穿刺可有胆汁样液体。一旦确诊,应立即手术。术中尽量妥善关闭十二指肠残端,行十二指肠造瘘与腹腔引流。如伴有输入袢的不全梗阻,应行输入-输出袢的侧侧吻合。术后给予肠内或肠外营养支持,全身应用抗生素。为预防该并发症应注意在十二指肠溃疡切除困难时,宜行溃疡旷置的术式,不可勉强切除;十二指肠残端关闭不满意时,可预作十二指肠置管造瘘。

5. 术后梗阻 包括吻合口梗阻和输入袢、输出袢梗阻,后两者见于毕Ⅱ式胃大部切除术后。

(1)输入袢梗阻:有急、慢性两种类型。急性输入袢梗阻多发生于毕Ⅱ式结肠前输入段对胃小弯的吻合术式。输出袢系膜悬吊过紧压迫输入袢,或是输入袢过长穿入输出袢与横结肠系膜的间隙孔形成内疝,是造成输入袢梗阻的主要原因。临床表现为上腹部剧烈疼痛、呕吐伴上腹部压痛,呕吐物量少,多不含胆汁,上腹部有时可扪及包块。急性完全性输入袢梗阻属闭袢性肠梗阻,易发生肠绞窄,病情不缓解者应行手术解除梗阻。慢性不全性输入袢梗阻,表现为餐后半小时左右上腹胀痛或绞痛,伴大量呕吐,呕吐物为胆汁,几乎不含食物,呕吐后症状缓解消失。产生的原因是输入袢过长扭曲,或输入袢受牵拉在吻合口处呈锐角影响到肠道排空。由于消化液潴积在输入袢内,进食时消化液分泌增加,输入袢内压力突增并刺激肠管剧烈收缩,引发喷射样呕吐,也称输入袢综合征。不全性输入袢梗阻,应采用禁食、胃肠减压、营养支持等治疗,若无缓解,可行空肠输出、入襻间的侧侧吻合或改行Roux-en-Y型胃肠吻合解除梗阻。

(2)输出袢梗阻:毕Ⅱ式胃切除术后吻合口下方输出段肠管因术后粘连、大网膜水肿、炎性肿块压迫形成梗阻,或是结肠后空肠胃吻合,将横结肠系膜裂口固定在小肠侧,引起缩窄或压迫导致梗阻。临床表现为上腹部饱胀,呕吐含胆汁的胃内容物。钡餐检查可以明确梗阻部位。若非手术治疗无效,应手术解除病因。

(3) 吻合口梗阻:吻合口太小或是吻合时胃肠壁组织内翻过多而引起,也可因术后吻合口炎症水肿出现暂时性梗阻。吻合口梗阻若经保守治疗仍无改善,可手术解除梗阻。

(二) 远期并发症

1. 碱性反流性胃炎 多在胃切除手术或迷走神经切断加胃引流术后数月至数年发生,由于毕Ⅱ式术后碱性胆汁、胰液、肠液流入胃中,破坏胃黏膜屏障,导致胃黏膜充血、水肿、糜烂等改变。临床主要表现为,上腹或胸骨后烧灼痛、呕吐胆汁样液和体重减轻。抑酸剂治疗无效,较为顽固。治疗可服用胃黏膜保护剂、胃动力药及胆汁酸结合药物考来烯胺(消胆胺)。症状严重者可行手术治疗,一般采用改行 Roux-en-Y 胃肠吻合,以减少胆汁反流入胃的机会。

2. 倾倒综合征(dumping syndrome) 系由于胃大部切除术后,原有的控制胃排空的幽门窦、幽门括约肌及十二指肠球部解剖结构不复存在,加上部分病人胃肠吻合口过大(特别是毕Ⅱ式),导致胃排空过速所产生的一系列综合征。根据进食后出现症状的时间可分为早期与晚期两种类型,部分病人也可同时出现。①早期倾倒综合征:发生在进食后半小时内,与餐后高渗性食物快速进入肠道引起肠道内分泌细胞大量分泌肠源性血管活性物质有关,加上渗透作用使细胞外液大量移入肠腔,病人可出现心悸、心动过速、出汗、无力、面色苍白等一过性血容量不足表现,并有恶心、呕吐、腹部绞痛、腹泻等消化道症状。治疗主要采用饮食调整疗法,即少量多餐,避免过甜食物、减少液体摄入量并降低渗透浓度常可明显改善。饮食调整后症状不能缓解者,以生长抑素治疗,常可奏效。手术治疗应慎重,可改作毕Ⅰ式或 Roux-en-Y 胃肠吻合。②晚期倾倒综合征:在餐后 2~4 小时出现症状,主要表现为头昏、苍白、出冷汗、脉细弱甚至有晕厥等。由于胃排空过快,含糖食物快速进入小肠,刺激胰岛素大量分泌,继而出现反应性低血糖综合征,故曾称为低血糖综合征。采取饮食调整、食物中添加果胶延缓碳水化合物吸收等措施可缓解症状。严重病例可用生长抑素奥曲肽 0.1mg 皮下注射,每日三次,以改善症状。

3. 溃疡复发 由于胃切除量不够,胃窦部黏膜残留;迷走神经切断不完全;或是输入空肠过长等因素引起。也要警惕胃泌素瘤或胃泌素增多症引起的溃疡复发。胃切除术后可形成吻合口溃疡,临床表现为溃疡病症状再现,有腹痛及出血。可采用制酸剂、抗 HP 感染保守治疗,无效者可再次手术,行迷走神经干切断术或扩大胃切除手术。二次手术有一定难度,应当作好术前评估与准备。为了排除胃泌素瘤引起胰源性溃疡的可能,应测血胃泌素水平。

4. 营养性并发症 由于胃大部切除术后,胃容量减少,容易出现饱胀感,使得摄入量不足,引起体重减轻、营养不良。胃次全切除后胃酸减少,壁细胞生成的内因子不足,使得铁与维生素 B_{12} 吸收障碍,可引起贫血。因此,术后饮食调节十分重要,应给予高蛋白、低脂饮食,补充铁剂与足量维生素,通过食物构成的调整结合药物治疗,情况可获改善。按照毕Ⅱ式重建后的消化道,食物与胰胆液不能很好混合发挥胆汁与胰酶的作用,影响脂肪的吸收。手术后胃排空与小肠蠕动的加快,也影响到消化吸收过程。胃大部切除术后病人,约 1/3 术后晚期可有钙、磷代谢紊乱,出现骨质疏松、骨软化。增加钙的摄入,补充维生素 D,可以预防或减轻症状。

5. 迷走神经切断术后腹泻 腹泻是迷走神经切断术后的常见并发症,发生率在 5%~

40%。以迷走神经干切断术后最为严重多见,高选择性迷走神经切断术后较少发生。与肠转运时间缩短、肠吸收减少、胆汁酸分泌增加以及刺激肠蠕动的体液因子释放有关。多数病人口服洛哌丁胺(易蒙停)、考来烯胺能有效控制腹泻。

6. 残胃癌 胃十二指肠溃疡病人行胃大部切除术后5年以上,残余胃发生的原发癌称残胃癌。随访显示发生率在2%左右,大多在手术后20~25年出现。可能与残胃常有萎缩性胃炎有关。病人有上腹疼痛不适、进食后饱胀、消瘦、贫血等症状,胃镜及活检可以确诊。一旦确诊应采用手术治疗。

第三节　胃癌及其他胃肿瘤

我国胃癌(gastric carcinoma)在各种恶性肿瘤中居首位,好发年龄在50岁以上,男女发病率之比为2∶1。

【病因】 胃癌的确切病因不十分明确,但以下因素与发病有关:

1. 地域环境及饮食生活因素 胃癌发病有明显的地域性差别,在我国的西北与东部沿海地区胃癌发病率比南方地区明显为高。长期食用熏烤、盐腌食品的人群中胃远端癌发病率高,与食品中亚硝酸盐、真菌毒素、多环芳烃化合物等致癌物或前致癌物含量高有关;食物中缺乏新鲜蔬菜与水果与发病也有一定关系。吸烟者的胃癌发病危险较不吸烟者高50%。

2. 幽门螺杆菌感染 幽门螺杆菌感染也是引发胃癌的主要因素之一。我国胃癌高发区成人HP感染率在60%以上,比低发区13%~30%的HP感染率明显要高。幽门螺杆菌能促使硝酸盐转化成亚硝酸盐及亚硝胺而致癌;HP感染引起胃黏膜慢性炎症加上环境致病因素加速黏膜上皮细胞的过度增殖,导致畸变致癌;幽门螺杆菌的毒性产物CagA、VacA可能具有促癌作用,胃癌病人中抗CagA抗体检出率较一般人群明显为高。控制HP感染在胃癌防治中的作用已受到高度重视。

3. 癌前病变 癌前病变是指一些使胃癌发病危险性增高的良性胃疾病和病理改变。易发生胃癌的胃疾病包括胃息肉、慢性萎缩性胃炎及胃部分切除后的残胃,这些病变都可能伴有不同程度的慢性炎症过程、胃黏膜肠上皮化生或非典型增生,时间长久有可能转变为癌。胃息肉可分为炎性息肉、增生性息肉和腺瘤,前两者恶变可能性很小,胃腺瘤的癌变率在10%~20%左右,直径超过2cm时癌变机会加大。癌前病变系指容易发生癌变的胃黏膜病理组织学改变,本身尚不具备恶性特征,是从良胜上皮组织转变成癌过程中的交界性病理变化。胃黏膜上皮的异型增生属于癌前病变,根据细胞的异型程度,可分为轻、中、重三度,重度异型增生与分化较好的早期胃癌有时很难区分。

4. 遗传和基因 遗传和环境因素与胃癌的发生也很受关注。研究表明,胃癌病人有血缘关系的亲属其胃癌发病率较对照组高4倍。胃癌发病率有明显的地域性差别,除与饮食习惯的差异有关外,还与土壤中的锌、铜含量和饮水中铅、锌、镍的浓度及农产品中硝酸盐和亚硝酸盐的含量密切相关。

【病理】

1. 大体分型

(1) 早期胃癌:既胃癌仅侵及黏膜或黏膜下层者,不论病灶大小或有无淋巴结转移,均为早期胃癌(early gastric carcinoma)。这一定义已为多数学者接受。癌灶直径<0.5cm 的微小胃癌和 0.5~1.0cm 的小胃癌以及原位癌均属于早期胃癌。肉眼下早期胃癌又可以分为三型：Ⅰ型为隆起型，Ⅱ型为浅表型，Ⅲ型为凹陷型。早期胃癌中Ⅲ型最多见，约占 2/3。Ⅱ型还可以分为三个亚型，即Ⅱa 浅表隆起型，Ⅱb 浅表平坦型，Ⅱc 浅表凹陷型。

(2) 进展期胃癌：病变超出黏膜下层的胃癌，称为进展期胃癌(advanced gastric carcinoma)。此期胃癌多伴有转移，故也称中、晚期胃癌。目前广泛采用 Borrmann 分型法对进展期胃癌进行分型。①Borrmann Ⅰ型：为边界清楚突入胃腔的块状癌灶，故也称菜花型、结节型；②Borrmann Ⅱ型：为边界清楚并略隆起的溃疡状癌灶，也称非浸润溃疡型；③Borrmann Ⅲ型：为边界模糊不清的浸润性溃疡状癌灶，也称浸润溃疡型；④Borrmann Ⅳ型：为向胃壁各层弥漫性浸润发展的癌灶，也称为弥漫浸润型，全胃受累时，胃壁僵硬如革囊状，称为皮革胃，恶性度极高，预后差。

2. 组织学分型 世界卫生组织(WHO)分型，1979 年，WHO 颁布的胃癌组织学国际分型法将胃癌分为：①乳头状腺癌；②管状腺癌；③黏液腺癌；④印戒细胞癌；⑤腺鳞癌；⑥未分化癌；⑦鳞状细胞癌；⑧类癌。

3. 转移方式

(1) 直接浸润：胃癌起源于黏膜层，并逐渐向四周和纵深浸润。当癌组织浸润黏膜下层后可沿此层疏松组织间隙蔓延扩展距离可达癌灶以外 6cm，而越过幽门环向十二指肠浸润常在幽门下 3cm 以内。

(2) 血型转移：胃癌细胞通过被浸润破坏的血管进入血循环向机体的其他脏器和组织播散，并形成转移灶。胃癌多在晚期发生血型转移，常见的器官有肝、肺、胰、肾上腺、卵巢、骨骼等。

(3) 腹膜腔种植转移：当胃癌组织浸润穿透至浆膜外后，肿瘤细胞可向腹腔内脱落，种植在腹膜和脏器浆膜上。当腹腔发生广泛性种植转移时可出现大量癌性腹水，有时腹水呈血性，女性患者胃癌可通过血型和种植两种途径向卵巢转移，形成卵巢转移性肿瘤(Krukenberg 瘤)。

(4) 淋巴转移：是胃癌的主要转移途径，进展期胃癌的淋巴转移率高达 70% 左右，早期胃癌也可有淋巴转移。胃癌的淋巴结转移率和癌灶的浸润深度呈正相关。引流胃的区域淋巴结有 16 组(也有增加为 23 组)，依据它们距胃的距离，可分为 3 站。第一站为胃旁淋巴结，按照贲门右、贲门左、胃小弯、胃大弯、幽门上、幽门下淋巴结的顺序编为 1~6 组。7~16 组淋巴结原则上按照动脉分支排序分别为胃左动脉旁、肝总动脉旁、腹腔动脉旁、脾门、脾动脉旁、肝十二指肠韧带内、胰后、肠系膜上动脉旁、结肠中动脉旁、腹主动脉旁淋巴结。胃癌由原发部位经淋巴网向第一站(N1)胃周淋巴结转移，继之癌细胞随支配胃的血管，沿血管周围淋巴结向心性转移至第二站(N2)，并可向更远的第三站淋巴结(N3)转移。不同部位胃癌的淋巴结的分站组合各不相同。

胃癌的淋巴结转移通常是循序逐步渐进，但也可发生跳跃式淋巴转移，即第一站无转移而第二站有转移。终末期胃癌可经胸导管向左锁骨上淋巴结转移，或经肝圆韧带转移至脐部。

4. 临床病理分期 国际抗癌联盟(UICC)1987 年公布的胃癌 TNM 分期法，分期的病理依据主要是肿瘤浸润深度、淋巴结以及远处转移情况。以 T 代表原发肿瘤浸润胃壁的深度。T1：肿瘤侵及黏膜或黏膜下层；T2：肿瘤浸润至肌层或浆膜下；T3：肿瘤穿透浆膜层；T4：

肿瘤直接侵及邻近结构或器官,如侵及食管、胰腺等。N 表示局部淋巴结的转移情况。N0:无淋巴结转移;N1:距原发灶边缘 3cm 以内的淋巴结转移;N2:距原发灶边缘 3cm 以外的淋巴结转移。M 则代表肿瘤远处转移的情况。M0:无远处转移;M1:有远处转移。有第 12,13,14,16 组淋巴结转移者也视为远处转移。现根据 TNM 的不同组合可将胃癌划分为Ⅰ至Ⅳ个临床病理分期。表 1-13-1 中Ⅳ期胃癌包括如下几种情况:淋巴结有转移、肝有转移(H1)、腹膜有转移(P1)、腹腔脱落细胞检查阳性(CY1)和其他远隔转移(M1)。

表 1-13-1 胃癌的临床病理分期

	N0	N1	N2	N3
T1	ⅠA	ⅠB	Ⅱ	
T2	ⅠB	Ⅱ	ⅢA	
T3	Ⅱ	ⅢA	ⅢB	
T4	ⅢA	ⅢB		
H1P1CY1M1				Ⅳ

如原发肿瘤局限于黏膜层而未侵及黏膜固有层者为原位癌,以 Tis 表示,当肿瘤为 TisN0M0 时即为原位癌,也称 0 期。由于诊断技术的进步,已有可能在术前对肿瘤浸润、转移等情况作出判断,进行临床分期,以 CTNM 表示。术后的病理分期以 PTNM 表示。考虑到淋巴结转移的个数与病人的 5 年生存率更为密切,UICC(1997 年新版)TNM 分期,将 N1:区域淋巴结转移数目在 1~6 个,N2:区域淋巴结转移数为 7~15 个,N3:区域淋巴结转移数>15 个。胃癌的 TNM 分期经多年来不断修改,日趋合理。但对淋巴结转移 N 分级法等尚未完全统一。

【临床表现】 早期胃癌多数病人无明显症状,少数人有恶心、呕吐或是类似溃疡病的上消化道症状,无特异性。因此,早期胃癌诊断率低。疼痛与体重减轻是进展期胃癌最常见的临床症状。病人常有较为明确的上消化道症状,如上腹不适、进食后饱胀,随着病情进展上腹疼痛加重,食欲下降、乏力、消瘦,部分病人有恶心、呕吐。另外,根据肿瘤的部位不同,也有其特殊表现。贲门胃底癌可有胸骨后疼痛和进行性吞咽困难;幽门附近的胃癌有幽门梗阻表现;肿瘤破坏血管后可有呕血、黑便等消化道出血症状。腹部持续疼痛常提示肿瘤扩展超出胃壁。大约 10% 的病人有胃癌扩散的症状和体征,诸如锁骨上淋巴结肿大、腹水、黄疸、腹部包块、直肠前凹区触及肿块等。晚期胃癌病人常可出现贫血、消瘦、营养不良甚至恶病质等表现。

【诊断】 通过 X 线钡餐检查和纤维胃镜加活组织检查,诊断胃癌已不再困难。由于早期胃癌无特异性症状,病人的就诊率低,加上缺乏有效便利的普查筛选手段,目前国内早期胃癌占胃癌住院病人的比例还不到 1000。为提高早期胃癌诊断率,对有胃癌家族史或原有胃病史的人群定期检查。对 40 岁以上有上消化道症状而无胆道疾病者;原因不明的消化道慢性失血者;短期内体重明显减轻,食欲不振者应作胃的相关检查,以防漏诊胃癌。目前临床上用于诊断胃癌的检查主要有以下四种。

(1) X 线钡餐检查:数字化 X 线胃肠造影技术的应用,使得影像分辨率和清晰度大为提高,目前仍为诊断胃癌的常用方法。常采用气钡双重造影,通过黏膜相和充盈相的观察作出诊断。早期胃癌的主要改变为黏膜相异常,进展期胃癌的形态与胃癌大体分型基本一致。

(2) 纤维胃镜检查:直接观察胃黏膜病变的部位和范围,并可获取病变组织作病理学检查,是诊断胃癌的最有效方法,为提高诊断率,对可疑病变组织活检不应少于 4 处。内镜下刚果红、亚甲蓝活体染色技术,可显著提高小胃癌和微小胃癌的检出率。采用带超声探头的纤维胃镜,对病变区域进行超声探测成像,有助于了解肿瘤浸润深度以及周围脏器和淋巴结有无侵犯和转移。

(3) 腹部超声:在胃癌诊断中,腹部超声主要用于观察胃的邻近脏器(特别是肝、胰)受浸润及淋巴结转移的情况。

(4) 螺旋CT与正电子发射成像检查:多排螺旋CT扫描结合三维立体重建和模拟内腔镜技术,是一种新型无创检查手段,有助于胃癌的诊断和术前临床分期。利用胃癌组织对于[^{18}F]氟-2-脱氧-D-葡萄糖(FDG)的亲和性,采用正电子发射成像技术(PET)可以判断淋巴结与远处转移病灶情况,准确性较高。

【治疗】

1. 手术治疗分为根治性手术和姑息性手术两类

(1) 根治性手术原则为整块切除包括癌灶和可能受浸润胃壁在内的胃的部分或全部,按临床分期标准整块清除胃周围的淋巴结,重建消化道。

1) 胃切除范围:胃壁的切线必须距肿瘤边缘5cm以上;十二指肠侧或食管侧的切线应距离幽门或贲门3~4cm。

2) 清除胃周淋巴结:淋巴结清除范围以D(dissection)表示,以N表示胃周淋巴结站别。第一站淋巴结未全部清除者为D0,第一站淋巴结全部清除为D1术,第二站淋巴结完全清除称为D2,依次D3。胃癌手术的根治度分为A,B,C三级。A级:D>N,手术切除的淋巴结站别,超越已有转移的淋巴结站别;切缘1cm内无癌细胞浸润。是效果好的根治术。B级:D=N,或切缘1cm内有癌细胞累及,也属根治性手术。C级:仅切除原发灶和部分转移灶,尚有肿瘤残余,为非根治性手术。

3) 手术方式:根据肿瘤部位、进展程度以及临床分期来确定。早期胃癌由于病变局限较少淋巴结转移,施行D以下的胃切除术就可获得治愈性切除,可行腹腔镜或开腹胃部分切除术。对小于1cm的非溃疡凹陷型胃癌,直径小于2cm的隆起型黏膜癌,可在内镜下行胃黏膜切除术。

进展期胃癌标准治疗是D2淋巴结廓清的胃切除术。远端胃癌(L区)根治术为例,行根治性远端胃大部切除,切除胃的3/4~4/5,清除一、二站淋巴结,切除大小网膜、横结肠系膜前叶与胰腺被膜;消化道重建可选胃空肠Billorthn式吻合或Ⅰ式手术。胃体(M区)与胃近端(U区)癌可行根治性全胃切除术,消化道重建常行食管空肠Roux-en-Y吻合,或是十二指肠食管间空肠间置手术。近端胃癌也可选用根治性近端胃切除,胃食管吻合。

扩大的胃癌根治术:适用胃癌浸及邻近组织或脏器,是指包括胰体、尾及脾的根治性胃大部切除或全胃切除;有肝、结肠等邻近脏器浸润可行联合脏器切除术。

(2) 姑息性手术:姑息性胃切除术;原发灶无法切除,为了减轻由于梗阻、穿孔、出血等并发症引起的症状而作的手术,如胃空肠吻合术、空肠造口、穿孔修补术等。

2. 胃癌的化疗 用于根治性手术的术前、术中和术后,延长生存期。晚期胃癌病人采用适量化疗,能减缓肿瘤的发展速度,改善症状,有一定的近期效果。

(1) 适应证:早期胃癌根治术后原则上不必辅助化疗,有下列情况者应行辅助化疗:病理类型恶性程度高;癌灶面积大于$5cm^2$;多发癌灶;年龄低于40岁。进展期—胃癌根治术后、姑息手术后、根治术后复发者需要化疗。施行化疗的胃癌病人应当有明确病理诊断,一般情况良好,心、肝、肾与造血功能正常,无严重并发症。

（2）给药方法：常用的胃癌化疗给药途径有口服给药、静脉、腹膜腔给药、动脉插管区域灌注给药等。常用的口服化疗药有替加氟（喃氟啶，FT207）、优福定（复方喃氟啶）、去氧氟尿苷（氟铁龙）等。常用的静脉化疗药有氟尿嘧啶(5-Fu)、丝裂霉素(MMC)、顺铂(CDDP)、阿霉素(ADM)、依托泊苷(VP-16)、甲酰四氢叶酸钙(CF)等。为提高化疗效果、减轻化疗的毒副反应，常选用多种化疗药联合应用。临床上较为常用的化疗方案：

1）FAM方案：氟尿嘧啶 600mg/m² 静脉滴注，第1,2,5,6周用药；ADM 30mg/m²，静脉注射，第1,5周用药；MMC 10mg/m²，静脉注射，第1周用药。6周为一疗程。

2）MF方案：丝裂霉素 8~10mg/m²，静脉注射，第一天用药；5-Fu 每日 500~700mg/m² 静脉滴注，连续5天。1个月为一疗程。

3）ELP方案：叶酸钙(CF) 200mg/m²，先静脉注射，第1~3日；5-Fu 500mg/m² 静脉滴注，第1~3日；VP-16 120mg/m²，静脉滴注，第1~3日。每3~4周期为一疗程。

近年来紫杉醇、草酸铂、拓扑酶抑制剂、希罗达等新的化疗药物用于胃癌，单药有效率约20%左右，联合用药可提高化疗效果。

3. 胃癌的其他治疗 包括放疗、热疗、免疫治疗、中医中药治疗等。胃癌的免疫治疗包括非特异生物反应调节剂如卡介苗、香菇多糖等；细胞因子如白介素、干扰素、肿瘤坏死因子等；以及过继性免疫治疗如淋巴细胞激活后杀伤细胞(LAK)、肿瘤浸润淋巴细胞(TIL)等的临床应用。抗血管形成基因是研究较多的基因治疗方法，可能在胃癌的治疗中发挥作用。

4. 预后 胃癌的预后与胃癌的病理分期、部位、组织类型、生物学行为以及治疗措施有关。早期胃癌远比进展期胃癌预后要好。根据大宗报告，施行规范治疗Ⅰ期胃癌的5年生存率为82%~95%，Ⅱ期为55%，Ⅲ期为15%~30%，而Ⅳ期仅2%。胃肿瘤体积小、未侵及浆膜、无淋巴结转移，可行根治性手术者预后较好。贲门癌与胃上1/3的近端胃癌比胃体及胃远端癌的预后要差。当前，我国早期胃癌诊断率很低，影响预后。提高早期诊断率将显著改善胃癌的5年生存率。

（于嘉伟）

第十四章 胆道疾病

第一节 解剖生理概要

一、胆道系统的应用解剖

胆道系统起于毛细胆管,其终末端与胰管汇合,开口于十二指肠乳头,分为肝内胆管和肝外胆道。

(一)肝内胆管

起自毛细胆管,汇集成小叶间胆管,肝段、肝叶胆管及肝内部分的左右肝管。肝内胆管的左、右肝管为一级支,各肝叶胆管为二级支,各肝段胆管为三级支。

(二)肝外胆道

左、右肝管出肝后,在肝门部汇合形成肝总管。左肝管细长,长约2.5~4cm,右肝管粗短,长约1~3cm。肝总管直径为0.4~0.6cm,其下端与胆囊管汇合形成胆总管,胆总管一般长约3cm,最长可达7cm。6%~10%的人有副肝管,1%左右的人可无肝总管,胆道手术时应注意这些解剖变异(图1-14-1)。

胆总管长约7~9cm,直径0.4~0.8cm。胆总管分为四段:①十二指肠上段:经肝十二指肠韧带右缘下行,肝动脉位于其左侧,门静脉位于两者后方。②十二指肠后段:行经十二指肠第一段后方。③胰腺段:在胰头后方的胆管沟内或实质内下行。④十二指肠壁内段:行至十二指肠降部中段,斜行进入肠管后内侧壁,长约1.5~2cm。80%~90%人的胆总管与主胰管在肠壁内汇合,膨大形成胆胰壶腹,亦称乏特(Vater)壶腹。壶腹周围有括约肌(称Oddi括约肌),末端通常开口于十二指肠大乳头。Oddi括约肌具有控制和调节胆总管和胰管的排放,以及防止十二指肠内容物反流的重要作用。

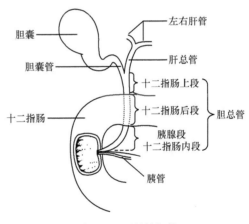

图1-14-1 肝外胆管

胆囊呈梨形,位于肝的胆囊窝内。长5~8cm,宽3~5cm,容积40~60ml;分为底、体、颈三部,三者间无明显界限。颈上部呈囊性扩大,称Hartmann袋,胆囊结石常滞留于此处。

胆囊管由胆囊颈延伸而成,长2~3cm,直径约0.2~0.4cm。胆囊起始部内壁黏膜形成螺旋状皱襞,称Heister瓣。

胆囊管、肝总管、肝下缘所构成的三角区称为胆囊三角(Calot三角)。胆囊动脉、肝右动脉、副右肝管在此区穿过,是胆道手术极易发生误伤的区域。

(三) 胆道的血管、淋巴和神经

胆管有丰富的血液供应，主要来自胃十二指肠动脉、肝总动脉和肝右动脉，这些动脉的分支在胆总管周围相互吻合成丛状。胆囊静脉和肝外胆道静脉直接汇入门静脉。

胆囊的淋巴引流入胆囊淋巴结和肝淋巴结，并与肝组织内的淋巴管有吻合。肝外胆管的淋巴引流入位于肝总管和胆总管后方的淋巴结。

胆道系统分布着丰富的神经纤维，主要来自腹腔丛发出的迷走神经和交感神经。术中过度牵拉胆囊，可诱发胆心反射；严重者可发生心搏骤停，需高度重视。

(四) 胆道的结构

肝外胆管黏膜层由单层柱状上皮构成，含杯状细胞和其他含黏液的细胞；肌层含平滑肌和弹力纤维层；浆膜层由结缔组织组成，含神经纤维和血管分支。

胆囊黏膜层由高柱状细胞组成，具吸收作用；底部含小管泡状腺体，可分泌黏液。

二、胆道系统的生理功能

胆道系统具有分泌、储存、浓缩与输送胆汁的功能，对胆汁排放入十二指肠起着重要的调节作用。

(一) 胆汁的生成、分泌和代谢胆汁的分泌和功能

1. 胆汁生成 成人肝脏每日分泌胆汁约 800~1200ml，其中 97% 是水，其他成分主要有胆汁酸与胆盐、胆固醇、磷脂和胆红素等。

2. 胆汁分泌的调节 胆汁分泌受神经内分泌的调节。迷走神经兴奋，胆汁分泌增加，交感神经兴奋胆汁分泌减少。促胰液素、胃泌素、胰高糖素、肠血管活性肽等可促进胆汁分泌；生长抑素、胰多肽等则抑制胆汁分泌。胆汁分泌还受药物和食物的影响。

3. 胆汁的代谢 胆固醇不溶于水而溶于胆汁。胆汁中的胆盐和磷脂形成的微胶粒将胆固醇包裹于其中，而使其溶解。当胆盐与磷脂的比例为(2~3):1时，胆固醇的溶解度最大。在胆汁中还存在着一种由磷脂酰胆碱和胆固醇按同等比例组成的球泡，亦称胆固醇磷脂泡，球泡溶解胆固醇的能力比微胶粒大 10~20 倍，可溶解 80% 以上的肝胆汁内的胆固醇。胆汁中球泡愈少，胆固醇愈不稳定，易于析出形成结石。

胆汁酸(盐)由胆固醇在肝内合成后随胆汁分泌至胆囊内储存并浓缩。胆汁排至肠道，其中 95% 的胆盐能被肠道(主要在回肠)吸收入肝，以保持胆盐池的稳定，称为肠肝循环。当胆盐的肠肝循环被破坏，胆汁中胆盐减少，或胆固醇增加，则胆固醇易于析出形成结石。胆红素在肝内与葡萄糖醛酸结合，随胆汁排入肠道后不被重吸收，在回肠下段及结肠内经细菌作用转变为尿胆素原，后者小部分被肠吸收，由肝细胞摄取、处理后再从胆汁排入肠腔，形成胆色素的肠肝循环。当胆道感染时，大肠埃希菌所产生的 β 葡萄糖醛酸酶将结合性胆红素水解成为非结合性胆红素，易聚结析出与钙结合形成胆红素钙，促发胆色素结石形成。

4. 胆汁功能 胆汁呈中性或弱碱性，其主要生理功能是：①乳化脂肪；②胆盐有抑制肠

内致病菌生长繁殖和内毒素形成的作用;③刺激肠蠕动;④中和胃酸等。

(二) 胆囊的生理功能

胆囊通过吸收、分泌和运动而发挥浓缩、储存和排出胆汁的作用。其主要功能有:

1. 浓缩储存胆汁 胆囊容积为 40~60ml,胆囊黏膜有很强的吸收水和电解质的功能,胆汁可浓缩 5~10 倍而储存于胆囊内。

2. 排出胆汁 胆汁的分泌是持续的,而胆汁的排放则随进食而断续进行,通过胆囊平滑肌收缩和 Oddi 括约肌松弛来实现,受神经系统和体液因素的调节。每次排胆时相长短与食物的种类和数量有关。

3. 分泌功能 胆囊黏膜每天分泌约 20ml 黏液性物质,主要是黏蛋白,有润滑和保护胆囊黏膜的作用。胆囊管梗阻,胆汁中胆红素被吸收,胆囊黏膜分泌黏液增加,胆囊内积存的液体呈无色透明,称为白胆汁。积存白胆汁的胆囊称胆囊积水。

(三) 胆管的生理功能

胆管的主要生理功能是输送胆汁至胆囊和十二指肠,胆管还分泌胆汁。胆管输送胆汁至十二指肠则由胆囊和 Oddi 括约肌协调完成。进食后,胆囊收缩,括约肌松弛,胆汁排入十二指肠。胆囊切除后,胆总管可稍有代偿性扩大,管壁增厚,黏膜腺体肥厚增多,从而可使肝胆汁在通过胆管系统时得到一定的浓缩。

第二节 特殊检查

目前常用的特殊检查主要有:

(一) 超声检查

1. 诊断胆道结石 B 超检查是诊断胆道疾病的首选,是一种安全、快速、简便、经济而准确的检查方法;能检出直径在 2mm 以上的结石,诊断准确率达 95% 以上。肝外胆管结石诊断的准确率为 80% 左右。胆总管下端因常受胃肠道气体干扰,其检查准确率降低,肝内胆管结石诊断准确率高者可达 90% 左右。

2. 鉴别黄疸原因 根据胆管有无扩张、扩张部位和程度,可对黄疸进行定位和定性诊断,其准确率为 93%~96%。肝内胆管正常时 B 超不能显示,如肝内胆管显示,肝外胆管上段直径>5mm,中下段胆管>10mm,即表示有胆管扩张。胆总管及以上胆管扩张,提示胆总管下端或壶腹部梗阻。如肝内外胆管均未扩张,表示为非梗阻性黄疸。根据梗阻部位病变的回声影像可判别梗阻原因,结石呈强光团伴声影;肿瘤呈不均匀增强回声或低回声,不伴声影。

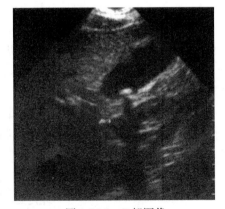

图 1-14-2 B 超图像

3. 诊断其他胆道疾病 B 超检查还可诊断胆囊炎、胆囊及胆管肿瘤、胆道蛔虫、先天性胆道畸形等其他胆道疾病，还可以手术中做 B 超检查。

（二）放射学和磁共振检查

1. 腹部平片 仅有15%左右的胆囊结石可在腹部平片显示，对胆道疾病的诊断价值有限，临床上已基本为超声检查所取代。

2. 静脉法胆道造影 缓慢静脉注射造影剂，经肝分泌进入胆道系统，观察胆管有无狭窄、扩张、充盈缺损等病理改变。但本法显影常不清晰，且受多种因素影响，现已为核素胆道造影、内镜逆行性胰胆管造影、磁共振胆胰管造影等所取代。

3. 经皮肝穿刺胆管造影 经皮肝穿刺胆管造影(PTC)是在X线电视或B超引导下，经皮经肝穿刺入肝内胆管，直接注入造影剂而使肝内外胆管迅速显影，可显示肝内外胆管病变部位、范围、程度和性质等，有助于对胆道疾病，特别是梗阻性黄疸的诊断和鉴别诊断。另外，可通过造影管行胆管引流(PTCD)或置放胆管内支架用作治疗。

4. 内镜逆行胰胆管造影 内镜逆行胰胆管造影(ERCP)是在纤维十二指肠镜直视下通过十二指肠乳头将导管插入胆管和(或)胰管内进行造影。可直接观察十二指肠及乳头部的情况和病变，取材活检；收集十二指肠液、胆汁、胰液。造影可显示胆道系统和胰腺导管的解剖和病变。

5. 术中及术后胆管造影 胆道手术时可经胆囊管插管、胆总管穿刺或置管行胆道造影，了解有无胆管狭窄、结石残留及胆总管下端通畅情况。

6. 核素扫描检查 静脉注射^{99m}Tc标记的二乙基亚氨二醋酸被肝细胞清除并分泌，与胆汁一起经胆道排泄至肠道，其在胆道系统流过径路的图像，可用γ相机或单光子束发射计算机断层扫描仪(SPECT)定时记录行动态观察。胆道梗阻时显像时间的延迟或延长，有助于黄疸的鉴别诊断。

7. CT、MRI或磁共振胆胰管造影(MRCP) 具有成像无重叠、对比分辨力高的特点。能清楚显示肝内外胆管扩张的范围和程度，结石的分布，肿瘤的部位、大小，胆管梗阻的水平，以及胆囊病变等。主要适用于B超检查诊断不清而又怀疑为肿瘤的病人。

（三）胆道镜检查

1. 术中胆道镜检查 经胆总管切开处，采用纤维胆道镜或硬质胆道镜进行检查。适用于：①疑有胆管内结石残留；②疑有胆管内肿瘤；③疑有胆总管下端及肝内胆管主要分支开口狭窄。

2. 术后胆道镜检查 可经T管窦道或皮下空肠盲袢插入纤维胆道镜行胆管检查，取石、取虫、冲洗、灌注抗生素及溶石药物。胆道出血时，可在胆道镜下定位后，采用电凝和(或)局部用药止血。

第三节 胆 石 病

一、概 述

胆石病(cholelithiasis)包括发生在胆囊和胆管的结石，是常见病和多发病。我国胆囊结石的发病率有上升趋势。胆石的化学组成,常从其剖面结构来判断胆固醇和胆色素的含量,胆固醇在胆固醇结石中含量超过60%~70%,在纯胆固醇结石中超过90%,在胆色素结石中含量应低于40%,如结石钙盐含量较多,X线检查常可显影。胆石常分为三类(图1-14-3)。

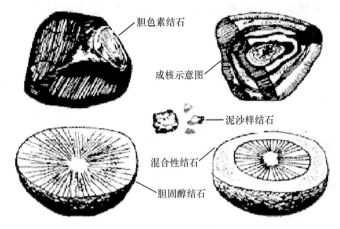

图1-14-3 胆石分类

1. 胆固醇结石 80%位于胆囊内。呈白黄、灰黄或黄色,形状和大小不一,呈多面体、圆形或椭圆形。质硬表面多光滑,剖面呈放射性条纹状。X线检查多不显影。

2. 胆色素结石 又分为两种,一种是无胆汁酸、无细菌、质硬的黑色胆色素结石,由不溶性的黑色胆色素多聚体、各种钙盐和黏液糖蛋白组成,几乎均发生在胆囊内,常见于溶血性贫血、肝硬化、心脏瓣膜置换术后病人;另一种为有胆汁酸、有细菌、质软易碎的棕色胆色素结石,主要发生在胆管。形状大小不一,可呈粒状、长条状,甚至呈铸管形,一般为多发。

3. 混合性结石 由胆红素、胆固醇、钙盐等多种成分混合组成。

胆石可发生在胆管系统的任何部位,胆囊内的结石为胆囊结石,左右肝管汇合部以下的包括肝总管结石和胆总管结石为肝外胆管结石,汇合部以上的为肝内胆管结石。

二、胆囊结石

胆囊结石(cholecystolithiasis)主要为胆固醇结石或以胆固醇为主的混合性结石和黑色胆色素结石。主要见于成年人,发病率在40岁后随年龄增长而增高,女性多于男性。

【病因】 胆囊结石的成因非常复杂,与多种因素有关。如某些地区和种族的居民、女性激素、肥胖、妊娠、高脂肪饮食、长期肠外营养、糖尿病、高脂血症、胃切除或胃肠吻合手术后、回肠末段疾病和回肠切除术后、肝硬化、溶血性贫血等。

【临床表现】 约50%的胆囊结石病人终身无症状,仅在体格检查、手术和尸体解剖时偶然发现,称为静止性胆囊结石。胆囊结石的典型症状为胆绞痛,只有少数病人出现,其他常表现为急性或慢性胆囊炎。主要临床表现包括:

1. 胆绞痛 典型的发作是在饱餐、进食油腻食物后或睡眠中体位改变时,由于胆囊收缩或结石移位加上迷走神经兴奋,结石嵌顿在胆囊颈部,胆汁排空受阻,胆囊内压力升高,胆囊强力收缩而发生绞痛。疼痛位于右上腹或上腹部,呈阵发性,或者持续疼痛阵发性加剧,可向右肩胛部和背部放射,部分病人因痛剧而不能准确说出疼痛部位,可伴有恶心、呕吐。首次胆绞痛出现后,约70%的病人一年内会再发作。

2. 上腹隐痛 多数病人仅在进食过多、吃油腻食物、工作紧张或休息不好时感到上腹部或右上腹隐痛,或者有中上腹或右上腹闷胀不适,嗳气和厌食油腻食物等消化不良症状,常被误诊为"胃病"。

3. 胆囊积液 胆囊结石长期嵌顿或阻塞胆囊管但未合并感染时,胆囊黏膜吸收胆汁中的胆色素,并分泌黏液性物质,导致胆囊积液。积液呈无色透明,称为白胆汁。

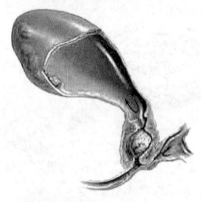

图 1-14-4 Mirizzi 综合征

4. Mirizzi 综合征 是特殊类型的胆囊结石,形成的解剖因素是胆囊管与肝总管伴行过长或者胆囊管与肝总管汇合位置过低,持续嵌顿于胆囊颈部的和较大的胆囊管结石压迫肝总管,引起肝总管狭窄;反复的炎症发作更导致胆囊肝总管瘘管,胆囊管消失、结石部分或全部堵塞肝总管(图1-14-4)。临床特点是反复发作胆囊炎及胆管炎,明显的梗阻性黄疸。胆道影像学检查可见胆囊或增大、肝总管扩张、胆总管正常。

5. 其他 ①少数病人引起黄疸;②小结石可通过胆囊管进入并停留于胆总管内成为胆总管结石;③进入胆总管的结石通过Oddi括约肌可引起损伤或嵌顿于壶腹部导致胰腺炎,称为胆源性胰腺炎;④因结石压迫引起胆囊炎症慢性穿孔,可造成胆囊十二指肠瘘或胆囊结肠瘘,大的结石通过瘘管进入肠道偶尔可引起肠梗阻称为胆石性肠梗阻;⑤结石及炎症的长期刺激可诱发胆囊癌。

【诊断】 根据临床典型的绞痛病史,体格检查,影像学检查可确诊。影像学检查首选B超,其诊断胆囊结石的准确率接近100%,B超检查发现胆囊内有强回声团、随体位改变而移动,其后有声影即可确诊为胆囊结石。仅有10%~15%的胆囊结石含有钙,腹部X线能确诊,侧位照片可与右肾结石区别。CT、MRI 也可显示胆囊结石,但不作为常规检查。

【治疗】 对于无症状的胆囊结石一般不需积极手术治疗,可观察和随诊,但下列情况应考虑行手术治疗:①结石直径大于3cm;②合并需要开腹的手术;③伴有胆囊息肉大于1cm;④胆囊壁增厚;⑤胆囊壁钙化或瓷性胆囊;⑥儿童胆囊结石;⑦合并糖尿病;⑧有心肺功能障碍;⑨边远或交通不发达地区、野外工作人员;⑩发现胆囊结石10年以上。对于有症状和(或)并发症的胆囊结石,首选腹腔镜胆囊切除(LC)治疗,与经典的开腹胆囊切除相比同样效果确切,但损伤小。没有腹腔镜条件也可作小切口胆囊切除。

行胆囊切除时,胆总管探查术指征:①术前病史、临床表现或影像检查证实或高度怀疑胆总管有梗阻,包括有梗阻性黄疸、胆总管结石等;②术中证实胆总管有病变,如术中胆道造影证实或扪及胆总管内有结石、蛔虫、肿块,胆总管扩张直径超过1cm,胆管壁明显增厚,发现胰腺炎或胰头肿物,胆管穿刺抽出脓性、血性胆汁或泥沙样胆色素颗粒;③胆囊结石小,有可能通过胆囊管进入胆总管。术中应争取行胆道造影或胆道镜检查,以避免盲目的胆道探查和不必要的并发症。胆总管探查后一般需做T管引流,且可能有一定的并发症。

三、肝外胆管结石

【病因病理】 肝外胆管结石分为继发性和原发性结石。继发性结石主要是胆囊结石排进胆管并停留在胆管内。结石形成的诱因有:胆道感染、胆道梗阻包括胆总管扩张形成的相对梗阻、胆道异物包括蛔虫残体、虫卵、华支睾吸虫、缝线线结等。结石主要导致:①急性和慢性胆管炎;②全身感染:胆管梗阻后,胆道内压增加,感染胆汁可逆向经毛细胆管进入血循环,导致脓毒症;③肝损害:梗阻并感染可引起肝细胞损害,甚至可发生肝细胞坏死及形成胆源性肝脓肿;④胆源性胰腺炎。

【临床表现】 一般平时无症状或仅有上腹不适,当结石造成胆管梗阻时可出现腹痛或黄疸,如继发胆管炎时,可有较典型的 Charcot 三联征:腹痛、寒战高热、黄疸。

1. 腹痛 多发生在剑突下和右上腹部,阵发性剧烈刀割样绞痛,常向右后肩背部放射,同时有恶心、呕吐等消化道症状。

2. 寒战高热 胆管内结石不能顺利的排入肠道,继续阻塞胆管,将会导致胆管内的炎症感染。同时胆管内压升高,胆道内的细菌将会逆行扩散,致病菌和毒素通过肝窦到肝静脉中,再向上逆行进入体循环内引起全身感染中毒症状,如寒战和高热,一般表现为弛张热,体温可高达 39~40℃。

3. 黄疸 胆管梗阻后可出现黄疸,其轻重程度、发生和持续时间取决于胆管梗阻的程度、部位和有无并发感染。由于胆汁不能流入肠道,从而会在梗阻 1~2 日后出现黄疸、尿色变深、大便色变浅,完全梗阻时呈陶土样大便。随着黄疸加深,不少病人可出现皮肤瘙痒。

(1) 体格检查:无发作时可无阳性体征,或仅有剑突下和右上腹深压痛。如合并胆管炎时,可有不同程度的腹膜炎征象,主要在右上腹,严重时也可出现弥漫性腹膜刺激征,并有肝区叩击痛。胆囊或可触及,有触痛。

(2) 实验室检查:当合并胆管炎时,实验室检查改变明显,如白细胞计数及中性粒细胞升高,血清总胆红素及结合胆红素增高,血清转氨酶和碱性磷酸酶升高,尿中胆红素升高,尿胆原降低或消失,粪中尿胆原减少。

(3) 影像学检查:B 超检查能发现结石并明确大小和部位,可作为首选的检查方法,如合并梗阻可见肝内、外胆管扩张,胆总管远端结石可因肥胖或肠气干扰而观察不清,但应用内镜超声(EUS)检查可不受影响,对胆总管远端结石的诊断有重要价值。除含钙的结石外,X 线平片难以观察到结石。PTC 及 ERCP 为有创性检查,能清楚地显示结石及部位,但可诱发胆管炎及急性胰腺炎和导致出血、胆漏等并发症,有时 ERCP 需作 Oddi 括约肌切开,使括约肌功能受损。CT 扫描能发现胆管扩张和结石的部位,但由于 CT 图像中胆道为负影,影响不含钙结石的观察。MRCP 是无损伤的检查方法,可以发现胆管梗阻的部位,有助于诊断。

【诊断】 根据病人症状、体格检查、实验室和影像学检查,可以诊断。鉴别诊断:①右肾绞痛:始发于右腰或胁腹部,可向右股内侧或外生殖器放射,伴肉眼或镜下血尿,无发热,腹软,无腹膜刺激征,右肾区叩击痛或脐旁输尿管行程压痛。腹部平片多可显示肾、输尿管区结石。②肠绞痛:以脐周为主。如为机械性肠梗阻,则伴有恶心、呕吐、腹胀,无肛门排气排便。腹部可见肠型,肠鸣音亢进、可有高调肠鸣音,或可闻气过水声;可有不同程度和范围的压痛和(或)腹膜刺激征。腹部平片显示有肠胀气和气液平面。③壶腹癌或胰头癌:黄疸者需作鉴别,该病起病缓慢,黄疸呈进行性、且较深;可无腹痛或腹痛较轻、或仅有上腹不适,一般不伴寒战高热,体检时腹软、无腹膜刺激征,肝大、常可触及肿大胆囊;晚期有腹水或恶病质表现。ERCP或MRCP和CT检查有助于诊断。EUS检查对鉴别诊断有较大帮助。

【治疗】

1. 非手术治疗 主要治疗措施包括:①抗感染治疗,应根据敏感细菌选择用药,经验治疗可选用胆汁浓度高的、主要针对革兰阴性细菌的抗生素;②解痉;③利胆;④纠正水、电解质及酸碱平衡紊乱;⑤加强营养支持和补充维生素;⑥护肝及纠正凝血功能异常的治疗。

2. 手术治疗 肝外胆管结石仍以手术治疗为主。术中应尽量取尽结石、解除胆道梗阻、术后保持胆汁引流通畅。方法主要有:

(1) 胆总管切开取石、T管引流术:可采用开腹或腹腔镜手术。适用于单纯胆总管结石,胆管上、下端通畅,无狭窄或其他病变者。若伴有胆囊结石和胆囊炎,可同时行胆囊切除术。为防止和减少结石遗留,术中可采用胆道造影、B超或纤维胆道镜检查。术中应尽量取尽结石,如条件不允许,也可以在胆总管内留置橡胶T管(不提倡应用硅胶管),术后行造影或胆道镜检查、取石。术中应细致缝合胆总管壁和妥善固定T管,防止T管扭曲、松脱、受压。放置T管后应注意:①观察胆汁引流的量和性状,术后T管引流胆汁约200~300ml/d,较澄清。如T管无胆汁引出,应检查T管有无脱出或扭曲;如胆汁过多,应检查胆管下端有无梗阻;如胆汁浑浊,应注意结石遗留或胆管炎症未控制。②术后10~14天可行T管造影,造影后应继续引流24小时以上。③如造影发现有结石遗留,应在术后6周待纤维窦道形成后行纤维胆道镜检查和取石。④如胆道通畅无结石和其他病变,应夹闭T管24~48小时,无腹痛、黄疸、发热等症状可予拔管。

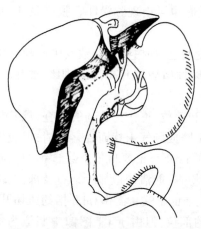

图1-14-5 胆管空肠Roux-en-Y吻合

(2) 胆肠吻合术:亦称胆汁内引流术。适应证:①胆总管远端炎症狭窄造成的梗阻无法解除,胆总管扩张;②胆胰汇合部异常,胰液直接流入胆管;③胆管因病变而部分切除无法再吻合。常用的吻合方式为胆管空肠Roux-en-Y吻合(图1-14-5),为防止胆道逆行感染,Y形吻合的引流袢应超过40cm,并可采用如人工乳头、人工瓣膜等各种抗反流措施,但效果仍不确定。胆管十二指肠吻合虽手术较简单,但食物容易进入胆管、吻合口远端可形成"盲袋综合征",因此已逐渐少用。胆肠吻合术后,胆囊的功能已消失,故应同时切除胆囊。近年已认识到内引流术废弃了Oddi括约肌的功能,因此使用逐渐减少。

对于单纯的肝外胆管结石可采用经十二指肠内镜取石,获得良好的治疗效果,但需要严格掌握治疗的适应证,对取石过程中行Oddi括约肌切开(EST)的利弊仍有争议。

四、肝内胆管结石

肝内胆管结石是指发生于左右肝管汇合部以上的结石。国外的肝内胆管结石发病率较低,但在国内,肝内胆管结石的发病率较高,特别是在我国福建、江西和山东等省肝内胆管结石的发病率可占胆系结石的 30%~40%。

【病因病理】 肝内胆管结石病因复杂,主要与胆道感染、胆道寄生虫(蛔虫、华支睾吸虫)、胆汁停滞、胆管解剖变异、饮食中低蛋白、低脂肪有关。我国肝内胆管结石大多数是原发性胆管结石,其性质以胆色素钙结石为主。肝内胆管结石多数合并有肝外胆管结石。常呈肝段、肝叶分布,但也有多肝段、肝叶结石,多见于肝左外叶及右后叶,与此两肝叶的肝管与肝总管汇合的解剖关系致胆汁引流不畅有关。病理改变:①肝胆管梗阻:可由结石的阻塞或反复胆管感染引起的炎性狭窄造成,长时间的梗阻导致梗阻以上的肝段或肝叶纤维化和萎缩,如大面积的胆管梗阻最终引起胆汁性肝硬化及门静脉高压症。②肝内胆管炎:结石导致胆汁引流不畅,容易引起胆管内感染。③肝胆管癌:肝胆管长期受结石、炎症及胆汁中致癌物质的刺激,可发生癌变。

【临床表现】 在病程间歇期,可无症状,或仅表现为上腹轻度不适。但在急性期,则可出现急性胆管炎的症状,或不同程度的 Charcot 三联征,多数可能是合并的肝外胆管结石所造成。在无合并肝外胆管结石的病人,当一侧或一叶的肝内胆管结石造成半肝或某一肝段的肝内胆管梗阻,并继发感染时,可出现畏寒、发热等全身感染症状,甚至在出现精神症状和休克等急性重症胆管炎的表现时,病人仍可有明显的腹痛和黄疸。体检可扪及肝脏不对称性肿大和压痛,常易误诊为肝脓肿或肝炎。这种周期性的间歇发作是肝内胆管结石的特征性临床表现。

实验室检查急性胆管炎时白细胞升高、中性粒细胞增高,肝功能酶学检查异常。糖链抗原(CA19-9)或 CEA 明显升高应高度怀疑癌变。

【诊断】 对反复腹痛、寒战高热者应进行影像学检查。B 超检查可显示肝内胆管结石及部位,根据肝胆管扩张部位可判断狭窄的位置,但需要与肝内钙化灶鉴别,后者常无合并相应的胆管扩张。PTC、ERCP、MRCP 均能直接观察胆管树,可观察到胆管内结石负影、胆管狭窄及近端胆管扩张,或胆管树显示不全、某部分胆管不显影、左右胆管影呈不对称等。CT 或 MR 对肝硬化和癌变者有重要诊断价值。

【治疗】 主要采用手术治疗,原则为尽可能取净结石、解除胆道狭窄及梗阻、去除结石部位和感染病灶、恢复和建立通畅的胆汁引流、防止结石的复发。手术方法包括:

1. 胆管切开取石 是最基本的方法,应争取切开狭窄的部位,直视下或通过术中胆道镜尽量取净结石,难以取净的局限结石需行肝切除。

2. 胆肠吻合术 一般采用肝管空肠 Roux-en-Y 吻合,但不能作为替代对胆管狭窄、结石病灶的处理方法,当 Oddi 括约肌仍有功能时,应尽量避免行胆肠吻合手术。适应证为:①胆管狭窄充分切开后整形、肝内胆管扩张合并肝内胆管结石不能取净者;② Oddi 括约肌功能丧失,肝内胆管结石伴扩张、无狭窄者;③囊性扩张并结石的胆总管或肝总管切除后;④为建立皮下空肠盲袢,术后再反复治疗胆管结石及其他胆道病变者;⑤胆总管十二指肠吻合后,因肠液或食物反流反复发作胆管炎者。对可能出现吻合口狭窄者,应在吻合口置放支架管支撑引流,支撑时间应维持 1 年。

3. 肝切除术 切除病变部分的肝是治疗肝内胆管结石的积极的方法。其适应证有:①肝区域性的结石合并纤维化、萎缩、脓肿、胆瘘;②难以取净的肝叶、肝段结石并胆管扩张;③不易手术的高位胆管狭窄伴有近端胆管结石;④局限于一侧的肝内胆管囊性扩张;

⑤局限性的结石合并胆管出血;⑥结石合并癌变的胆管。

4. 术中的辅助措施 为取净结石,术中可应用胆道造影、B 超等检查以确定结石的数量和部位,胆道镜还可行术中取石,也可用碎石器械行术中碎石治疗。

5. 残留结石的处理 肝内胆管结石手术后结石残留较常见,治疗措施包括:术后经引流管窦道胆道镜取石;激光、超声、微爆破碎石;经引流管溶石,体外震波碎石,以及中西医结合治疗等。

第四节 胆道感染

胆道感染是临床常见病,按发病部位分为胆囊炎和胆管炎。按发病急缓和病程经过分为急性、亚急性和慢性炎症几种。胆道感染与胆石病互为因果关系。胆石症可引起胆道梗阻,导致胆汁淤滞,细菌繁殖,而致胆道感染。胆道感染的反复发作又是胆石形成的重要致病因素和促发因素。

一、急性胆囊炎

急性胆囊炎是胆囊管梗阻和细菌感染引起的炎症。约 95% 以上的病人有胆囊结石,称结石性胆囊炎;5% 的病人无胆囊结石,称非结石性胆囊炎。急性结石性胆囊炎的起病是由于结石阻塞胆囊管,造成胆囊内胆汁滞留,继发细菌感染而引起急性炎症。急性非结石性胆囊炎,胆囊管常无阻塞。多数病人的病因不清楚。常发生在创伤,或与胆系无关的一些腹部手术后。

(一)急性结石性胆囊炎

【病因】 急性结石性胆囊炎的起病是由于结石阻塞胆囊管,造成胆囊内胆汁滞留,继发细菌感染而引起急性炎症。主要致病原因有:①胆囊管梗阻:结石可突然阻塞或嵌顿于胆囊管或胆囊颈,嵌顿的结石直接损伤黏膜,以至胆汁排出受阻,胆汁滞留、浓缩。②细菌感染:致病菌多从胆道逆行进入胆囊、或循血循环或淋巴途径进入胆囊,在胆汁流出不畅时造成感染。致病菌多数为大肠埃希菌、克雷伯菌和粪链球菌,厌氧菌占 10%~15%,但有时可高达 45%。

【病理】 病变开始时胆囊管梗阻,胆囊肿大,压力升高,黏膜水肿、充血、胆囊内渗出增加。如仅在胆囊黏膜层产生炎症、充血和水肿,称为急性单纯性胆囊炎。如炎症波及胆囊全层,胆囊内充满脓液,浆膜面亦有脓性纤维素性渗出,则称为急性化脓性胆囊炎。胆囊因积脓极度膨胀,引起胆囊壁缺血和坏疽,即为急性坏疽性胆囊炎。坏疽胆囊炎常并发胆囊穿孔,多发生在底部和颈部。全胆囊坏疽后因为黏膜坏死、胆囊功能消失。急性胆囊炎因周围炎症浸润至邻近器官,也可穿破至十二指肠、结肠等形成胆囊胃肠道内瘘,而使急性炎症症状直接迅速消退。如胆囊内脓液排入胆总管可引起急性胆管炎,少数人还可发生急性胰腺炎。

【临床表现】 女性多见,男女发病比随着年龄变化,50 岁以前男女之比为 1:3,50 岁后为 1:1.5。约 85% 的急性胆囊炎病人在发病初期有中上腹和右上腹阵发性绞痛,并有右肩胛下区的放射痛,常在饱餐、进油腻食物后,或在夜间发作。伴恶心、呕吐、厌食等消化道症状。如病变发展,疼痛可转为持续性并阵发性加剧。病人常有轻度至中度发热,一般在38~39℃,通常无寒战,可有畏寒,如出现寒战高热,表明病变严重,如胆囊坏疽、穿孔或胆囊积脓,或合并急性胆管炎。10%~20%的病人可出现轻度黄疸,约10%~15%的病人可因合并胆总管结石导致黄疸。

1. 体格检查 右上腹胆囊区域可有压痛,炎症波及浆膜时可有腹肌紧张及反跳痛,Murphy征阳性。有些病人可触及肿大胆囊并有触痛。如胆囊被大网膜包裹,则形成边界不清、固定压痛的肿块;如发生坏疽、穿孔则出现弥漫性腹膜炎表现。

2. 辅助检查 85%的病人白细胞升高,一般在 10 000~15 000/mm^3。有时抗感染治疗后或老年人可不升高。血清丙氨酸转移酶、碱性磷酸酶常升高,约1/2的病人血清胆红素升高,1/3的病人血清淀粉酶升高。B超检查可见胆囊增大、囊壁增厚(>4mm),明显水肿时见"双边征",囊内结石显示强回声、其后有声影,对急性胆囊炎的诊断准确率为85%~95%,CT、MR检查均能协助诊断。

【治疗】 对症状较轻微的急性单纯性胆囊炎,可考虑用非手术疗法控制炎症。急性结石性胆囊炎最终需采用手术治疗。应争取择期进行手术。手术方法首选腹腔镜胆囊切除术,其他还有传统的开腹手术、胆囊造瘘术。

1. 非手术治疗 也可作为手术前的准备。此法包括解痉镇痛,抗生素的应用,纠正水电解质和酸碱平衡失调,以及全身的支持疗法。在非手术疗法治疗期间,必须密切观察病情变化,如症状和体征有发展,应及时改为手术治疗。特别是老年人和糖尿病患者,病情变化较快,更应注意。据统计约1/4的急性胆囊炎病人将发展成胆囊坏疽或穿孔。大多数病人经非手术治疗能控制病情发展,待日后行择期手术。

2. 手术治疗 目前对于手术时机的选择还存在着争论,一般认为应采用早期手术。早期手术不等于急诊手术,而是病人在入院后经过一段时期的非手术治疗和术前准备,并同时应用B超和同位素检查进一步确定诊断后,在发病时间不超过72小时的前提下进行手术。急性期手术力求安全、简单、有效,对年老体弱、合并多个重要脏器疾病者,选择手术方法应慎重。

(1) 急诊手术的适应证:①发病在48~72小时内者;②经非手术治疗无效或病情恶化者;③有胆囊穿孔、弥漫性腹膜炎、并发急性化脓性胆管炎、急性坏死性胰腺炎等并发症者。

(2) 手术方法:①胆囊切除术:首选腹腔镜胆囊切除,也可应用传统的或小切口的胆囊切除。②部分胆囊切除术:如估计分离胆囊床困难或可能出血者,可保留胆囊床部分胆囊壁,用物理或化学方法破坏该处的黏膜,胆囊其余部分切除。③胆囊造口术:对高危病人或局部粘连解剖不清者,可先行造口术减压引流,3个月后再行胆囊切除。④超声或CT导引下经皮经肝胆囊穿刺引流术(PTGD):可减低胆囊内压,待急性期过后再择期手术。适用于病情危重又不宜手术的化脓性胆囊炎病人。

(二) 急性非结石性胆囊炎

【病因及病理】 急性非结石性胆囊炎发生率约占急性胆囊炎的5%~10%,胆囊内并无结石存在。病因仍不清楚,通常在严重创伤、烧伤、腹部非胆道手术后如腹主动脉瘤手术、脓毒症等危重病人中发生,约70%的病人伴有动脉粥样硬化;也有认为是长期肠外营养、艾滋病的并发症。本病病理变化与急性结石性胆囊炎相似，但病情发展更迅速。致病因素主要是胆汁淤滞和缺血，导致细菌的繁殖且供血减少，更容易出现胆囊坏疽、穿孔。

【临床表现】 本病多见于男性、老年病人。临床表现与急性胆囊炎相似。腹痛症状常因病人伴有其他严重疾病而被掩盖，易误诊和延误治疗。对危重的、严重创伤及长期应用肠外营养支持的病人，出现右上腹疼痛并伴有发热时应警惕本病的发生。若右上腹压痛及腹膜刺激征，或触及肿大胆囊、Murphy征阳性时，应及时作进一步的检查。发病早期B超检查不易诊断，CT检查有帮助，而肝胆系统核素扫描约97%的病人可获得诊断。

【治疗】 因本病易坏疽穿孔，一经诊断，应及早手术治疗。可选用胆囊切除或胆囊造口术，或PTGD治疗。未能确诊或病情较轻者，应在严密观察下行积极的非手术治疗，一旦病情恶化，及时施行手术。

二、慢性胆囊炎

慢性胆囊炎是胆囊持续的、反复发作的炎症过程，超过90%的病人有胆囊结石。

【病理】 特点是黏膜下和浆膜下的纤维组织增生及单核细胞的浸润，随着炎症反复发作，可使胆囊与周围组织粘连、囊壁增厚并逐渐瘢痕化，最终导致胆囊萎缩，完全失去功能。

【临床表现】 常不典型，常有气胀、嗳气以及厌食油腻现象，饱食以后常感上腹部不适，多数病人有胆绞痛病史。腹痛程度不一，多在上腹部，牵涉到右肩背部，较少出现畏寒、高热和黄疸，可伴有恶心、呕吐。腹部检查可无体征，或仅有右上腹轻度压痛，Murphy征或呈阳性。

【诊断】 有腹痛发作并胆囊结石证据提示慢性胆囊炎的诊断。B超检查作为首选，可显示胆囊壁增厚，胆囊排空障碍或胆囊内结石。口服胆囊造影逐渐为B超检查替代，但如胆囊显影淡薄或不显影则表明胆囊功能障碍或胆囊管梗阻，有助于慢性胆囊炎的诊断。症状不典型者，需与慢性阑尾炎、慢性溃疡病、慢性胃炎、结肠癌、慢性胰腺炎及肾盂肾炎等鉴别诊断。

【治疗】 对伴有结石、或确诊为本病的无结石者应行胆囊切除，首选腹腔镜胆囊切除。对无症状者、或腹痛可能由其他并存疾病如消化性溃疡、胃炎等引起者，手术治疗应慎重。不能耐受手术者可选择非手术治疗，方法包括口服溶石药物、有机溶石剂直接穿刺胆囊溶石、体外震波碎石等，也可限制油腻食物并服用消炎利胆药、胆盐、中药等治疗。

三、急性梗阻性化脓性胆管炎

急性化脓性胆管炎(acute obstructive suppurative cholangitis, AOSC)是急性胆管炎的严重阶段，也称急性重症胆管炎(acute cholangitis of severe type, ACST)。本病是外科急腹症中死亡率较高的一种疾病，多数继发于胆管结石和胆道蛔虫症。发病基础是胆管阻塞，胆汁淤积，以及继发细菌感染。致病菌几乎都来自肠道，经乏特壶腹或经胆肠吻合口的通道逆行进入胆道。细菌亦可通过血行或淋巴通道进入胆道。致病菌主要为大肠埃希菌，克雷白菌，粪链球菌和某些厌氧菌。

【病因】 在我国最常见的原因是肝内胆管结石，其次为胆道寄生虫和胆管狭窄。在国外,恶性肿瘤、胆道良性病变引起狭窄、先天性胆道解剖异常、原发性硬化性胆管炎等较常见。近年随着手术及介入治疗的增加,由胆肠吻合口狭窄、PTC、ERCP、置放内支架等引起者逐渐增多。

【病理】 实验证明,当胆道因梗阻压力>1.47kPa（15cmH_2O）时,放射性核素标记的细菌即可在外周血中出现;而胆汁及淋巴液培养在胆道压力<1.96kPa（20cmH_2O）时为阴性,但>2.45kPa（25cmH_2O）时则迅速变为阳性。在梗阻的情况下,细菌经胆汁进入肝后大部分被肝的单核-吞噬细胞系统所吞噬,约10%的细菌可逆流入血,成菌血症。

细菌、毒素、胆管内感染物质如胆砂石、蛔虫或虫卵,可经胆管-肝窦瘘、胆管-肝脓肿-血管瘘或胆管-血管瘘直接进入血液循环,产生严重的内毒素血症、多菌种败血症及脓毒败血症,大量的细菌毒素引起全身炎症反应、血流动力学改变和MODS。致病的细菌主要是革兰阴性细菌,其中以大肠埃希菌、克雷伯菌最常见。在革兰阳性菌感染中,常见的有肠球菌。约有25%~30%合并厌氧菌感染。

胆管局部改变主要是梗阻以上的胆管扩张、管壁增厚,胆管黏膜充血水肿,炎性细胞浸润,黏膜上皮糜烂脱落,形成溃疡。肝充血肿大。光镜下见肝细胞肿胀、变性,汇管区炎性细胞浸润,胆小管内胆汁淤积。肝窦扩张,内皮细胞肿胀。病变晚期肝细胞发生大片坏死,胆小管可破裂。

【临床表现】 男女发病比例接近,青壮年多见。多数病人有较长胆道感染病史和急诊或择期胆道手术史。本病除有急性胆管炎的 Charcot 三联征外,还有休克、神经中枢系统受抑制表现,称为 Reynolds 五联征。

本病发病急骤,病情迅速发展。可分为肝外梗阻和肝内梗阻两种,肝外梗阻腹痛、寒战高热、黄疸均较明显,肝内梗阻则主要表现为寒战高热,可有腹痛,黄疸较轻。常伴有恶心、呕吐等消化道症状。神经系统症状主要表现为神情淡漠、嗜睡、神志不清,甚至昏迷;合并休克可表现为烦躁不安、谵妄等。

1. 体格检查 体温常呈弛张热或持续升高达39~40℃以上,脉搏快而弱,血压降低。嘴唇发绀,指甲床青紫,全身皮肤可能有出血点和皮下淤斑。剑突下或右上腹有压痛,或可有腹膜刺激征。肝常肿大并有压痛和叩击痛。肝外梗阻可触及肿大的胆囊。

2. 实验室检查 白细胞计数升高,可超过$20×10^9$/L,中性粒细胞比例升高,胞质内可出现中毒颗粒。肝功能有不同程度的损害,凝血酶原时间延长。动脉血气分析可有PaO_2下降、氧饱和度降低。常见有代谢性酸中毒及缺水、低钠血症等电解质紊乱。

3. 影像学检查 应根据病情选择简单、实用、方便的检查方法。B超可在床边进行,能及时了解胆道梗阻部位、肝内外胆管扩张情况及病变性质,对诊断很有帮助。如病情稳定,可行 CT 或 MRCP 检查。对需要同时行经皮经肝胆管引流(PTCD)或经内镜鼻胆管引流术(ENBD)减压者可行 PTC 或 ERCP 检查。

【治疗】 原则是立即解除胆道梗阻并引流。当胆管内压降低后,病人情况常常能暂时改善,有利于争取时间继续进一步治疗。

(1) 非手术治疗:既是治疗手段,又可作为手术前准备。主要包括:①维持有效的输液通道,尽快恢复血容量,除用晶体液扩容外,应加入胶体液。②联合应用足量抗生素,经验治疗证明,应先选用针对革兰阴性杆菌及厌氧菌的抗生素,根据该抗生素的半衰期来确定使用次数和间隔时间。③纠正水、电解质紊乱和酸碱失衡,常见为等渗或低渗性缺水及代谢性酸中毒。④对症治疗如降温、使用维生素和支持治疗。⑤如经短时间治疗后病人仍不好转,应考虑应用血管活性药物以提高血压、肾上腺皮质激素保护细胞膜和对抗细菌毒素,应用抑制炎症反应药物,吸氧纠正低氧状态。⑥以上治疗后病情仍未改善,应在边抗休克的同时行紧急胆道引流治疗。

(2)紧急胆管减压引流:只有使胆道压力降低,才有可能中止胆汁或细菌向血液的反流,阻断病情的恶化。胆道减压主要为抢救病人生命,方法力求简单有效,包括:①胆总管切开减压、T管引流。紧急减压后,病情有可能立即趋于稳定,但对较高位置的肝内胆管梗阻,胆总管切开往往不能有效减压。如手术中发现有较大的脓肿,可一并处理;如为多发小脓肿,则只能行胆管引流。胆囊造口术常难以达到有效的引流,一般不宜采用。② ENBD。比手术创伤小,当胆道内压增高时,能有效的减压,并能根据需要持续放置2周或更长时间。但对高位胆管梗阻引起的胆管炎引流效果不肯定。③ PTCD。操作简单,能及时减压,对较高位胆管或非结石性阻塞效果较好,但引流管容易脱落和被结石堵塞,且需注意凝血功能。

(3)后续治疗:急诊胆管减压引流一般不可能完全去除病因,如不作后续治疗,可能会反复发作。如病人一般情况恢复,宜在1~3个月后根据病因选择彻底的手术治疗。

第五节 胆道蛔虫病

胆道蛔虫病(biliary ascariasis)由肠道蛔虫钻入胆道引起,是常见的外科急腹症,以儿童及青少年多见,无性别差异,农村比城市多见,处理不当,可引起多种并发症、危害甚大,也是原发性胆管结石的原因之一。随着卫生设施的改善,肠道蛔虫病较少,使本病发病率也明显下降。

【病因和病理】 蛔虫成虫寄生于小肠中下段,它有钻孔习性,喜碱性环境。当胃肠功能紊乱、饥饿、发热、妊娠、驱虫不当等致肠道内环境发生改变时,可引起虫体异常活动,蛔虫可窜至十二指肠。如遇Oddi括约肌功能失调,蛔虫可钻入胆道,引起括约肌强烈痉挛收缩,导致胆绞痛和诱发急性胰腺炎,尤其部分钻入者,刺激症状更频发,在其完全进入胆道或自行退出,症状可缓解或消失。蛔虫将肠道的细菌带入胆道,造成胆道感染,严重者可引起急性化脓性胆管炎、肝脓肿;如经胆囊管钻至胆囊,可引起胆囊穿孔。进入胆道的蛔虫可为一条至数十条不等,括约肌长时间痉挛致蛔虫死亡,其残体日后可成为结石的核心。

【临床表现】

1. 腹痛 常为突然发作的剑突下钻顶样剧烈绞痛,病人面色苍白、坐卧不宁、大汗淋漓、弯腰捧腹、哭喊不止、十分痛苦,腹部绞痛时可向右肩背部放射,但也可突然缓解。腹痛多为阵发性、间歇发作,持续时间长短不一,疼痛过后,可如常人安静或戏耍,或精神委靡。这种症状是胆道蛔虫病的特点,有助诊断。

2. 恶心呕吐 常有发生,多在绞痛时,相伴发生,吐出物中可含胆汁或黄染蛔虫。有的为"干呕",病人不能正常进食。

3. 全身症状 早期无明显发冷发热,当并发急性化脓性胆管炎、胆囊炎时可有发冷发热和黄疸。如并发肝脓肿、膈下感染、败血症等,则出现寒战高热,甚至中毒性休克等。

4. 体格检查 仅有右上腹或剑突下轻度深压痛。如合并胆管炎、胰腺炎、肝脓肿则有相应的体征。

5. 辅助检查 首选 B 超,多能确诊,可显示胆道内有平行强光带及蛔虫影。上消化道钡餐常可见十二指肠乳头有蛔虫影,ERCP 检查在该处常可见蛔虫,并可在镜下钳夹取出。

【诊断】 根据症状、体征和检查,诊断一般不困难。但须与胆石症相鉴别。

【治疗】 以非手术治疗为主,仅在出现并发症才考虑手术治疗。

(1) 非手术治疗:包括:①解痉止痛:口服 33% 硫酸镁溶液及解痉药可缓解 Oddi 括约肌痉挛。剧痛时可注射抗胆碱类药如阿托品、山莨菪碱(654-2)等或非抗胆碱类的去他维林,必要时可加用哌替啶。②利胆驱虫:酸性环境不利于蛔虫活动,发作时可用食醋、乌梅汤使虫静止,通过减轻刺激达到止痛;经胃管注入氧气也有驱虫和镇痛作用。当症状缓解后可行驱虫治疗,常用驱虫净、呱嗪(驱蛔灵)或左旋咪。驱虫后继续服用利胆药物可能有利于虫体残骸排出。③抗感染:可选用对肠道细菌及厌氧菌敏感的抗生素,预防和控制感染。④经纤维十二指肠镜,置于圈套器将蛔虫体套住后取出,对嵌顿在十二指肠乳头或钻入胆总管内的蛔虫均可取出。但对于儿童尤其需要保护 Oddi 括约肌功能,如需作括约肌切开宜慎重。

(2) 手术治疗:对于经积极非手术治疗未能缓解或者合并胆管结石、或有急性重症胆管炎、肝脓肿、重症胰腺炎等并发症者,可行胆总管切开探查、T 形管引流手术。术中应用胆道镜检查,以去除蛔虫残骸。术后仍需要服药驱除肠道蛔虫。

第六节 胆道肿瘤

胆道肿瘤分为胆囊肿瘤和肝外胆道肿瘤两种,其中胆囊肿瘤为多见,胆道肿瘤有良性与恶性之分,良性肿瘤如腺瘤和乳头状瘤、纤维瘤等,后两者比较少见,恶性肿瘤主要是腺癌,有胆囊癌和胆道癌,前者多于后者。

一、胆囊息肉和良性肿瘤

(一) 胆囊息肉

胆囊息肉又称胆囊息肉样病变或胆囊隆起性病变,是向胆囊内突出的局限性息肉样隆起性病变的总称,一般首先分为两大类:①肿瘤性息肉,包括腺瘤和腺癌,此外如血管瘤、脂肪瘤、平滑肌瘤、神经纤维瘤等;②非肿瘤性息肉,如胆固醇息肉、炎性息肉、腺肌增生等,尚有很少见的如腺瘤样增生、黄色肉芽肿、异位胃黏膜或胰腺组织等。

本病大部分是体检时由 B 超检查发现,无症状。少数病人可有右上腹疼痛,恶心呕吐,食欲减退;极个别病例可引起阻塞性黄疸、无结石性胆囊炎、胆道出血、诱发胰腺炎等。体检可能有右上腹压痛。对此病的诊断主要依靠 B 超,但难以区分是肿瘤性还是非肿瘤性息肉,是良性还是恶性病变。帮助确诊的方法有:①常规超声加彩色多普勒超声或声学血管造影检查;②内镜超声检查;③CT 增强扫描;④超声导引下经皮细针穿刺活检。

鉴于少数胆囊息肉可能为早期胆囊癌或可发生癌变,因此对本病以下情况视为恶性病变的危险因素:直径超过 1cm;年龄超过 50 岁;单发病变;息肉逐渐增大;合并胆囊结石等。

有明显症状的病人,在排除精神因素、胃十二指肠和其他胆道疾病后,宜行手术治疗。无症状的病人有以下情况仍考虑手术:直径超过 1.0cm,特别是单发、带蒂者,年龄超过 50

岁,连续 B 超检查发现增大,腺瘤样息肉或基底宽大,合并胆囊结石或胆囊壁增厚。病人如无以上情况,不宜急于手术,应每 6 个月 B 超复查一次。直径小于 2cm 的胆囊息肉,可行腹腔镜胆囊切除;超过 2cm 或高度怀疑恶变,应剖腹手术,以便于行根治切除。

(二) 胆囊腺瘤

胆囊腺瘤是胆囊常见的良性肿瘤,发病率文献报道不一,占胆囊息肉样病变的 3.6% ~ 30%,多见于中、老年女性。可单发或多发,直径 0.3~2.0cm,甚至可充满胆囊。质软,色泽不一,瘤体呈绒毛状或桑葚状,有蒂或呈广基性与胆囊相连。胆囊腺瘤的恶变率约为 1.5%,一直被认为是胆囊癌的癌前病变,一旦确诊,宜手术切除。术中应将切除的胆囊连同腺瘤送冰冻切片或快速切片病理检查,术后还应做常规石蜡切片检查。如发现癌变需按胆囊癌原则处理。如胆囊肿物合并出血、坏死、感染,也宜尽早手术治疗。

二、胆囊癌

胆囊癌是胆道系统中常见的恶性肿瘤,国内统计约占肝外胆道癌的 25%。其发病率约占胆囊切除病人的 0.54% ~ 1.77%。女性多见,发病年龄平均 59.6 岁,发病率随年龄增长而增高,高峰年龄为 60~70 岁。胆囊癌病因不明,但与下列因素有关:胆囊结石的长期刺激损伤及胆石和胆汁内较高浓度的致癌物质,可引起胆囊黏膜上皮细胞出现化生和异型增生,且发生率随年龄增高,发生癌变的危险性亦增高。胆囊腺瘤样息肉有癌变倾向,特别是与结石并存时。此外,胆囊腺肌性增生、黄色肉芽肿性胆囊炎、瓷化胆囊等亦可发生癌变。

胆囊癌多发生在胆囊体部和底部。80%为腺癌,其次为鳞状细胞癌,未分化癌和混合性癌。胆囊癌可经淋巴、静脉、腹腔内种植、神经、胆管等途径转移和直接侵犯周围器官组织,以淋巴转移多见,首先转移至胆囊淋巴结和胆总管周围淋巴结,再向下转移至胰上淋巴结、胰头后淋巴结、肠系膜上动脉淋巴结和主动脉旁淋巴结。除非发生逆行性淋巴转移,一般不会发生肝门淋巴结转移。直接侵犯和淋巴转移是发生肝转移的主要途径,也可通过胆管和静脉转移至肝。按病变侵犯范围,Nevin 将胆囊癌分为 5 期:Ⅰ期:黏膜内原位癌;Ⅱ期:侵犯黏膜和肌层;Ⅲ期:侵犯胆囊壁全层;Ⅳ期:侵犯胆囊壁全层并周围淋巴结转移;Ⅴ期:侵及肝和(或)转移至其他脏器。

【临床表现】 根据病变的部位和深度可有不同的症状。早期无特异性症状,如原有的慢性胆囊炎或胆囊结石引起的腹痛、恶心呕吐、腹部压痛等,部分病人因胆囊切除标本病理检查意外发现胆囊癌。当肿瘤侵犯至浆膜或胆囊床,则出现定位症状,最常见为右上腹痛,可放射至肩背部,食欲可下降,胆囊管受阻时可触及肿大的胆囊。能触及右上腹肿物时往往已到晚期,常伴有腹胀、体重减轻或消瘦、食欲差、贫血、肝大,甚至出现黄疸、腹水、全身衰竭。少数肿瘤穿透浆膜,发生胆囊急性穿孔、腹膜炎,或慢性穿透至其他脏器;还可引起胆道出血、肝弥漫性转移引起肝衰竭等。

实验室检查:CEA、CA19-9、CA125 等均可以升高,其中以 CA19-9 较为敏感,但无特异性。细针穿刺胆囊抽取胆汁行肿瘤标志物检查更有诊断意义。

影像学检查:B 超、CT 检查对胆囊癌的诊断率为 75% ~ 88%,均可显示胆囊壁增厚不均匀,腔内有位置及形态固定的肿物,或能发现肝转移或淋巴结肿大;B 超检查回声不均匀、不伴声影。增强 CT 或 MRI 能较清楚显示胆囊肿块,且可见较丰富血供。

胆囊癌合并坏死、感染需要与胆囊炎或胆囊坏疽形成的脓肿鉴别,但胆囊癌血供丰富,CA19-9 升高。为避免腹腔镜或剖腹探查作诊断,可考虑作 B 超导引下的细针抽吸活检,有助于获得诊断。

【治疗】 主要是手术切除,手术方法应根据病理及临床分期决定。化学治疗或放射治疗效果均不理想。

(1) 单纯胆囊切除术:适用于 Nevin Ⅰ 期。这些病变一般因胆囊结石胆囊炎行胆囊切除后病理检查发现胆囊癌,如局限于胆囊黏膜层,不必再行手术。

(2) 胆囊癌根治性切除术:适用于 Nevin Ⅱ、Ⅲ 期病变。切除范围除胆囊外还包括距胆囊床 2cm 远的肝楔形切除及胆囊引流区域的淋巴结清扫术,但切除肝 Ⅰ Ⅴ b 段(方叶)和 Ⅴ 段更合理和符合解剖。

(3) 胆囊癌扩大根治术:适用于 Nevin Ⅳ 期,国内、外均有越来越多成功手术治疗的报告,除根治性切除外,切除范围还包括右半肝或右三叶肝切除、胰十二指肠切除、肝动脉或(和)门静脉重建术,但手术创伤大。

(4) 姑息性手术:适用于晚期胆囊癌(Nevin Ⅴ 期)引起其他并发症如梗阻性黄疸、十二指肠梗阻等,以缓解症状。引流胆道可行肝总管空肠吻合、经圆韧带入路的左肝管空肠吻合、或切开胆管行 U 形管外引流手术;不能手术的病人可经皮、肝穿刺或经内镜在狭窄部位放置内支撑管引流。有十二指肠梗阻者可行胃空肠吻合术。

胆囊癌预后差,手术后仅极少数病人可生存 6 个月以上。Pithier 等收集的近 6000 例胆囊癌中,1 年生存率为 11.8%,5 年生存率为 4.1%。因此,预防胆囊癌的发生极为重要。为此,对中年以上,尤其是女性病人慢性萎缩性胆囊炎,瓷化胆囊,有症状的胆囊结石和巨大胆囊结石,胆囊息肉直径>10mm、广基息肉或并存结石者,均应尽早行胆囊切除术。

三、胆 管 癌

胆管癌系指发生在左、右肝管至胆总管下端的肝外胆管癌。

【病因】 不明,但胆管癌病的发病可能与下列因素有一定关系:①约 30% 胆管癌合并有胆管结石;②原发性硬化性胆管炎;③先天性胆管扩张症,特别是行囊肿肠胃吻合术后发生;④其他如华支睾吸虫感染、慢性炎性肠病等。根据肿瘤生长的部位,胆管癌分为上段、中段、下段胆管癌,上段胆管癌又称肝门部胆管癌,位于左右肝管至胆囊管开口以上部位,中段胆管癌位于胆囊管开口至十二指肠上缘,下段胆管癌位于十二指肠上缘至十二指肠乳头。

【病理】 大体形态:①乳头状癌:肿瘤呈灰白色,质脆,主要向腔内生长;②结节状硬化癌:肿瘤小而局限,呈硬化性或结节性向腔内突出;③弥漫性癌:呈较广泛的胆管壁增厚,管腔狭窄,难与硬化性胆管炎鉴别。组织学类型最主要是腺癌,其中高分化腺癌占 60%~70%,乳头状腺癌约占 15%,低分化、未分化腺癌等均少见。其他罕见的有鳞状细胞癌、类癌等。癌肿生长缓慢,早期极少发生转移。其扩散方式主要沿胆管壁向上、向下浸润扩散。淋巴转移主要至肝门淋巴结。高位胆管癌易侵犯门静脉,可形成癌栓,导致肝内转移。

【临床表现和诊断】

1. 黄疸　90%~98%病人出现,进行性加深,少数可呈波动性,但不会降至正常。常伴皮肤瘙痒,大便灰白,可伴有厌食、乏力、贫血、体重减轻。少数无黄疸者主要有上腹部疼痛,晚期可触及腹部肿块。

2. 胆囊肿大　病变在中、下段的可触及肿大的胆囊,Murphy征可能阴性,而上段胆管癌胆囊不可触及。

3. 肝大　肋缘下可触及肝脏,黄疸时间较长可出现腹水或双下肢浮肿。肿瘤侵犯或压迫门静脉,可造成门静脉高压致上消化道出血;晚期病人可并发肝肾综合征,出现尿少、无尿。

4. 胆道感染　出现典型的胆管炎表现:右上腹疼痛、寒战高热、黄疸,甚至出现休克;感染细菌最常见为大肠埃希菌、粪链球菌及厌氧性细菌。

5. 实验室检查　血清总胆红素、直接胆红素、ALP和γ-GT均显著升高,而ALT和AST只轻度异常。胆道梗阻致维生素K吸收障碍,肝合成凝血因子受阻,凝血酶原时间延长。血清肿瘤标记物CA19-9可能升高,CEA、AFP可能正常。

6. 影像学检查　①首选B超检查,可见肝内胆管扩张或见胆管肿物;彩色多普勒超声检查可了解门静脉及肝动脉有无受侵犯。②ERCP仅对下段胆管癌诊断有帮助,或术前放置内支架引流用。③CT、MRCP能显示胆道梗阻的部位、病变性质等,逐渐代替PTC及ERCP等侵入性检查。④核素显影扫描、血管造影有助于了解癌肿与血管的关系。

【治疗】　手术切除肿瘤是主要的治疗手段,各个部位的切除手术方法不尽相同。化学治疗和放射治疗效果不肯定。

1. 胆管癌切除　手术应争取作根治性切除,即使姑息性切除也比单纯引流疗效好。

（1）上段胆管癌:可行肝门胆管、胆囊、肝外胆管切除、胆管空肠吻合手术;部分可行胆管癌切除加同侧肝切除、对侧胆管空肠吻合术;如癌肿不能切除,仅作胆道引流手术。

（2）中段胆管癌:切除肿瘤及距肿瘤边缘0.5cm以上的胆管,肝十二指肠韧带"脉络化",肝总管-空肠吻合术。

（3）下段胆管癌:需行胰十二指肠切除术。如幽门上、下组淋巴结无转移,可行保留幽门的胰十二指肠切除,以便保留胃的储存和消化功能。

2. 扩大根治术除　切除胆管癌外,还包括切除其他脏器,如右三叶肝、胰十二指肠、全胰腺切除、肝动脉或(和)门静脉的切除吻合或血管移植,但手术的并发症和死亡率较高。适用于能根治切除,但有邻近脏器或血管侵犯、区域淋巴结转移、无远处转移的胆管癌。

3. 减黄手术　为解除胆道梗阻,可行各种肝管-空肠吻合术。

4. 胃空肠吻合术　胆管癌可侵犯或压迫十二指肠,造成消化道梗阻,可行胃空肠吻合术恢复消化道通畅。

5. 非手术胆道引流　经皮肝穿刺胆道造影并引流(PTCD)或放置内支架、经内镜鼻胆管引流或放置内支架,均可达到引流胆道的目的。

（陆玉华）

第十五章 胰腺疾病

第一节 急性胰腺炎

急性胰腺炎是常见的急腹症之一,多见于青壮年,女性高于男(约2:1)。其发病仅次于急性阑尾炎、肠梗阻、急性胆囊炎胆石症。主要病因为胰管阻塞、胰管内压力骤然增高、和胰腺血液淋巴循环障碍等引起胰腺消化酶对其自身消化的一种急性炎症。急性出血坏死型约占2.4%~12%,其病死率很高,达30%~50%。

【病因】 尚未完全明白,缺乏统一解释,可能有如下几种。

(1) 共同通道梗阻:约70%的人胆胰管共同开口于Vater壶腹,由于多种原因,包括壶腹部结石、蛔虫或肿瘤压迫而阻塞,或胆道近段结石下移,造成Oddi括约肌炎性狭窄,或胆系结石及其炎症引起括约肌痉挛水肿,或十二指肠乳头炎、开口纤维化,或乳头旁十二指肠憩室等,均使胆汁不能通畅流入十二指肠内,而反流至胰管内,胰管内压升高,致胰腺腺泡破裂,胆汁胰液及被激活的胰酶渗入胰实质中,具有高度活性的胰蛋白酶进行"自我消化",发生胰腺炎。据统计约30%~80%为胆囊炎胆石症所引起。

(2) 暴饮暴食:酒精对胰腺有直接毒作用及其局部刺激,造成急性十二指肠炎、乳头水肿、Oddi括约肌痉挛、致胆汁排出受阻,加之暴食引起胰液大量分泌,胰管内压骤增,诱发本病。有人统计急性胰腺炎约20%~60%发生于暴食酒后。

(3) 血管因素:实验证实:向胰腺动脉注入8~12μm颗粒物质堵塞胰腺终末动脉,可导致急性出血坏死型胰腺炎。可见胰腺血运障碍时,可发生本病。当被激活的胰蛋白酶逆流入胰间质中,即可使小动脉高度痉挛、小静脉和淋巴管栓塞,从而导致胰腺坏死。

(4) 感染因素:腹腔、盆腔脏器的炎症感染,可经血流、淋巴或局部浸润等扩散引起胰腺炎。伤寒、猩红热、败血症,尤腮腺炎病毒对胰腺有特殊亲和力等,也易引起胰腺急性发病。

(5) 手术与外伤直接伤及胰腺,胰液外溢引起本病。

(6) 其他:如高血钙、甲旁亢,某些药物如皮质激素、双氢克尿噻、雌激素等,及遗传因素、精神因素、ERCP检查等均可诱发本病。

【病理】 一般将急性胰腺炎分为急性水肿型(轻型)胰腺炎(占88%~97%)和急性出血坏死型(重型)胰腺炎两种。轻型主要变化为:胰腺局限或弥漫性水肿、肿大变硬、表面充血、包膜张力增高。镜下可见腺泡、间质水肿,炎性细胞浸润,少量散在出血坏死灶,血管变化常不明显,渗液清亮。重型者变化为高度充血水肿,呈深红、紫黑色。镜下见胰组织结构破坏,有大片出血坏死灶、大量炎细胞浸润。继发感染可见脓肿,胰周脂肪组织出现坏死,可形成皂化斑。(系为胰脂肪酶分解脂肪为脂肪酸和甘油,脂肪酸与血中钙结合成此斑,所以血钙下降)。腹腔内有混浊恶臭液体,液中含有大量胰酶,吸收入血后各种酶含量增高,具有诊断意义。两型间无根本差异,仅代表不同的病理阶段。轻型较平稳,死亡率低,重型者经过凶险、并发症多(休克、腹膜炎、败血症等)、死亡率高,甚至可在发病数小时死亡。本病可累及全身各系统、器官,尤以心血管、肺、肾更为明显。

(1) 血容量改变:胰酶进入血流,激活纤维蛋白溶酶原系统,使激肽释放,血管扩张;同时胰酶使肥大细胞释放组胺,血管通透性加大。致使大量血浆外渗、血容量减少,甚至可丧失40%的血循环量、出现休克。

(2) 心血管改变:胰蛋白酶进入血流,除使小动脉收缩,并直接损害心肌,抑制心肌利用氧,造成心肌梗死。胰酶还激活凝血因子Ⅷ、Ⅵ,使血小板凝集呈高血凝状态,还可损害血管内膜,造成DIC、门静脉血栓形成。

(3) 肺部改变:常并发ARDS是本病致死的主要原因之一。急性胰腺炎时释放卵磷脂酶,可分解肺泡表面活性物质,使气体交换明显下降。上述血管活性物质的释放及氧自由基对肺毛细血管内皮的毒性作用。使肺微循环障碍,致肺间质水肿、出血、肺泡塌陷融合,加之腹胀、膈肌升高、胸腔积液等均加重肺部改变,终致ARDS。

(4) 肾脏改变:除因血容量不足造成肾缺血外,胰酶产生的蛋白分解产物,成为肾脏的毒性物质,加重了肾脏的功能障碍。由于急性胰腺炎时严重感染,及血液高凝状态,可使肾小管受损,导致肾衰竭,以病后3~4日多见。

【临床表现】

1. 症状

(1) 腹痛:最主要的症状(约95%的病人),多为突发性上腹或左上腹持续性剧痛或刀割样疼痛,上腹腰部呈束带感,常在饱餐或饮酒后发生,伴有阵发加剧,可因进食而增强,可波及脐周或全腹。常向左肩或两侧腰背部放射。腹痛范围多在胸6至腰1,有时单用吗啡无效,若合并胆管结石或胆道蛔虫,则有右上腹痛,胆绞痛。

(2) 恶心呕吐:2/3的病人有此症状,发作频繁,早期为反射性,内容为食物、胆汁。晚期是由于麻痹性肠梗阻引起,呕吐物为粪样。如呕吐蛔虫者,多为并发胆道蛔虫病的胰腺炎。

(3) 腹胀:在重型者中由于腹腔内渗出液的刺激和腹膜后出血引起,麻痹性肠梗阻致肠道积气积液引起腹胀。

(4) 黄疸:约20%的患者于病后1~2天出现不同程度的黄疸。其原因可能为胆管结石并存,引起胆管阻塞,或肿大的胰头压迫胆总管下端或肝功受损出现黄疸,黄疸越重,提示病情越重,预后不良。

(5) 发热:多为中度热:38~39℃之间,一般3~5天后逐渐下降。但重型者则可持续多日不降,提示胰腺感染或脓肿形成,并出现中毒症状,严重者可体温不升。合并胆管炎时可有寒战、高热。

(6) 手足抽搐:为血钙降低所致。系进入腹腔的脂肪酶作用,使大网膜、腹膜上的脂肪组织被消化,分解为甘油和脂肪酸,后者与钙结合为不溶性的脂肪酸钙,因而血清钙下降,如血清钙<1.98mmol/L(8mg%),则提示病情严重,预后差。

(7) 休克:多见于急性出血坏死型胰腺炎,由于腹腔、腹膜后大量渗液出血,肠麻痹肠腔内积液,呕吐致体液丧失引起低血容量性休克。另外吸收大量蛋白质分解产物,导致中毒性休克的发生。主要表现烦躁、冷汗、口渴、四肢厥冷、脉细、呼吸浅快、血压下降、尿少。严重者出现发绀、呼吸困难、谵妄、昏迷、脉快、血压测不到,无尿、BUN>100mg%、肾功衰竭等。

(8) 可有心衰、肾衰的表现。

2. 体征

(1) 腹部压痛及腹肌紧张:其范围在上腹或左上腹部,由于胰腺位于腹膜后,故一般较轻,轻型者仅有压痛,不一定肌紧张,部分病例左肋脊角处有深压痛。当重型者腹内渗出液多时,则压痛、反跳痛及肌紧张明显、范围亦较广泛,但不及溃疡穿孔那样呈"板状腹"。

(2) 腹胀:重型者因腹膜后出血刺激内脏神经引起麻痹性肠梗阻,使腹胀明显,肠鸣音消失,呈现"安静腹",渗出液多时可有移动性浊音,腹腔穿刺可抽出血性液体,其淀粉酶含量甚高,对诊断很有意义。

(3) 腹部包块:部分重型者,由于炎症包裹粘连,渗出物积聚在小网膜囊,或脓肿形成、或发生假性胰腺囊肿,在上腹可扪及界限不清的压痛性包块。

(4) 皮肤瘀斑:部分病人脐周皮肤出现蓝紫色瘀斑(Cullen 征)或两侧腰出现棕黄色瘀斑(Grey Turner 征),此类瘀斑在日光下方能见到,故易被忽视。其发生乃胰酶穿过腹膜、肌层进入皮下引起脂肪坏死所致,是一晚期表现。

3. 实验室检查

(1) 白细胞计数:一般为 $(10\sim20)\times10^9/L$ 之间,如感染严重则计数偏高,并出现明显核左移。部分病人尿糖增高,严重者尿中有蛋白、红细胞及管型。

(2) 血、尿淀粉酶测定:具有重要的诊断意义。

正常值:血清:8~64 温氏(Winslow)单位,或 40~180 苏氏(Somogyi)单位;尿:4~32 温氏单位。

急性胰腺炎病人胰淀粉酶溢出胰腺外,迅速吸收入血,由尿排出,故血尿淀粉酶大为增加,是诊断本病的重要的化验检查。血清淀粉酶在发病后 1~2 小时即开始增高,8~12 小时标本最有价值,至 24 小时达最高峰,为 500~3000Somogyi 单位,并持续 24~72 小时,2~5 日逐渐降至正常,而尿淀粉酶在发病后 12~24 小时开始增高,48 小时达高峰,维持 5~7 天,下降缓慢。

淀粉酶值在严重坏死型者,因腺泡严重破坏,淀粉酶生成很少,故其值并无增高表现。如淀粉酶值降后复升,提示病情有反复,如持续增高可能有并发症发生。有时腹膜炎,胆道疾病,溃疡穿孔、绞窄性肠梗阻、胃大部切除术后输入袢梗阻等,淀粉酶值可有不同程度的增高,但一般多低于 500 苏氏单位。因此,当测定值>256 温氏单位或>500 苏氏单位,对急性胰腺炎的诊断才有意义。

(3) 血清脂肪酶测定:其值增高的原因同 2,发病后 24 小时开始升高,可持续 5~10 天超过 1Cherry-Crandall 单位或 Comfort 法 1.5 单位有诊断价值。因其下降迟,对较晚就诊者测定其值有助诊断。

(4) 血清钙测定:正常值不低于 2.12mmol/L(8.5mg/dl)。在发病后两天血钙开始下降,以第 4~5 天后为显著,重型者可降至 1.75mmol/L(7mg/dl)以下,提示病情严重,预后不良。

(5) 血清正铁蛋白(Methemalbumin、MHA)测定:MHA 来自血性胰液内红细胞破坏释放的血红素,在脂肪酶和弹性蛋白酶作用下,转化为正铁血红素,被吸收入血液中与白蛋白结合,形成正铁血红蛋白。重症患者常于起病后 12 小时出现 MHA,在重型急性胰腺炎患者中为阳性,水肿型为阴性。

4. X 线检查 腹部可见局限或广泛性肠麻痹(无张力性小肠扩张充气、左侧横结肠扩大积气)。小网膜囊内积液积气,胰腺周围有钙化影。还可见膈肌抬高,胸腔积液,偶见盘状肺不张,出现 ARDS 时肺野呈"毛玻璃状"。

5. B 超与 CT 均能显示胰腺肿大轮廓,渗液的多少与分布,对假性胰腺囊肿、脓肿也可被显示。

【诊断与鉴别诊断】 当本病具有上述典型病史、症状与体征时,结合血尿淀粉酶测定(>256温氏单位或>500苏氏单位),及影像(X线、B超及CT)检查,诊断多无困难。反之,当无典型临床表现时,则不易诊断,因此,凡遇到急腹症时,即应想到本病的可能,对其临床征象及各种实验室检查结果作动态观察,以便补充、完善诊断。必要时腹腔穿刺抽出液进行淀粉酶测定对诊断有较大帮助。有时还应注意,引起本病的原发疾病,以防被掩盖。因而要仔细分析,防止误诊。同时在诊断中应与急性胆囊炎、胆石症、溃疡病穿孔、急性肠梗阻及冠心病等相鉴别,依据诸病各自的特点与本病比较即可加以区别。

【治疗】 本病的治疗应根据病变的轻重加以选择,原则上轻型可用非手术疗法,以内科处理为主,对重型的胆源性胰腺炎及其继发病变,如胰腺脓肿、假性胰腺囊肿等需积极支持和手术处理,以挽救生命。

1. 非手术治疗

(1)解痉止痛:哌替啶、阿托品肌注。在腹痛剧烈时予以应用。不宜单独使用吗啡止痛,因其导致Oddi括约肌痉挛,合用阿托品可对抗其所引起的痉挛,效果好。

(2)控制饮食和胃肠减压:轻型者可进少量清淡流汁,忌食脂肪、刺激性食物,重症者需严格禁饮食,以减少或抑制胰液分泌。病情重者或腹胀明显者,应行胃肠减压,可抽出胃液,减少胃酸刺激十二指肠产生促胰液素、胆囊收缩素等,使胰液分泌减少,并可防治麻痹性肠梗阻。禁食期间应予输液、补充热量、营养支持。维持水电解质平衡,纠正低血钙、低镁、酸中毒和高血糖等。必要时可给予全胃肠外营养(TPN)以维持水电解质和热卡供应。优点是可减少胰液分泌,使消化道休息,代偿机体分解代谢。

(3)应用抗生素:应使用广谱抗生素,为控制厌氧菌感染,可同时使用甲硝唑。由于胰腺出血坏死、组织蛋白分解产物常是细菌繁殖的良好培养基,故在重型病例中尤应尽早使用,可起到预防继发感染及防止并发症等作用。

(4)胰酶抑制剂:①抑肽酶(Trasylol),具有抗蛋白酶及胰血管舒缓素的作用。首量20万U,以后20万U 6小时,静滴。或20万U、2次/日、静滴,连用5日。

(5)给予抗胆碱药物阿托品、654-2、东莨菪碱、溴丙胺太林(普鲁本辛),以抑制胰液分泌,宜早期反复应用。同时应给予制酸剂。

(6)激素应用:一般因其可引起急性胰腺炎不主张用。但重型胰腺炎伴休克;中毒症状明显、疑有败血症,或病情突然恶化、严重呼吸困难,尤出现ARDS时;或有肾上腺皮质功能不全者,应予氢考500~1000mg,或地塞米松20~40mg、静滴、连用三日,逐减量至停用。可减轻炎症反应、降低毛细血管的通透性及水肿。

(7)抗休克:重型者常早期出现休克,主要由于大量体液外渗,可使循环量丧失40%,故出现低血容量休克,是早期死亡原因,故依据中心静脉压、血压、尿量、红细胞压积和电解质的监测,补给平衡盐液、血浆、新鲜全血,人体白蛋白、右旋糖酐等血浆增量剂及电解质溶液,以恢复有效循环量和电解质平衡,同时应维持酸碱平衡,在上述情况改善后,在排除心功不全引起的低血压后,可应用升压的血管活性药物,多巴胺为首选。此外,还应给予广谱抗生素及激素以调动机体应激能力提高效果。同时应保护肾功能,应用利尿剂,必要时行腹膜透析。呼吸衰竭时,应进行动脉血气分析,予高流量吸氧,必要时应行气管切开和正压呼吸。若有心功能不全应及时给予强心剂。

2. 手术治疗

（1）适应证

1）重型胰腺炎伴严重休克,弥漫性腹膜炎,腹腔内渗液多,肠麻痹,胰周脓肿及消化道大出血者。

2）胆源性胰腺炎明确者,或合并胆源性败血症者。

3）病情严重,非手术治疗无效,高热不退及中毒症状明显者。

4）上腹外伤,进行性腹痛,淀粉酶升高,疑有胰腺损伤者,应立即手术探查。

5）多次反复发作,证实十二指肠乳头狭窄或胰管狭窄及结石者。

6）并发脓肿或假性胰腺囊肿者。

（2）手术方法

1）胰包膜切开及引流：适用于胰腺肿胀明显者,可减轻胰腺的张力,有助于改善胰腺血运和减轻腹痛。切开后在小网膜囊放置通畅而充分的腹腔引流或双腔管引流,以减少腹内继发性损害,渗出及坏死,防止感染。

2）病灶清除术：将胰腺坏死组织清除,可防止严重感染及坏死病灶的发展,但勿伤及胰管,注意局部止血。以发病 7~10 天进行为宜。

3）胰腺切除：包括部分或全胰切除。一般只切除坏死部分,以免胰腺坏死继续发展和感染,减少并发症的发生。在胰腺坏死 75% 时或十二指肠受到严重破坏这种特定的情况下,可作全胰切除（GDP）,有成功的报告,但死亡率高,操作亦有一定困难,且生存中终生需外源胰岛素维持。

4）持续腹腔灌洗：可消除腹腔内对全身有影响的有毒物质,如渗出的各种酶,坏死组织、蛋白分解产物、细菌、毒素及渗出液等,有利于本病的预后。可经腹壁插入多孔硅塑料管,将含有肝素、抗生素的平衡盐液注入腹腔,每次 1000~1500ml,约 15~20 分钟后注完,保留 20~30 分钟,然后放出灌洗液。依据渗出液的改变,每 1~2 小时重复一次,注意勿伤及肠管及注入量大时加重呼吸困难。

5）胆道手术：对胆道结石、蛔虫等,应作适当处理,才能提高手术疗效,但勿进行侵袭性较大的手术。

第二节　慢性胰腺炎

慢性胰腺炎是由于胆道疾病或酒精中毒等因素导致的胰腺实质进行性损害和纤维化,常伴钙化、假性囊肿及胰岛细胞减少或萎缩。

【病理】　因病情轻重不同病理有较大变化。胰腺表面光滑,但不平整,呈木或石样硬度。体积缩小,切面呈白色。主胰管狭窄,远端扩张。重者可波及第 1、2 级分支。其末端常形成囊状。管内有白色或无色液体,多数无细菌生长。常可见蛋白沉淀为结石的前身。头颈部可见大小不等的　,与主胰管相通。大者可以压迫周围脏器,有时可与周围组织形成窦道。胰周围硬化可影响邻近组织,如胆总管狭窄,胃、十二指肠动脉狭窄,门脉受压或血栓形成可引起门脉高压。

显微镜检查可见腺细胞变性坏死、叶间小管扩张、纤维组织增生、炎性细胞浸润及组织硬化。血管变化不大,胰岛受累最晚,约 27% 的病例腺细胞虽已严重受累甚至消失,但胰岛尚清楚可见。

其病理生理改变表现为胰腺腺泡细胞大量分泌蛋白质，而胰管细胞分泌的液体及碳酸氢盐并不增加。推测由于胰腺腺泡细胞分泌的胰石蛋白（Lithostathine）与 GP2（一种可形成管型的蛋白）的浓度下降，且易在胰管中沉淀，这与慢性胰腺炎的形成密切相关。

胰外组织变化，常有胆道系统病变、消化性溃疡病。胰静脉血栓形成、门脉高压亦不少见。少数病人有腹水形成及心包积液。脂肪坏死型者可出现皮下组织坏死，形成皮下结节。临床表现轻重不等。可无明显临床症状，亦可以有明显的多种临床表现。

1. 腹痛　多至 90%的患者存在程度不同的腹痛，间隔数月或数年发作一次，为持续性疼痛。多位于中上腹部，为钝痛或隐痛。亦可偏左或偏右，常放射到背部。疼痛部位与炎症部位一致。根据实验，用电刺激胰头部，疼痛发生在右上腹，刺激胰尾部，疼痛在左上腹。除向背部放射外，少数向下胸部、肾区及睾丸放散。横膈受累，可有肩部放射性疼痛。疼痛为持续性，深在。轻者只有压重感或灼热感，少数有痉挛样感觉。饮酒、高脂、高蛋白饮食可诱发症状，疼痛严重时伴恶心、呕吐。这类患者的腹痛常有体位的特点。患者喜蜷曲卧位、坐位或前倾位，平卧位或直立时腹痛加重。

2. 腹泻　轻症病人无腹泻症状，但重症病人腺泡破坏过多，分泌减少，即出现症状。表现为腹胀与腹泻，每天大便 3~4 次，量多，色淡，表面有光泽和气泡，恶臭，多呈酸性反应。由于脂肪的消化、吸收障碍，粪便中的脂肪量增加。此外，粪便中尚有不消化的肌肉纤维。由于大量脂肪和蛋白质丢失，病人出现消瘦、无力和营养不良等表现。

【诊断】　慢性胰腺炎临床表现多变且无特异性，诊断常有困难，不典型者更难明确诊断。对反复发作的急性胰腺炎、胆道疾病或糖尿病患者，有反复发作性或持续性上腹痛、慢性腹泻、体重减轻不能用其他疾病解释，应怀疑本病。临床诊断主要根据病史、体格检查并辅以必要的 X 线、超声或其他影像学检查。

【治疗】　治疗的基本原则是去除病因，并以控制症状、改善胰腺功能和治疗并发症为重点；强调以个体化治疗为原则的治疗方案；注意兼顾局部治疗与全身治疗，进行病因治疗和对症治疗、保守治疗和手术治疗相结合的综合治疗。

目前，多数治疗均旨在通过减少胰腺外分泌以让胰腺"休息"，然而其效果欠佳。治疗的基本目的是减轻疼痛、纠正胰腺功能不全及并发症的处理。

手术治疗：对于内科治疗失败的疼痛患者可考虑手术治疗。最常用的是胰管减压术和胰腺次全切除术。胰管减压术常采用胰空肠吻合术，即 Puestow 术式。胰腺次全切除术是切除胰腺的一部分，通常是胰尾或胰头。胰管减压术对于 80%的疼痛患者有效，但有较多病例其症状在 1 年内复发，可能是由于次级胰管的阻塞或手术疏通不彻底。对于胰空肠吻合术无效的患者，再次行胰腺次全切除术可大大改善患者的症状。

第三节　乏特（Vater）壶腹周围癌

乏特壶腹周围癌，系指乏特壶腹、胆总管下端、胰管开口处、十二指肠乳头及其附近的十二指肠黏膜等处的癌肿。这些来源不同的肿瘤，由于其所在的特殊解剖部位，有着相同的临床表现，手术时也难以将其截然分开，故常作为一个类型，统称为壶腹周围癌。以往曾习惯将胰头癌亦包括在内,然而实际上两者在病程、手术切除率、预后等均有明显不同,前者发展缓慢,黄疸出现早,手术切除率60%左右,五年治愈率达40%~45%,而胰头癌发展快,迅速出现胰腺和周围淋巴结转移,黄疸出现晚,手术切除率20%左右,五年治愈仅10%。

【病理】 肿瘤大体标本呈息肉型或结节型、肿块型或溃疡型。壶腹癌多为腺癌,大部为分化好的腺癌,分化不好的腺癌约占15%,如出现症状则已有3/4肿瘤侵及主胰管。组织学分类除腺癌外,余为乳头状癌、黏液癌、未分化癌、网织细胞肉瘤、平滑肌肉瘤、类癌。由于癌肿的特殊位置,很容易阻塞胆总管和主胰管,致胆汁及胰液的引流不畅,以至阻塞,引起梗阻性黄疸及消化不良,亦可直接浸润肠壁形成肿块或溃疡,加之消化液、食物的机械性损伤,可引起十二指肠梗阻与上消化道出血。其转移方式有:①直接蔓延至胰头、门静脉及肠系膜血管。②区域淋巴结转移如十二指肠后、肝十二指肠韧带、胰头上下等处的淋巴结转移。③肝转移。晚期可有更广泛的转移。

【临床表现及诊断】 发病年龄多在40~70岁,男性居多,与胰头癌的临床表现极为相似,胰腺癌70%发生在胰头,多为腺管癌,腺泡癌少见。

1. 症状、体征传统观点 本病为无痛性进行性黄疸,肝、胆囊肿大,间歇性胃肠道出血为其主要症状,但临床证实是片面的。

(1) 黄疸:较早出现,进行性加重,但少数病人可因肿瘤坏死,胆管再通而黄疸消退或减轻,但以后重新加深,呈现波动性黄疸,注意不应误为胆石症或肝细胞性黄疸。可有尿色深、粪色浅及胆盐在皮下沉着刺激神经末梢而出现皮肤瘙痒。

(2) 上腹痛:早期部分病人(约40%)可因胆总管扩张或因胰液排出受阻致管腔内压升高,而产生剑突下钝痛,可向背部放射。进食后较明显,常未受重视,后期因癌肿浸润范围扩大,或伴有炎症而疼痛加重,并出现背脊痛。但多不如胰头癌严重。

(3) 发热:合并胆道感染(约20%)或邻近部位的炎症,可有寒战、高热,甚至出现中毒性休克。

(4) 消化道症状:因胆汁、胰液不能正常参与消化过程,病人有食欲不振、饱胀、消化不良、腹泻、乏力及体重下降。由于壶腹癌部分坏死后慢性出血,以致黑便,潜血试验阳性,并出现继发性贫血,胰腺癌腹膜转移或门静脉转移可出现腹水。

(5) 肝、胆囊增大:为胆管梗阻、胆汁淤滞所致,常可触及肿大的肝脏及胆囊,肝质地硬、光滑,胰头癌在晚期常可扪到不规则而固定的包块,少数可听到因肿块压迫胰腺附近动脉而出现的血管杂音。

2. 诊断根据上述症状及体征 如进行性、近乎无痛性黄疸、肝及胆囊肿大等可作出初步诊断,为确诊,还需进一步作如下检查:

(1) 化验检查:早期淀粉酶可升高,血清胆红素一般多在13.68μmol/L(8mg)以上,大便潜血试验约85%~100%患者为阳性,镜检可见未消化的肌纤维和脂肪,可有糖尿。

(2) 十二指肠引流:引流液中有时可见鲜血或潜血阳性,或可见脱落的癌细胞。

(3) X线检查

1) 胃肠钡餐及十二指肠低张造影检查:有时可见十二指肠外上方有胆囊压迹,及其第一二段交界处有增粗的胆总管压迹,十二指肠乳头增大;胰头癌者可见十二指肠套扩大;十二指肠内侧壁"僵硬"呈"∑"形,胃受压向前推移。

2）PTC：可显示胆总管下端的阻塞部位，注意发生胆漏及胆汁性腹膜炎等并发症。

3）ERCP：可以窥视十二指肠内侧壁和乳头情况，并可活检、确诊，对壶腹癌及胰头癌（可有胰管狭窄或不显影等）的诊断均有较大帮助。

4）选择性腹腔动脉造影（SCA）：对胰头癌诊断有益，从血管位置改变，可间接确定胰腺癌所在部位。

5）CT：对鉴别胰头癌有意义，有助于本病诊断，可显示肿瘤的位置与轮廓。

（4）B超：可确定胆管扩张，对无黄疸者亦能提供早期进一步检查线索，有经验者有时可观察到局部的癌块。

（5）核素检查：可了解梗阻部位。硒-75-蛋氨酸胰腺扫描，在胰腺癌肿处出现核素缺损（冷区）。

【鉴别诊断】 由于本病有上腹闷胀不适，黄疸，有时并发胆道感染、血清淀粉酶升高，可误诊为胆管结石，但根据反复发作史，夏科氏三联征、波动性黄疸，影像学检查可加以区别。甚至误为传染性肝炎，根据壶腹癌 AKP 升高。转氨酶与血清胆红素发展不平行可资鉴别。也有误为胆管癌，肝癌的，可根据影像学胆管癌之胆管呈偏心性狭窄，肝癌 AFP 升高与本病区别。有时易与胰头癌相混淆，但腹痛重于本病，B超、CT 等见胰腺内肿块。临床上可进行 B 超、PTC、ERCP 等检查，结合症状、体征便可诊断本病，并鉴别其余易误诊的有关疾病。

【治疗】 本病一旦确诊，应行胰十二指肠切除术，这是目前最有效的治疗，其切除范围，包括胃 1/2 远侧部分，全十二指肠、胰头部、空肠近端约 10cm 以及胆管十二指肠球后段以下部分，尔后进行各种方式的消化道重建。此术范围广，创伤大，加之患者长期黄疸，肝肾功能损害，消化吸收功能低下，营养不良，故必须做好术前准备，给予高糖、高蛋白、高维生素饮食，并给予胆盐、胰酶等助消化药，强调给予维生素 K（肌注或静滴），必要时术前输血、血浆、白蛋白等予以支持，以纠正贫血及低蛋白血症。如癌肿侵及门静脉，广泛腹膜后转移，肝转移等不能切除，则应行内引流术以减轻黄疸，如胆囊空肠吻合术或胆总管空肠或十二指肠吻合术等姑息性旁路手术。若发生十二指肠狭窄应行胃空肠吻合以解除十二指肠梗阻。

化学疗法一般不敏感，常用 5-FU，丝裂霉素或与阿糖胞苷、长春新碱等联合用药，术后可用 1~2 个疗程，此外还可用有关中药等治疗。

第四节 胰 头 癌

胰头癌为胰腺癌中常见者，约占 70%，但切除率及五年治愈率低。

【病理生理】 胰头癌 45% 起源于紧邻胆总管胰内段的胰管上皮，位于胰头上半部分的背侧面，其余的肿瘤累及胰头中央 Vater 壶腹的背面，即位于钩突内。前者主要阻塞胆总管，后者可累及主胰管，导致梗阻后潴留性囊肿，甚至胰管分支破裂形成假性囊肿。

胰头癌病例分析显示，尽管肿瘤很小，但由于在胰管内生长的特点，80% 左右的病例可见胰体尾部腺管扩张和（或）腺体萎缩。不少胰头癌病例往往因梗阻性黄疸就诊，故胆总管、肝内胆管扩张以及胆囊增大也为胰头癌的常见征象。

胰腺癌的组织学类型以导管细胞癌最多，约占 90%，其组织学分类尚无统一方案，下列

分类法可作为参考:
(1) 导管细胞癌:乳头状腺癌、管状腺癌、囊腺癌、鳞形上皮癌、腺鳞癌、黏液癌等。
(2) 腺泡细胞癌。
(3) 胰岛细胞癌。
(4) 其他未分化癌,胰母细胞癌,癌肉瘤等。

【临床表现】 胰头癌最常见的临床表现为腹痛、黄疸和消瘦。
(1) 上腹痛和上腹饱胀不适:是常见的首发症状。早期由于胰管梗阻,管腔内压增高,呈上腹钝痛、胀痛,可放射至后腰部。少数病人可呈现剧痛。多数病人对早期症状不在意,未能早期就诊,或者被忽视,而延误诊断。中晚期,肿瘤侵及胆总管中下段,压迫肠系膜上静脉或门静脉,侵及十二指肠的不同节段及腹腔神经丛,使腹痛症状加重,甚而昼夜腹痛不止,影响睡眠和饮食,加速体质消耗。
(2) 黄疸:是胰头癌的最主要的症状和体征。黄疸出现的早晚与癌肿在胰头的部位有关,靠近胆总管区出现黄疸较早,远离胆总管者黄疸出现较晚。大部分病人出现黄疸时已属中晚期,黄疸呈进行性加重,伴皮肤瘙痒,但部分病人可无瘙痒。黄疸时间长者可有出血倾向。胆道完全梗阻,黄疸深,大便呈陶土色;深度黄染时,大便表面又被染成浅黄色。体格检查:可见巩膜及皮肤黄染、肝大,大部分病人胆囊肿大。
(3) 消瘦和乏力:患者初期即有消瘦、乏力、体重下降,其与饮食减少、消化不良、睡眠不足和癌肿消耗等有关。
(4) 消化道症状:如食欲不振、腹胀、消化不良、腹泻或便秘。部分病人可有恶心、呕吐。晚期癌肿侵及十二指肠可出现上消化道梗阻或消化道出血。
(5) 其他:部分病人患病早期表现为轻度糖尿病症状,血糖增高、尿糖阳性。胰头癌致胆道梗阻多无胆道感染,少数病人可合并胆道感染,寒战高热易与胆石症相混淆。晚期病人偶可扪及上腹肿块,质硬且固定,可有腹水。

体格检查:查体可见上腹压痛和黄疸,出现黄疸时,常因胆汁淤积而有肝大、触诊质硬、表面光滑,可扪及囊状、无压痛、表面光滑、并可推移的肿大胆囊,称 Courvisier 征,是诊断胰头癌的重要体征。胰腺肿块多见于上腹部,呈结节状或硬块肿块,可以是肿瘤本身,也可是腹腔内转移的淋巴结。胰头癌的肿块一般较深、不活动,而肠系膜或大网膜的转移癌则有一定活动性。晚期患者可有腹水,多因腹胰转移所致。少数患者可有锁骨上淋巴结肿大或直肠指检触及盆腔转移癌。

【临床诊断】
(1) 40~70 岁的病人多见,男性多于女性。
(2) 早期无特异症状,常见的症状有上腹隐痛、钝痛、胀痛和上腹部不适,可长期存在,夜间更明显。
(3) 晚期因侵犯腹腔神经丛,腹痛可加剧,呈顽固性,可伴背痛,止痛药往往效果不明显。
(4) 黄疸是胰头癌较早出现的症状之一,呈进行性加深,全身瘙痒,大便色浅,尿色渐深。
(5) 病人可出现腹胀、食欲缺乏、消化不良、恶心呕吐等消化道症状,常有消瘦、乏力。

【治疗】 主要是手术治疗。

胰头癌转移范围广泛,方式多样,涉及许多重要脏器、血管,手术难度很大,临床上最常见的病理Ⅲ期、Ⅳ期的患者无论何种术式死亡率都相当高,预后很差,成为外科亟待解决的难点之一。病人手术后属于术后康复期,在康复期的治疗上也是尤为重要的,因为存在的复发和转移几率是很高的,术后残余的癌细胞会不定时的向各部位转移,所以术后要加强巩固以防止它的复发和转移。

胰头癌常用手术方式有经典的胰十二指肠切除术、胰十二指肠切除加区域性淋巴结廓清术、改良扩大根治术、保留幽门的胰十二指肠切除术(PPPD)、全胰切除加淋巴结清术以及姑息手术。

1. 胰头十二指肠切除术(PD) 是胰头癌的首选根治性切除术式,由 Whipple 在 1935 年首创。虽在以后的年间,不少学者在关于切除后消化道重建方面作了许多改革,但至今仍习惯地把胰十二指肠切除术简称为 Whipple 术。

适应证:对一般状态好,年龄<70 岁(非硬性指标),无肝转移、无腹水、癌肿未浸润周围血管的胰头癌均适于行 PD。70 以上(非硬性指标)身体虚弱,有并发症的一般采用姑息治疗。

2. 全胰切除术(TP) 适应证:癌肿波及全胰,无肝转移及腹膜种植者为全胰切除术的绝对适应证。全胰切除术的优点,除了彻底切除胰内多种病灶外,还使清除胰腺周围淋巴结更为方便和彻底。全胰切除术后不再存在胰-空肠吻合,可完全避免胰瘘的产生。但全胰切除术后也有不少问题,可发生继发性糖尿病及消化吸收障碍,终生需要应用胰岛素及消化酶治疗,故应严格掌握其适应证。因此,行 TP 时不能只凭胰腺病变局部情况来决定,更重要的是要考虑到病人对疾病的认识程度,病人及家属对术后出现糖尿病是否充分理解,能否自行注射胰岛素,家属能否协助管理糖尿病,以及经济状况等。只有具备上述条件才能决定行 TP。

3. 胰体尾部切除术(DP) 适应于胰体尾部癌无转移者。连同脾脏、胰体尾部肿瘤及周围淋巴结一并切除。手术操作简单,手术并发症少,手术死亡率低。胰体尾部癌多在发生腹部包块或腰背部疼痛时才被确诊,多属中晚期癌。能作根治性切除者不到 5%。由于切除时已有胰外转移,故术后生存期常不满 1 年。

4. 保留幽门的胰十二指肠切除术(PPPD) PPPD 仅适用于壶腹癌、较小的胰头癌,十二指肠球部及胃幽门部无癌直接浸润、胃周围淋巴结无转移者。

5. 合理选择解除黄疸的姑息性手术方式 由于胰腺位置深的解剖特点,胰腺癌早期症状比较隐蔽,缺乏早期诊断方法,多数患者就诊时已属中晚期,根治性手术切除率低,无法切除者占相当大的比例。对于这部分病人,外科姑息性手术治疗仍是目前最主要的治疗手段,姑息性手术治疗的目的主要是:①解除胆道梗阻;②解除十二指肠梗阻;③控制和减轻疼痛,起到改善症状,提高生存质量和延长生命的作用。因此,选择合理的姑息性手术术式对中晚期胰头癌治疗十分重要。

临床上用于中晚期胰头癌解除黄疸的常用手术方式包括胆肠吻合术、胆管内支架支撑术和胆道外引流术等。胆肠吻合术是目前最为常用的手术方式,其中包括胆囊空肠吻合术(CJS)和胆管空肠吻合术(HDJS)两大类。

第五节 胰腺囊肿

胰腺囊肿包括真性囊肿、假性囊肿和囊性肿瘤。真性囊肿有先天性单纯囊肿、多囊病、皮样囊肿、潴留囊肿等，囊肿内壁覆有上皮。囊性肿瘤有囊性腺瘤和囊性癌。假性囊肿的囊壁为纤维组织构成，不覆有上皮组织，临床上胰腺囊肿以假性囊肿最多见。

胰腺假性囊肿是外溢的血液和胰液进入胰周组织，或于少见的情况下进入小网膜囊内发生包裹形成的囊肿。假性囊肿与真性囊肿的差别在于后者发生于胰腺组织，囊肿在胰腺内，囊内层为腺管或腺泡上皮细胞组成；而前者是胰腺周围组织形成囊壁将积液包囊形成的囊肿，囊壁内没有上皮细胞，故名为假性囊肿。

大约75%的假性囊肿病例由急性胰腺炎所致，约20%病例发生在胰腺外伤后，5%病例由胰癌所致。

含有多种消化酶的胰液自坏死的胰腺组织渗出至胰腺周围腹膜后间隙，引起炎性反应和纤维素沉着，经一周至数周后形成纤维包膜，后腹膜构成囊肿的前壁。或者胰液直接渗入小网膜囊内，Winslow孔往往由于炎症而封闭，囊肿则在小网膜内形成。有时胰液沿着组织间隙进入其他部位形成特殊部位的囊肿，如纵隔内、脾内、肾内及鼠蹊部的假性胰腺囊肿等。

【病理改变】 胰腺炎症或外伤等引起胰腺坏死物、胰液及血液等积聚于胰腺周围、大网膜及胃等处以及小网膜内，可刺激周围组织，使结缔组织增生，如未化脓感染，可形成一纤维性囊壁。动物实验显示假囊肿壁形成需4周，在人体至少需6周。典型的假性囊肿与主胰管相交通，这种胰腺囊肿因囊内有胰液的分泌压力，可不断地向四周扩大，并持续存在。

假性胰腺囊肿约80%为单发大小不一，一般直径15cm左右，小的不到3cm，大者有报道其容量达5000ml。囊内液体呈碱性，有蛋白质、黏液、胆固醇及红细胞等。其色泽也不一，可为澄清黄色液，也可呈巧克力样稠浊液，虽然淀粉酶含量增高，但一般无活化的酶存在。

假性囊肿的囊壁由于炎性反应，可发生粘连；表面常有坏死组织黏附着；由于肉芽组织形成，囊壁不断增厚。囊肿在其扩大过程中可向各个方向发展。如有活化的胰酶进入囊内侵及囊壁上血管，可引起囊内出血。

一般认为胰腺假性囊肿多见于胰体、尾部，但近年来由于B型超声显像检查的广泛应用，胰头部假性囊肿的发现率明显增加。

【临床表现】 少数假性囊肿无症状，仅在B超检查时发现。大多数病例临床症状系由囊肿压迫邻近脏器和组织所致。约80%~90%发生腹痛。疼痛部位大多在上腹部，疼痛范围与囊肿位置有关，常向背部放射。疼痛的发生系由于囊肿压迫胃肠道、后腹膜、腹腔神经丛，及囊肿和胰腺本身炎症所致。

【治疗】
1. 外科手术治疗 胰假性囊肿的治疗以外科手术为主。假性囊肿由于常与胰管分支和功能性胰腺组织相沟通，因此往往持续存在并不断增大。除非少数小的囊肿可自行消散外，约有85%的假性囊肿是非手术治疗不可的。

(1) 手术时机：多数认为以延期手术为宜，以便有足够的时间让囊肿壁形成成熟的纤维化包膜。过早手术常由于囊壁松脆,不能有效地缝合,术后易发生吻合处断裂。最佳的方案是在观察期内以 B 超随访,观察囊肿有无消散或增大。如一旦发现囊肿增大或 7 周后仍不能自行消散,应做手术。

(2) 手术方式:常用的手术方式有三类:

1) 囊肿摘除术:为最理想的方法,但大都仅适用于胰尾部较小的囊肿,对大的囊肿该手术较为困难。

2) 囊肿引流术:过去认为外引流术为治疗胰假性囊肿的首选方法,但由于外引流后,胰瘘的发生率甚高,故目前多数学者渐渐趋向于内引流手术。外引流术后的并发症较多,依次为胰瘘、腹腔脓肿、胰腺炎、囊肿复发和出血内引流术中首选为囊肿-胃吻合术。本手术可使囊肿消散。对不适合囊肿-胃吻合术者,可按 Roux-en-y 法将囊肿引流入空肠内或十二指肠内。

3) 胰切除术:胰腺切除术常在胰腺有严重病变或恶性肿瘤时进行,可以作胰十二指肠切除术、胰体尾部切除术或全胰切除术。

第六节 胰岛素瘤

胰岛素瘤为胰岛 B 细胞肿瘤,亦称内源性高胰岛素血症,占胰岛细胞肿瘤的 70%~75%。大多数为良性,恶性者占 10%~16%。Nicholis 于 1902 年首先在尸检中发现胰岛素瘤。临床表现为胰岛素过多或低血糖综合征;胰岛素瘤可发生于任何年龄,但多见于青、中年,约 74.6% 的病人发生于 20~59 岁。男性多于女性,男女之比为 1.4:2.1。

本病约 83% 为良性肿瘤,约 7% 为 β-细胞增生,恶性肿瘤不到 10%,且常有肝及附近淋巴结转移。肿瘤中约 83% 为单发性腺瘤,13% 为多发性者,有 4% 见于 I 型多发性内分泌腺瘤(MEN-I)。肿瘤绝大多数生长在胰腺内,异位者罕见,胰腺头、体、尾的发病率基本相同,但胰头及钩突部位不易发现。瘤体直径一般在 0.5~5cm 之间,但 80% 以上的肿瘤直径小于 2cm,这给定位诊断造成很大困难。

【诊断】 胰岛素瘤根据典型的 Whipple 三联症诊断多无困难,即:①自发性周期性发作低血糖症状、昏迷及其精神神经症状,每天空腹或劳动后发作者;②发作时血糖低于 2.78mmol/L;③口服或静脉注射葡萄糖后,症状可立即消失。但是,有些病人的症状并不典型,可做血糖测定、胰岛素测定、甲苯磺丁脲(D860)激发试验、胰高血糖素实验、L-亮氨酸试验、钙剂激发试验、血清 C-肽测定等都对胰岛素瘤的诊断有帮助,并有助于排除其他低血糖的原因。

由于胰岛素瘤瘤体较小,位置不恒定,可做 B 超、电子计算机断层扫描(CT)、核磁共振(MRI)、腹腔动脉造影、选择性门静脉系统分段取血(SPVS)、选择性动脉注射亚甲蓝等定位诊断技术的检查,可正确判断肿瘤的位置。

胰岛素瘤的诊断一经明确,均应及早手术治疗,切除肿瘤。因为长期共存反复发作低血糖昏迷,可使脑组织造成不可逆的损害。

【治疗】

1. 手术治疗

(1) 单纯肿瘤切除术:对浅表、体积小、单发的良性胰岛素瘤,行单纯肿瘤切除即可。

(2) 胰体尾部切除术：当肿瘤位于胰腺体、尾部、体积较大较深、多发或良、恶性难以鉴别者，可行胰体、尾部切除术。

(3) 胰头部的良性胰岛素瘤，可采用楔形切除法，但切缘应距肿瘤 0.5~1cm。术中应避免损伤胰管。一旦损伤胰管，应行胰腺空肠 Roux-en-Y 吻合术；如果胰管与胆总管均被损伤，则应行胰十二指肠切除术。

(4) 对于虽经全面、仔细探查而仍找不到肿瘤者，可行盲目胰体尾部切除术，因为胰岛素瘤位于体尾部者占 2/3 以上。近年来许多人则采用渐进式胰尾部切除术，其方法为：由胰尾部开始分段切除，每切一次均送冷冻切片检查及测血糖和血胰岛素含量。如冷冻切片已证实为胰岛素瘤，而血糖仍低，血胰岛素含量不降，就可能为多发性肿瘤，应继续切除部分胰腺组织，直至血糖水平升高、血胰岛素含量下降，方可停止手术。对这种隐匿的胰岛素瘤，一般不主张行全胰切除术。

(5) 如果病理检查证实为胰岛细胞增生，往往需要切除 80% 以上的胰腺组织。

(6) 手术中注射事项：①术中强调无糖输液和随时监测血糖的变化。②肿瘤组织全部切除后，血糖可比未切除前升高 2 倍，未见升高者需等待 90 分钟后才能认为肿瘤未完全切除。③有时病理切片对良、恶性胰岛素瘤也很难鉴别，这时应仔细检查有无肝脏或胰周淋巴结转移，若有转移即为恶性肿瘤。

(7) 术后处理：①术后 5 天内每日测定血糖和尿糖，部分病人可出现术后高血糖，且有尿糖，可通过调节葡萄糖液的输入量和速度来控制，少数病人需用胰岛素控制。一般可在 15~20 天内下降。②部分病人在肿瘤切除术后症状重新出现，可能为多发性肿瘤术中有遗漏或术后肿瘤再生。③术后常见并发症有胰瘘、假性、术后胰腺炎、膈下感染等。

2. 非手术治疗

(1) 对少数不能手术的病人，可长期服用氯苯甲嗪(diazoxide)，以抑制胰岛素的分泌。增加餐次、多吃糖类也可缓解低血糖症状。

(2) 对于恶性肿瘤，或已有肝转移者，可采用二氧偶氮(nitrogen dioxide)或链佐星(streptozotocin)，该药对胰腺 B 细胞有选择性损害，对转移性胰岛细胞癌也有一定疗效。左旋门冬酰氨酶(L-asparaginase)、链黑霉素(streptonigrin)对恶性胰岛素瘤也有作用。

第七节 胃泌素瘤

胃泌素瘤即卓-艾综合征，是以难治性或非寻常性消化性溃疡、高胃酸分泌、非 B 胰岛细胞瘤为特征的临床综合征。最常见的临床表现是消化性溃疡，见于 90%~95% 的胃泌素瘤病人，其临床症状常与普通消化性溃疡病人类似。

【临床表现】 消化性溃疡中，由本病引起者少于 1%。可发生于任何年龄(7~90 岁)，但以 35~65 岁多见。男性稍多于女性。

胃泌素瘤虽多数为恶性，但因瘤体小，发展缓慢，所以肿瘤本身很少引起明显的症状，到疾病的晚期，方出现恶性肿瘤浸润的症状，其临床表现主要与大量胃酸分泌有关。

1. 腹痛 腹痛是由于消化性溃疡所致。90%~95% 患者在病程中可发生消化性溃疡，可有消化性溃疡的家族史。这是由于胃泌素强烈而持续刺激胃黏膜，使胃酸和胃蛋白酶大量分泌所致。75% 溃疡发生于十二指肠球部和胃窦小弯侧；25% 发生于非典型部位，如食管下端、球后十二指肠及空肠等处。溃疡常呈单个,也可多个,直径一般<1cm,少数可>2cm。40%~50%患者可产生消化性溃疡的并发症,如出血、穿孔、幽门梗阻和胃-空肠-结肠瘘等。患者在胃大部切除术后,溃疡极易迅速复发,常发生于吻合口或吻合口远端的复发性溃疡。与普通消化性溃疡比较,本病溃疡的特征是:顽固、多发、非典型部位,并发症的发生率高,胃大部切除术后溃疡迅速复发。

2. 腹泻 1/4~1/3 的病人伴有腹泻。部分病例腹泻可发生于溃疡产生时,可为本病的初发症状或唯一症状。5%~10%患者仅有腹泻而无溃疡存在。腹泻常呈大量,水样和脂肪泻。每日可 10~30 次,其量可达 2500~10 000ml。严重者可产生水及电解质紊乱,而出现脱水,低钾血症和代谢性酸中毒等症状。产生腹泻的原因是:

(1) 由于胃液大量进入肠腔,容量增加刺激了肠蠕动。此外,胃泌素又减少肠黏膜对水和电解质的吸收,导致渗透性腹泻。大多数患者可由鼻胃管抽取胃液后,腹泻症状得到缓解。

(2) 大量胃酸进入肠腔,使小肠黏膜上皮细胞受损,使脂肪及其他营养物质经过肠黏膜转移的过程减少,导致吸收障碍。

(3) 大量胃酸进入肠腔,使胰脂酶在酸性环境中灭活,使甘油三酯分解减少,造成脂肪吸收障碍。

(4) 大量胃酸进入肠腔,使十二指肠和上端空肠的结合胆酸减少,使微胶粒形成减少,导致脂肪吸收障碍。

3. MEN-Ⅰ(多发性内分泌瘤病Ⅰ型) 约 10%~40%病人中可并发其他内分泌肿瘤。累及内分泌腺的分布依次为甲状旁腺、胰腺、垂体、肾上腺、甲状腺等部位。出现相应的与内分泌腺功能亢进有关的临床表现,依次为甲状旁腺功能亢进、消化性溃疡、低血糖、嫌色细胞瘤、肢端肥大症、腹泻、脂肪泻、库欣综合征和甲状腺功能亢进。

【治疗】

1. 内科治疗 胃泌素瘤病人内科治疗的主要目的是减轻临床症状、抑制胃酸分泌和防止消化性溃疡,治疗的基础是抑制胃酸分泌药物的使用。所有胃泌素瘤患者都应周期性测定胃酸浓度以决定制酸药的用量,应达到在下一次给药前将胃酸分泌降至低于 10mmol/h 水平。

(1) 质子泵抑制药:质子泵抑制药奥美拉唑、兰索拉唑、泮托拉唑、雷贝拉。

(2) H_2 受体拮抗药:H_2 受体拮抗药可缓解症状,减少酸分泌和治愈溃疡。

2. 外科治疗 手术切除胃泌素瘤是胃泌素瘤患者的最佳治疗方法,治疗目标是通过手术彻底切除肿瘤,消除高胃泌素分泌、高胃酸分泌和消化性溃疡,保护患者免受恶性肿瘤的侵害。术前应作胃泌素瘤的仔细定位和评估,除有手术禁忌证、拒绝手术及有多发肝转移已不可能手术切除者外,其他患者均应行手术治疗。

(盛陈毅)

第十六章 骨折概论

第一节 骨折的定义、成因、分类及骨折段的移位

一、定 义

骨折(fracture)即骨的完整性和连续性中断。

二、成 因

本章讨论重点是创伤性骨折。

1. 直接暴力 暴力直接作用使受伤部位发生骨折,常伴有不同程度的软组织损伤。如车轮撞击小腿,撞击处发生胫腓骨骨干骨折。

2. 间接暴力 暴力通过传导、杠杆、旋转和肌收缩使肢体远处发生骨折。如跌倒时以手掌撑地,依其上肢与地面的角度不同,暴力向上传导,可致桡骨远端骨折或肱骨髁上骨折。骤然跪倒时,股四头肌猛烈收缩,可致髌骨骨折。

3. 积累性劳损 长期、反复、轻微的直接或间接损伤可致使肢体某一特定部位骨折,如远距离行军易致第二、三跖骨及腓骨下 1/3 骨干骨折,称为疲劳性骨折。

4. 骨骼疾病 有病骨骼(骨髓炎、骨肿瘤等)遭受轻微外力即断裂时,称病理性骨折。

三、分 类

(一) 根据骨折处是否与外界相通

1. 闭合性骨折(closed fracture) 骨折处皮肤或黏膜完整,骨折端不与外界相通。

2. 开放性骨折(open fracture) 骨折处皮肤或黏膜破裂,骨折端与外界相通。骨折处的创口可由刀伤、枪伤由外向内形成,亦可由骨折端刺破皮肤或黏膜从内向外所致。如耻骨骨折伴膀胱或尿道破裂、尾骨骨折致直肠破裂均属开放性骨折。

(二) 根据骨折的程度和形态分类

1. 不完全骨折 骨的完整性和连续性部分中断,按其形态又可分为:

(1) 裂缝骨折:骨质发生裂隙,无移位,多见于颅骨、肩胛骨等。

(2) 青枝骨折:多见于儿童,骨虽断裂,但因儿童骨质较软韧,不易完全断裂,骨质和骨膜部分断裂,可有成角畸形。有时成角畸形不明显,仅表现为骨皮质劈裂,与青嫩树枝被折断时相似而得名。

2. 完全骨折 骨的完整性和连续性全部中断,按骨折线的方向及其形态可分为:

(1) 横形骨折:骨折线与骨干纵轴接近垂直。

(2) 斜形骨折:骨折线与骨干纵轴呈一定角度。

(3) 螺旋形骨折:骨折线呈螺旋状。

(4) 粉碎性骨折:骨质碎裂成三块以上。骨折线呈 T 形或 Y 形者又称为 T 形或 Y 形骨折。

(5) 嵌插骨折:骨折片相互嵌插,多见于干骺端骨折。骨干的坚质骨嵌插入骺端的松质骨内。

(6) 压缩性骨折:骨质因压缩而变形,多见于松质骨,如脊椎骨和跟骨。

(7) 凹陷性骨折:骨折片局部下陷,多见于颅骨。

(8) 骨骺分离:经过骨骺的骨折,骨骺的断面可带有数量不等的骨组织。

(三) 根据骨折端稳定程度分类

1. 稳定性骨折 骨折端不易移位或复位后不易再发生移位者,如裂缝骨折、青枝骨折、横形骨折、压缩性骨折、嵌插骨折等。

2. 不稳定性骨折 骨折端易移位或复位后易再移位者,如斜形骨折、螺旋形骨折、粉碎性骨折等。

骨折段的移位:大多数骨折均有不同程度的移位,常见有以下五种,并且常常几种移位同时存在。即①成角移位:两骨折段的纵轴线交叉成角,以其顶角的方向为准有向前、后、内、外成角。②侧方移位:以近侧骨折段为准,远侧骨折段向前、后、内、外的侧方移位。③缩短移位:两骨折段相互重叠或嵌插,使其缩短。④分离移位:两骨折段在纵轴上相互分离,形成间隙。⑤旋转移位:远侧骨折段围绕骨之纵轴旋转。

造成各种不同移位的影响因素为:①外界暴力的性质、大小和作用方向;②肌肉的牵拉,不同骨折部位,由于肌肉起止点不同,肌肉牵拉造成不同方向移位;③骨折远侧段肢体重量的牵拉,可致骨折分离移位;④不恰当的搬运和治疗。

第二节 骨折的临床表现及 X 线检查

大多数骨折一般只引起局部症状,严重骨折和多发性骨折可导致全身反应。

(一) 全身表现

1. 休克 骨折所致的休克主要原因是出血,特别是骨盆骨折、股骨骨折和多发性骨折,其出血量大者可达 2000ml 以上。广泛的软组织损伤、严重的开放性骨折或并发重要内脏器官损伤时亦可导致休克。

2. 发热 骨折后一般体温正常,出血量较大的骨折,如股骨骨折、骨盆骨折,血肿吸收时可出现低热,但一般不超过 38℃。开放性骨折,出现高热时,应考虑感染的可能。

(二) 局部表现

1. 骨折的一般表现 为局部疼痛、肿胀和功能障碍。骨折时,骨髓、骨膜及周围组织血管破裂出血,在骨折处形成血肿,以及软组织损伤所致水肿,使患肢严重肿胀,甚至出现张力性水疱和皮下瘀斑,由于血红蛋白的分解,可呈紫色、青色或黄色。骨折局部出现剧烈疼痛,特别是移动患肢时加剧,伴明显压痛。局部肿胀和疼痛使患肢活动受限,如为完全性骨折,可使受伤肢体活动功能完全丧失。

2. 骨折的特有体征
（1）畸形：骨折段移位可使患肢外形发生改变，主要表现为缩短、成角或旋转畸形。
（2）反常活动：正常情况下肢体不能活动的部位，骨折后出现不正常的活动。
（3）骨擦音或骨擦感：骨折后，两骨折端相互摩擦时，可产生骨擦音或骨擦感。

具有以上三个骨折特有体征之一者，即可诊断为骨折。但骨折的异常活动和骨擦音或骨擦感应在初次检查病人时予以注意，不可故意反复多次检查，以免加重周围组织损伤，特别是重要的血管、神经损伤。值得注意的是，有些骨折如裂缝骨折和嵌插骨折，可不出现上述三个典型的骨折特有体征，应常规进行 X 线拍片检查，以便确诊。

骨折的 X 线检查：X 线检查对骨折的诊断和治疗具有重要价值。凡疑为骨折者应常规进行 X 线拍片检查，可以显示临床上难以发现的不完全性骨折、深部的骨折、关节内骨折和小的撕脱性骨折等。即使临床上已表现为明显骨折者，X 线拍片检查也是必要的，可以帮助了解骨折的类型和骨折端移位情况，对于骨折的治疗具有重要指导意义。

骨折的 X 线检查一般应拍摄包括邻近一个关节在内的正、侧位片，必要时应拍摄特殊位置的 X 线片。如掌骨和跖骨拍正位及斜位片，跟骨拍侧位和轴位，腕舟状骨拍正位和蝶位。有时不易确定损伤情况时，尚需拍对侧肢体相应部位的 X 线片，以便进行对比。值得注意的是，有些轻微的裂缝骨折，急诊拍片未见明显骨折线，如临床症状较明显者，应于伤后 2 周拍片复查。此时，骨折端的吸收常可出现骨折线，如腕舟状骨骨折。

第三节　骨折的并发症

骨折常由较严重的创伤所致。在一些复杂的损伤中，有时骨折本身并不重要，重要的是骨折伴有或所致重要组织或重要器官损伤，常引起严重的全身反应，甚至危及病人的生命。骨折治疗过程中出现的一些并发症，将严重地影响骨折的治疗效果，应特别注意加以预防并及时正确予以处理。

（一）早期并发症

1. 休克　严重创伤，骨折引起大出血或重要器官损伤所致。

2. 脂肪栓塞综合征　发生于成人，由于骨折处髓腔内血肿张力过大，骨髓被破坏，脂肪滴进入破裂的静脉窦内，可引起肺、脑脂肪栓塞。亦有人认为是由于创伤的应激作用，使正常血液中的乳糜微粒失去乳化稳定性，结合成直径达 $10\sim20\mu m$ 的脂肪球而成为栓子，阻塞肺毛细血管。同时，在肺灌注不良时，肺泡膜细胞产生脂肪酶，使脂肪栓子中的中性脂肪小滴水解成甘油与游离脂肪酸，释放儿茶酚胺，损伤毛细血管壁，使富于蛋白质的液体漏至肺间质和肺泡内，发生肺出血、肺不张和低血氧。临床上出现呼吸功能不全、发绀，胸部拍片有广泛性肺实变。动脉低血氧可致烦躁不安、嗜睡，甚至昏迷和死亡。

3. 重要内脏器官损伤
（1）肝、脾破裂：严重的下胸壁损伤，除可致肋骨骨折外，还可能引起脾和肝破裂出血，导致休克。
（2）肺损伤：肋骨骨折时，骨折端可使肋间血管及肺组织损伤，而出现气胸、血胸或血气胸，引起严重的呼吸困难。

(3) 膀胱和尿道损伤：由骨盆骨折所致，引起尿外渗所致的下腹部；会阴疼痛、肿胀以及血尿、排尿困难。

(4) 直肠损伤：可由骶尾骨骨折所致，而出现下腹部疼痛和直肠内出血。

4. 重要周围组织损伤

(1) 重要血管损伤：常见的有股骨髁上骨折，远侧骨折端可致腘动脉损伤；胫骨上段骨折的胫前或胫后动脉损伤；伸直型肱骨髁上骨折，近侧骨折端、易造成肱动脉损伤。

(2) 周围神经损伤：特别是在神经与其骨紧密相邻的部位，较多见的有肱骨中、下1/3交界处骨折极易损伤紧贴肱骨行走的桡神经；腓骨颈骨折易致腓总神经损伤。

(3) 脊髓损伤：为脊柱骨折和脱位的严重并发症，多见于脊柱颈段和胸腰段，出现损伤平面以下的截瘫。目前，虽有不少关于脊髓损伤再生的研究，尚未取得突破性进展，脊髓损伤所致的截瘫可导致终身残废。

5. 骨筋膜室综合征（osteofascial compartment syndrome） 即由骨、骨间膜、肌间隔和深筋膜形成的骨筋膜室内肌肉和神经因急性缺血而产生的一系列早期征候群。最多见于前臂掌侧和小腿，常由创伤骨折的血肿和组织水肿使其室内内容物体积增加或包扎过紧、局部压迫使骨筋膜室容积减小而导致骨筋膜室内压力增高所致。当压力达到一定程度（前臂65mmHg，小腿55mmHg）可使供应肌肉的小动脉关闭，形成缺血—水肿—缺血的恶性循环，根据其缺血的不同程度而导致：①濒临缺血性肌挛缩：缺血早期，及时处理恢复血液供应后，可不发生或仅发生极小量肌肉坏死，可不影响肢体功能。②缺血性肌挛缩：较短时间或程度较重的不完全缺血，恢复血液供应后大部分肌肉坏死，形成挛缩畸形，严重影响患肢功能。③坏疽：广泛、长时间完全缺血，大量肌肉坏疽，常需截肢。如有大量毒素进入血循环，还可致休克、心律不齐和急性肾衰竭。

（二）晚期并发症

1. 坠积性肺炎 主要发生于因骨折长期卧床不起的病人，特别是老年、体弱和伴有慢性病的患者，有时可因此而危及病人生命。应鼓励病人积极进行功能锻炼，及早下床活动。

2. 褥疮 严重创伤骨折，长期卧床不起，身体骨突起处受压，局部血循环障碍，易形成褥疮。常见部位有骶骨部、髋部、足跟部。特别是截瘫病人，由于失神经支配，缺乏感觉和局部血循环更差，不仅更易发生褥疮，而且发生后难以治愈，常成为全身感染的来源。

3. 下肢深静脉血栓形成 多见于骨盆骨折或下肢骨折，下肢长时间制动，静脉血回流缓慢，加之创伤所致血液高凝状态，易发生血栓形成。应加强活动锻炼，预防其发生。

4. 感染 开放性骨折，特别是污染较重或伴有较严重的软组织损伤者，若清创不彻底，坏死组织残留或软组织覆盖不佳，可能发生感染。处理不当可致化脓性骨髓炎。

5. 损伤性骨化 又称骨化性肌炎。由于关节扭伤、脱位或关节附近骨折，骨膜剥离形成骨膜下血肿，处理不当使血肿扩大，机化并在关节附近软组织内广泛骨化，造成严重关节活动功能障碍。特别多见于肘关节，如肱骨髁上骨折反复暴力复位或骨折后肘关节伸屈活动受限而进行的强力反复牵拉所致。

6. 创伤性关节炎 关节内骨折，关节面遭到破坏，又未能准确复位，骨愈合后使关节面不平整，长期磨损易引起创伤性关节炎，致使关节活动时出现疼痛。

7. 关节僵硬 即指患肢长时间固定，静脉和淋巴回流不畅，关节周围组织中浆液纤维性渗出和纤维蛋白沉积,发生纤维粘连,并伴有关节囊和周围肌挛缩,致使关节活动障碍。这是骨折和关节损伤最为常见的并发症。及时拆除固定和积极进行功能锻炼是预防和治疗关节僵硬的有效方法。

8. 急性骨萎缩(acute bone atrophy, Sudeck's atrophy) 即损伤所致关节附近的痛性骨质疏松,亦称反射性交感神经性骨营养不良。好发于手、足骨折后,典型症状是疼痛和血管舒缩紊乱。疼痛与损伤程度不一致,随邻近关节活动而加剧,局部有烧灼感。由于关节周围保护性肌痉挛而致关节僵硬。血管舒缩紊乱可使早期皮温升高,水肿及汗毛、指甲生长加快,随之皮温低、多汗、皮肤光滑、汗毛脱落。致手或足肿胀、僵硬、寒冷、略呈青紫达数月之久。骨折后早期应抬高患肢、积极进行主动功能锻炼,促进肿胀消退,预防其发生。一旦发生,治疗十分困难,以功能锻炼和物理治疗为主,必要时可采用交感神经封闭。

9. 缺血性骨坏死 骨折使某一骨折段的血液供应被破坏,而发生该骨折段缺血性坏死。常见的有腕舟状骨骨折后近侧骨折段缺血性坏死,股骨颈骨折后股骨头缺血性坏死。

10. 缺血性肌挛缩 是骨折最严重的并发症之一,是骨筋膜室综合征处理不当的严重后果。它可由骨折和软组织损伤直接所致,更常见的是骨折处理不当所造成,特别是外固定过紧。提高对骨筋膜室综合征的认识并及时予以正确处理是防止缺血性肌挛缩发生的关键。一旦发生则难以治疗,效果极差,常致严重残废。典型的畸形是爪形手和爪形足。

第四节 骨折愈合过程

骨折愈合过程 骨折愈合是一个复杂而连续的过程,从组织学和细胞学的变化,通常将其分为三个阶段,但三者之间又不可截然分开,而是相互交织逐渐演进。

1. 血肿炎症机化期 骨折后髓腔内、骨膜下和周围软组织出血,在骨折断端及其周围形成血肿。伤后6~8小时,由于内、外凝血系统的激活,骨折断端的血肿凝结成血块。而且严重的损伤和血管断裂使骨折端缺血,可致其部分软组织和骨组织坏死,在骨折处引起无菌性炎症反应。缺血和坏死的细胞所释放的产物,引起局部毛细血管增生扩张、血浆渗出、水肿和炎性细胞浸润。中性粒细胞、淋巴细胞、单核细胞和巨噬细胞侵入血肿的骨坏死区,逐渐清除血凝块、坏死软组织和死骨,而使血肿机化形成肉芽组织。

骨折端坏死的骨细胞、成骨细胞以及被吸收的骨基质均向周围释放内源性生长因子,如胰岛素生长因子Ⅰ、Ⅱ(IGF-Ⅰ、IGF-Ⅱ)、血小板衍生生长因子(PDGF)、碱性成纤维细胞生长因子(bFGF)、转化生长因子β(TGF-β)等,在炎症期刺激间充质细胞聚集、增殖及血管增生,并向成骨细胞转化;骨形态发生蛋白(BMP)具有独特的诱导成骨作用,主要诱导未分化间充质细胞分化形成软骨和骨。肉芽组织内成纤维细胞合成和分泌大量胶原纤维,转化为纤维结缔组织,使骨折两端连接起来,称为纤维连结。这一过程约在骨折后2周完成。同时,骨折端附近骨外膜的成骨细胞伤后不久即活跃增生,一周后即开始形成与骨干平行的骨样组织,并逐渐延伸增厚。骨内膜在稍晚时也发生同样改变。

2. 原始骨痂形成期 骨内、外膜增生,新生血管长入,成骨细胞大量增生,合成并分泌骨基质,使骨折端附近内、外形成的骨样组织逐渐骨化,形成新骨;即膜内成骨。由骨内、外膜紧贴骨皮质内、外形成的新骨,分别称为内骨痂和外骨痂。填充于骨折断端间和髓腔内的纤维组织逐渐转化为软骨组织,并随着成骨细胞侵入软骨基质,软骨细胞发生变性而凋亡，软骨基质经钙化而成骨，即软骨内成骨，形成环状骨痂和髓腔内骨痂，即为连接骨痂。连接骨痂与内、外骨痂相连，形成桥梁骨痂，标志着原始骨痂形成。这些骨痂不断钙化加强，当其达到足以抵抗肌收缩及剪力和旋转力时，则骨折达到临床愈合，一般约需4~8周。此时X线片上可见骨折处有梭形骨痂阴影，但骨折线仍隐约可见。

骨折愈合过程中，膜内成骨比软骨内成骨快，而膜内成骨又以骨外膜为主。因此，任何对骨外膜的损伤均对骨折愈合不利。

3. 骨板形成塑型期 原始骨痂中新生骨小梁逐渐增粗，排列逐渐规则和致密。骨折端的坏死骨经破骨和成骨细胞的侵入，完成死骨清除和新骨形成的爬行替代过程。原始骨痂被板层骨所替代，使骨折部位形成坚强的骨性连接；这一过程约需8~12周。随着肢体活动和负重，根据Wolff定律，骨的机械强度取决于骨的结构，成熟骨板经成骨细胞和破骨细胞相互作用，在应力轴线上成骨细胞相对活跃，有更多的新骨使之形成坚强的板层骨；而在应力轴线以外破骨细胞相对活跃，使多余的骨痂逐渐被吸收而清除。髓腔重新沟通，骨折处恢复正常骨结构，在组织学和放射学上不留痕迹。

骨折愈合过程有一期和二期愈合，以上即为二期愈合的主要生物学过程。一期愈合是指骨折复位固定后，骨折断端可通过哈佛系统重建直接发生连接，X线片上无明显外骨痂形成，而骨折线逐渐消失。其特征为愈合过程中无骨皮质区吸收，坏死骨在被吸收的同时由新的板层骨取代，而达到皮质骨间的直接愈合。临床上骨折愈合过程多为二期愈合。

骨折临床愈合标准：临床愈合是骨折愈合的重要阶段，此时病人已可拆除外固定，通过功能锻炼，逐渐恢复患肢功能。其标准为：①局部无压痛及纵向叩击痛；②局部无异常活动；③X线片显示骨折处有连续性骨痂，骨折线已模糊；④拆除外固定后，如为上肢能向前平举1kg重物持续达1分钟；如为下肢不扶拐能在平地连续步行3分钟，并不少于30步；连续观察2周骨折处不变形。临床愈合时间为最后一次复位之日至观察达到临床愈合之日所需的时间。检查肢体异常活动和肢体负重情况时应予慎重，不宜于解除固定后立即进行。

第五节　影响骨折愈合的因素

骨折愈合是受多种因素影响的复杂过程，主要的因素有以下几点。

（一）全身因素

1. 年龄 不同年龄骨折愈合差异很大，如新生儿股骨骨折2周可达坚固愈合，成人股骨骨折一般需3个月左右。儿童骨折愈合较快，老年人则所需时间更长。

2. 健康状况 健康状况欠佳，特别是患有慢性消耗性疾病者，如糖尿病、营养不良症、恶性肿瘤以及钙磷代谢紊乱，骨折愈合时间明显延长。

（二）局部因素

1. 骨折的类型和数量 螺旋形和斜形骨折，骨折断面接触面大，愈合较快。横形骨折断面接触面小，愈合较慢。多发性骨折或一骨多段骨折，愈合较慢。

2. 骨折部位的血液供应 这是影响骨折愈合的重要因素，骨折的部位不同，骨折段的血液供应状况也不同，一般有以下四种情况：

(1) 两骨折段血液供应均良好，多见于干骺端骨折。许多小血管从关节囊、带和肌腱附着处进入骨内，血液供应丰富，骨折愈合快，如胫骨髁骨折、桡骨远端骨折等。

(2) 一骨折段血液供应较差，如胫骨干中、下 1/3 骨折，由于胫骨干主要靠从其中、上 1/3 交界处后侧面进入髓腔内的滋养动脉自上而下来的血液供应。骨折后，滋养动脉断裂，远侧骨折段仅靠骨膜下小血管维持；血液供应明显减少，骨折愈合较慢。

(3) 两骨折段血液供应均差，如胫骨中、上段和中、下段两处同时发生骨折，上段骨折仅一骨折段血液供应较差，下段骨折处则两骨折段血液供应均差，因此上段骨折较下段骨折愈合快。

(4) 骨折段完全丧失血液供应。如股骨颈囊内骨折，股骨头血液供应几乎完全中断，容易发生缺血性坏死。

3. 软组织损伤程度　严重的软组织损伤，特别是开放性损伤，可直接损伤骨折段附近的肌肉、血管和骨膜，破坏从其而来的血液供应，影响骨折的愈合。

4. 软组织嵌入　若有肌、肌腱等组织嵌入两骨折端之间，不仅影响骨折的复位而且阻碍两骨折端的对否及接触，骨折难以愈合甚至不愈合。

5. 感染　开放性骨折，局部感染可导致化脓性骨髓炎，出现软组织坏死和死骨形成，严重影响骨折愈合。

(三) 治疗方法的影响

(1) 反复多次的手法复位，可损伤局部软组织和骨外膜；不利于骨折愈合，应予避免。手法复位的优点是能较好地保持骨折部位的血供，但常较难达到解剖复位，凡已达到功能复位标准者，则不宜再行复位。

(2) 切开复位时，软组织和骨膜剥离过多影响骨折段血供，可能导致骨折延迟愈合或不愈合，应在严格的手术指征情况下使用，并可能少地干扰和破坏局部血液供应。

(3) 开放性骨折清创时，过多地摘除碎骨片，造成骨质缺损，影响骨折愈合。

(4) 骨折行持续骨牵引治疗时，牵引力过大，可造成骨折段分离，并可因血管痉挛而致局部血液供应不足，导致骨折延迟愈合或不愈合。

(5) 骨折固定不牢固，骨折处仍可受到剪力和旋转力的影响，干扰骨痂生长，不利于骨折愈合。

(6) 过早和不恰当的功能锻炼，可能妨碍骨折部位的固定，影响骨折愈合。应当指出的是，正确而恰当的功能锻炼，可以促进肢体血液循环，消除肿胀；促进血肿吸收和骨痂生长；防止肌萎缩、骨质疏松和关节僵硬，有利于关节功能恢复。

第六节　骨折的急救

骨折，特别是严重的骨折，如骨盆骨折、股骨骨折等常是全身严重多发性损伤的一部分。因此，现场急救不仅要注意骨折的处理，更重要的要注意全身情况的处理。

骨折急救的目的是用最为简单而有效的方法抢救生命、保护患肢、迅速转运，以便尽快得到妥善处理。

1. 抢救休克　首先检查病人全身情况，如处于休克状态，应注意保温，尽量减少搬动，有条件时应立即输液、输血。合并颅脑损伤处于昏迷状态者,应注意保持呼吸道通畅。

2. 包扎伤口 开放性骨折,伤口出血绝大多数可用加压包扎止血。大血管出血,加压包扎不能止血时,可采用止血带止血。最好使用充气止血带,并应记录所用压力和时间。创口用无菌敷料或清洁布类予以包扎,以减少再污染。若骨折端已戳出伤口,并已污染,又未压迫重要血管、神经者,不应将其复位,以免将污物带到伤口深处。应送至医院经清创处理后,再行复位。若在包扎时,骨折端自行滑入伤口内,应做好记录,以便在清创时进一步处理。

3. 妥善固定 固定是骨折急救的重要措施。凡疑有骨折者,均应按骨折处理。闭合性骨折者,急救时不必脱去患肢的衣裤和鞋袜,以免过多地搬动患肢,增加疼痛。若患肢肿胀严重,可用剪刀将患肢衣袖和裤脚剪开,减轻压迫。骨折有明显畸形,并有穿破软组织或损伤附近重要血管、神经的危险时,可适当牵引患肢,使之变直后再行固定。

骨折急救固定的目的:①避免骨折端在搬运过程中对周围重要组织,如血管、神经、内脏的损伤;②减少骨折端的活动,减轻病人疼痛;③便于运送。固定可用特制的夹板,或就地取材用木板、木棍、树枝等。若无任何可利用的材料时,上肢骨折可将患肢固定于胸部,下肢骨折可将患肢与对侧健肢捆绑固定。

4. 迅速转运 病人经初步处理,妥善固定后,应尽快地转运至就近的医院进行治疗。

第七节 骨折的治疗原则

骨折的治疗有三大原则,即复位、固定和康复治疗。

1. 复位 是将移位的骨折段恢复正常或近乎正常的解剖关系,重建骨的支架作用。它是治疗骨折的首要步骤,也是骨折固定和康复治疗的基础。早期正确的复位,是骨折愈合过程顺利进行的必要条件。

2. 固定 即将骨折维持在复位后的位置,使其在良好对位情况下达到牢固愈合,是骨折愈合的关键。

3. 康复治疗 是在不影响固定的情况下,尽快地恢复患肢肌、肌腱、韧带、关节囊等软组织的舒缩活动。早期合理的功能锻炼,可促进患肢血液循环,消除肿胀;减少肌萎缩、保持肌肉力量;防止骨质疏松、关节僵硬和促进骨折愈合,是恢复患肢功能的重要保证。

中西结合治疗骨折贯彻了固定与活动相结合(动静结合)、骨与软组织并重(筋骨并重)、局部与全身兼治(内外兼治)、医疗措施与病人的主观能动性密切配合(医患合作)等治疗观点。尽可能达到骨折复位不增加软组织损伤,固定骨折而不妨碍肢体活动。因而,可促进全身血液循环、增加新陈代谢,加速骨折愈合。还可使骨折愈合与功能恢复同时进行。

一、骨折的复位

(一) 复位标准

1. 解剖复位 骨折段通过复位,恢复了正常的解剖关系,对位(两骨折端的接触面)和对线(两骨折段在纵轴上的关系)完全良好时,称解剖复位。

2. 功能复位　经复位后,两骨折段虽未恢复至正常的解剖关系,但在骨折愈合后对肢体功能无明显影响者,称功能复位。每一部位功能复位的要求均不一样,一般认为功能复位的标准是:①骨折部位的旋转移位、分离移位必须完全矫正。②缩短移位在成人下肢骨折不超过 1cm;儿童若无骨骺损伤,下肢缩短在 2cm 以内,在生长发育过程中可自行矫正。③成角移位:下肢骨折轻微的向前或向后成角,与关节活动方向一致,日后可在骨痂改造期内自行矫正。向侧方成角移位,与关节活动方向垂直,日后不能矫正,必须完全复位。否则关节内、外侧负重不平衡,易引起创伤性关节炎。上肢骨折要求也不一致,肱骨干稍有畸形,对功能影响不大;前臂双骨折则要求对位、对线均好,否则影响前臂旋转功能。④长骨干横形骨折,骨折端对位至少达 1/3 左右,干骺端骨折至少应对位 3/4 左右。

(二) 复位方法

骨折复位方法有两类,即手法复位(又称闭合复位)和切开复位。

1. 手法复位　应用手法使骨折复位,称为手法复位。大多数骨折均可采用手法复位的方法矫正其移位,获得满意效果。进行手法复位时,其手法必须轻柔,并应争取一次复位成功。粗暴的手法和反复多次的复位,均可增加软组织损伤,影响骨折愈合,且可能引起并发症。因此,对于骨折的复位;应争取达到解剖复位或接近解剖复位。如不易达到时,也不能为了追求解剖复位而反复进行多次复位,达到功能复位即可。

手法复位的步骤为:

(1) 解除疼痛:即使用麻醉解除肌痉挛和消除疼痛。可用局部麻醉、神经阻滞麻醉或全身麻醉,后者多用于儿童。采用局部麻醉时,即将注射针于骨折处皮肤浸润后,逐步刺入深处,当进入骨折部血肿后,可抽出暗红色血液,然后缓慢将 2% 普鲁卡因溶液 10ml(需先作皮试) 或 0.5% 利多卡因溶液 10ml 注入血肿内,即可达到麻醉目的。

(2) 肌松弛位:麻醉后,将患肢各关节置于肌松弛位,以减少肌肉对骨折段的牵拉力,有利于骨折复位。

(3) 对准方向:骨折后,近侧骨折段的位置不易改变;而远侧骨折段因失去连续性,可使之移动。因此,骨折复位时,是将远侧骨折段对准近侧骨折段所指的方向。

(4) 拔伸牵引:在对抗牵引下,于患肢远端;沿其纵轴;以各种方法施行牵引,矫正骨折移位。绝大多数骨折都可施行手力牵引,也可将骨牵引的牵引弓系于螺旋牵引架的螺旋杆上,转动螺旋进行牵引,称螺旋牵引。

术者用两手触摸骨折部位,根据 X 线片所显示的骨折类型和移位情况,分别采用反折、回旋、端提、捺正和分骨、扳正等手法予以复位。

2. 切开复位　即手术切开骨折部位的软组织,暴露骨折段,在直视下将骨折复位,称为切开复位。由于大多数骨折可用手法复位治疗,切开复位只在一定的条件下进行。

(1) 切开复位的指征

1) 骨折端之间有肌或肌腱等软组织嵌入,手法复位失败者。

2) 关节内骨折,手法复位后对位不良,将可能影响关节功能者。

3) 手法复位未能达到功能复位的标准。将严重影响患肢功能者。

4) 骨折并发主要血管、神经损伤,修复血管、神经的同时,宜行骨折切开复位。

5) 多处骨折,为便于护理和治疗,防止并发症,可选择适当的部位行切开复位。

(2) 切开复位的优缺点

1) 优点:切开复位的最大优点是可使手法复位不能复位的骨折达到解剖复位。有效的内固定,可使病人提前下床活动,减少肌萎缩和关节僵硬。还能方便护理,减少并发症。

2) 缺点:切开复位有不少缺点,应引起重视。主要有:

a. 切开复位时分离软组织和骨膜,减少骨折部位的血液供应,如髓内钉内固定,可损伤髓腔内血液供应,可能引起骨折延迟愈合或不愈合。

b. 增加局部软组织损伤的程度,降低局部抵抗力,若无菌操作不严,易于发生感染,导致化脓性骨髓炎。

c. 切开复位后所用的内固定器材如选择不当,术中可能发生困难或影响固定效果。内固定器材的拔除,大多需再一次手术。

二、骨折的固定

骨折的固定(fixation of fracture)方法有两类,即外固定——用于身体外部的固定,和内固定——用于身体内部的固定。

(一) 外固定

外固定(external fixation)主要用于骨折经手法复位后的患者,也有些骨折经切开复位内固定术后,需加用外固定者。目前常用的外固定方法有小夹板、石膏绷带、外展架、持续牵引和外固定器等。

1. 小夹板固定 是利用具有一定弹性的柳木板、竹板或塑料板制成的长、宽合适的小夹板,在适当部位加固定垫,绑在骨折部肢体的外面,外扎横带,以固定骨折。

(1) 小夹板固定的指征

1) 四肢闭合性管状骨骨折,但股骨骨折因大腿肌牵拉力强大,需结合持续骨牵引。

2) 四肢开放性骨折,创口小,经处理创口已愈合者。

3) 四肢陈旧性骨折,仍适合于手法复位者。

(2) 小夹板固定的优缺点

1) 优点:小夹板固定能有效地防止再发生成角、旋转和侧方移位;由于横带和固定垫的压力可使残余的骨折端侧方或成角移位能进一步矫正;而且一般不包括骨折的上、下关节,便于及早进行功能锻炼,促进骨折愈合,防止关节僵硬。因而具有固定可靠、骨折愈合快、功能恢复好、治疗费用低、并发症少等优点。

2) 缺点:小夹板固定必须掌握正确的原则和方法,绑扎太松或固定垫应用不当,易导致骨折再移位;绑扎太紧可产生压迫性溃疡、缺血性肌挛缩,甚至肢体坏疽等严重后果。特别是绑扎过紧引起缺血性肌挛缩,是骨折最严重的并发症,常导致严重的残废,应注意预防。

2. 石膏绷带固定 是用熟石膏(无水硫酸钙)的细粉末撒布在特制的稀孔纱布绷带上,做成石膏绷带;用温水浸泡后,包在病人需要固定的肢体上,5~10分钟即可硬结成型,并逐渐干燥坚固,对患肢起有效的固定作用。近年来采用树脂绷带固定者日渐增多。

(1) 石膏绷带固定的指征

1) 开放性骨折清创缝合术后,创口愈合之前不宜使用小夹板固定者。

2）某些部位的骨折，小夹板难以固定者。

3）某些骨折切开复位内固定术后，如股骨骨折髓内钉或钢板螺丝钉固定术后，作为辅助性外固定。

4）畸形矫正后矫形位置的维持和骨关节手术后的固定，如腕关节融合术后。

5）化脓性关节炎和骨髓炎患肢的固定。

（2）石膏绷带固定的优缺点

1）优点：可根据肢体的形状塑型，固定作用确实可靠，可维持较长时间。

2）缺点：无弹性，不能调节松紧度，固定范围较大，一般须超过骨折部的上、下关节，无法进行关节活动功能锻炼，易引起关节僵硬。

（3）石膏绷带固定的注意事项

1）应在石膏下，垫置枕头，抬高患肢，以利消除肿胀。

2）包扎石膏绷带过程中，需将肢体保持在某一特殊位置时，助手可用手掌托扶肢体，不可用手指顶压石膏，以免产生局部压迫而发生溃疡。

3）石膏绷带未凝结坚固前，不应改变肢体位置，特别是关节部位，以免石膏折断。

4）石膏绷带包扎完毕，应在石膏上注明骨折情况和日期。

5）观察石膏绷带固定肢体远端皮肤的颜色、温度、毛细血管充盈、感觉和指（趾）的运动。如遇持续剧烈疼痛、患肢麻木、颜色发紫和皮温下降，则是石膏绷带包扎过紧引起的肢体受压，应立即将石膏全长纵向切开减压，否则继续发展可致肢体坏疽。

6）肢体肿胀消退引起石膏过松，失去固定作用，应及时更换。

7）石膏绷带固定过程中，应作主动肌肉舒缩锻炼，未被固定的关节应早期活动。

3. 外展架固定 将用铅丝夹板、铝板或木板制成固定或可调节的外展架用石膏绷带或粘胶带固定于病人胸廓侧方，可将肩、肘、腕关节固定于功能位。患肢处于抬高位，有利于消肿、止痛，且可避免肢体重量的牵拉，产生骨折分离移位，如肱骨骨折。

外展架固定的指征：

（1）肱骨骨折合并桡神经损伤或肱骨干骨折手法复位，小夹板固定后。

（2）肿胀严重的上肢闭合性骨折和严重的上臂或前臂开放性损伤。

（3）臂丛神经牵拉伤。

（4）肩胛骨骨折。

（5）肩、肘关节化脓性关节炎或关节结核。

4. 持续牵引 牵引既有复位作用，也是外固定。持续牵引分为皮肤牵引和骨牵引。皮肤牵引是将宽胶布条或乳胶海绵条粘贴在皮肤上或利用四肢尼龙泡沫套进行牵引。骨牵引是用骨圆钉或不锈钢针贯穿骨端松质骨，通过螺旋或滑车装置予以牵引。

持续牵引的指征：

（1）颈椎骨折脱位——枕颌布托牵引或颅骨牵引。

（2）股骨骨折——大腿皮肤牵引或胫骨结节骨牵引。

（3）胫骨开放性骨折——跟骨牵引。

（4）开放性骨折合并感染。

（5）复位困难的肱骨髁上骨折——尺骨鹰咀骨牵引。

持续牵引的方法和牵引重量应根据病人的年龄、性别、肌肉发达程度、软组织损伤情况和骨折的部位来选择。其牵引重量太小,达不到复位和固定的目的;重量过大,可产生骨折分离移位。

5. 外固定器 即将骨圆钉穿过远离骨折处的骨骼,利用夹头和钢管组装成的外固定器固定。利用夹头在钢管上的移动和旋转矫正骨折移位。

外固定器适用于①开放性骨折;②闭合性骨折伴广泛软组织损伤;③骨折合并感染和骨折不愈合;④截骨矫形或关节融合术后。

外固定器的优点是固定可靠,易于处理伤口,不限制关节活动,可行早期功能锻炼。

(二) 内固定

内固定主要用于切开复位后,采用金属内固定物,如接骨板、螺丝钉、髓内钉或带锁髓内钉和加压钢板等,将骨折段予解剖复位的位置予以固定。

有些骨折,如股骨颈骨折,可予手法复位后,在X线监视下,从股骨大转子下方,向股骨颈穿入三刃钉或钢针作内固定。

三、康复治疗

康复治疗是骨折治疗的重要阶段,是防止发生并发症和及早恢复功能的重要保证。应在医务人员指导下,充分发挥病人的积极性,遵循动静结合、主动与被动运动相结合、循序渐进的原则,鼓励病人早期进行康复治疗,促进骨折愈合和功能恢复,防止一些并发症发生。

1. 早期阶段 骨折后1~2周内,此期康复治疗的目的是促进患肢血液循环,消除肿胀,防止肌萎缩。由于患肢肿胀、疼痛、易发生骨折再移位,功能锻炼应以患肢肌主动舒缩活动为主。原则上,骨折上、下关节暂不活动。但身体其他各部关节则应进行康复治疗。

2. 中期阶段 即骨折2周以后,患肢肿胀已消退,局部疼痛减轻,骨折处已有纤维连接,日趋稳定。此时应开始进行骨折上、下关节活动;根据骨折的稳定程度,其活动强度和范围逐渐缓慢增加,并在医务人员指导和健肢的帮助下进行,以防肌萎缩和关节僵硬。

3. 晚期阶段 骨折已达临床愈合标准,外固定已拆除。此时是康复治疗的关键时期,特别是早、中期康复治疗不足的病人,肢体部分肿胀和关节僵硬应通过锻炼,尽早使之消除。并辅以物理治疗和外用药物熏洗,促进关节活动范围和肌力的恢复,早日恢复正常功能。

第八节 开放性骨折的处理

开放性骨折即骨折部位皮肤或黏膜破裂,骨折与外界相通。它可由直接暴力作用,使骨折部软组织破裂,肌肉挫伤所致,亦可由于间接暴力,由骨折端自内向外刺破肌肉和皮肤引起。前者骨折所伴软组织损伤远比后者严重。

开放性骨折的最大危险是由于创口被污染,大量细菌侵入,并在局部迅速繁殖,导致骨感染。严重者可致肢体功能障碍、残废,甚至引起生命危险。

开放性骨折根据软组织损伤的轻重,可分为三度:

第一度:皮肤由骨折端自内向外刺破,软组织损伤轻。
第二度:皮肤破裂或压碎,皮下组织与肌组织中度损伤。
第三度:广泛的皮肤、皮下组织与肌肉严重损伤,常合并血管、神经损伤。

开放性骨折的处理原则是及时正确地处理创口,尽可能地防止感染,力争将开放性骨折转化为闭合性骨折。

(一)术前检查与准备

(1)询问病史,了解创伤的经过、受伤的性质和时间,急救处理的情况等。
(2)检查全身情况,是否有休克和其他危及生命的重要器官损伤。
(3)通过肢体的运动、感觉,动脉搏动和末梢血循环状况,确定是否有神经、肌腱和血管损伤。
(4)观察伤口,估计损伤的深度,软组织损伤情况和污染程度。
(5)拍摄患肢正、侧位X线片,了解骨折类型和移位。

(二)清创的时间

原则上,清创越早,感染机会越少,治疗效果越好。早期细菌停留在创口表面,仅为污染,以后才繁殖并侵入组织内部发生感染,这段时间称为潜伏期。因此,应争取在潜伏期内,感染发生之前进行清创。一般认为在伤后6~8小时内清创,创口绝大多数能一期愈合,应尽可能争取在此段时间内进行。若受伤时气温较低,如在冬天,伤口污染较轻,周围组织损伤也较轻,其清创时间可适当延长。少数病例在伤后12~24小时,甚至个别病例超过24小时还可进行清创。但绝不可有意拖延清创时间,以免增加感染的机会,造成不良后果。

(三)清创的要点

开放性骨折的清创术包括清创、骨折复位和软组织修复以及伤口闭合。它的要求比单纯软组织损伤更为严格,一旦发生感染,将导致化脓性骨髓炎。

1. 清创 清创即将污染的创口,经过清洗、消毒,然后切除创缘、清除异物,切除坏死和失去活力的组织,使之变成清洁的创口。手术可在臂丛麻醉或硬膜外麻醉下进行。为了减少出血,特别是伴有血管损伤时,可在使用止血带下手术。由于止血带下不易确定组织的血液供应状况,初步清创止血后,放开止血带,应再一次清创切除无血液供应的组织。

(1)清洗:无菌敷料覆盖创口,用无菌刷及肥皂液刷洗患肢2~3次,范围包括创口上、下关节,刷洗后用无菌生理盐水冲洗,创口内部一般不刷洗,如污染严重,可用无菌纱布轻柔清洗,用生理盐水冲洗。然后可用0.1%活力碘(聚吡咯酮碘)冲洗创口或用纱布浸湿0.1%活力碘敷于创口,再用生理盐水冲洗。常规消毒铺巾后行清创术。

(2)切除创缘皮肤1~2mm,皮肤挫伤者:应切除失去活力的皮肤。从浅至深,清除异物,切除污染和失去活力的皮下组织、筋膜、肌肉。对于肌腱、神经和血管,应在尽量切除其污染部分的情况下,保留组织的完整性,以便予以修复。清创应彻底,避免遗漏死腔和死角。

(3)关节韧带和关节囊严重挫伤者,应予切除。若仅污染,则应在彻底切除污染物的情况下,尽量予以保留,对关节的稳定和以后的功能恢复十分重要。

（4）骨外膜应尽量保留，以保证骨愈合。若已污染，可仔细将其表面切除。

（5）骨折端的处理：既要彻底清理干净，又要尽量保持骨的完整性，以利骨折愈合。骨端的污染程度在密质骨一般不超过 0.5~1.0mm，松质骨则可深达 1cm。密质骨的污染可用骨凿凿除冲洗后，重新放回原骨折处，以保持骨的连续性。

（6）再次清洗：彻底清创后，用无菌生理盐水再次冲洗创口及其周围 2~3 次。然后用 0.1% 活力碘浸泡或湿敷创口 3~5 分钟，该溶液对组织无不良反应。若创口污染较重，且距伤后时间较长，可加用 3% 过氧化氢溶液清洗，然后用生理盐水冲洗，以减少厌氧菌感染的机会。再清洗后应更换手套、敷单及手术器械，继续进行组织修复手术。

2. 组织修复

（1）骨折固定：清创后，应在直视下将骨折复位，并根据骨折的类型选择适当的内固定方法将骨折固定。固定方法应以最简单、最快捷为宜，必要时术后可适当加用外固定。若骨折稳定，复位后不易再移位者，亦可不作内固定，而单纯选用外固定。

第三度开放性骨折及第二度开放性骨折清创时间超过伤后 6~8 小时者，不宜应用内固定，可选用外固定器固定。因为超过 6~8 小时，创口处污染的细菌已渡过潜伏期，进入按对数增殖的时期；内固定物作为无生命的异物，机体局部抵抗力低下，且抗菌药物难以发挥作用，容易导致感染。一旦发生感染，则内固定物必须取出，否则感染不止，创口不愈。

（2）重要软组织修复：肌腱、神经、血管等重要组织损伤，应争取在清创时采用合适的方法予以修复，以变早日恢复肢体功能。

（3）创口引流：用硅胶管，置于创口内最深处，从正常皮肤处穿出体外，并接以负压引流瓶，于 24~48 小时后拔除。必要时，在创口闭合前可将抗生素或抗生素缓释剂置入创口内。

3. 闭合创口 完全闭合创口，争取一期愈合，是达到将开放性骨折转化为闭合性骨折的关键，也是清创术争取达到的主要目的。对于第一、二度开放性骨折，清创后，大多数创口能一期闭合。第三度开放性骨折，亦应争取在彻底清创后，采用各种不同的方法，尽可能地一期闭合创口；显微外科的发展，为这类损伤的治疗提供了更好的方法和更多的机会。

（1）直接缝合：皮肤无明显缺损者，多能直接缝合。垂直越过关节的创口，虽然没有皮肤缺损，也不宜直接缝合，以免创口瘢痕挛缩，影响关节的活动。应采用 Z 字成形术予以闭合。

（2）减张缝合和植皮术：皮肤缺损，创口张力较大，不能直接缝合，如周围皮肤及软组织损伤较轻，可在创口一侧或两侧作与创口平行的减张切口。缝合创口后，如减张切口可以缝合者则直接缝合，否则于减张切口处植皮。如创口处皮肤缺损，而局部软组织床良好，无骨和神经、血管等重要组织外露，亦可在创口处直接植皮。

（3）延迟闭合：第三度开放性骨折，软组织损伤严重，一时无法完全确定组织坏死情况，感染的机会较大。清创后，可将周围软组织覆盖骨折处，敞开创口，用无菌敷料湿敷，观察 3~5 天；可再次清创，彻底切除失活组织，进行游离植皮。如植皮困难，可用皮瓣移植覆盖。

（4）皮瓣移植：伴有广泛软组织损伤的第三度开放性骨折，骨折处外露，缺乏软组织覆盖，极易导致感染。应设法将创口用各种不同的皮瓣加以覆盖，如局部转移皮瓣、带血管蒂岛状皮瓣或吻合血管的游离皮瓣移植等。

清创过程完成后,根据伤情选择适当的固定方法固定患肢。应使用抗生素预防感染,并应用破伤风抗毒素。

第九节 开放性关节损伤处理原则

开放性关节损伤即皮肤和关节囊破裂,关节腔与外界相通。其处理原则与开放性骨折基本相同,治疗的主要目的是防止关节感染和恢复关节功能。损伤程度不同、处理方法和术后效果亦不同,一般可分为以下三度:

1. 第一度 锐器刺破关节囊,创口较小,关节软骨和骨骼无损伤。此类损伤勿需打开关节,以免污染进一步扩散。创口行清创缝合后,可在关节内注入抗生素,予以适当固定3周,开始功能锻炼,经治疗可保留关节功能。如有关节肿胀、积液则按化脓性关节炎早期处理。

2. 第二度 软组织损伤较广泛,关节软骨及骨骼部分破坏,创口内有异物。应在局部软组织清创完成后,更换手套、敷单和器械再扩大关节囊切口,充分显露关节,用大量生理盐水反复冲洗。彻底清除关节内的异物、血肿和小的碎骨片。大的骨片应予复位,并尽量保持关节软骨面的完整,用克氏针或可吸收螺丝钉固定。关节囊和韧带应尽量保留,并应予以修复。关节囊的缺损可用筋膜修补。必要时关节腔内可放置硅胶管,术后用林格液加抗生素灌洗引流,于术后48小时拔除。经治疗后可恢复部分关节功能。

3. 第三度 软组织毁损,韧带断裂,关节软骨和骨骼严重损伤,创口内有异物,可合并关节脱位及血管、神经损伤等。经彻底清创后敞开创口,无菌敷料湿敷,3~5天后可行延期缝合。亦可彻底清创后,大面积软组织缺损可用显微外科组织移植,如肌皮瓣或皮瓣移植来修复。关节面严重破坏,关节功能无恢复可能者,可一期行关节融合术。

第十节 骨折延迟愈合、不愈合和畸形愈合的处理

1. 骨折延迟愈合 骨折经治疗,超过一般愈合所需的时间,骨折断端仍未出现骨折连接,称骨折延迟愈合(delayed union)。X线片显示骨折端骨痂少,轻度脱钙,骨折线仍明显,但无骨硬化表骨折延迟愈合除病人全身营养不良等因素外,主要原因是骨折复位后固定不确实,骨折端存在剪力和旋转力或者牵引过度所致的骨端分离。骨折延迟愈合表现为骨折愈合较慢,但仍有继续愈合的能力和可能性,针对原因经过适当的处理,仍可达到骨折愈合。

2. 骨折不愈合 骨折经过治疗,超过一般愈合时间,且经再度延长治疗时间,仍达不到骨性愈合。X线片显示为骨折端骨痂少,骨端分离,两断端萎缩光滑,骨髓腔被致密硬化的骨质所封闭。

临床上骨折处有假关节活动,称为骨折不愈合或骨不连接(nonunion)。

骨折不愈合多由于骨折端间:嵌夹较多软组织,开放性骨折清创时去除的骨片较多造成的骨缺损,多次手术对骨的血液供应破坏较大等因素所致。骨折不愈合,不可能再通过延长治疗时间而达到愈合,而需切除硬化骨,打通骨髓腔,修复骨缺损。一般需行植骨、内固定,必要时还需加用石膏绷带外固定予以治疗。带血管蒂的骨膜和骨移植以及吻合血管

的游离骨膜和骨移植已成为治疗骨折不愈合的重要方法。近年来有应用低频电磁场治疗无骨质缺损的骨折不愈合成功者,可使某些病例免去手术。

3. 骨折畸形愈合 即骨折愈合的位置未达到功能复位的要求,存在成角、旋转或重叠畸形。畸形愈合(malunion)可能由于骨折复位不佳,固定不牢固或过早地拆除固定,受肌肉牵拉、肢体重量和不恰当负重的影响所致。

畸形较轻,对功能影响不大者,可不予处理。畸形明显影响肢体功能者需行矫正。如骨折愈合时间在 2~3 个月;骨痂尚不坚固,可在麻醉下行手法折骨,将其在原骨折处折断,重新复位和固定,使其在良好的位置愈合。如骨折愈合已很坚固,则应行截骨矫形术。

(王友华)

第十七章 四肢骨折

第一节 上肢骨折

一、锁骨骨折

锁骨骨折是骨部常见骨折,约占全身骨折的6%。

【病因】 锁骨骨折好发于青少年,多为间接暴力引起,常见的是受伤机制为侧方摔倒,肩部着地,发生斜形或横形骨折,直接暴力常致粉碎性骨折,较少见,锁骨骨折以中段较为常见,新生儿常为重伤引起。儿童常见原因为摔伤,常为青枝骨折。成人锁骨骨折多为间接外力引起,多为复合伤。

【诊断】 ①锁骨处疼痛、肿胀。②锁骨畸形,可扪及移位的骨折端,局部压痛,可及骨擦感,骨擦音,患肢活动障碍。③X线检查,锁骨正位摄片,了解骨折类型。

【治疗】

(1) 儿童青枝骨折及成人的无移位骨折,仅用三角巾悬吊患肢,3~6周即可活动。

(2) 有移位的中段骨折,采用手法复位,横行"8"字绷带固定,术后需密切观察双上肢血运和感觉,若出现肢体肿胀、麻木,表示固定过紧,应及时放松固定。复位两周后应经常检查固定是否可靠,及时调整松紧度。

(3) 手术适应证:合并血管神经损伤;骨折端有软组织嵌入;开放性或多发性骨折;非手术疗法不能改善骨折的严重移位;骨不连者。

按情况可选择克氏针或钢板、螺钉内固定。

二、肱骨外科颈骨折

肱骨外科颈位于解剖颈下2~3cm,是肱骨大、小结节移行为肱骨干的交界部位,也是肱骨干密质骨和肱骨头松质骨交界处,易发生骨折;此处有臂丛神经,腋血管在内侧经过,因此骨折可合并神经血管损伤。

【病因的分类】

(1) 无移位肱骨外科颈骨折:包括裂缝型和无移位嵌入型骨折。

(2) 外展型骨折:为间接暴力引起,跌倒时上肢外展,手掌撑地,在外科颈处发生骨折。

(3) 内收型骨折:间接暴力引起,较少见,与外展型骨折相反。

(4) 粉碎性骨折:粉碎性发生于强大暴力或骨质疏松患者。

【诊断】 ①外伤史。②伤后局部疼痛、肿胀、皮下淤血,肩关节活动受限。③大结节下方骨折处有压痛。④肩部正位X线片是外展或内收骨折类型。侧位片了解肱骨头有无旋转,嵌顿,前后重叠移位畸形。

【治疗】

(1) 无移位或某些严重粉碎性骨折,全身情况不适合手术治疗患者,采用三角巾悬吊患肢3周。

(2) 外展型骨折：移位明显肱骨外科颈骨折在局麻下手法复位，超肩关节夹板固定，或用贴胸位石膏固定3周，强调早期功能锻炼，内收型骨折治疗原则与外展型相同，手法及固定形式相反。

(3) 手术复位及内固定：手法复位不成功或不满意；骨折后3～4周未经复位的仍有明显移位青壮年；粉碎性骨折，均可采用手术治疗。

三、肱骨干骨折

肱骨外科颈下1～2cm至髁上2cm段的骨折，称为肱骨干骨折，沿肱二头肌内侧缘有血管神经束，包括肱动脉和静脉，正中神经，肌皮神经，尺神经；在肱骨下1/3段后外侧，尚有桡神经通过桡神经沟；故肱骨干骨折可合并血管神经的损伤。

【分型】 根据骨折位置：

(1) 骨折位于三角肌止点以上时，近端骨折端受胸大肌、背阔肌、大圆肌的牵拉而向内、向前移位，远折端因三角肌、喙肱肌、肱二头肌、肱三头肌的牵拉而向外，向近端移位。

(2) 骨折位于三角肌止点以下时，近端由于三角肌的牵拉而向前、外移位；远端因肱二头肌、肱三头肌的牵拉而向近端移位。

(3) 肱骨下段骨折时，其远位骨折端移位的方向随前臂和肘关节而异，大多数有成角、短缩及旋转畸形。

【合并伤】 肱骨干中1/3骨折有时损伤桡神经；晚期有时因骨痂的包裹压迫而引起神经麻痹。

【诊断】 ①上臂局部疼痛、压痛、肿胀。②有局部畸形及反常活动。③有骨擦音(感)。④合并有桡神经损伤时，有垂腕，各掌指关节不能伸直，拇指不能伸直，手背桡侧皮肤有大、小不等的感觉麻木区。⑤肱骨干正侧位摄片，可了解骨折的类型。

【治疗】 肱骨干骨折复位要求不高，接触面达1/4～1/3，成角畸形不超过30°，短缩<2.5cm，都可以获得良好的功能和外观。对于闭合性骨折，多次复位是肱骨干骨折骨不连的常见原因之一。

1. 手法复位外固定

(1) 悬垂石膏：适用于肱骨中、下段长斜形，螺旋形和粉碎性骨折重叠移位者。利用管形长臂石膏，以石膏的重量作持续牵引，在石膏固定后的2周内，患者只能取坐位或半卧位，不能平卧，可通过改变石膏的厚度来调整牵引的力量，治疗时石膏重量要适宜，防止骨断端分离，尤其是老年人，应防止有肩关节半脱位。

(2) 手法复位和小夹板固定：采用相应手法整复移位，再在上臂前、后、内、外侧共用四块小夹板做外固定。肱骨干中1/3骨折做局部夹板固定；上1/3骨折时，用超肩关节的夹板固定；下1/3骨折时，用超肘关节的夹板固定，再用一块木托板托起前臂，并予三角巾悬吊。

(3) 其他方法：有"U"型石膏，塑料支架，肩人字型石膏，胸肱石膏，尺骨鹰嘴突牵引，外固定器等。

2. 手术治疗

(1) 手术适应证：闭合性骨折，因骨折端可嵌入软组织，或手法复位达不到功能复位的要求或肱骨有多段骨折者。开放性骨折，伤后时间在8小时以内，经过彻底清创术保证不会发生感染者。同一肢有多处骨和关节损伤者,例如合并肩关节或肘关节脱位,或同侧前臂骨折者。肱骨骨折合并血管或桡神经损伤需要手术探查处理者。

(2) 内固定方法:髓内针内固定,加压接骨板内固定。

(3) 术后处理:术后注意有无手术引起的桡神经损伤。髓内钉内固定术后常用颈腕吊带固定或石膏托保护3周,加压接骨板内固定术后2~3周开始腕肘关节活动,6~8周开始肩关节活动。

四、肱骨髁上骨折

肱骨髁上骨折是指肱骨干和肱骨髁的交界处发生骨折。肱骨干轴线与肱骨髁轴线之间有30°~50°的前倾角,这是容易发生肱骨髁上骨折的解剖因素。在肱骨髁内前方,有肱动脉、正中神经通过。在神经血管束的浅面有坚韧的肱二头肌腱膜,后方为肱骨,一旦发生骨折,神经血管容易受到损伤,在肱骨髁的内侧有尺神经,外侧有桡神经,均可因肱骨髁上骨折的侧方移位受到损伤。在儿童期,肱骨下端有骨骺,若骨折线穿过骺板可影响骨骼发育,因而常出现肘内、外翻畸形。

【分型】 肱骨髁上骨折多发生于10岁以下小儿,根据暴力来源和移位情况可分为伸直型和屈曲型。跌倒时,肘关节半屈或者全伸位,手掌着地,暴力经前臂向上传递,而达肱骨下端,使肱骨髁上最薄弱处发生伸直型骨折。其骨折线从前下方斜向后上方,骨折近端移向前方,而骨折远端移向后上方,骨折处向前成角畸形。当跌倒时肘关节屈曲,肘后着地,暴力由肘部传至肱骨下端时,发生屈曲型骨折。其骨折线由后下方斜向前上方,骨折远端向前上方移位。

【合并伤】 伸直型骨折远端向前方或侧方移位,可压迫或挫伤肱动脉、正中神经、桡神经。血管损伤后可并发前臂肌肉缺血性挛缩,导致"爪形手"畸形。

【诊断】

1. 诊断依据 ①肘部疼痛、压痛、肿胀。②可有畸形及反常活动。③可有骨擦音(感)。④可有桡动脉、正中神经、桡神经、尺神经损伤的表现。⑤特殊检查肘关节正侧位摄片,以了解骨折的类型。

2. 分类诊断 ①伸直型骨折:近骨折端向前下移位,远骨折端向后上移位。②屈曲型骨折:近骨折端向后下移位,远骨折端向前移位。

【治疗】

(1) 对无移位或移位小不影响功能的肱骨髁上骨折,可用三角巾固定。移位明显者需行手法复位和石膏固定。

(2) 伸直型骨折复位时,用对抗牵引解决重叠移位,同时必须将骨折近端推向桡侧,防止肘内翻。复位后,石膏固定,肘关节屈曲90°。固定后,应密切注意末梢血运,手指的感觉和运动情况。手法复位不成功,或因骨折部肿胀和水泡严重无法进行复位,可行前臂皮牵引或尺骨鹰嘴部骨牵引,通过牵引复位。如上述疗法失败,或为陈旧性移位骨折,或疑有血管、神经断裂者,应及时切开探查,可用交叉克氏针或钢板固定。

(3) 屈曲型骨折治疗原则与伸直型相同,但复位的方向相反。复位后,用石膏托固定,肘关节置于半伸位或伸直位,一周后改为功能位。

五、肱骨髁间骨折

肱骨髁间骨折多见于成人，是肘部严重的创伤，因骨折涉及关节，损伤程度重，预后较差。

【分型】 根据 Rosebotough 和 Radin 提出的方法将肱骨髁间骨折分为 4 型：Ⅰ型：骨折无移位。Ⅱ型：骨折轻度移位。Ⅲ型：骨折移位分离旋转。Ⅳ型：骨折分离旋转，关节面粉碎。

【诊断】 ①外伤史。伤后肘关节迅速肿胀、疼痛。②查体见肘关节内翻畸形。屈伸活动受限，肘后三角关系紊乱。③注意检查尺神经功能。④X 线检查可显示骨折，必要时辅以三维 CT 检查，以进一步明确受伤机制，为手术复位提供帮助。

【治疗】

1. 闭合复位加外固定 适用于骨折无移位或轻度移位的病例，将骨折固定在最稳定的体位，一般 4~5 周。

2. 尺骨鹰嘴牵引加闭合复位 适用于骨折后肘部肿胀明显无法进行闭合复位或外固定者。待肿胀消退后可试行闭合复位。对高龄患者有时可仅行三角巾悬吊，配合早期功能锻炼也能达到满意效果。

3. 切开复位及内固定 适用于骨折块有分离，旋转或关节面粉碎，无法手法复位者。目的是恢复解剖复位，早期进行功能锻炼，恢复关节的功能。

六、尺骨鹰嘴骨折

尺骨鹰嘴骨折可因直接暴力或肱三头肌强力收缩所致。可同时合并肘关节前脱位。尺骨鹰嘴关节面侧为压力侧，鹰嘴背侧为张力侧。在二者之间是中性轴，既无压力又无张力，骨折后，通常以肱骨远端为支点，致骨折背侧张开或分离。这种骨折的受力特点是治疗的注意点。

【诊断】 ①尺骨鹰嘴处外伤史。②局部肿胀、压痛，可及骨折线。③肘关节呈半屈状，伸屈功能障碍。④X 线可见明显骨折。

【治疗】

（1）无移位骨折，可将肘关节固定于功能位 3~4 周，拆去石膏后进行功能锻炼。

（2）有移位骨折，可行切开复位，内固定，可选择克氏针钢丝张力带固定，钢板固定等。

（3）严重粉碎的骨折，可将骨块切除，将肱三头肌缝合与鹰嘴残端上，适合于高龄患者。

七、孟氏骨折（Monteggia 骨折）

尺骨上 1/3 骨折合并桡骨头脱位，由意大利医师 Monteggia 于 1894 年报道。

【诊断】 ①尺骨上 1/3 骨折处肿胀、压痛，尺骨成角。肘部可触及脱出的桡骨头。前臂旋转受限。②可合并桡神经损伤。③X 线片可明确诊断。但本病误诊率相对较高。对前臂尺骨骨折,应注意有无合并肘关节脱位。

【治疗】 儿童孟氏骨折多可进行闭合复位骨折,效果较好。

成人孟氏骨折,需恢复尺骨正常的解剖关系。目前多主张对闭合复位不能达到要求的病例,应进行切开复位,同时行坚强内固定。桡骨头脱位可不切开复位。

八、盖氏骨折

桡骨中下 1/3 骨折合并下尺桡关节脱位,由意大利医师 Gateazzi 于 1934 年首先描述,也被叫作"反孟氏骨折"。

【诊断】 ①前臂及腕部肿胀、疼痛、桡骨短缩、前臂旋转受限。尺骨茎突向背侧突出。②很少合并血管神经损伤。③X线片可见桡骨中下 1/3 骨折,下尺桡关节间隙增宽,尺骨茎突突出。对前臂桡骨下段骨折,需注意观察腕关节有无受累。

【治疗】 术中骨折复位较易但相对难以维持稳定,因此为获得良好的前臂旋转功能,恢复下尺桡关节的解剖,多主张进行切开复位及内固定。

陈旧骨折合并前臂旋转障碍时,可行尺骨小头切除。

九、前臂骨折

尺桡骨双骨折为前臂骨折中多见的一种,患者多为幼儿和青少年。

直接暴力致伤,两者多在同一平面发生骨折,可为横断、粉碎或多节骨折,多合并不同程度的软组织挫伤。间接暴力致伤,跌倒时手掌着地,暴力首先致桡骨骨折,同时暴力向远侧传导到尺骨,造成低位的尺骨骨折。在遭受暴力传导作用的同时,前臂发生旋转,导致不同平面的尺桡骨螺旋形骨折或斜形骨折。多为高位尺骨骨折和低位桡骨骨折。

【移位特点】 桡骨上 1/2 骨折,骨折线在旋前圆肌止点以上,近侧端因肱二头肌及旋后肌的牵拉而呈屈曲、旋后位,远端因受旋前圆肌及旋前方肌的牵拉而旋前。

桡骨下 1/2 骨折,骨折线在旋前圆肌止点以下,近侧端因旋后肌和旋前圆肌的牵拉力相抵消而处于中立位,远侧端因受旋前方肌的牵拉而旋前。

【合并伤】 骨折后前臂肌肉和血管损伤或软组织严重肿胀,可引起前臂骨筋膜室综合征。

【诊断】 ①前臂外伤后,局部疼痛、压痛、肿胀。②可有畸形,骨擦感(音)。③可有反常活动。④X线检查,前臂尺桡骨正侧位片。

【治疗】 尺桡骨骨折的治疗较为复杂,除治疗骨折处,还应注意骨筋膜室综合征的发生和治疗。

(1) 手法复位石膏夹板外固定,适用于单纯闭合或移位较小的骨折。

(2) 对儿童或成人轻度移位的前臂双骨折,手法复位后屈肘 90°,以管形石膏或石膏托超关节固定。

(3) 对软组织损伤较重的开放骨折,尺桡骨干多处骨折,以及难以手法复位或难以外固定的骨折,应切开复位内固定。

十、桡骨远端骨折

桡骨远端骨折是指距桡骨下端关节面 3cm 以内的骨折。这个部位是松质骨与密质骨交界处，为解剖薄弱处，且遭受外力，容易骨折。桡骨下端分别向掌侧、尺侧倾斜，形成掌倾角（10°~15°）和尺倾角（20°~25°）。桡骨茎突尺侧与尺骨小头桡侧构成尺桡下关节，与尺桡上关节一起，构成前臂旋转活动的解剖学基础。桡骨茎突位于尺骨茎突平面以达 1~1.5cm。尺桡骨下端共同与腕骨近侧构成腕关节。

1. Colles 骨折 是人体最常发的骨折的部位，多为腕关节处于背伸位，手掌着地，前臂旋前时受伤。

（1）诊断：①腕部疼痛、肿胀、前臂活动受限。②典型表现为侧面见桡骨远端背侧移位，手掌向桡侧偏斜，形成"银叉样"畸形或"刺刀样"畸形。③X 线桡骨远端折块向桡侧及背侧移位，骨折处向掌侧成角。

（2）治疗

1）非手术治疗：无移位骨折，前臂石膏托功能位固定 4 周。

移位骨折：局部麻醉，充分牵引后，术者双手握住腕部，拇指压住骨折远端向远端推挤。2~5 指顶住骨折端近端，加大屈腕角度，纠正成角，然后向尺侧挤压，缓慢放松牵引，在屈腕、尺偏位检查骨折对位对线情况及稳定情况。用超腕关节小夹板或石膏夹板固定 2 周，水肿消退后，腕关节中立位继续用小夹板或改用前臂管型石膏固定。

2）手术治疗：多数不需要手术。对骨折不能复位可切开复位，克氏固定或 AO 的 T 型钢板固定。对畸形愈合的 Colles 骨折，前臂旋转受限时可行尺骨小头切除或桡骨截骨术。

2. Smith 骨折 桡骨远折端向掌侧，桡侧移位，与伸直型骨折<Colles 骨折>相反，较少见。

【诊断】 ①腕部肿胀变形。畸形和 Colles 骨折相反（也称"反 Colles 骨折"）。②X 线：桡骨远端骨折，折块连同掌骨向掌侧移位。

【治疗】 多采用闭合复位，并以石膏托固定于轻度腕关节背屈位，前臂旋转中立位，固定 4~6 周。

内固定治疗此种骨折效果比较好，多用托状钢板置于桡骨的掌面。

第二节 下肢骨折

一、骨盆骨折

骨盆分前、后两部。骨盆后部的主要功能是支持体重，为承重弓，是骨盆的主弓，其中骶股弓的功能为站立时支持体重；骶坐弓的功能为座位时承受体重。骨盆前部为副弓，起稳定、支持作用，两侧耻骨体及其上支与骶股弓连接；两侧耻骨下支和骶坐弓连接。两侧耻骨相连于耻骨联合。骨盆前部比较薄弱，容易发生骨折。骨盆有骨折时，副弓大多已先期骨折。

【诊断】

（1）有强大的暴力外伤史。

(2) 多同时有低血压或休克表现。

(3) 体检可发现骨盆和挤压试验阳性,双侧肢体不等长;阴部淤斑提示耻骨支或坐骨支骨折。

(4) X线检查显示骨折的类型和骨折移位情况,骨盆CT及三维重建有助于做出明确的分型。

【并发症】 ①腹膜后血肿。②盆腔内脏损伤。③膀胱和后尿道损伤。④直肠损伤。⑤神经损伤,主要是腰骶神经损伤和坐骨神经损伤。

【治疗】

(1) 注意全身情况,必要时和其他科室一同处理。

(2) 有休克时应积极抢救,各种并发症如危及生命应首先处理。

(3) 骨盆骨折的处理。

1) 骨盆边缘骨折,无移位者无需处理。髂前上、下棘撕脱骨折采用屈髋屈膝位,坐骨结节撕脱骨折采用大腿伸直外旋位,卧床休息3~4周,少数骨折移位明显者,可采用螺钉或钢板螺钉固定。

2) 骶尾骨骨折,以卧床休息为主,骶部垫气圈或软垫。有移位者,手指肛门内复位。陈旧性骨折疼痛采用局部封闭治疗。

3) 骨盆单环移位,因无移位,仅需卧床休息。

4) 单纯耻骨联合分离且较轻者,骨盆悬吊固定,也可采用钢板螺钉内固定。

5) 骨盆环双处骨折伴骨盆环断裂者,宜切开复位内固定。

二、股骨颈骨折

由股骨头下至股骨颈基底部之间的骨折,称为股骨颈骨折,为老年人常发生的骨折之一。

股骨颈与股骨干之间形成颈干角。在成人为120°~130°,在儿童约为160°,并向前倾斜形成前倾角约12°~15°,股骨颈骨折后,颈干角和前倾角均发生改变,治疗时必须使其恢复正常。股骨颈前面的全部和后面的内侧在关节囊内。股骨头的血液供应主要来自旋股内侧动脉的关节囊支,其次是来自闭孔动脉的圆韧带支和骨干营养动脉。旋股内侧动脉损伤是导致股骨头缺血坏死的主要因素。

【分型】

1. Garden 分型 根据正位X线片上骨折移位程度分型。

(1) Ⅰ型:骨折为不完全性或嵌插性骨折,股骨颈及内侧皮质骨小梁保持完整。

(2) Ⅱ型:完全骨折,骨折端无移位。

(3) Ⅲ型:完全骨折,骨折端部分移位,但仍保留部分接触。

(4) Ⅳ型:股骨颈骨折完全移位,两侧的骨折端完全分离。

2. 按解剖部位分型

(1) 头下型:骨折线位于股骨头与股骨颈的交界处。为囊内骨折。

(2) 经颈型:骨折线位于股骨颈内,少见,多为囊内骨折。

(3) 基底型:骨折线位于股骨颈和大粗隆之间。

3. 骨折线的方向分型

（1）内收骨折：远端骨折线与两侧髂前上棘的连线连成的夹角（Pauwells角）大于50°，为内收骨折。由于骨折面接触较少，容易再移位，故属不稳定性骨折。

（2）外展骨折：远端骨折线与两侧髂前上棘的连线连成的夹角（Pauwells角）小于30°，为外展骨折。由于骨折面接触多，不容易再移位，故属稳定性骨折。

【诊断】

（1）外伤史（摔倒、扭伤），伤后髋部疼痛，不能站立和行走。

（2）患肢畸形：患肢轻度屈髋屈膝及外旋畸形，外旋一般在45°~60°之间，患肢短缩；患肢足跟或大粗隆部叩击痛阳性。Bryaut三角底边缩短，大粗隆位于Nelaton线之上。

（3）功能障碍：移位骨折患者在伤后就不能站起或站立。但也有一些无移位的线状骨折或嵌插骨折病例，在伤后仍能走路。

（4）X线多可提供明确诊断：如临床高度怀疑但X线不清楚，可嘱患者卧床2周后复查或行CT检查。

【治疗】 目前对股骨颈骨折的治疗主要包括三大类：保守治疗、复位加内固定、髋关节置换术。

1. 保守治疗

（1）Garden Ⅰ型骨折：皮牵引治疗3周后可下床但患肢不负重。定期复查X线片。

（2）身体一般状况很差，难以接受手术治疗者。

2. 手术治疗 股骨颈骨折患者多为老年人，体质较差，多半有其他器官慢性疾病，如果长期卧床，势必增加一系列严重并发症，直接威胁生命，故如有手术可能，尽量早期手术。

（1）复位加内固定：适应用于Garden Ⅱ、Ⅲ、Ⅳ型及Ⅰ型继发移位者。目前常用的固定物为空心拉力螺钉，对于基底骨折，可用DHS钉板系统。

（2）人工髋关节置换术：一般来说，关节置换的手术特征为：年龄65岁以上；一般情况尚可；高位头下型骨折；骨折移位明显（Garden Ⅲ、Ⅳ型）股骨颈后侧有粉碎骨折块；术前髋关节活动好，肌力较强者。从手术类型考虑，单纯股骨头置换相对简单，可以早期下床活动，对高龄，一般情况较差的病人采用。如患者较为"年轻"，应行全髋关节置换。生物型固定可以提供骨长入，是较为理想的方法，但对骨质要求较高，术后负重时间较晚。目前多采用混合型关节假体置换。

3. 儿童股骨颈骨折 儿童股骨颈骨折，其股骨头坏死率高达40%以上，从而易发生髋内翻和骨骺早期闭合等并发症，因而疗效不理想。对无移位的骨折可用髋人字石膏固定或牵引治疗。有移位者，最好采用4枚2mm克氏针，经皮穿针内固定。术后髋人字石膏固定12周，密切观察有无股骨头坏死发生。

三、股骨粗隆间骨折

股骨粗隆间骨折是指骨折线通过大小粗隆之间的髋部骨折类型。是老年人常见的损伤，发病年龄比股骨颈骨折高。粗隆间骨折为关节外骨折，骨折部位为松质骨，愈合能力较强，治疗的关键是防止发生髋内翻。

【骨折分型】 采用Evans & Kyle分型：

(1) Ⅰ型:两部分骨折,顺粗隆间,无骨折移位,为稳定性骨折。
(2) Ⅱ型:在Ⅰ型基础上骨折发生移位,合并小转子撕脱骨折,但股骨距完整。
(3) Ⅲ型:合并小转子骨折,骨折累及股骨距,有移位。
(4) Ⅳ型:伴有大小转子粉碎性骨折,可出现股骨颈和大转子冠状面骨折。
(5) Ⅴ型:反转子间骨折,骨折线由内上斜向外下,可伴有小转子骨折,股骨距破坏。

【诊断】
(1) 髋部外伤史,伤后患侧髋部疼痛,不能站立行走。
(2) 局部可见肿胀、淤斑;两部叩痛,轴向叩击痛阳性;患肢短缩,外旋畸形,外旋可达90°。
(3) X线可提供明确诊断。

【治疗】
1. 非手术治疗 采用胫骨结节或股骨髁上外展位牵引,6~8周扶拐下地,对稳定性骨折并有较重内脏病患不适于手术者,骨折严重粉碎,不适宜内固定者均适用。

2. 手术治疗 牵引治疗需长期卧床,易形成坠积肺炎等并发症,死亡率高,骨折畸形愈合多。近来多倾向手术内固定治疗。手术治疗的目的是尽可能达到解剖复位,避免内翻畸形,加强内固定,早日活动,避免并发症。内固定方法很多,可采用鹅头钉,髁钢板及新型的PFN-A等。

四、股骨干骨折

股骨干骨折是指转子下、股骨髁上这一段骨干的骨折,股骨是人体中最长的管状骨。其后方有一股骨粗隆,是骨折切开复位对位的标志。股骨干是轻度向前外侧突的弧形弯曲,其髓腔略显圆形,上、中1/3的内径大体一致,以中上1/3交界处最窄。由于大腿的肌肉发达,股骨干直径相对较小,故除不完全骨折外,骨折后多有错位及重叠,股动、静脉,在股骨上、中1/3骨折时,由于有肌肉相隔,不易被损伤,而在股骨下1/3骨折时,骨折断端常向后成角,故易刺伤此处的腘动、静脉。

【分型】 根据骨折部位:
1. 上段骨折 骨折近端因受髂腰肌,臀肌和外旋肌群作用而屈曲、外展和外旋;骨折远端由于内收肌群的作用而向上,向内移位。
2. 中段骨折 骨折端除可有重叠外,骨折远端受内收肌的作用 骨折处向外成角畸形。
3. 下段骨折 骨折近端处于中立位,骨折远端受腓肠肌牵引向后移位并可损伤腘窝的血管、神经。

【诊断】
(1) 外伤史,局部疼痛、肿胀和畸形,并有异常活动和骨擦音。
(2) 成人骨折后,内出血量可达500~1000ml,易致休克。
(3) 股骨下1/3骨折有损伤腘动、静脉和坐骨神经的可能,引起肢体运动功能障碍及感觉异常。
(4) X线片可明确诊断。

【治疗】 在急诊处理时,患肢可暂时用夹板固定。这有利于减轻疼痛,又可防止软组织进一步损伤。治疗要求尽可能达到对位、对线,防止旋转和成角。

1. 牵引复位 可采用固定持续牵引或滑动持续牵引。对横形骨折,在全麻下手法复位,然后用牵引装置维持复位;对斜形骨折,螺旋形,粉碎形骨折,一般可直接作持续骨牵引,同时加强大腿肌的功能锻炼。3岁以内的儿童,可采用垂直悬吊牵引,复位要求对线良好,允许有1~2cm的重叠。牵引4~5周。3岁以上儿童可采用大腿石膏支架固定或双下肢外展位石膏固定。

2. 手术治疗
(1) 适应证:多数股骨干骨折,尤其是不稳定型骨折,目前多主张手术治疗。
(2) 内固定器材的选择
1) 股骨干上、中1/3横行骨折,可用带锁髓内钉固定。
2) 中、下段骨折选用钢板螺钉固定,亦可选用带锁髓内钉固定。
3) 陈旧性骨折应行骨折端植骨。

五、髌骨骨折

【分型】 按照骨折形态分为:横形、星形、纵形和上下极撕脱骨折,横形骨折最为常见。

【发病机制】 骨折为直接暴力和间接暴力所致。直接暴力多由外力直接打击在髌骨上,间接暴力多由于股四头肌猛力收缩所形成的牵拉性损伤。间接暴力多造成髌骨横行骨折,移位大,髌前筋膜及两侧扩张部撕裂严重。

【诊断】
(1) 外伤史:有明显的外伤史。
(2) 膝部明显肿胀、压痛、不能活动。
(3) 伤部肿胀畸形:骨折后,关节内大量积血,髌前皮下淤血、肿胀、严重者皮肤可发生水泡。移位的骨折,可触及骨折线间的空隙。
(4) X线检查:髌骨正侧位X线片可证实。对可疑髌骨纵形或边缘形骨折,须拍轴位片证实。

【治疗】 对新鲜髌骨骨折的治疗,应最大限度地恢复其原关节面的形态,力争使骨折解剖复位,关节面平滑,给予较强内固定,早期活动膝关节,恢复其功能,防止创伤性关节炎的发生。

1. 非手术治疗 无移位的骨折和移位小于0.5cm的骨折采用非手术方法治疗。患肢抬高石膏托固定于伸直位,关节腔内的积血可以穿刺抽出。4~6周后,逐渐开始肌肉收缩训练。

2. 手术治疗 移位超过0.5cm的骨折应采用手术治疗,切开复位后张力带钢丝固定,或钢丝捆绑固定及抓髌器固定时,对于上、下极的小骨折块可以切除,用钢丝缝合髌韧带。

六、胫骨平台骨折

胫骨上端与股骨下端形成膝关节。与股骨下端接触的面为胫骨平台,有两个微凹的凹面,并有内侧或外侧半月板增强凹面,与股骨髁的相对面形成运动轨迹,并增加膝关节的稳定性。胫骨平台是膝的重要负荷结构,一旦发生骨折,使内、外平台受力不均,将产生骨关节改变。由于胫骨平台内外侧分别有内、外侧副韧带,平台中央有胫骨粗隆,其上有交叉韧带附着,当胫骨平台骨折时,常发生韧带及半月板的损伤。

【分型】 按夏科分型:
(1) Ⅰ型:单纯胫骨外髁劈裂骨折。
(2) Ⅱ型:外髁劈裂合并平台塌陷骨折。
(3) Ⅲ型:单纯平台中央塌陷骨折。
(4) Ⅳ型:内侧平台骨折,可表现为单纯胫骨内髁劈裂骨折或内侧平台塌陷骨折。
(5) Ⅴ型:胫骨内、外髁骨折
(6) Ⅵ型:胫骨平台骨折同时有胫骨干骺端或胫骨干骨折。

【诊断】
1. **外伤史** 应注意询问受伤史,是外翻或内翻损伤。
2. **伤部疼痛肿胀** 伤后膝关节肿胀疼痛。
3. **活动障碍** 因是关节内骨折,均有关节内积血。
4. **关节稳定性检查** 常受到疼痛、肌肉紧张和限制,特别是在双髁粉碎性骨折者。在单髁骨折者,其侧副韧带损伤在对侧。在断裂者,侧方稳定性试验为阳性。
5. **X线检查** 膝正侧位X线片,可显示骨折情况。必要时行CT检查线及三维重建。

【治疗】 治疗的目的在于恢复关节面的平整和韧带的完整性,保持膝关节的活动。
1. **单纯劈裂骨折** 若无明显移位,采用下肢石膏托固托4～6周。移位明显者,应切开复位,松质骨螺钉内固定或支撑钢板固定。
2. **伴有髁塌陷的劈裂骨折** 应切开复位,撬起塌陷的骨块,恢复关节面平滑,同时植骨,保持塌陷骨块的复位位置,用松质骨螺钉固定。
3. **胫骨髁中央的塌陷骨折** 由于不是重要负重区,在1cm以内的塌陷,只需用下肢石膏固定4～6周,即可开始功能训练。若骨块塌陷超过1cm或有膝关节不稳定者,行手术切开复位,撬起骨折块,在骨折块下植骨,石膏固定4～6周。
4. **无移位的胫骨内侧髁骨折** 只需石膏固定4～6周即可进行功能训练。伴有骨塌陷、合并交叉韧带损伤者,应切开复位,恢复髁的平整及交叉韧带张力,重建交叉韧带。骨折块复位后遗留的间隙,应植骨充填。术后用石膏固定4～6周。
5. **第Ⅴ型骨折** 为不稳定骨折,应切开复位,用螺栓或松质骨螺钉固定。
6. **第Ⅵ型骨折** 也属不稳定骨折,非手术疗法难以奏效,采用切开复位,髁钢板或"T"型钢板固定。若内固定确实可靠,可在术后早期用CPM机制活动。

胫骨平台为松质骨,位于关节内,骨折的类型多种多样,无论用什么方法治疗,都难以绝对恢复软骨面的平滑,再加上损伤软骨的再生能力极低,后期常遗留骨关节炎改变或关节稳定性差。

七、胫腓骨骨折

胫腓骨干骨折较为常见。由暴力直接撞击或挤压,可造成横形、短斜形、粉碎性或两段骨折。由高处坠下或滑倒扭伤所致者,骨折为斜形或螺旋形,腓骨骨折线交于胫骨骨折线。

胫腓骨骨折后向内向后成角,除患肢短缩外,远端有外旋变形。

【合并伤】 直接暴力引起的骨折,易并发软组织的挫伤等。可发生骨筋膜室综合征。胫骨内面仅有皮肤覆盖,骨折端易刺破皮肤发生开放性骨折,皮肤缺损,骨端外露,甚至继发性骨髓炎。腓骨上端骨折易合并腓总神经损伤,表现为足下垂畸形。

【分型】
(1) 胫腓骨干双骨折,多见。
(2) 单纯胫骨干骨折。
(3) 单纯腓骨干骨折。

【诊断】
(1) 明显的外伤史。
(2) 小腿局部肿胀青紫等,疼痛异常。
(3) 有骨擦音或骨擦感,患肢可有畸形。
(4) X线片可明确骨折类型。

【治疗】 胫腓骨折的治疗目的是矫正成角、旋转畸形,恢复胫骨上、下关节面的平行关系,恢复肢体长度。

1. 非手术治疗 无移位骨折采用小夹板或石膏固定。有移位的稳定性骨折手法复位后,以及不稳定性骨折行牵引3周左右,待有纤维愈合后,再利用石膏进行外固定。固定的时间6~8周。

2. 手术治疗 以下情况需要切开复位内固定,包括:手法复位失败;严重粉碎性骨折或双段骨折;污染不重,受伤时间短的开放性骨折。常用的固定方法包括钢板螺钉固定和髓内钉固定。对于有皮肤严重损伤的胫腓骨骨折,外固定架可使骨折得到确切固定,并便于观察和处理软组织损伤。粉碎性骨折或骨缺损时,外固定支架可以维持肢体的长度,有利于晚期植骨。

八、踝部骨折

踝部骨折是较常见的一种关节内骨折。多见于青壮年,男性居多。此种骨折多由间接暴力造成,如足处于内翻或外翻位时负重,由高处坠落足在内翻、外翻或跖屈位着地。直接暴力引起的少见。

【分型】 临床上常将踝关节骨折分为以下3类:

(1) Ⅰ型:内翻内收型。受伤时,踝部极度内翻。首先外侧副韧带牵拉外踝,使腓骨下端在韧带联合水平以下撕脱。若暴力持续下去,距骨向内踝撞击,致内踝发生骨折。

(2) Ⅱ型:可以分为两个亚型,均为三踝骨折,胫腓下韧带完整、不发生踝关节脱位是此型骨折的特征。

1) 外翻外展型:受伤时,踝关节极度外翻,或被重物压于外踝,先是内侧副韧带牵拉内踝致撕脱骨折,暴力持续会使腓骨下端骨折,同时出现胫骨后唇骨折。

2) 内翻外旋型:伤力先造成外踝斜骨折,在韧带联合水平位向上延伸,使胫骨后唇骨折,最后撕脱内踝,形成三踝骨折。

(3) Ⅲ型:外翻外旋型:受伤使内踝撕脱骨折,接着造成下胫腓关节分离,腓骨发生斜形骨折或粉碎性骨折。

【诊断】

(1) 外伤史,伤后踝部疼痛、肿胀、皮下淤血和功能障碍,严重者呈外翻或内翻畸形。

(2) 侧方压力试验有助于判断韧带损伤。

(3) X线摄片可以确定诊断和类型。

【治疗】

1. 无移位骨折　用小腿石膏固定踝关节于背伸90°中立位,1~2周待肿胀消退后石膏松动后,可更换一次,逐步有保护地功能锻炼。石膏固定时间一般为6~8周。

2. 有移位骨折

(1) 手法复位外固定:手法复位的原则是采取与受伤机制相反的方向,手法推压移位的骨块使之复位。骨折复位后,小腿石膏固定6~8周。

(2) 手术复位内固定:踝关节骨折的治疗,应要求解剖复位。对手法复位不能达到治疗要求者,多主张手术治疗。手术治疗原则:踝穴要求解剖对位;内固定必须坚强,以便早期功能锻炼;彻底清除关节内骨与软骨碎片;如决定手术应尽早施行,如果延迟,尤其在多次手法操作之后再行手术,关节面不易正确对位,影响手术效果。

九、跟骨骨折

跟骨骨折是常见的一种足部骨折。从高处跌下后,足跟着地,可使跟骨体发生压缩骨折;跟腱骤然收缩,可使跟骨结节发生横行骨折;足强力内翻可造成载距突骨折。

【分型】

1. 受累及关节面的跟骨骨折　约有5种。

(1) 跟骨结节纵行骨折。

(2) 跟骨结节横行骨折。

(3) 载距突骨折。

(4) 跟骨前端骨折。

(5) 靠近跟距关节的骨折。

2. 累及关节面的跟骨骨折　可分为两型。

(1) 部分跟距关节面塌陷骨折:多为高处跌下,骨折线进入跟距关节,常因重力压缩使跟骨外侧关节面发生塌陷。

(2) 全部跟距关节面塌陷骨折:最常见,跟骨体完全粉碎,关节面中部塌陷,向两侧崩裂。

【诊断】

(1) 外伤史:大多数病人有高处坠落史。

(2) 局部疼痛、肿胀、有压痛,步行困难,外翻运动受限,严重者足跟横径增宽,高度减低。

(3) X线摄片可确定骨折类型,需拍跟骨侧位、轴位和特殊斜位片,必要时CT检查和三维重建。正常跟骨后上部与距骨关节面构成20°~40°角(跟骨结节关节角)。跟骨骨折时此角可减少消失。

【治疗】　跟骨骨折的治疗原则是恢复距下关节的对位关系和跟骨结节关节角,维持正常的足弓高度和负重关系。

(1) 跟骨结节纵行骨折和横行骨折移位明显者,应行手法复位,用短腿石膏固定。手法复位失败者,可切开复位螺钉内固定。

(2) 跟骨体粉碎骨折,跟骨已失去正常外形,关节中心下陷者,治疗要尽力恢复跟骨的宽度和正常的跟骨结节关节角,再用石膏固定。4周后去除石膏活动,早期负重步行。晚期疼痛和步行困难者,可行跟距关节或三关节融合术。

(王友华)

第十八章 关节脱位

一、关节脱位概述

构成关节的各骨关节面失去正常对合关系,称为关节脱位,脱位的命名,一般先冠以关节名称和病因,再指明关节远侧骨端移位的方向。例如,肘关节外伤性后脱位,是指尺骨鹰嘴向后方移位。

【分类】

1. 按脱位产生的原因分类

(1) 外伤性脱位:是指暴力作用于正常关节引起的脱位,多见。

(2) 先天性脱位:如先天性髋关节脱位,由于髋臼和股骨头先天性发育不良或异常,或者胎儿在母体内位置不正常,关节过度屈曲所致。

(3) 习惯性脱位:外伤性脱位时,关节囊撕裂严重或关节某一骨端受压缺损,致使复位后该关节可屡次发生脱位,称习惯性脱位,在肩关节常见。

(4) 病理性脱位:由于关节结构被病变破坏后发生的脱位。例如,关节结核,化脓性关节炎或靠近关节侧骨肿瘤等引起的脱位。

2. 按脱位后的时间分类

(1) 新鲜脱位:指关节脱位在3周以内者。

(2) 陈旧性脱位:指关节脱位超过3周者。

3. 按脱位程度分类

(1) 完全脱位:指脱位后关节完全失去正常对合关系。

(2) 不完全脱位或半脱位:指脱位后关节尚有部分对合关系。

4. 按脱位后关节腔是否与外界相通分类

(1) 闭合性脱位:脱位处皮肤完整,关节腔不与外界相通。

(2) 开放性脱位:脱位处皮肤裂开,关节腔与处界相通。

【诊断】 通常有外伤史,多见于青壮年。局部有疼痛、肿胀、淤斑、关节功能丧失等表现。脱位的特有体征为:①畸形,脱位后关节处常有明显畸形,关节变粗大、患肢变短或变长等;②弹性固定:由于脱位关节周围肌肉的痉挛,加以关节囊与韧带的牵制,患肢固定在异常的位置,被动运动时可感到弹性抗力,故称弹性固定;③关节盂空虚,触诊可发现空虚的关节盂,在邻近可触及脱位的关节头。

X线摄片检查可明确脱位的方向、程度、有无合并骨折等改变;对于陈旧性脱位,能明确有无骨化性肌炎或缺血性骨坏死。

此外,要注意有无合并神经和血管损伤。

【治疗】

1. 复位 以手法复位为主。时间越早,复位越容易,效果越好,脱位超过3周以上者,关节腔充填肉芽及瘢痕组织,关节周围软组织粘连挛缩,手法复位常难以成功。

复位的原则是使脱位的骨端,按受伤脱出的途径退回原位。对不同部位的关节脱位,手法复位原严格遵循一定的操作规程，严禁粗暴动作，以免加重损伤。若复位成功，一般在复位的一瞬间，可听到或感觉到脱位骨端进入关节盂的声响。复位成功的标志是被动活动性复正常，骨性标志恢复正常，肢体畸形消失，X线检查显示已复位。

下列情况应施行手术复位：①并有关节内骨折，不宜行手法复位；②并有软组织嵌入关节腔，手法复位失败者；③陈旧性脱性手法复位无效者。

2. 固定 复位后，将关节固定在适当的位置，使损伤的关节囊、韧带、肌肉等组织得以修复愈合。固定时间为2~3周。陈旧性脱位经复位后，固定时间因适当延长。

3. 功能锻炼 在固定期间，要经常进行关节周围肌肉的舒缩运动和伤肢其他关节的主动活动，以改善局部血液循环，消除肿胀，防止肢体肌肉萎缩和关节僵硬。解除固定后，逐渐加大受伤关节的活动范围，同时配合热敷、理疗等，逐渐恢复关节功能。锻炼恢复期间不可粗暴扳拉肢体，以免增加损伤，继发关节僵硬，骨化性肌炎。

二、肩锁关节脱位

肩锁关节脱位常见于年轻人，多为直接暴力损伤，肩峰上受到打击，使肩峰与肩胛骨下沉，结果使肩锁关节的韧带结构破裂。如果暴力过大，将会使附着于锁骨上的斜方肌和三角肌止点处肌纤维破裂，并延及肩锁关节韧带与半月软骨，过大暴力会使喙锁韧带亦断裂。

【分类】 可分为三型。
1. 第一型 肩锁关节囊与韧带扭伤，并无确切的韧带断裂。
2. 第二型 肩锁关节囊与韧带破裂，锁骨外侧端"半脱位"。
3. 第三型 肩锁韧带与喙锁韧带均已破裂，锁骨外侧端"真性脱位"。
【诊断】
（1）第一型者在肩锁关节处有轻度肿胀与压痛，临床检查与X线摄片都不能发现锁骨外侧端有"半脱位"或"真性脱位"。
（2）第二型者在肩锁关节处有同样的体征，与对侧相比较，锁骨外侧端比较高，用力按压者有了弹性感觉。X线片上可看到锁骨外侧端挑起，与对侧比较，至少已有1/2以上已脱位，但不是完全脱位。
（3）第三型锁骨的外侧端已挑出于肩峰的上方，局部肿胀亦比上述两类型重。肩关节活动亦受影响，肩关节任何动作都会加重肩锁关节处的疼痛。
（4）X线检查必须与对侧的肩关节相比较。必要时可在压力下摄片，手握4~6kg重物下摄片，此时锁骨外侧端移位情况更为清楚。
【治疗】
1. 第一型 不必特殊处理，三角巾悬吊数天。
2. 第二型 ①按第一型处理，理由是并不是每个第二型病例都会发生慢性疼痛，一旦出现疼痛，再作手术也不迟；②采用压垫与吊带强迫锁骨外侧端复位。这种方法只适用于儿童；③电视透视下闭合复位与内固定；④切开复位及张力带法固定。
3. 第三型 应该手术治疗，有两种手术方法比较常见，①切开复位与张力带法固定，②再加作锁骨喙突拉力螺钉固定术。

三、肩关节脱位

肩关节脱位占人体关节脱位的第二位。

【分类】 肩关节由肩胛骨的肩盂和肱骨头构成。肩盂面积小而浅,肱骨头呈半球形,关节囊松弛,其周围韧带也较薄弱,肩关节活动范围大。但肩关节不够稳定而易于脱位。一般分为四型:①前脱位;②后脱位;③盂下脱位;④盂上脱位。由于肩关节前下方组织薄弱,故前脱位多见。根据脱位后肱骨头的位置,又分为盂下脱位,喙突下脱位和锁骨下脱位,而后脱位罕见。

肩关节脱位可合并肱骨大结节撕脱性骨折及肱骨外科颈骨折,偶见腋神经或臂丛神经的牵拉伤。

【诊断】 除患处有疼痛、肿胀,功能障碍等表现外,还有以下特征:①患肢弹性固定于轻度外展位,常以健侧手托患肢前臂,头和躯干向患侧倾斜;②三角肌塌陷,呈"方肩"畸形。在腋窝、喙突下或锁骨下可触及移位的肱骨头,关节盂空虚;③搭肩试验:患侧肘部紧贴胸壁时,其手掌不能搭到健侧肩部;当手掌搭在健侧肩部时,则肘部不能贴近胸壁,即杜格斯(Dugas)征阳性,表示前脱位。X线摄片检查可明确脱位类型及有无骨折。

【治疗】

1. 复位 肩关节脱位以手法复位为主。复位前用 2% 普鲁卡因溶液 10~20ml 注入关节腔内麻醉。

(1) 足蹬法:即 Hippocrates 法。病人仰卧,术者面对病人,半坐于患侧床旁边,将一足跟置于伤侧腋窝向外上方推挤,双手握腕部作对抗牵引。牵引时逐渐内收、内旋、直至复位。左肩脱位用左足、右肩脱位用右足。

(2) 拔伸托入法:病人取坐位。一助手立于病人健侧肩后外侧,两手斜形环抱病人作反牵引。另一助手用双手握患腕与肘部,先向前外下分牵引,继而逐渐拉向内收,内旋位。在两位助手作对抗牵引的同时,术者用两手的拇指压住肩峰,其余手指插入腋窝内,将肱骨头向外上方端提,使肱骨头复位。

2. 固定 将肩关节置于内收,内旋位,屈肘 90°,腋窝处放一棉垫,用绷带和胶布环形固定,前臂用三角巾悬吊,固定 3 周。

3. 功能锻炼 固定期间作手腕和手指的活动。解除固定后,主动锻炼肩关节各个方向活动,配合热水浴、理疗等,尽快恢复肩关节功能。

四、肘关节脱位

在人体各关节脱位中,肘关节脱位占首位,多见于青壮年。按尺桡骨近端移位的方向可有后脱位,外侧方脱位,内侧方脱位及前脱位,以后脱位最为常见。

【诊断】

(1) 有外伤史,以跌倒手掌撑地最常见。

(2) 患处肿、痛、不能活动,患者以健手托住患侧前臂,肘关节处于半伸直位,被动运动时伸不直肘部。

(3) 肘部变粗,上肢变短,鹰嘴后突显著,如并有侧方移位,可以见肘外翻或肘内翻畸形。

(4) 肘关节弹性固定于半屈曲位,约135°。

(5) 肘后三角(指鹰嘴突与肱骨内、外上髁)失去正常关系。

(6) 肘前方可触及肱骨远端,肘后方可触及尺骨鹰嘴。

(7) X线检查可确诊,并了解移位情况,有无并发骨折。

【治疗】 肘关节后脱位手法复位:病人取坐位或仰卧位。用2%普鲁卡因溶液10ml注入关节腔内作局部麻醉。助手握住患肢上臂作对抗牵引。术者一手握患肢腕部持续牵引,另一手握肘部,用拇指在肘前推挤肱骨下端向后方,余指在肘后将鹰嘴拉向前方;在持续牵引的同时屈曲肘关节,至60°~70°即能复位。如有侧方移位在上述牵引下,先从侧方用双手挤压肘部,纠正侧方移位,在按上法复位。复位后,用超肘关节夹板或长臂石膏托,将肘关节固定于屈肘90°位,再用三角巾悬吊前臂于胸前2~3周。

功能锻炼:固定期间作肩、腕及手部各关节运动。解除固定后,肘关节锻炼活动应逐渐增加,直到功能恢复。局部可配合热敷或理疗。

五、桡骨头半脱位

桡骨头半脱位多发生于5岁以下的幼儿,幼儿时期桡骨颈处的环状韧带未发育完全,仅是一束薄弱的纤维组织。当肘关节伸直位,前臂在旋前位,被外力牵拉时,桡骨头向远侧滑移,滑过薄弱的环状韧带上缘,又可使该韧带前下缘破裂。停止牵拉后,环状韧带嵌于桡骨头与肱骨小头之间,造成半脱位。一次半脱位后,可多次复发。待儿童长大后,环状韧带发育成熟,桡骨头半脱位就不再发生。

【诊断】

(1) 有上肢被牵拉病史:如年轻父母牵拉小儿上肢,遇台阶时突然牵拉提起小儿之手,此刻出现症状。或强制为小儿套羊毛衫,粗暴的牵拉力量也会出现桡骨头半脱位。

(2) 小儿诉肘部疼痛,不肯用该手取物和活动肘部,拒绝别人触摸。

(3) 检查所见体征很少,无肿胀和畸形,肘关节略屈曲,桡骨头处有压痛。

(4) X线检查阴性。

【治疗】 手法复位,不以任何麻醉。术者一手握住小儿腕部,另一手托住肘部,以拇指压在桡骨头部位,肘关节屈曲至90°。开始作轻柔的前臂旋后,旋前活动,来回数次后大都可感到轻微的弹响声,小儿肯用患手来取物,说明复位。复位后不必固定。但须告诫家长不可再暴力牵拉,以免再发。

六、髋关节脱位

髋关节是杵臼关节,由髋臼和股骨头组成。健康臼窝深而大,容纳大部分股骨头。其关节囊、周围韧带和肌肉均较坚强,故只有强大的外力才能引起脱位。此种脱位多发生于青中年男性,根据脱位后股骨头的位置,分为前脱位,后脱位和中心脱位。其中以后脱位较多见。

(一)髋关节后脱位

髋关节后脱位比前脱位多见,全部髋关节脱位中后脱位占 85%~90%。

【脱位机制】 大部分髋关节后脱位发生于交通事故,发生事故时,病人的体位处于屈膝以及髋关节曲内收,股骨侧有轻度的内旋,当膝部受到暴力时,股骨头即从髋关节囊的后下部薄弱区脱出。

【分类】 按有无合并骨折可以分成下列五型:

(1) 单纯性髋关节后脱位,无骨折,或只有小片骨折。
(2) 髋臼后缘有单个大骨折片。
(3) 髋臼后缘有粉碎性骨折,骨折块可大可小。
(4) 髋臼底部有骨折。
(5) 合并有股骨头骨折。

【诊断】

(1) 有明显外伤史,通常暴力很大。
(2) 有明显的疼痛,髋关节不能活动。
(3) 患肢缩短,髋关节呈屈曲、内收、内旋畸形。
(4) 可以在臀部摸到脱出的股骨头,大粗隆上移明显。
(5) 部分病例有坐骨神经损伤的表现,大都为挫伤,2~3 个月后会自行恢复。神经损伤原因为股骨头压迫,持续受压使神经出现不可逆病理变化。
(6) X 线检查:了解脱位情况以及有无骨折,必要时 CT 检查。

【治疗】

1. 第 1 型的治疗

(1) 复位:在全身麻醉或椎管内麻醉下施行手法复位。复位宜早,早初 24~48 时是复位的黄金时期,最好尽可能在 24 小时内复位完毕,48~72 小时后再行复位十分困难,并发症增多,关节功能亦明显减退。常用的方法有两种。

1) 提位法:Allis 法。病人仰卧于木板床上,用宽布带固定骨盆,并由助手按住两侧髂前上棘协助固定骨盆。术者用双手环抱患肢腘窝部,使髋与膝关节各屈曲 90°;同时术者双膝夹住伤侧小腿下部。双手徐缓用力向上提拉及外旋,使股骨头滑入髋臼窝内。如听到明显弹响声,伸直伤肢,畸形消失,髋关节能做内收、外展和旋转等被动活动,即表示复位成功。此法较常用。

2) 问号法:Bigelow 法,体位与骨盆固定同上。术者一手握患肢踝部,另手托腘窝部,使髋关节屈曲,用力向上提大腿。先将髋关节极度屈曲、内收、内旋,使膝部靠近对侧髋前上棘,继而在牵引下再使其外展、外旋、伸直大腿。牵动过程中如作"?"形或反"?"形运动。若出现明显弹响、髋关节活动范围及恢复正常,即表示复位。

(2) 固定:复位后用绷带将双踝暂时捆在一起,于髋关节伸直位下将病人搬运至床上,患肢作皮肤牵引或穿"丁"字鞋 2~3 周。不必石膏固定。

(3) 功能锻炼:需卧床休息 4 周,卧床期间作股四头肌收缩动作。2~3 周后开始活动关节。4 周后扶双拐下地活动,但在 3 个月内患肢不负重。3 个月后 X 线片明确无股骨头缺血性坏死,方能逐渐负重。

2. 第 2~5 型的治疗　这些复杂性后脱位病例,目前在治疗方面还有争论,但考虑到合并有关节内骨折,日后产生创伤性骨关节炎的机会明显增多,因此主张早期切开复位与内固定。

(二) 髋关节前脱位

【脱位机制】　髋关节前脱位少见。当膝关节受到外展暴力冲击时,股骨大转子与髂骨相碰,或股骨颈顶在髋臼前缘上,均构成力的支点。若外展暴力继续作用,股骨头可冲破前下方关节囊而发生脱位。脱位后股骨头位于闭孔处者,称闭孔脱位;股骨头位于耻骨处者,称耻骨脱位。

【分类】　前脱位可分成闭孔下、髂骨下与耻骨下脱位。

【诊断】

(1) 有强大暴力所致外伤史。

(2) 患肢明显外展、外旋和屈曲畸形,根据典型的畸形表现,不难区分前脱位和后脱位。

(3) 腹股沟处肿胀,可以摸到股骨头。

(4) X线摄片可以了解脱位方向。

【治疗】

1. 复位　在全身麻醉或椎管内麻醉下手法复位。以 Allis 法最为常用。病人仰卧,用髋布带固定骨盆。一助手协助固定骨盆。另一助手握住伤侧小腿上部,使屈膝 90°,沿股骨纵轴外展方向牵引,并作轻度旋转摇摆。术者位于对侧,用两手掌将股骨头向外侧推压。听到弹响声,提示复位成功,患肢可伸直。不成功可以在试一次,两次未成功必需切开复位,手法复位不成功,往往提示前方关节囊有缺损或有卡压,用暴力复位会引起股骨头骨折。

2. 固定和功能锻炼　均同髋关节后脱位。

(三) 髋关节中心脱位

【脱位机制】　髋关节中心脱位伴有髋臼骨折。来自侧方的暴力,直接打击在股骨粗隆区,可以使股骨头水平状移动,穿过髋臼内侧壁而进入骨盆腔。如受伤时下肢处轻度内收位,则股骨头向后方移动,产生髋臼后部骨折。如下肢处于轻度外展的外旋,则股骨头向上方移动,产生髋臼暴破型粉碎性骨折,此时髋臼的各个区域都有毁损。

【分类】　髋关节中心脱位可分成下列各型:

1. 第 1 型　单存性髋臼内侧壁骨折(耻骨部分),股骨头脱出于骨盆腔内可轻可重。

2. 第 2 型　后壁有骨折(坐骨部分),股骨头向后方脱出可有可无。

3. 第 3 型　髋臼顶部有骨折(髂骨部分)。

4. 第 4 型　爆破型骨折,髋臼全部受累。

【诊断】

(1) 强大暴力外伤病史,一般为交通事故,或自高空坠下。

(2) 后腹膜间隙内出血甚多,可以出现出血性休克。

(3) 伤处肿胀、疼痛、活动障碍,大腿上段外侧方往往有大血肿。

(4) 合并腹部内脏损伤的并不少见。

(5) X线检查可以了解伤情,CT检查可以对髋臼骨折有三维概念的了解。

【治疗】 髋关节中心脱位可以有低血容量性休克及合并有腹部内脏损伤,必须及时处理。

1. 第1型的治疗 轻度股骨头内移,髋臼骨折不重的可不必复位,需卧床休息10~12周,作短期皮肤牵引以缓解症状。股骨头内移较明显的,需用骨牵引复位。最好大粗隆下方钻入粗大螺丝钉经股骨颈至股骨头内,作侧方的牵引。床旁摄片核实复位情况,一般牵引4~6周。3个月后方能负重。

髋臼骨折复位不良者,股骨头不能复位者;同侧有股骨骨折者都需要切开复位,用螺钉或特殊钢板作内固定。

2. 第2~4型的治疗 这类损伤髋臼损毁明显,治疗比较困难。一般主张作切开复位与合适的内固定。4型病例必要时可施行关节融合术或全髋置换术。

七、髌骨脱位

髌骨脱位有外伤脱位与习惯性脱位两种,外伤性脱位是暴力直接作用于正常髌骨的结果,外伤性脱位可分成上脱位和向外脱位两种,而习惯脱位则往往是先天性异常或外伤性脱位未及时处理的后果。

【诊断】

1. 急性外伤性髌骨脱位 多见于青少年,有明显的膝部外伤病史。向外脱位者因膝关节内出血,伤处肿胀明显,压缩集中在髌骨内侧。此种脱位影像学检查很重要。

2. 习惯性髌骨脱位 只有少数病例有急性髌骨脱位病史,大多数在轻微外伤后多次发生脱位。脱位时觉膝部发软、疼痛、行走困难,但伸膝或用手轻推又可以复位。

3. X线检查 髌骨向上脱位者正位片上可见到髌骨上移脱离了股骨髁间凹,侧位片上则显示出髌骨的长度与髌韧带的长度不等。在正常情况下,胫骨结节至髌骨下缘的距离与髌骨的长度是一致的,如果该距离明显大于髌骨长度,提示有髌骨向上脱位。另一种表现为髌骨离开了在股骨切迹处正常的中心位置而向外侧移位,称为半脱位。有时两种情况同时存在,更增加了髌骨脱位的复杂性。

4. 关节镜检查 主要是评估关节软骨面损伤程度,可以分为四级:1级:仅软骨变软;2级:有直径不到1.3cm的纤维化病灶;3级:纤维化病灶直径大于1.3cm;4级:软骨下骨皮质已暴露。

【治疗】

1. 外伤性髌骨脱位 髌韧带断裂者宜立即修复。内侧关节囊破裂者原则上应手术治疗。也有主张长腿石膏固定4~6周。手术方法为清除关节内积血,软骨碎屑,并缝合从髌骨缘撕脱的关节囊。

2. 习惯性髌骨脱位 有半脱位者宜作胫骨结节内移术;有髌骨倾斜者还须加作外侧支持带松解术;髌骨软骨面退变明显者作胫骨结节抬高术。

(王友华)

第十九章 骨与关节化脓性感染

第一节 化脓性骨髓炎

化脓性骨髓炎是骨组织(包括骨髓、骨和骨膜)的化脓性细菌感染。本病的感染途径有三:①血源性:化脓性细菌通过循环在局部骨质发生病变,即为血源性骨髓炎,感染病灶常为扁桃腺炎、中耳炎、疖、痈等;②外伤性:系直接感染,由火器伤或其他外伤引起的开放性,伤口污染,未经及时彻底清创而发生感染,即为创伤后骨髓炎;③骨骼附近软组织感染扩散引起,如脓性指头炎若不及时治疗,可以引起指骨骨髓炎,称为外来性骨髓炎。各种类型骨髓炎的发病机制不同,治疗方法也有差别。

一、急性血源性骨髓炎

【病因】 溶血性金黄色葡萄球菌是最常见的致病菌,乙型链球菌占第二位,其他的细菌有流感杆菌、变形杆菌和大肠埃希菌等。

致病菌由身体其他部位的活动性感染病原(如痈、脓肿等,或咽峡炎、扁桃体炎、中耳炎等)经血液回流传播至骨形成感染病源。如病人患全身疾病、营养不良或全身抵抗力降低时,更易致病。另外在解剖学上,小儿长管骨的干骺端在生长活跃期,有丰富的毛细血管网,血流缓慢,血液中细菌易在该处停留,因此儿童长骨干骺端为好发部位。

发病前往往有外伤病史。儿童常会发生磕碰,因此创伤的真实意义不详,可能局部外伤后因组织创伤、出血,易于发病。外伤可能是本病诱因。

本病发病与生活条件及卫生状况有关,往年,农村发病率明显高于城市,近年来在沿海大城市,血源性骨髓炎已很罕见,但在边远地区,本病仍是常发病。

【病理】 本病的病理变化为骨质破坏与死骨形成,后期有新生骨,成为骨性包壳。

①细菌的增殖和骨髓内脓肿的形成一般在48小时内;②脓肿增多、增大,扩散通过哈佛管到达骨皮质外,骨膜下剥离骨皮质,脓液聚集在骨膜下,形成骨膜下脓肿,这种剥离可以较长,甚至整个长管骨的骨干都被剥离;③包围在脓肿的皮质骨因失去来自骨膜的血液供应,髓内血管又因炎症而栓塞,所以皮质因断绝血运而坏死,甚至整段坏死;④骨膜下形成骨壳,骨壳内包裹着死骨,死骨内充满着肉芽,肉芽及细菌是感染源。有时因细菌毒力大,不仅骨皮质发生坏死,而骨膜也发生坏死,病骨失去膜化生骨的能力,形成大段缺损性假关节。

【临床表现】 儿童多见,以胫骨上段和股骨下段最多见,其次为肱骨与髂骨,脊柱与其他四肢骨骼都可以发病,肋骨和颅骨少见,发病前往往有外伤病史,但找到原发感染灶,或在病史中询问出原发感染灶者却不多见。

起病急骤。有寒战,继而高热至39℃以上,有明显的毒血症症状。儿童可有烦躁,不宁,呕吐与惊厥。重者有昏迷与感染性休克。

早期只有患区剧痛,肢体半屈曲状,周围肌痉挛,因疼痛抗拒作主动与被动运动。局部皮温增高,有局限性压痛,肿胀并不明显。数天后局部出现水肿,压痛更为明显,说明该处已形成骨膜下脓肿。脓肿穿破后成为软组织深部脓肿,此时疼痛反可减轻,但局部红、肿、热、压痛都更为明显。如果病灶邻近关节,可有反应性关节积液。脓液沿着髓腔播散,则疼痛与肿胀范围更为严重,整个骨干都存在着骨破坏后,有发生病理性骨折的可能。

急性骨髓炎的自然病程可以维持3~4周。脓肿穿破后疼痛即刻缓解,体温逐渐下降,脓肿穿破后形成窦道,病变转入慢性阶段。

部分病例致病菌毒性较低,特别是白色葡萄球菌所致的骨髓炎,表现很不典型,缺乏高热与中毒性症状,体征也较轻,诊断比较困难。

【临床检查】

(1) 白细胞计数增高,一般都在 $10×10^9/L$ 以上,中性粒细胞可占90%以上。

(2) 血培养可获致病菌,在寒战高热期抽血或初诊时每隔2小时抽血培养一次,共三次,可以提高血培养阳性率,所获致病菌均应作药物敏感试验,以便调整抗生素。

(3) 局部脓肿分层穿刺:抽出浑浊液体或血性液可作涂片检查与细菌培养,涂片中发现多是脓细胞或细菌即可明确诊断。

(4) X线检查:起病后14天内的X线检查往往无异常发现,X线检查难以显示出直径小于1cm的骨脓肿。当微小的骨脓肿合并成较大脓肿时才会在X线片上出现干骺区散在性虫蛀样骨破坏。死骨可大可小,小死骨表现为密度增高阴影,位于脓腔内,与周围骨组织完全游离。大死骨可为整段骨坏死,密度增高而无骨小梁结构可见。少数病例有病理性骨折。

(5) 其他:CT检查,核素骨显像,MRI等具有帮助早期诊断的价值。

【诊断与鉴别诊断】 在诊断方向应解决两个问题,即疾病诊断与病因诊断。诊断宜早。因X线表现出现甚迟,不能以X线检查结果作出诊断依据。急性骨髓炎的诊断为综合性诊断,凡有下列表现均应想到有急性骨髓炎的可能:①急骤的高热与毒血症表现;②长骨干骺端疼痛剧烈而不愿活动肢体;③该区有一个明显的压痛区;④白细胞计数和中性粒细胞增高。

病因诊断在于获得致病菌。血培养与分层穿刺液培养具有很大的价值。为了提高阳性率,需反复做血培养。应该在起病后早期作出明确诊断与合适治疗,才能避免发展成慢性骨髓炎。

【鉴别诊断】

(1) 蜂窝组织炎,全身中毒症状较轻,局部炎症较广泛,压痛范围也较大。

(2) 急性化脓性关节炎,肿胀、压痛在关节间隙而不在骨端,关节活动度几乎完全消失,有疑问时,关节腔穿刺抽液检查可明确诊断。

(3) 风湿性关节炎,一般病情较轻,发热较低,局部症状亦较轻,病变部位在关节,且常有多个关节受累。

【治疗】 以往急性血源性骨髓炎死亡率高,由于应用了抗生素,死亡率已明显下降。但由于诊断不及时,急性骨髓炎往往演变为慢性骨髓炎,使医疗费用明显增加。因此治疗的目的应该中断骨髓炎由急性期趋向于慢性阶段,早期诊断与治疗是主要的关键。

1. 抗生素治疗 对疑有骨髓炎的病例应立即开始足量抗生素治疗,在发病5天内使用往往可以控制炎症,而在5天后使用或细菌对所用抗生素不敏感时,都会影响疗效。由于致病菌大都为溶血性金黄色葡萄球菌,要联合应用抗生素,选用的抗生素一种针对革兰阳性球菌,而另一种则为广谱抗生素,待检出致病菌后再予以调整。近年来,由于耐药菌株日渐增多,因此选择合适时期进行手术很有必要。急性骨髓炎经抗生素治疗后将会出现四种结果。

(1) 在 X 线片改变出现前全身及局部症状均消失。这是最好的结果,说明骨脓肿形成以前炎症已经控制。

(2) 在出现 X 线片改变后全身及局部症状消失,说明骨脓肿已被控制,有被吸收掉的可能。上述两种情况均不需要手术治疗,但抗生素仍宜连续应用至少 3 周。

(3) 全身症状消退,但局部症状加剧,说明抗生素不能消灭骨脓肿,需要手术引流。

(4) 全身症状和局部症状均不消退。说明:①致病菌对所用抗生素具有耐药性;②有骨脓肿形成;③产生迁徙性脓肿,为了保全生命切开引流很有必要。

2. 手术治疗 手术的目的:①引流脓液,减少毒血症症状;②阻止急性骨髓炎转变为慢性骨髓炎。手术治疗宜早,最好在抗生素治疗后 48~72 小时仍不能控制局部症状时进行手术,也有主张提前为 36 小时的。延迟的手术只能达到引流的目的,不能阻止急性骨髓炎向慢性阶段演变。

手术有钻孔引流或开窗减压两种。在干骺端压痛最明显处作纵形切口,切开骨膜,放出骨膜下脓肿内高压脓液。如无脓液,向两端各剥离骨膜 2cm,不宜过广,以免破坏骨密质的血液循环,在干骺端以 4mm 口径的钻头钻孔数个。如有脓液逸出,可将各钻孔连成一片,用骨刀去除一部分骨密质,称为骨"开窗"。一般有骨膜下脓肿存在时,必然还有骨内脓肿。即使钻孔后未发现有骨内脓肿损伤亦不大。不论有无骨内脓肿,不要用近代针去探髓腔,亦不要用括匙括入髓腔内。

伤口的处理:

(1) 作闭式灌洗引流:在骨髓腔内放置两根引流管作连续冲洗与吸引,并闭切口。置于高处的引流管以 1500~2000ml 抗生素溶液作连续 24 小时滴注;置于低位的引流管接负压吸收瓶。引流管留置 3 周,或体温下降,引流液连续三次培养阴性即可拔除引流管。

(2) 单纯闭式引流:脓液不多者可放单根引流管接负压吸收瓶,每日经引流管注入少量高浓度抗生素液。

(3) 伤口不缝,填充碘仿纱条,5~10 天后再作延迟缝合。

3. 全身辅助治疗 高热时降温,补液,补充热量。化脓性感染时往往会有贫血,可隔 1~2 日输给少量新鲜血,以增加病人的抵抗力。也可用些清热解毒的中药。

4. 局部辅助治疗 肢体可作皮肤牵引或石膏托固定,可以起到下列作用:①止痛;②防止关节挛缩畸形;③防止病理性骨折。如果包壳不够坚固,可上管型石膏 2~3 个月,并在窦道处石膏上开洞换药。

二、慢性血源性骨髓炎

急性血源性骨髓炎转入慢性阶段的原因:①急性感染期未能彻底控制,反复发作演变成慢性骨髓炎;②系低毒性细菌感染,在发病时即表现为慢性骨髓炎。

【病理】 急性期如果修复不彻底便会演变成慢性骨髓炎,并有周围组织的充血和骨骼脱钙。肉芽组织的形成带来了破骨细胞和成骨细胞。坏死的松质骨逐渐被吸收掉,并为新骨代替。坏死的骨密质其交界部分先行吸收,最终脱落成为死骨。坏死的骨脱落成为死骨需数月之久,死骨脱落系破骨细胞和蛋白溶解酶协同作用的结果,因而表面不规则。由于缺乏血供,死骨不会脱钙,相反,还比邻近的骨组织更为致密。在罕见的情况下,感染完全控制住,坏死的骨不再脱落,而逐渐有爬行替代过程所吸收掉,这种过程亦需数月之久。一旦死骨脱落,便处于四周完全游离的空隙内,死骨浸泡在脓肿液中,吸收非常缓慢,甚至停止吸收,为了使感染局限化,周围的骨骼逐渐致密、硬化;外周骨膜亦不断形成新骨而成为骨壳。少数病例整段骨干脱落成为死骨,有新生的骨壳包围着,骨壳逐渐变厚,致密。骨壳通常有多个孔道,经孔道排出脓液及死骨碎屑至体表面。软组织损毁严重而形式瘢痕,表面皮肤菲薄极易破损,窦道经久不愈,表皮会内陷生长深入窦道内。窦道长期排液会刺激窦道口皮肤恶变成鳞状上皮癌。

死骨排净后,窦道口闭合,儿童病例小的腔隙可有新骨或瘢痕组织所充填;成人病例,腔隙内难免会有致病菌残留,任何时候有可以激发感染。

细菌学:以金黄色葡萄球菌为主要的致病菌,然而绝大部分病例为多种细菌混合感染,最常检出的是 A 型与非 A 型的链球菌,铜绿假单胞菌,变形杆菌和大肠埃希菌。

【临床表现】 在病变不活动阶段可以无症状,骨失去原有的形态,肢体增粗及变形。皮肤菲薄色泽暗;有多出瘢痕,稍有破损即引起经久不愈的溃疡。或有窦道口,长期不愈合,窦道口肉芽组织突起,流出抽为脓液。因肌肉的纤维化可以产生关节挛缩。急性感染发作表现为有疼痛,表面皮肤转为红、肿大、热及压痛。体温可升高 1~2℃。原已闭塞的窦道口可开放,排出大量脓液、有时掉出死骨。在死骨排出后窦道口自动封闭,炎症逐渐消退。急性发作约数月、数年一次。由于体质不好或身体抵抗力低下情况下可以诱发急性发作。偶有发生病理性骨折的。

放射学表现:早期阶段有虫蛀状骨破坏与骨质稀疏,并逐渐出现硬化区。骨膜掀起并有新生骨形,骨膜反应为层状,部分呈三角状,状如骨肿瘤。新生骨逐渐变厚和致密、坏死脱落成为死骨。由于周围骨质致密,死骨在常规正侧位 X 线片上可能不能被显示,需要改变体位。在 X 线片上死骨表现为完全孤立的骨片,没有骨小梁结构,浓白致密,边缘不规则,周围有空隙。CT 片可以显示出脓腔与小型死骨。

【诊断】 根据病史和临床表现,诊断不难。特别是有经窦道及经窦道排出过死骨,诊断更易。摄 X 线片可以证实有无死骨,了解形状、数量、大小和部位。以及附近包壳生长情况。一般病例不需要作 CT 检查。因骨质浓白难以显示死骨者可作 CT 检查。

【治疗】 以手术治疗为主,原则是清除死骨、炎性肉芽组织和消灭死腔,称为病灶清除术。

1. 手术指征 有死骨形成,有死腔及窦道流脓者均应手术治疗。

2. 手术禁忌证 ①慢性骨髓炎急性发作时不宜作病灶清除术,应以抗生素治疗为主,积脓时易切开引流。②大块死骨形成而包壳尚未充分生成者,过早取掉大块死骨会造成长短骨缺损,该类病例不宜手术取出死骨,须待包壳生成后再手术。但近来已有在感染环境下植骨成功的报告,因此可视为相对性禁忌证。

3. 手术方法 手术前需取窦道溢液作细菌培养和药物敏感试验,最好在术前 2 日即开始应用抗生素,使手术部位组织有足够的抗生素浓度。每个病例施行手术后必须解决下列三个问题:①清除病灶;②消灭死腔;③伤口的闭合。

(1) 清除病灶:病灶清除是否彻底是决定术后窦道能否闭合的关键。不重要部位的慢性骨髓炎,如腓骨、肋骨、髂骨翼等处,可将病骨整段切除,一期缝合伤口。部分病例病程久已有窦道口皮肤癌变或足部广泛骨髓炎骨质损毁严重不可能彻底清除病灶者,可施行截肢术。

(2) 消灭死腔方法:①碟形手术;②肌瓣填塞;③闭式灌洗;④庆大霉素-骨水泥珠链填塞和二期植骨。

(3) 伤口的闭合:伤口应该一期缝合,并留置负压吸引管。一般在手术后 2~3 天内,吸引量逐渐减少,此时可拔除引流管。周围软组织缺少不能缝合时,可任其敞开,骨腔内填充凡士林纱布或碘仿纱条,包管形石膏,开洞换药。让肉芽组织慢慢生长填满伤口以达到二期愈合,称为 Orr 疗法。

伤口不能闭合,窦道不能消灭的主要原因是病灶清除不彻底与不能消灭死腔。

第二节 化脓性关节炎

化脓性关节炎为关节内化脓性感染。在儿童发生较多,好发于髋关节、膝关节。

【病因】 最常见的致病菌是金黄色葡萄球菌,占 85% 左右;其次为链球菌、淋病奈瑟菌、肺炎链球菌等。

细菌侵入关节的途径可为血源性、外伤性或由邻近的感染病灶蔓延及医源性。血源性感染亦可为急性发热的并发症,如麻疹、猩红热、肺炎等,多见于儿童。外伤性引起者,多属开放性损伤,尤其是伤口没有获得适当处理的情况下容易发生。邻近感染病灶如急性化脓性骨髓炎,可直接蔓延至关节。

【病理】 化脓性关节炎的病变发展过程可以分为三个阶段。

1. 浆液渗出期 滑膜肿胀、充血,浆液渗出,白细胞浸润。此期软骨尚未破坏,如及时有效治疗,关节功能可完全复原。

2. 浆液纤维蛋白渗出期 渗液增多、黏稠,大量脓细胞和纤维素覆盖于滑膜和软骨面。此期治疗后关节功能有不同程度受损。

3. 脓性渗出期 关节腔内有大量黄白色脓液,软骨细胞坏死,滑膜破坏,并侵犯骨质,大量肉芽组织形成,最后发生纤维性或骨性强直,脱位及畸形。

【临床表现】 化脓性关节炎急性期主要症状为中毒的表现,患者突有寒战高热,全身症状严重,小儿患者则因高热可引起抽搐。局部有红肿疼痛及明显压痛等急性炎症表现。关节液增加,有波动,这在表浅关节如膝关节更为明显,有髌骨漂浮征。病人常将膝关节置于半弯曲位,使关节囊松弛,以减轻张力。如长期屈曲,必将发生关节屈曲挛缩,关节稍动即有疼痛,有保护性肌肉痉挛。如早期适当治疗,全身症状及局部症状逐渐消失,如关节面未被破坏,可恢复关节全部或部分功能。

【临床检查】

1. 化验 白细胞总数升高,一般都在 $10×10^9/L$ 以上,中性粒细胞增多。血沉增快。寒战期血培养可检出病原菌。关节滑液可为浆液性或脓性,白细胞总数常大于 $50×10^9/L$,甚至高达 $(100~200)×10^9/L$,中性粒细胞大于 80%,革兰染色可找到细菌。

2. X线表现　关节周围软组织肿胀影,骨质疏松,以后关节间隙变窄,骨质破坏,并有骨质增生。晚期关节呈纤维性或骨性融合,死骨形成,关节脱位或半脱位。

【诊断】　主要根据病史,临床症状及体征。在疑有血源性化脓性关节炎病人,应作血液及关节液细菌培养及药物敏感试验。X线检查在早期帮助不大,仅见关节肿胀,稍晚可有骨质脱钙,因软骨及骨质破坏而有关节间隙狭窄,晚期可发生关节骨性或纤维强硬及畸形等。

鉴别诊断方面,需与急性化脓性骨髓炎、风湿性关节炎、结核性关节炎以及类风湿性关节炎相区别。

【治疗】

(1) 抗生素:应尽早足量、长期应用对致病菌敏感的抗生素。急性期,需静脉给药,感染控制后,改为口服,至少用至体温下降,症状消失后2周。

(2) 关节引流:可减少关节腔的压力和破坏,减轻毒血症反应。

1) 关节穿刺引流术:用生理盐水冲洗,每天1次。

2) 关节切开引流术:若关节穿刺不能控制症状,或关节位置难作穿刺术,应及时切开引流。

3) 关节镜灌洗术:创伤较手术切开引流小,可最大限度反复灌洗关节腔。

(3) 加强支持治疗,提高机体抵抗力。

(4) 患肢应予适当固定或牵引,以减轻疼痛,避免感染扩散,并保持功能位置,防止挛缩畸形或纠正已有的畸形。一旦急性炎症消退或伤口愈合,即开始关节的自动及轻度的被动活动,以恢复关节的活动度,但亦不可活动过早或过多,以免症状复发。

(5) 后期病例如关节强直于非功能位或有陈旧性病理性脱位者,须行矫形手术,以关节融合术或截骨术最常采用。

(王友华)

第二十章 骨与关节结核

第一节 概 论

骨与关节结核是常见病,多继发于肺或肠结核,结核杆菌由原发病灶经血液侵入关节或骨骼,当机体抵抗力较强时,病菌被控制或消灭;机体抵抗力降低时,可繁殖形成病灶,并出现临床症状。一般病程缓慢,偶有急性发作。骨与关节结核是全身性疾病的局部表现,检查时应注意有无呼吸系、消化系及淋巴结等结核;治疗上必须注意全身与局部两方面情况。

骨与关节结核在儿童与青少年发病率最高,但成人也可发生。发生在脊柱的约占50%,负重关节如髋关节、膝关节、踝关节等也较多,上肢如肩、肘和腕关节较少。

【病理】 骨与关节结核的病理和其他结核一样,可分为三期:第一期为渗出期,第二期为繁殖期,第三期为干酪样变性期。结局出现三种情况:①病灶纤维化、钙化或骨化而愈;②病灶被纤维组织包围,长期静止状态;③病灶发展扩大。根据病变部位和发展情况可分为单纯性骨结核、单纯性滑膜结核和全关节结核。当病变仅局限于骨组织或滑膜组织时,关节软骨尚无损害,如能在此阶段治愈,关节多能保存。单纯性(骨或滑膜)结核进一步发展,均可破坏关节软骨,而使关节的三个组成部分(骨、滑膜、软骨)同时受累,即为全关节结核。

【临床表现】

1. 全身症状 轻重不一,一般为慢性发病过程,多为低热,消瘦等症状,如合并感染,可有高热,伤口流脓等。红细胞沉降率多增速。

2. 局部症状 发展缓慢,早期多为偶然的关节疼痛,逐渐加重并转为经常疼痛,活动时疼痛加重,有压痛,疼痛可放射至其他部位,如髋关节结核疼痛常放射至膝关节。因此,病人主诉膝关节疼痛时应注意检查髋关节。因活动时疼痛而有肌痉挛,致使关节的自动和被动活动受限,持久性肌痉挛可引起关节挛缩或变形,患肢因废用而肌肉萎缩。在晚期因骨质破坏,或骨骺生长影响,形成关节畸形、病理脱臼或肢体短缩等。在脊椎结核因骨质破坏椎体塌陷及脓肿、肉芽组织形成,可使脊髓受压而发生截瘫。脊椎结核和其他关节结核常有寒性脓肿,如穿破可合并感染使症状加重,形成窦道伤口长期不愈。

【诊断】 诊断主要从以下几个方面进行:

1. 临床症状 根据病史、结核接触史及上述全身和局部症状进行诊断。因病程缓慢,应注意早期确诊。

2. 影像学检查 早期X线照片可无明显改变,以后有骨质疏松,关节间隙变窄,以及骨质破坏和寒性脓肿,但少有新骨形成。必要时应与对侧关节对比。CT与MRI检查可获得早期诊断,能揭示普通X线片不能显示的微小病灶。

3. 化验检查 红细胞沉降率多增速。在儿童有可疑时可作结核菌素试验,如48小时内对1/1 000结核菌素皮内试验为阴性,可排除结核感染;如临床诊断明确则可不作,以免皮肤反应过强,也可先用1/10 000结核菌素作皮内注射试验。有关节积液时可作穿刺化验,查结核菌;有时需作培养及动物接种,必要时做活体组织检查。

【治疗】

1. 全身治疗 主要为全身支持疗法及药物疗法。支持疗法包括增进营养、新鲜空气，适当阳光和患者的精神安慰等。药物治疗主要为适当联合使用抗结核药物，如硫酸链霉素、异烟肼和对氨基水杨酸钠等，以同时应用两种为好，可增加药效，并可减少细菌的耐药性。其中链霉素抗结核效果较其他二种为好，但应注意其对第Ⅷ脑神经的毒效，如耳鸣、晕眩、走路不稳、平衡失调等，如发生耳聋，常不能恢复，故一有症状应立即改药。注意细菌对链霉素的耐药性，故不宜使用过久或剂量过大。一般每日一克，肌内注射，分两次给；小儿 15~25mg/(kg·d)，分两次给。成人一般一次疗程可用 30~40g。如需较长时间使用，可用间隙法，每周 2~3g，即间日注射 1g 或 3 日注射 1g。一般宜在病变较活动时或手术前后使用。异烟肼量一般为 100mg 一日三次，小儿按 10~20mg/(kg·d)，分三次给。一般反应较小，可有兴奋、头痛、异常感觉等，甚至四肢麻木，可用维生素 B_6 防治。对氨基水杨酸钠（PAS），用量为 3~4g，一日三次，小儿 0.2~0.3mg/(kg·d)，分三次服，副作用有恶心、呕吐、食欲减退、腹泻、蛋白尿等停药后即好。

2. 局部治疗 应用牵引（主要在髋、膝关节）与固定，预防与矫正患肢畸形，保持关节在功能位，约需 1~3 个月。如病变主要在滑膜部分，骨质受累较少，应注意争取保留关节的活动功能，用牵引法，保持其关节面分开，以防止其粘连，甚至完全愈合。

3. 手术治疗 在全身支持疗法和抗结核药物的控制下，及时、彻底地进行手术治疗，可以缩短疗程，预防或矫正畸形，减少残废和复发。应很好掌握手术适应征和手术时机。一般患病早期多用非手术法治疗。在儿童如处理不当，往往发展较快，而适当的治疗，如严格控制负重活动，抗结核治疗，支持疗法等，往往能取得较好效果。要注意手术对患儿的负担大，四肢关节手术要注意影响骨骺的生长。

（1）病灶清除术：此手术是直接进入病灶，完全或近乎完全将病变去除干净。实践证明，此手术可达到缩短疗程，提高治愈率的目的。

1）病灶清除术的适应证：①病灶内有较大或较多死骨，不易自行吸收；②病灶内或其周围有较大脓肿；③有经久不愈的窦道；④单纯滑膜结核经非手术治疗无效，即将发展为全关节结核者；⑤单纯骨结核，有向关节内突破可能时；⑥脊椎结核合并有脊髓压迫症状时。

2）手术时机：应视患者全身和局部情况而定。①患者必须有耐受手术的能力，无心、肝、肾、肺重要器官功能严重损害；②局部无急性混合感染；③经过一定时间的抗结核药物准备，最好是在经过 2~4 周抗结核药物治疗，全身症状消失或明显好转，血沉下降时进行手术。

3）病灶清除术要点：单纯性滑膜结核，经手术去除病变的滑膜，术后牵引和固定一段时间，多能获得治愈并保全一定的关节功能。如病灶仅局限在骨内，可只作病灶清除，去除死骨、结核肉芽组织、脓汁等。在全关节结核，切除病变的滑膜、软骨及骨组织，消除死骨，结核性肉芽组织、脓汁等，有合并感染的还需要切除窦道及邻近瘢痕组织。

（2）关节融合术：晚期全关节结核因关节严重广泛破坏已不能恢复活动功能，用手术方法清除病灶后固定于功能位，有内固定作用，病变得到治愈，关节不痛。髋、膝、肩、踝等关节结核，如无合并感染，常在病灶清除后同时纠正畸形，融合关节于功能位，脊椎结核病灶清除后，于二期作后路融合手术。但如脊椎结核骨质破坏较少，无明显死骨，脓肿及窦道者宜在药物治疗下只作脊椎融合术。在肘关节，为要保持关节的活动度，只作病灶清除，关节切除即可。

如有合并感染（如有窦道），不应在清除病灶的同时作关节融合术，以防化脓感染的扩散,应在伤愈一段时间后,再考虑融合术。

(3) 寒性脓肿的处理:为了防止自行突破引起合并感染及压迫器官,可采用反复抽吸法,即在局部浸润麻醉下,用较粗针头在较高位置穿入,经过一段正常组织,再穿入脓腔尽量抽吸脓汁,注入 1g 链霉素,封盖伤口,防止因穿刺而引起的窦道形成。

较大寒性脓肿形成,需手术治疗,切开脓肿,吸尽脓汁,沿脓腔探至骨关节病灶,清除死骨、肉芽组织、脓肿壁等。注入青、链霉素后缝合伤口,继续按所在的骨关节结核治疗。

(4) 纠正畸形:如关节结核愈后骨性强硬,有严重畸形,应考虑截骨术纠正畸形。

(5) 截肢:如患部骨关节广泛病变,合并感染,致患部完全失去功能时,经慎重考虑后施行。例如足部跟骨、距骨、舟骨等广泛结核破坏合并感染,足部严重畸形,使足完全失去功能,可考虑小腿截肢,配带假肢。在上肢极少考虑截肢。

第二节 脊柱结核

脊柱结核占全身关节结核的首位,其中以椎体结核占大多数,附件结核十分罕见。在整个脊柱中腰椎活动度最大,腰椎结核发生率也最高,胸椎次之,颈椎更次之,至于骶尾椎结核则甚为罕见。本病以儿童患者多见,30 岁以上发病率明显下降。

【病理】 椎体结核可分为中心型和边缘型两种。

1. 中心型椎体结核 多见于 10 岁以下的儿童,好发于胸椎,病变进展快,整个椎体被压缩成楔形,一般只侵犯一个椎体,也有穿透椎间盘而累及邻近椎体。

2. 边缘型椎体结核 多见于成人,腰椎为好发部位,病变局限于椎体的上下缘,很快侵犯至椎间盘及相邻的椎体,椎间盘破坏是本病的特征,因而椎间隙很窄。椎体破坏后形成的寒性脓肿可以有两种表现:①椎旁脓肿:脓液汇集在椎体旁,可在前方、后方或两侧,可以向后方进入椎管内,压迫脊髓和神经根。②流注脓肿:椎旁脓肿积聚至一定数量后,压力增高,会穿破骨膜,沿着肌筋膜间隙向下方流动,在远离病灶的部位出现脓肿。

【临床表现】 起病缓慢,有低热、疲倦、消瘦、盗汗、食欲不振与贫血等全身症状,儿童常有夜啼,呆滞或性情急躁等。

(1) 疼痛是最先出现的症状。通常为轻微疼痛,休息后症状减轻,劳累后则加重,早期疼痛不会影响睡眠,病程长者夜间也会疼痛,颈椎结核除有颈部疼痛外的还有上肢麻等神经根受刺激的表现,咳嗽、喷嚏时会使疼痛与麻木加重,神经根受压时则疼痛剧烈。

(2) 肌肉痉挛及运动障碍:肌肉痉挛,脊柱活动受限是机体的一种保护性作用。颈椎结核患者常用两手托住头部,腰椎结核患者腰部僵直如板,拾物时不敢弯腰而屈髋、膝(拾物试验阳性)防腰背活动疼痛。

(3) 晚期常有背部畸形和寒性脓肿,脓肿穿破后发生合并感染和窦道。

(4) 截瘫:未经适当治疗的病人,晚期有脊髓受压,出现部分或完全截瘫,为危害病人的严重并发症。

【影像学检查】 X 线片上表现以骨质破坏和椎间隙狭窄为主。中心型的骨质破坏集中在椎体中央,可侵犯至椎间盘、累及邻近椎体。边缘型的骨质破坏集中在椎体的上缘或下缘,很快侵犯至椎间盘,表现为椎体终板的破坏和进行椎间隙狭窄。

CT 检查可以清晰地显示病灶部位,有无空洞或死骨形成,即使是小型的椎旁脓肿,在

CT检查时也可发现。CT检查对腰大肌脓肿有独特的价值。

MRI具有早期诊断价值,主要用于观察脊髓有无受压和变性。

【诊断与鉴别诊断】 根据症状、体征与影像学表现,典型病例诊断不难,但必须与强直性脊柱炎、化脓性脊柱炎、腰椎间盘突出、退行性脊椎骨关节病及脊柱肿瘤等疾病作鉴别。

【治疗】 脊椎结核是全身结核的一部分。应用支持疗法、药物疗法,必要时手术清除病灶、融合脊椎,早日恢复病人的健康。

全身治疗。局部固定用石膏背心(胸椎及上腰椎结核)积极石膏腰围带一腿(下腰椎结核),固定期为3个月,固定期间应多卧床休息,全身情况不好不能耐受石膏固定,可以睡特制的石膏床3个月。

1. 非手术治疗

(1) 局部固定用石膏背心(胸椎及上腰椎结核)积极石膏腰围带一腿(下腰椎结核),固定期为3个月,固定期间应多卧床休息,全身情况不好不能耐受石膏固定,可以睡特制的石膏床3个月。

(2) 加强营养,增强机体抗病能力。

(3) 抗结核药物的应用。

2. 手术治疗 手术有三种类型:①切开排脓;②病灶清除术;③矫正手术。

3. 并发症的治疗 包括寒性脓肿和截瘫的治疗。

第三节 髋关节结核

髋关节结核占全身骨与关节结合发病率的第三位,儿童多见,单侧性的居多。

【病理】 早期髋关节结核为单纯性滑膜结核或单纯性骨结核,以单纯性滑膜结核多见,单纯性骨结核的好发部位在股骨头的边缘部分或髋臼的髂骨部分。至后期会产生寒性脓肿与病理性脱位,寒性脓肿可以通过前内方髋关节囊的薄弱点突出于腹股沟的内侧方,也可以流向后方,成为臀部寒性脓肿。

【临床表现】 起病缓慢,有低热、乏力、倦怠、食欲不振,消瘦及贫血等全身症状,多为单发性,早期症状为疼痛,初起时疼痛不剧烈休息后会好转,在小儿则表现为夜啼,儿童患者常诉膝部疼痛,如不加注意,会延误诊断,随着疼痛的加剧,出现跛行。至后期,会在腹股沟内侧与臀部出现寒性脓肿,破溃后成为慢性窦道。股骨头破坏明时会形成病理性脱位,通常为后脱位。愈合后会遗留各种畸形,以髋关节屈曲后收内旋畸形,髋关节强直与下肢不等长最为常见。

下列各种检查试验有助于诊断:①"4"字试验 本试验包含髋关节屈曲、外展或外旋三种运动,髋关节结核者本试验应为阳性。②髋关节过伸试验 可用来检查儿童早期髋关节结核,可以发现患侧髋关节在后伸时有抗拒感觉,因而后伸的范围不如正常侧大,正常侧可以有10°后伸。③托马斯征阳性 用来检查髋关节有无屈曲畸形,断定屈曲畸形为多少。

【影像学检查】 X线摄片检查对诊断髋关节结核十分重要,必须两髋关节同时摄片以资比较。进行性关节间隙变窄与边缘性骨破坏病灶为早期X线征象。随着破坏的加剧,出现空洞和死骨,严重者股骨头部几乎消失。后期有病理性脱位,经治疗后骨轮廓边缘转为清晰时提示病变趋于静止。

CT 与 MRI 检查可获得早期诊断。能清楚显示髋关节内积液多少，能揭示普通 X 线片不能显示的微小骨骼破坏病灶。

【诊断与鉴别诊断】 根据病史、症状与影像学表现，诊断不难。须与暂时性滑膜炎、儿童股骨头骨软骨病及类风湿关节炎等疾病作鉴别诊断。

【治疗】

（1）对髋关节结核的治疗，首先要着重全身治疗，改善全身情况，增强机体抵抗力。

（2）在结核病灶活动期和手术前、后，应用抗结核药物。

（3）牵引：可纠正肌肉痉挛引起的关节畸形，用持续皮肤牵引，早期纠正部分或全部屈曲挛缩，用牵引法保持关节面分离，以防粘连。

（4）手术治疗：有寒性脓肿形成时宜做彻底的病灶清除术，术后用髋人字石膏固定约 3 周。有混合感染者一般主张做髋关节融合术。病变静止时可行髋关节融合或全髋关节置换术。对髋关节有明显屈曲、内收或外展畸形者，可做转子下矫形截骨术。

第四节　膝关节结核

本病的发病率仅次于脊柱结核，占全身骨与关节结核第二位。病人多为儿童和青少年。

【病理】 初起时大多为滑膜型，骨型病灶多在胫骨上端或股骨下端，均可扩散为全关节结核。滑膜肥厚充血，颜色稍灰暗，呈半透明状，有的部分显示豆渣或豆腐乳样，可有积液和粘连，肉芽组织蔓至软骨面上，有的可因摩擦力而脱落，露出骨面。如骨骺破坏，可引起肢体短缩畸形。由于膝关节周围缺少肌肉覆盖，肌肉萎缩，肿胀明显，关节呈梭形肿大，脓肿较易穿破形成窦道。

【临床表现】 活动期有低热、消瘦、食欲不佳。关节肿胀、疼痛，可有跛行。膝前方肿胀明显，浮髌试验阳性，股四头肌萎缩，关节伸、屈功能受限，膝关节呈屈曲、内外翻畸形。膝部脓肿或窦道形成，经久不愈合。后期可产生病理性脱位及双下肢不等长。

【影像学检查】 X 线检查单纯滑膜结核开始时表现为骨质疏松及软组织肿胀。病程长者可表现为关节间隙变窄和边缘性骨腐蚀。后期，骨质破坏加重，关节间隙消失，严重时可见胫骨向后半脱位，有时见膝外翻，外旋畸形。窦道长期不愈者可见骨质硬化现象。

CT 与 MRI 可以看到普通 X 线片不能显示的微小病灶，特别是 MRI 具有早期诊断价值。

【治疗】

（1）全身抗结核药物和支持疗法。

（2）单纯滑膜结核，关节腔内局部注射抗结核药物等非手术疗法与手术切除滑膜治疗。

（3）单纯骨结核以手术治疗为主，应尽早去除病灶，以免向关节扩散。

（4）全关节结核，应彻底清除病灶。对于病灶清除术后是否要作膝关节融合术目前尚无定论。一般认为，15 岁以上关节毁损严重并有畸形者，在病灶清除术后，同时行膝关节加压融合术。

不论手术治疗与非手术治疗，局部制动十分重要，固定时间不少于 3 个月。

（王友华）

第二十一章 骨肿瘤

第一节 概论

一、定义

凡发生在骨内或起源于骨各种组织成分的肿瘤,不论是原发性,还是继发性或转移性肿瘤,均统称为骨肿瘤。

二、分类

骨肿瘤可按性质分为:良性、恶性和中间性。良性瘤细胞分化好,多局部发展,一般不发生转移;恶性瘤细胞分化不好,浸润生长,易发生转移或术后复发;中间性的骨肿瘤介于良性与恶性之间。良性骨肿瘤有骨瘤、骨样骨瘤、软骨瘤、骨软骨瘤和骨母细胞瘤等;恶性骨肿瘤有骨肉瘤、软骨肉瘤、间叶性软骨肉瘤、尤文肉瘤和骨淋巴瘤等;骨巨细胞瘤介于良性与恶性之间,属于中间性。

三、发病情况

男性比女性稍多。原发性良性肿瘤比恶性多见。良性肿瘤中以骨软骨瘤、软骨瘤多见。恶性肿瘤以骨肉瘤、软骨肉瘤多见。骨肿瘤的年龄分布有一定的规律,如6个月婴儿恶性骨肿瘤几乎全为神经母细胞瘤,尤文瘤多发生在儿童,骨肉瘤多发生在青少年,淋巴瘤及其他小圆细胞瘤、骨巨细胞瘤等多发生在20~40岁成人,多发性骨髓瘤及转移性肿瘤大多为50岁以上的患者。

四、临床表现

骨肿瘤的症状及体征主要是肿胀、肿块、功能障碍、疼痛与压痛等,以及由于瘤体所产生的压迫与梗阻症状。损伤常常引起肿瘤的早期发现,但不会引起肿瘤。

1. 疼痛与压痛 疼痛是生长迅速的肿瘤最显著的症状。良性肿瘤多无疼痛,但有些良性肿瘤,如骨样骨瘤,可因反应骨的生长而产生剧痛。恶性肿瘤几乎均有局部疼痛,开始时为间歇性、轻度疼痛,以后发展为持续性剧痛,并可有压痛。良性肿瘤恶变或合并病理骨折,疼痛可突然加重。

2. 局部肿块和肿胀 良性肿瘤常表现为质硬而无压痛。肿胀迅速多见于恶性肿瘤。局部血管怒张反映肿瘤的血管丰富,多属恶性。

3. 功能障碍和压迫症状 脊髓肿瘤不论是良、恶性,都可能引起截瘫。邻近关节的肿瘤,由于疼痛和肿胀而使关节功能障碍。

若肿瘤有丰富的血管,局部皮肤可发热,浅静脉怒张。

五、诊　　断

多数骨肿瘤的诊断较为复杂,有时存在一定的困难,因为不同骨肿瘤可有相近似的表现,良性骨肿瘤可发生恶变;有些骨肿瘤组织学检查显示分化良性,但临床上表现为高度恶性,常常早期出现肺转移。还有一些病变的临床、X线或病理表现与骨肿瘤相似。一般来说,骨肿瘤的诊断必须强调临床、X线表现及病理三结合,综合分析,才能作出正确诊断。在诊断过程中,应注意区分几个问题:①骨肿瘤与非骨肿瘤病性变;②良性骨肿瘤与恶性骨肿瘤;③原发性骨肿瘤与转移性骨肿瘤。此外,生化测定也是一种必要的辅助诊断手段。

1. 影像学检查　X线表现:骨与软组织的X线表现往往反映了骨肿瘤的基本病变。有些肿瘤表现为骨的沉积,统称为反应骨。这种肿瘤细胞产生类骨,或称为肿瘤骨。有些肿瘤表现为骨破坏或骨吸收。也有肿瘤两种表现兼而有之。在骨内生长缓慢的病损也可侵蚀骨皮质,同时刺激骨膜产生新骨,骨膜增生呈袖口样或三角形沉积,形成膨胀性骨病损。若骨膜被瘤顶起,可在骨膜下产生新骨,这种骨膜反应称Codman三角,多见于骨肉瘤。若骨膜的掀起呈阶段性的,这样就形成同心圆或成层排列状骨沉积,X线表现为"葱皮"现象,多见于尤文肉瘤。若恶性肿瘤生长迅速,超出骨皮质范围,同时血管随之长入,从骨皮质向外放射,肿瘤骨与反应骨乃沿放射血管方向沉积,表现为"日光射线"形态。有些生长迅速的恶性肿瘤很少有反应骨,X线表现为溶骨性缺损,常多见于溶骨性骨转移。但也有一些原发性肿瘤,如前列腺癌,可激发骨的成骨性反应,称为成骨性转移。有时骨因破骨性吸收而破坏,很容易发生骨折,X线可见病理性骨折。正、侧位X线平片是不可缺少的诊断手段之一。恶性骨肿瘤常规拍胸片,了解有无肺转移。锝骨显像可明确病损范围以及转移病灶。CT可提供病损的横断面影像,因而对骨肿瘤可缺点瘤骨以及软组织病变的范围。磁共振能更清楚反映软组织的累及范围。

2. 生化测定　凡患有恶性肿瘤的病人,除全面化验检查,包括血、尿、便常规及肝、肾功能等外,还必须对血钙、血磷、碱性磷酸酶和酸性磷酸酶进行测定。凡骨有迅速破坏时,如广泛溶骨性转移,血钙往往升高;血清碱性磷酸酶反映成骨活动,故成骨性肿瘤如骨肉瘤,有明显升高。男性酸性磷酸酶的升高提示转移瘤来自晚期的前列腺癌。尿Bence-Jones蛋白阳性可能为浆细胞骨髓瘤。

3. 病理检查　这是确认肿瘤唯一可靠的检查,分为切开活检和穿刺活检两种。

(1) 切开活检:分为切取式和切除式两种。软组织的肿瘤可在术中作冷冻切片,立即得出病理报告;带骨的硬标本需经脱钙后石蜡包埋再作切片。活检术需要有经验的医生施行,要保证得到有诊断意义的组织。切口设计应照顾到后续手术,最低限度地减少肿瘤细胞的扩散及对邻近正常组织的污染,绝不可认为活检术为小手术而轻率从之,取材应避开坏死区,多取几个部位。肿瘤的外围部分多为反应区,有时不足以作出肯定的诊断,但是,病理检查也有其局限性,如疲劳骨折、骨化肌炎容易误诊为骨肉瘤;甲状旁腺功能亢进时的棕色瘤易误诊为巨细胞瘤;软骨来源的肿瘤难以区分良恶性等。

(2) 穿刺活检:此法简单、安全、损伤小,用于脊柱及四肢的溶骨性病损。

六、外科分期

外科分期是将外科分级(grade,G)、外科区域(territory,T)和远处转移(metastasis,M)结合起来,为骨肿瘤制订治疗方案。G 分良性(G0)、低度恶性(G1)、高度恶性(G2)。T 是肿瘤侵袭范围,以肿瘤囊和间室为分界,T0:囊内,T1:间室内 T2:间室外。M 是转移,M0:无远处转移,M1:有远处转移。

七、治 疗

对骨肿瘤的治疗,良性的采用手术治疗,恶性的应采取以手术为主的综合治疗方法。结合术前与术后的化疗、放疗、免疫疗法、中药等。肿瘤的灭活治疗中,热疗(包括微波和超声治疗)有一定疗效,尚属实验阶段。采用手术治疗应按外科分期来选择手术界限和方法。尽量达到既切除肿瘤,又保全肢体。确定手术类型后,可制定手术方法。

第二节 良性肿瘤

一、骨样骨瘤

骨样骨瘤是一个孤立性、圆形的痛性病变,是一种良性成骨性疾患,具有界限清晰的局灶性病灶。病因迄今不清。好发年龄 15~25 岁,好发部位以下肢长骨为主。

【病理】 肿瘤呈卵圆或圆形,同周围骨质有清楚的硬化边界,一般直径小于 1cm。

【临床表现】 病程有特征性,疼痛出现较早,往往于 X 线片上出现阳性病损前几个月就已存在,病初为间歇性疼痛,夜间加重,服用止痛药可以减轻。后期则痛加重,呈持续性,任何药物不能使之缓解。疼痛不一定限于患区也可以放射至附近关节,可出现关节炎症状。

【治疗】 属 G0T0M0。理想的治疗是大块切除,包含有病灶的患骨。彻底切除病灶,症状很快消失。一般不主张作刮除术。认为照射和化学药物治疗无效。

二、骨软骨瘤

骨软骨瘤是一种常见的良性肿瘤,多发生于青少年,随生长发育,当骨骺线闭合后,其生长也停止。骨软骨瘤可分为单发性及多发性两种,单发性骨软骨瘤也称外生骨疣;多发性骨软骨瘤也叫骨软骨瘤病,有遗传性,具有恶变倾向。多发于长骨干骺端,如股骨远端、胫骨近端和肱骨近端。

【临床表现】 病人多为青少年,局部有生长缓慢的骨性包块,本身无症状,多因压迫周围组织如肌腱、神经、血管等影响功能而就诊,多发性骨软骨瘤可妨碍正常长骨生长发育,以致患肢有短缩弯曲畸形。

【影像学检查】 骨性病损自干骺端突出,一般比临床所见的要小,可有一个很长的蒂和狭窄的基底或很短粗呈广阔的基底,较大的肿瘤其顶端膨大如菜花。约有1%的单发性骨软骨瘤可恶变,但多发性骨软骨瘤发生恶变为软骨肉瘤者为10%~20%。

【治疗】 属G0T0M0,一般不须治疗。若肿瘤过大,生长较快,或影响功能,应考虑作切除术,切除范围应较广,要包括肿瘤基底四周部分正常骨组织,以免遗漏,引起复发。

三、软 骨 瘤

软骨瘤是以透明软骨为主要病变的良性骨肿瘤。好发于手和足的管状骨。内生软骨瘤是指发生在髓腔内的软骨瘤,最为常见;骨膜下软骨瘤则较少见。多发性软骨瘤恶变多形成软骨肉瘤。

【临床表现】 症状以无痛性肿胀居多,仅在摄片时偶尔发现。有时也以病理性骨折为最早体征而就诊。

【影像学检查】 发生于指(趾)骨时,一般呈中心位。可见边缘清晰,整齐的囊状透明阴影,受累骨皮质变薄无膨胀,在透明阴影内,可见散在的砂粒样致密点,这是软骨瘤主要的X线征。骨膜下软骨瘤在一侧皮质形成凹形缺损,并可有钙化影。

【治疗】 属G0T0M0,以手术治疗为主。采用刮除或病段切除植骨术,预后好。

第三节 骨巨细胞瘤

骨巨细胞瘤很可能起源于骨髓结缔组织间充质细胞,以基质细胞核和多核巨细胞为主要结构,是一种潜在恶性或介于良恶性之间的溶骨性肿瘤。好发年龄20~40岁,性别差异不大,好发部位为股骨下端和胫骨上端。

骨巨细胞瘤按分化程度可分为三级:1级,基质细胞颇稀疏,核分裂少,多核巨细胞甚多;2级,基质细胞多而密集,核分裂较多;3级,以基质细胞为主,核异形性明显,分裂极多,多核细胞很少。因此1级偏良性,2级为侵袭性,3级为恶性。虽然肿瘤的生物学行为、良恶性并不完全与病理分级一致,但分级对肿瘤属性和程度的确定及治疗方案的制订有较大程度的参考价值。

【临床表现】 主要的症状为疼痛和肿胀,与病情的发展相关,局部包块压之有乒乓球样感觉,病变的关节活动受限。

【影像学检查】 主要表现为骨端偏心位溶骨性破坏而无骨膜反应,病灶骨皮质膨胀变薄,呈肥皂泡样改变。

【治疗】 属G0T0M0~1者,以手术治疗为主,采用切刮术加灭活处理,植入自体或异体松质骨或骨水泥,但易复发。对于复发者,应作切除或节段截除术或假体植入术。属G1~2T1~2M0者,采用广泛或根治切除,化疗无效,对发生于手术困难部位如脊椎者可采用放疗,但放疗后易肉瘤变,应高度重视。

第四节 恶性肿瘤

一、骨肉瘤

骨肉瘤是起于骨间叶组织最常见的恶性骨肿瘤。多见于青少年,男性较多。好发于股骨下端、胫骨上端和肱骨上端,干骺端为好发部位。

【临床表现】 主要症状是局部进行性疼痛、肿胀和功能障碍。局部皮温增高,静脉扩张,有时可摸出搏动,可有病理骨折。病变进展迅速,全身健康逐渐下降至衰竭,多数病人在一年内有肺部转移。

【影像学检查】 骨质致密度不一,有不规则的破坏,表面模糊,界限不清。病变多起于干骺端,因肿瘤生长及骨膜反应高起形成 Codman 三角,有与骨干垂直方向的放射形骨针(日光射线)。

【治疗】 以手术为主的综合治疗。术前大剂量化疗,然后行骨肉瘤根治手术。有条件的病例可作局部广泛切除而保留肢体,术后继续大剂量化疗。近年来由于早期诊断,术前仔细分型,细心手术加上术前和术后的化疗,预后大为改观,五年存活率明显提高。

二、软骨肉瘤

软骨肉瘤是发生于软骨细胞的恶性骨肿瘤,有原发和继发两种,后者可由软骨瘤、骨软骨瘤恶变而来。好发年龄为 30 岁以上成年人;好发部位为长骨,其次为髂骨。

【临床表现】 发病缓慢,开始为隐痛,以后逐渐加重。肿块增长缓慢,可产生压迫症状。

【影像学检查】 为一密度减低的阴影,肿瘤软骨钙化是最基本且具有特征性的表现。

【治疗】 以手术治疗为主,方法与骨肉瘤相同。对放疗不敏感。预后比骨肉瘤好。

三、尤文肉瘤

尤文肉瘤是起源于骨髓的间充质细胞、以小圆细胞含糖原为特征的恶性骨肿瘤。好发年龄为儿童;好发部位为股骨、胫骨、腓骨、髂骨和肩胛骨等。

【临床表现】 主要症状为局部疼痛和肿块,肿块具有显著的压痛,伴有皮温升高、皮肤发红,可伴有全身症状如厌食、发热、寒战、白细胞升高及血沉增快等。

【影像学检查】 骨干发生较广泛的溶骨性浸润性骨破坏,骨皮质呈虫蛀样破坏;骨膜增生,有新骨形成,呈板层状或"葱皮状"现象。

【治疗】 对放疗极为敏感,经小剂量照射后,能使肿瘤迅速缩小,局部疼痛明显减轻,但由于尤文肉瘤易早期转移,单独应用放疗远期疗效差。化疗也很有效,但预后仍很差。现采用放疗加化疗和手术(保肢或截肢)的综合治疗,生存率已提高到 50% 以上。

四、转移性骨肿瘤

转移性骨肿瘤是指原发于骨外器官或组织的恶性肿瘤,通过血液循环或淋巴系统转移至骨骼,并继续生长,形成子瘤。好发年龄40~60岁,多来自远处的癌转移;儿童则多来自成神经细胞瘤。好发部位为躯干骨骼,常发生骨内转移的肿瘤依次为乳腺癌、前列腺癌、肺癌、肾癌等。

【临床表现】 主要症状是疼痛、病理性骨折和脊髓压迫,以疼痛最为常见。

【影像学检查】 可表现为溶骨性、成骨性(如前列腺癌)和混合型的骨质破坏,以溶骨型为多见。

【实验室检查】 溶骨性骨转移时,血钙升高;成骨性骨转移时,血清碱性磷酸酶升高;前列腺转移癌中,酸性磷酸酶升高。

【治疗】 为延长寿命、解除症状,需治疗原发癌和转移瘤。可采用化疗、放疗和内分泌治疗如睾丸摘除术、肾上腺皮质切除术和垂体切除术等;手术治疗以姑息手术为主。对于脊椎的转移性瘤可作固定手术,防止截瘫发生。为减少病人的痛苦,可采用"三步阶梯给药方案";对极难耐受的疼痛,可作姑息性截肢。

(王友华)

第二十二章 手的功能和解剖

手是人类进化的产物,也是创造世界文明的特殊劳动工具。行云流水似的演奏,天工神斧般的雕塑,均有赖于完美协调的手功能。手功能是建立在精细而复杂完整的手部解剖结构的基础上。当手遭受外伤时,最大限度地修复解剖结构,以恢复其功能是治疗的主要目标,熟练掌握及灵活运用手的功能解剖知识,是重要的基础。

一、皮肤和筋膜

感觉和运动是手的两个主要功能。为适应手的精细运动和灵敏的感觉功能,手部的皮肤、筋膜组织结构有其特殊性。

(一) 皮肤

1. 手掌和指掌侧皮肤

(1) 角化层较厚:角化层由多层扁平的角质细胞组成。角化层对多种物理和化学性刺激有很强的耐受力,能阻止异物和病原体侵入及耐受机械性摩擦。

(2) 皮肤弹性差不易移动:皮肤深面有许多垂直的纤维束将皮肤与浅筋膜、深筋膜、腱鞘和骨膜等深部结构相连。

(3) 皮肤无毛及皮脂腺:手掌侧皮肤有丰富的汗腺,无毛及皮脂腺。

(4) 皮肤有许多皮纹:手掌和手指掌侧皮肤的皮纹有粗纹和细纹两种。

(5) 皮肤神经末梢丰富:手掌和指掌侧皮肤的乳头层内有丰富的感觉神经末梢,尤其是在指端更加密集,因而有"手是人的第二双眼睛"之称。感觉神经末梢是感觉神经纤维的末端装置,又称为感受器。依其结构可分为游离感觉神经末梢和有被囊感觉神经末梢两类。游离感觉神经末梢:这类神经末梢多为有髓神经纤维和无髓神经纤维的终末支,分布到表皮、毛囊和筋膜中,其髓鞘消失,对致痛刺激感觉敏感。有被囊感觉神经末梢:这类感觉神经末梢外面有结缔组织被囊包绕,虽然只占皮肤感受器的小部分,但其存在于感觉较敏感的部位。

2. 手背和指背侧皮肤 为适应手的抓、握功能,手背侧皮肤表皮的透明层和角质层薄,真皮内含有大量的弹性纤维。因此,手背皮肤薄、柔软,富有弹性和伸缩性。

3. 指甲 指甲位于指端背侧,为扁平而有弹性的角质化上皮,由多层连接紧密的角质化上皮细胞凝集构成。其既有保护指端,赋予手指以美观的功能,又对于指功能的发挥起支持作用,但也是易受伤的部位。

(1) 指甲的形态:指甲呈半透明长方形板状,远端与皮肤脱离,为游离缘,近端埋在皮肤下方,称甲根。

(2) 指甲再生的组织学基础:指甲的再生来源于甲根和甲弧影下方的甲床,此处的甲床上皮厚,由多层上皮细胞组成,细胞分裂活跃,称为甲母质,为甲的生长区。

（二）筋膜

手部筋膜可分为浅筋膜和深筋膜。

1. 浅筋膜 手掌侧和背侧浅筋膜结构上有较大差异。

（1）手掌侧浅筋膜：手掌侧浅筋膜中的脂肪组织富有弹性，被伸入其间的纤维束分割成许多海绵状的皮下脂肪垫。

手指掌侧的浅筋膜：在近各指骨间关节处自关节囊和指骨的两侧各有一薄层纤维带，从指掌侧血管神经束背侧经外侧皮下止于手指背侧的皮肤，称为骨皮韧带；从血管神经束掌侧止于指掌侧皮肤，称为皮韧带。

（2）手背侧浅筋膜：手背侧浅筋膜薄而疏松，为疏松结缔组织，脂肪组织少，有较大的滑动性，有利于手的握持功能。手背外伤时，易发生皮肤撕脱伤。

2. 深筋膜及筋膜间隙 手部深筋膜包绕手的深层结构。掌侧与背侧的深筋膜在手的桡、尺侧互相连续。

（1）手掌侧深筋膜：可分为三部分，两侧的较薄弱，称为鱼际筋膜和小鱼际筋膜；中部的深筋膜特别发达，称为掌腱膜。

掌腱膜呈三角形，为有光泽的腱膜性纤维组织膜，其两侧分别与鱼际筋膜和小鱼际筋膜相连续，其尖端在近侧，并与掌长肌腱末端相连。掌腱膜浅面与浅筋膜及皮肤之间有许多垂直的纤维束紧密相连，构成了手掌浅面的重要保护屏障，减少了手掌皮肤的移动性，对手的握持功能大有裨益。

（2）手背侧深筋膜：手背深筋膜很薄，可分为浅、深两层，两层之间有指伸肌腱及腱鞘通过。浅层筋膜是伸肌支持带的延续，并与指伸肌腱结合，形成手背腱膜，其两侧分别附着于第二与第五掌骨。深层筋膜，又称骨间背侧筋膜，覆盖第二至第五掌骨及第二至第四骨间背侧肌表面。其在掌骨近端以纤维隔与手背腱膜相结合，远端在指蹼处，此处深浅两层筋膜彼此结合。

（3）手的筋膜间隙：手的筋膜间隙分为掌侧的鱼际间隙及掌中间隙，背侧的皮下间隙及腱膜下间隙。

鱼际间隙：位于掌部桡侧半，其周界为：前界至食指的指屈肌腱及第一蚓状肌；后界为拇收肌；桡侧界为掌腱膜发出至第一掌骨的筋膜隔；尺侧界为附于第三掌骨的筋膜隔，与掌中间隙相邻；近侧界为屈肌支持带近侧缘；远侧界到达鱼际纹的远端。此间隙沿第一蚓状肌管可通至手背侧。掌中间隙：位于掌部尺侧半，其周界为：前界是尺侧三指的指屈肌腱、腱鞘及蚓状肌；后界为尺侧两个半掌骨、骨间肌及其表面筋膜；桡侧界为与鱼际间隙分隔的筋膜隔；尺侧界为掌腱膜附于第五掌骨的筋膜隔，与小鱼际相邻；近侧界到屈肌支持带的远侧缘平面；远侧界至远侧掌横纹平面。此间隙经蚓状肌管可通往手背。上述两间隙是潜在性疏松结缔组织间隙，是临床上感染容易蔓延的途径。由于筋膜隔往往并不完整，因此相互之间常可通连。皮下间隙和腱膜下间隙：手背浅筋膜、手背腱膜（深筋膜浅层）和手背深筋膜深层三者间构成两个筋膜间隙，即手背皮下间隙和腱膜下间隙。两间隙常彼此通连，感染时可互相扩散，使整个手背肿胀。

二、肌肉和肌腱

运动手部的肌肉位于前臂和手部,而相应地分为手外在肌和手内在肌。

1. 手外在肌 均起始于前臂,止于手部,共有 15 块。依其功能可分为屈肌和伸肌两类,按其所在部位可分为前群和后群两组。

(1) 前群肌:前群肌共有 6 块,可分为浅、深两层。浅层为桡侧腕屈肌、掌长肌、指浅屈肌和尺侧腕屈肌,深层为拇长屈肌和指深屈肌。

1) 桡侧腕屈肌:起自肱骨内上髁的屈肌总起点及深筋膜。该肌主要功能是屈腕关节,与桡侧腕伸肌协同时使腕关节外展。该肌受正中神经支配。

2) 掌长肌:起于屈肌总起点及深筋膜,肌腹细小,以扁长肌腱止于屈肌支持带,有纤维与掌腱膜续连。其主要功能是协助屈腕。该肌受正中神经支配。

3) 尺侧腕屈肌:起端为两个头,肱头起自肱骨内上髁屈肌总起点及深筋膜,尺头起于尺骨鹰嘴的内侧缘和尺骨背侧面上部,两头之间有尺神经通过。该肌主要功能是屈腕关节,与尺侧腕伸肌协同时有内收腕关节作用。

4) 指浅屈肌:起端面宽,有两个头,肱尺头起自肱骨内上髁和尺骨冠突,桡头起自桡骨上 1/3 段的掌骨面。该肌腱分成 4 股,在前臂远端排列成浅、深两层。浅层肌腱分别至中指和环指,深层肌腱至示指和小指。指浅屈肌主要功能是屈近侧指骨间关节,在屈指后继续收缩;还可以屈掌指关节和屈腕关节。其血供主要来自尺动脉上段及尺侧返动脉的分支,受正中神经支配。

5) 指深屈肌:位于前臂尺侧,在指浅屈肌深面,起于尺骨掌侧面的上 2/3 和骨间膜。肌腹较大,可分为内、外两部。内侧部较大,至腕部肌腱分成 3 股,分别至中指、环指和小指;外侧部较小,主要起自骨间膜,除上端深部有纤维与内侧部交错外,基本上形成独立的肌腱至示指底。指深屈肌的主要作用为屈远侧指骨间关节,肌肉继续收缩可屈近侧指骨间关节和掌指关节,因此可以代替指浅屈肌的部分作用。受正中神经和尺神经的双重支配。

6) 拇长屈肌:起自桡骨掌侧面中部及骨间膜,肌纤维向远侧移行为长腱,经腕管外侧深层止于拇指远节指骨底掌侧。拇长屈肌还可使拇指内收,受正中神经支配。

(2) 后群肌:后群肌共有 9 块,分为浅、深两层。浅层由外侧向内侧为桡侧腕长伸肌、桡侧腕短伸肌、指伸肌、小指伸肌和尺侧腕伸肌,深层为拇长展肌、拇短伸肌、拇长伸肌和示指伸肌。

1) 桡侧腕长伸肌:起自肱骨外上髁嵴下 1/3、外上髁和深筋膜,肌束向下移行为长腱。该肌的主要作用为伸腕关节,与桡侧腕屈肌协同时有外展腕关节的作用。受桡神经支配。

2) 桡侧腕短伸肌:起于肱骨外上髁伸肌总腱起点,位于桡侧腕长伸肌与指伸肌之间,伴随桡侧腕长伸肌经过伸肌支持带的同一腱鞘,止于第三掌骨底的背侧面。此肌的主要作用为伸腕,与桡侧腕长伸肌和桡侧腕屈肌协同时有外展腕关节的作用。受桡神经支配。

3) 指伸肌:起于肱骨外上髁和深筋膜,肌腹到前臂下部移行为 4 条肌腱,分别至示指、中指、环指和小指,经伸肌支持带深面时,与示指伸肌腱占据同一腱鞘。该肌的主要作用为伸掌指关节、指骨间关节,并有协同伸及外展腕关节的作用。其受桡神经支配。

4) 小指伸肌:起于肱骨外上髁和深筋膜,肌腱经过伸肌支持带深面,与指伸肌至小指的腱束汇合构成指背腱膜后分别止于小指的中节和远节指骨底背面。该肌的主要作用为伸小指指骨间关节和掌指关节。其受桡神经支配。

5) 尺侧腕伸肌：起始有两个头，肱头起自肱骨外上髁，尺头起自尺骨上半的背侧和深筋膜，肌腱经过伸肌支持带深面的腱鞘后，止于第五掌骨底背面。该肌的主要作用为伸腕关节，有协同内收腕关节的作用。受桡神经的骨间后神经支配。

6) 拇长展肌：在旋后肌的外下方，起自桡尺骨中部背面及骨间膜。肌腱在前臂下外斜行跨过桡侧腕长、短伸肌腱的浅面，经伸肌支持带的深面时与拇短伸肌腱同处于一个腱鞘内（该腱鞘是腱鞘炎的多发部位之一，称为桡骨茎突狭窄性腱鞘炎），在手部止于第一掌骨底外侧。拇长展肌的作用与其名称并不相符，收缩时主要伸腕掌关节，并使前臂旋后和协助腕关节外展，而外展拇指的功能主要是拇短展肌的作用。其受桡神经支配。

7) 拇短伸肌：在拇长展肌的外下方，起自桡骨中部背面及骨间膜，向下外行跨过桡侧腕长、短伸肌的浅面，伴随拇长展肌腱，经伸肌支持带深面的共同腱鞘，止于拇指近节指骨底的背面，常有一束肌腱与拇长伸肌腱相连。该肌的主要作用为伸拇指掌指关节和指骨间关节。其受桡神经支配。

8) 拇长伸肌：在拇长展肌和拇短伸肌的下方，起自尺骨和骨间膜背面中部，经伸肌支持带深面的一个独立腱鞘斜行向桡侧，越过拇长、短伸肌腱浅面，在第一掌骨头处形成伸肌扩张部，止于拇指远节指骨底的背面及邻近关节囊。其受桡神经支配。拇长伸肌的主要功能是伸拇指指骨间关节，可协助伸拇指掌指关节和使拇指内收。其内收拇指的功能部分很有临床意义，例如在正中神经和尺神经麻痹的情况下，患者失去对掌的功能，若能利用该肌的拇指内收功能，仍可完成日常生活和工作的一些动作。

9) 示指伸肌：在前臂背侧下部，起自尺骨及骨间膜下部，肌腱经伸肌支持带深面时与指伸肌腱在同一腱鞘内。在手背，该肌腱位居指伸肌至示指肌腱的尺侧，在掌指关节处参与指伸肌扩张的指背腱鞘。该肌的主要作用为伸示指，有协助伸腕的功能。其受桡神经支配。

2. 手内在肌 手内在肌亦称手固有肌，起于手部，止于手部，共19块，均为较短小的肌肉，全部位于手的掌侧和掌骨间隙。手内在肌可分为鱼际部肌（外侧群）、掌中间肌（中间群）和小鱼际部肌（内侧群）三群。

（1）鱼际部肌：鱼际部肌是运动拇指的一组肌肉，在手掌外侧形成隆起，称为鱼际。共有4块肌，分为浅、深两层，浅层为拇短展肌和拇短屈肌，深层为拇对掌肌和拇收肌。肌的功能基本上与其名称一致。

1) 拇短展肌：浅居鱼际桡侧皮下，起于屈肌支持带远侧缘的桡侧半、大多角骨结节和手舟骨结节，止于拇指近节指骨底的桡侧、关节囊和桡侧籽骨，部分肌腱走向背侧参加伸肌腱扩张部的形成。拇短展肌跨越腕掌和拇指掌指关节。由于其从掌面斜向桡侧，故有使腕掌关节外展、屈的作用。该肌止于指背腱膜的纤维加强了伸拇指指骨间关节的力量，使捏物有力。故在正中神经损伤的病例中，常伴有伸拇指力减弱。若采用肌腱移位术重建拇外展功能，将移位的肌腱缝合固定于拇长伸肌腱的尺侧，即可使拇指外展，又加强了伸拇的力量。

2) 拇短屈肌：有浅、深两个头。浅头起于屈肌支持带远侧缘的桡侧、桡侧腕屈肌腱鞘和大多角骨结节，深头起自小多角骨和第二、第三掌骨底。浅、深两头之间有拇长屈肌腱通过。到掌指关节处，拇短屈肌腱止于拇指近节指骨底桡侧和桡侧籽骨，另有部分纤维附着于关节囊、掌骨及指背腱膜。

3) 拇对掌肌：位于拇短屈肌深面，起于屈肌支持带桡侧、大多角骨嵴及腕掌关节囊，肌纤维斜向桡侧，止于第一掌骨体掌面桡侧全长。

4) 拇收肌：位居深层，于拇指尺侧，有横、斜两头。横头起自第三掌骨掌面全长，斜头起自头状骨、小多角骨、屈肌支持带和桡侧腕屈肌腱鞘。两头肌束向前外侧会聚成一短腱，止于尺侧籽骨、关节囊、掌板、近节指骨底和指背腱膜。拇收肌斜头的肌纤维常与拇短屈肌深头的肌纤维融合，两者间无明显分界线。

(2) 掌中间肌：掌中间肌由位居掌中部及掌骨间隙的11块小肌肉组成，其中蚓状肌4块、骨间掌侧肌3块、骨间背侧肌4块。

1) 蚓状肌：位于掌中部，在掌腱膜深面，相应于指深屈肌腱的桡侧。第一、第二蚓状肌为单羽状肌，分别起自示指、中指指深屈肌腱的桡侧；第三、第四蚓状肌为双羽状肌，分别起自中指与环指、环指与小指的指深屈肌腱相邻侧。

蚓状肌的作用：由于其起自掌侧止于指背侧，越过掌指关节，故有屈掌指关节，伸指骨间关节的作用。

2) 骨间肌：骨间肌根据其对手指的运动功能和所在位置分为骨间掌侧肌和骨间背侧肌两组。手的纵轴是以中指为基准，手指离开中轴线的动作称为外展，向轴线靠拢的动作为内收。骨间掌侧肌为内收肌，骨间背侧肌为外展肌。由于拇指有独立内收和外展肌，故无骨间肌；小指有独立的外展肌，故无骨间背侧肌。

(3) 小鱼际部肌：小鱼际部肌是作用于小指的一组肌肉，在手掌部尺侧形成小的隆起，称小鱼际。小鱼际共有4块肌肉：位浅层的掌短肌和小指展肌；位深层的小指短屈肌和小指对掌肌。

1) 掌短肌：属于皮肌，位置表浅，位于小鱼际近侧皮下脂肪组织中。起于屈肌支持带尺侧和掌腱膜的尺侧，肌纤维稀疏横行，止于手掌尺侧缘的皮肤。此肌纤细、力弱，功能意义很小，收缩时见到小鱼际区皮肤略起皱襞。在豌豆骨桡侧，用手指按压尺神经，可见到掌短肌的作用引起的小鱼际尺侧皮肤收缩，称为掌短肌反射。尺神经损伤后，此反射消失。但应注意，约有20%的个体掌短肌缺如。

2) 小指展肌：位于浅部，在掌短肌的深面，起自豌豆骨远端、豆钩韧带和屈肌支持带，肌纤维斜向下内。其止腱扁平并分为两束，一束止于小指近节指骨底的尺侧，另一束止于小指的指背腱膜。此肌的主要作用为外展并屈小指掌指关节，伸指骨间关节。

3) 小指短屈肌：位于小指展肌的桡侧，起自钩骨钩及屈肌支持带，止于小指近节指骨底掌侧。此肌与小指展肌之间有尺动脉和尺神经的深支通过。其主要作用为屈小指掌指关节，尚有外展小指作用。

4) 小指对掌肌：位于小指展肌和小指短屈肌的深面，起自钩骨钩及屈肌支持带，肌纤维斜向内下方，止于第五掌骨掌面尺侧缘全长。其主要作用为牵引第五掌骨与第一掌骨相对，产生对掌作用。

小鱼际部肌受尺神经深支支配。尺神经在豌豆骨与钩骨钩之间分出尺神经深支，与尺动脉的深支伴行经小指短屈肌与小指展肌之间入手掌深部，在行程中分支至小鱼际部肌。

3. 肌腱、滑液囊和指腱鞘　手部的肌腱是连接前臂肌与指骨之间的致密胶原纤维结缔组织带,是肌肉的组成部分。肌腱本身不具有收缩能力,其传导肌肉收缩产生的力牵拉指骨,使之产生运动。可分为指屈肌腱和指伸肌腱。

(1) 指屈肌腱共有 9 条,由前臂的指屈肌延续而来,包括 1 条拇长屈肌腱 4 条指浅肌腱 4 条指深屈肌腱。

1) 指屈肌腱止端形态:指浅屈肌腱和指深屈肌腱在掌骨头平面进入指屈肌腱鞘。鞘内排列为浅腱在浅层,深腱在深层。指浅屈肌腱在近节指骨平面分叉,形成腱裂孔;指深屈肌腱穿过其间,且逐渐位于浅腱的浅层并变宽,在远节指骨止点处也较宽广。在指深屈肌腱的远段,常纵行分为两股平行的腱束。

腱纽是位于指屈肌腱鞘内的滑膜皱襞,从形态上可分为短腱纽和长腱纽。每一指屈肌腱均有短腱纽和长腱纽。

2) 指屈肌腱分区:指屈肌腱经过不同部位,肌腱周围的毗邻结构不同。临床上,不同部位肌腱损伤,其治疗原则、功能预后也有很大差异。因此,按指屈肌腱所处的位置进行分区具有临床意义。通常将指屈肌腱分为 5 个区:

a. 腱末端区(Ⅰ区或 TⅠ区):此区是远节指骨肌腱抵止部至中节指的中部(拇指为近节指骨中部),近长约 1.5cm。此区只有一条指深屈肌腱或拇长屈肌腱,被部分地包裹在腱鞘内。近节附着处有恒定的短腱纽,近节有良好的血供来源。肌腱的移动度小,断裂后行早期修复效果较好。

b. 鞘管区(Ⅱ区或 TⅡ区):亦称"无人区"。此区是从中节指骨中部至远侧掌横纹平面。在此区内有指浅、深 2 条屈肌腱。肌腱位于指屈肌腱鞘内,血供差。因此,此区肌腱损伤手术处理难度较大,效果也差。在拇指的"TⅡ区",虽然只有 1 条拇长屈肌腱,比较简单,但由于拇指掌指关节两侧有 2 枚籽骨夹持,形成狭窄通道,在病理情况下,易与拇长屈肌腱发生粘连。

c. 手掌区(Ⅲ区或 TⅢ区):此区从远侧掌横纹至屈肌支持带远侧缘。在这段内,拇指和小指的屈肌腱分别有单独的桡、尺侧滑液囊包裹;中部 3 指的屈肌腱位于疏松结缔组织间隙内,外被以腱旁组织,有蚓状肌起于指深屈肌腱。

d. 腕管区(Ⅳ区):位于腕管内,处于狭窄的通道中。此区 9 条屈肌腱和正中神经挤在一起,是容易引起神经卡压综合征的部位。

e. 前臂区(Ⅴ区):位于屈肌支持带上方的肌腱区。这一区段的结构间疏松结缔组织较多,施行肌腱修复术较容易,术后粘连轻,对肌腱的滑动功能影响小。

(2) 滑液囊与指屈肌腱鞘:滑液囊与指腱鞘为屈肌腱的特化辅助结构和支持组织,利于肌腱经过特别部位。

1) 滑液囊:位于腕掌部,分桡侧滑液囊和尺侧滑液囊。桡侧滑液囊:起于距屈肌支持带近侧约 2.5cm 处,包绕拇长屈肌腱,经屈肌支持带的深面、腕管的桡侧通过手掌,延续为拇指的指屈肌腱鞘。尺侧滑液囊:又称屈肌总腱鞘,是一个较为宽大的滑液囊。在旋前方肌远侧缘平面包绕示指、中指、环指和小指的指浅、深肌腱,经屈肌支持带深面向掌部延伸。通常中间 3 指的指屈肌腱滑液囊到掌中部为止,而小指的屈肌腱滑液囊和小指的指腱鞘相连续。

2) 指屈肌腱鞘:指屈肌腱鞘由腱滑液鞘和腱纤维鞘两部分组成。

a. 腱滑液鞘:是包绕指屈肌腱的双层套管状滑液囊。示指、中指和环指的腱滑液鞘从掌指关节的近侧向远侧延伸,跨过 3 个关节,达远节指骨底。拇指和小指的腱滑液鞘分别与桡、尺侧滑液囊相连续。腱滑液鞘分为脏层和壁层包绕肌腱,其中壁层紧贴腱纤维鞘的内面。脏、壁两层在鞘的两端密闭,在肌腱的背侧与指骨间有腱系膜相连,即腱纽,其中有出入肌腱的血管、神经。

b. 腱纤维鞘:为适应手指灵巧的活动功能,防止肌腱牵拉时出现"弓形指",指屈肌腱远段均被约束在骨纤维鞘管内。腱纤维鞘是由指骨掌侧面的骨膜、关节囊前方的掌板和坚韧的结缔组织围成的骨纤维管道。鞘管的不同部位,与其所处的功能位置相适应,其纤维层增厚形成一系列具有重要生物力学特性的滑车系统。

据王洛夫、张正治等报道,示指、中指、环指和小指滑车系统有 5 个环形滑车(分别为 A1、A2、A3、A4 和 A5 滑车)、4 个交叉滑车(分别为 C0、C1、C2 和 C3 滑车)和 1 个掌腱膜滑车组成。

环形滑车主要由横行纤维组成,根据纤维附着部位的不同,又可分为骨滑车和掌板滑车。A2 和 A4 滑车主要附着于指骨,属骨滑车 A1、A3、A5 滑车主要附着于关节掌板,属掌板滑车。

A1 滑车宽 7.1mm,位于掌指关节部位,纤维横行,主要附着于掌指关节掌板,远端少部分纤维附着于近节指骨底及外侧髁。其近端较厚,向远端逐渐变薄。

A2 滑车最宽,为 16.8mm,其组成以横行纤维为主,近侧部可见交叉纤维,近端较薄,远端最厚(1mm),中间随近节指骨弯曲稍凹向背侧,故 A2 滑车与肌腱紧密相贴。A2 滑车附着于近节指骨的近端 3/5~2/3 部位,近侧部分的纤维斜向近节指骨底外侧汇聚并附着。远端游离,通过游离缘滑膜从内面向掌侧、近侧返折形成一较大的滑膜凸出。

A3 滑车宽 3.4mm,位于近侧指骨间关节部位,比较薄弱。A3 滑车附着于近侧指骨间节掌板,附着部较宽,中间较窄。

A4 滑车较发达,宽 6.3mm,中间部最厚(约 1mm),两侧稍薄(约 0.5mm),附着于中节指骨上半段的远侧 1/2。

A5 滑车位于远侧指骨间关节部位,通常比较薄弱,附着于远侧指骨间关节掌板。

上述 A1、A3 滑车位于关节前方,对防止关节屈曲时"弓弦指"有重要作用;A2、A4 滑车位于关节之间,对肌腱的牵拉方向起导向作用。

腱纤维鞘滑车系统的存在,从生物力学角度进行分析,其功能是为肌腱的滑动提供了力学止点,改变力的方向,有利于发挥肌腱滑动的功效。因此,临床上应重视对滑车系统的修复与重建。从滑车的形态结构和功能来看,应特别重视位于重要位置的滑车(A2 和 A4)及拇指的斜行滑车的修复与重建。

(3)指伸肌腱:手指的伸展功能更为复杂,既有手外在肌的作用,又有手内在肌腱的参与,两者极为巧妙地分布和结合,是正常手指伸展功能的基础。指伸肌腱通常分为桡侧组和尺侧组。桡侧组与拇指运动有关,有拇长伸肌腱和拇短伸肌腱;尺侧组与示、中、环、小指的伸指运动有关,包括 4 条指伸肌腱、示指伸肌腱和小指伸肌腱。

1)指伸肌腱的形态特点:①指伸肌腱均起于前臂背侧伸肌的远端,在腕背部经伸肌支持带的深面,通过不同的 4 个腱滑液鞘走向手背;在手背和指背侧位置表浅,均走行于皮下,在手外伤时容易受损伤。②除中指和环指是一条伸肌腱外,其他指均为 2 条。除拇指的 2 条伸肌腱走行方向不同外,示指和小指伸肌腱与至这两指的指伸肌腱合并,其止点和形成结构没有明显区别。③在手背侧,指伸肌的 4 条肌腱之间常有不同类型的腱间结合纤维相连。腱间结合具有加强指伸展运动的稳定性和限制各指单独活动的功能。其中以环指和小指的单独活动受限更为明显。④指伸肌腱除腕部位于指伸肌腱鞘内段属有滑膜肌腱外,余部均属无滑膜肌腱。

2) 指伸腱器的组成:指伸腱器又称指背腱膜,位于掌指关节以远手指背侧,由手外在肌的指伸肌腱和手内在肌腱及其固定纤维结构共同组成。

三、血管和淋巴管

手部的血液供应主要来源于尺动脉和桡动脉,尚有骨间前动脉和骨间后动脉的分支,3.7%的个体有正中动脉。这些血管在腕部形成动脉网,掌部形成动脉弓。动脉网与动脉弓之间存在众多的交通支吻合,构成交通畅通渠道,保证手在捏、持、抓、握等多种功能位上仍能保持充分的血供。

1. 动脉

(1) 腕掌网:腕掌网位于旋前方肌远侧与掌骨底之间,指屈肌腱鞘深面。动脉网的组成为:近侧的分支来自桡、尺动脉和骨间前动脉的腕掌支;远侧的分支来自掌深弓的返支。动脉网分支营养桡骨与尺骨下端、腕骨和腕部的关节掌侧。

(2) 腕背网:腕背网位于指伸肌腱深面。其近侧分支来自桡、尺动脉和骨间前动脉腕背支,远侧分支来自掌深弓的穿支。发出分支营养桡骨与尺骨远端、腕骨以及腕关节背面。腕背网的远侧发出第二、三、四掌背动脉,分出指背动脉供应相应指近节背侧。当腕背网损伤时,由于断裂的掌深弓穿支易回缩至手掌,造成拇收肌后间隙的血肿。

(3) 掌浅弓:掌浅弓由尺动脉的终支与桡动脉的末梢分支之一(掌浅支、拇主要动脉或示指桡侧固有动脉)吻合形成。血供来源以尺动脉终支为主。

1) 掌浅弓的类型:由于掌浅弓的组成变异较多,根据其参与组成的动脉为依据,可归分为下述 4 种类型:

a. 尺动脉型:掌浅弓主要为尺动脉终支所构成。桡动脉掌浅支细小,常消失于鱼际肌内。尺动脉终支末端与示指桡侧固有动脉或拇主要动脉之间有较粗的吻合支。此型国内资料统计约占 50%。

b. 桡尺动脉型:由尺动脉终支与桡动脉掌浅支吻合形成,为教科书描述的类型,约 44%。正中尺动脉型:由粗大变异的正中动脉与尺动脉终支组成,约占 5%。以中指中轴为界,各分布于手掌的桡侧半和尺侧半。

c. 桡正中尺动脉型:较少见,约占 1%。有两种情况:一为桡动脉掌浅支、正中动脉及尺动脉终支均呈直干入掌部,三者间借细支相连;二为桡动脉掌浅支与正中动脉在掌桡侧半吻合成弓,由弓的凸缘分支供应拇、示指相对缘和示、中指的相对缘,而尺动脉终支单独入手掌分支供应尺侧两个半指。

2) 掌浅弓的分支:掌浅弓由尺侧至桡侧依次恒定分出小指尺掌侧固有动脉,3 支指掌侧总动脉,部分示指桡侧固有动脉,拇指桡掌侧、尺掌侧固有动脉。

3) 掌浅弓的位置:位于掌腱膜及掌短肌的深面,小指短屈肌、指掌侧总神经、指屈肌腱和蚓状肌的浅面。弓凸向远侧。其体表投影为掌正中线的中点向豌豆骨桡侧缘所作的弧形连线。

(4) 掌深弓:掌深弓由桡动脉终支与尺动脉深支吻合组成。桡动脉终支外径为1.7~3.4mm(平均2.4mm),尺动脉深支外径为0.6~2.8mm(平均1.3mm)。

1) 掌深弓的类型:掌深弓的组成较恒定。根据桡动脉终支末端与其他动脉是否存在吻合,而分为完全型和不完全型。

a. 完全型:桡动脉终支与尺动脉深支或其他动脉分支吻合,占95%。

b. 不完全型:桡动脉终支的末端与其他动脉分支未见明显的吻合,掌深弓不完整,占5%。

2) 掌深弓的分支:掌深弓的凸侧恒定发第二、三、四掌心动脉,沿相应的掌骨间隙前行,至掌指关节处,与相应的指掌侧总动脉吻合。掌深弓在第二、三、四掌骨间隙处发出穿支参与腕背动脉网的组成;在弓的凹侧发数支返支走向近侧,参加腕掌侧网的组成。

3) 掌深弓的位置:桡动脉从第一骨间背侧肌两头之间至掌侧深面,在拇收肌深面向尺侧横行,跨过第二掌骨及骨间肌前面,从拇收肌横头与斜头之间至肌的前面,跨第三、四骨间肌近端,在第五掌骨底附近与尺动脉深支吻合。掌深弓位于指屈肌腱、蚓状肌与骨间肌、第二至第四掌骨底之间,其凸缘比掌浅弓高1.5cm。掌深弓有2条静脉和尺神经深支伴行。

(5) 掌背动脉:掌背动脉有4支,位于相应的掌骨间隙背侧,行于指伸肌腱与骨间背侧肌之间。第一掌背动脉多由桡动脉腕背段穿第一骨间背侧肌两头之间前发出,沿第一骨间背侧肌浅面行向远端,分为2~3支,其中拇指尺侧指背动脉和示指桡侧指背动脉较恒定。第二、三、四掌背动脉多由掌深弓的近侧穿支与腕背网远侧的交通支吻合形成,其中第二掌背动脉30%为桡动脉腕背支的直接延续,4%为骨间前动脉腕背支的延续。这两种来源的动脉较粗(外径1.4mm左右)且较长(4.5~7.0mm)。第二、三、四掌背动脉在相应骨间背侧肌浅面行向远侧,于掌骨头平面分为2支细小的指背动脉,并有分支在指蹼间隙与指掌侧总动脉吻合,是设计第二、三、四掌背动脉逆行手背岛状皮瓣的基础。

(6) 手指动脉:手指的掌侧和背侧共有对称性分布的4条动脉,即2条指掌侧固有动脉和2条指背动脉。指掌侧固有动脉管径粗大,是手指的主要血供来源,而指背动脉较细小。

1) 指掌侧动脉:拇指掌侧的动脉包括拇主要动脉、拇指桡掌侧固有动脉和拇指尺掌侧固有动脉。拇主要动脉出现率为93.7%,其起始有3种:①起自桡动脉(掌深弓始端),占43.5%;②起自桡动脉腕背段,占3.2%;③起自掌浅弓,占45.3%。大多数拇主要动脉经拇收肌横头和斜头之间,通过拇短屈肌深头至拇长屈肌腱鞘深面分为终支,75%在此分为拇指桡掌侧固有动脉、尺掌侧固有动脉和示指桡掌侧固有动脉。6.3%的拇主要动脉缺如,其拇指桡掌侧固有动脉和尺掌侧固有动脉则分别起自掌深弓或掌浅弓。拇主要动脉外径为$(1.5±0.5)$mm。

拇指桡掌侧固有动脉起始后经拇长屈肌腱鞘深面至其桡侧,绕拇短屈肌深头游离缘,经桡侧籽骨与拇长屈肌腱鞘之间行向指端。拇指尺掌侧固有动脉发出后经拇长屈肌腱鞘的尺侧,越过拇收肌的止端和尺侧籽骨,沿拇长屈肌肌腱尺侧走向指端。

拇指桡掌侧与尺掌侧固有动脉在近节指远侧1/3平面向掌侧发出分支,与对侧的相应分支吻合形成指掌弓。该弓位于拇长屈肌腱鞘深面与指骨膜之间,向背侧发出数支穿动脉、关节支、腱支和皮支。在远节指,两侧的动脉逐渐转向内侧,两支终动脉吻合成指端动脉弓。该弓位于拇长屈肌腱止点与指骨粗隆之间的指腹组织内。在距甲上皮近侧约6mm

处,两侧的动脉向背侧发出吻合支,形成指背动脉弓,位于指背腱膜浅面组织内。指端动脉弓发出 4~6 支细小分支分布于甲床根部及其浅面的甲襞组织。

示指桡掌侧固有动脉来源较复杂,可归纳为 3 种:①从桡动脉掌深弓系统发出,占 34.4%;②从尺动脉掌浅弓系统发出,占 59.3%;③由掌深弓和掌浅弓分支共同形成,占 6.3%。示指尺掌侧固有动脉绝大多数(87%)为指掌侧总动脉的分支,少数(13%)为掌深弓的分支。

中指、环指和小指桡掌侧固有动脉通常均由指掌侧总动脉发出。小指尺掌侧固有动脉直接发自掌浅弓。指掌侧总动脉在掌骨头平面分叉,分为两条指掌侧固有动脉。指掌侧总神经分为两条指掌侧固有神经的部位在动脉分叉的近侧约 1.5cm(相当于掌远纹)处。指掌侧固有神经与指掌侧总动脉约成 30°。角向远端走行,至掌指关节水平面动脉和神经伴行,沿指屈肌肌腱两侧行向远端。指掌侧固有动脉和神经的位置及排列关系恒定,以各指中轴为准。

2) 指背动脉:拇指指背动脉有 2 支,即拇指桡侧指背动脉和拇指尺侧指背动脉。拇指桡侧指背动脉为桡动脉腕背段的分支,外径约 0.7mm,沿拇短伸肌腱走行;拇指尺侧指背动脉为第一掌背动脉的分支,外径 0.8mm 左右,沿拇长伸肌腱走行。两者分布于拇指近端。示指、中指、环指和小指指背动脉,为各掌背动脉在指蹼处分出的 2 支细小动脉,分布于近节指背,并与指掌侧固有动脉有交通吻合。小指尺侧指背动脉为尺动脉腕背支的恒定分支,外径为 0.5mm。

2. 淋巴管 手部的淋巴管丰富,而淋巴结很少,仅在掌深弓周围偶见 1~2 个小淋巴结。手部淋巴管的分布特点、淋巴液的回流与静脉相似,也可分为浅、深淋巴管。按其所在部位可分为手指、手掌和手背三部分。

四、神　　经

手部的神经分布,主要是正中神经、尺神经、桡神经浅支和前臂外侧皮神经。这些神经均发出感觉神经分布于手的皮肤和关节,其中正中神经和尺神经尚发出运动神经支分布于手的内在肌。它们的分布范围常有重叠和变异,这在临床诊治中应予注意。

1. 正中神经 正中神经在腕前区位置浅在,位于桡侧腕屈肌与掌长肌腱之间,或在掌长肌腱的深面指浅屈肌腱的外侧,经腕管进入手掌。正中神经在腕及掌部的重要分支均在该神经的桡侧发出,故行正中神经探查术时,应沿神经的尺侧缘分离,可避免损伤其分支。

(1) 正中神经掌皮支:正中神经掌皮支是在屈肌支持带的近侧从正中神经前面发出的,是一细小的皮支,分布于腕部、掌中部及鱼际区皮肤。

(2) 腕管段:在腕管内,正中神经干位置较浅,紧贴屈肌支持带(腕横韧带),位桡、尺侧滑液囊之间。

腕管是一个狭窄坚韧的骨纤维性隧道,缺乏伸展性和对压力的缓冲作用,其内有 9 条指屈肌腱和正中神经。任何原因引起管内容积增加,均可导致管内压力增高。由于正中神经的位置总是直接与屈肌支持带相接触,而此支持带坚韧,缺乏弹性,质地较硬,神经的质地又柔软,故易受到压迫,出现正中神经受压的症状,称为腕管综合征。

(3) 正中神经掌部分支正中神经通过腕管进入手掌后,在紧靠屈肌支持带远侧缘分为较粗大的桡侧股和稍细的尺侧股。

2. 尺神经 尺神经在前臂远侧位置表浅,位于指浅屈肌与尺侧腕屈肌腱之间,尺动、静脉的内侧。其有以下分支分布到手部。

(1) 尺神经掌皮支。

(2) 尺神经手背支。

(3) 尺神经管段:尺神经干进入掌部,要经过腕部的骨纤维性隧道称为尺神经管。尺神经管的构成是:尺侧为豌豆骨和尺侧腕屈肌腱;桡侧为钩骨钩和屈肌支持带;底部为豆钩韧带;顶为腕掌侧韧带。尺神经管长约 2.0cm。尺神经管的上口(入口)在断面上呈三角形,其尺侧为豌豆骨近侧,底为屈肌支持带,顶为腕掌侧韧带;下口(出口)尺侧为豌豆骨远侧,桡侧为钩骨钩,底为豌豆钩韧带,顶为腕掌侧韧带及掌短肌。管内有尺神经和尺动脉主干。管被小鱼际肌腱弓分为浅、深两部分,浅层内有尺神经浅支和尺动脉终支;深层即豆钩管,内有尺动脉深支和尺神经浅支。尺神经管是一个缺乏扩张缓冲的通道,各种引起管内压力增高的因素均有可能导致尺神经受压迫,从而产生尺神经管综合征。

(4) 尺神经浅支。

(5) 尺神经深支:尺神经深支为运动支,与尺动脉深支及掌深弓伴行。尺神经深支穿过小指展肌与小指屈肌之间,位于小指屈肌和小指对掌肌的深面,发出分支支配小鱼际诸肌;再斜行横向手掌桡侧,位骨间肌与指屈肌腱之间,沿途发出分支至第三、四蚓状肌和全部骨间肌。在拇收肌两头之间,发出分支至拇收肌及拇短屈肌深头。

3. 手指的神经分布 手指神经有掌侧和背侧两组。

(1) 指掌侧固有神经:指掌侧固有神经来自正中神经和尺神经的分支,分布于各指的掌侧,发分支至指掌侧和指侧面的皮肤及指骨间关节。来自正中神经的指掌侧固有神经,在近节指骨基部均恒定地发一支横径 1.0mm 左右的背侧支,从指侧面斜行走向远侧指骨间关节背侧,分布于示指、中指和环指中、远节指背面的皮肤。

(2) 指背神经:指背神经来自桡神经浅支、尺神经手背支、前臂外侧皮神经。拇指桡侧和尺侧指背神经较粗,在掌指关节平面横径分别为 1.1mm 和 1.3mm,分布到整个指背皮肤。小指桡侧和尺侧指背神经,在掌指关节平面,其横径分别为 0.8mm 和 0.9mm,分布到远节指。示指、中指和环指桡侧指背神经细小,横径为 0.3~0.5mm,90%仅分布至近节指皮肤;这些指的中、远节由指掌侧固有神经背侧支分布。

五、骨

手骨由 27 块骨组成,分为腕骨(8 块)、掌骨(5 块)和指骨(14 块)。桡骨和尺骨属前臂骨,它们的下端参与桡腕关节和桡尺远侧关节的组成。

1. 桡、尺骨的下端 桡、尺骨下端的形态桡骨下端粗大,参与桡腕关节和桡尺远侧关节的组成。尺骨下端较小,仅参与桡尺远侧关节的组成。

(1) 桡骨下端宽阔,近似四方形。其掌侧较厚,大部为旋前方肌所附着,在鱼际上方2cm 处可触及隆起的下缘,为腕掌侧韧带附着处。桡骨下端背面隆突,在中间有纵行隆起的背结节。该结节在皮下很易触及,是一个明显的骨性标志。背结节的内侧和外侧均有数条纵行的浅沟,容伸肌腱通过。背侧的下缘为腕背侧韧带附着处。内侧为半月形凹陷的尺切迹,与尺骨头环状关节面相关节。外侧粗糙,有呈锥状突向下方的桡骨茎突,其基部和尖端分别有肱桡肌腱和桡侧副韧带附着。茎突的外侧面有容拇长展肌腱和拇短伸肌腱通过的浅沟,此沟浅而窄,粗糙不平,沟面覆以腕背侧韧带。所以,通过此腱沟的上述两条肌腱的腱鞘是手部腱鞘炎的好发部位,即桡骨茎突狭窄性腱鞘炎。桡骨的下面,为光滑的腕关节面(下关节面)。被一微小嵴分为呈四边形的内侧面和呈三角形的外侧面,前者与月骨相关节,后者与手舟骨相关节。腕关节面向掌侧倾斜 $10°\sim15°$ 向尺侧倾斜 $20°\sim25°$。当桡骨下段骨折时,上述角即发生改变;如复位不好,可造成腕部的功能障碍。桡骨下端因骨体突然变宽变薄,同时骨松质较多,故易发生 Calles 骨折和 Smith 骨折。

(2) 尺骨下端:为较膨大的尺骨头和向下锥状突出的尺骨茎突。尺骨头呈球形膨大,周缘为略凸而光滑的环状关节面,与桡骨的尺切迹相关节。正常情况下,尺骨头至桡骨尺切迹为 $5\sim8mm$。有骨关节病变时,此距离可变宽,边缘不整齐。头的下面光滑,为三角形关节盘覆盖。尺骨茎突位于尺骨头的背内侧,尖端圆隆,有尺侧副韧带附着。其背侧与尺骨头之间的纵行浅沟有尺侧腕伸肌腱通过。茎突的底部有三角形关节盘的尖端附着。尺骨茎突在前臂旋前位时较明显。当桡尺远侧关节脱位时,茎突可显著突向背侧。正常情况下,桡骨茎突比尺骨茎突低 $1.0\sim1.5cm$。

2. 腕骨 腕骨的形态结构特点。

腕骨由 8 块短骨组成,排列成近侧列和远侧列,每列 4 块。由桡侧向尺侧的排列次序,远侧列依次为大多角骨、小多角骨、头状骨和钩骨,近侧列依次为手舟骨、月骨、三角骨和豌豆骨。近侧列的 4 块骨由韧带连接在一起,使其近侧形成一个向上凸的椭圆形关节面,与桡骨下端的腕关节面和关节盘构成桡腕关节;而远侧列腕骨的远端与掌骨底形成腕掌关节。

归纳起来,腕骨有以下形态结构特点:①体积小,呈不规则立方体形;关节面多,骨膜附着面小。②构造以骨松质为主,表面的骨密质极薄。③ 8 块腕骨中仅月骨的掌侧面宽,背侧面隆突,掌侧面凹陷,形成腕骨沟同时也构成了月骨易发生前脱位的结构基础。④远侧列腕骨之间以及近侧列的三角骨被众韧带紧密连接,远侧列腕骨远侧端与掌骨底(第二至第五掌骨)连接紧密,骨与骨之间的活动度很小;而月骨和手舟骨近侧端参与桡腕关节组成,大多角骨远端参与拇指腕掌关节组成,其活动范围较大。⑤腕骨的排列结构与力的传递有关,握拳时,拳头所接受的冲击力沿第三掌骨传递给头状骨,头状骨再经月骨传递至桡骨。⑥手舟骨的形态为腰部细,两端大;月骨的活动度最大,关节面最宽;头状骨的体积最大,稳定性最好,可承受冲击力的能力也最强;豌豆骨最小,与三角骨组成关节,不参与桡腕关节的组成。

3. 掌骨 掌骨的形态特点掌骨为短管状骨,共有 5 根。每根掌骨均分为底、体和头三部分。底上面的关节面与腕骨相关节,两侧与相邻的掌骨底相接(第一掌骨除外)。掌骨体呈棱柱形,微向背侧弯凸,其内、外侧面略凹陷,有骨间肌附着。掌骨头半球形的关节面与近节指骨底构成掌指关节。此关节面的大部分位于掌侧面,小部分位于背侧面掌骨头的两侧各有 2 个小结节。掌侧结节之间的浅窝,有掌指副韧带附着;背侧结节之间平坦呈三角形,有指伸肌腱通过。

(1) 第一掌骨:为掌骨中最粗短者。底的上面为鞍状关节面,与大多角骨相关节,关节面从内侧到外侧呈凸状,从掌侧到背刷呈凹状,适应拇指的对掌功能。底的两侧无关节面,不与相邻的掌骨底接触。底外侧的小结节为拇短展肌附着;底内侧面粗糙,为拇短屈肌附着。体较粗,中部厚为6~11mm。体的外侧面有拇指对掌肌附着,内侧面上有滋养孔。头的关节面近似四方形,曲度较其他掌骨小,与拇指近节指骨底形成屈戍关节。掌侧的2个小结节与2个籽骨相接。

(2) 第二掌骨:为掌骨中最长者。底部宽而粗糙,有多个滋养孔。底的上面有3个关节面:外侧的较小,呈卵圆形,与大多角骨相关节;中间的对应小多角骨;内侧的较长,与第三掌骨底组成掌间关节。底的背侧有桡侧腕长、短伸肌附着,掌侧有桡侧腕屈肌附着,内侧为掌骨间韧带的止点。体的外侧面上部有第一骨间背侧肌附着,内侧面上部有第二骨间掌侧肌和背侧肌附着。头大而不规则,与示指近节指骨底相关节。

(3) 第三掌骨:其粗细与第二掌骨相似,但略短。底上面的关节面与头状骨相关节;背侧有一突起,称茎突,有桡侧腕短伸肌附着;掌侧面有拇收肌附着;内侧面有2个卵圆形的小关节面,与第四掌骨底相关节;外侧面有一个小关节面,与第二掌骨底相关节。底的掌、背侧面均有多个滋养孔。体的背侧面是骨间背侧肌的起点,掌侧面近侧是拇收肌的起点。头圆而凸,与中指近节指骨底相关节。

(4) 第四掌骨:其较第三掌骨短而细。底的上面两侧有平坦的关节面,内侧的较大,与钩骨相关节;外侧的较小,与头状骨相关节。底的外侧面有2个小卵圆形关节面,与第三掌骨底相关节;内侧的略凹关节面,与第五掌骨底相接。头和体形态与第三掌骨相似。头与环指近节指骨底相关节。体有3块骨间肌附着,外侧面有滋养孔。

(5) 第五掌骨:其粗细与第四掌骨相仿,但较短。底的上面为鞍状关节面,其内、外侧之间为凹面,掌、背侧之间为凸面,与钩骨相关节。因此,它较第二、三、四掌骨活动度大,约有30°的活动度。底的外侧面有半月形的关节面,与第四掌骨底相关节;内侧有一结节,为尺侧腕伸肌附着;掌侧面较粗糙,有韧带附着。头和体的形态与第四掌骨相似。头与小指近节指骨底相关节。体的背侧有骨间背侧肌附着,外侧面有滋养孔。

4. 指骨 指骨的形态指骨为小管状骨,共14根。拇指2节,其余4指均为3节。分为近节指骨、中节指骨和远节指骨,而拇指只有近节和远节指骨。每节指骨分为底、体和头(亦称滑车,远节指骨为指骨粗隆)三部分。底上面有凹陷的关节面,头较狭窄而呈滑车状,底与头之间为体。体的掌侧面略凹陷,背侧面凸隆,横断面呈半月形。

(1) 近节指骨:长3.5~4.5cm。底的上面为卵圆形凹陷的关节面,与掌骨头形成掌指关节。底的两侧有掌指副韧带和骨间肌附着。背侧有一嵴,是掌指关节囊附着处,在拇指有拇短伸肌腱附着;嵴的下方为指伸肌腱分裂处的止点。体的边缘粗糙,有指屈肌腱鞘附着,体与滑车交界处有数个滋养孔。头的中部凹陷,两侧凸隆,与中节指骨底组成关节;外侧面有侧副韧带附着。

(2) 中节指骨:长2.5~3.0cm。底上面的关节面两边微凹,中间有一微嵴,与近节指骨的滑车关节面相适应。底的背侧与关节面交界处有一横嵴,为指伸肌中央腱的止点。掌面外侧突出,有侧副韧带附着。体的掌面两侧有指浅屈肌腱附着,滋养动脉位于其深面,故肌腱的活动对骨的血供无影响。头较近节指骨的小,与远节指骨底相关节。

(3) 远节指骨:底上面的关节面略凹陷,与中节指骨头相关节。掌侧面平坦而粗糙,有指深屈肌腱附着;背侧面有指伸肌腱附着。远侧端向两侧稍扩展,掌侧有呈蹄铁形的粗糙面,称远节指骨粗隆。拇指远节指骨较其他指长而宽,其底部掌面有拇长屈肌腱附着,背侧中央突起,有拇长伸肌腱附着。中指的远节指骨比示指、环指和小指的远节指骨长1~2cm,而示指的远节指骨较中指、环指和小指的宽,以适应捏物的功能。

5. 手外伤的检查　手外伤一般较少引起全身症状,但严重手外伤不仅可能引起严重的全身症状,而且可能合并身体其他部位的损伤,检查时,应首先检查病人的全身情况。特别注意有可能危及病人生命的重要部位和重要器官的损伤,手部进差亦应系统而全面,以便术前对手部重要组织的损伤全面了解和正确判断,为其处理做好充分的思想、物资和器材准备。

(1) 皮肤损伤的检查:包括以下三个方面:

1) 了解创口的部位和性质:根据局部解剖关系,初步推测皮下各种重要组织如肌腱、神经、血管等损伤的可能性。

2) 皮肤缺损的估计:创口皮肤是否有缺损,缺损范围大小,能否直接缝合和直接缝合后是否会影响伤口愈合。

3) 皮肤活力的判断:损伤的性质是影响损伤皮肤活力的重要因素,如切割伤,皮肤边缘活力好,创口易于愈合。碾压伤,可致皮肤广泛撕脱,特别是皮肤剥脱伤,皮肤表面完整,而皮肤与其下的组织呈潜行分离,皮肤与其基底部的血循环中断,严重影响皮肤的存活,应予高度重视。下列方法可以帮助判断皮肤的活力:

a. 皮肤的颜色与温度:如与周围一致,则白色活力正常,如损伤局部呈苍白,青紫且冰凉者,表示活力不良。

b. 毛细血管回流试验:即按压皮肤表面时,皮色变白,放开按压的手指后,皮色很快恢复红色者,表示活力良好,皮色恢复缓慢,甚至不恢复者,则活力不良或无活力。

c. 皮瓣的形状和大小:舌状皮瓣和双蒂桥状皮瓣活力良好,分叶状或多角状皮瓣其远端部分活力常较差,缝合后其尖端部分易发生坏死。

d. 皮瓣的长宽比例:撕脱的皮瓣除被撕脱的部分有损伤外,其蒂部所来的血供也会有不同程度的损伤。因此皮瓣存活的长宽比例要比正常皮肤切取皮瓣时为小,应根据皮肤损伤的情况而定。不能按常规的长宽比例来决定损伤皮肤的去留。

e. 皮瓣的方向:一般来讲,蒂在肢体近端的其活力优于蒂在远端者。

f. 皮肤边缘出血状况:修剪皮肤边缘时,有点状鲜红色血液缓慢流出,表示皮肤活力良好。如皮肤边缘不出血,或流出暗紫色血液者,其活力差。

(2) 肌腱损伤的检查:肌腱断裂表现出手的休息位发生改变,如屈指肌腱断裂时该手指伸直角度加大,伸指肌腱断裂则为该手指屈曲角度加大,而且还手指的主动屈指或伸指功能丧失。还会出现一些典型的畸形,如指深、浅屈肌腱断裂,该手指呈伸直状态。掌指关节背侧近端的伸肌腱断裂则掌指关节呈屈曲位,近节指骨背侧伸肌腱损伤则近侧指间关节呈屈曲位,而中节指骨背侧的伸肌腱损伤则手指末节屈曲呈锤状指畸形。应该注意的是同一关节功能有多条肌腱参与作用者,其中一条肌腱损伤可不表现出明显的功能障碍,如屈腕、伸腕等。

屈指肌腱的检查方法为,固定伤指中节,让病人主动屈远侧指间关节,若不能屈曲则为指深屈肌腱断伤。固定除被检查的伤指外的其他三个手指,让病人主动屈曲近侧指间关节,若不能屈曲则为指浅屈肌腱断裂。当指深、浅屈肌腱均断裂时,则该指两指间关节不能屈曲。检查拇长屈肌腱功能,则固定拇指近节,让病人主动屈曲指间关节。由于蚓状肌和骨间肌具有屈曲手指掌指关节的功能,屈指肌腱断裂不影响掌指关节的屈曲,应予以注意。

(3) 神经损伤的检查:手部的运动和感觉功能分别由来自臂丛神经根组成的正中神经、尺神经和桡神经支配。手腕和手指屈伸活动的肌肉及其支配神经的分支均位于前臂近端手部外伤时所致的神经损伤主要表现为手部感觉功能和手内在肌功能障碍。其主要表现为:正中神经——拇短展肌麻痹所致拇指对掌功能障碍及拇、食指捏物功能障碍,手掌桡侧半、拇、食、中指和环指桡侧半掌面,拇指指间关节和食、中指及环指桡侧半近侧指间关节以远背侧的感觉障碍。尺神经——骨间肌和蚓状肌麻痹所致环、小指爪形畸形,骨间肌和拇收肌麻痹所致的Fremont征,即食指用力与拇指对指时,呈现食指近侧指间关节明显屈曲、远侧指间关节过伸及拇掌指关节过伸,指间关节屈曲,以及手部尺侧、环指尺侧和小指掌背侧感觉障碍。桡神经——腕部以下无运动支,仅表现为手背桡侧及桡侧3个半手指背侧近侧指间关节近端的感觉障碍。

(4) 血管损伤的检查:了解手部主要血管有无损伤、损伤的性质和程度,手部血循环状况和血管损伤可通过手指的颜色、温度和毛细血管回流试验和血管搏动来判断,如皮色苍白、皮温降低、指腹瘪陷、毛细血管回流缓慢或消失,动脉搏动消失,表示为动脉损伤。如皮青紫、肿胀、毛细血管回流加快,动脉搏动良好,则为静脉回流障碍。

手部血运丰富,侧支循环多,主要靠尺动脉和桡动脉供血。尺、桡动脉在手掌部有掌浅弓和掌深弓相互沟通,手掌的两动脉弓完整时,尺、桡动脉的单独损伤,很少会引起手部血循环障碍,Allen试验可检查尺、桡动脉通畅和两者间的吻合情况,方法为:让病人用力握拳,将手中血液驱旨前臂,检查者用两手拇指分别用力按压前臂远端尺、桡动脉,不让血流通过,再让病人伸展手指,此时手部苍白缺血,然后放开压迫的尺动脉,让血流通过则全手迅速变红。重复上述试验,然后放开压迫的桡动脉,全手也迅速变红。若放开尺动脉或桡动脉压迫后,手部仍呈苍白,则表示该动脉断裂或栓塞。

(5) 骨关节损伤的检查:局部疼痛、肿胀及功能障碍者,应疑有骨关节损伤。如手指明显缩短、旋转、成角或侧偏畸形及异常活动者则可确诊为骨折。凡疑有骨折者应拍摄X线片,了解骨折的类型和移位情况,为其治疗作准备。因此,X线拍片应列为手外伤的常规检查。除拍摄正侧位X线片外,特别是掌骨在侧位片时重叠,应加拍斜位片。

检查腕关节和手指各关节功能时,以关节完全伸直为0°。各关节活动范围存在个体差异,且尚无精确的统计数字,检查时应注意双侧对比。正常情况下,腕关节掌屈50°~60°,背伸50°~60°,桡偏25°~30°,尺偏30°~40°。两腕关节活动度的对比可将两手掌合拢用力伸腕和两手背合拢用力屈腕,分别观察双侧腕关节的掌屈和背伸活动度的差别。

拇指掌指关节屈伸范围大者可达90°,一般为30°~40°,指肩关节为80°~90°。拇指外展即拇指与手掌平行方向伸展为90°,内收至食指近节桡侧为0°,拇指对掌以拇指指腹与小指指腹对合为标准。

手指掌指关节屈曲80°~90°,过伸0°~20°;近侧指间关节屈曲90°~100°,伸0°;远侧指间关节屈曲70°~90°,伸0°。手指以中指为中心,远离中指为外展靠拢中指为内收,内收外展的活动度为30°~40°。

6. 手外伤的治疗原则

(1) 早期彻底清创:清创的目的是清除异物,彻底切除被污染和遭严重破坏失去活力的组织,使污染创口变成清洁创口,避免感染,达到一期愈合、清创越早,感染机会越少,疗效越好,一般应争取在伤后6~8小时内进行,时间较长的创口应根据污染程度而定。清创应在良好的麻醉和气囊止血带控制下进行,无血手术野可使解剖清晰,避免损伤重要组织,缩短手术时间,减少出血。

清创时,从浅层到深层,顺序将各种组织进行清创,创缘皮肤不宜切除过多,特别是手掌及手指,避免缝合时张力过大。挫伤的皮肤注意判断其活力,以便决定切除或保留。深部组织应既保证清创彻底又尽可能保留肌腱、神经、血管等重要组织。

(2) 正确处理深部组织损伤:清创时应尽可能地修复深部组织,恢复重要组织如肌腱、神经、骨关节的连续性,以便尽早恢复功能。创口污染严重,组织损伤广泛,伤后时间超过12小时,或者缺乏必要条件,可仅作清出后闭合创口,待创口愈合后再行二期修复,但骨折和脱位在任何情况下,均必须立即复位固定,为软组织修复和功能恢复创造有利条件。影响手部血循环的血管损伤亦应立即修复。

(3) 一期闭合创口:创口整齐,无明显皮肤缺损者采用直接缝合,但创口纵行越过关节、与指蹼边缘平行或与皮纹垂直者,应采用Z字成形术的原则,改变创口方向,避免日后瘢痕挛缩,影响手部功能。张力过大或有皮肤缺损,而基底部软组织良好或深部重要组织能用周围软组织覆盖者,可采用自体游离皮肤移植修复。皮肤缺损而伴有重要深部组织如肌腱、神经、骨关节外露者,不适于游离植皮,可根据局部和全身情况,选择应用局部转移皮瓣、邻近的带血管蒂岛状皮瓣传统的带蒂皮瓣如邻指皮瓣、前臂交叉皮瓣、上臂交叉皮瓣、胸、腹部皮瓣等或吻合血管的游离皮瓣移植修复。

少数污染严重,受伤时间较长,感染可能性大的创口,可在清除异物和明显坏死组织后用生理盐水纱布湿敷,观察3~5天,行再次清创延期缝合或植皮。

(4) 正确的术后处理:包扎伤口时用柔软敷料垫于指蹼间,以免汗液浸泡皮肤而发生糜烂,游离植皮处应适当加压。用石膏托将患肢固定,以利修复组织的愈合。一般应于腕关节功能位、掌指关节屈曲位、指间关节微屈位固定。如关节破坏,日后难以恢复活动功能者,手部各关节应固定于功能位。神经、肌腱和血管修复后固定的位置应以修复的组织无张力为原则。固定时间依修复组织的性质而定,如血管吻合后固定2周,肌腱缝合后固定3~4周,神经修复后根据有无张力固定4~6周,关节脱位为3周,骨折4~6周,抬高患肢,防止肿胀。

应用破伤风抗毒血清,并用抗生素预防感染。

术后10~14天拆除伤口缝线,组织愈合后尽早拆除外固定,开始主和被动功能锻炼,并辅以物理治疗,促进功能早日恢复。

需二期修复的深部组织,根据创口愈合和局部情况,在1~3个月内进行修复。

手部骨折与脱位:治疗目的是保持和恢复关节的活动功能。治疗原则为早期准备复位和牢固的固定,闭合创口防止感染引起关节功能障碍,早期功能锻炼防止关节僵直。

无论创口情况和损伤的严重程度如何,骨折与关节脱位均应立即处理,关节脱位复位后应注意关节侧副韧带和关节囊的修复。掌、指骨骨折应立即复位,并根据情况用克氏针作固定,且克氏针应尽量不穿入关节,以免影响关节功能。亦可采用微型钢板螺丝钉固定。

末节指骨骨折,多无明显移位,一般勿须内固定。末节指骨远端的粉碎性骨折可视为软组织损伤处理。如有甲下血肿,可在指甲上刺孔引流,达到减压和止痛的目的。

肌腱损伤:肌腱是手部关节活动的传动装置,具有良好的滑动功能,肌腱损伤将导致严重的手部活动功能障碍。肌腱损伤除损伤范围小于肌腱的50%或损伤的肌腱功能可能被其他肌腱所替代，如单纯指浅屈肌腱损伤，其功能可被指深屈肌腱所替代而可不予以修复外，均应予以修复。

肌腱损伤，有良好的皮肤覆盖时，均应进行一期修复。伸指肌腱无腱鞘具有腱周组织，位于手背的疏松皮下组织中，术后粘连较轻，断裂后均主张一期修复，且术后效果良好屈指肌腱特别是从中节指骨中部至掌横纹，即指浅屈肌腱中节指骨的止点到掌指关节平面的屈肌腱鞘起点，亦称"无人区"，此区内有指深、浅屈肌腱，单纯指浅屈肌腱损伤可不予修复，而深、浅屈肌腱均损伤时，以往认为术后粘连而不修复，二期行肌腱移植术。随着对肌腱愈合机制的研究和认识，现在主张任何部位的屈指肌腱损伤，包括以往所谓的"无人区"均应在清创后行一期修复。如腱鞘完整，亦主张修复腱鞘。

肌腱缝合的方法很多，如双"十"字缝合法、编织缝合法、Bunnell缝合法、钢丝抽出缝合法、Kessler缝合法、Kleinert缝合法等。缝合方法的选择可根据肌腱损伤的情况以及术者的技术和条件来决定。近年来有采用显微外科缝合法，其目的是尽量减少对肌腱血供的影响，有利于肌腱愈合和减少粘连。

肌腱缝合一般应固定3~4周，待肌腱愈合后，拆除固定进行活动功能锻炼并辅以理疗，近年来，认为肌腱缝合后早期活动有利于减少粘连和功能恢复。主张屈指肌腱断裂修复后将患指用橡皮条固定在屈曲位，术后早期采用主动伸指、被动屈指的保护性被动活动锻炼，但这种方法应在有经验的医师指导下进行，否则可能引起缝合肌腱断裂。

神经损伤：神经断伤，修复越早，效果越好。创口较清洁、皮肤覆盖良好，具有一定技术和修复条件者，应尽量在清创时一期进行修复。如缺乏条件可及时转送条件较好的医院治疗或将神经两断端的神经外膜固定于周围组织，防止神经退缩，记录损伤情况，待伤口愈合2~3周后转送他院再行修复。

（陈情忠）

第二十三章 颅脑损伤

颅脑损伤(craniocerebral trauma)多见于交通、工矿等事故,自然灾害、爆炸、火器伤、坠落、跌倒以及各种锐器、钝器对头部的伤害;常与身体其他部位的损伤复合存在;颅脑损伤可分为头皮损伤(scalp injury)、颅骨损伤(skull injury)与脑损伤(brain injury),其中,对预后起决定性作用的是脑损伤的程度及其处理效果。

第一节 头皮损伤

一、头皮血肿

头皮血肿(scalp hematoma)多因钝器伤所致,按血肿出现于头皮内的具体层次分为三种:

皮下血肿(subcutaneous hematoma):一般体积小,有时因血肿周围组织肿胀隆起,中央反而凹陷,易误认为凹陷性颅骨骨折,需用颅骨X线摄片作鉴别。

帽状腱膜下血肿(subgaleal hematoma):因该层组织疏松可蔓延至全头部,小儿及体弱者可导致休克或贫血。

骨膜下血肿(subperiosteal hematoma)血肿:局限于某一颅骨范围之内,以骨缝为界,见于颅骨受损之后,如产伤等。

较小的头皮血肿在1~2周左右可自行吸收,巨大的血肿可能需4~6周才吸收。采用局部适当加压包扎,有利于防止血肿的扩大。为避免感染,一般不采用穿刺抽吸。

二、头皮裂伤

头皮裂伤(scalp laceration)可由锐器或钝器伤所致。由于头皮血管丰富,出血多,可引起失血性休克。对头皮裂伤的处理本身遵照压迫止血、清创缝合原则外,尚应注意:①须检查伤口深处有无骨折或碎骨片,如果发现有脑脊液或脑组织外溢,须按开放性脑损伤处理;②头皮血供丰富,其清创缝合的时限允许放宽至24小时。

三、头皮撕脱伤

头皮撕脱伤(scalp avulsion)多因发辫受机械力牵扯,使大块头皮自帽状腱膜连同颅骨骨膜被撕脱所致。它可导致失血性或疼痛性休克。治疗上应在压迫止血、防治休克、清创、抗感染的前提下,行中厚皮片植皮术,对骨膜已撕脱者,需在颅骨多处钻孔至板障,然后植皮。条件允许时,应采用显微外科技术行小血管吻合、头皮原位缝合,如获成活,可望头发生长。

第二节 颅骨损伤

颅骨骨折(skull fracture)指颅骨受暴力作用所致颅骨结构改变。颅骨骨折不一定都合并严重的脑损伤;但颅骨骨折的存在提示伤者受暴力较重,合并脑损伤几率较高。颅骨骨折按骨折部位分为颅盖骨折(fracture of skull vault)与颅底骨折(fracture of skull base);按骨折形态分为线形骨折(linear fracture)与凹陷性骨折(depressed fracture);按骨折与外界是否相通,分为开放性骨折(open fracture)与闭合性骨折(closed fracture)。开放性骨折和累及气窦的颅底骨折可能继发骨髓炎或颅内感染。

一、线形骨折

1. 颅盖部的线形骨折 发生率最高,主要靠颅骨 X 线摄片确诊。单纯线形骨折本身不需特殊处理,但应警惕是否合并脑损伤;骨折线通过脑膜血管沟或静脉窦所在部位时,要警惕硬脑膜外血肿的发生;需严密观察或 CT 检查。骨折线通过气窦者可导致颅内积气,要注意预防颅内感染。

2. 颅底部的线形骨折 多为颅盖骨折延伸到颅底,也可由间接暴力所致。根据部位可分为:

(1) 颅前窝骨折(fracture of anterior fossa):累及眶顶和筛骨,可有鼻出血、眶周广泛瘀血斑("熊猫眼"征)以及广泛球结膜下瘀血斑等表现。若脑膜、骨膜均破裂,则合并脑脊液鼻漏(CSF rhinorrhea),脑脊液经额窦或筛窦由鼻孔流出。若筛板或视神经管骨折,可合并嗅神经或视神经损伤。

(2) 颅中窝骨折(fracture of middle fossa):若累及蝶骨,可有鼻出血或合并脑脊液鼻漏,脑脊液经蝶窦由鼻孔流出;若累及颞骨岩部,脑膜、骨膜及鼓膜均破裂时,则合并脑脊液耳漏(CSF otorrhea),脑脊液经中耳由外耳道流出;若鼓膜完整,脑脊液则经咽鼓管流往鼻咽部,可误认为鼻漏;常合并第Ⅶ、Ⅷ脑神经损伤。若累及蝶骨和颞骨的内侧可能损伤垂体或第Ⅱ、Ⅲ、Ⅳ、Ⅴ、Ⅵ脑神经。若骨折伤及颈动脉海绵窦段,可因动静脉瘘的形成而出现搏动性突眼及颅内杂音;破裂孔或颈内动管处的破裂,可发生致命性的鼻出血或耳出血。

(3) 颅后窝骨折(fracture of posterior fossa):累及颞骨岩部后外侧时,多在伤后 1~2 日出现乳突部皮下瘀血斑(Battle 征)。若累及枕骨基底部,可在伤后数小时出现枕下部肿胀及皮下瘀血斑;枕骨大孔或岩尖后缘附近的骨折,可合并后组脑神经(第Ⅺ—Ⅻ脑神经)损伤。

颅底骨折的诊断及定位,主要依靠上述临床表现来确定。瘀血斑的迟发性、特定部位以及不是暴力的直接作用点等,可区别于单纯软组织挫伤。对脑脊液漏(CSF leak)疑问时,可收集流出液作葡萄糖定量检测来确定。有脑脊液漏存在时,实际属于开放脑损伤。普通 X 线片可显示颅内积气,但仅 30%~50% 能显示骨折线;CT 检查对眼眶及视神经管骨折的诊断有帮助,还可了解有无脑损伤。

颅底骨折本身无需特别治疗,着重于观察有无脑损伤及处理脑脊液漏、颅神经损伤等并发症。合并脑脊液漏时,须预防颅内感染,不可堵塞或冲洗,不做腰穿,取头高位卧床休息。避免用力咳嗽、打喷嚏和擤鼻涕，给予抗生素。绝大多数漏口会在伤后1~2周内自行愈合。如超过1个月仍未停止漏液，可考虑行手术修补术，以封闭瘘口。对伤后视力减退，疑为碎骨片挫伤或血肿压迫视神经者，应争取在12小时内行视神经探查减压术。

二、凹陷性骨折

见于颅盖骨折，好发于额骨及顶骨，多呈全层凹陷，少数仅为内板凹陷。成人凹陷性骨折多为粉碎性骨折(comminuted fracture)，婴幼儿可呈"乒乓球凹陷样骨折"(depressed "ping-pong" fracture)。骨折部位的切线位X线片，可显示骨折陷入颅内的深度。CT扫描则不仅可了解骨折情况，还可了解有无合并脑损伤。

手术适应证包括：①合并脑损伤或大面积的骨折片陷入颅腔，导致颅内压增高，CT示中线结构移位，有脑疝可能者，应行急诊开颅去骨瓣减压术；②因骨折片压迫脑重要部位引起神经功能障碍，如偏瘫、癫痫等，应行骨折片复位或取除手术；③在非功能部位小面积凹陷骨折，无颅内压增高，深度超过1cm者，为相对适应证，可考虑择期手术；④位于大静脉窦处的凹陷性骨折，如未引起神经体征或颅内压增高，即使陷入较深，也不宜手术；必须手术时，术前和术中都需作好处理大出血的准备；⑤开放性骨折的碎骨片易致感染，原则上应全部取除；硬脑膜如果破裂应予缝合或修补。

第三节 脑损伤

一、概述

1. 机制 造成闭合性脑损伤的机制甚为复杂，可简要概括为由两种作用力所造成：①接触力：物体与头部直接碰撞，由于冲击、凹陷性骨折或颅骨的急速内凹和弹回，而导致局部脑损伤；②惯性力：来源于受伤瞬间头部的减速或加速运动，使脑在颅内急速移位，与颅壁相撞，与颅底摩擦以及受大脑镰、小脑幕牵扯，而导致多处或弥散性脑损伤。受伤时头部若为固定不动状态，则仅受接触力影响；运动中的头部突然受阻于固定物体，除有接触力作用外，尚有因减速引起的惯性力起作用。单由接触力造成的脑损伤，其范围可较为固定和局限，可无早期昏迷表现；而由惯性力所引起的脑损伤则甚为分散和广泛，常有早期昏迷表现。通常将受力侧的脑损伤称为冲击伤(impact lesion)，其对侧者称为对冲伤(contrecoup lesion)；如跌倒时枕部着地引起的额极、颞极及其底面的脑损伤，属对冲伤。实际上，由于颅前窝与颅中窝的凹凸不平，各种不同部位和方式的头部外伤，均易在额极、颞极及其底面发生惯性力的脑损伤。

2. 分类 按伤后脑组织与外界相通与否，将脑损伤分为开放性(open brain injury)和闭合性(closed brain injury)两类。前者多由锐器或火器直接造成，皆伴有头皮裂伤、颅骨骨折和硬脑膜破裂(dural laceration)，有脑脊液漏(CSF leak)；后者为头部接触较钝物体或间接暴力所致，不伴有头皮或颅骨损伤，或虽有头皮、颅骨损伤，但脑膜完整，无脑脊液漏。

按脑受损伤时间分为原发性脑损伤(primary brain injury)和继发性脑损伤(secondary brain injury)。原发性脑损伤指暴力作用于头部时立即发生的脑损伤，主要有脑震荡

(cerebral concussion)、脑挫裂伤(cerebral contusion and laceration)及原发性脑干损伤(primary brain stem injury)等。继发性脑损伤指受伤一定时间后出现的脑受损病变;主要有脑水肿(brain edema)和颅内血肿(intracranial hematoma)。脑水肿继发于脑挫裂伤;颅内血肿因颅骨、硬脑膜或脑的出血而形成。原发性脑损伤可相伴发生,也可单独发生;继发性脑损伤因产生颅内压增高或脑压迫造成危害。原发性脑损伤症状或体征是在受伤当时立即出现,并且不再继续加重。同样的症状或体征,如果不是在受伤当时出现,而是在伤后过一段时间(长短依病变性质和发展速度而定)出现,且有进行性加重趋势;或受伤当时已出现的症状或体征在伤后呈进行性加重,皆属于继发性脑损伤所致。区别原发性和继发性脑损伤有重要临床意义:前者无需开颅手术,其预后主要取决于伤势轻重;后者,尤其是颅内血肿需及时开颅手术,其预后与处理是否及时、正确有密切关系,尤其是原发性脑损伤并不严重者。

二、原发性脑损伤

1. 脑震荡 表现为一过性的脑功能障碍,无肉眼可见的神经病理改变,显微镜下可见神经组织结构紊乱。具体机制尚未明了,可能与惯性力所致弥散性脑损伤有关。主要症状是受伤当时立即出现短暂的意识障碍,可为神志不清或完全昏迷,常为数秒或数分钟,一般不超过半小时。清醒后大多不能回忆受伤当时乃至伤前一段时间内的情况称为逆行性遗忘(retrograde amnesia)。较重者在意识障碍期间可有皮肤苍白、出汗、血压下降、心动徐缓、呼吸浅慢、肌张力降低、各生理反射迟钝或消失等表现,但随着意识的恢复很快趋于正常。此后可能出现头痛、头昏、恶心、呕吐等症状,短期内可自行好转。神经系统检查无阳性体征,脑脊液检查无红细胞,CT检查颅内无异常发现。

2. 脑挫裂伤

(1)病理:指主要发生于大脑皮层的损伤,可为单发,亦可多发,好发于额极、颞极及其底面。小者如点状出血,大者可呈片状紫红色,伴有外伤性蛛网膜下腔出血(traumatic subarachnoid hemorrhage)。显微镜下,伤灶中央为血块,四周碎烂或坏死的皮层组织以及星芒状出血。脑挫裂伤的继发脑水肿和血肿形成具有更为重要的临床意义。脑水肿通常属于血管源性水肿,可于伤后早期发生,一般3~7天内发展到高峰,在此期间易发生颅内压增高甚至脑疝。伤情较轻者,脑水肿可逐渐消退,伤灶日后可形成瘢痕、囊肿或与脑膜粘连,成为外伤性癫痫(traumatic epilepsy)的原因之一。如蛛网膜与软脑膜粘连影响脑脊液吸收,可形成外伤性脑积水(traumatic hydrocephalus)。广泛的脑挫裂伤在数周以后形成外伤性脑萎缩(traumatic brain atrophy)。

(2)临床表现与诊断:①意识障碍:受伤当时立即出现。意识障碍的程度和持续时间与脑挫裂伤程度、范围直接相关,绝大多数在半小时以上,重症者可长期持续昏迷。少数范围局限的脑挫裂伤,如果不存在惯性力所致的弥散性脑损伤,可不出现早期意识障碍。②局灶症状与体征:受伤当时立即出现与伤灶相应的神经功能障碍或体征,如运动区损伤出现锥体束征、肢体抽搐或偏瘫,语言中枢损伤出现失语等。发生于"哑区"损伤,则无局灶症状或体征出现。③头痛与恶心呕吐:可能与颅内压增高、自主神经功能紊乱或外伤性蛛网膜下腔出血等有关,后者尚可有脑膜刺激征、脑脊液检查有红细胞等表现。④颅内压增高与脑疝:为继发脑水肿或颅内血肿所致,使早期的意识障碍或瘫痪程度有所加重,或意识好转、清醒后又变模糊,同时有血压升高、心率减慢、瞳孔不等大以及锥体束征等表现。⑤CT检查:不仅可了解脑挫裂伤的具体部位、范围(伤灶表现为低密度区内有散在的点、片状高密度出血灶影)及周围脑水肿的程度(低密度影范围),还可了解脑室受压及中线结构移位等情况。

3. 弥散性轴索损伤(diffuse axonal injury) 属于惯性力所致的弥散性脑损伤,由于脑的扭曲变形,脑内产生剪切或牵拉作用,造成脑白质广泛性轴索损伤。病变可分布于大脑半球、胼胝体、小脑或脑干。显微镜下所见为轴突断裂的结构改变。可与脑挫裂伤合并存在或继发脑水肿,使病情加重。主要表现为受伤当时立即出现的昏迷时间较长。昏迷原因主要是广泛的轴索损害,使皮层与皮层下中枢失去联系。若累及脑干,病人可有一侧或双侧瞳孔散大。光反应消失,或同向凝视等。神志好转后,可因继发脑水肿而再次昏迷。CT扫描可见大脑皮质与髓质交界处、胼胝体、脑干、内囊区域或三脑室周围有多个点状或小片状出血灶;MR能提高小出血灶的检出率。

4. 原发性脑干损伤 不同于因脑疝而致的继发性脑干损伤;其症状与体征在受伤当时即已出现,不伴有颅内压增高表现。单独的原发性脑干损伤较少见,常与弥散性脑损伤并存。病理变化可有脑干神经组织结构紊乱、轴突断裂、挫伤或软化等。主要表现为受伤当时立即昏迷,昏迷程度较深,持续时间较长。其昏迷原因与脑干网状结构受损、上行激活系统功能障碍有关。瞳孔不等大、极度缩小或大小多变,对光反射无常;眼球位置不正或同向凝视;出现病理反射、肌张力增高、中枢性瘫痪等锥体束征以及去大脑强直等。累及延髓时,则出现严重的呼吸循环功能紊乱。MRI检查有助于明确诊断,了解伤灶具体部位和范围。

5. 下丘脑损伤(hypothalamus injury) 常与弥散性脑损伤并存。主要表现为受伤早期的意识或睡眠障碍、高热或低温、尿崩症(diabetes insipidus)、水与电解质紊乱、胃出血或穿孔以及急性肺水肿等。这些表现如出现在伤后晚期,则为继发性脑损伤所致。

6. 开放性脑损伤 按受伤原因可分为非火器所致开放性脑损伤和火器所致开放性脑损伤。与闭合性脑损伤比较,除了损伤原因不同、有创口、可存在失血性休克、易招致颅内感染,须清创、修复硬脑膜使之成为为闭合性脑损伤以外,其脑损伤的临床表现、诊断、处理原则与闭合性脑损伤无大区别。

三、颅内血肿

外伤性颅内血肿(intracranial hematoma)形成后,其严重性在于可引起颅内压增高导致脑疝;早期及时处理,可在很大程度上改善预后。按血肿的来源和部位可分为硬膜外血肿(epidural hematoma)、硬脑膜下血肿(subdural hematoma)及脑内血肿(intracerebral hematoma)等。血肿常与原发性脑损伤相伴发生,也可在没有明显原发性脑损伤情况下单独发生。按血肿引起颅内压增高或早期脑疝症状所需时间,将其分为三型:72小时以内者为急性型,3日以后到3周以内为亚急性型,超过3周为慢性型。

1. 硬脑膜外血肿

(1) 形成机制:与颅骨损伤有密切关系,骨折或颅骨的短暂变形撕破位于骨沟内的硬脑膜动脉或静脉窦引起出血,或骨折的板障出血。血液积聚于颅骨与硬脑膜之间,在硬脑膜与颅骨分离过程中,可又撕破一些小血管,使血肿更加增大。由于颅盖部的硬脑膜与颅骨附着较松,易于分离,颅底部硬脑膜与颅骨附着较紧,所以硬脑膜外血肿一般多发生于颅盖部。引起颅内压增高与脑疝所需的出血量,可因出血速度、代偿机能、原发性脑损伤轻重等而异,一般成人幕上达 20ml 以上,幕下达 10ml 时,即有可能引起,绝大多数属急性型。出血来源以脑膜中动脉最常见,主干或前支的出血速度快,可在 6~12 小时或更短时间内出现症状;少数由静脉窦或板障出血形成的血肿出现症状可较迟,可表现为亚急性或慢性型。血肿最常发生于颞区,多数为单个血肿,少数可为多个,一侧或两侧大脑半球,或位于小脑幕上下。

(2) 临床表现与诊断

1) 外伤史:颅盖部,特别是颞部的直接伤,局部有伤痕或头皮血肿,颅骨 X 线摄片发现骨折线跨过脑膜中动脉沟;或后枕部有软组织肿胀、皮下瘀血,颅骨 X 线摄片发现骨折线跨过横窦;皆应高度重视有硬脑膜外血肿可能。

2) 意识障碍:血肿本身引起的意识障碍为脑疝所致,通常在伤后数小时至 1~2 天内发生。由于还受到原发性脑损伤的影响,因此,意识障碍的类型可有三种:①发性脑损伤很轻(脑震荡或轻度脑挫裂伤),最初的昏迷时间很短,而血肿的形成又太迅速时,则在最初的昏迷与脑疝的昏迷之间有一段意识清楚时间,大多为数小时稍长,超过 24 小时者甚少,称为"中间清醒期(lucid interval)";②如果原发性脑损伤较重或血肿形成较迅速,则见不到中间清醒期,可有"意识好转期",未及清醒却又加重,表现为持续进行性加重的意识障碍;③少数血肿是在无原发性脑损伤或脑挫裂伤甚为局限的情况下发生,早期无意识障碍,只在血肿引起脑疝时才出现意识障碍。大多伤员在进入脑疝昏迷之前,已先有头痛、呕吐、烦躁不安或淡漠、嗜睡、定向不准、遗尿等表现,此时已足以提示脑疝发生。

3) 瞳孔改变:小脑幕切迹疝早期患侧动眼神经因牵扯受到刺激,患侧瞳孔可缩小,对光反应迟钝;随着动眼神经和中脑受压,该侧瞳孔旋即表现进行性扩大、对光反应消失、睑下垂以及对侧瞳孔亦随之扩大。应区别于单纯前颅窝骨折所致的原发性动眼神经损伤(primary injury of oculomotor nerve),其瞳孔散大在受伤当时已出现,无进行性恶化表现。视神经受损的瞳孔散大,有间接对光反应存在。

4) 锥体束征:早期出现的一侧肢体肌力减退,如无进行性加重表现,可能是脑挫裂伤的局灶体征;如果是稍晚出现或早期出现而有进行性加重,则应考虑为血肿引起脑疝或血肿压迫运动区所致。去大脑强直为脑疝晚期表现。

5) 生命体征:常为进行性的血压升高、心率减慢和体温升高。由于颞区的血肿大都先经历小脑幕切迹疝,然后合并枕骨大孔疝,故严重的呼吸循环障碍常在经过一段时间的意识障碍和瞳孔改变后才发生;额区或枕区的血肿则可不经历小脑幕切迹疝而直接发生枕骨大孔疝,可表现为一旦有了意识障碍,瞳孔变化和呼吸骤停几乎是同时发生。

6) CT 检查:若发现颅骨内板与脑表面之间有双凸镜形或弓形密度增高影,可有助于确诊。CT 检查还可明确定位、计算出血量、了解脑室受压及中线结构移位以及脑挫裂伤、脑水肿、多个或多种血肿并存等情况。

2. 急性硬脑膜下血肿(acute subdural hematoma) 硬脑膜下血肿是指出血积聚于硬脑膜下腔。是颅内血肿中最常见者,常呈多发性或与别种血肿合并发生。

(1) 分类:急性硬脑膜下血肿根据是否伴有脑挫裂伤而分为复合性血肿和单纯性血

肿。复合性血肿的出血来源可为脑挫裂伤所致的皮层动脉或静脉破裂,也可由脑内血肿穿破皮层流到硬脑膜下腔。此类大多由对冲性脑挫裂伤所致,好发于额极、颞极及其底面。单纯性血肿较少见,为桥静脉损伤所致,此类血肿可不伴有脑挫裂伤,血肿较广泛地覆盖于大脑表面。

(2)临床表现与诊断:① 由于多数有脑挫裂伤及继发的脑水肿同时存在,故病情一般多较重。②如脑挫裂伤较重或血肿形成速度较快,则脑挫裂伤的昏迷和血肿所致脑疝的昏迷相重叠,表现为意识障碍进行性加深,无中间清醒期或意识好转期表现。颅内压增高与脑疝的其他征象也多在1~3天内进行性加重,单凭临床表现难以与其他急性颅内血肿相区别。③如脑挫裂伤相对较轻,血肿形成速度较慢,则可有意识好转期存在,其颅内压增高与脑疝的征象可在受伤72小时以后出现,属于亚急性型,此类血肿与脑挫裂伤的继发性脑水肿很难从临床表现上作出区别。④少数不伴有脑挫裂伤的单纯性硬脑膜下血肿,意识障碍过程可与硬脑膜外血肿相似,有中间清醒期,唯因其为桥静脉出血,中间期可较长。⑤CT检查:颅骨内板与脑表面之间出现高密度、等密度或混合密度的新月形或半月形影,可有助于确诊。

3. 脑内血肿 有两种类型:①浅部血肿的出血均来自脑挫裂伤灶,血肿位于伤灶附近或伤灶裂口中,部位多数与脑挫裂伤的好发部位一致,少数与凹陷骨折的部位相应;②深部血肿多见于老年人,血肿位于白质深部,脑的表面可无明显挫伤。临床表现以进行性意识障碍加重为主,与急性硬脑膜下血肿甚相似。其意识过程受原发性脑损伤程度和血肿形成的速度影响,由凹陷骨折所致者,可能有中间清醒期。

CT检查:在脑挫裂伤灶附近或脑深部白质内见到圆形或不规则高密度血肿影有助于确诊,同时可见血肿周围的低密度水肿区。

4. 外伤性脑室内出血 外伤性脑室内出血(traumatic intraventricular hemorrhage)多见于脑室邻近脑内血肿破入脑室,或外伤时脑室瞬间扩张所形成的负压,使室管膜下静脉破裂出血。量小者,因有脑脊液的稀释作用,血液常不凝固,出血量大者可形成血肿。病情常较复杂严重,除了有原发性脑损伤、脑水肿及颅内其他血肿的临床表现外,脑室内血肿可堵塞脑脊液循环通路发生脑积水,引起急性颅内压增高,使意识障碍严重;脑室受血液刺激可引起高热等反应,一般缺乏局灶症状或体征。CT检查如发现脑室扩大,脑室内有高密度凝血块影或血液与脑脊液混合的中等密度影,有助于确诊。

5. 迟发性外伤性颅内血肿 迟发性外伤性颅内血肿(delayed traumatic intracranial hematoma)指伤后首次CT检查时无血肿,而在以后的CT检查中发现了血肿,或在原无血肿的部位发现了新的血肿,此种现象可见于各种外伤性颅内血肿。形成机制可能是外伤当时血管受损,尚未全层破裂,因而CT检查未见出血;伤后由于损伤所致的局部二氧化碳蓄积、酶的副产物释放以及脑血管痉挛等因素,使得原已不健全的血管壁发生破裂而出血,形成迟发性血肿。临床表现为伤后经历了一段病情稳定期后,出现进行性意识障碍加重等颅内压增高的表现,确诊须依靠多次CT检查的对比。迟发性血肿常见于伤后24小时内,6小时内的发生率较高,24小时后较少。

6. 慢性硬脑膜下血肿(chronic subdural hematoma)

(1)发病机制:可能为相对独立于颅脑损伤外的疾病,其出血来源和发病机制尚不完全清楚。血肿可发生于一侧或双侧,大多覆盖于额顶部大脑表面,介于硬脑膜和蛛网膜之间,形成完整包膜,血肿增大缓慢,一般在2~3周后,由于脑的直接受压和颅内压增高两种原因引起临床征象。关于出血原因,可能与老年性脑萎缩的颅内空间相对增大有关,遇到轻微惯性力作用时,脑与颅骨产生相对运动,使进入上矢状窦的桥静脉撕裂出血;血液积聚于硬脑膜下腔,引起硬脑膜内层炎性反应形成包膜,新生包膜产生组织活化剂进入血肿腔。使局部纤维蛋白溶解过多,纤维蛋白降解产物升高,后者的抗血凝作用,使血肿腔失去凝血机能,导致包膜新生的毛细血管不断出血及血浆渗出,从而使血肿再扩大。慢性压迫使脑供血不全和脑萎缩更加显著,造成此类病人的颅内压增高程度与血肿大小不成比例。早期包膜较薄,如及时作血肿引流,受压脑叶易于复位而痊愈;久后,包膜增厚、钙化或骨化。

(2) 临床表现与诊断:①好发于50岁以上老人,仅有轻微外伤或没有外伤史,有的病人本身尚患有血管性或出血性疾病。②慢性颅内压增高症状:如头痛、恶心、呕吐和视盘水肿等。③血肿压迫所致的局灶症状和体征:如轻偏瘫、失语和局限性癫痫等。④脑萎缩、脑供血不全症状:如智力障碍、精神失常和记忆力减退等。⑤CT检查:如发现颅骨内板下低密度的新月形、半月形或双凸镜形影像,可有助于诊断,少数也可呈现高密度、等密度或混杂密度,与血肿腔内的凝血机制和病程有关,还可见到脑萎缩以及包膜的增厚与钙化等。

第四节 脑　　疝

脑疝是指当颅内病变所致的颅内压增高达到一定程度时,脑组织越过膜性和骨性生理边界,被挤压到压力较低的部位。扩大的病变组织抵消了脑组织及脑脊液的代偿体积后,就会导致颅内压的不断增高,进而发生脑疝。脑疝主要包括小脑幕切迹疝和枕骨大孔疝。其临床症状取决于脑疝发生的速度。当病变组织增大扩张的速度较慢,比如慢性硬膜下血肿或逐渐增大的肿瘤,可能导致严重的解剖学意义上的脑疝,却少有原发的神经学症状及直接的发病率。与此相反,假如病变组织扩张速度很快或压力梯度波动明显时,多导致严重的、广泛的神经功能缺失,如果未予迅速诊断及有效的处理,发病率和死亡率极高。

一、小脑幕切迹疝

1. 小脑幕切迹的解剖　小脑幕是位于大脑小脑间裂隙的弓状硬膜层,中线部位较高,倾斜向下并与侧面的岩骨及后部的枕骨横窦沟相衔接。小脑幕的这种略微凹陷的同心圆样结构可以在受压时变形较小,又能将压力从脆弱的中脑引开。切迹,或称为幕切迹,由鞍结节边缘延伸,向后交汇于直窦和大脑大静脉。

2. 病理机制和病理表现　小脑幕切迹疝是指脑实质从小脑幕以上空间向内侧及尾侧方向移位越过小脑幕切迹。经典病理学研究描述了沟回的内侧移位,环池受挤压,动眼神经和中脑受挤压并移位。头部CT可见中线移位,环池消失,和侧脑室受压变形。同侧沟回的表面内部经常由于小脑幕的坚韧边缘的压迫而形成一条深沟。垂体柄可能于鞍隔处被牵拉,导致垂体腺梗死。小脑幕切迹疝导致后循环动脉的扭曲和供应脑干上部细小灌注分支的牵拉和梗阻,可能造成这些小动脉破裂,脑干出血。出血亦可能由于脑干向下移位引起血管梗阻缺血,移位组织继而舒张伴随梗死部位的再灌注,导致一侧或双侧枕叶的特征性梗死这一并发症的出现。

3. 临床表现 小脑幕切迹疝的典型表现为瞳孔改变，初期同侧瞳孔扩大，形状多不规则，光反射消失；意识水平改变；运动反应不对称，通常对侧偏瘫。随着脑疝进展，双侧瞳孔扩大，并且固定，光反应消失。由于颅内病变导致颅内压增高，大脑半球功能障碍以及中脑网状激活系统受压，意识水平改变通常进展为昏迷。由于同侧大脑脚受挤压后，偏瘫通常发生在颅内病变的对侧，开始可能较轻微，但因脑干逐渐受挤压而加重为偏瘫。在大约25%病例中，由于中脑移位及对侧大脑脚与对应小脑幕边缘相抵，偏瘫出现于扩大瞳孔的同侧，被称为"Kernohan切槽现象"。

二、枕骨大孔疝

枕骨大孔疝又称小脑扁桃体下疝。小脑扁桃体经枕骨大孔向下疝是脑疝发展最终的一种类型，导致神经功能快速衰竭。小脑扁桃体经枕骨大孔向下移位，导致小脑扁桃体的直接受压缺血梗死、延髓受压及Luschke-Magendie孔的闭塞。小脑扁桃体下疝的另一个结果就是桥脑和延髓直接压在斜坡上。任何脑室流出通道的闭塞，无论是幕上还是幕下，都可能导致梗阻性脑积水。

小脑扁桃体下疝的病理结果包括延髓直接机械性受压于低位斜坡和枕骨大孔前方，常可导致延髓腹侧面出现横贯性沟槽。小脑扁桃体、低位小脑、低位脑干和脊髓上段可能因为椎动脉及其分支和脊髓前动脉起始部的闭塞而发生缺血梗死。

临床表现：由于小脑扁桃体快速下降和延髓受压可导致突发呼吸循环衰竭。因呼吸循环停止继发的昏迷比脑干本身受压造成的昏迷要常见得多。早期可能出现脑桥、延髓受压的表现，如脑桥瞳孔，眼球横向活动障碍，或展神经和脑桥网状结构功能障碍所致核间性眼肌麻痹。由于上部脑干的功能完好，有些病人眼球垂直活动仍可存在，并可见眼球浮动。在运动方面可出现伸肌亢进的姿势反射，但由于下降的皮质脊髓束受压，更多时候最初出现的是肢体的软瘫。呼吸改变包括间歇呼吸，串样呼吸、叹气样呼吸和共济失调性的呼吸模式，但陈-施式呼吸不常见，这些可能是半球或中脑-间脑损伤的特点。

第五节 脑损伤的处理

脑损伤后涉及的问题很多，重点是处理继发性脑损伤，着重于脑疝的预防和早期发现，特别是颅内血肿的早期发现和处理，以争取良好的疗效。对原发性脑损伤的处理除了病情观察外，主要是对已产生的昏迷、高热等病症的护理和对症治疗，预防并发症，以避免对脑组织和机体的进一步危害。

1. 病情观察 动态的病情观察是鉴别原发性与继发性脑损伤的重要手段，可早期发现脑疝，也可判断疗效和及时调整治疗措施。轻度头部外伤无论受伤当时有无昏迷，为了防止迟发性颅内血肿的漏诊，均应进行一段时间的观察与追踪。众多的观察项目中，以意识观察最为重要。

（1）意识：在脑损伤中，引起意识障碍的原因有脑干受损、皮质或轴索弥散性受损、或丘脑、下丘脑受损等。意识障碍的程度可判断脑损伤的轻重；意识障碍出现的迟早和有无继续加重，可作为区别原发性和继发性脑损伤的重要依据。

意识观察既重要又不易掌握,对意识障碍程度的分级,迄今已有多种方法用于临床,现介绍其中两种:

传统的方法:分为意识清楚、意识模糊、浅昏迷、昏迷和深昏迷五个级别。意识模糊为最轻或最早出现的意识障碍,因而也是最需要熟悉和关注的。在此阶段对外界反应能力降低,语言与合作能力减退,但尚未完全丧失,可有淡漠、迟钝、嗜睡、语言错乱、定向障碍(不能辨别时间、地点、人物)、躁动、谵妄和遗尿等表现;重的意识模糊与浅昏迷的区别仅在于前者尚保存呼之能应或呼之能睁眼这种最低限度合作。浅昏迷指对语言已完全无反应、对痛觉尚敏感的意识障碍阶段,痛刺激(如压迫眶上神经)时,能用手作简单的防御动作,或有回避动作,或仅能表现皱眉。昏迷指痛觉反应已甚迟钝、随意动作已完全丧失的意识障碍阶段,可有鼾声、尿潴留等表现,瞳孔反应与角膜反射尚存在。深昏迷时对痛刺激的反应完全丧失,双瞳散大,对光反射与角膜反射均消失,可有生命体征紊乱。

由于病因和个体的差别,意识障碍的变化规律不尽相同,上述分级方法的各阶段间不是截然分明,而且每一阶段本身还有程度上的不等。在实际应用时除了要指出意识障碍的阶段以外,还须对一、二项表现如语言、痛觉反应等在程度上加以具体描写,以资比较,例如"意识模糊,嗜睡,轻唤能醒,仅能回答简单问题,无错乱。"

Glasgow昏迷评分法:以其简单易行已广泛应用于临床。从睁眼、语言和运动三个方面分别订出具体评分标准,以三者的积分表示意识障碍程度,以资比较。最高15分,表示意识清楚;8分以下为昏迷,最低为3分(表1-23-1)。

表1-23-1 Glasgow昏迷评分法

睁眼反应		言语反应		运动反应	
能自行睁眼	4	能回答,定向正确	5	能按吩咐完成动作	6
呼之能睁眼	3	能对答,定向有误	4	刺痛时能定位,手举向疼痛部位	5
刺痛能睁眼	2	胡言乱语,不能对答	3	刺痛时肢体能回缩	4
不能睁眼	1	仅能发音,无语言	2	刺痛时双上肢呈过度屈曲	3
		不能发音	1	刺痛时四肢呈过度伸展	2
				刺痛时肢体松弛,无动作	1

(2)瞳孔:瞳孔变化可因动眼神经、视神经以及脑干等部位的损伤引起,应用某些药物或剧痛、惊骇时也会影响瞳孔;小脑幕切迹疝的瞳孔进行性扩大,是最常引起关注的。瞳孔变化出现的迟早、有无继续加剧以及有无意识障碍同时加剧等,可将脑疝区别于因颅底骨折而产生的原发性动眼神经损伤。有无间接对光反应可将视神经损伤区别于动眼神经损伤。

(3)神经系统体征:原发性脑损伤引起偏瘫等局灶体征,在受伤当时已经出现,且不继续加重;继发性脑损伤如颅内血肿或脑水肿引起者,则在伤后逐渐出现,若同时还有意识障碍进行性加重表现,则应考虑为小脑幕切迹疝。

(4)生命体征:生命体征紊乱为脑干受损征象。受伤早期出现的呼吸、循环改变,常为原发性脑干损伤所致;伤后与意识障碍和瞳孔变化同时出现的进行性心率减慢和血压升高,多为小脑幕切迹疝所致;枕骨大孔疝可未经明显的意识障碍和瞳孔变化阶段而突然发生呼吸停止。开放性脑损伤的早期可因出血性休克而有血压、脉搏改变。脑损伤时可因颅内压增高等原因而引起某些心电图异常改变,如窦性心动过缓、期前收缩、室性心动过速及T波低平等。

(5) 其他:观察期间出现剧烈头痛或烦躁不安症状,可能为颅内压增高或脑疝预兆;原为意识清楚的病人发生睡眠中遗尿,应视为已有意识障碍;病人躁动时,脉率未见相应增快,可能已有脑疝存在;意识障碍的病人由能够自行改变卧位或能够在呕吐时自行改变头位到不能变动,为病情加重表现。

2. 特殊监测

(1) CT检查:用于脑损伤病人的监测,有以下目的:①伤后6小时以内的CT检查阴性结果,不能排除颅内血肿可能,多次CT复查有利于早期发现迟发性血肿;②早期CT检查已发现脑挫裂伤或颅内较小血肿,患者尚无明显意识障碍加重,多次CT复查可了解脑水肿范围或血肿体积有无扩大,脑室有无受压以及中线结构有无移位等重要情况,有利于及时处理;③有助于非手术治疗过程中或术后确定疗效和是否需调整治疗方案,了解血肿的吸收、脑水肿的消散以及后期有无脑积水、脑萎缩等改变。

(2) 颅内压监测:用于一部分重度脑损伤有意识障碍的伤员,有以下目的:①对脑挫裂伤合并脑水肿,可较早发现颅内压增高,及时采取措施,将颅内压控制在一定程度。据统计颅内压在 5.3kPa($530mmH_2O$)以下时,压力高低与治疗结果无明显相关性,若达到或超过此压力时,死亡率则显著升高;②作为手术指征的参考:颅内压呈进行性增高表现,有颅内血肿可能,提示需手术治疗,颅内压稳定在 2.7kPa 以下时,提示无需手术治疗;③判断预后,经各种积极治疗颅内压仍持续在 5.3kPa 或更高,提示预后极差。

3. 脑损伤的分级 分级的目的是为了便于制订诊疗措施、评价疗效和预后,并对伤情进行鉴定。

(1) 按伤情轻重分级:①轻型(Ⅰ级)主要指单纯脑震荡,有或无颅骨骨折,昏迷在20分钟以内,有轻度头痛、头晕等自觉症状,神经系统和脑脊液检查无明显改变;②中型(Ⅱ级)主要指轻度脑挫裂伤或颅内小血肿,有或无颅骨骨折及蛛网膜下腔出血,昏迷在6小时以内,有轻度的神经系统阳性体征,有轻度生命体征改变;③重型(Ⅲ级)主要指广泛颅骨骨折,广泛脑挫裂伤,脑干损伤或颅内血肿,昏迷在6小时以上,意识障碍逐渐加重或出现再昏迷,有明显的神经系统阳性体征,有明显生命体征改变。

(2) 按 Glasgow 昏迷评分法:将意识障碍6小时以上;处于13~15分者定为轻度,8~12分为中度,3~7分为重度。

无论哪一种分级方法,均须与脑损伤的病理变化、临床观察和CT检查等相联系,以便动态地全面地反映伤情。例如受伤初期表现为单纯脑震荡属于轻型的伤员,观察过程中可因颅内血肿而再次昏迷,成为重型;由CT检查发现的颅内小血肿,无中线结构移位,在受伤初期仅短暂昏迷或无昏迷,观察期间也无病情改变,属于中型;属于轻、中型的伤员,6小时以内的CT检查无颅内血肿,其后复查时发现血肿,中线结构明显移位,此时尽管意识尚清楚,已属重型。

4. 急诊处理要求

(1) 轻型:①留急诊室观察24小时;②观察意识、瞳孔、生命体征及神经系统体征变化;③必要时行头颅CT检查;④对症处理;⑤向家属交待有迟发性颅内血肿可能。

(2) 中型:①意识清楚者留急诊室或住院观察48~72小时,有意识障碍者须住院;②观察意识、瞳孔、生命体征及神经系统体征变化;③头部 CT 检查;④对症处理;⑤有病情变化时,头部 CT 复查,作好随时手术的准备工作。

(3) 重型:①须住院或在重症监护病房;②观察意识、瞳孔、生命体征及神经系统体征变化;③选用头部 CT 监测、颅内压监测;④积极处理高热、躁动、癫痫等,有颅内压增高表现者,给予脱水剂等治疗,维持良好的周围循环和脑灌注压;⑤注重昏迷的护理与治疗,首先保证呼吸道的通畅。⑥有手术指征者尽早手术,已有脑疝时,先予以 20% 甘露醇 250ml 及呋塞米 40mg 静脉推注,立即手术。

5. 昏迷病人的护理与治疗　长期昏迷多因较重的原发性脑损伤或继发性脑损伤未能及时处理所致。昏迷期间如能防止各种并发症,保持内外环境的稳定,使机体不再受到脑缺血、缺氧、营养障碍或水、电解质紊乱等不利因素影响,则相当一部分患者可望争取较好的预后。

(1) 呼吸道:首先保证呼吸道通畅、防止气体交换不足。在现场急救和运送过程中,须注意清除呼吸道分泌物,呕吐时将头转向一侧以免误吸。深昏迷者须抬起下颌,或将咽通气管放入口咽腔,以免舌根后坠阻碍呼吸。估计在短时间内不能清醒者,宜尽早插管或气管切开。呼吸减弱潮气量不足者,应及早应用呼吸机辅助呼吸,监测血气分析,调整和维持正常呼吸功能。及时清除呼吸道分泌物,保持吸入空气的湿度和温度,注意消毒隔离与无菌操作,以及定期作呼吸道分泌物细菌培养和药敏试验等措施,是防治呼吸道感染的关键。

(2) 头位与体位:头部升高 15°~30°有利于脑部静脉回流,对脑水肿的治疗有帮助。为预防褥疮,必须坚持采用定时翻身等方法,不断变更身体与床褥接触的部位,以免骨突出部位的皮肤持续受压缺血。

(3) 营养:营养障碍将降低机体的免疫力和修复功能,使易于发生或加剧并发症。早期采用肠道外营养,如静脉输入 7% 氨基酸液、20% 葡萄糖液与胰岛素以及电解质、维生素等,以维护需要。待肠蠕动恢复后,即可采用肠道内营养逐步替代肠外营养,通过鼻胃管或鼻肠管给予每日所需营养。超过 1 个月以上的肠道内营养,可考虑行胃肠造瘘术,以避免鼻、咽、食管的炎症和糜烂。肠道内营养除可应用牛奶、蛋黄、糖等混合膳,配制成 4.18kJ/ml(1kcal/ml)并另加各种维生素和微量元素以外,也可用商品制剂,通常以酪蛋白、植物油、麦芽糖糊精为基质,含各种维生素和微量元素,配制成 4.18kJ/ml。成人每日约 8400kJ(2000kcal)的热量和含 10g 氮的蛋白质供应即可,有感染、肌张力增高或癫痫时,须酌情增加。定时测量体重和肌丰满度,监测氮平衡、血浆白蛋白、血糖、电解质等生化指标,以及淋巴细胞计数等免疫学指挥,以便及时掌握营养状况和调整各种营养成分的供应。

(4) 尿潴留:长期留置导尿管是引起泌尿系统感染的主要原因。尽可能采用非导尿方法促使排尿,如在膀胱尚未过分膨胀时,可用热敷、按摩等方法;必须导尿时,严格执行无菌操作,选择优质硅胶带囊导尿管,并尽早拔除导尿管,留置时间不宜超过 3~5 天;经常检查尿常规、尿细菌培养及药敏试验。需要长期导尿者,可考虑行耻骨上膀胱造瘘术,以减轻泌尿系统感染。

(5) 促醒:关键在于早期防治脑水肿和及时解除颅内压增高,并避免缺氧、高热、感染等不良因素对脑组织的进一步危害。病情稳定后如仍未清醒,可选用胞磷胆碱、醋谷胺、氯脂醒、乙胺硫脲以及能量合剂等药物或高压氧舱治疗,对一部分伤员的苏醒可有帮助。

6. 脑水肿的治疗

（1）脱水疗法：适用于病情较重的脑挫裂伤,有头痛、呕吐等颅内压增高表现,颅内压监测压力偏高,CT发现脑挫裂伤合并脑水肿,以及手术治疗前后。常用的药物为甘露醇、呋塞米（速尿）及白蛋白等。用法有:①20%甘露醇按每次0.5~1g/kg（成人每次250ml）静脉快速滴注,于15~30分钟内滴完,依病情轻重每6、8或12小时重复一次；②20%甘露醇与呋塞米联合应用,可增强疗效,成人量前者用125ml,每8~12小时一次；后者用20~60mg,静脉或肌内注射,每8~12小时一次,可同时或交替使用；③清蛋白与呋塞米联合应用,可保持正常血容量,不引起血液浓缩,成人用量前者10g/d,静脉滴入；后者用20~60mg,静脉或肌内注射,每8~12小时一次；④甘油,很少引起电解质紊乱,成人口服量1~2g/（kg·d）,分3~4次,静脉滴注量10%甘油溶液500ml/d,5小时内输完。

遇急性颅内压增高已有脑疝征象时,必须立即用20%甘露醇250ml静脉推注,同时用呋塞米40mg静脉注射。在应用脱水疗法过程中,须适当补充液体与电解质,维持正常尿量,维持良好的周围循环和脑灌注压,并随时监测血电解质、红细胞压积容积、酸碱适度及肾功能等。应用甘露醇时,可能出现血尿,并须注意其一过性的血容量增加可能使原有隐匿型心脏病患者发生心衰。

（2）激素:皮质激素用于重型脑损伤,其防治脑水肿作用不甚明确；多不主张使用。如若使用短期使用为宜。用法有:①地塞米松:成人量5mg肌注,6小时一次,或20mg/d静脉滴注,一般用药3天；②ACTH:成人量25~50U/d,静脉滴注,一般用药3天。用药期间可能发生消化道出血或加重感染,宜同时应用H2受体拮抗剂如雷尼替丁等及大剂量抗生素。

（3）过度换气:适用于重度脑损伤早期,其他降颅压措施无效时,已行气管内插管或气管切开者。静脉给予肌肉松弛剂后,借助呼吸机作控制性过度换气,使血CO_2分压降低,促使脑血管收缩,从而降低颅内压。CO_2分压宜维持在4.00~4.67kPa（30~35mmHg）之间[正常为4.67~6.00kPa（35~45mmHg）],不应低于3.33kPa（25mmHg）,持续时间不宜超过24小时,以免引起脑缺血。

（4）其他:用于临床的尚有氧气治疗、亚低温治疗、巴比妥治疗等。

7. 手术治疗

（1）开放性脑损伤:原则上须尽早行清创缝合术,使之成为闭合性脑损伤。清创缝合应争取在伤后6小时内进行；在应用抗生素的前提下,72小时内尚可行清创缝合。

（2）闭合性脑损伤:闭合性脑损伤的手术主要是针对颅内血肿或重度脑挫裂伤合并脑水肿引起的颅内压增高和脑疝,其次为颅内血肿引起的局灶性脑损害。由于CT检查在临床诊断和观察中的广泛应用,一部分颅内血肿病人,在严格观察及特殊检查监测的条件下,应用脱水等非手术疗法,可取得良好疗效。颅内血肿可暂不手术的指征为:无意识障碍或颅内压增高症状,或虽有意识障碍或颅内压增高症状但已见明显减轻好转；无局灶性脑损害体征；且CT检查所见血肿不大（幕上者<40ml,幕下者<10ml）中线结构无明显移位（移位<0.5cm）也无脑室或脑池明显受压；颅内压<2.7kPa（270mmH_2O）。上述伤员在采用脱水等治疗的同时,须严密观察及监测,并作好随时手术的准备,如备血、剃头等,一旦有手术指征,可尽早手术。

颅内血肿的手术指征为:①意识障碍程度逐渐加深；②颅内压在2.7kPa（270mmH_2O）以上,并呈进行性升高；③有局灶性脑损害体征；④尚无明显意识障碍或颅内压增高症状,但 CT 检查血肿较大(幕上者>40ml,幕下者>10ml),或血肿虽不大但中线结构移位明显(移位>0.5cm)、脑室或脑池受压明显者;⑤在非手术治疗病情恶化者。颞叶血肿因易导致小脑幕切迹疝,手术指征应放宽;硬脑膜外血肿因不易吸收,也应放宽手术指征。

重度脑挫裂伤合并脑水肿的手术指征为:①意识障碍进行性加重或已有一侧瞳孔散大的脑疝表现;②CT 检查发现中线结构明显移位、脑室明显受压;③在脱水等治疗过程中病情恶化者。

凡有手术指征者皆应及时手术,以便尽早去除颅内压增高的病因和解除脑受压。已经出现一侧瞳孔散大的小脑幕切迹疝征象时,更应力争在 30 分钟或最迟 1 小时以内,将血肿清除或去骨瓣减压;超过 2 小时者,将产生严重后果。

常用的手术方式有:①开颅血肿清除术:术前已行 CT 检查明确血肿部位者,可直接开颅清除血肿。②去骨瓣减压术:用于重度脑挫裂伤合并脑水肿有手术指征时,作大骨瓣开颅,敞开硬膜并去骨瓣减压,同时还可清除挫裂糜烂及血循环不良的脑组织,作为内减压术。对于病情较重的广泛性脑挫裂伤或脑疝晚期已有严重脑水肿存在者,可考虑行双侧去骨瓣减压术。③钻孔探查术:已具备伤后意识障碍进行性加重或出现再昏迷等手术指征,因条件限制术前未能作 CT 检查,或就诊时脑疝已十分明显,已无时间作 CT 检查,钻孔探查术是有效的诊断和抢救措施。④脑室引流术:脑室内出血或血肿如合并脑室扩大,应行脑室引流术。若为未凝固的血液时,可行颅骨钻孔穿刺脑室置管引流;如主要为血凝块时则需切开皮质进入脑室清除血肿后置管引流。⑤钻孔引流术:对慢性硬脑膜下血肿,主要采取颅骨钻孔,切开硬脑膜到达血肿腔,置管冲洗,清除血肿液。

8. 对症治疗与并发症处理

(1)高热:常见原因为脑干或下丘脑损伤以及呼吸道、泌尿系统或颅内感染等。高热造成脑组织相对缺氧,加重脑损害,故须采取积极降温措施。常用冰帽,或头、颈、腋、腹股沟等处放置冰袋或敷冰水毛巾等物理降温。如体温过高物理降温无效或引起寒战时,需采用冬眠疗法。常用氯丙嗪及异丙嗪各 25mg 或 50mg 肌注或静脉慢注,用药 20 分钟后开始物理降温,保持直肠温度 36℃ 左右,根有无寒战及病人对药物的耐受性,可每 4~6 小时重复用药,一般维持 3~5 天。冬眠药物可降低血管张力,并使咳嗽反射减弱,故须注意掌握好剂量以维持血压;为保证呼吸道通畅及吸痰,常需气管切开。

(2)躁动:观察期间的伤员突然变得躁动不安,常为意识恶化的预兆,提示有颅内血肿或脑水肿可能;意识模糊的病人出现躁动,可能是疼痛、颅内压增高、尿潴留或环境不适等原因引起,须先寻找其原因作相应的处理,然后,才考虑给予镇静剂。

(3)蛛网膜下腔出血:为脑裂伤所致。有头痛、发热及颈强直等表现,可给予镇痛药作为对症治疗。伤后 2~3 天当伤情趋于稳定后,为解除头痛,可每日或隔日腰椎穿刺,放出适量血性脑脊液,直至脑脊液清亮为止。受伤早期当颅内血肿不能排除,或颅内压明显增高脑疝不能排除时,禁忌作腰椎穿刺,以免促使脑疝形成或加重脑疝。

(4)外伤性癫痫:任何部位脑损伤均可发生癫痫,但以大脑皮层运动区、额叶、顶叶皮层区受损发生率最高。早期(伤后 1 个月以内)癫痫发作的原因常是颅骨凹陷性骨折、蛛网膜下腔出血、颅内血肿和脑挫裂伤等;晚期癫痫(伤后 1 个月以上)发作主要由脑瘢痕、脑萎缩、脑内囊肿、蛛网膜炎、感染及异物等引起。丙戊酸钠每次 0.2g,每日 3 次或苯妥英钠每次 0.1g,每日三次,用于预防发作,癫痫发作时用地西泮(安定)10~20mg 静脉缓慢注射,如未能制止抽搐,再重复注射,直至抽搐停止,然后将安定加入10%葡萄糖溶液内静脉滴注,每日用量不超过100mg,连续3日。癫痫完全控制后,应继续服药1~2年,必须逐渐减量后才能停药。突然中断服药,常是癫痫发作的诱因。脑电图尚有棘波、棘慢波或阵发性慢波存在时,不应减量或停药。

(5) 消化道出血:为下丘脑或脑干损伤引起应激性溃疡所致,大量使用皮质激素也可诱发,除了输血补充血容量、停用激素外,应用质子泵抑制剂奥美拉唑(洛赛克)40mg静脉注射,每8~12小时1次,直至出血停止,然后用 H_2 受体拮抗剂雷尼替丁0.4g或西咪替丁(甲氰咪呱)0.8g静脉滴注,每日1次,连续3~5天。

(6) 尿崩:为下丘脑受损所致,尿量每日>4 000ml,尿比重<1.005。给予垂体后叶素,首次2.5~5U皮下注射,记录每小时尿量,如超过200ml/h时,追加1次用药。也可采用醋酸去氨加压素静脉注射、口服或鼻滴剂。较长时间不愈者,可肌注长效的鞣酸加压素油剂。尿量增多期间,须注意补钾(按每1000ml尿量补充1g氯化钾计算),定时监测血电解质。意识清楚的伤员因口渴能自行饮水补充,昏迷伤员则须根据每小时尿量来调整静脉或鼻饲的补液量。

(7) 急性神经源性肺水肿(acute neurogenic pulmonary edema):可见于下丘脑和脑干损伤。主要表现为呼吸困难、咳出血性泡沫痰、肺部满布水泡音;血气分析显示 PaO_2 降低和 $PaCO_2$ 升高。病人应取头胸稍高位,双下肢下垂,以减少回心血量;气管切开,保持呼吸道通畅,吸入经过水封瓶内95%乙醇溶液的40%~60%浓度氧,以消除泡沫;最好是用呼吸机辅助呼吸,行呼气末正压通气;并给予呋塞米40mg、地塞米松10mg、毛花苷C(西地兰)0.4mg和50%葡萄糖溶液40ml静脉注射,以增加心输出量、改善肺循环和减轻肺水肿。

(高宜录)

第二十四章 胸部损伤

第一节 概论

胸部损伤不论是在战争年代还是在和平时期都非常多见。胸部的骨性轮廓保护着胸内的各个重要脏器,如肺和心脏大血管。因此,当胸部损伤后,骨性支撑遭到破坏,肺和心脏大血管受到挤压和扭曲,极易发生呼吸和循环功能的障碍。胸部伤约占全身各种创伤的20%左右,一般是生活中无意或故意的伤害导致,也可能是工伤事故,但绝大多数为交通事故引起。胸部外伤后易引起肋间动脉的破裂,因肋间动脉起源于降主动脉,管径较粗,破裂后极易引起致命性的大出血。我国每年交通事故死亡者中约有一万余人是死于胸部损伤,其余也有一部分死亡原因与胸部损伤有重要关系。在自然灾害造成的创伤中,胸部损伤所占比例也很可观。现代创伤往往出现大量严重合并伤、直接威胁生命,其中,以胸部损伤尤为重要,在创伤致死原因中居第一位。

一、分类和病理生理

胸部损伤,一般是根据是否造成胸膜腔与外界沟通,分为闭合性和开放性两大类。

闭合性损伤多由于暴力挤压、冲撞或钝器碰击胸部导致。轻者只有胸壁软组织挫伤和(或)单纯肋骨骨折,重者多伴有胸膜腔内器官或血管损伤,导致气胸、血胸,甚至造成心脏破裂而产生心包压塞。另外,上腔静脉没有静脉瓣,当胸部受到巨大外力时,骤升的胸内压使上腔静脉压骤然升高,导致头、颈及胸背部毛细血管破裂。

开放性损伤多因利器、火器等穿透胸壁所致,进入胸膜腔可导致开放性气胸或(和)血胸,病因明确,伤情较严重。

二、急救治疗

伤情较轻者,一般镇痛和固定胸廓即可。有创口者,如无严重污染,应立即清创缝合。重度胸部损伤者,应密切监测生命体征、保持呼吸道通畅、吸氧、止血、扩充血容量、镇痛、固定骨折、保护脊柱等。有血胸或气胸者应行胸腔引流术,并积极抗感染;开放性气胸者应迅速封闭伤口,保证呼吸道通畅,伴有呼吸困难者,必要时,可行人工辅助呼吸;有连枷胸致反常呼吸运动者,需局部加压包扎,固定胸廓,并保持呼吸道通畅。

遇有下列情况时,需剖胸探查:①胸膜腔内进行性出血;②广泛的肺裂伤或气管、支气管损伤;③心脏大血管损伤;④胸腹联合伤;⑤胸内存有较大异物;⑥食管破裂;⑦胸壁大片缺损。

第二节 肋骨骨折

肋骨骨折在胸部外伤中最为常见,可为单根或多根肋骨骨折,而同一根肋骨又可在一处或多处骨断,一般多因暴力直接作用于肋骨引起。第1~3肋骨较短,且有锁骨、肩胛骨和肌肉的保护,较少发生骨折。第4~7肋骨较长且固定,最易折断。第8~10肋骨前端有肋软骨形成肋弓与胸骨相连,第11~12肋骨前端游离,不易折断。儿童的肋骨富有弹性,承受暴力的能力较强,故也不易折断。而老年人的肋骨骨质疏松,脆性较大,容易发生骨折。恶性肿瘤发生肋骨转移时,易发生病理性骨折。

【临床表现】 典型症状为局部疼痛,多由骨折断端刺激肋间神经引起,尤其是在深呼吸、咳嗽和变换体位时明显。患者因持续性的胸痛而不敢用力呼吸及咳嗽,使得气道分泌物滞留,进而导致肺不张及感染。如骨折断端向内侧移位,刺破胸膜时,产生气胸、血胸或皮下血肿等;刺破肺组织时,可引起痰中带血、咯血等;刺破肋间血管时,引起出血;伤及大动脉时并发喷射性出血,危及生命。多根多处肋骨骨折后,引起连枷胸致反常呼吸:即吸气时失去肋骨支撑的软化区胸壁内陷,不随正常胸廓向外运动,而呼气时向外鼓出。呼吸时两侧胸膜腔内压力不均衡,纵隔左右扑动,影响肺换气,引起体内缺氧和二氧化碳潴留,并可影响静脉血液回流,严重时可发生呼吸循环衰竭。

体格检查:受伤的胸壁可有畸形,有时有肿胀,胸廓挤压征阳性,甚至产生骨擦感,可判断为肋骨骨折而非软组织的挫伤。多根多处肋骨骨折,伤侧胸壁可有反常呼吸运动。伴有皮下气肿、气胸、血胸并发症的病人还有相应的体征。胸部 X 线片可显示肋骨骨折断裂线、断端错位,还有助于判断有无气胸、血胸的存在,但不能显示前胸肋软骨折端征象。

【治疗】
1. 闭合性单处肋骨骨折 骨折的断端因有上、下完整的肋骨和肋间肌支撑,很少有错位、重叠等现象,大多数能自愈。治疗的重点是固定胸廓,可防止骨折断端错位,减轻疼痛和预防并发症。可用骨伤膏药敷于局部胸壁或用胶布条固定胸廓,若有多头胸带或弹力束胸带,则效果更好,同时可口服镇痛药物。亦可肋间神经阻滞缓解疼痛。同时,鼓励病人咳嗽咳痰也非常重要,可以减少呼吸道感染。

2. 闭合性多根多处肋骨骨折 胸壁软化范围小而反常呼吸不严重的患者,予以镇痛及局部加压包扎固定。大块胸壁软化范围大且反常呼吸明显,并伴有呼吸困难者,需采取紧急措施,关键是保证呼吸道通畅,并行伤侧胸壁牵引,必要时行气管插管或气管切开,以利于吸痰、通畅气道、给氧和施行辅助呼吸。行开胸手术的病人,可同时对肋骨骨折进行不锈钢丝捆扎和缝扎固定或用克氏针作骨髓内固定。目前已不主张对连枷胸病人一律应用控制性机械通气来消除反常呼吸运动(呼吸内固定法)。近年来,使用胸腔镜导入钢丝固定连枷胸的方法也逐渐推广。

3. 开放性肋骨骨折 胸壁伤口彻底清创,修齐骨折端后,用不锈钢丝作内固定术。如穿破胸膜,需行胸膜腔引流术。同时积极抗感染。

第三节 气 胸

胸膜腔内积气,称为气胸。在胸部损伤中,气胸的发生率仅次于肋骨骨折。形成原因多由于肺组织、支气管破裂,空气逸入胸膜腔,或胸壁伤口穿破胸膜,使得胸膜腔与外界相通,外界空气逸入所致。一般分为闭合性、开放性和张力性气胸三类。

一、闭合性气胸

闭合性气胸肺萎缩的程度取决于胸膜腔的积气量,其胸内压仍低于大气压,多为肋骨骨折的并发症,肺表面受损,空气漏入胸膜腔所致。气胸形成后,肺裂口逐渐缩小,直至完全封闭,不再继续漏气,气胸趋于稳定。小量气胸,肺组织压缩小于30%者,可无明显症状。大量气胸者,可出现胸闷、胸痛、气促甚至呼吸困难等症状,体检时可发现伤侧胸廓饱满,肋间隙增宽,气管向健侧移位,伤侧叩诊呈鼓音,听诊呼吸音减弱或消失。胸部X线检查可表现为不同程度的肺萎陷和胸膜腔积气,有时尚伴有少量积液。

少于30%的气胸勿需特殊治疗,一般在1~2周内自行吸收。大量气胸需进行胸腔穿刺,抽尽积气,或行胸腔闭式引流术,促使肺及早膨胀,同时应用抗生素预防感染。

二、开放性气胸

锐气或火器所致胸壁穿透性伤口,使得胸膜腔与外界相通,空气随呼吸自由出入胸膜腔内,形成开放性气胸。空气出入量与胸壁伤口大小有密切相关。一般来说,裂口大于气管口径时,空气出入量多,此时胸内压与大气压几乎相同。伤侧肺完全萎陷,丧失呼吸功能。伤侧胸膜腔负压消失,压力显著高于健侧,肺被压缩萎陷,纵隔向健侧移位,健侧肺扩张受限。吸气时,健侧胸膜腔负压进一步升高,与伤侧压力差增大,纵隔向健侧移位更加显著;呼气时,两侧胸膜腔压力差有所减少,纵隔稍移回伤侧,形成纵隔扑动。纵隔扑动能影响静脉回流,引起循环障碍。

临床上,患者表现为气促、胸闷、鼻翼扇动、呼吸困难、发绀、颈静脉怒张、循环障碍甚至休克,呼吸时可听到空气出入胸膜腔的吹风声。伤侧胸部叩诊呈鼓音,听诊呼吸音减弱或消失,气管、心脏明显向健侧移位。胸部X线检查显示伤侧肺明显萎陷、大量积气,气管和心脏等纵隔器官向健侧偏移。

开放性气胸的急救处理:使用无菌敷料封闭伤口,并加压包扎,使开放性气胸转变为闭合性气胸,并注意胸膜腔内压力。病人送至医院后,进行进一步处理:给氧、扩容、抗休克、清创、封闭伤口、闭式胸腔引流。如怀疑胸腔内脏器损伤或有活动性出血,则需剖胸探查,止血、修复损伤或摘除异物。术后应用抗生素,预防感染;并鼓励病人咳嗽排痰和早期活动。

三、张力性气胸

张力性气胸常见于气管、支气管破裂或肺损伤后,伤口与胸膜腔相通,且形成活瓣,吸气时活瓣处于开启状态,空气从伤口进入胸膜腔内,而呼气时活瓣关闭,吸入气道管腔内的空气不能排出。因此,胸膜腔内积气不断增多,压力逐渐增高,导致胸膜腔压力高于大气压,因此又称为高压性气胸。伤侧肺受压逐渐萎陷,并将纵隔推向健侧,挤压健侧肺,使腔静脉回流受阻,引起呼吸循环障碍。有时胸膜腔内的高压积气被挤入纵隔和皮下组织,可形成纵隔积气或皮下气肿。

临床上,病人表现为极度呼吸困难、端坐呼吸、发绀、烦躁不安、大汗淋漓、昏迷、意识丧失甚至窒息。体格检查可发现气管偏向健侧,可有皮下积气、颈静脉怒张。伤侧胸廓饱满、肋间隙明显增宽、呼吸幅度减弱,叩诊呈明显鼓音,听诊呼吸音完全消失。胸部 X 线检查显示胸膜腔大量积气,可将肺完全压缩萎陷,气管和心影偏向健侧。胸膜腔穿刺可有高压气体向外冲出。抽气后,症状可暂时好转,但复又加重,不少病人可出现循环障碍。

张力性气胸的急救处理:立即排气,降低胸腔内压力。急救时迅速使用一粗针头在伤侧锁骨中线第 2 肋间刺入胸膜腔排气减压,并外接单向活瓣装置(如气球、橡胶手套、塑料袋等),使胸腔内高压气体排出,并防止空气进入。正规医院内处理时,则行胸腔闭式引流术,闭式引流装置设置适当负压吸引,以利于气体排出,促进肺复张,术后应用抗生素预防感染。待漏气停止 24 小时后,经 X 线检查证实肺已膨胀,可拔除引流管。若漏气仍严重,呼吸困难无好转,应及早剖胸探查行手术治疗。

第四节 血 胸

胸部损伤引起胸膜腔积血称为血胸,若与气胸同时存在则称为血气胸。胸膜腔积血主要来自:心脏、大血管及其分支、肺组织、胸壁、膈肌及心包血管等。尤其在心脏和大血管受损破裂时,出血量多而急,如不及早救治,往往短期内就能导致失血性休克而死亡。

血胸发生后,不仅丢失血容量,并且随着胸膜腔内血液的积聚和压力的增高,压迫肺组织,将纵隔推向健侧,进一步影响健侧肺通气及静脉回流,导致严重的呼吸和循环功能障碍。胸膜腔内的少量积血,因肺、心和膈肌运动起着去纤维蛋白作用,多不凝固,但当短期内大量出血时,超过其去纤维蛋白的作用,则积血发生凝固,形成凝固性血胸。血块机化后形成纤维板,束缚肺和胸廓的呼吸运动,损害呼吸功能。并且,血液是细菌的良好培养基,细菌极易在积血中滋生繁殖,并发感染,形成脓胸。

【临床表现】 血胸的临床变现与出血量、出血速度和病人的体质相关。成人少量血胸(0.5L 以下)可无明显症状,胸部 X 线检查仅表现为肋膈角消失。中量血胸(0.5~1L)和大量血胸(1L 以上),患者可出现面色苍白、脉搏快弱、血压下降、气促、末梢湿冷等低血容量性休克症状,并出现相关体征,包括肋间隙饱满、气管心界向健侧移位、伤侧胸部叩诊呈浊音、呼吸音减弱或消失。胸部 X 线检查示伤侧胸膜腔有大片积液影,纵隔向健侧移位。胸膜腔穿刺抽出血液,更能明确诊断,并应警惕迟发性血胸的发生。下列征象提示胸腔内有进行性出血:①脉搏逐渐增快、血压持续下降,或经积极扩容后,血压不回升或升高后又迅速下降;②闭式引流后,引流量连续 3 小时每小时均超过 200ml;③血红蛋白、红细胞计数和红细胞压积等重复测定,呈进行性降低,胸腔引流液的血红蛋白、红细胞计数与外周血相近,并迅速凝固;④胸膜腔穿刺因血凝固抽不出血液,但连续胸部 X 线检查显示胸膜腔阴影继续增大。血胸并发感染时,可出现高热、寒战、疲乏、出汗、白细胞计数升高;胸膜腔穿刺抽出的血液做涂片检查,如比例达到 100∶1 则提示感染;取胸腔积血 1ml,加 5ml 蒸馏水,出现絮状物或浑浊提示感染;涂片检查和细菌培养尚能确定致病菌,更加能明确诊断。

【治疗】

1. 非进行性血胸 少量血胸可自然吸收,不需特殊处理。若积血较多,应早期进行胸腔穿刺或闭式引流,清除积血,促进肺膨胀,改善呼吸功能,并预防感染。同时,早期行闭式引流术有助于观察有无进行性出血。

2. 进行性血胸 积极扩容、抗休克,并及时剖胸探查,寻找出血部位。如为小血管(肋间血管、胸廓内动脉)破裂,予以缝扎止血即可。若为肺破裂出血,一般只需缝合止血。如肺组织严重损伤,需作部分肺切除或肺叶切除术。而大血管破裂,往往手术难度极大,多需体外循环下行人工血管移植术。

3. 凝固性血胸 一般在出血停止、伤员情况稳定后数日内剖胸探查,清除积血和血凝块,以防感染和机化。至于血胸并发感染,应按脓胸处理,胸腔引流,排出积血、积脓。近年来,胸腔镜技术亦开始广泛使用。

闭式胸腔引流术的适应证:①大量气胸、开放性气胸、张力性气胸者;②需进行人工或机械通气者;③拔除胸管后气胸复发者;④胸穿后肺未复张者;⑤剖胸术后者;⑥气胸、血胸或脓胸需要持续排气、排血或排脓者。方法:根据临床诊断和胸部 X 线检查,明确插管的部位。血胸者选低位,一般在腋中线和腋后线之间的第 6~8 肋间隙;气体多选锁骨中线第二肋间。病人取半卧位,消毒后全层胸壁行局部浸润麻醉,作一长约 2cm 皮肤切口,钝性分离肌层,沿肋骨上缘将一有侧孔的橡胶管或塑料管置入胸膜腔,侧孔进入胸膜腔内 3~4cm,其外端接闭式引流装置,保证胸腔内气体、液体克服 3~4cm 水柱压力能通畅引流出胸腔而不会出现倒吸现象。缝合切口,并固定引流管。如术后肺复张良好,并无气体和液体排除,可考虑拔除引流管,并封闭引流口。

第五节 创伤性窒息

创伤性窒息是由于钝性暴力作用于胸部所致的上半身广泛性的皮肤、黏膜、末梢毛细血管淤血及出血性的损害,多见于胸廓弹性较好的青少年和儿童,属于闭合性胸部伤,一般较为少见。当胸部和上腹部遭受暴力挤压的瞬间,伤者声门处于紧闭状态,气管及肺内空气不能释放至外界,引起胸内压骤然升高,压迫心脏及上腔静脉。因上腔静脉系统无静脉瓣,右房血液便逆流至上腔静脉,引起末梢静脉过度充盈,并发毛细血管破裂。临床表现为头、颈、及上胸部范围的皮肤及鼻黏膜、口腔黏膜、球结膜均出现蓝紫色淤点或淤斑,甚至出血。严重时可致眼球外凸,视网膜或视神经出血时可致一过性视力障碍甚至永久失明。若鼓膜破裂可引起听力障碍。颅内轻微的出血和缺氧,可引起暂时性的意识障碍、头昏、头胀、烦躁不安,严重时可发生四肢抽搐、肌张力增高和腱反射亢进等现象,瞳孔可扩大或缩小。若发生颅内血肿则可引起偏瘫或昏迷,甚至死亡。

创伤性窒息本身并不会引起严重后果,其预后取决于承受暴力大小、暴力时间长短和有无合并伤的情况。对仅有皮肤黏膜的出血点或淤血斑者,无须特殊处理,2~3 周可自行消退。对单纯创伤性窒息而无合并伤者,仅需适当休息、保持呼吸道通畅、吸氧、适当止痛及抗感染等对症治疗即可。对有合并伤者应采取积极的急救和治疗措施。

第六节 肺爆震伤

爆炸产生的高压气浪或水波浪冲击胸部,使胸壁撞击肺组织,致使肺挫伤,肺毛细血管出血,通透性增加,小支气管和肺泡破裂,炎性细胞沉积及炎性介质释放,肺组织水肿。严重者合并有肺裂伤,伴有血胸和气胸。此外,气体尚可进入肺循环引起栓塞;若大量气栓进入肺动脉和冠状动脉,患者可立即死亡。

【临床表现】 以咯血、吐白沫痰、气促等为主要症状,严重者可出现呼吸衰竭。脑气栓者可出现神经系统症状,抽搐、意识丧失甚至昏迷。肺部听诊满湿布湿啰音。肺部X线片示肺野呈斑点或片状阴影,并常有气胸、血胸征象。

【治疗】 关键是给氧、保持气道通畅;应用抗生素预防感染;限制晶体入量;应用激素等。合并血气胸者应予引流。如有低氧血症,需行机械辅助呼吸。

附:肺挫伤

肺挫伤为常见的肺实质损伤,多为迅猛钝性伤所致,例如车祸、撞击、挤压和坠落等。发生率约占胸部钝性伤的30%~75%,但常由于对其认识不足、检查技术不敏感或被其他胸部伤所掩盖而被忽视或漏诊。

肺挫伤的发病机理仍不完全清楚,多数认为与肺爆震伤类似,系由于强烈的高压波作用所致。当强大的暴力作用于胸壁,使胸腔容积缩小,增高的胸内压力迫肺脏,引起肺实质出血及水肿;当外力消除,变形的胸廓弹回,在产生胸内负压的一瞬间又可导致原损伤区的附加损伤。主要病理改变为肺泡和毛细血管损伤并有间质及肺泡内血液渗出及间质性肺水肿,使肺实质含气减少而血管外含水量增加,通气和换气功能障碍,肺动脉压和肺循环阻力产增高。病理变化在伤后12~24小时呈进行性发展。肺挫伤往往合并其他损伤,如胸壁骨折、连枷胸、血胸、气胸及心脏和心包损伤。

由于肺挫伤的严重程度和范围大小不同,临床表现有很大的差异。轻者仅有胸痛、胸闷、气促、咳嗽和血痰等,听诊有散在啰音。X线胸片上有斑片状阴影(常报告为创伤性湿肺),1~2天即可完全吸收。血气可正常。有人称为肺震荡。严重者则有明显呼吸困难、发绀、血性泡沫痰、心动过速和血压下降等。听诊有广泛啰音、呼吸音减弱至消失或管型呼吸音。动脉血气分析有低氧血症在胸片尚未能显示之前具有参考价值。X线胸片是诊断肺挫伤的重要手段。其改变约70%病例在伤后1小时内出现,30%病例可延迟到伤后4~6小时,范围可由小的局限区域到一侧或双侧,程度可由斑点状浸润、弥漫性或局部斑点融合浸润、以致弥漫性单肺或双肺大片浸润或实变阴影。经治疗后一般在伤后2~3天开始吸收,完全吸收需2~3周以上。近年来通过系列CT检查,对肺挫伤提出新的病理观点,X线平片上所显示的挫伤表现在CT片上是肺实质裂伤和围绕裂伤周围的一片肺泡积血而无肺间质损伤。

轻型肺挫伤无需特殊治疗。重型肺挫伤是引起胸部伤后急性呼吸衰竭的最常见因素,治疗在于维护呼吸和循环功能以及适当处理合并伤。连枷胸常有不同程度的肺挫伤,病理生理改变在很大程度上取决于肺挫伤,当出现急性呼吸衰竭的先兆时即应及时给予机械通气治疗。目前已不像以往那样强调皮质激素的应用,对伴有低血容量休克者,仍要及时补充血容量,合理搭配晶体与胶体液比例,保持正常的胶体渗透压和总渗透压,以后则保持液体负平衡,每日量1600~1800ml。

第七节 心脏损伤

胸部穿透性伤和钝性伤均可致心脏大血管损伤,因病情危急,出血量极大,大多数病人在到达医院前就已经死亡。随着急救医疗系统和交通运输的发展,能得以送达医院者的比例也在增加,若能及时进行抢救,生存率仍很高。因此,认真探讨其病因病理,熟练掌握诊断和急救方法,对提高诊断率和治愈率,十分重要。

一、穿透性心脏损伤

心脏穿透伤多为枪弹伤、刃器伤或锐器刺伤,随着近年来心脏介入治疗的推广,介入性诊断和治疗技术操作引起的医源性心脏穿透伤逐渐增加。心脏各部位均可受伤,损伤率依次为右心室、左心室、右心房、左心房,与各部位在前胸壁暴露面积有关。其病理生理和临床表现,取决于受伤机制(即穿透物的性质、大小和速度)、损伤的部位、伤口的大小以及心包引流的情况。心包裂口较大时,心脏的出血可直接流入胸腔、纵隔或腹腔,心包内积血量不多,临床上主要表现为失血性休克,抢救相当困难,可迅速死亡。心包裂口较小,或被周围组织所堵塞,心脏出血聚集在心包内,可引起急性心包填塞,临床表现为Beck's三联征(静脉压升高、颈静脉怒张、心音遥远、心搏减弱,脉压小、动脉压降低),如不及时解除,心脏舒张受限,腔静脉回心血流受阻和心输出量减少,很快导致循环衰竭。左心室壁伤口易自行封闭,心包填塞的发生率低。

明确致伤物、受伤部位是否为心脏部位、受伤时间长短、Beck's三联征或失血性休克等对诊断具有重要意义,心包穿刺阳性可确诊,心包穿刺既是诊断手段有时也是紧急治疗措施。休克程度与估计失血量不符、经足量输血而血压不升、低血压经扩容后迅速改善但不久再次发生甚至心搏骤停者,均应高度怀疑有心包填塞。胸片、心超及心电图检查相对耗时,且对诊断意义不大,因尽量避免,以免延误抢救时机。

心脏穿透伤大多应手术修补。术前在积极扩容的基础上,适量给予正性肌力药物以增强心肌收缩力。手术在全麻气管插管下进行,对已经心跳停止和昏迷者,可用局麻或不用麻醉。术中控制出血、积极扩容,大量出血者行自体血回收利用,手术使用无损伤线带垫缝合心脏裂口。医源性导管伤若伤口小,可应用鱼精蛋白抗凝止血,并积极引流心包积液,有时可避免开胸手术。术后因加强心电及血流动力学监护,以及复苏后续治疗。注意观察有无迟发性出血、残余异物及其他部位损伤,并给予破伤风抗毒素和抗生素预防感染。

二、钝性心脏损伤

心脏钝性闭合伤约占胸部伤的10%~25%。但由于常对其缺乏警惕、轻者表现不明显、或被其他损伤所掩盖而致漏诊,受伤机制有:①直接作用:一定强度的单向力量直接作用于心前区造成损伤,或可伴之胸骨和肋骨骨折的刺伤。②间接作用:腹部遭受突然挤压,大量血液骤然涌入心脏和大血管,腔内压力剧增,引起破裂性损伤。③减速作用:高速运动的人体突受减速,因惯性作用,心脏可冲撞于前胸壁或脊柱上,或因不等同的减速而使心脏发生扭转,引起损伤。④挤压作用:心脏被挤压于坚硬的胸骨与脊柱之间而受伤。⑤爆震作用:冲击波直接作用于心脏所致损伤。临床上,心脏闭合伤常为几种因素联合作用所致。大多数为交通事故伤引起。

心脏钝性伤可起引不同程度和类型的损伤,包括:①心包损伤,挫伤或破裂。单纯心包破裂很少见,一般合并于心脏其他部位损伤。②心肌挫伤,从小片心外膜或内膜下出血淤斑(心肌震荡),直至全层心肌的撕裂、出血、水肿和坏死等。③心脏破裂:大多数发生在受伤即刻,引起大出血或心包填塞;极少数为伤后数日或数周后由于心肌挫伤区的软化、坏死而发生延迟性破裂,在病情相对平稳后突发严重胸痛和心包填塞。④创伤性心内间隔缺损:多为室间隔破裂,发生机制类似于心室破裂,在舒张末期和收缩早期心腔充盈和瓣膜均关闭时突受暴力使心脏压力骤升而引起的间隔撕裂,或断之心肌挫伤后的软化坏死所致延迟性穿孔。⑤瓣膜损伤:以主动脉瓣最多,撕裂或穿孔,其次为二尖瓣,常为腱索或乳头肌断裂。原有心脏疾病者,如主动脉瓣二瓣化或马方综合征等,更易遭受损伤。⑥冠状动脉损伤:多为左冠前降支裂伤。⑦创伤性室壁瘤:为心肌挫伤后坏死或冠状动脉阻塞引起的真性室壁瘤。心脏闭合伤常有合并伤,如胸骨和肋骨骨折及血气胸等。

心脏破裂和冠状动脉破裂病人常迅速死亡,仅极少数有幸能送到医院得到诊断。少见的创伤性室间隔破裂和瓣膜损伤,若不因其他严重合并伤而死亡,病人有机会送到医院进一步确诊后在体外循环下行心脏直视手术。心肌挫伤病人大多数表现为心绞痛和心律失常。心绞痛可伴呼吸困难或休克,常不为扩冠药物所缓解。心律失常多为心动过速、期前收缩和阵发性房颤。单纯心肌挫伤很少阳性体征,心电图检查诊断价值较大,表现为 ST 段抬高和 T 波倒置低平。血清磷酸肌酸激酶同工酶 CPK-MB 和乳酸脱氢酶同工酶 LDH1 和 LDH2 有诊断价值。心肌挫伤的治疗在于对症处理,控制心律失常和防治心力衰竭,并观察有无室壁瘤发生。

第八节　胸腹联合伤

胸腹联合伤的概念目前已趋向一致,即穿透性或钝性伤所致创伤性膈肌破裂。若胸部和腹部同时损伤但不伴膈肌破裂则相互称为合并伤。膈肌破裂口较大时,腹内脏器可嵌入胸腔,形成创伤性膈疝。

一、穿透性胸腹联合伤

刀刺伤和枪伤多见,正常呼吸时,左侧膈肌可达第 5 前肋水平,右侧膈肌可达第 4 前肋水平,做重力活动时膈顶可高达第 3 前肋水平。因此,任何第 4 肋间以下的胸部火器伤或锐器伤均有可能造成胸腹联合伤。胃肠等空腔脏器损伤,导致穿孔,内容出溢,造成腹腔或胸腔的急性炎症和感染。

穿透性胸腹联合伤的表现可分为 4 类:① 以胸部伤表现为主,如胸痛、呼吸困难、血胸和气胸等;②以腹部伤表现为主,内出血或腹膜炎的表现;③同时有胸部伤和腹部伤的表现;④严重创伤性休克,胸腹部伤的表现均不突出。穿透伤的方向和出入口位置、或对盲管伤戴无菌手套以手指探查,对诊断很有帮助。X 线检查可发现血胸、气胸、气腹或金属异物存留等。若胸腔内发现胃泡和肠襻影,则可提示有创伤性膈疝。诊断性腹腔或胸腔穿刺可抽出血液、气体或混有胃肠内容物的脓性液体。诊断时很容易漏诊胸部伤或腹部伤,尤其容易漏诊膈肌伤,约 1/3 病例的膈肌裂口是在术中发现。

穿透性胸腹联合伤的治疗首先在于防治休克。一般均需手术治疗。通常胸部伤仅需行胸腔闭式引流术,故须行剖腹探查处理腹内脏器损伤,同时修补膈肌破裂。若有进行性血胸或持续性大量漏气时,必须紧急开胸探查处理胸内脏器损伤,接着剖腹探查处理腹内脏器伤。尽量避免做胸腹联合切口。右侧胸腹联合伤伴肝破裂时,以经胸切口和扩大膈肌裂口修复较为容易。治疗中注意补充血容量和水与电介质平衡。纠正酸中毒。手术死亡率约19%。

二、闭合性膈肌破裂

大多数为交通事故伤引起,其次是高处坠落、塌方或挤压等。与穿透伤不同,钝性伤引起的膈肌破裂是间接损伤,发生机制不完全清楚,有人认为是下胸部受挤压而变形、扭曲,形成对膈肌的局部牵扯和剪力,使之破裂或沿止点处撕脱。大多数人认为是胸腹腔压力差机制:平静呼吸时胸腔内为负压,腹腔内为正压,压差约7~20cmH$_2$O,深吸气时可达100厘米水柱以上。当强大的钝性暴力作用于胸腹部,使二者间压差骤增,腹腔内压力向上冲动,作用于膈肌薄弱部位而引起破裂。这一机制容易解释约1/3的病人没有胸廓骨折,以及右侧膈肌因有肝、肾起缓冲作用而发生破裂机会远少于左侧。膈肌破裂绝大多数为左侧,少数为右侧或双侧。破裂口大多在10cm以上,呈放射形,也可呈横形破入心包腔,称为膈肌心包破裂。少数为膈肌附着处的撕脱。伴随膈肌破裂而进入胸腔的脏器以胃为最多见,依次为脾、结肠、网膜、小肠和肝脏等。由于破裂膈肌的运动功能丧失、肺受压萎陷和纵隔移位,可引起严重呼吸和循环功能障碍,甚至呼吸衰竭和休克。进入胸腔的胃或肠管遭受膈肌破口的压迫,可出现胃肠梗阻症状,甚至发生绞窄。并发胃肠破裂时可引起胸腹腔感染。查体时可发现一侧胸廓膨隆、活动受限,叩之浊音或鼓音,听诊呼吸音减弱或消失或可听到肠鸣音,而腹部常明显凹陷,有时肠鸣音亢进。X线胸片上显示一侧膈肌升高,膈顶轮廓消失,膈上出现肠管阴影或液平面,或有一蕈状阴影突入右侧胸腔,纵隔向健侧移位。对仍不能确诊的病人,由鼻腔下胃管后胸透或拍片,可见胃管出现于胸腔内,经胃管注入造影剂(碘剂),更能证实诊断。怀疑右侧膈肌破裂时可注入人工气腹200~300ml,立位拍片若见气体未在腹腔而在胸腔则可确诊。闭合性膈肌破裂大多有合并伤,最多者为肋骨骨折和其他部位骨折,其次为脾或肝破裂、胃肠破裂,以及颅脑损伤等。

膈肌破裂必须手术治疗。若不怀疑有腹腔内脏器破裂,则经胸切口,显露佳,且探查发现有脾或肾等破裂时,亦可经膈肌裂口予以修复或切除。若确诊有腹内脏器破裂时,则经腹切口,迅速修复和还纳腹内脏器,修补膈肌,多数不需要再开胸而只需行闭式引流术。由于膈肌破裂的临床表现复杂,常不典型且合并伤多,约有1/3~1/2病例是在开胸或开腹探查手术中才发现。

(尤庆生)

第二十五章 肺 癌

肺癌(lung cancer)大多数发生于各级支气管黏膜及其腺体的上皮细胞,因此也称为支气管肺癌(bronchopulmonary carcinoma),临床上则通称为肺癌。

一、流行病学与病因

近50年以来,全世界肺癌的死亡率以每十年约增加一倍的速度迅速地上升。西方工业发达的英国、美国、法国、荷兰、瑞典、西德等国家和地区肺癌的死亡率居恶性肿瘤的首位,在我国一些大城市,如上海、北京、沈阳等,肺癌死亡率已占男性恶性肿瘤的首位。且近年来,女性发病率逐年上升,发病年龄多在40岁以上。

肺癌的病因与其他肿瘤相比,相对清楚,但至今不完全明确。大量的资料显示,它与吸烟、职业、大气污染及环境因素有相关性。

1. 吸烟与肺癌 烟草中含有烟草焦油、3,4-苯并芘、亚硝胺等10余种有害致癌物质。相关资料显示,自1939年至1963年在全球范围共进行了30多次达数万人次的回顾性调查研究证明:①吸烟者比不吸烟的人肺癌发生率约高出20倍;②吸烟与肺癌发生有剂量效应关系,即吸烟越多,发生肺癌的机会越多;③戒烟后可以减少肺癌的发生。最新研究表明:直接吸烟者不仅其本身受害,而且纸烟燃烧释放出致癌物质还可造成周围的人被动吸烟而致病;母亲吸烟可影响胎儿的健康。

2. 大气污染与肺癌 流行病学调查资料表明,肺癌的分布规律是:工业发达、空气污染严重的地区高于工业不发达地区,城市居民高于农村,近郊高于远郊。这可能是与煤和石油燃烧后释放出二氧化硫、煤焦油、3,4-苯并芘等可致癌的有害气体在空气中含量较高,直接作用于肺脏,使肺成为了致癌因素的靶器官有关。

3. 职业与肺癌 在部分工业生产及矿区,其职工肺癌的发病率较高,这可能与由于长期接触石棉、铬、镍、铜、锡、砷及诸如铀的放射性物质有关。

4. 肺内疾患与肺癌 肺内瘢痕或非特异性炎症的刺激,可使上皮细胞异常增生,导致进一步恶变。尘肺、矽肺、石棉肺等合并肺癌率可达10%以上,结核合并肺癌可达约3%。

5. 人体内在的因素 如免疫功能低下、代谢功能障碍、遗传因素等与肺癌的发病也有一定的关系。

提倡不吸烟,加强治理工矿、加强城市环境保护工作、强身健体,对降低肺癌的发病率和死亡率可起到一定的作用。

二、病 理

肺癌起源于支气管黏膜上皮,癌肿可向支气管的管腔内或邻近的肺组织生长,并且可以通过淋巴、血行或经支气管扩散,癌肿的生长速度和转移扩散的情况与癌肿的组织学类型、分化程度等生物学特性有一定的相关性。

1. 大体分型 肺癌的发生,右肺多于左肺,上叶多于下叶。根据其病变发生的部位,起源于主支气管、肺叶支气管的肺癌,位置靠近肺门,称为中心(或中央)型肺癌;起源于肺段支气管以下的肺癌,位置在肺的周边部分,称为周围型肺癌。此外,临床上将痰中查到癌细胞,而 X 线片上却看不到肿块阴影者称为隐性肺癌。

2. 组织学类型 肺癌的组织学分类较为繁多,临床上通常分为以下 4 种:

(1)鳞状细胞癌(鳞癌):在肺癌中最为常见,约占半数,患者年龄多在 50 岁以上,男性多于女性,吸烟者居多。大多起源于较大的支气管鳞状上皮,位置靠近肺门,多为中心型。虽然分化程度不一,但在常见的各型肺癌中此型生长速度较缓慢,病程较长。通常首先经淋巴管局部转移多见,血行远处转移发生较晚。对放疗及化疗均较敏感,因此其五年生存率相对较高。

此型病变多位于肺门大支气管,病变可沿支气管浸润、增殖,引起支气管的管腔狭窄,甚至堵塞。肿瘤切面呈灰白色或灰黄色粗细不一的颗粒状,由于瘤体较大,其中心血供较差,有少部分的鳞癌中心有坏死,可出现癌性空洞。另外,根据组织结构及细胞异形程度,可将鳞癌分为高、中、低分化三型,亦有按鳞癌是否角化分为角化型及非角化型,前者分化较高,后者分化较低。

(2)腺癌:发病年龄较小,女性多见。多数腺癌起源于较小的支气管上皮,少数则起源于大支气管。大部分腺癌为周围型。早期一般临床症状不明显,而在胸部 X 线检查时发现,表现为圆形或类圆形的呈分叶状肿块影。一般生长速度较慢,但血行转移发生早,而淋巴转移发生较晚。此型病变多居肺的周边,常伴有瘢痕形成。脏层胸膜可有凹陷,皱缩,有时可侵及壁层胸膜发生粘连。分化高者瘤体可以很大,切面呈灰白色,炭末沉着甚少,病灶与周围常无清楚界限。癌细胞排列成腺体,常有腺腔形成。

细支气管肺泡癌,是腺癌的一种类型,病变起源于细支气管黏膜或肺泡上皮,故又称细支气管肺泡细胞癌。该型发病率低,女性多于男性,常位于肺野周围部分。其分化程度一般较高,生长较慢,病变可沿细支气管、肺泡管和肺泡壁生长而不侵犯肺泡间隔,但可侵犯胸膜或播散到其他肺叶。淋巴和血行转移均发生较晚。影像学表现可分为结节型和弥漫型,前者多为单个或多个结节,后者类似支气管肺炎。镜下表现癌细胞呈高柱状或立方形,胞质淡染,含有黏液,胞核多位于细胞的基底部。

(3)小细胞癌(小细胞未分化癌):发病年龄较轻,发病率较鳞癌低,男性多于女性。一般起源于大支气管,大多为中心型。此型分化极差、生长快,恶性程度高,较早即出现淋巴和血行广泛转移。一般发现 3~6 个月死亡,五年生存率仅 1~3%,虽然对放疗和化疗较敏感,但在各型肺癌中预后最差。病变多位于肺门,常压迫支气管,瘤体切面呈结节状,质地细腻,如鱼肉样。细胞密集形态与小淋巴细胞相似,如燕麦穗粒,因而又称为燕麦细胞癌。

(4)大细胞癌:此型肺癌极为少见。起源于大支气管者多见。镜下细胞体积大,胞浆丰富,胞核形态多样,细胞排列不规则,呈片形或条索状。大细胞癌分化程度低,常发生脑转移,预后差。

此外,少数病例可同时存在不同类型的癌肿组织,如腺癌内有鳞癌组织,鳞癌内有腺癌组织或鳞癌与大、小细胞癌并存,这些癌统称为混合型肺癌。

3. 肺癌的转移与扩散

(1)直接扩散:肺癌形成后,癌肿可沿支气管壁并向腔内或腔外生长,可以造成支气管腔阻塞,多见于中心型肺癌。周围型肺癌则以膨压性及浸润性生长进行扩散。癌肿可直接扩散侵入邻近肺组织,并侵入相邻的其他肺叶。此外,随着癌肿不断生长扩大,还可以侵及胸内其他器官及胸壁。

(2) 淋巴转移:是常见的肺癌扩散途径。癌细胞经支气管和肺血管周围的淋巴管,首先侵入邻近的肺段或肺叶支气管周围的淋巴结,然后到达肺门或气管隆凸下淋巴结,再侵入纵隔和气管旁淋巴结,最后累及锁骨上淋巴结及颈部淋巴结。纵隔、气管旁以及颈部淋巴结转移一般发生在同侧,也可以在对侧,即所谓的交叉转移,也可向腋下、上腹部主动脉旁淋巴结转移。

(3) 血行转移:是肺癌的晚期表现。尤其是小细胞癌和腺癌的血行转移更常见。通常情况下,癌细胞直接侵入肺静脉,然后随体循环血流转移到全身各器官,最常见的有肝、骨骼、脑、肾上腺等,也可通过血行发生肺内转移。

4. 肺癌的分期

TNM 分期为国际通用的统一分期标准(UICC 2009 版)

原发肿瘤(T)分期

Tx 原发肿瘤大小无法测量;或痰脱落细胞、或支气管冲洗液中找到癌细胞,但影像学检查和支气管镜检查未发现原发肿瘤。

T0 没有原发肿瘤的证据。

Tis 原位癌。

T1a 原发肿瘤最大径≤2cm,局限于肺和脏层胸膜内,未累及主支气管;或局限于气管壁的肿瘤,不论大小,不论是否累及主支气管,一律分为 T1a。

T1b 原发肿瘤最大径>2cm,≤3cm。

T2a 肿瘤有以下任何情况者:最大直径>3cm,≤5cm;累及主支气管,但肿瘤距离隆突≥2cm;累及脏层胸膜;产生肺段或肺叶不张或阻塞性肺炎。

T2b 肿瘤有以下任何情况者:最大直径 5cm,≤7cm。

T3 任何大小肿瘤有以下情况之一者:原发肿瘤最大径>7cm,累及胸壁或横膈或纵隔胸膜,或支气管(距隆突<2cm,但未及隆突),或心包;产生全肺不张或阻塞性肺炎;原发肿瘤同一肺叶出现卫星结节。

T4 任何大小的肿瘤,侵及以下之一者:心脏,大气管,食管,气管,纵隔,隆突,或椎体;原发肿瘤同侧不同肺叶出现卫星结节。

淋巴结转移(N)分期

Nx 淋巴结转移情况无法判断。

N0 无区域淋巴结转移。

N1 同侧支气管或肺门淋巴结转移。

N2 同侧纵隔和(或)隆突下淋巴结转移。

N3 对侧纵隔和(或)对侧肺门,和(或)同侧或对侧前斜角肌或锁骨上区淋巴结转移。

远处转移(M)分期

Mx 无法评价有无远处转移。

M0 无远处转移。

M1a 胸膜播散(恶性胸腔积液、心包积液或胸膜结节)。

M1b 原发肿瘤对侧肺叶出现卫星结节;有远处转移(肺/胸膜外)。
肺癌 TNM 分期（UICC 2009 版）
隐匿期 TxN0M0
0 期 TisN0M0
Ⅰa 期 T1N0M0
Ⅰb 期 T2aN0M0
Ⅱa 期 T1N1M0,T2bN0M0
Ⅱb 期 T2bN1M0,T3N0M0,T2aN1M0
Ⅲa 期 T1~3N0M0,T3N1~2M0
Ⅲb 期 T1~4N3M0,T4N2~3M0
Ⅳ期 T1~4N0~3M1

三、肺癌诊断与鉴别诊断

（一）临床表现

肺癌的临床表现与癌肿的生长部位、体积大小、有无压迫、是否侵及邻近器官以及转移等情况密切相关。癌肿在较大的支气管内生长时,常会引起刺激性咳嗽。当癌肿增大以至于影响支气管引流时,可继发肺部感染出现脓痰。血痰是肺癌的另一个常见症状,通常为痰中带血点、血丝或有间断性的少量咯血;有些病人即使出现一两次血痰对诊断也具有重要参考价值。当肿瘤增大造成较大支气管阻塞时,患者可出现胸闷、气短、发热和胸痛等一系列症状。

晚期癌肿压迫邻近器官、组织或发生远处转移时,可以产生压迫组织相对应的症状:①压迫或侵犯膈神经时,引起同侧膈肌麻痹。②压迫或侵犯喉返神经时,引起声带麻痹声音嘶哑。③压迫上腔静脉时,引起面部、颈部、上肢和上胸部静脉怒张、皮下组织水肿、上肢静脉压升高。④侵犯胸膜时,可以引起胸腔积液,多为血性。⑤癌肿侵入纵隔、压迫食管时,可引起吞咽困难。⑥上叶顶部肺癌,亦称 Pancoast 肿瘤或肺上沟瘤,可以侵入和压迫位于胸廓上口的器官或组织,产生胸痛、颈静脉或上肢静脉怒张、水肿、臂痛和上肢运动障碍以及 Horner 综合征等。

少数肺癌,由于癌肿产生内分泌物质,临床上可出现非转移性的全身症状相关症状:如骨关节综合征、Cushing 综合征、重症肌无力、男性乳腺增大、多发性肌肉神经痛等肺外症状。这些症状在切除肺癌后有可能全部或部分消失。

（二）诊断

早期诊断具有重要意义。对 40 岁以上人群进行定期胸部 X 线普查;对中年人久咳不愈或出现血痰或 X 线检查发现肺部块影者,应考虑肺癌的可能,并进一步作周密检查。

主要诊断肺癌的方法:

1. X 线检查 是诊断肺癌的主要手段。中心型肺癌的早期 X 线表现可无异常征象。当癌肿阻塞支气管,远端肺组织发生感染,受累的肺段或肺叶可出现肺炎征象。当支气管管腔被癌肿完全阻塞后,则会出现肺不张现象。

在断层 X 线片上可显示突入支气管腔内的肿块阴影,管壁不规则、增厚或管腔狭窄、阻塞。肿瘤侵犯邻近组织和转移到肺门纵隔淋巴结时,可见肺门区肿块影,或纵隔影增宽,呈波浪形轮廓,癌肿形态不规则,边缘不整齐。当压迫膈神经时,可见膈肌抬高,出现反常运动。肿大的转移淋巴结,可使气管分叉角增大,并压迫相邻的食管前壁。晚期病例还可看到胸腔积液或肋骨破坏。

肺野周围孤立性圆形或椭圆形肿块影是周围型肺癌最常见的 X 线表现,肿块直径从 1~6cm 不等或更大,轮廓不规则,常呈现小的分叶或切迹,边缘毛糙,常发出毛刺。少数病例在块影内偶见钙化点。周围肺癌长大阻塞支气管管腔,可出现节段性肺炎或肺不张。癌肿中心部分坏死液化时,可见厚壁偏心性空洞,内壁凹凸不平,很少有明显的液平面。结节型细支气管肺癌的 X 线表现为轮廓清楚的孤立圆形阴影;弥漫型细支气管肺泡癌 X 线表现为浸润性病变,类似肺炎。

电子计算机体层扫描(CT)可显示薄层断面图像避免病变与正常肺组织重叠,密度分辨率高,可发现一般 X 线检查隐藏区(如肺尖、膈上、脊柱旁、心后、纵隔等处)的早期肺癌,对明确有无纵隔淋巴结转移很有价值,并有助于制订治疗方案。

磁共振(MRI),又称核磁共振,其优点是容易区别纵隔、肺门血管与肿块及淋巴结,且多面成像,能更好确定肿瘤范围及血管受累情况,对比分辨率好。但由于肺部含气高,效果不如 CT,且价格昂贵,目前应用还不广泛。

2. 痰细胞学检查 癌肿表面脱落的肿瘤细胞可随痰被咯出,痰细胞学检查找到癌细胞可明确诊断,准确率可达 80% 以上。特别是伴有血痰的病例,痰中找到癌细胞的机会更多,应连续数日重复送痰检查。

3. 支气管镜检查 对中心型肺癌者可在支气管腔内直接看到肿瘤,并可采取小块组织作病理切片检查,亦可采样进行细胞学检查,阳性率较高。

4. 经胸壁穿刺活组织检查 对于周围型肺癌获取组织学诊断的阳性率可达 90% 以上,方法简单。但极少数可能产生气胸,胸膜腔感染或出血、癌细胞沿针道播散等并发症。

5. 胸水检查 抽取胸水离心处理后,取其沉淀作涂片找癌细胞。

6. 纵隔镜检查 中心型肺癌阳性率较高,可直接观察气管前隆凸下及两侧支气管区淋巴结情况,并可取活组织作病理切片检查,明确肺癌是否已转移到肺门和纵隔淋巴结。若结果呈阳性,说明病变范围广,不宜手术治疗。

7. 胸腔镜检查 经胸壁作小切口插入胸腔镜或纤维支气管镜直接观察病变范围或取活组织作病理切片检查。

8. 放射性核素肺扫描检查 肺癌及其转移灶与镓-67、汞-197 氯化物等放射性核素有亲和力。静脉注射后,在癌变部位呈现放射性核素深浓集影像,阳性率可达 90% 左右。但肺炎和其他一些非癌病变也可呈现阳性现象,因此必须结合临床表现和其他资料综合分析。

9. 转移病灶活组织检查 晚期肺癌病例已有淋巴结转移或出现皮下结节者可取病灶组织做病理切片检查,也或穿刺抽取组织作涂片检查,以明确诊断。

10. 开胸探查 经各种方法检查,仍未能明确病变的性质,而肺癌可能性又不能排除时,如病人全身情况允许,应作开胸探查。术中根据病变作活检或相应治疗,以明确诊断,及早治疗。

(三) 鉴别诊断

1. 肺结核

1) 结核球与周围型肺癌：结核球多见于青年人，病程长，发展慢，病变一般位于上叶尖后段或下叶背段。X线片上肿块影密度不均匀，可见到稀疏透光区和钙化点，且肺内常有散在性的结核灶。

2) 粟粒性肺结核与弥漫型细支气管肺泡癌：前者多见于青年人，全身毒性症状明显，抗结核药物治疗后症状有改善，病灶可逐渐吸收。

3) 肺门淋巴结核与中心型肺癌：前者多见于青幼年，常有结核感染症状，很少出现咯血现象。

应当注意，肺癌可以与肺结核合并存在。应结合临床症状，X线片、痰细胞学及支气管镜检，早期明确诊断，以免延误治疗。

2. 肺部炎症

1) 支气管肺炎：早期肺癌引起的阻塞性肺炎易被误诊为支气管肺炎。支气管肺炎发病较急，感染症状重，全身感染症状明显。X线片上表现为边界模糊的片状或斑点状阴影，密度不均匀，不局限于一个肺段或肺叶。经正规抗感染治疗后症状消失迅速，肺部病变吸收快。

2) 肺脓肿：肺癌中央坏死液化形成空洞时在X线片上表现易与肺脓肿混淆。肺脓肿在急性期有明显感染症状，表现为大量脓痰，X线片上空洞壁薄，内壁光滑，有液平面，脓肿周围的肺组织常有浸润，胸膜有炎性变。

3. 肺部其他肿瘤

1) 肺部良性肿瘤：一般良性肿瘤病程长，生长慢，大多没有临床症状。X线片上呈现为类圆形肿块影，密度均匀，轮廓整齐，多无分叶。需注意与周围型肺癌相鉴别。

2) 支气管腺瘤：是一种低度恶性的肿瘤。发病年龄比肺癌轻，女性多见。临床表现与肺癌相似，有刺激性咳嗽、反复咯血，X线表现可有阻塞性肺炎或有段或叶的局限性肺不张，断层片可见管腔内软组织影，纤维支气管镜可发现表面光滑的肿瘤。

4. 纵隔淋巴瘤 此瘤生长迅速，常有发热和其他部位的表浅淋巴结肿大现象，X线片上表现为两侧气管旁和肺门淋巴结影增大，对放射治疗敏感，小剂量照射后即可见到肿块缩小。需注意与中心型肺癌相鉴别。

四、肺癌的治疗

肺癌的治疗方法，主要有外科手术、放射疗法和药物疗法，以及这三种方法相结合的综合应用。各型肺癌如病灶较小，尚未发现远处转移，病人全身情况较好，均应采用手术疗法，并根据病理类型和手术发现，综合应用放射疗法和药物疗法。小细胞肺癌易较早发生转移，因此，有人主张采用放射和药物疗法，但对早期病例，仍宜考虑手术和药物综合治疗。

(一) 手术疗法

手术治疗的目的，是彻底切除肺原发肿瘤和局部的转移淋巴结，并尽可能保留健康肺组织。

肺切除术的范围,决定于病变的部位和大小。对周围型肺癌,一般施行肺叶切除术;中心型肺癌,一般施行肺叶或一侧全肺切除术。有的病变,主要位于一个肺叶内,但已侵入局部主支气管或中间段支气管,可以切除病变的肺叶及一段受累的支气管,再吻合支气管上下切端即袖状切除。早期肺癌经手术治疗,约半数病人可获得长期生存。

手术禁忌证:①胸外淋巴结(锁骨上、腋下)转移。②远处转移,如脑、骨、肝等器官转移。③广泛肺门、纵隔淋巴结转移。④胸膜转移,癌肿侵入胸壁和肋骨,虽然可以与病肺一并切除,但疗效不佳,肺切除术应慎重考虑。⑤心肺、肝、肾功能不全,全身情况差的病人。

(二) 放射疗法

放射治疗是局部消除肺癌病灶的一种手段。在各型肺癌中,小细胞肺癌对放射疗法敏感性最高,鳞癌次之,腺癌和细支气管肺癌较低。单独应用放疗,3年生存率仅约10%。通常是将放疗、手术、药物疗法综合应用,以提高治愈率。临床上采用的是术后放疗,对未能切除的肿瘤,手术中在残留区放置小的金属环或银夹作标记,便于放疗时准确定位。一般在术后1个月左右,病人健康情况改善后开始放疗,一般剂量为40~60GY,疗程为6周。为了提高肺癌切除率,有的病例也可行术前放疗。对晚期已不能手术或复发的病例,也可进行姑息性放射性治疗,以减轻症状。

放疗可以引起乏力、呐差、低热、骨髓造血功能抑制、放射性肺炎、肺纤维化和癌肿坏死液化形成空洞以及局部皮肤损伤等不良反应,在治疗中应注意。

一般下列情况不宜放疗:①健康情况不佳,恶病质者。②高度肺气肿。③广泛转移者。④癌变范围广泛者。⑤癌性空洞和巨大癌肿。

(三) 药物疗法

1. 化学疗法 低分化的肺癌,特别是小细胞肺癌疗效较好。化疗可以单独用于晚期肺癌病例,以缓解症状或与手术、放疗综合应用,以防止癌转移、复发,提高治愈率。

常用化疗药物有:环磷酰胺、5-氟尿嘧啶、丝裂霉素C、多柔比星、吡柔比星、表柔比星、丙卡巴肼、长春新碱、氨甲喋呤、顺铂、卡铂、奥沙利铂、依托泊苷、吉西他滨、卡培他滨、紫杉醇、多西他赛等。

2. 中医中药疗法 按病人症状、脉象、舌苔等进行治疗,部分病人的症状可得到改善,寿命延长。

(四) 免疫疗法

1. 特异性免疫疗法 用经过处理的自体肿瘤细胞或加用佐剂,作皮下接种进行治疗。

2. 非特异性免疫疗法 用卡介苗、短小棒状杆菌、转移因子、干扰素、白细胞介素Ⅱ等以激发人体免疫功能。

(尤庆生)

第二十六章 食管癌及贲门癌

食管癌(esophageal carcinoma)是人类常见的消化系统恶性肿瘤之一,严重威胁着人类的生命和健康,据估计全球每年约有30万人死于食管癌。

一、流行病学与病因

食管癌的发病率有明显的地理特点,甚至相邻的两地区,其发病率也有明显的差异。从全球范围来看,高发地区分布在伊朗、南非、罗得西亚、中国、印度、日本、巴西以及智利等,而欧洲、美洲、大洋洲、亚洲的以色列平均发病率很低,大多在5/10万以下。在我国,食管癌的发病率较高,占各部位癌肿死亡的第二位,仅次于胃癌。据统计,我国每年平均有15万人死于该病,且发病率也存在较大差异。如在太行山南段交界地区,其发病率超过130/10万,是该地区人们死亡的主要原因;而距太行山不远的其他县,食管癌的死亡率在2/10万以下。在广东,发病最高的是南澳岛。四川主要集中在川西北的盐亭、阆中及南部三县交界地区。此外,山东、江苏、河北、福建、安徽、湖北、陕西及新疆等地也有食管癌相对集中的高发区,目前已查明有20多个县市食管癌平均年死亡率超过100/10万。食管癌发病率男高于女,年龄多在40岁以上。

食管癌的病因是复杂的、多方面的,是多因素相互促进作用的结果。如亚硝胺、真菌、某些微量元素的缺乏、某些维生素的缺乏、烟酒、过热的食物、口腔不卫生、遗传易感因素等,都可能成为食管癌发病的诱因。

二、病理与分型

(一)组织学特征

食管癌发生于食管黏膜上皮的基底细胞,绝大多数是鳞状上皮癌(95%),中段多见,下端次之,上段少见。腺癌起源于食管者少见,多位于食管末端。贲门癌多为腺癌,可向上延伸侵入食管下段。

(二)临床病理分型

1. 早期大体病理分型

(1)隐伏型:食管黏膜仅表现为轻度充血或粗糙,肉眼不易辨认,只能通过病理学检查作为诊断依据,称为原位癌,是食管癌的最早期。

(2)糜烂型:黏膜有很表浅的糜烂,大小不等,形态不一,境界清楚,呈地图样。癌组织分化不良,原位癌与早期侵润癌各占一半,病变较第一型有进展。

(3)斑块型:黏膜稍有隆起,表面高低不平,皱褶消失,似癣状,组织变硬,累及范围大小不一,比第二型发展的更晚,原位癌约占1/3,早期侵润癌约占2/3。

(4)乳头型:癌肿表现为很明显的硬结,如乳头状或息肉状,并向腔内突出,癌细胞分化较好,几乎均为早期浸润癌,是早期癌里最晚的类型。

2. 中晚期大体病理分型　根据影像学与病理学标准,临床上将食管癌分为以下几种类型:

(1)髓质型:最为常见,约占60%,肿瘤常累及食管周径的全层或绝大部分,并围绕管腔向腔内外扩展,为均匀致密的实体肿块。

(2)蕈伞型:约占15%,肿瘤形如卵圆形扁平肿块,累及食管周径的一部分,多向管腔内突出如蕈菇状,隆起的边缘境界清楚。

(3)溃疡型:约占15%,瘤体形成凹陷而边界清楚的溃疡,侵蚀部分食管壁,一般不会产生管腔严重堵塞,溃疡大小形态不一,深入肌层。

(4)缩窄型(硬化型):约占10%,癌肿形成明显的环形或管形狭窄,出现明显梗阻。

(5)腔内型:较为少见,约占2%,癌肿呈息肉样向食管管腔内突出,可有蒂与食管壁相连,表面有糜烂、溃疡。

3. 贲门癌的大体病理分型　贲门在解剖上虽然属于胃的结构,但发生恶性肿瘤时其诊断和治疗方法均与食管癌有许多共同之处,故本章节将贲门癌纳入食管癌内讲解。贲门癌的大体病理分型如下:

(1)菜花型:肿瘤向管腔内生长,形成"菜花"样肿块。

(2)弥漫浸润型:肿瘤浸润范围广,可累及食管及胃的大部分,胃壁有明显增厚,黏膜出现糜烂。

(3)溃疡型:肿瘤表为大的溃疡,常破入邻近脏器。

(4)混合型:多为晚期病变,已不能按上述类型来划分。

三、早期及晚期表现

(一)早期表现

大多数症状常不明显,但有时会有如下表现:①咽下食物时哽噎感,尤其是进食粗硬食物时,可自行缓解消失,但会反复发生。②胸骨后疼痛,可呈烧灼样、针刺样或牵拉摩擦样,常在咽下食物时发生。③食物通过时缓慢,并有滞留感或异物感。

(二)中、晚期症状

(1)吞咽困难:进行性吞咽困难是食管癌的主要症状。初起时进食干硬食物有哽噎感,继之为半流质,最后甚至是流质亦不能咽下。吞咽困难的严重程度除与病期及肿瘤的类型均有关。缩窄型出现梗阻症状早且较严重,而溃疡型则出现梗阻症状较晚。

(2)疼痛和呕吐:多见于严重吞咽困难的患者,常吐黏液状痰,为下咽的唾液和食物的分泌物。疼痛亦为常见症状,出现持续而严重的胸痛或背痛为晚期肿瘤外侵的征象。

(3)贲门癌患者可出现便血、贫血。

(4)体重下降及恶病质:因长期吞咽困难,造成营养缺乏,引起体重明显下降,消瘦,无力。出现恶病质是肿瘤晚期的表现。

(5)邻近器官受累的症状:肿瘤侵犯喉返神经可表现为声音嘶哑;压迫颈交感神经节可产生Horner综合征;侵犯到肝脏、脑等器官,可出现黄疸、腹水、昏迷等。

（三）体征

早期患者常无明显体征。晚期患者可有锁骨上淋巴结肿大，胸水，腹水及恶病质，晚期贲门癌患者多有上腹部压痛或包块。

四、诊　　断

（1）病史。

（2）X线食管钡餐对比造影：是目前诊断中晚期食管癌的主要方法。可见食管黏膜皱襞紊乱、粗糙或中断，管腔不规则的狭窄和充盈缺损，管壁僵直，扩张受限等。早期病变可无阳性发现。

（3）食管拉网细胞学检查：为我国创用，检查的阳性率为90%，这种方法操作简便，痛苦少，是一种简便易行的普查筛选诊断方法。

（4）纤维食管镜检查：对临床已有症状或怀疑有而又未能明确诊断的患者，应尽早行纤维食管镜检查，这是诊断食管癌比较可靠的方法。且纤维食管镜检查时，可同时做腔内黏液涂片和取活体组织做病理学检查。

五、鉴别诊断

需注意与以下几种疾病相鉴别：早期与食管憩室、食管炎、食管静脉曲张相鉴别；晚期与食管良性肿瘤、贲门痉挛、食管瘢痕狭窄等相鉴别。

六、治　　疗

1. 手术治疗　外科手术是食管癌治疗的首选方案。凡符合以下条件者，以积极手术治疗为宜。

适应证：①病人全身情况良好，各主要脏器功能基本正常，估计能耐受手术者。②无明显远处转移。③局部病变可以切除者。

手术禁忌证：①全身情况差，已呈恶病质，或多器官功能不全者。②病变侵犯范围大，已有明显外侵及穿孔征象；③已有远处转移者。

手术方法：①食管癌：部分食管切除术，最常用胃代食管，食管胃吻合术或用结肠、小肠管重建食管。②贲门癌：部分胃、食管切除，食管胃吻合术。③非根治性手术：对于不能手术切除的病例可作腔内置管术，食管胃底吻合术，或胃造瘘术。

2. 放射治疗　放射和手术的综合治疗，可增加手术切除率，并可提高远期生存率。而单纯的放射疗法，多用于手术难度大、并发症多、疗效不满意的颈段、胸上段食管癌患者以及有手术禁忌证而病程不长，病人尚可耐受放疗的患者。

3. 化学治疗　采用化疗与手术治疗相结合或与放疗、中医中药相结合的综合治疗，有时可提高疗效，使食管癌病人症状缓解，存活期延长。但要定期检查血象和肝肾功能。

（尤庆生）

第二十七章 泌尿、男性生殖系统外科检查和诊断

泌尿外科学是处理和研究男性泌尿生殖道和女性泌尿道以及肾上腺外科疾病的学科。近年来，由于科学技术的进步以及腔镜技术的不断普及，使临床医师的诊断水平明显提高。但是，全面了解和掌握症状和体征，正确运用各种检查手段，仍然对泌尿外科疾病的诊断、治疗和预防具有十分重要的意义。

第一节 泌尿、男性生殖系统外科疾病的主要症状

泌尿外科疾病的症状主要分成四类：①与男性泌尿生殖道或女性泌尿道直接有关，如血尿等。②与其他器官系统相关的症状，如骨痛等。③全身症状，如发热等。④无明显症状，如肾肿瘤等。大多数症状表现为排尿改变、尿液异常、男性性功能改变以及尿道分泌物。

一、排尿改变

1. 尿频（frequency） 排尿次数增多而每次尿量减少。正常人膀胱容量男性约400ml，女性约500ml。一般白天排尿4~6次，夜间0~1次。尿频通常由泌尿道炎症、膀胱结石、前列腺增生等原因引起，也可能为生理性原因如饮水量增多所致，精神因素有时也可引起尿频。

2. 尿急（urgency） 有尿意即迫不及待地要排尿而难以自制，但尿量却极少。当膀胱功能和容量正常时，因环境条件不允许，有尿意时可延迟排尿。但在重度炎症或膀胱容量过小时，则不能自制。

3. 尿痛（dysuria） 排尿时感到尿道疼痛，可发生在尿初、排尿中、尿末和排尿后。程度由烧灼感至刀割样痛不等。尿频、尿急、尿痛三者同时存在称为膀胱刺激征。

4. 排尿困难（difficulty of urination） 含义广，凡排尿延迟、费力、不畅、尿线无力变细、滴沥等都称为排尿困难。常由膀胱以下尿路梗阻引起。

5. 尿潴留（urinary retention） 分急性和慢性两类。急性尿潴留通常是由于膀胱颈部以下严重梗阻而使尿液潴留于膀胱内。由于膀胱过度充盈，逼尿肌发生弹性疲劳，暂时失去逼尿功能。主要表现为排尿困难、膀胱充盈。

6. 尿失禁（incontinence） 尿不能控制而自行流出。分为四大类：①真性尿失禁：又称完全性尿失禁，膀胱失去控制尿液的能力，尿液不断地从膀胱中流出，膀胱空虚。常见与手术和外伤所致尿道括约肌损伤。②假性尿失禁：又称充盈性尿失禁。由于膀胱过度充盈致尿液不断溢出。见于各种原因所致慢性尿潴留。③压力性尿失禁：当腹内压突然增高（咳嗽、大笑、喷嚏等）时，尿液不随意地流出。主要见于女性，由于多次分娩或产伤所致之膀胱

支持组织和盆底松弛所致。④急迫性尿失禁:严重尿频、尿急而膀胱不受意识控制而发生排空,通常继发于膀胱严重感染。

7. 遗尿(enuresis) 睡眠中无意识地排尿。3岁以前为生理性的,3岁以后除生理性以外,可因神经源性膀胱、感染、后尿道瓣膜等病理性因素引起。

二、尿液改变

1. 尿量 正常人24小时的尿量是1000~2000ml,每日尿量少于400ml为少尿,少于100ml为无尿。尿量减少是由于肾输出量的减少引起的,可有肾前性、肾性和肾后性因素。多尿的病人每天的尿量可达3000~5000ml或以上。

2. 血尿(hematuria) 尿液中含有血液,根据血液含量的多少可分为肉眼血尿和镜下血尿两类。肉眼能见到血色者称为肉眼血尿,1000ml尿中含有1ml血液即呈肉眼血尿。借助于显微镜见到尿中有红细胞者为镜下血尿。一般认为离心尿每高倍视野中有3个以上红细胞有病理意义。但若尿常规经常发现红细胞,即使每高倍视野只有1~2个红细胞也有异常可能。血尿程度与疾病严重性不成正比。有些食物和药物可使尿液呈红色,如大黄、利福平等。而有些药物能引起血尿,如环磷酰胺等。血尿伴排尿疼痛多与结石和炎症有关,而无痛性血尿则要警惕泌尿系肿瘤的可能。

根据出血部位及血尿出现阶段的不同,肉眼血尿可分为初始血尿、终末血尿和全程血尿:①初始血尿见于排尿起始段,提示尿道、膀胱颈部出血。②终末血尿见于排尿终末,提示病变在后尿道、膀胱颈部或膀胱三角区。③全程血尿见于排尿全程,提示病变在膀胱或其以上部位。

3. 脓尿(pyuria) 离心尿每高倍视野白细胞超过3个以上为脓尿。提示感染。女性应留中段尿,包皮过长者应翻转包皮收集标本,以免污染。

4. 乳糜尿(chyluria) 尿呈乳白色。尿液中含有乳糜,也可混有大量蛋白和红细胞,常见于丝虫病感染。

5. 晶体尿(crystalluria) 在各种条件影响下,尿中有机或无机物质沉淀、结晶,形成晶体尿。

三、男性性功能症状

根据临床表现可分为性欲改变、勃起功能障碍、射精障碍(早泄、不射精和逆行射精)等。血精是指精液中含有血液,通常继发于精囊的良性充血和感染。

四、尿道分泌物

大量黏稠、黄色的脓性分泌物是淋菌性尿道炎的典型症状。少量无色或白色稀薄分泌物为支原体、衣原体所致非淋菌性尿道炎而引起。血性分泌物提示尿道癌。应注意,尿道分泌物的性质与相关的症状以及性行为常有关。

第二节　泌尿、男性生殖系统外科检查

一、体格检查

体格检查包括全面系统的全身检查和腹、腰背、阴囊和会阴的局部检查。

1. 气味　病人就诊时有尿臭味，提示有尿失禁。阴茎癌溃烂继发感染，有恶臭味。

2. 肾检查　望诊：注意肋脊角、腰部或上腹部有无隆起。触诊：平卧位，检查者左手置于肋脊角并向上托起，右手在同侧肋缘下进行深部触诊，肾随呼吸上下移动，正常肾一般不易触及，有时右肾下极在深呼吸时刚能触及。疑有肾下垂时，应取立位或坐位检查。叩诊因肾表面有腹内空腔脏器，叩诊为鼓音。有炎症时，肾区叩击痛阳性。听诊　疑为肾动脉狭窄所致高血压患者，应在上腹部两侧和腰部有无杂音。

3. 输尿管检查　沿输尿管走行进行深部触诊，有无包块或触痛。

4. 膀胱检查　膀胱过度充盈时，平卧位可见下腹部明显隆起。叩诊是检查膀胱是否充盈的重要方法。由耻骨联合部位向上叩诊，膀胱呈浊音区。

5. 男性生殖系统检查

（1）阴茎和尿道外口：望诊：有无包茎或包皮过长，龟头有无糜烂、肿块和溃疡。包皮过长应翻开包皮检查。应同时观察阴茎有无弯曲，尿道外口有无异位和分泌物。阴毛分布是否正常。触诊：阴茎海绵体和尿道有无硬结或触痛。

（2）阴囊内容物检查：取站立位。望诊：阴囊皮肤有无红肿、增厚，阴囊是否肿大。触诊：检查睾丸、附睾及精索，注意大小、质地、形状及有无肿块。注意输精管有无粗细、有无结节。阴囊内睾丸缺如者，应主要仔细检查同侧腹股沟。对所有阴囊肿块均应做透光试验，睾丸鞘膜积液时呈阳性。

（3）直肠和前列腺：取侧卧位、胸膝位或站立弯腰体位做直肠指检。注意前列腺的大小质地，有无结节、压痛，中央沟是否变浅或消失。正常前列腺栗子大小、较平，质地韧，能触及中央沟，表面光滑。前列腺按摩方法：自前列腺两侧向中央沟，自上而下纵向按摩两三次，再按摩中央沟一次。

二、实验室检查

1. 尿液检查

（1）尿液收集：尿常规检查以新鲜尿液为宜，通常收集中段尿。男性包皮过长者，必须翻起包皮，清洗龟头。女性月经期间不宜尿检。尿培养以清洁中段尿为佳。由耻骨上膀胱穿刺抽取的尿标本是无污染的膀胱尿标本。

（2）尿三杯试验：以最初的 5~15ml 尿为第一杯，以排尿最后 10ml 为第三杯，中间部分为第二杯。收集时尿液应持续不断。其检验结果可初步判断镜下血尿和脓尿的来源及病变部位。第一杯尿液异常，提示病变在尿道。第三杯尿液异常，提示病变在后尿道、膀胱颈部或三角区。三杯尿液均异常，提示病变在膀胱颈部或以上。

（3）尿细菌学检查：革兰染色尿沉渣涂片检查可初步提供细菌种类，作为选用药物参考。

1) 尿结核菌检查:尿沉渣抗酸杆菌染色涂片检查或结核菌培养。

2) 尿培养及菌落计数:清洁中段尿培养结果,若菌落数>10^5/ml,提示为尿路感染。对于有尿路症状的病人,致病菌菌落数>10^2/ml 就有意义。

(4) 尿细胞学检查(urinarycytology):取新鲜尿液检查。检查阳性提示可能是尿路上皮移形细胞肿瘤,膀胱原位癌阳性率高。用以初步筛选膀胱肿瘤或术后随访。冲洗后收集尿液检查可提高阳性率。

(5) 膀胱肿瘤抗原(bladder tumor antigen,BTA):测定尿中有无肿瘤相关抗原,有定性和定量两类方法,定性方法检测简单,正确率在70%左右,阳性反应提示尿路上皮肿瘤存在可能,可作为初步筛选或随访。避免血尿严重时使用。

2. 肾功能检查

(1) 尿比重:反映肾浓缩功能和排泄废物功能。当肾功能受损时,肾的浓缩功能进行性减弱。尿比重固定或接近于1.010,提示肾浓缩功能严重受损。影响尿比重的因素很多,如葡萄糖、蛋白质等能使尿比重升高。尿渗透压测定较尿比重精确。

(2) 血肌酐和尿素氮测定:血肌酐测定较血尿素氮精确。尿素氮受饮食、分解代谢和消化道出血等多因素影响。

(3) 内生肌酐清除率:肌酐由肾小球滤过。内生肌酐清除率接近于用菊粉测定的肾小球滤过率。

(4) ECT 检查:是分侧肾功能试验,了解肾小球滤过率及有效肾血流量。

3. 前列腺特异性抗原(prostate-specific antigen,PSA) PSA 由前列腺腺泡和导管的上皮细胞产生,具有器官特异性。是目前最常用的前列腺癌生物标记。血清 PSA 测定可采用放射免疫测定和联酶法测定。血清 PSA 0~4ng/ml 为男性正常值范围。如血清 PSA 值高于 10ng/ml 应高度怀疑前列腺癌。前列腺按摩、前列腺炎等也可导致 PSA 值升高。

4. 前列腺液检查 正常前列腺液呈乳白色,较稀薄。涂片镜检可见多量卵磷脂小体,白细胞<10个/高倍视野。前列腺按摩前应做尿常规检查。

5. 精液检查 手淫或体外射精收集标本。检查前5天应无同房或手淫。常规精液检查应包括量、颜色、稠度、精子状况及精浆生化测定。精液分析是评价男性生育力的重要依据。

三、器械检查

1. 导尿检查 用于诊断(测定残余尿、注入造影剂、确定有无膀胱损伤)或治疗(解除尿潴留)、引流等。以法制(F)为计量单位,以21F为例,其周径为21mm,直径为7mm。

2. 残余尿(residualurine)**测定** 排尽尿后立即插入导尿管,测量有无残留尿液。正常时无残余尿。因导尿有感染可能,现多用B型超声测定。

3. 尿道金属探条 用于扩张狭窄尿道。首先选用18~20F探条,以免过细探条之尖锐头部损伤或穿破尿道。

4. 膀胱尿道镜(cystourethroscopy) 可直接检查尿道和膀胱内有无异常,用活检钳取活体组织做病理检查。通过插管镜经双侧输尿管口插入输尿管导管,做逆行肾盂造影或收集双侧肾盂尿送检,也可放置输尿管支架内引流或行输尿管套石术。尿道狭窄、膀胱炎或膀胱容量过小者为禁忌证。

5. 输尿管镜和肾镜(ureteroscopy and nephroscopy)　有硬镜和软镜之分。经尿道、膀胱置入输尿管及肾盂。适用于不明原因出血或造影示充盈缺损者。也可在直视下行碎石、活检及肿瘤电灼。

6. 尿流动力学(urodynamics)**测定**　借助流体力学及电生理学方法研究和测定尿路输送、储存、排出尿液的功能,为分析排尿障碍原因、选择治疗方式及评定疗效提供客观依据。通过经皮肾盂穿刺灌注测压或尿路造影时动态影像学观察上尿路尿动力学变化。分别或同步测定尿流率、膀胱压力容积、压力/流率、尿道压力和肌电图,与影像学同步检查,可全面了解下尿路功能。

四、影像学检查

1. B超　是无损伤检查,广泛用于诊断、治疗和随访。对泌尿系肿块性质的确定、结石和肾积水的诊断、肾移植术后并发症的鉴别、残余尿及前列腺测量等,能提供正确的信息。应用多普勒超声仪可确定动、静脉走向,显示血管内血流情况,显示肾实质切开部位及诊断睾丸扭转。联合实时超声显像可用于检查勃起功能障碍者的阴茎血流情况。

2. X线检查

(1) 尿路平片(KUB):能显示肾轮廓、大小、位置,腰大肌阴影,骨骼系统如脊柱侧弯、肿瘤骨转移、脱钙、不透光阴影。侧位片有助于确定不透光阴影的来源。腰大肌阴影消失,提示腹膜后炎症或肾周感染。

(2) 排泄性尿路造影(IVP):限制饮水12小时及肠道充分准备下,静脉注射有机碘造影剂20ml,分别于注射后5、15、30、45min摄片,需要时延长拍片时间。显示尿路形态,有无扩张、外形不规则、推移、压迫和充填缺损等。造影前应做碘过敏试验。

(3) 逆行肾盂造影(retrograde pyelography):经输尿管插管注入造影剂,能清晰显影。适用于碘过敏试验阳性者以及显影不清晰时。

(4) 顺行肾盂造影(anterograde pyelography):通常在B超指引下经皮穿刺入肾盂,注入造影剂以显示上尿路情况。适用于上述造影方法失败或有禁忌而怀疑梗阻性病变存在者。

(5) 膀胱造影(cystography):导尿管置入膀胱后注入造影剂,可显示膀胱形态3病变如损伤、畸形、瘘管、神经源性膀胱及膀胱肿瘤等。排泄性膀胱尿道造影可显示膀胱输尿管回流及尿道病变。

(6) 血管造影(angiography):分直接穿刺、经皮动脉穿刺插管、选择性肾动脉、静脉造影以及数字减影血管造影(DSA)。既能用于肾血管疾病、肾损伤、肾肿瘤的诊断,又可用于肾肿瘤、肾外伤的栓塞治疗。DSA能清晰显示1mm直径的血管,可以发现肾实质内小动脉瘤及动静脉畸形之类的血管异常。

(7) 淋巴造影:经足背淋巴管注入碘苯酯,显示腹股沟、盆腔、腹膜后淋巴结和淋巴管。用以显示膀胱癌、阴茎癌、睾丸肿瘤、前列腺癌的淋巴结转移和淋巴管梗阻。了解乳糜尿病人的淋巴系统通路。

(8) 精道造影:经输精管穿刺或经尿道射精管插管造影,显示输精管、精囊及射精管。

(9) CT:有平扫和增强扫描两种检查方法。对肾实质性和囊性疾病的鉴别诊断,确定肾损伤范围和程度,肾、膀胱、前列腺癌的分期及肾上腺肿瘤的诊断提供可靠依据。但不能直接和全面地反映脏器病变全貌。

3. 磁共振成像（MRI） 能显示被检查器官组织的功能和结构,并可显示脏器血流灌注信息。通过三个切面观察图像,组织分辨力更高,不需要造影剂,无放射损伤。

磁共振血管成像(MRA)适用于肾动脉瘤、肾动脉狭窄等的诊断。

磁共振尿路成像(MRU)可显示肾盂、肾盏、输尿管的结构和形态,是了解上尿路梗阻的无创检查。

4. 放射性核素显像（radionuclide imaging） 放射性核素技术能不影响正常生理过程而显示体内器官的形态和功能。由于核素用量小,几乎无放射诊断。

(1) 肾图:测定肾小管分泌功能和显示上尿路有无梗阻,是一种半定量或定量的分侧肾功能试验。反映尿路通畅及尿排出速率情况。

(2) 肾显像:分为静态和动态显像。静态显像仪显示核素在体内的分布情况,动态显像显示肾吸收、浓集和排出的全过程。通过显像清晰度、核素分布特征、显像和消退时间,显示肾形态、大小及有无占位病变等。计算肾、膀胱排泄系数,可了解肾功能。

(3) 肾上腺皮质和髓质核素显像对肾上腺疾病的诊断有价值。骨扫描显示全身骨骼系统有无肿瘤转移。

（蔡晓晴）

第二十八章 泌尿、男性生殖系统感染

第一节 概 论

泌尿、男性生殖系统感染是泌尿、男性生殖系统被致病菌侵入而引起的炎症,其发病率很高,在感染性疾病中仅次于呼吸道感染;致病菌大多为革兰阴性杆菌。由于解剖因素,泌尿道与生殖道易交叉感染。一般来讲,肾盂肾炎、输尿管炎称为上尿路感染,膀胱炎、尿道炎为下尿路感染。前者常并发下尿路感染,后者可以单独存在。尿路感染致病菌中60%~80%为大肠埃希菌,其他还包括副大肠埃希菌、变形杆菌、葡萄球菌、粪链球菌等。结核杆菌、淋球菌所致泌尿、男性生殖系统属特异性感染。

正常人尿道对感染具有防御功能,包括排尿活动对细菌的冲刷作用,尿道口皮肤和黏膜中含有的正常菌群对致病菌的抑制,尿路上皮细胞分泌的黏液的屏障作用、尿液的酸碱度、高渗透压、尿液中尿素和有机酸对细菌的抑制等,细菌的毒力也是影响感染的一个重要因素。在正常情况下泌尿、生殖系统不易引起感染,但是,一旦感染的防御功能被破坏,致病菌乘虚而入,从而诱发感染。诱发感染的因素主要有四方面:①梗阻因素引起尿液滞留,降低尿路及生殖道上皮防御细菌的能力。②糖尿病、妊娠、贫血等全身基础性疾病导致机体抗病能力减弱。③留置导尿管、造瘘等医源性因素损伤黏膜或操作因素诱发感染或扩散。④女性尿道较短,容易招致上行感染,经期、更年期、性交时更易发生。

感染途径主要有四种,最常见为上行感染和血行感染。①上行感染致病菌经尿道进入膀胱,甚至沿输尿管腔内播散至肾。致病菌大多为大肠埃希菌。②血行感染一般在机体免疫功能低下或某些因素促发下,细菌直接由血行从病灶传播至泌尿生殖系统器官,较少见,致病菌多为金黄色葡萄球菌。③淋巴途径,病灶经淋巴管传播至泌尿生殖系统器官是更少见的一种感染途径。④直接感染,由邻近器官的感染直接蔓延所致。

泌尿、生殖系统感染的诊断:根据临床表现,尤其是急性期,诊断并不困难。尿液标本采样是诊断中的重要环节。尿标本的采集有三种方式:①中尿段;②对女性病人可行导尿采集;③对于新生儿和截瘫病人可行耻骨上膀胱穿刺。细菌培养和菌落计数这是诊断尿路感染的主要依据。如菌落计数多于$10^5/ml$应认为有感染,少于$10^4/ml$可能为污染,应重复培养,$10^4 \sim 10^5/ml$之间为可疑。此值在急性尿路感染和未曾应用抗菌药物的病例中有意义,在慢性病例和已用过药物者则常常难以判断,必须与临床症状结合起来分析,才可决断。泌尿、生殖系统感染感染的影像学检查包括B超、尿路平片(KUB)、排泄性尿路造影(IVP)、膀胱或尿道造影、CT、放射性核素和磁共振水成像(MRU)等,在慢性泌尿系感染和久治不愈的病人中有重要意义。

治疗原则:

(1)明确感染的性质和致病菌,依据尿细菌培养和药敏试验结果针对性用药是治疗的关键。

(2)上、下尿路感染在治疗上二者有所不同,前者症状重、预后差、易复发;后者症状轻、预后佳、少复发。

（3）明确感染途径，血行感染者应用血浓度高的抗菌药物，而上行感染应用尿液浓度高的抗菌药物和解痉药物。

（4）治疗原发病。明确泌尿系有无梗阻因素、感染的诱发因素，祛除病因，加以纠正。

（5）对症处理，减轻症状。根据尿液pH，若为酸性，碱化尿液，如碳酸氢钠等，反之，尿液为碱性则宜用酸化尿液，抑制细菌繁殖，减轻症状。

（6）正确使用抗菌药物使得尿液中要有足够浓度的抗菌药物，抗菌药物的使用原则上应持续到症状消失，尿细菌培养转阴后2周。

第二节　上尿路感染

一、急性肾盂肾炎

急性肾盂肾炎是肾盂和肾实质的急性细菌性炎症。女性的发病率高于男性数倍。女性在儿童期、新婚期、妊娠期和老年时更易发生。致病菌主要为大肠埃希菌和其他肠杆菌及革兰阳性细菌，如副大肠埃希菌、变形杆菌、粪链球菌、葡萄球菌、产碱杆菌、单绿假单胞菌等。极少数为真菌、病毒、原虫等病原体。逆行感染多见或由血行感染播散到肾。

临床表现：全身症状包括寒战、高热，体温上升至39℃以上，伴有头痛、全身痛以及恶心、呕吐等。腰痛单侧或双侧腰痛，有明显的肾区压痛、肋脊角叩痛。局部症状有尿频、尿急、尿痛、血尿灯膀胱刺激症状，血行感染者常由高热开始，而膀胱刺激症状随后出现，有时不明显。诊断可根据临床表现，尿液检查有白细胞、红细胞、蛋白、管型和细菌，尿细菌培养每毫升尿有菌落10^5以上，血白细胞计数升高，中性粒细胞增多明显，确定诊断不困难。鉴别诊断包括肾结石肾绞痛、肾周围炎等。

治疗：①全身治疗卧床休息、输液、多饮水，注意饮食易消化、富含热量和维生素。②运用抗生素，选用药物有：SMZ-TMP、喹诺酮类药物、青霉素类药物、头孢菌素等。治疗宜个体化，疗程7~14日，静脉用药者可在体温正常，临床症状改善，尿细菌培养转阴后改口服维持。③对症治疗以减轻症状，运用碳酸氢钠、枸橼酸钾碱化尿液缓解膀胱刺激症状。Ca离子通道拮抗剂维拉帕米（异搏定）或盐酸黄酮哌醋（泌尿灵）可解除膀肌痉挛和缓解刺激症状。

二、肾　积　脓

肾积脓也称脓肾，是肾严重感染所致广泛的化脓性病变，肾实质全部破坏形成一个积聚脓液的囊腔，多继发于肾结石、肾结核、肾盂肾炎、肾积水等疾病基础上，并发化脓性感染而形成。临床表现有两种类型。急性发作时通常症状较重，可出现全身感染症状，如畏寒、高热、腰部疼痛、肿块及肋脊角叩击痛等。血白细胞计数升高，中性粒细胞增多明显，血沉加快。慢性肾积脓时病程较常，患者可有消瘦、贫血、反复尿路感染。B超显示为肾盂积脓。排泄性尿路造影或放射性核素肾图提示患侧肾功能减退或丧失。右侧肾积脓需与化脓性胆囊炎鉴别。治疗应注意加强营养，抗感染，纠正水、电解质紊乱，并施行脓肾造瘘术。如患肾功能已丧失，而对侧肾功能正常，可作患肾切除术。

三、肾皮质多发性脓肿

肾皮质形成多发性小脓肿,称为肾疖,小脓肿融合扩大而成大块化脓组织成为肾痈,其致病菌大多为金黄色葡萄球菌,亦有大肠埃希菌和变形杆菌等。大多数病人由于疖、痈等远处炎性病灶经血运播散引起,临床表现主要为畏寒、发热、腰部疼痛、肌紧张、肋脊角叩痛,无膀胱刺激症状,病程约1~2周。血培养有细菌生长。B 超和 CT 均可显示脓肿,在超声引导下针刺抽吸取得脓液则肯定诊断。若肾痈形成或并发肾周围脓肿,需施行切开引流术。早期肾皮质脓肿应及时应用抗生素,如青霉素、红霉素、头孢菌素、万古霉素以及氨基苷类等。

四、肾周围炎

肾包膜与肾周围筋膜之间的脂肪组织发生感染性炎症称为肾周围炎,如果发生脓肿则称为肾周围脓肿。本病多由肾盂肾炎直接扩展而来(90%),致病菌多是革兰阴性杆菌,特别是大肠埃希菌最常见,小部分(10%)是血源性感染,是由体内其他地方炎症病灶的细菌经血流播散到肾皮质,在皮质表面形成小脓肿,脓肿向外穿破进入肾周围组织,而引起肾周围炎和肾周围脓肿,致病菌多是革兰阳性球菌,以金黄色葡萄球菌常见。肾周围炎和肾周围脓肿是同一疾病的不同阶段。肾周围炎未经及时治疗,可发展为肾周围脓肿,肾周围脓肿能向上蔓延至膈下,也可沿腰大肌下行。临床表现主要为畏寒、发热、腰部疼痛和肌紧张,局部压痛明显。血白细胞及中性粒细胞上升。由于肾周围炎多伴有肾实质感染,尿常规检查可见脓细胞。B 超和 CT 可显示肾周围脓肿,在超声引导下作肾周围穿刺,可抽得脓液。未形成脓肿,治疗首选敏感的抗生素和局部热敷,并加强全身支持疗法。如有脓肿形成,应作穿刺或切开引流。

第三节 下尿路感染

一、急性细菌性膀胱炎

急性细菌性膀胱炎主要由大肠埃希菌引起,由于解剖因素,女性多见,妇女性交后常引起急性细菌性膀胱炎发作。男性常继发于其他病变,如急性前列腺炎、良性前列腺增生、包皮炎、尿道狭窄、尿结石、肾感染等。也可继发于邻近器官感染如阑尾脓肿。感染常由尿道上行至膀胱所致。血行感染及淋巴感染较少。

临床表现发病突然,有明显的尿频尿急尿痛膀胱刺激征,夜尿增多、排尿烧灼感或,伴有腰骶部或耻骨上区疼痛不适,甚至排尿中断和血尿,常见终末血尿,有时为全血尿,甚至有血块排出,可有急迫性尿失禁。发热等全身症状不明显,体征:耻骨上有时有压痛,但缺乏特异性体征,无腰部压痛。如有尿道炎,可有尿道脓性分泌物。有关的可能致病因素都应检查,如阴道、尿道口、尿道异常(如尿道憩室)、阴道分泌物、尿道分泌物、肿痛的前列腺或附睾。在女性应注意有无阴道炎、尿道炎、膀胱脱垂或憩室,检查有无处女膜及尿道口畸形,尿道旁腺感染积脓等。实验室检查:血象正常,或有白细胞轻度升高。尿液分析常有脓尿或菌尿,有时可发现肉眼血尿或镜下血尿。尿培养可发现致病菌。如没有其他泌尿系疾病,血清肌酐和血尿素氮均正常。X线检查:如果怀疑有肾脏感染或其他泌尿生殖道异常,这时须作X线检查,确定是否合并有尿路结石。器械检查:出血明显时,须作膀胱镜检查,但必须在感染急性期后或在感染得到充分治疗后进行。鉴别诊断:女性急性细菌性膀胱炎须与外阴道炎鉴别,通过盆腔检查和阴道分泌物检出致病菌可明确诊断。急性尿道综合征可引起尿频、尿痛,但尿培养菌落计数较低或无菌生长。急性肾盂肾炎可出现膀胱刺激症状,但有腰痛和发热。

治疗:多饮水,口服碳酸氢钠碱化尿液,减少对尿路的刺激。并可用颠茄、阿托品、地西伴、膀胱区热敷、热水坐浴等解除膀胱痉挛。抗菌药物应用,抗生素的选择最好根据细菌培养及药敏试验。磺胺、复方SMZ、呋喃妥因、氨苄西林通常有效。当疗效不满意的,须进行全泌尿系检查。绝经期后妇女经常会发生尿路感染,并易重新感染。雌激素的缺乏引起阴道内乳酸杆菌减少和致病菌的繁殖增加常是感染的重要因素。雌激素替代疗法以维持正常的阴道内环境,增加乳酸杆菌并清除致病菌,可以减少尿路感染的发生。

二、慢性细菌性膀胱炎

慢性细菌性膀胱炎常是上尿路急性感染的迁移或慢性感染所致,亦可诱发或继发于某些下尿路病变,如良性前列腺增生、慢性前列腺炎、尿道狭窄等。临床表现反复发作或持续存在尿频、尿急、尿痛,并有耻骨上膀胱区不适,膀胱充盈时疼痛较明显。尿液混浊。慢性膀胱炎膀胱刺激症状长期存在,且反复发作,但不如急性期严重,尿中有少量或中量脓细胞、红细胞。这些病人多有急性膀胱炎病史,且伴有结石、畸形或其他梗阻因素存在,故非单纯性膀胱炎,应做进一步检查,明确原因,系统治疗。男性应作直肠指检了解前列腺有无病变,并作阴囊、阴茎、尿道口检查,排除生殖道炎症、尿道炎症或结石。女性应了解尿道外口、处女膜有无畸形,有无宫颈炎、阴道炎或前庭腺炎等。注意有无糖尿病、免疫功能低下等疾病。

三、尿 道 炎

尿道炎是一种常见病,临床上分为急性和慢性、非特异性尿道炎和淋菌性尿道炎,后两种临床表现类似,必须根据病史和细菌学检查加以鉴别。

1. 淋菌性尿道炎 由淋球菌引起的尿道感染,常累及泌尿、生殖系的黏膜。淋球菌为革兰阴性的萘瑟双球菌,淋菌性尿道炎主要由性接触直接传播,感染初期尿道口黏膜红肿、发痒和轻微刺痛。尿道排出多量脓性分泌物,排尿不适。继而阴茎肿胀,尿频、尿急、尿痛明显,有时可见血尿。重者两侧腹股沟淋巴结有急性炎症反应。部分病人可继发急性后尿道炎、前列腺炎、精囊炎及附睾炎;治疗未愈者可形成慢性淋菌性尿道炎;反复发作还可引起炎性尿道狭窄。诊断有典型的临床表现及不洁性交史,尿道分泌物涂片可在多核白细胞内找到成对排列的革兰阴性双球菌。在慢性期,淋球菌潜伏于腺、窦及前列腺等处,因而不易找到。治疗治疗以青霉素类药物为主,亦用头孢曲松(菌必治、罗氏芬)、大观霉素(淋必治)。一般7~14日为一疗程。若病情较重,合并生殖系感染,应适当延长抗菌药物的疗程。淋菌性尿道狭窄的处理以定期逐渐扩张尿道为主,同时给予抗菌药物,必要时作尿道口狭窄切开,广泛性前尿道狭窄可用尿道膀胱镜作尿道内切术。配偶应同时治疗。

2. 非淋菌性尿道炎病 本病是指临床上有尿道炎表现,而分泌物涂片和培养查不到淋球菌的一种泌尿生殖系统感染性疾病。主要由沙眼衣原体或解脲支原体感染所致,少数也可由阴道毛滴虫、白念珠菌和单纯疱疹病毒等引起。是常见的性传播疾病之一。比淋菌性尿道炎发病率高,在性传播性疾病中占第1位。临床表现一般在感染后1~5周发病。男性常有尿道内刺痒、烧灼感、刺痛,有时尿急及排尿困难。但症状一般比淋病轻。尿道口充血或红肿,有浆液性、黏液脓性或白色稀薄分泌物,或晨起有"糊口"现象。感染可侵犯附睾引起急性附睾炎,亦可导致男性不育。女性发生尿道炎可有尿频、尿急或排尿困难;宫颈炎则白带增多,宫颈充血或红肿、糜烂;阴道及外阴瘙痒等。无论男性或女性有很多病人无任何症状或症状很轻微。诊断有典型的临床表现及不洁性行为的接触传染。清晨排尿前取尿道分泌物作衣原体、支原体接种培养。非淋菌性尿道炎与淋菌性尿道炎可以在同一病人同一时期中发生双重感染,因症状相似,鉴别诊断应慎重。尿道分泌物涂片每高倍镜视野下见到10~15个多核白细胞,找到衣原体或支原体的包涵体,无细胞内革兰阴性双球菌,据此可与淋菌性尿道炎相鉴别。治疗常用米诺环素(美满霉素)、红霉素等治疗,配偶应同时治疗,以免重复感染。

第四节 男性生殖系统感染

男生殖系统感染中常见有前列腺炎和附睾炎。前列腺炎是指前列腺受到致病菌感染和(或)某些非感染因素刺激而出现的骨盆区域疼痛或不适、排尿异常、性功能障碍等临床表现,以50岁以下的成年男性患病率较高。附睾炎可发生于单侧或双侧,分急性附睾炎和慢性附睾炎。

一、前列腺炎

前列腺炎是指前列腺在病原体或(和)某些非感染因素作用下,患者出现以骨盆区域疼痛或不适、排尿异常等症状为特征的一组疾病。

急性前列腺炎是一种定位于前列腺的急性感染性疾病,有明显的下尿路感染症状及畏寒、发热、肌痛等全身症状,尿液、前列腺液中白细胞数量升高甚至出现脓细胞。慢性前列腺炎的发病机制、病理生理学改变还不十分清楚。目前认为,慢性前列腺炎是由具有各自独特病因、临床特点和结局的一组疾病组成的临床综合征。

前列腺炎分类:传统分类分为急性细菌性前列腺炎(acute bacterial prostatitis, ABP)、慢性细菌性前列腺炎(chronic bacterial prostatitis, CBP)、慢性非细菌性前列腺炎(chronic non-bacterial prostatitis, CNP)、前列腺痛(prostatodynia, PD)。该方法操作繁琐、费用较高,对临床的指导意义有限。1995年美国国立卫生研究院(National Institutes of Health, NIH)根据当时对前列腺炎的基础和临床研究情况,制订了一种新的分类方法:Ⅰ型:相当于传统分类方法中的ABP。Ⅱ型:相当于传统分类方法中的CBP,约占慢性前列腺炎的5%~8%;Ⅲ型:慢性前列腺炎/慢性骨盆疼痛综合征(chronic prostatitis/chronic pelvic pain syndromes, CP/CPPS),相当于传统分类方法中的CNP和PD,是前列腺炎中最常见的类型,约占慢性前列腺炎的90%以上。Ⅳ型:无症状性前列腺炎(asymptomatory inflammatory prostatitis, AIP)。无主观症状,仅在有关前列腺方面的检查(EPS、精液、前列腺组织活检及前列腺切除标本的病理检查)时发现炎症证据。

前列腺炎诊断:诊断前列腺炎时,应详细询问病史,了解发病原因或诱因;询问疼痛性质、特点、部位、程度和排尿异常等症状;了解治疗经过和复发情况;评价疾病对生活质量的影响;了解既往史、个人史和性生活情况。Ⅰ型:常突然发病,表现为寒战、发热、疲乏无力等全身症状,伴有会阴部和耻骨上疼痛,尿路刺激症状和排尿困难,甚至急性尿潴留。Ⅱ型和Ⅲ型:临床症状类似,多有疼痛和排尿异常等。Ⅱ型可表现为反复发作的下尿路感染。Ⅲ型主要表现为骨盆区域疼痛,可见于会阴、阴茎、肛周部、尿道、耻骨部、腰骶部等部位。排尿异常可表现为尿急、尿频、尿痛、夜尿增多等。由于慢性疼痛久治不愈,患者生活质量下降,并可能有性功能障碍、焦虑、抑郁、失眠、记忆力下降等。Ⅳ型:无临床症状。体格检查,诊断前列腺炎,应进行全面体格检查,重点是泌尿生殖系统。检查患者下腹部、腰骶部、会阴部、阴茎、尿道外口、睾丸、附睾、精索等有无异常,有助于进行鉴别诊断。直肠指检对前列腺炎的诊断非常重要,且有助于鉴别会阴、直肠、神经病变或前列腺其他疾病,同时通过前列腺按摩获得EPS。实验室检查包括尿常规、尿沉渣、前列腺液检查衣原体、支原体检测。CT、B超、尿流动力学、膀胱镜有助于鉴别诊断。

前列腺炎治疗原则:前列腺炎应采取综合治疗。Ⅰ型:主要是广谱抗生素、对症治疗和支持治疗。伴尿潴留者应用耻骨上膀胱穿刺造瘘引流尿液,伴前列腺脓肿者可采取外科引流。Ⅱ型:治疗以抗生素为主,选择敏感药物,治疗至少维持4~6周,其间应对患者进行阶段性的疗效评价。疗效不满意者,可改用其他敏感抗生素。可选用α-受体阻滞剂改善排尿症状和疼痛。植物制剂、非甾体抗炎镇痛药和M-受体阻滞剂等也能改善相关的症状。Ⅲ型:可先口服抗生素2~4周,然后根据其疗效反馈决定是否继续抗生素治疗。推荐使用α-受体阻滞剂改善排尿症状和疼痛,也可选择非甾体抗炎镇痛药、植物制剂和M-受体阻滞剂等。Ⅳ型:一般无需治疗。慢性前列腺炎的临床进展性不明确,不足以威胁患者的生命和重要器官功能,并非所有患者均需治疗。慢性前列腺炎的治疗目标主要是缓解疼痛、改善排尿症状和提高生活质量,疗效评价应以症状改善为主。

二、急性附睾炎

急性附睾炎多多见于中青年,由泌尿系感染、前列腺炎和精囊炎沿输精管蔓延到附睾所致,血运感染较少见,经尿道器械操作、频繁导尿、前列腺摘除术后留置尿管等均易引起附睾炎。临床表现发病突然,全身症状明显,可有畏寒、高热。患侧阴囊明显肿胀、阴囊皮肤发红、发热、疼痛,并沿精索、下腹部以及会阴部放射。附睾睾丸及精索均有增大或增粗,肿大以附睾头、尾部为甚。有时附睾睾丸界限不清,下坠时疼痛加重。可伴有膀胱刺激症状。血白细胞及中性粒细胞升高。诊断根据其型临床表现,易于诊断。鉴别诊断包括附睾结核形成寒性脓肿,合并细菌感染时往往出现急性炎症表现。睾丸扭转多发于青少年,常在安静状态下发病,起病突然、急,阴囊部疼痛明显。多普勒超声检查有助于鉴别诊断。治疗:卧床休息,并将阴囊托起,采用止痛、热敷。重者可用0.5%利多卡因溶液作精索封闭,减少疼痛。选用广谱抗生素治疗。病情较重者,宜尽早静脉用药。脓肿形成则切开引流。

三、慢性附睾炎

急性附睾炎治疗不彻底可转为慢性附睾炎,部分病人无急性炎症过程,可伴有慢性前列腺炎。慢性附睾炎附睾常为均匀性肿大质硬有压痛,临床表现为阴囊有轻度不适,或坠胀痛,休息后好转。附睾局限性增厚及肿大,与睾丸的界限清楚,精索、输精管可增粗,前列腺质地偏硬。需与结核性附睾炎鉴别双侧附睾感染,可影响生育;有慢性前列腺炎者,要同时予以治疗。托起阴囊,局部热敷、热水坐浴、理疗等可缓解症状。重视前列腺炎的综合治疗。如局部疼痛剧烈,反复发作,影响生活和工作,可考虑作附睾切除。

(马利民)

第二十九章 尿石症

第一节 概述

尿路结石（urolithiasis）是泌尿外科最常见的疾病之一，包括肾结石、输尿管结石、膀胱结石、尿道结石。公元前四千余年的埃及木乃伊中就发现膀胱结石和肾结石。我国从《黄帝内经》起就有本病的记载，称为"石淋"或"砂淋"。本病与环境因素、全身性疾病及泌尿系统其他疾病关系密切。发病率男：女约3:1，形成机制未完全阐明，有多种学说，治疗后易复发，其发病有地区性，我国长江以南较多见。目前对多数结石尚无十分理想的预防方法。近三十多年来，随着人民生活水平提高，饮食结构改变，我国上尿路结石发病率明显提高，下尿路结石则日趋减少，膀胱结石中原发性结石明显少于继发性结石。近十多年来，尿路结石的治疗方法有了迅速发展，90%的尿路结石可通过腔内手术来治疗，而不需采用传统的开放手术。

【成分及特性】 尿结石分为非钙结石和钙结石，其中草酸钙结石最常见，其次为磷酸盐、尿酸盐、碳酸盐结石，胱氨酸、硅酸盐、黄嘌呤、氨苯蝶啶结石罕见。通常尿结石以多种盐类混合形成。草酸钙结石质硬，粗糙，不规则，常成桑葚状棕褐色，X线易显影。磷酸钙、磷酸镁铵结石质脆，易碎，表面粗糙，不规则，灰白色、黄色或棕色，平片可见分层现象，常形成鹿角形结石。尿酸结石质硬，表面光滑，有时呈颗粒状，黄色或红棕色，常为多发，纯尿酸结石X线下不显影。胱氨酸结石光滑，蜡样外观，淡黄至黄棕色，X线下亦不显影。后两种结石在B超检查时与其他结石一样，可见强光团和声影。

【形成机制】 尿路结石多在肾和膀胱内形成，上尿路结石与下尿路结石的形成机制、病因、结石成分和流行病学有显著差异。上尿路结石大多数为草酸钙结石，膀胱结石中磷酸镁胺结石较多见。根据上尿路结石形成机制不同，可分为代谢性结石和感染性结石，代谢性结石是由于代谢紊乱所致，如甲状旁腺功能亢进、高钙尿症、高草酸尿症、高尿酸尿症、胱氨酸尿症等。感染性结石是由于细菌产生脲酶分解尿液中的尿素而产生氨，使尿液碱化，尿中磷酸盐和尿酸铵等处于相对过饱和状态，发生沉积所致。尿石症的形成机制尚未完全阐明，有多种学说，异质成核、结石基质、取向附生、晶体抑制物质减少、肾钙化斑、过饱和结晶学说是结石形成的基本学说。

【流行病学及病因学】 尿路结石形成与患者性别、年龄、职业、种族、环境和气候、饮食结构、水分摄入以及遗传性、代谢性疾病有关。研究表明，尿路结石形成是多种因素所致。上尿路结石、左右侧发病率无明显差别，两侧同时有结石占10%~20%。

1. 流行病学因素 ①年龄和性别，好发年龄20~50岁，男：女约3:1，在我国，上尿路结石男女发病相近，下尿路结石男性明显高于女性。老年男性患尿结石与前列腺增生引起的尿路梗阻有关，可继发膀胱结石。②职业，高温作业、飞行员、外科医生、海员、办公室人员等职业人员发病率较高。③种族，在美国，有色人种比白人发病率低。④环境和气候，尿石症发病有明显的地区分布，山区、热带、和沙漠地区发病率较高。⑤饮食成分和结构，对尿路结石形成有重要影响，研究表明，饮食中动物蛋白、精制糖增多、纤维素减少，促使上尿路结石形成,动物蛋白摄入过少、营养状况差,易形成膀胱结石。⑥水分摄入量、水分摄入过少或损失过多如大量出汗都会使尿液浓缩,形成结石的物质易过饱和析出,有利结石形成。反之,大量饮水,尿液稀释,能减少尿中晶体形成。⑦泌尿系统疾病和全身性疾病,先天性畸形如:多囊肾、马蹄肾、髓质海绵肾、肾盂输尿管连接处狭窄和下尿路畸形等,与尿石症密切相关。有些遗传性疾病,如胱氨酸尿症、家族性黄嘌呤尿等,代谢性疾病,如甲状旁腺功能亢进、高草酸尿症、高尿酸尿症等,以及尿路梗阻与感染等皆为尿路结石形成的因素。

2. 尿液因素

(1) 形成结石物质排出过多:尿液中钙、草酸、尿酸、胱氨酸等输出量增加。高尿钙症包括:①吸收性高尿钙症(肠道吸收钙增多或继发于肾高排磷时)。②肾性高尿钙症(肾小管再吸收钙减少)。③重吸收性高尿钙症(甲状旁腺功能亢进时骨骼大量脱钙)。另外,长期卧床、其他代谢异常及肾小管酸中毒均使尿钙排出增加;痛风病人、慢性腹泻及使用噻嗪类利尿剂均使尿酸排出过多形成高尿酸尿症;内源性合成草酸增加或肠道吸收草酸增加引起高草酸尿症;高胱氨酸尿症是罕见的家族性遗传病,尿中排出大量的胱氨酸。

(2) 尿 pH 改变:酸性尿液中易形成尿酸结石和胱氨酸结石,碱性尿液中易形成磷酸盐结石和磷酸镁胺结石。

(3) 尿量减少,使盐类和有机物质浓度增高,过饱和易析出。

(4) 尿中晶体抑制物质减少,如枸橼酸、焦磷酸盐、酸性黏多糖、镁、一些微量元素等。

3. 泌尿系局部因素 如解剖结构异常,尿路梗阻、狭窄、憩室,导致成石物质易在引流较差部位沉积,合并感染,易形成结石。另外,尿路异物可成为结石的附着体。还有认为肾乳头的上皮下钙化斑是结石形成的病灶,可以引起草酸盐、磷酸盐和尿酸结晶沉淀。

4. 尿路感染 尿路感染的菌落、坏死组织、脓块均可成为结石的核心,多种细菌如大肠埃希菌、葡萄球菌,都能分解尿素产生氨,使尿变碱性,易使磷酸盐沉淀。

【病理生理】 尿路结石病理生理主要是引起泌尿系统直接损伤,梗阻,感染,恶变。与结石的部位、大小、数目、梗阻程度及炎症情况等有关。结石形成于肾或膀胱,输尿管和尿道结石绝大多数是结石排出过程中停留该处所致。结石进入输尿管后常停留于输尿管的三个生理性狭窄处,即:肾盂输尿管连接处、输尿管跨越髂血管处及输尿管膀胱壁内段。输尿管内径自上而下由粗变细,故结石位于输尿管下 1/3 处最为多见。

肾盏结石可在原位而不增大,也可增大后向肾盂延伸,由于结石使肾盏颈部梗阻,可导致肾盏积液,合并感染引起积脓,进一步可造成肾实质感染、瘢痕形成、肾实质萎缩,甚至发展为肾周感染。肾盏结石可进入肾盂和输尿管,较小结石可自然排出,或停留于尿路的某一部位。结石阻塞于肾盂输尿管连接处或输尿管时,可引起急性完全性梗阻或慢性不完全性梗阻,前者在及时解除梗阻后,肾损害轻微,不影响肾功能。后者往往导致肾积水,肾实质受损,损害肾功能,严重时出现肾功能不全,甚至尿毒症。结石在肾内可慢慢长大,充满肾盂及全部或部分肾盏,形成鹿角形结石,也称为铸型结石。可继发感染,亦可毫无症状,少数长期结石慢性刺激可发生恶性变。

【预防方法】 结石的复发率高,合适的预防措施有重要意义。主要方法包括:

(1) 多饮水,增加尿量,稀释尿液,减少晶体沉积,要求每日尿量大于 2000ml,尤其夜间要注意饮水。这对任何类型的尿路结石患者都是一项重要的预防措施。

(2) 及时解除尿路梗阻,有效控制尿路感染。

（3）饮食调节。根据结石成分、代谢状态等调节饮食结构。①草酸盐结石患者少吃菠菜、土豆、浓茶、番茄、芦笋、花生等。服用维生素 B_6 可减少草酸盐的排泄,服用氧化镁可增加尿中草酸溶解度。②含钙结石避免牛奶、奶制品、精白面粉、巧克力、坚果类食品等得摄入。③尿酸结石不宜食用含嘌呤高的食物如动物内脏、啤酒等,并可服用碱性药物,使尿 pH 保持在 7~7.5,口服别嘌呤醇,抑制结石形成。

（4）其他：及时更换或取出留置于尿路的导管,取除尿路异物。甲状旁腺功能亢进及时进行手术治疗。长期卧床者加强功能锻炼,防止骨骼脱钙,减少尿钙排出。

第二节　上尿路结石

上尿路结石包括肾和输尿管结石(renal & ureteral calculi)主要临床表现是与活动有关的血尿和疼痛,其程度与结石的大小、部位、活动度及有无损伤、感染、梗阻等因素有关。

1. 疼痛　肾结石可引起疼痛伴肋脊角叩击痛,结石大、活动度小的肾盂和肾盏结石无症状或仅有隐痛。若结石活动引起输尿管急性梗阻,则出现肾绞痛,表现为疼痛剧烈难忍,阵发性发作,病人辗转不安,伴有大汗、恶心呕吐。疼痛部位和放射范围根据结石梗阻部位而有所不同。肾盂输尿管连接处或上段输尿管结石疼痛位于腰部或上腹部,并沿输尿管行径放射至同侧腹股沟,还可累及同侧睾丸或阴唇及大腿内侧。输尿管中段梗阻时疼痛放射至中下腹部,右侧极易与阑尾炎混淆。结石位于输尿管壁内段,常伴有膀胱刺激症状,放射至尿道和阴茎头部。

2. 血尿　血尿的程度与结石对尿路黏膜损伤程度有关,可为肉眼或镜下血尿,后者更为常见,有时活动后镜下血尿是上尿路结石的唯一临床表现。如果结石固定不动(如肾盏小结石)或结石引起尿路完全梗阻,则可能没有血尿。

3. 膀胱刺激症状　输尿管壁内段结石或结石合并感染时,可出现尿频、尿急、尿痛。

4. 并发症表现　合并严重感染可有畏寒、发热、脓尿,双侧结石并发急性梗阻出现无尿,肾积水,可导致肾功能不全出现尿毒症,表现为：恶心、贫血、食欲下降、皮肤瘙痒等。儿童上尿路结石多表现为尿路感染,应予注意。

【诊断与鉴别诊断】

1. 病史及体征　与活动有关的血尿和疼痛,应首先考虑上尿路结石,出现肾绞痛,肋脊角叩击痛阳性时,可能性更大。

2. 实验室检查　尿常规可有镜下血尿,伴感染时有脓尿,活动后红细胞增多,有时有晶体尿。

感染性结石患者中段尿培养有细菌生长。当怀疑结石与代谢紊乱有关时,应检查血、尿的钙、磷、尿酸、草酸等,必要时作钙负荷试验。作肾功能测定,以判定结石对肾功能的影响程度。

3. 影像学检查

（1）B 超：结石表现为强光团,后伴特殊声影,可同时显示积水情况、有无梗阻和不透光结石(阴性)结石,为无创检查,也适用于不宜行 IVP 检查的患者(造影剂过敏、孕妇、无尿、肾衰患者等)。此外,还可用于经皮肾造口术的定位或指引经皮肾镜诊断和治疗路径。

（2）X 线检查：目的是结石的存在,特点及解剖形态,确定合适的治疗方法。

1) KUB 平片:95%结石可显示,侧位片可鉴别其他钙化阴影,上尿路结石位于椎体前缘之后,腹腔内钙化影位于椎体前缘之前。

2) IVU:静脉尿路造影可显示结石,尿路形态及肾脏功能,有无局部因素。阴性结石可看到充盈缺损。同时可评定结石对肾脏结构和功能的影响情况。

3) RGP:逆行肾盂造影用于 IVP 不显影,其他方法不能确定结石部位或结石以下尿路情况不明时。

4) CT:可发现平片不显示的结石。有助于鉴别阴性结石、肿瘤、血凝块等。但很少作为结石的首选诊断方法。

(3) MRU:磁共振尿路成像无需造影剂和插管而显示肾盏、肾盂、输尿管的形态和结构,是了解上尿路梗阻的无创检查方法,对判断上尿路结石引起的肾积水和肾脏形态改变有一定帮助。

4. 内镜检查 包括膀胱镜、输尿管镜和肾镜检查,在 IVU 见充盈缺损诊断不肯定时,可明确诊断,同时可进行治疗。

通过以上检查,能确定结石的部位、大小、数目、形态、对肾功能的影响及可能的原因,对治疗和预防都有帮助。

【鉴别诊断】 需与胆囊炎、胆石症、急性阑尾炎、十二指肠球部溃疡、卵巢囊肿蒂扭转、异位妊娠、黄体破裂等鉴别。上述检查有助于鉴别诊断。

【治疗】 治疗原则是解除痛苦,去除结石,保护肾功能,预防复发。根据结石的性质、部位、大小、形态、数目、有无梗阻及感染、有无代谢异常、肾功能和全身情况及病人的个体差异之定合适的治疗方案。对不同的患者实施个体化治疗,可应用多种治疗手段。

1. 病因治疗 部分患者可找到明确的病因,如甲状旁腺功能亢进,尿路梗阻等,只要彻底治疗原发病,结石就会消失,避免复发。

2. 保守治疗 适应证为结石小于 0.6cm,光滑,无尿路梗阻,无感染,纯尿酸结石或胱氨酸结石。结石小于 0.4cm,光滑的结石通过保守治疗,90%可以自行排出。措施包括:

(1) 大量饮水,饮食调节,控制感染等方法同结石的预防。

(2) 调节尿 pH:口服碳酸氢钠、枸橼酸钾,碱化尿液治疗尿酸和胱氨酸结石。口服氯化铵,酸化尿液防治感染性结石的生长。

(3) 肾绞痛的治疗:主要是解痉止痛,如注射阿托品、哌替啶等,同时可应用钙通道阻滞剂、吲哚美辛、黄体酮等,有时还需输液。注意在应用哌替啶等麻醉药物时一定要排除急腹症。

(4) 中医中药治疗:可促进结石排出,包括中药和针灸,常用中成药为排石颗粒,单味中药为金钱草、车前子、石苇等;常用针刺穴位为肾俞、膀胱俞、三阴交、阿是穴等。

(5) 纯尿酸结石的治疗:碱化尿液,饮食调节及口服别嘌呤醇,治疗效果较好。

(6) 胱氨酸结石的治疗:碱化尿液,使 pH>7.8。D-青霉胺、α-巯丙酰甘氨酸(α-MPG)、乙酰半胱氨酸有溶石作用。卡托普利(captopril)有预防胱氨酸结石形成的作用。

(7) 感染性结石的治疗:需控制感染,取除结石;酸化尿液,应用脲酶抑制剂,有控制结石长大的作用;限制食物磷酸的摄入,应用氢氧化铝凝胶限制肠道对磷酸的吸收,有预防作用。

3. 体外冲击波碎石(extracorporeal shock wave lithotripsy,ESWL) 原理是通过 X 线或

B超定位,将冲击波聚集后作用于结石,使结石粉碎,随尿排出或通过内镜取出。患者易于接受,是一种安全、有效非侵入性治疗。大多数上尿路结石均适用此法。但大于2.5cm的结石需多次碎石,残余结石率高,效果不佳。输尿管下段结石治疗的成功率比输尿管镜取石低。禁忌证:结石以下梗阻,孕妇,出血性疾病,严重心脑血管疾病,安装起搏器,肌酐大于265μmol/L,急性尿路感染,育龄妇女下段输尿管结石,过度肥胖,脊柱、关节畸形,结石定位不清等。其并发症为严重血尿、肾周血肿、疼痛、石街、尿路感染、菌血症、皮肤损伤等。预防并发症关键在于加强人员培训,严格选择病人,正确定位,选用低能量和限制每次冲击次数,并重视术后处理。若需再次治疗,间隔时间不能少于一周。

4. 输尿管镜取石或碎石术(ureteroscopic lithotomy or lithotripsy) 经尿道插入膀胱,沿输尿管直视下采用套石、取石或碎石,适用于中下段输尿管结石,阴性结石,因肥胖、结石硬、停留时间长而不能用ESWL者,也可用于石街。小结石可直接取出,大结石可用超声、激光、液电、气压弹道法碎石后取出。下尿路梗阻,输尿管细小、狭窄或严重扭曲等不宜采用此法。结石过大或嵌顿紧密,亦使手术困难。对于上段输尿管结石采用经尿道途径取石或碎石成功率降低,并发症发生率增加。并发症有感染、黏膜下损伤、穿孔、假道、输尿管断裂、狭窄、闭塞或反流。

5. 经皮肾镜取石或碎石术(percutaneous nephrostolithotomy,PCNL) 采用B超获X线定位后经腰背部细针穿刺达肾盏或肾盂,扩张皮肤至肾内通道,放入肾镜,直视下取石或碎石。适用于大于2.5cm的肾盂结石或下盏结石。对结石远端尿路梗阻,质硬的结石,残留的结石、有活跃的代谢性疾病及需要手术者尤为适宜。可与ESWL联合应用治疗复杂性鹿角形结石。术后放置造瘘管引流尿液。凝血功能障碍、过于肥胖穿刺针不能达到肾脏,或脊柱畸形者不宜采用此法。并发症有肾实质撕裂或穿破、出血、感染、漏尿、动静脉瘘、周围脏器损伤等。

6. 腹腔镜下输尿管取石(laparoscopic ureterolithotomy) 由于腹腔镜系统设备和手术器械的进步,腹腔镜下施行输尿管切开取石,得到推广应用。适用于输尿管结石直径>2cm原来考虑采用开放手术;或经ESWL、或输尿管镜手术失败者。手术途径有经后腹腔和经腹腔两种。术前留置导尿及胃肠减压,以利施行手术。取石后安置双"J"管引流尿液。

7. 开放性手术 由于腔内泌尿外科和ESWL技术的广泛开展,绝大多数上尿路结石不再需要传统的开放手术。开放手术切口长,创伤大,尤其是复杂性肾结石一次不易取尽,有的复发率较高,再次手术难度增大,危险增多,严重时可导致肾衰竭和肾切除。手术治疗前有感染者先抗感染,了解肾功能。主要术式有以下几种:

(1)输尿管切开取石术:适用于嵌顿较久、结石下方有输尿管狭窄、合并输尿管息肉或其他治疗无效者。根据结石的位置决定具体的手术路径,术前拍定位片,防止结石位置改变。

(2)肾盂或肾窦内肾盂切开取石术:适用于结石>1cm,或合并梗阻、感染的结石。肾外型肾盂伴发结石常采用此法。肾内型肾盂或结石较大时易造成肾盂撕裂,宜采用肾窦内肾盂切开取石术,即沿肾窦分离至肾内肾盂切开取石。对多发性肾盏结石,活动度大的小结石及易碎的结石可采用向肾盂内注入液体凝固剂,形成含结石的凝块,然后通过肾盂取出。

(3)肾实质切开取石术:适用于肾盏结石经肾盂切开不易取出或多发的肾盏结石。根据结石的位置,沿肾前后段段间线切开或于肾后侧做放射状切口。积水肾盏局部实质变薄时,可行局部小切口取石。

(4) 肾部分切除术:适用于结石位于肾脏的一极或结石所在肾盏有明显扩张、实质萎缩和有明显复发因素者。

(5) 肾切除术:因结石导致肾脏结构严重破坏,功能丧失,或合并肾积脓,而对侧肾脏功能良好,可将患肾切除。

双侧上尿路结石的手术治疗原则:①双侧输尿管结石,一般先处理梗阻严重侧,条件许可,可同时取出双侧结石。②一侧输尿管结石,对侧肾结石,先处理输尿管结石。③双侧肾结石,根据结石情况和肾功能决定,原则上尽可能保留肾,一般先处理易于取出和安全的一侧,若肾功能极差,梗阻严重,全身情况差,宜先行经皮肾造瘘,待情况改善后再处理结石。④双侧上尿路结石或孤立肾结石引起急性完全性梗阻无尿时,在明确诊断后,若全身情况允许,及时手术,若病情严重不能耐受手术,可先试行输尿管插管,若能通过结石,可留置导管引流,或行经皮肾造瘘,待情况改善后再处理结石。

第三节 膀胱结石

原发性膀胱结石(primary vesical calculi)多见于小男孩,与营养不良和低蛋白饮食有关。继发性膀胱结石(secondary vesical calculi)常见于膀胱出口梗阻、膀胱憩室、神经源性膀胱、异物及长期留置导尿管者,也可为上尿路结石下排所致。

【临床表现】 排尿突然中断是膀胱结石的典型表现,并感放射到阴茎头部或尿道远端的疼痛,伴排尿困难和膀胱刺激症状。小儿常用手搓拉阴茎,跑跳或改变体位后,能缓解疼痛,继续排尿。因排尿困难腹压增加,可并发脱肛。常有终末血尿。并发感染时膀胱刺激症状更加显著并有脓尿。前列腺增生患者继发膀胱结石时排尿困难加重或伴有感染症状。结石位于膀胱憩室内,常无上述症状,仅表现为尿路感染。

【诊断】 根据典型症状可作出初步诊断,注意寻找可能存在的原因。确诊方法如下:①B超检查能发现强光团和声影,还可同时发现良性前列腺增生、膀胱憩室等。②X线检查:膀胱区平片能显示绝大多数结石,怀疑有上尿路结石时还需做KUB+IVU检查。③膀胱镜检查,可直接窥见结石,并可发现膀胱病变。④直肠指检可触及较大结石。

【治疗】 采用手术治疗,应同时治疗病因,感染严重时先抗感染治疗。若有排尿困难,先留置导尿管,以利于引流尿液和控制感染。手术方法有:

1. 经尿道膀胱镜下取石或碎石 大多数结石应用大力碎石钳机械碎石,并将碎石取出,适用于结石<2~3cm者。较大结石采用激光、液电、超声、气压胆道碎石。

2. 耻骨上膀胱切开取石术 为传统的开放手术方法,适用于结石过大、过硬或合并膀胱憩室病变时。小儿及膀胱严重感染时,应作耻骨上膀胱造瘘,以利尿液引流。

第四节 尿道结石

尿道结石(urethral calculi)多为继发,来源于肾和膀胱,尿道狭窄、尿道憩室、及有异物时也可在尿道形成结石。见于男性,半数以上结石位于前尿道。

【临床表现】 典型表现为排尿困难,点滴状排尿及尿痛。严重时发生急性尿潴留伴会阴部剧痛。

【诊断】 前尿道结石可沿尿道扪及,后尿道结石通过直肠指诊触及。B超及X线能确定诊断。

【治疗】 前尿道结石,通过注入石蜡油,压迫结石近端尿道,阻止结石后退,钩取或钳出。如不成功,应用腔内器械碎石,尽量不作尿道切开取石,因可造成难治的尿瘘和尿道狭窄。后尿道结石,如小便能解,无尿潴留,可等待其排至前尿道,如出现尿潴留,则用尿道探杆推回膀胱,按膀胱结石处理。

(周树军)

第三十章 泌尿男性生殖系统肿瘤

泌尿、男性生殖系统肿瘤绝大多数为恶性,其中以膀胱癌最多见,其次是肾癌。我国前列腺癌发病率在增加,阴茎癌的发病率则有所降低。

一、肾 肿 瘤

肾肿瘤是泌尿系统常见的肿瘤之一,多为恶性,发病率仅次于膀胱癌。临床上常见的肾肿瘤包括肾癌约占 85%,肾盂癌占 7%~8%,肾母细胞瘤占 5%~6%,肉瘤占 3%。

(一)肾癌

肾癌又称肾细胞癌、肾腺癌,其病因尚未明确,可能与吸烟、肥胖、职业接触(如石棉、皮革等)、遗传因素等有关。

【病理】 肾癌常累及一侧肾,多单发,双侧先后或同时发病者仅占 2% 左右。瘤体多数为类圆形的实性肿瘤,外有假包膜,切面以黄色为主,可有出血、坏死和钙化。肾癌多数起源于肾小管,以透明细胞多见,还有颗粒细胞癌、梭形细胞癌。梭形细胞癌恶性程度高。其他病理类型有嗜色细胞癌、嫌色细胞癌、肾集合管癌和未分化肾细胞癌。

肾癌局限于包膜内时恶性度较小,当肿瘤增大穿透假包膜后,除侵及肾周筋膜和邻近器官组织,向内侵及肾盂肾盏引起血尿外,还可扩散至肾静脉、下腔静脉内形成癌栓。经血液和淋巴转移至肺、脑、骨、肝等。淋巴转移最先到肾蒂淋巴结。

【临床表现】 高发年龄为 50~70 岁。男:女为 2∶1。约有 30%~50% 肾癌缺乏早期临床表现,多为体检或作其他疾病检查时被发现。常见的临床表现有:无痛性血尿、肾区肿块和疼痛,且是晚期的表现。如体积小,可毫无症状。

1. 血尿、疼痛和肿块 间歇无痛肉眼血尿为常见症状,表明肿瘤已侵入肾盂或肾盏。疼痛常为腰部钝痛或隐痛,多因肿瘤生长牵张肾包膜或侵犯腰肌、邻近器官所致;凝血块、肿瘤块通过输尿管时,可发生肾绞痛。肿瘤较大时,可于腹部触及肿块。多数病人仅出现上述症状的一项或两项,三项都出现者仅占 10% 左右,出现上述症状中任何一项是病变发展到较晚期的临床表现。

2. 副瘤综合征 10%~40% 的肾癌病人可出现副瘤综合征(以往称肾外表现),常见的有低热、高血压、消瘦、贫血、血沉快、高血钙、红细胞增多、高血糖、肝功能异常、消瘦、贫血、体重减轻及恶病质等。如肾静脉下腔静脉癌栓可致同侧继发性精索静脉曲张。

3. 转移症状 临床上约有 25%~30% 的病人因转移症状如病理骨折、咳嗽、咯血、神经麻痹及转移部位出现疼痛等就医。

【诊断】 肾癌临床表现多种多样,也可全无症状,约半数病人无临床症状或体征,体检时由 B 超或 CT 偶然发现,称为偶发肾癌或无症状肾癌。血尿、疼痛和肿块是肾癌的主要症状,出现上述任何一项症状,应考虑肾癌的可能。肾癌术前诊断依赖于医学影像学检查。

1. B 超检查 安全、无痛苦,对本病诊断有相当价值。B 超常表现为不均质的中低回声实质肿块,体积小的肾癌有时表现为高回声,需结合 CT 或肾动脉造影诊断。

2. X 线检查 泌尿系统平片(KUB)可见肾外形增大,偶见肿瘤散在钙化。静脉尿路造影(IVU)可见肾盂或肾盏受压变形,肾小盏被压迫而弯曲、伸长或扭转,新月状畸形最具特征性。肿瘤较大、破坏严重时患肾不显影,作逆行肾盂造影可显示患肾情况。

3. CT 对肾癌的确诊率较高,能显示肿瘤大小、部位、邻近器官有无受累,是目前诊断肾癌最可靠的影像学方法。CT 表现为肾实质内不均质肿块,平扫 CT 值略低于或与肾实质相似,增强扫描后,肿瘤不如正常肾实质增强明显。

4. MRI 对肾癌诊断的准确性与 CT 相仿。T1 加权像肾癌常表现为不均质的低信号或等信号;T2 加权像则表现为高信号。在显示邻近器官有无侵犯,肾静脉或下腔静脉内有无癌栓则优于 CT。肾癌需与泌尿系其他肿瘤、引起肾增大的其他疾病以及腹膜后肿瘤相鉴别。主要依靠膀胱镜、尿路造影、B 超、CT 等方法。腹膜后其他肿瘤可引起肾脏受压移位,而肾内结构变化不大。

【治疗】 根治性肾切除是肾癌最主要的治疗方法。近年来应用腹腔镜行肾癌根治术,具有创伤小、术后恢复快等优点。切除范围包括患肾、肾周筋膜及脂肪、区域肿大淋巴结、大部分输尿管。肾上极肿瘤和肿瘤已累及肾上腺时,需切除同侧肾上腺组织。肾静脉或下腔静脉内癌栓应同时取出。肿瘤较大,术前行肾动脉栓塞,可使瘤体缩小,减少出血及扩散。对于位于肾上、下极直径小于 3cm 的肾癌,可考虑作保留肾单位的肾部分切除术。应用生物制剂干扰素-α(INF-α)、白细胞介素-2(IL-2)等免疫治疗,对预防和治疗转移癌有一定的疗效。肾癌对放疗、化疗均不敏感。

(二) 肾母细胞瘤

肾母细胞瘤又称肾胚胎瘤或 Wilms 瘤,是小儿泌尿系统中最常见的恶性肿瘤,约占小儿恶性实体肿瘤的 8%~24%。

【病理】 肿瘤发源于原始肾胚基,是上皮、间质和胚芽组成的恶性混合瘤。肿瘤增长极快,可浸润肾周围组织和器官。转移途径同肾癌,经淋巴转移至肾蒂及主动脉淋巴结,血行转移以肺部转移最常见,其次为肝,也可转移至脑等。

【临床表现】 90% 在 7 岁以前发病,1~5 岁占 75%。腹部肿块是最常见也是最重要的症状,大多数是替小孩洗澡或穿衣时被发现。肿块位于上腹一侧季肋部,无痛,质硬,表面光滑,有一定活动度。少数肿块巨大,超越腹中线则较为固定。比较规则,相当固定。约 1/3 病人有镜下血尿,肉眼血尿少见。其他症状有腹痛、发热、高血压及红细胞增多症等。

【诊断】 小儿腹部出现肿块,特别是增长迅速时应考虑本病。B 超、CT、MRI 检查具有较高的诊断价值。造影可见肾盏、肾盂受压变形或充盈缺损等,但肿瘤较大时常不显影。

此病需与肾上腺神经母细胞瘤、巨大肾积水、畸胎瘤及错构瘤相鉴别。尿 3-甲氧-4-羟苦杏仁酸(VMA)测定及骨髓穿刺有助于区别神经母细胞瘤。尿路造影示正常肾结构,位置下移。B 超、CT 检查可协助判断肾积水、畸胎瘤和错构瘤。

【治疗】 早期行肾切除术。手术前后配合放疗及化疗,可显著提高生存率。化疗药物可用长春新碱、放线菌素 D 或阿霉素。肿瘤对放疗及化疗均敏感。治疗后如有复发一般都发生在 2 年内,治疗后 2~3 年无复发,即可认为治愈。

(三) 肾盂肿瘤

泌尿系统从肾盏、肾盂、输尿管、膀胱及后尿道均被覆移行上皮,发生肿瘤的病因、病理相似。肾盂肿瘤约占尿路上皮肿瘤5%,其中90%为移行上皮肿瘤。

【病理】 多数为移行细胞乳头状肿瘤,单发或多发。肿瘤沿肾盂黏膜扩散,可逆行侵犯肾集合管,偶可侵及肾实质。也可沿输尿管种植到膀胱。鳞状细胞癌少见,常与结石同存,预后较差。腺癌极少,预后差。

【临床表现和诊断】 发病年龄大多为40~70岁,男:女约2:1。血尿为常见症状。早期即可出现间歇性、无痛性血尿,偶因血块引起急性梗阻而出现肾绞痛。

尿脱落细胞检查可发现癌细胞,输尿管插管取肾盂尿或刷取细胞活检可提高阳性率。尿路造影可见肾盂内充盈缺损与变形,B超、CT检查可区分肿瘤与阴性结石,CT、MRI检查有助于区分肿瘤来自肾盂还是肾实质及侵犯程度。输尿管肾镜可直接窥视肿瘤或血块,还可取活检。

【治疗】 手术切除肾、全输尿管和管口周围膀胱壁。

二、膀胱肿瘤

【病因】 引起膀胱肿瘤的病因很多,一般认为发病与β-萘胺、联苯胺及尿内色氨酸代谢产物增多有关。吸烟、膀胱慢性炎症及异物长期刺激、遗传因素等也与本病的发生相关。近年来研究表明,多数膀胱癌是由于癌基因的激活和抑癌基因的缺失等诱导形成,使移行上皮的基因组发生多处病变,导致细胞无限增殖,最后形成癌。

【病理】 上皮性肿瘤占95%以上,其中移行细胞癌占90%以上,鳞癌占7%,腺癌占2%,未分化癌占1%。移行细胞癌分化程度分3级:Ⅰ级为低度恶性;Ⅱ级为中度恶性;Ⅲ级属高度恶性。生长方式可分为3种:乳头状占70%;浸润性占25%;原位性占5%。临床及病理上根据肿瘤浸润深度分期,分为:原位癌(Tis);乳头状癌无浸润(Ta);侵犯固有层(T1);浸润浅肌层(T2a);浸润深肌层(T2b);浸润膀胱周围脂肪组织(T3);侵犯前列腺、子宫、阴道及盆壁等邻近器官(T4)。临床上习惯将Tis、Ta和T1期肿瘤称为表浅膀胱癌。

肿瘤分布在膀胱侧壁及后壁最多见,三角区和顶部次之。移行细胞癌具有多发性、同时或先后多部位发病、易复发的特点。

肿瘤扩散以直接向深部浸润为主,淋巴转移常见,主要转移到盆腔淋巴结,如闭孔、髂内、外及髂总淋巴结群。血行转移发生在晚期,可转移到肝、肺、骨等处。

【临床表现】 高发年龄为50~70岁,男:女约4:1。

1. 血尿 血尿是膀胱癌最常见和最早出现的症状。常表现为间歇发作性无痛性肉眼血尿,一般为全程性,终末加重。血尿程度与肿瘤大小不成正比。非上皮性肿瘤血尿不明显。

2. 膀胱刺激症状 肿瘤浸润膀胱壁时可引起尿频、尿急、尿痛。肿瘤坏死、溃疡或合并感染时症状更明显,广泛原位癌也可引起膀胱刺激症状。

3. 其他症状 肿瘤或血块阻塞尿道内口,可引起排尿困难甚至急性尿潴留。晚期肿瘤已侵犯膀胱外周组织或盆腔时,有会阴、耻骨上、骶髂部等处疼痛,并可有下肢水肿,全身情况恶化。鳞癌、腺癌预后不良。鳞癌常伴膀胱结石、尿路感染；腺癌由脐尿管发生时肿块在膀胱前壁，由腺性膀胱炎恶变时则在三角区附近。

【诊断】

1. 病史及体征 凡中年以上，有无痛性间歇血尿或伴有原因不明的膀胱刺激症状，应疑为膀胱肿瘤。排空膀胱后，行直肠或阴道双合检查，有时可触及肿瘤，并可了解浸润的范围和深度。

2. 尿液检查 多次采取晨起新鲜尿液沉渣找癌细胞，简便易行，故尿脱落细胞学可作为血尿的初步筛选。近年来采用尿液检查端粒酶活性、膀胱肿瘤抗原（BTA）核基质蛋白（NMP22、BLCA-4）等有助于提高膀胱癌的检出率。

3. 影像学检查 B超简便易行，能发现直径约0.5cm以上的肿瘤，可作为病人的最初筛选。能了解肿瘤部位、大小、数目及浸润深度，初步确定临床分期。IVU可了解肾盂、输尿管有无肿瘤以及膀胱肿瘤对上尿路的影响，如有患肾积水或肾显影不良，常提示肿瘤已侵及输尿管口。膀胱造影可见充盈缺损。CT和MRI检查可发现肿瘤浸润膀胱壁深度以及局部转移肿大淋巴结，有助于肿瘤分期。

4. 膀胱镜检查 能直接观察肿瘤的位置、大小、数目、形状、有蒂还是广基，初步估计基底部浸润程度等。原位癌（Tis）局部黏膜呈红色点状改变，与充血的黏膜相似。表浅的乳头状癌（Ta、T1）浅红色，蒂细长，肿瘤有绒毛状分支，似水草在水中飘荡。浸润性乳头状癌（T2、T3）深红色或褐色，草莓状或团块状，基底部较宽，附近黏膜充血、水肿、增厚，肿物活动性较小。浸润性癌（T3、T4）局部隆起呈褐色结节团块状，表面常坏死形成溃疡，附有絮状物和钙盐沉着，广基，界限不清。检查中需主意肿瘤与输尿管口及膀胱颈的关系，并可行活组织检查。

5. 流式细胞计检查 测定瘤细胞DNA含量、二倍体和非整倍体、染色体改变等，配合使用细胞图像分析，可明显提高诊断率。

【治疗】 取决于肿瘤的大小、部位、恶性程度、浸润程度以及全身情况，选择合适的手术方式。目前以手术切除为主。原则上Ta、T1及局限的分化较好的T2期肿瘤，采用保留膀胱的手术。较大、多发、反复发作及分化不良的T2期和T3期肿瘤以及浸润性鳞癌和腺癌，应行膀胱全切除术。表浅膀胱肿瘤（Tis、Ta、T1）可选用经尿道膀胱肿瘤电切术（TURBt）或局部化疗。局限的、分化良好的T2期肿瘤也可行经尿道膀胱肿瘤电切术。浸润性肿瘤（T2、T3、T4）需行膀胱部分切除可膀胱全切术。

1. 手术疗法 经尿道电烙或电切术：主要用于小而表浅，单个或数目不多的肿瘤治疗；膀胱部分切除术：适用于膀胱癌浸润较浅和局限于膀胱一部分时，切除范围应距肿瘤基部边缘2cm以上。若输尿管口受累，需要作输尿管再植术；膀胱全切除：适用于范围广、浸润深、恶性程度高，以及多次复发或在三角区的肿瘤。膀胱全切后，需同时作尿流改道手术；姑息手术：适于晚期病人，如肾或肾盂皮肤造瘘术，以减轻症状，延长寿命。

2. 局部化学疗法 可用噻替派、丝裂霉素C、阿霉素作膀胱内灌注，也可应用卡介苗以及卡介苗联合白细胞介素2膀胱灌注。

3. 放射疗法 可单独或与手术并用。

保留膀胱的各种手术后，肿瘤较易复发，其恶性程度有增加趋势，因此每3个月需复查膀胱镜1次，以便及时治疗。

三、前列腺癌

【病因】 前列腺癌多发生于 50 岁以上的男性,随年龄增加而发病率增加,81~90 岁为最高。病因未明,可能与种族、遗传、食物、环境、性激素等有关。前列腺癌大多数为激素依赖型,其发生发展与雄激素的调控关系密切,非激素依赖型前列腺癌仅占少数。近年来的研究认为癌的发生是基因(癌基因与抑癌基因)调控失衡的结果。

【病理】 前列腺腺癌最为多见,占 98%,其他少见的有移行上皮癌、鳞癌、未分化癌等。前列腺的外周带是癌最常发生的部位。

1. 前列腺癌的分级 根据腺体分化程度和肿瘤的生长形式来评估其恶性程度,其中以 Gleason 分级系统应用最为普遍。采用五级 10 分制的分法,将肿瘤分成主要类型和次要类型,每个类型分为五级计 5 分,最后分级的评分为两者之和。Gleason 2~4 分属于分化良好癌;5~7 分属于中等分化癌;8~10 分为分化差或未分化癌。

2. 前列腺癌的分期 I 期为前列腺手术标本中偶然发现的小病灶;II 期为局限在前列腺包膜以内的前列腺癌;III 期为前列腺癌已穿破包膜,可侵犯周围脂肪、精囊、膀胱颈和尿道;IV 期为局部淋巴结或远处出现转移灶。前列腺癌可经血行、淋巴扩散或直接侵及邻近器官,以血行转移至脊柱、骨盆最为常见。

【临床表现】 早期前列腺癌常无症状,常在直肠指诊、B 超检查或前列腺增生手术标本中偶然发现。当前列腺癌增大阻塞尿道时可引起尿频、尿急、尿流中断、排尿不尽、排尿困难、尿潴留、尿毒症等。血尿并不常见。晚期可出现腰骶部、腿部疼痛;直肠受累者可表现排便困难或肠梗阻;转移性病变时常有下肢水肿、淋巴结肿大、贫血、骨痛、病理性骨折、截瘫等。

【诊断】 直肠指检、经直肠 B 超检查和血清前列腺特异性抗原测定是临床诊断前列腺癌的基本方法。直肠指检可以发现前列腺结节,质地坚硬。经直肠 B 超可以显示前列腺内低回声病灶及其大小与侵及范围。前列腺癌常伴血清 PSA 升高。CT 对早期前列腺癌的诊断价值不大。MRI 对前列腺癌的诊断优于其他影像学方法,在 T2 加权像上,如高信号的前列腺外周带内出现低信号结节或弥漫性信号减低区,可考虑前列腺癌的可能。对 C 期与 D 期的肿瘤 CT 和 MRI 均可显示其侵及包膜外、精囊、膀胱颈以及盆腔肿大的淋巴结。有骨转移时,X 线平片可显示成骨性骨质破坏。IVU 可发现晚期前列腺癌浸润膀胱、压迫输尿管引起肾积水。全身核素骨显像和 MRI 可早期发现骨转移病灶。前列腺癌的确诊依靠经直肠 B 超引导下前列腺系统性穿刺活检,根据所获组织有无癌作出诊断。

【治疗】 前列腺癌的治疗应根据患者的年龄、全身状况、临床分期及病理分级等综合因素考虑。对于偶然发现的小病灶且细胞分化好的 I 期癌可观察等待不作处理。对于局限于前列腺内的 II 期癌可行根治性前列腺切除术。第 III、IV 癌应以内分泌治疗为主,可行睾丸切除术,必要时配合抗雄性激素制剂治疗。前列腺癌引起膀胱口梗阻时,可行 TUR 治疗以缓解梗阻症状,但无治愈作用。抗雄激素治疗的药物有氟他胺、羟基氟他胺、比卡鲁胺及人工合成的 LHRH 类似物如戈舍瑞林等。

放射性核素粒子植入治疗主要适用于 II 期以内的前列腺癌,内放射疗效肯定,并发症少,微创而安全。外放射治疗对前列腺癌的局部控制有效,适用于局部有扩散的前列腺癌,尤其适用于内分泌治疗失败的病人。

前列腺癌是男性老年疾病，一般发展缓慢，病程较长，一般不主张对 75 岁以上，预测寿命低于 10 年的病人行根治性前列腺切除术，一方面高龄病人死亡多数与癌症无关，另一方面内分泌治疗和放射治疗对多数病人可望获得 5 年以上生存率。

四、阴 茎 癌

【病因】 绝大多数发生于包茎或包皮过长者，与包皮垢长期刺激有关。

【病理】 大多为鳞状细胞癌，基底细胞癌和腺癌少见。分乳头型和浸润型（结节型）两种，以前者常见。本病常发生于阴茎头部，肿瘤很少侵犯尿道海绵体。主要通过淋巴转移，可转移至腹股沟淋巴结，股部及髂淋巴结等处。也可经血行转移至肺、肝、脑等，但较少。

【临床表现】 多见于 40~60 岁有包茎或包皮过长病人。开始时在阴茎头部有一硬结、红斑或肿物，可有痒感。形成溃疡后，有血性分泌物自包皮口流出。肿瘤长大右突出包皮口或突破包皮，呈菜花溃烂，表面坏死，渗出物有恶臭。排尿无困难。两侧腹股沟淋巴结可因癌肿转移（质硬、无压痛）或并发感染（质软、有压痛）而肿大。

【诊断】 40 岁以上有包茎或包皮过长，发现阴茎头部肿物或包皮阴茎头炎、慢性溃疡、湿疹等经久不愈，有恶臭分泌物者应高度怀疑阴茎癌。必要时可行活组织病理检查确诊。本病需与阴茎梅毒、结核、软下疳、尖锐湿疣、慢性炎症、角化症鉴别。主要依靠病原菌检查及病理诊断。

【治疗】 本病以手术治疗为主，放疗及化疗有一定疗效。①手术治疗：肿瘤较小局限在包皮者，可仅行包皮环切术。瘤体较大，需行阴茎部分切除术，至少在癌肿缘近侧 2cm 以上切断阴茎。若残留阴茎较短影响站立排尿，可将阴茎全切除，尿道移位于会阴部。腹股沟淋巴结有转移者，需作两侧腹股沟部乃至腹膜后髂动脉淋巴结清扫术。②放射治疗：早期表浅浸润型癌，尚需保持性功能的病人可行放射治疗。③化学治疗：常用博来霉素，效果较好。

五、睾 丸 肿 瘤

【病因】 病因不明，但与隐睾有关。有隐睾者发生睾丸肿瘤的机会是正常睾丸的 20~40 倍，即使睾丸复位也不能完全防止恶变。其他因素可能与种族、遗传、内分泌、局部炎症和外伤等有关。

【病理】 睾丸肿瘤是泌尿生殖系肿瘤中成分最复杂、组织学表现最多样肿瘤成分与治疗关系最为密切的肿瘤，分为原发性和继发性两大类。原发性睾丸肿瘤可分生殖细胞和非生殖细胞瘤（包括间质细胞瘤和支持细胞瘤）两类。前者占 90%~95%，又分精原细胞瘤及非精原细胞瘤（胚胎癌、畸胎瘤、畸胎癌、绒毛膜上皮癌及卵黄囊瘤）两类。睾丸肿瘤早期可发生淋巴结转移，最先转移到邻近的肾蒂的腹主动脉及下腔静脉旁淋巴结。继发性睾丸瘤主要来自于单核-吞噬细胞系肿瘤及白血病等转移性肿瘤。

【临床表现】 睾丸肿瘤多发于 20~40 岁，其中精原细胞瘤好发于 30~50 岁。肿瘤较小时症状不明显。肿瘤逐渐增大，可有轻微坠胀或钝痛及沉重感，睾丸整体肿大，实质坚硬，表面光滑，一般为精原细胞瘤。如增大睾丸呈结节状，多为畸胎瘤或胚胎癌。少数可表现为急性起病，突然出现痛性肿块，为肿瘤内出血、坏死或栓塞引起。继发于隐睾者肿块可出现于腹股沟。睾丸肿瘤可引起继发性鞘膜积液。

【诊断】 睾丸逐渐增大、坚硬、有下坠感时要考虑本病。检查患侧睾丸增大或扪及肿块，质地较硬，与睾丸界限不清，用手托起较对侧沉重感，透光试验阴性。检查时勿用力挤压，也禁忌针吸活检，以免瘤细胞扩散。测定甲胎蛋白（AFP）和人绒毛膜促性腺激素（HCG）有助于诊断，绒毛膜上皮癌、精原细胞瘤 AFP 正常，卵黄囊瘤、胚胎癌 AFP 常升高。β-HCG 在绒毛膜上皮癌病人升高，胚胎癌也可升高。B 超、CT 检查可较准确地了解睾丸肿块性质。

睾丸肿瘤需与睾丸鞘膜积液、睾丸梅毒、附睾炎、附睾结核等鉴别，睾丸梅毒时睾丸感觉消失。

【治疗】 应根据睾丸肿瘤组织类型和临床分期选择不同的治疗方法。精原细胞瘤行根治睾丸切除术，辅以放射治疗或化疗，效果良好。如系非精原性细胞瘤，因对放疗不敏感，需加腹膜后淋巴结清扫，辅以顺铂、长春新碱、博莱霉素或放线菌素 D 等治疗，有一定疗效。

（农少军）

第二篇 妇产科学

第一章 妊娠诊断

临床上将妊娠全过程(平均40周)分为3个时期:妊娠12周末以前称早期妊娠,第13~27周末称中期妊娠,第28周及以后称晚期妊娠。

第一节 早期妊娠的诊断

一、症状

1. 停经 生育年龄有性生活的健康妇女,平时月经周期规则,一旦出现月经过期10日以上应怀疑妊娠可能。若停经达两个月,妊娠的可能性更大。停经是妊娠最早也是最重要的症状,但并不是妊娠的特有症状。产后哺乳期也可有停经现象。

2. 早孕反应 约60%左右的妇女在停经6周左右出现畏寒、头晕、乏力、嗜睡、食欲不振、喜食酸物或厌恶油腻、恶心、晨起呕吐等一系列症状,称早孕反应。早孕反应约持续8周左右自行消失。

3. 尿频 于妊娠早期出现,为增大的前倾子宫在盆腔内压迫膀胱所致,随着子宫的逐渐增大超出盆腔后,尿频症状自然消失。

4. 乳房变化 乳房胀痛。乳晕周围皮脂腺增生,出现深褐色结节,称为蒙代结节(Montgomery's tubercles)。

二、妇科检查

阴道黏膜和宫颈充血呈紫蓝色。妊娠5~6周时,子宫增大呈球形。妊娠8周时子宫增大约为非孕期子宫大小的2倍,妊娠12周时约为非孕期的3倍,腹部触诊时可于耻骨联合上缘扪及。妊娠6~7周时胚胎着床部位较软,双合诊检查时子宫峡部极软,感觉宫体宫颈似不相连,称黑加征(Hegar sign),为妊娠早期特有的体征。

三、辅助检查

1. 超声检查 B超检查是早期妊娠诊断准确、快速的方法。经阴道超声检查较经腹部超声检查诊断早孕提前一周。妊娠囊是超声诊断妊娠的依据,是超声诊断中最早出现的影像,妊娠5周时超声即可探及,为增大的子宫轮廓内见到内部为无声区的圆形或椭圆形光环。若在妊娠囊内见到胎心搏动,可诊断为早期妊娠、活胎。用超声多普勒仪在增大的子宫区内可听到单一的、有规律的胎心音,妊娠早期的胎心率多在 150~160 次/分,可诊断为早期妊娠、活胎。

2. 妊娠试验 妊娠后 7~9 日可通过检测孕妇尿及血中 β-HCG 诊断早孕。临床上常用早孕诊断试纸法检测孕妇尿液,在白色显示区上下呈现两条红色线,即为阳性,表明尿液中含有 HCG,可以协助妊娠早期诊断,阴性者应在一周后复检。

3. 宫颈黏液检查 早孕妇女的宫颈黏液少而黏稠,涂片干燥后光镜下可见到排列成行的椭圆体,无羊齿植物叶状结晶则早期妊娠的可能性大。

4. 基础体温测定 基础体温呈双相型的已婚妇女,若体温升高持续 18 日不降,则提示早孕的可能性大,如果高温持续 3 周以上不降者,早孕的可能性更大。

第二节 中、晚期妊娠的诊断

一、症　状

有早期妊娠的经过,且渐感到腹部增大及胎动。妊娠 18~20 周孕妇自觉胎动,经产妇出现早些。随着妊娠的进展,胎动逐渐增强,32~34 周达高峰,38 周以后渐减少,正常胎动每小时约 3~5 次。

二、体征与检查

1. 子宫增大 子宫随着妊娠的进展而逐渐增大,宫底逐渐增高,通过手测或尺测宫底高度可以初步估计胎儿大小及孕周周数(表 2-1-1)。在不同的孕周宫底的增长速度不同,孕 20~24 周增长速度较快,而妊娠 36~40 周时增长速度较慢,在正常情况下,宫底高度在孕满 36 周时最高,孕足月时稍有下降。宫底高度因胎儿的大小、胎位、羊水量、单胎、多胎等而有差异。

表 2-1-1　不同妊娠周数的宫底高度及子宫长度

妊娠周数	手测宫底高度	尺测耻上子宫长度(cm)
12 周末	耻骨联合上 2~3 横指	
16 周末	脐耻之间	
20 周末	脐下 1 横指	18(15.3~21.4)
24 周末	脐上 1 横指	24(22.0~25.1)
28 周末	脐上 3 横指	26(22.4~29.0)
32 周末	脐与剑突之间	29(25.3~32.0)
36 周末	剑突下 2 横指	32(29.8~34.5)
40 周末	脐与剑突之间或略高	33(30.0~35.3)

2. 胎动 胎动是指胎儿在子宫内冲击子宫壁的活动。腹部检查时有时可见到或触到胎动。

3. 胎体 妊娠 20 周以后可经腹壁触及宫内胎体。孕 24 周以后可通过触诊区分胎头、胎背、胎臀和胎儿肢体。胎头圆而硬,有浮球感;胎臀软而宽,且形状不规则;胎背宽而平坦。

4. 胎心音　于妊娠 10~12 周可用超声多普勒仪听到胎心音,妊娠 18~20 周可用听诊器经孕妇腹壁听到胎心音。胎心音呈双音,似钟表"滴答声",速度较快,正常在 120~160 次/分,若胎心<120 次/分或>160 次/分表示胎心率异常。胎心音应与脐带杂音、子宫杂音、腹主动脉音相鉴别。

三、辅助检查

1. 超声检查　应用 B 超检查可显示胎儿数目、胎方位、胎产式、胎先露、有无胎心搏动、胎儿有无畸形、胎盘位置及其成熟度,同时能测量胎头双顶径、胸围、腹围、股骨长及羊水量,以了解宫内胎儿生长发育情况。

2. 胎儿心电图　通常于妊娠 12 周以后能显示较规律的图形,于妊娠 20 周后的成功率更高。胎儿心电图常用间接法检测,可反映胎儿心脏的活动情况。

第三节　胎姿势、胎产式、胎先露、胎方位

妊娠 28 周以前,由于羊水相对较多,胎儿小,胎儿在子宫内活动范围较大,胎儿位置不固定,妊娠 32 周后,胎儿生长迅速,羊水相对减少,胎儿与子宫壁贴近,胎儿的姿势与位置相对恒定。

1. 胎姿势　胎儿在子宫内的姿势为胎姿势。正常胎儿在宫内的姿势为胎头俯屈,颏部贴近胸部,脊柱轻度前屈,四肢屈曲交叉于胸腹部前,该姿势使得胎儿体积和体表面积均明显缩小,整个胎儿成为椭圆形。

2. 胎产式　胎儿纵轴与母体纵轴之间的关系称胎产式(图 2-1-1)。当两纵轴平行时为纵产式,两纵轴垂直时为横产式,两纵轴相互交叉时为斜产式,斜产式属临时产式,大多数转为纵产式,少部分转为横产式。

3. 胎先露　最先进入骨盆入口的胎儿部分称为胎先露。纵产式有头先露和臀先露,横产式为肩先露。头先露有枕先露、前囟先露、额先露和面先露(图 2-1-2),臀先露包括混合臀先露、单臀先露、单足先露和双足先露(图 2-1-3)。偶有胎儿头先露或臀先露与胎手或胎足同时入盆称为复合先露(图 2-1-4)。

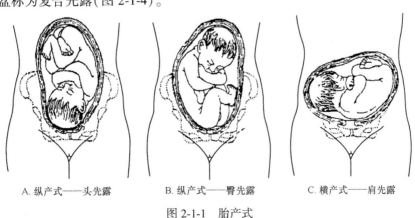

A. 纵产式——头先露　　B. 纵产式——臀先露　　C. 横产式——肩先露

图 2-1-1　胎产式

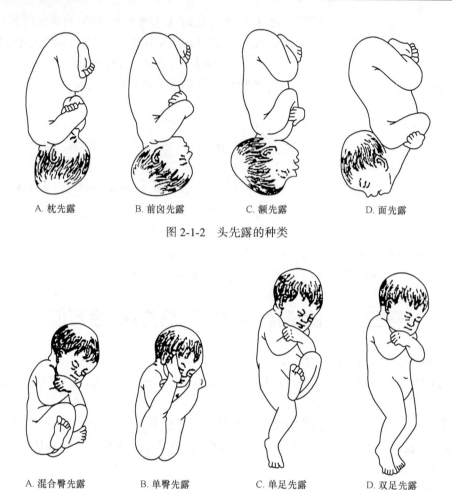

图 2-1-2 头先露的种类 (A. 枕先露 B. 前囟先露 C. 额先露 D. 面先露)

图 2-1-3 臀先露的种类 (A. 混合臀先露 B. 单臀先露 C. 单足先露 D. 双足先露)

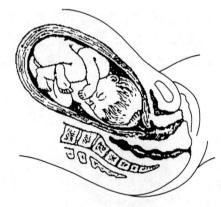

图 2-1-4 复合先露

4. 胎方位 胎儿先露部位的指示点与母体骨盆之间的关系称胎方位。每个指示点与母体骨盆入口左、右、前、后、横而有不同的胎方位。如枕先露时,胎头的枕骨位于母体骨盆的左前方,则为枕左前,依次类推。

胎产式、胎先露和胎方位的关系及种类见表2-1-2。

表 2-1-2 胎产式、胎先露和胎方位的关系及种类

胎产式	胎先露	胎方位
纵产式 (95.75%~97.75%)	头先露 (95.55%~97.55%)	枕先露：枕左前(LOA) 枕左横(LOT) 枕左后(LOP) 　　　　枕右前(ROA) 枕右横(ROT) 枕右后(ROP) 面先露：颏左前(LMA) 颏左横(LMT) 颏左后(LMP) (0.2%)　颏右前(RMA) 颏右横(RMT) 颏右后(RMP)
	臀先露 (2%~4%)	骶左前(LSA) 骶左横(LST) 骶左后(LSP) 骶右前(RSA) 骶右横(RST) 骶右后(RSP)
横产式 (0.25%)	肩先露 (0.25%)	肩左前(LScA) 肩左后(LScP) 肩右前(RScA) 肩右后(RScP)

(许香香　姚　微　张玉泉)

第二章 正常分娩

妊娠满28周(196天)及以后的胎儿及其附属物,从临产发动至从母体全部娩出的过程,称为分娩。妊娠满28周至不满37足周(196~258天)期间分娩称为早产;妊娠满37周至不满42足周(259~293天)期间分娩称为足月产;妊娠满42周及其后(294天及294天以上)期间分娩称为过期产。

第一节 分娩动因

分娩发动的原因复杂,目前仍不清楚,公认为多因素作用的结果。

一、机械性理论

随着妊娠进展,子宫容积、伸展性及张力的不断增加,胎儿增长速度至妊娠末期超过子宫增长速度,宫内压力升高,子宫肌壁和蜕膜明显受压,肌壁的机械感受器受到刺激,尤其是胎先露部压迫子宫下段及宫颈发生扩张的机械作用,通过交感神经传至下丘脑,使神经垂体释放缩宫素,引起子宫收缩。但发现母体血液中缩宫素值增高是在产程发动之后,因此其不是分娩的始发因素。

二、内分泌控制理论

1. 孕妇方面 在妊娠期间,孕妇体内各器官几乎均能合成前列腺素(PG),PG能诱发宫缩,促宫颈成熟,对分娩发动起主导作用。PG进入血液循环后即被灭活,故能够使子宫收缩的PG必定来源于子宫本身,现已证实子宫肌层、子宫内膜即宫颈黏膜均能产生PG。但发现分娩发动前,母体血液中PG无特异性增高,故不是分娩的始发因素。足月妊娠时,尤其是临产前子宫的缩宫素受体明显增多,对缩宫素的敏感性增强,妊娠末期孕妇血浆中的孕酮值下降,促使子宫收缩,另外内皮素通过自分泌和旁分泌直接或间接调节宫缩诱发分娩。

2. 胎儿方面 动物实验已证实,胎儿下丘脑-垂体-肾上腺轴及胎盘、蜕膜和羊膜的内分泌活动与分娩发动有关系。

三、神经介质理论

交感神经兴奋子宫肌层的α肾上腺素能受体后,能引起子宫收缩。乙酰胆碱能增加子宫肌细胞膜对Na^+的通透性,Na^+内流增加,K^+外流增加,使子宫收缩加强。目前,自主神经在分娩中的具体作用还有待进一步研究。

总而言之,分娩的发动是一个复杂的综合作用的结果,胎儿成熟是该综合作用的主要方面,妊娠末期的内分泌功能的改变、机械性刺激、神经介质的释放等均可使子宫由妊娠期的稳定状态转为分娩时的兴奋状态。

第二节 决定分娩的四因素

影响分娩的四因素有产力、产道、胎儿和精神心理因素。若各个因素均正常并能相互适应,胎儿顺利经阴道自然娩出,为正常分娩。正常分娩依靠产力将胎儿及其附属物排出体外,同时需要软产道相应的扩张和足够大的产道让胎儿通过。而产力受胎儿大小、胎位及其与产道关系及产妇精神心理因素的影响。

一、产　力

将胎儿及其附属物从子宫内逼出的力量,称为产力。产力包括子宫收缩力、腹壁肌及膈肌收缩力和肛提肌收缩力。

(一) 子宫收缩力

为临产后的主要产力,贯穿于整个分娩全过程。临产后的子宫收缩有以下特点:

1. 节律性　正常宫缩为子宫体部肌肉不随意、有节律的阵发性收缩。每次收缩由弱到强,维持一个短时间后逐渐减弱,直至消失。两次宫缩之间有一定的间歇时间。临产初期,宫缩持续时间较短,间歇时间较长,宫缩力较弱。随着产程的进展,宫缩持续时间逐渐延长,间歇时间逐渐缩短,宫缩力亦逐渐增强。宫缩时子宫肌纤维间的血管受挤压,子宫-胎盘血循环暂时受到影响,宫缩间歇期子宫血流量恢复,胎盘绒毛间隙的血流量重新充盈,胎儿又得到充分供氧而不致发生窘迫,因此,有节律的宫缩对胎儿有利。

2. 对称性和极性　每次正常的子宫收缩由子宫两侧角部开始,以微波形式均匀地向子宫底部中央集中,左右对称,然后再以 2cm/s 的速度向子宫下段扩展,约 15s 即可扩展至整个子宫,此称为对称性。子宫收缩力以子宫底部最强、最持久,向下逐渐减弱,称极性(图 2-2-1)。

3. 缩复作用　子宫收缩时,宫体部平滑肌纤维缩短、变宽,收缩后肌纤维松弛,但不能恢复到原来的长度而较前略短,这种现象称为缩复作用。随着子宫反复收缩,肌纤维越来越短,使子宫腔容积也逐渐缩小,迫使胎先露不断下降及宫颈管逐渐缩短直至消失。

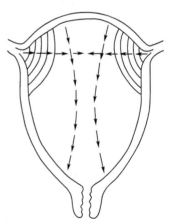

图 2-2-1　子宫收缩力的对称性

(二) 腹壁肌及膈肌收缩力

该肌力是第二产程娩出胎儿的重要辅助力量。宫口开全后,胎先露部已下降至阴道,宫缩时,胎先露部或前羊膜囊压迫骨盆底组织及直肠,反射性引起排便动作,此时产妇主动屏气,腹壁肌及膈肌收缩使腹内压增高,利于胎儿娩出。但过早的使用腹压易使产妇疲劳和宫颈水肿,不利于产程进展,使产程延长,在第二产程末期配以宫缩使运用最有效,能促使胎儿娩出。在第三产程能迫使已剥离的胎盘娩出。

(三)肛提肌收缩力

该肌力协助胎先露在盆腔进行内旋转。当胎头枕部位于耻骨弓下时,协助胎头仰伸及娩出,胎盘降至阴道可协助胎盘娩出。

二、产　　道

产道是胎儿娩出的通道,包括骨产道和软产道。

(一)骨产道

骨产道是指真骨盆。分娩过程中可变性小,其形状、大小与分娩密切相关,直接影响分娩过程。

1. 骨盆平面及其径线　有3个假想平面:

(1)骨盆入口平面:为骨盆腔的上口,即真假骨盆的交界面,呈横椭圆形,其前方为耻骨联合上缘,两侧为髂耻缘,后方为骶岬上缘。有4条径线(图2-2-2)。

1)入口前后径:即真结合径,指耻骨联合上缘中点至骶岬前缘正中间的距离,平均值为11cm,其长短与分娩关系密切。

2)入口横径:两髂耻缘间的最大距离,平均长约13cm;

3)入口斜径:左右各一。左斜径为左侧骶髂关节至右侧髂耻隆突间的距离,右斜径为右骶髂关节至左侧髂耻隆突间的距离。平均值为12.75cm。

(2)中骨盆平面:为骨盆腔最小平面,呈前后径长的纵椭圆形,其前方为耻骨联合下缘,两侧为坐骨棘,后方为骶骨下端,在产科有重要的临床意义,有两条径线(图2-2-3):

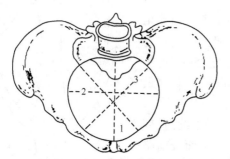

图2-2-2　骨盆入口平面各径线
1. 前后径 11cm;2. 横径 13cm;3. 斜径 12.75cm

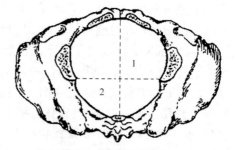

图2-2-3　中骨盆平面各径线
1. 前后径 11.5cm;2. 横径 10cm

1)中骨盆前后径:耻骨联合下缘中点通过坐骨棘连线中点至骶骨下端之间的距离,平均长约11.5cm。

2)中骨盆横径:即坐骨棘间径,为两坐骨棘间的距离。平均长约10cm,是胎先露部通过中骨盆的重要径线,其长短与分娩关系密切。

(3)骨盆出口平面　由两个不同平面的三角形所组成。有4条径线(图2-2-4)。

1) 出口前后径：耻骨联合下缘至骶尾关节之间的距离，平均长约 11.5cm。

2) 出口横径：也称坐骨结节间径，指两坐骨结节间的距离，平均长约 9cm。为胎先露部通过骨盆出口的径线，其长短与分娩关系密切。

3) 出口前矢状径：耻骨联合下缘中点至坐骨结节间径中点间的距离，平均长约 6cm。

4) 出口后矢状径：骶尾关节至坐骨结节间径中点间的距离，平均长约 8.5cm。出口横径与后矢状径之和>15cm 时，一般正常大小的胎儿可以通过后三角区经阴道娩出。

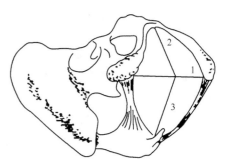

图 2-2-4　骨盆出口各径线
1. 出口横径；2. 出口前矢状径；3. 出口后矢状径

2. 骨盆轴与骨盆倾斜度

（1）骨盆轴：连接骨盆各假想平面中点的曲线。此轴上段向下向后，中段向下，下段向下向前，分娩时胎儿沿此轴娩出（图 2-2-5）。

（2）骨盆倾斜度　指妇女站立时，骨盆入口平面与地平面所形成的角度，一般为 60°，如角度过大，则影响胎头衔接和娩出（图 2-2-6）。

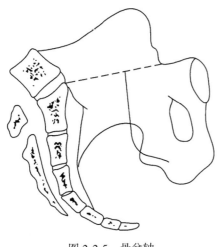

图 2-2-5　骨盆轴

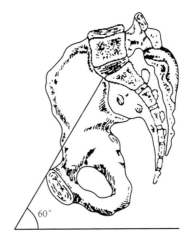

图 2-2-6　骨盆倾斜度

（二）软产道

软产道是由子宫下段、宫颈、阴道及骨盆底软组织组成的弯曲管道。

1. 子宫下段的形成　子宫下段由非孕期长约 1cm 的子宫峡部形成。妊娠末期子宫峡部逐渐被拉长形成子宫下段。临产后子宫下段进一步拉长变薄，可达 7~10cm，成为软产道的一部分。子宫上下段的肌壁厚薄不同，因此在两者间子宫内面形成一环状隆起，称为生理缩复环。此环在正常情况下不易自腹部见到。

2. 宫颈的变化

（1）宫颈管消失：临产前宫颈管长约 2~3cm。临产后由于宫缩作用以及胎先露部和前羊水囊直接压迫子宫颈，使宫颈内口向上、向外扩张，宫颈管逐渐变短，直至消失，宫颈口逐渐开大。初产妇多是宫颈管先消失,宫颈外口后扩张;经产妇则多是宫颈管缩短消失与宫口扩张同时进行。

(2) 宫口扩张:临产前,初产妇的宫颈外口仅容一指尖,经产妇能容一指。当宫颈口开大达 10cm 时称宫口开全,妊娠足月的胎头方能通过。临产后的宫口扩张主要是子宫收缩及缩复作用的结果。破膜后,胎先露部直接压迫宫颈,促使宫口扩张的作用更明显。

3. 骨盆底、阴道及会阴的变化 前羊水囊和胎先露部将阴道上部扩张,破膜后的胎先露部下降压迫骨盆底组织,使得软产道下段形成一个前壁短后壁长、向前弯的长筒形,阴道扩张,外口开向前上方。肛提肌向下及向两侧扩展,肌束分开,肌纤维拉长,会阴体变薄,以利胎儿通过。虽然会阴能承受一定压力,但临产后尤其在第二产程时应做好会阴保护,以免发生会阴裂伤。

三、胎 儿

胎儿的大小、胎位、有无畸形影响着胎儿是否能顺利通过产道。

1. 胎儿的大小 在分娩过程中,胎儿的大小是决定分娩能否顺利的重要因素之一。若骨盆正常大小,但胎儿过大,也可因相对性头盆不对称而至难产。

2. 胎位 胎位的异常可致难产。产道为一纵行管道,故纵产式时胎体纵轴与骨盆轴相一致,可通过产道。纵产式头先露时,分娩时胎头颅骨重叠变形、周径变小,以利于胎儿娩出;臀先露时,由于胎臀周径较胎头小且软,不易使阴道充分扩张,当胎头娩出时头颅又无变形机会,使胎头娩出困难。横产式肩先露时,胎体纵轴与骨盆轴相垂直,足月胎儿不能通过产道,对母儿威胁极大。

3. 胎儿畸形 胎儿发育异常,如脑积水、联体儿等,由于胎头或胎体过大,不能通过产道而至难产。

四、精神心理因素

产妇精神心理因素能影响机体内部的平衡,现已证实,产妇的焦虑、不安或恐惧的精神心理状态会使机体产生一系列的变化,如呼吸急促、心率加快、肺部的气体交换不足,可使子宫缺氧收缩乏力、宫口扩张减缓、胎先露部下降受阻、产程延长,产妇的神经内分泌也发生变化,交感神经兴奋,血压升高,甚至出现胎儿缺血缺氧、胎儿宫内窘迫。因此,临床医生必须认识到产妇的精神心理因素对分娩的影响,在分娩过程中,应耐心安慰产妇,讲解分娩是生理过程,消除其焦虑和恐惧心理,并告知必要的分娩技术,使产妇顺利度过分娩的全过程。

第三节 枕先露的分娩机制

分娩机制是指胎儿先露部随着骨盆各平面的不同形态和径线,被动进行一系列适应性转动,从而以其最小的径线通过产道的全过程。临床上枕先露占 95.55% ~ 97.55%,以枕左前最常见,现以枕左前为例,说明分娩机制。

1. 衔接 胎头双顶径进入骨盆入口平面．颅骨最低点接近或达到坐骨棘水平,称为衔接(图2-2-7)。胎头进入骨盆入口呈半俯屈状态、以枕额径衔接,由于枕额径大于骨盆入口前后径,故胎头矢状缝坐落在骨盆入口右斜径上,胎头枕骨在骨盆左前方。初产妇多在预产期前1~2周内胎头衔接,如果初产妇已经临产但仍未衔接,则应警惕有头盆不称的可能。经产妇多在分娩开始后胎头才衔接。

2. 下降 胎头沿骨盆轴前进的动作称为下降。下降贯穿于分娩全过程,并与其他动作相伴随,下降动作呈间歇性,子宫收缩时胎头下降,宫缩间歇时稍回缩。胎头下降的程度是判断产程进展的重要标志之一。

3. 俯屈 胎头以枕额径进入骨盆腔后,继续下降至骨盆底时,遇到盆底阻力,使半俯屈状态的胎头进一步俯屈,使枕额周径(平均34.8cm)变为枕下前囟周径(平均32.6cm)(图2-2-8),以最小径线适应产道继续下降。

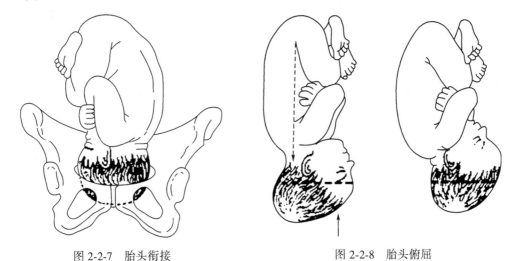

图 2-2-7　胎头衔接　　　　图 2-2-8　胎头俯屈

4. 内旋转 胎头内旋转是胎头围绕骨盆纵轴旋转,使其矢状缝与中骨盆及骨盆出口前后径相一致的动作,以使胎头适应中骨盆及骨盆出口前径大于横径的特点,有利于胎头下降。当胎头俯屈下降时,枕部位置最低,首先遇到肛提肌的阻力而被推向部位宽、阻力小的前方,向前旋转45°,而胎头向前向中线旋转45°,小囟门转至耻骨弓下方(图2-2-9)。于第一产程末胎头完成内旋转动作。

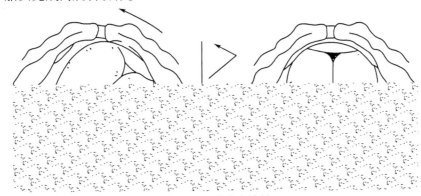

图 2-2-9　胎头内旋转

5. 仰伸 内旋转完成后,宫缩和腹压使胎头继续下降,肛提肌收缩力亦将胎头向前推进,两者的合力使胎头沿着骨盆轴下段向下前的方向转向前,胎头枕骨下部到达耻骨联合下缘,以耻骨弓为支点,胎头逐渐仰伸(图2-2-10),此时胎儿的双肩径沿左斜径进入骨盆入口。

6. 复位及外旋转 胎头娩出时,胎儿双肩径进入骨盆入口左斜径。胎头娩出后,枕部向左旋转45°而使胎头与胎肩恢复正常关系,称为复位。胎肩在盆腔内继续下降、前肩向前旋转45°,使双肩径与骨盆出口前后径相一致,此时胎头枕部需在外继续向左旋转45°,以保持胎头与胎肩的正常关系,称为外旋转(图2-2-11)。

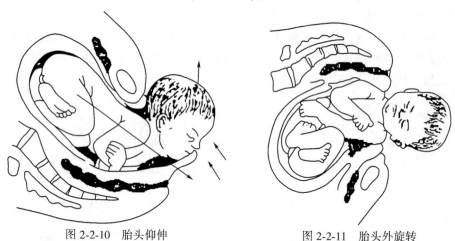

图2-2-10 胎头仰伸　　　　　图2-2-11 胎头外旋转

7. 胎肩及胎儿娩出 外旋转后,胎儿前肩先从耻骨弓下娩出,继之后肩从会阴前缘娩出(图2-2-12)。胎儿双肩娩出后,胎体及下肢随之顺利娩出,完成分娩的全过程。

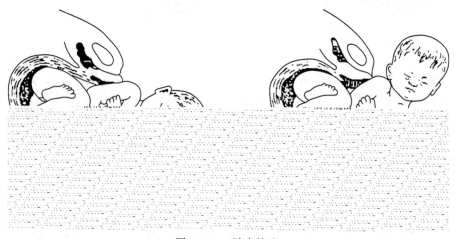

图2-2-12 胎肩娩出

第四节　先兆临产、临产的诊断与产程

一、先兆临产

先兆临产是指出现后预示不久将临产的症状。包括假临产、胎儿下降感和见红。

（一）假临产

假临产常出现在孕妇分娩发动之前，其特点有：宫缩持续时间短（<30s）且不恒定，间隙时间长短无规律，宫缩强度无增强趋势，常夜间出现，清晨消失，宫缩时不适主要在下腹部，宫颈管不缩短，宫口不扩张，使用镇静剂可抑制假临产。

（二）胎儿下降感

由于胎先露部进入骨盆入口使宫底位置较前下降，多数孕妇感到上腹部较前舒适，进食量较前增多，呼吸亦较前轻快。

（三）见红

在分娩发动前24~48小时，宫颈内口附近的胎膜与此处的子宫壁出现分离，毛细血管破裂经阴道排出少许血液，与宫颈管内的黏液栓相混排出，称为见红，是分娩即将开始的比较可靠的征象。如果阴道流血量较多甚至多于平时经量，则不是先兆临产，应考虑妊娠晚期出血的疾病如前置胎盘等。

二、临产的诊断

临产的重要标志是有规律且逐渐增强的宫缩，持续30秒以上，间隙约5~6分钟，伴有宫颈管的消失、宫口扩张和胎先露的下降，镇静剂的使用不能抑制临产。

三、总产程及产程分期

从开始出现有规律的宫缩至胎儿胎盘娩出的全过程为总产程，即分娩全过程。分为3个产程。

（一）第一产程

该产程即宫颈扩张期，规律宫缩使宫颈管消失、扩张直至宫口完全扩张即宫口开全为止。初产妇宫口扩张较慢，需11~12小时，而经产妇的宫颈较松，宫口扩张较快，一般需6~8小时。

（二）第二产程

该产程即胎儿娩出期，是指从宫口开全到胎儿娩出的全过程。初产妇需1~2小时，不应超过2小时，而经产妇一般需数分钟，也有长达1小时者，但不应超过1小时。

（三）第三产程

该产程即胎盘娩出期，胎盘剥离和娩出的过程。胎儿娩出后到胎盘胎膜完全娩出，一般需5~15分钟，不超过30分钟。

第五节 第一产程的临床经过及处理

一、临床表现

（一）子宫收缩

产程开始时，宫缩时间持续较短，约30秒，间歇时间较长，约5~6分钟，宫缩较弱，随着产程进展，宫缩持续时间延长，约50~60秒，间歇时间缩短，约2~3分钟，宫缩强度也逐渐增加。宫口开全时，宫缩持续时间可达1分钟以上，间歇时间仅1~2分钟。

（二）宫口扩张

当宫缩不断增强时，宫颈管逐渐缩短直至消失，宫口渐扩张，潜伏期时宫口扩张缓慢，活跃期扩张速度加快。通过肛检或阴道检查可明确宫口扩张程度，如宫口开全时，宫口边缘消失，子宫下段和阴道可形成宽阔管腔。宫缩乏力、胎位异常、头盆不称等原因均可使宫口扩张受阻。

（三）胎先露下降

随着宫缩的增强胎先露部逐渐下降，肛查可触及胎先露部最低点，并能确定胎位。胎先露的下降程度是决定能否阴道分娩的重要观察指标。

（四）胎膜破裂

简称破膜。宫缩时，羊膜囊内压力增高，胎先露部下降将羊水阻断为前后两部分。胎先露前方的羊水所形成的前羊水囊有协助扩张宫颈口的作用。当宫腔内压力增加到一定程度时，胎膜破裂，前羊水流出。胎膜多在宫口近开全时破裂。

二、产程观察及处理

分娩过程是一个自然进展的生理过程，也是影响分娩的四因素相互适应，动态变化的过程。细致观察产程，记录检查结果，及时发现产程中的异常情况，尽早处理。

（一）子宫收缩

注意宫缩的持续时间、间歇期时间、强度和规律性，并及时记录。观察宫缩时检查者将手放在产妇腹部近宫底处，宫缩时可感宫体部隆起变硬，间歇期松弛变软．胎儿监护仪可描记宫缩曲线，从而看出宫缩频率、强度和每次宫缩持续时间，是反映宫缩的客观指标。监护仪有两种：

1. 外监护 临床上最常用。将电子监护仪器的宫缩压力探头固定在孕妇腹壁近宫底处，连续记录40分钟。适用于宫口未开、胎膜未破者。

2. 内监护 将导管置入胎先露上方的羊膜腔内，外接压力感受器，测定宫腔静止压力和宫缩时压力。所测结果较准确，但有宫内感染的缺点。适用于胎膜已破、宫口开1cm以上者。

(二)胎心音

潜伏期时,在宫缩间歇期应每隔1~2小时听一次胎心音,进入活跃期后应每隔15~30分钟听一次胎心,每次听诊1分钟,听诊时应注意胎心的速率、节律、强弱与胎动以及宫缩之间的关系,如胎心率小于120次/分或大于160次/分,均提示胎儿缺氧。胎儿监护仪可描记胎心曲线,观察胎心率变异及其与胎动、宫缩的关系,了解胎儿在宫内的状态。

(三)宫口扩张及胎头下降

目前临床多采用产程图来记录产程的进展情况(图2-2-13),描记宫口扩张曲线及胎头下降曲线是产程图中重要的两项。产程图的横坐标为临产的小时数,纵坐标左侧为宫口扩张程度(cm),右侧为先露下降程度(cm)。

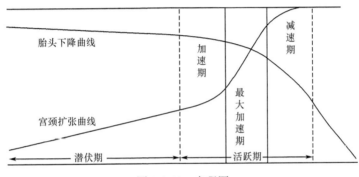

图2-2-13 产程图

1. 宫口扩张曲线 根据宫口扩张情况将第一产程分为潜伏期和活跃期。潜伏期是从规律宫缩至宫口扩张3cm。此期宫颈扩张较慢,平均每2~3小时扩张1cm,约需8小时,最大时限为16小时。活跃期是从宫口扩张3cm至宫口开全,一般需4小时,最长不超过8小时,此期宫口扩张速度较前增快。活跃期又分为3期,加速期是指宫口扩张3~4cm,约需1.5小时;最大加速期是指宫口扩张4~9cm,约需2小时;减速期是指宫口扩张9cm至开全,约需30分钟。

2. 胎头下降曲线 胎头下降曲线是以胎头颅骨最低点与坐骨棘平面的关系标明。胎头颅骨最低点平坐骨棘平面时,以"0"表示,在坐骨棘平面以上1cm时,以"-1"表示,坐骨棘平面以下1cm时,用"+1"表示,并依此类推(图2-2-14)。

(四)胎膜破裂

胎膜自然破裂多发生宫口近开全时,破膜后前羊水流出,此时应注意听胎心音,并及时记录破膜时间、羊水的性状、颜色和流出量。

(五)血压

第一产程宫缩时血压通常升高5~10mmHg,间歇期恢复原状,每隔4~6小时测量一次,如发现血压异常应增加测量次数,并做相应处理。

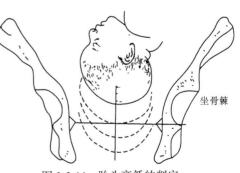

图2-2-14 胎头高低的判定

1. 排尿与排便　分娩初期应鼓励产妇每2~4小时排尿一次，以免膀胱充盈影响宫缩及胎头下降，胎头压迫引起排尿困难者则需导尿。必要时亦可行肥皂水灌肠，既可清除粪便减少污染机会，又能通过反射作用加速产程进展，但如有胎膜早破、瘢痕子宫、胎位异常、严重心脏病患者、阴道流血、胎头未衔接、宫缩强估计1小时内分娩者等不宜灌肠。

2. 肛门检查　通过肛门检查能了解宫口扩张程度、宫颈软硬程度、宫颈厚薄，是否破膜，骨盆大小，并可了解胎位及胎头下降的程度。肛门检查应在宫缩时进行。肛查方法：产妇平卧，两腿屈曲分开，检查者站在产妇的右侧，右手戴手套，食指涂润滑油后轻轻伸入直肠内，其余各指屈曲以利于示指深入。示指向后触及尾骨尖端，了解尾骨的活动度，再触及两侧坐骨棘是否突出并确定胎头高低，然后用指端掌的探查宫颈口的大小，摸清其四周的边缘，并估计宫颈口扩张的厘米数，宫口近开全时，仅能摸到一个窄边，当宫口开全时，则触不到边缘。如未破膜，在先露部前方可触到有弹性的羊膜囊，破膜后可直接触到胎头，如无胎头水肿，还能摸到囟门位置及颅缝并确定胎位。

3. 阴道检查　严密消毒后行阴道检查并不增加感染机会。适用于肛查不清、宫口扩张及胎头下降程度不明、疑有脐带先露或脱垂、轻度头盆不称、经试产4~6小时后产程进展缓慢者等，阴道检查能直接确定胎位、宫口扩张程度。

4. 精神安慰　产妇的精神心理因素影响产程的进展，如产妇精神过度，焦虑，宫缩时喊叫不安等应予耐心安慰，宫缩时可指导其做深呼吸，或用双手轻揉下腹部。若腰骶部胀痛可用手压迫腰骶部常能减轻症状。

5. 饮食　鼓励产妇进食高热量易消化的饮食，同时注意摄入足够的水分，不能进食者，应给予静脉补液。

6. 活动与休息　宫缩不强，胎破未破时，产妇可在产房适当走动以利于产程进展，初产妇宫口近开全，经产妇宫口扩张达4cm时应卧床休息取左侧卧位。

7. 其他　外阴剔毛，并用肥皂水和温开水清洗；初产妇或有难产史的经产妇应行骨盆测量。

第六节　第二产程的临床经过及处理

一、临床表现

第二产程为胎儿娩出期。宫口开全、胎膜破裂后，宫缩更强更频，每次宫缩持续达1分钟以上，间歇时间1~2分钟，当胎头下降压迫盆底时，产妇有排便感，不自主地向下屏气，当先露部到达阴道口时，会阴膨隆变薄，肛门松弛，宫缩时胎头露出于阴道口，露出部分不断增大，在宫缩间歇期，胎头又缩回阴道内，称胎头拨露。当胎头双顶径越过骨盆出口，宫缩间歇时胎头也不再缩回，称胎头着冠，此时会阴极度扩张，产程继续进展，继之胎头娩出，胎体、四肢也随之娩出，后羊水亦随之涌出。经产妇的第二产程短，有时仅需几分钟。

二、产程观察及处理

（一）密切监测胎心音

此期宫缩频而强，需密切监测胎儿宫内情况，5~10分钟听胎心一次，最好用胎儿监护仪监护,如发现胎心变化,应立即行阴道检查,尽快结束分娩。

(二) 指导产妇使用腹压

宫口开全后,应指导产妇运用腹压,方法:产妇双腿屈曲,双足蹬在产床上,双手拉住床旁的把手,宫缩开始时,产妇深吸一口气屏住,然后如解大便样向下用力屏气以增加腹压。宫缩间歇时全身肌肉放松,安静休息。

(三) 接产准备

产妇仰卧于产床上,两腿屈曲分开露出会阴部,臀下放便盆或塑料布,先用肥皂水棉球按顺序擦洗大小阴唇、阴阜、大腿内上 1/3、会阴及肛门周围(图 2-2-15),再用温开水冲洗干净,用消毒棉球擦干,最后以 0.1% 苯扎溴铵液或碘伏进行消毒。取下便盆或塑料布,铺消毒巾于臀下。接生者按无菌要求洗手、戴手套、穿手术衣后,打开产包,铺好消毒巾准备接产。

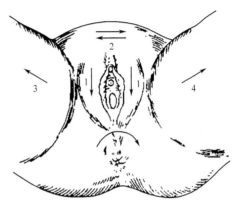

图 2-2-15 外阴部冲洗顺序

(四) 接产

1. 会阴撕裂的诱因 会阴过紧、水肿、缺乏弹性、胎儿过大、胎儿娩出过快、耻骨弓过低等均可导致会阴撕裂,接产者在产妇分娩之前应做好判断。

2. 接产要领 保护会阴,帮助胎头俯屈,使胎头以最小径线在宫缩间期缓慢通过阴道口,胎肩娩出时也应注意保护会阴。

3. 接产步骤 接产者站在产妇右侧,当胎头拨露、阴唇后联合紧张时开始保护会阴。方法:在会阴部盖上一块消毒巾,接产者右手肘部支撑在产床上,大拇指与其余四指分开或并拢,利用手掌大鱼际部位顶住会阴部。每当宫缩时向上内方托压。左手则轻压胎头枕部,协助胎头俯屈和缓慢下降。宫缩间歇时,右手稍放松,以免压迫会阴过久。当胎头枕部在耻骨弓下露出时,在右手保护会阴的同时,左手应协助胎头仰伸,如此时宫缩强,应嘱产妇张口哈气消除腹压,宫缩间歇时稍向下屏气,使胎头在宫缩间歇时缓慢娩出。胎头娩出后,右手仍应保护会阴,左手从胎儿鼻根向下挤压出口鼻内的黏液和羊水,然后协助胎头复位及外旋转,使胎儿双肩径与骨盆出口前后径一致。接产者左手向下轻压胎儿颈部,使前角从耻骨弓下娩出,再上托胎颈,使后肩从会阴前缘娩出。双肩娩出后,保护会阴的手方可松开,双手协助胎体及下肢娩出(图 2-2-16)。

4. 会阴切开指征 胎儿过大和/或会阴过紧,弹性较差,估计分娩时易发生会阴撕裂者,或母儿有病理情况需结束分娩者。

5. 会阴切开术 包括会阴左侧后-侧切开术和会阴正中切开术。现临床多用会阴左侧后-侧切开术,方法:会阴神经阻滞麻醉及局部浸润麻醉成功后,术者在宫缩时以左手食、中指伸入阴道内撑起左侧阴道壁,右手用钝头剪刀自会阴后联合中线向左 45°剪开,长度约 4~5cm,纱布压迫止血,胎儿胎盘娩出后缝合。会阴正中切开术有剪开组织少,出血少的优点,但有肛门括约肌撕裂的危险,胎儿大、接产技术不熟练者不宜用。

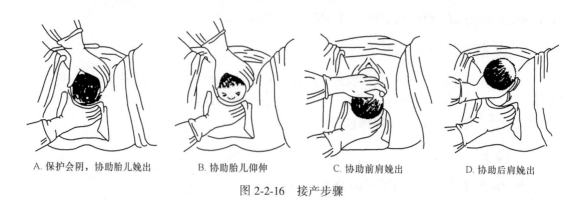

图 2-2-16 接产步骤

第七节 第三产程的临床经过及处理

一、临床表现

从胎儿娩出到胎盘娩出,约需 5~15 分钟,不超过 30 分钟。胎儿娩出后,子宫腔容积突然缩小,子宫底降至脐平,胎盘不能相应缩小而与子宫壁发生错位剥离,剥离面出血,形成胎盘后血肿。子宫继续收缩,增加剥离面积,使胎盘完全剥离而排出。胎盘剥离的征象有:①宫底上升达脐上,因胎盘剥离后降至子宫下段,下段被扩张而子宫体被推向上(图 2-2-17);②剥离的胎盘降至子宫下段,阴道口外露的一段脐带自行延长;③少量阴道流血;④在耻骨联合上方向下按压子宫下段时,子宫底上升而外露的脐带不再回缩。胎盘剥离及娩出的方式有两种:①胎儿面娩出式:胎盘从中央开始剥离,边缘随之剥离。其特点是胎盘排出,此后有少量阴道流血,这种娩出方式多见。②母体面娩出式:胎盘从边缘开始剥离,血液沿剥离面流出,其特点是先有较多的阴道流血,胎盘后排出,这种娩出方式少见。

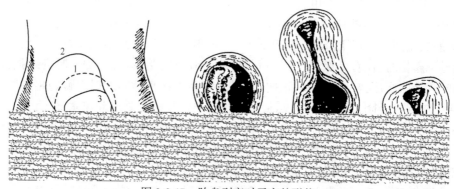

图 2-2-17 胎盘剥离时子宫的形状

二、处理

(一) 新生儿处理

1. 清理呼吸道 胎头娩出后即应用手挤压出鼻腔内的黏液和羊水,胎儿娩出断脐后,应继续清除呼吸道的黏液和羊水。用吸痰管或导尿管吸除新生儿口腔、咽部及鼻腔的黏液和羊水,如新生儿已吸净仍未啼哭时,可用手轻拍新生儿足底。如新生儿大声啼哭,表示呼吸道已通畅。在黏液未清除前不可刺激呼吸,以免分泌物吸入呼吸道深部造成窒息或吸入性肺炎。

2. 阿普加评分(Apgar score)及其意义　判断有无新生儿窒息及窒息的严重程度。以出生后1分钟时的心率、呼吸、肌张力、喉反射及皮肤颜色5项体征为依据,每项0~2分(见表2-2-1)。满分为10分。8~10分情况良好;4~7分为轻度窒息,需清理呼吸道、吸氧、人工呼吸等措施才能恢复;4分以下为重度窒息,需紧急抢救。缺氧严重或较严重的新生儿,出生后5分钟、10分钟时再次评分,出生后一分钟评分可反映胎儿宫内缺氧的严重程度,5分钟、10分钟评分可反映复苏情况及预后。肌张力恢复越快,预后越好。

表 2-2-1　新生儿阿普加评分法

体征	0分	1分	2分
每分钟心率	0	<100次/分	≥100次/分
呼吸	0	浅慢,不规则	佳
肌张力	松弛	四肢稍屈曲	四肢屈曲活动好
喉反射	无反射	有些动作	咳嗽、恶心
皮肤颜色	全身苍白	躯干红,四肢青紫	全身粉红

3. 处理脐带　新生儿呼吸通畅后即可处理脐带。用两把血管钳钳夹脐带,在其中间剪断。先用75%乙醇消毒脐带根部周围,然后在距脐根0.5cm处用粗棉线结扎第一道,再在结扎线外0.5cm处结扎第二道,必须扎紧以防脐带出血,也要避免用力过猛造成脐带断裂。在第二道结以外0.5cm处剪断脐带,挤出残余血液,用2.5%碘酊溶液或20%高锰酸钾溶液消毒断端,药液不要接触新生儿皮肤,以免灼伤皮肤,然后用无菌纱布覆盖包扎。处理脐带的方法还有气门芯圈套法、钳夹法等。处理脐带时应注意新生儿保暖。

4. 处理新生儿　擦净新生儿足底,将新生儿足印及产妇拇指印于新生儿病历上,详细体格检查后,系上标明新生儿性别、体重、床号、出生时间、母亲姓名的手腕带和包被。完毕后,应将新生儿抱示产妇,并协助产妇给新生儿首次哺乳。

(二) 协助胎盘娩出

当确定胎盘已完全剥离时,接生者以左手拇指置于子宫前壁,其余4指放于子宫后壁,握住宫底并按压,同时右手轻拉脐带,协助娩出胎盘。在胎盘尚未完全剥离时,接产者切忌按揉、下压宫底或牵拉脐带,以免引起脐带拉断或胎盘部分剥离而出血。当胎盘娩至阴道口时,用双手托住胎盘向一个方向旋转并轻轻向外牵拉,使胎膜完整排出(图2-2-18)。如胎膜部分断裂,可用血管钳夹住断裂上端的胎膜继续旋转牵引,直至胎膜完全排出。

(三) 检查胎盘胎膜

将胎盘平铺,检查母体面的胎盘小叶有无缺损,胎儿面边缘有无血管断裂(副胎盘为一小胎盘,与正常胎盘之间有血管相连(图2-2-19)。如疑有副胎盘、部分胎盘残留或大块胎膜残留时,应在无菌操作下伸手入宫腔取出残留组织,术后应用抗菌药物。

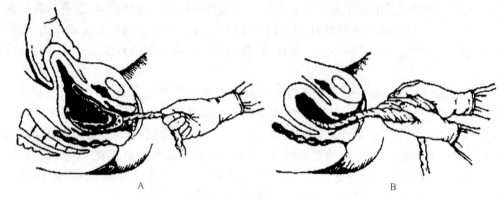

图 2-2-18 协助胎盘娩出

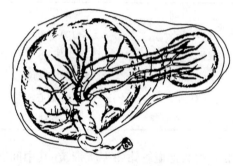

图 2-2-19 副胎盘

(四) 检查软产道

胎盘娩出后应仔细检查会阴、阴道、子宫颈有无裂伤。如有裂伤,应予立即缝合。

(五) 预防产后出血

正常分娩出血量一般不超过 300ml,为预防宫缩乏力导致的产后出血,可在胎儿前肩娩出时或在胎儿娩出后立即静注催产素 10U。如胎盘未完全剥离而出血多时,应徒手剥离胎盘。对胎盘娩出后出血多者,可将缩宫素 20U 加于 5% 葡萄糖液 500ml 中静脉滴注。

(六) 产后观察

胎盘娩出后,还需留产妇在产房内观察 2 小时,注意子宫收缩情况、子宫底高度、阴道流血量、膀胱是否充盈、会阴阴道有无血肿等,并应注意测量血压、脉搏。若阴道流血量虽不多,但子宫软、宫底上升者,表示宫腔内有积血,应挤压子宫底排出积血,并给予宫缩剂促进子宫收缩。若产妇有肛门坠胀感,提示可能有阴道壁血肿,应行肛查检查确诊后处理。产后 2 小时后,将产妇连同新生儿送至休养室。

(许香香 姚微 张玉泉)

第三章　妊娠时限异常

第一节　流　产

妊娠不满28周,胎儿体重<1000g而终止妊娠者称流产。临床上将流产发生在孕12周之前者称为早期流产;发生在12周至不满28周者称为晚期流产。流产分为自然流产和人工流产。自然流产的发生率为10%~15%,大部分自然流产为早期流产。

【病因】　导致自然流产的原因很多,主要有:

1. 胎儿因素　胚胎染色体异常是自然流产最常见的原因,流产发生越早,胚胎染色体异常的频率越高。

2. 母体因素

(1) 全身性疾病:全身性感染时高热可导致子宫收缩引起流产;慢性消耗性疾病如结核、恶性肿瘤等常导致早期流产;心脏病、慢性肾炎、高血压、贫血、营养不良亦可引起流产,甚至威胁孕妇的生命;另外维生素E的缺乏也可造成流产。

(2) 内分泌异常:黄体功能不良、糖尿病血糖控制不良、多囊卵巢、高催乳素血症、甲状腺功能减退症均可导致流产。

(3) 生殖器异常:子宫畸形(如单角子宫、双角子宫、双子宫、子宫纵隔等)、Asherman综合征、宫颈功能不全、子宫肿瘤(如子宫肌瘤等)均可影响胚胎的着床和发育而致流产。

(4) 免疫功能异常:妊娠类似同种异体移植,胚胎和母体之间有着复杂的免疫学关系,从而胚胎不被排斥。如果母儿双方的免疫不能适应,可导致胚胎被排斥而发生流产。与流产有关的流产因素包括父方的组织相容性抗原(HLA)、血型抗原(ABO及Rh)、孕期母体封闭抗体不足、胎儿抗原、抗精子抗体的存在、孕妇体内抗磷脂抗体或其他自身抗体产生过剩等。

(5) 创伤刺激、精神、心理因素:腹部直接撞击、性交过度、焦虑、紧张、恐吓等严重精神刺激均可导致流产。近来还发现,噪声和振动对人类生殖也有一定的影响。

(6) 不良习惯:近年来育龄妇女吸烟、饮酒,甚至吸毒的人数有所增加,这些因素都是流产的高危因素。孕期过多饮用咖啡也增加流产的危险性。

3. 环境因素　汞、镉、铅、砷、氯丁二烯、乙烯基氯、滴滴涕等化学物质的过多接触均可使自然流产发生率增加。

【病理】　流产过程是妊娠物从子宫壁剥离后排出宫腔的过程。孕8周之前的早期流产,胚胎多先死亡,胚胎绒毛与底蜕膜分离、出血,已剥离的死亡胚胎如同宫内异物可引起子宫的收缩和宫颈的扩张,最终被排出宫腔。此时绒毛发育不全,着床不牢固,故妊娠物多能完整排出,出血不多。孕8~12周时,绒毛发育较前完善,着床较牢固,妊娠物不易完全排出,滞留宫腔的组织可影响宫缩,故出血量多,经久不止。孕12周以后,胎盘已完全形成,流产时先出现腹痛后再排出胎盘和胎儿,如胎盘剥离不全可导致大出血。胎儿在宫内死亡后,可形成血样胎块、肉样胎块、石胎、纸样胎儿、压缩胎儿、浸软胎儿等病理表现。

【临床表现】　临床表现主要症状为停经后出现阴道流血和腹痛。

1. 停经 流产患者多数有明显的停经史,根据停经时间的长短可将流产分为早期流产和晚期流产。但如果妊娠早期发生流产,流产导致的阴道流血很难与月经异常相鉴别,因此该类患者可无明显的停经史,此时应结合早孕反应、血尿 β-HCG 以及 B 超检查的结果综合判断。

2. 阴道流血和腹痛 早期流产者由于胚胎死亡,绒毛与蜕膜剥离,血窦开放,常先出现阴道流血,阴道流血后宫腔内存有血液,特别是血块及死亡的胚胎,刺激子宫收缩,产生阵发性下腹痛,当妊娠物完全排出后,子宫收缩,血窦关闭,出血停止。在妊娠 3 个月内流产者,绒毛和蜕膜分离,血窦开放,故早期流产者均有阴道流血,而且出血量往往较多。晚期流产者,胎盘已形成,流产过程与早产相似,先有阵发性的子宫收缩,胎盘继胎儿分娩后排出,一般出血量不多,故在阴道流血前即有腹痛。

【临床类型】 根据流产发生的发生过程和妊娠物的排出情况,临床上将早期流产分为如下几类。

1. 先兆流产(threatened abortion) 妊娠 28 周前,出现阴道少量出血,常呈暗红色或血性白带,多表现为点滴状,若出血积于阴道较久,可呈褐色,可持续数天或几周,无妊娠物排出。腹痛症状可有可无,程度较轻,经休息及治疗,症状消失,可继续妊娠。妇科检查:宫口闭合,胎膜未破,子宫体大小与停经月份相符。

2. 难免流产(inevitable abortion) 在先兆流产的基础上,阴道出血时间较长,出血量较多,而且有血块排出,阵发性下腹痛,或有羊水流出,妊娠难以持续。妇科检查:宫口开大,羊膜囊突出或已破裂,见有胚胎组织阻塞于宫颈管中,甚至露于宫颈外口,子宫体大小与停经月份相符或略小。

3. 不全流产(incomplete abortion) 难免流产继续发展,部分妊娠物排出,尚有部分胎盘或整个胎盘仍留置在宫腔内,称为不全流产。由于宫腔内有胚胎组织残留,可影响子宫收缩,导致大量出血,甚至发生失血性休克。妊娠 8~12 周时,胎盘结构已形成并密切连接于子宫蜕膜,流产物不易从子宫壁完全剥离,往往发生不全流产。妇科检查:宫口已扩张,不断有血性物外溢,有时可见胚胎组织堵塞于宫颈口或有部分胚胎组织排出于阴道内。子宫小于停经天数。

4. 完全流产(complete abortion) 经过先兆流产和难免流产的过程,胎儿胎盘组织短时间内完全排出,阴道出血和腹痛逐渐停止。妇科检查:宫颈口关闭,子宫接近正常大小。

自然流产各临产类型的关系简示如图 2-3-1。

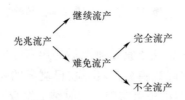

图 2-3-1 自然流产各临产类型关系图

此外,流产有 3 种特殊类型:

(1) 稽留流产(missed abortion):又称过期流产,系指胚胎或胎儿已死亡滞留宫腔内尚未自然排出者。妊娠子宫不增大反而缩小,早孕反应消失,若已到中孕,孕妇腹部不增大,胎动消失。妇科检查:宫颈口闭,子宫体不软,小于停经天数,无胎心搏动。

(2) 习惯性流产(habitual abortion):连续 3 次或 3 次以上自然流产者称为习惯性流产,将连续 2 次或 2 次以上者称为复发性流产,近年国际上常用复发性流产取代习惯性流产。每次流产的时间多发生在同一月份,且临床经过相似。早期流产的常见原因有免疫因素异常、胚胎染色体异常、黄体功能不足等。晚期流产的常见原因有宫颈功能不全、子宫畸形、子宫肌瘤等。

(3) 流产合并感染(septic abortion):流产过程中,若阴道流血时间长,或有组织残留在宫腔内,或非法堕胎等,均可并发宫腔感染,严重的宫腔感染可扩展到盆、腹腔甚至全身,并发盆腔炎、腹膜炎、败血症甚至感染性休克等,称流产合并感染。

【诊断】 根据病史及临床表现多可确诊,若临床表现不典型者则需结合辅助检查方能确诊。

1. 病史 确定有无停经史和反复发生的流产史,有无早孕反应、阴道流血,并详细了解阴道流血量、持续时间,有无腹痛,腹痛的性质、部位、程度,有无阴道排液及妊娠物排出。询问阴道分泌物有无臭味,全身有无发热等有助于诊断流产感染。

2. 体格检查 有无贫血貌,测量血压、脉搏、体温。在消毒情况下行妇科检查,注意宫颈口是否扩张,宫颈口及阴道内有无妊娠物自宫内排出,子宫大小与孕周是否相符。对怀疑为先兆流产者动作须轻柔。

3. 辅助检查

(1) B 超检查:可根据宫内有无妊娠囊、有无胎心反射及胎动来确定胚胎或胎儿是否存活或是否存在。也可确定不全流产及稽留流产。

(2) 妊娠试验:β-HCG 定量及其他激素如血孕酮的测定可协助判断先兆流产的预后。

(3) 激素测定:主要测定血液孕酮水平,可判断先兆流产的预后。

【鉴别诊断】 首先应区别流产类型,鉴别要点见表 2-3-1,早期流产应与输卵管妊娠、葡萄胎、功能失调性子宫出血、子宫肌瘤、妊娠合并宫颈糜烂或息肉出血、绒毛膜癌、妊娠合并宫颈癌、宫颈妊娠、子宫肌瘤红色变性等相鉴别。

表 2-3-1 流产的鉴别诊断

类型	病史			妇科检查	
	出血量	下腹痛	组织排出	宫颈口	子宫大小
先兆流产	少	无或轻	无	闭	与妊娠周数相符
难免流产	中→多	加剧	无	扩张	相符或略小
不全流产	少→多	减轻	部分排出	扩张或有物堵塞或闭	小于妊娠周数
完全流产	少→无	无	全排出	闭	正常或略大

【处理】 确诊流产后,根据流产类型做相应的处理。

1. 先兆流产 对发育正常的胚胎应针对原因积极保胎。患者应卧床休息,禁止性生活,精神过分紧张者可使用对胎儿无害的镇静药,加强营养,保持大便通畅。黄体功能不足者,可用黄体酮 10~20mg,每天或隔天肌注一次,也可使用 HCG 以促进孕酮合成,维持黄体功能,用法为 1000U,每天肌注一次,或 2000U,隔天肌注一次。维生素 E 为抗氧化剂,有利孕卵发育,每天 100mg 口服。基础代谢率低者可以服用甲状腺素片,1 次/d,每次 40mg。出血时间较长者,可选用无胎毒作用的抗生素,预防感染,如青霉素等。若临床症状加重,β-HCG 持续不升或下降,或 B 超检查发现胚胎发育不良者应终止妊娠。此外,心理治疗对于先兆流产的患者也很重要,可使其安定情绪,增强信心。

2. 难免流产 处理原则为及早清宫。早期流产应及时行刮宫术,仔细检查妊娠物并送病检。晚期流产者可用缩宫素 10~20U 加入 5% 葡萄糖液 500ml 中静脉滴注,促进子宫收缩,促使胚胎组织排出。出血多伴休克者,应在纠正休克的同时清宫。术后应用抗生素预防感染。

3. 不全流产 一旦确诊,无合并感染者应立即清宫。出血多者并伴休克者,应在抗休克的同时行清宫术。出血量少但并发感染者,应在控制感染后再行清宫。刮宫标本应送病理检查。术后常规使用抗生素。

4. 完全流产 确诊为完全流产者而无感染者,一般不需特殊处理。

5. 稽留流产 处理较为困难。胎儿死亡后,胎盘溶解,产生的凝血活酶不断地进入母体血液循环,促进微血管内凝血,消耗大量的凝血因子。死亡的胚胎在体内停留越久,发生凝血功能障碍的可能性越大。因胎盘组织机化,与子宫壁粘连较紧,手术较困难。故稽留流产一经确诊就应当在做好各项检查,包括血常规、血小板计数、出凝血时间、凝血酶原时间、血纤维蛋白原、凝血块收缩试验及血浆鱼精蛋白副凝试验(3P 试验)等,并做好输血准备。凝血功能正常者,口服己烯雌酚 5mg 每日 3 次,或炔雌醇 1mg 每日 2 次,连用 5 天提高子宫对缩宫素的敏感性。子宫小于孕 12 周者,可行清宫术,术中需特别小心,以防子宫穿孔,并肌注缩宫素以促进子宫收缩,如不能一次清宫干净,可待 5~7 日后再行清宫。子宫大于 12 孕周者,应予缩宫素静滴。对于凝血功能异常患者,待凝血功能好转后再行清宫。

6. 习惯性流产 对习惯性流产患者于孕前应行卵巢功能检查、夫妇双方染色体检查与血型鉴定、丈夫的精液检查、女方的生殖道检查以确定是否有生殖道的病变或畸形,包括子宫肌瘤、宫颈口松弛等。根据不同病因进行处理。染色体异常夫妇应行孕前遗传咨询,确定可否妊娠;宫颈口松弛者应在妊娠前行宫颈内口修补术,或于妊娠 14~18 周行宫颈内口环扎术,待分娩发动前拆除缝线;对于原因不明的习惯性流产患者,确诊妊娠后,可予黄体酮每日 10~20mg 肌注,或 HCG3000U,隔日肌注一次,用药直至妊娠 10 周后或超过以往流产的月份,同时应卧床休息,禁止性生活。

7. 流产感染 治疗原则是积极控制感染,尽快清除宫内残留物。如出血不多,应在抗生素控制感染后清宫,如出血多或给予大量抗生素未能控制感染,则可用卵圆钳夹出宫内容物,使出血减少。切不可用刮匙全面搔刮宫腔以免感染扩散,术后应给予广谱抗生素,待感染控制后再行清宫。对于合并感染性休克者,应先积极抗休克治疗。若腹盆腔有脓肿形成或感染严重者,应予手术引流,必要时可切除子宫。

第二节 早 产

早产(premature delivery)是指妊娠满 28 周至不满 37 周(196~258 日)间分娩者。在此期间娩出的新生儿称为早产儿(premature infant),出生体重为 1000~2499g,身体各器官尚未成熟,其发生率为 5%~15%,早产儿约有 15% 在新生儿期死亡。近年来由于早产儿治疗学的进步,其生存率明显提高。

【原因】 早产的常见原因有：①母体因素包括感染（包括生殖道和非生殖道感染性疾病），其中绒毛膜羊膜感染是早产的重要原因；子宫颈口关闭不全；子宫发育不全如单角子宫、双子宫、子宫纵隔及马鞍形子宫等子宫畸形均因子宫发育不良而导致晚期流产或早产；子宫肿瘤如子宫肌瘤等；吸烟、饮酒、吸毒、孕期体重增加不良及营养不良均可增加早产发生率。②胎儿因素包括胎儿宫内窘迫，胎儿发育异常等。③医源性因素包括子宫过度膨胀如双胎或多胎妊娠，羊水过多可使宫腔内压力高，提早临产而发生早产；妊娠并发症如前置胎盘、胎盘早期剥离、妊娠期高血压疾病、妊娠肝内胆汁淤积症；妊娠并发症如妊娠合并慢性肾炎，妊娠合并心脏病，妊娠合并肝炎及妊娠合并红斑狼疮等，一方面由于内科并发症均可引起母亲全身缺血缺氧，胎盘灌注量也不足，易诱发早产；另一方面，疾病的严重性给母亲带来危险，为了母亲安全造成医源性早产。④其他：空气污染、水质污染、气候变化、地区差别、家庭搬迁、情绪波动等，均可使体内儿茶酚胺分泌增加，促进子宫收缩引发早产。

【临床表现及诊断】 早产的临床表现主要是子宫收缩，常由不规则的宫缩发展为规则宫缩，并可伴有少许阴道流血或血性分泌物，与足月临产相似。

结合以往有早产史、晚期流产史、产伤史或本次妊娠有阴道流血史，早产诊断一般并不困难，但应与晚期妊娠敏感的孕妇可以感到的子宫收缩相区别，这种宫缩无固定间歇时间，持续时间不规则，一般无痛感，且不伴有宫颈管消失等改变，其并不是真正将要临产的宫缩，而是子宫的生理表现，或称为 Braxton-Hick's 宫缩。满 28 孕周后子宫收缩间歇时间在 10 分钟以内，有逐渐缩短的趋势，伴宫颈管缩短，则可诊断先兆早产。我国将妊娠满 28 周至不满 37 周，出现规则宫缩（20 分钟≥4 次），伴有宫颈缩短≥75%，宫颈扩张 2cm 以上，诊断为早产临产。部分患者可伴有阴道分泌物排出，如规则宫缩不断加强，子宫颈口扩展至 4cm 或胎膜破裂，则早产将不可避免。

近年来通过测定肿瘤坏死因子（TNF），胎儿纤维结合蛋白（FFN），胰岛素样生长因子结合蛋白-1（IGFBP-1）及 B 超检查宫颈长度及宫颈内口漏斗形成情况可预测早产的发生。

【治疗】 治疗原则：若胎儿存活，且无胎儿窘迫，无严重妊娠并发症及并发症，无明显畸形，胎膜未破，应设法抑制宫缩，尽可能使妊娠继续维持；若胎膜已破，早产已不可避免时，尽力设法提高早产儿的存活率。

1. 左侧卧位 可提高子宫胎盘血液灌流量，增加胎儿的氧供和营养，减少自发性的宫缩。

2. 抑制宫缩药物 目前临床常用的抑制宫缩药物有硫酸镁、肾上腺素能 β_2 受体兴奋剂、前列腺素合成抑制剂、钙通道拮抗药及缩宫素拮抗剂，目前趋向于联合用药或几种药物交替使用，可增加疗效，减少副作用。

（1）硫酸镁：镁离子可直接作用于子宫平滑肌细胞，拮抗钙离子对子宫收缩的活性，从而起到抑制子宫收缩的作用。用药剂量及方法：用 25% 硫酸镁 60ml 溶于 5% 葡萄糖溶液 1000ml 中，以每小时 1~3g 平均 2g 的速度静滴，直至宫缩被抑制，再继续滴注 2h。24 小时总量不超过 30g。如无效或效果不佳，可考虑改用其他宫缩抑制药物。用药过程中应密切监测患者的尿量、膝反射。有条件者可监测血镁浓度。一旦发现镁中毒如呼吸<16 次/分，尿量<25ml/h，膝反射消失，应立即停药，并静推 10% 葡萄糖酸钙溶液 10ml。通常镁离子的治疗浓度和中毒浓度接近，故合并肾功能不全，重症肌无力及心肌病者硫酸镁慎用或不用。

（2）肾上腺素能 β_2 受体激动剂：能作用于子宫肌层的 β_2 受体，引起细胞内游离钙下降,从而抑制宫缩。此类药物的副作用有:可引起与剂量相关的母儿心率加快,收缩压升高,心律失常,心肌缺血,肺水肿,高血糖、低血钾,对合并有心律失常、甲亢控制不良及糖尿病控制不良的孕妇禁用。目前常用的为利托君和沙丁胺醇。

1) 利托君:100mg 溶于 5% 葡萄糖液 500ml 中,以 50μg/ml 为起始剂量即 5 滴/分开始,根据疗效反应按每 10 分钟增加 5 滴/分的速度逐渐加大剂量到宫缩消失,且母亲心率<140 次/分(最大剂量不超过 350μg/ml),宫缩消失后维持 24~48h,至终止静脉滴注前 30 分钟,给予口服片剂,首剂 24h 每 2 小时 1 片(10mg),以后改为 10mg,每 8 小时 1 次。该药在美国是唯一被 FDA 批准和推荐使用的预防早产药物。

2) 沙丁胺醇:首次口服 4.8mg,观察 15~30 分钟,若宫缩频率或强度减弱,即按 4.8mg,每 6 小时 1 次服用,直至宫缩消失后停药,若 30 分钟后宫缩未见减弱,可以加服 2.4~4.8mg,以后仍按 4.8mg,每 6 小时 1 次服用。

(3) 钙拮抗药:通过抑制钙离子内流,减少胞质内游离钙含量,抑制宫缩。常用硝苯地平 10mg 舌下含服,每日 3 次,常见的副作用有低血压、潮红、头痛、头晕及恶心。使用时应密切监护孕妇生命体征和保证足够补液量。对低血压[<90/50mmHg(12.0/6.7kPa)],充血性心衰,主动脉瓣狭窄者禁用。与硫酸镁合用时,可能发生神经肌肉阻滞,发生血压急剧下降,应避免两者合用。

(4) 前列腺素合成酶抑制剂:该类药物通过抑制还氧化酶,减少前列腺素合成酶和阻断游离花生四烯酸转化为前列腺素,使前列腺素合成减少,并抑制前列腺素的释放,从而抑制宫缩。最常用的是吲哚美辛,首剂 25mg,每 8 小时一次,24 小时后改为每 6 小时一次。因其可以引起胎儿动脉导管早闭,肺动脉高压,并影响胎儿肾小管有关前列腺素介导的功能,使胎儿尿量减少,导致羊水过少。故现临床已较少应用,必要时仅短期使用。严重肝肾功能损害、活动性消化性溃疡、非激素抗炎药过敏性哮喘、凝血功能障碍、血小板减少或对非激素抗炎药过者禁用。

3. 控制感染　感染是早产的重要诱因,20%~40% 的早产与感染有关,抗生素治疗尤其适用于阴道分泌物 B 族链球菌阳性或羊水细菌培养阳性及泌尿道感染者。

4. 预防新生儿呼吸窘迫综合征　对于妊娠不满 35 孕周的早产,糖皮质激素使用 24 小时后至 7 日内,能促胎肺成熟,使新生儿呼吸窘迫综合征的发病率明显下降,同时也能降低脑出血及坏死性小肠炎的发生率。常用药物剂量和方法:地塞米松 10mg 加入 25% 葡萄糖液 20ml 静注,每日一次,共 2 次;倍他米松 12mg 静脉注射,每日一次,共 2 次;紧急时行羊膜腔穿刺了解胎肺成熟度,可同时羊膜腔内注入地塞米松 10mg。

氨溴索(沐舒坦)具有促进肺表面活性物质合成和分泌的作用,且无糖皮质激素的副作用,在预防 RDS 药物中是较理想的糖皮质激素替代物。

5. 早产分娩时处理　当早产不可避免时,应停用一切抑制宫缩的药物,严密观察产程进展,做好预防早产儿并发症工作。

(1) 在可能的情况下,小的早产儿应在具备新生儿监护的医院中分娩,因为生后转院更加危险。

(2) 选择适当的分娩方式:估计胎儿体重<2500g,但新生儿存活机会较大的臀位,一般应剖宫产,且切口足够大,以免胎儿发生不必要的损伤,当子宫下段形成不良时,常须做纵切口。如果是头先露,无胎儿窘迫者可以经阴道分娩。

(3) 避免胎儿缺氧和脑室内出血:加强产时胎儿监护;肌注维生素 K_1 以减少新生儿颅内出血的发病率;顺产时及早做足够大的会阴侧切,以减少会阴对胎头的压迫。

6. 新生儿的处理

(1) 出生后注意保暖,吸干身上的羊水,以防散热导致硬肿症。

(2) 预防颅内出血:产后新生儿可予维生素 K_1 和维生素 C 治疗。

(3) 应用宫缩抑制剂失败后的分娩,应注意观察药物的副作用,如硫酸镁可引起呼吸和心脏抑制,β 受体兴奋剂可引起新生儿低血压、低血糖、低血钙等。

【预防】 预防早产是降低围生儿死亡率的重要措施之一。①定期产前检查,指导孕期卫生,对可能引起早产的因素应充分重视;②切实加强对高危妊娠的管理,积极治疗妊娠并发症,预防胎膜早破,预防亚临床感染;③宫颈内口松弛者应于妊娠 14~16 周行宫颈内口环扎术。

(许香香 姚 微 张玉泉)

第四章 妊娠期高血压疾病

妊娠期高血压疾病(hypertensive disorders complicating pregnancy)是妊娠期特有的疾病,包括妊娠期高血压、子痫前期、子痫、慢性高血压并发子痫前期以及慢性高血压。其中妊娠期高血压、子痫前期和子痫以往统称为妊娠高血压综合征(pregnancy induced hypertension)、妊娠中毒征、妊娠尿毒症等。本病主要特征为妊娠20周后出现高血压、水肿、蛋白尿,同时伴全身多脏器的损害,严重者出现抽搐、昏迷、脑出血、心力衰竭、胎盘早剥和弥漫内血管内凝血,甚至死亡。该病我国发生率为9.4%,国外报道7%~12%。其严重影响了母婴健康,是孕产妇和围生儿发病及死亡的主要原因之一。

【高危因素和病因】 至今尚未完全阐明。目前国内外大部分的研究集中在子痫前期——子痫的病因和发病机制。妊高征高危因素及主要的病因学说简介如下。

1. 妊高征的高危因素 流行病学调查发现以下高危因素:①年轻或高龄初孕妇:指孕妇年龄<18岁或>40岁;②精神过分紧张或受刺激致使中枢神经系统功能紊乱者;③有慢性高血压、慢性肾炎、糖尿病等病史的孕妇;④子宫张力过大(如羊水过多、双胎多胎妊娠、糖尿病巨大儿及葡萄胎等)者;⑤营养不良与低社会经济状况者;⑥家族中有高血压史者。

2. 病因

(1) 遗传因素:妊娠高血压疾病的家族多发性提示该病可能存在遗传因素。临床流行病学调查的结果显示:子痫前期患者的母亲、女儿、姐妹,甚至祖母和孙女患病的风险升高,而具有相似生活环境的非血缘女性亲属(如姑嫂等)的风险无明显改变。

(2) 免疫机制:众多学说表明,妊娠是成功的自然同种异体移植。胎儿在妊娠期内不受排斥是因为胎盘的免疫屏障作用、胎膜细胞可抑制NK细胞对胎儿的损伤及母体内的免疫抑制细胞和免疫抑制物的作用,其中以胎盘的免疫屏障作用最为重要。

妊高征患者同种异体抗原超负荷,影响子宫胎盘血管床发育和重铸;母胎免疫平衡失调、封闭抗体产生不足,使胎盘局部免疫反应减弱;患者蜕膜细胞对NK细胞的抑制作用减弱,防护性免疫反应降低。

(3) 血管内皮细胞损伤:细胞毒性物质和炎性介质入氧自由基、过氧化脂质、极低密度脂蛋白、肿瘤坏死因子等可引起血管内皮损伤。血管内皮细胞受损伤是血管内皮源性舒张因子(endothelium derived relaxing factor, EDRF)一氧化氮(nitric oxide, NO)以及血管舒张因子前列环素(prostacylin, PGI2)分泌减少,血管内皮收缩因子血栓素A_2(thrombinxone A_2, TXA_2)产生增加,导致舒张因子和收缩因子比例失调,致使血压升高,从而导致一系列病理变化。有学者认为这些毒性因子可能来源于胎盘,胎盘血管内皮损伤可能先于全身其他脏器。

(4) 胎盘缺血:妊娠期高血压疾病常见于子宫张力过高、合并有全身血管疾病的孕妇。其发生可能与胎盘浅着床引起胎盘缺血有关。孕早期母体与胎盘间免疫耐受发生改变导致子宫螺旋小动脉生理重铸过程障碍,胎盘灌注减少,滋养细胞缺血,使胎盘处于相对缺氧的状态,从而进一步导致了血管内皮细胞的损伤。

【病理生理变化】 本病基本病理生理变化是全身小血管痉挛,外周阻力增大,血管内皮细胞损伤,通透性增大,体液及蛋白渗出,表现为血压升高、水肿、蛋白尿及血液浓缩。脑、心、肝、肾等重要脏器灌流减少,对母儿造成危害,甚至导致母儿死亡。

1. 脑 脑血管痉挛,通透性增加,导致脑水肿、充血、缺血、血栓形成及出血等。轻度患者出现头痛眼花、恶心呕吐等;严重者发生视力下降,感觉迟钝、混乱;极少数患者发生昏迷,甚至发生脑疝。

2. 肾脏 肾血管痉挛,肾血流量和肾小球滤过率下降,病理表现为肾小球扩张、内皮细胞肿胀、纤维素沉积在内皮细胞下或肾小球间质。血浆蛋白自肾小球漏出形成蛋白尿,蛋白尿的多少标志着妊娠期高血压疾病的严重程度,进一步损害可致低蛋白血症,血浆肌酐、尿素氮、尿酸浓度升高,肾脏功能严重损害时可致少尿甚至肾衰竭。

3. 肝脏 子痫前期可出现肝脏缺血水肿、肝功能异常,表现为肝脏轻度肿大,各种转氨酶水平升高,血浆碱性磷酸酶升高,严重者出现门静脉周围坏死,肝包膜下血肿形成,可发生破裂危及母儿生命。

4. 心血管 血管痉挛、血压升高、外周阻力增加,心肌收缩力和射血阻力(即心脏后负荷)增加,心输出量明显减少,心血管系统处于低排高阻状态。血管内皮细胞损伤,通透性增加,血管血液进入细胞间质,可导致心肌缺血、间质水肿以及心肌出血坏死,严重时导致心力衰竭。

5. 血液

(1) 容量:全身小动脉痉挛,血管壁渗透性增加,血液浓缩,血容量相对不足,部分患者血容量在妊娠晚期不能像正常孕妇那样增加1500ml达到5000ml,表现为红细胞比容升高。

(2) 凝血:妊高征患者伴有一定凝血因子缺乏或变异所致的高凝血状态,严重者表现为微血管病性溶血,临床表现为溶血、破裂红细胞、球形红细胞、网状红细胞增多以及蛋白尿。血小板减少($<100\times10^9/L$)、肝酶升高、溶血(即 HELLP 综合征),反映了疾病严重损害了凝血功能。

6. 子宫胎盘血流灌注 绒毛浅着床及血管痉挛导致胎盘灌流下降,导致胎盘功能下降,胎儿生长受限,胎儿窘迫。若胎盘床血管破裂可致胎盘早剥,严重时母儿死亡。

【临床表现】 妊高征典型的临床表现为妊娠20周后出现高血压、水肿、蛋白尿。病情较轻者可无症状或有轻微头晕,血压轻度升高,伴水肿或轻微蛋白尿;重者出现头痛眼花、恶心呕吐、持续性右上腹疼痛,血压明显升高,水肿明显,蛋白尿增多,甚至昏迷抽搐。

【诊断及分类】 根据病史、临床表现、体征和辅助检查可作出诊断,同时注意有无并发症及凝血机制障碍。

1. 病史 患者有本病高危因素及上述临床表现。就应该特别注意询问有无头痛、视力改变、上腹不适等。

2. 高血压 至少出现两次以上血压升高至收缩压≥140mmHg或舒张压≥90mmHg,且时间间隔≥6小时才能确诊。

3. 尿蛋白 24小时内尿液中的蛋白含量≥300mg,或至少在相隔6小时的两次随机尿液检查中尿蛋白浓度为0.1g/L。由于24小时内尿蛋白的浓度波动很大,单次尿样检查可能导致误差,所以应留取24小时尿作定量检查,也可中段尿测定,避免阴道分泌物污染尿液,造成误诊。

4. 水肿 本病患者水肿特点是自踝部逐渐向上延伸的凹陷性水肿,经休息后不缓解。

水肿局限于膝以下为"+",延及大腿为"++",延及外阴及腹壁为"+++",全身水肿或伴有腹水为"++++"。体重异常增加是许多患者的首发症状,若孕妇体重每周突然增加0.9kg以上或每月增加2.7kg以上,表明有隐形水肿存在,需引起重视。

【辅助检查】

1. 血液检查 包括全血细胞计数、血红蛋白含量、血细胞比容、血黏度、凝血功能,根据病情严重程度可多次检查。

2. 尿液检查 检测尿比重尿常规。尿比重≥1.020提示尿液浓缩,尿蛋白(+)时尿蛋白含量约为300mg/24h;当尿蛋白(+++)时尿蛋白含量5g/24h。在严重妊高征患者尿蛋白检查应每2日一次或每日一次。

3. 肝肾功能测定 肝细胞功能受损可导致ALT、AST升高,患者出现以白蛋白缺乏为主的低白蛋白血症,白/球蛋白比例倒置。肾功能受损时,血清肌酐、尿素氮、尿酸升高,其中肌酐升高与病情的严重程度相平行。在慢性高血压患者中尿酸升高不明显,因此可用于妊高征和慢性高血压病的鉴别诊断。重度子痫前期和子痫患者应测定电解质和二氧化碳结合力,以便及早发现并纠正酸中毒。

4. 眼底检查 眼底变化是反应妊高征严重程度的一项重度参考指标,因为全身唯一能见到反映体内器官小动脉情况的是视网膜小动脉。通常眼底检查可见视网膜小动脉痉挛,视网膜水肿,絮状渗出或出血,严重者发生视网膜脱离,患者出现视力模糊甚至失明。

5. 其他 心电图、超声心动图可了解心功能,怀疑有脑出血可行CT或MRI检查。同时视病情决定胎盘功能、胎儿成熟度及胎儿宫内安危状况检查。

根据美国国家高血压教育项目工作组(National High Blood Pressure Working Group)的报告(2000)和第21版 *Williams Obstetrics* 的诊断标准,妊娠高血压疾病分为五类:妊娠期高血压、子痫前期、子痫、慢性高血压并发子痫前期和妊娠合并原发性高血压。见表2-4-1。

表2-4-1 妊娠高血压疾病的分类

分类	临床表现
妊娠期高血压(gestational hypertension)	BP≥140/90mmHg,妊娠期出现,并于产后12周内恢复正常;尿蛋白(-);患者可伴有上腹部不适或血小板减少。产后方可确诊
子痫前期(pre-eclampsia)	
轻度	妊娠20周后出现BP≥140/90mmHg,且尿蛋白≥300mg/24h或(+)。可伴有上腹部不适、头痛等症状
重度	BP≥160/110mmHg;尿蛋白≥2.0g/24h或尿蛋白(++);血肌酐>106μmol/L;血小板<100×10⁹/L;微血管病性溶血(血LDH升高);血清ALT或AST升高;持续性头痛或其他脑神经或视觉障碍;持续性上腹不适
子痫(eclampsia)	子痫前期孕产妇抽搐,且不能用其他原因解释
慢性高血压并发子痫前期(pre-eclampsia superimposed upon chronic hypertension)	高血压孕妇妊娠20周以前无尿蛋白,若出现尿蛋白≥300mg/24h;高血压孕妇孕20周前突然尿蛋白增加,血压进一步升高或血小板<100×10⁹/L
妊娠合并慢性高血压(chronic hypertension in pregnancy)	妊娠前或妊娠20周前检查发现血压升高,但妊娠期无明显加重;或妊娠20周后首次诊断高血压并持续到产后12周以后

【鉴别诊断】 妊娠期高血压疾病应与慢性肾炎合并妊娠相鉴别,子痫应与癫痫、脑炎、脑肿瘤、脑血管畸形破裂出血、糖尿病高渗性昏迷、低血糖昏迷等鉴别。

【治疗】 妊高征治疗的基本原则是镇静、解痉、降压、利尿,适时终止妊娠。治疗的目的是争取母体可完全康复,胎儿生后可存活。

1. 一般处理

(1) 休息:轻度妊娠期高血压可住院也可在家治疗,但子痫患者建议住院治疗。保证充足的睡眠是关键,取左侧卧位,每日休息不少于 10 小时。左侧卧位可以减轻子宫对腹主动脉、下腔静脉的压迫,使得回心血流量增加,改善子宫胎盘的血供,有利于病情改善。研究表明,左侧卧位 24 小时可使舒张压降低 10mmHg。

(2) 密切监护母儿状态:密切询问孕妇是否出现头痛、视力改变、上腹不适等症状。每日测体重血压,每日或隔日复查尿常规。定期检测血压、胎儿发育状况和胎盘功能。

(3) 间断吸氧:可改善全身主要脏器和胎盘的氧供。

(4) 饮食:保证充足的蛋白质和热量,不限盐和液体,但水肿严重者应适当限制盐的摄入。

2. 镇静 轻度患者一般不需要药物治疗,对于精神紧张、焦虑患者可适当应用镇静剂,对于子痫前期或子痫的患者需要应用较强的镇静剂,防止子痫发作。

(1) 地西泮:具有较强镇静作用、肌肉松弛作用,对胎儿和新生儿影响较小。用法:2.5~5mg 口服,每日三次,或 10mg 肌内注射或静脉缓慢注射(>2 分钟)。必要时可以间隔 15 分钟后重复给药,但在抽搐过程中不可用药,以免导致心搏骤停。

(2) 冬眠药物:冬眠药物可广泛抑制神经系统,有助于降压解痉,控制子痫抽搐。用法:① 哌替啶 100mg,氯丙嗪 50mg,异丙嗪 50mg 加入 10% 葡萄糖溶液 500ml 中缓慢静脉滴注;② 紧急情况下,可将三种药物的 1/3 量加入 25% 葡萄糖液 20ml 中缓慢静脉推注(>5 分钟),剩下 2/3 量加入 10% 葡萄糖溶液 250ml 静脉滴注。由于氯丙嗪可使血压急骤下降,导致肾及子宫胎盘血供减少,胎儿缺氧,且对母儿肝脏有一定的损害作用,所以现在仅用于硫酸镁治疗效果不佳者。

(3) 其他镇静药物:苯巴比妥、吗啡、异戊巴比妥等有较好的抗惊厥、抗抽搐作用,可用于子痫发作时控制抽搐及产后预防或控制子痫发作,但该药可致胎儿呼吸抑制,分娩 6 小时前慎用。

3. 解痉 治疗子痫前期和子痫的首要方法,可以解除全身小动脉痉挛,控制和预防子痫的发生。首选药物为硫酸镁。

(1) 用药方案:①静脉给药:首次负荷剂量 25% 硫酸镁溶液 20ml 加于 10% 葡萄糖溶液 20ml 中,缓慢静脉注入,5~10 分钟推完;继之 25% 硫酸镁溶液 60ml 加入 5% 葡萄糖液 1000ml 静脉滴注,滴速为 1~2g/小时。② 根据血压情况决定是否加用肌内注射。用法为 25% 硫酸镁 20ml 加利多卡因 2ml,臀肌深部注射,每日 1~2 次。硫酸镁每日总量为 25~30g,即每日 25% 硫酸镁用量不可超过 120ml,用药过程中可检测镁离子浓度。

(2) 毒性反应:正常孕妇血清镁离子浓度为 0.75~1mmol/L,治疗有效浓度为 1.7~3mmol/L,若血清镁离子浓度超过 3mmol/L,即可发生镁中毒。首先表现为膝反射减弱或消失,继之出现全身肌张力减退、呼吸困难、复视、语言不清,严重者可出现呼吸肌麻痹,甚至呼吸、心跳停止,危及生命。

(3) 注意事项：用药前及用药过程中应注意以下事项：定时检查膝腱反射是否减弱或消失；呼吸不少于 16 次/分；尿量每小时不少于 25ml 或每 24 小时不少于 600ml；硫酸镁治疗时需备钙剂，一旦出现中毒反应，立即静脉注射溶液 10% 葡萄糖酸钙 10ml，因钙离子与镁离子可竞争神经细胞上的受体，从而阻断镁离子的作用。肾功能不全时应减量或停用；有条件时监测血镁浓度。

4. 降压 目的是为了延长孕周或改变围生期结局。降压药物应用对象：血压≥160/110mmHg 或舒张压≥110mmHg 或平均动脉压≥140mmHg 者，原发性高血压及妊娠前高血压已用降压药者。选择降压药物的原则：对胎儿无毒副作用，不影响心每搏输出量、肾血浆流量及子宫胎盘灌注量，不致血压急剧下降或下降过低。

(1) 肼屈嗪（hydralazine）：为妊娠期高血压疾病的首选药物。可扩张周围血管，降低血压，并可增加心输出量，有益于脑、肾、子宫胎盘的血流灌注。降压作用快，舒张压下降较显著。用法：每 15~20 分钟给药 5~10mg，直至出现满意反应（舒张压控制在 90~100mmHg）；或 10~20mg，每日 2~3 次口服；或 40mg 加入 5% 葡萄糖溶液 500ml 内静脉滴注。副反应为头痛、潮热、心率加快等。注意有心脏病或心力衰竭者，不宜应用此药。

(2) 拉贝洛尔（labetalol）：为 α、β 肾上腺素受体阻断剂，降低血压但不影响甚及胎盘血流量，还可对抗血小板凝集，促进胎儿肺成熟。该药显效快，不引起血压过低或反射性心动过速。用法：按 1~2mg/kg+5% 葡萄糖液 200~500ml，以 2mg/min 滴入，密切注意血压变化。静脉给药可致新生儿低血压、心动过速、低血糖等。该药副反应为头皮刺痛及呕吐。

(3) 硝苯地平：为钙离子通道阻滞剂，可解除外周血管痉挛，使全身血管扩张，血压下降，其降压作用迅速，目前不主张舌下含服。用法：10mg 口服，每日三次，每日总量不超过 60mg。副反应为心悸、头痛，与硫酸镁有协同作用。

(4) 硝酸甘油（nitroglycerin）：为速效动脉扩张剂，可使血管扩张，直接松弛血管平滑肌，特别是小血管平滑肌，使周围血管扩张，外周阻力下降，回心血量减少，心肌耗氧量减少、心输出量降低、心脏负荷减轻。此药起效快，2~5 分钟即发挥作用，维持约 30 分钟。药物的半衰期很短。用药后有时出现头胀，心跳加快。用法：常用剂量为硝酸甘油 10~15mg 加入 5% 葡萄糖液 500ml，起始时 6~7 滴/分，以后根据血压情况调整滴数。因降压时间短暂，且动物实验有氰化物中毒反应，故临床应用慎重。

(5) 甲基多巴（methyldopa）：可兴奋血管运动中枢的 α 受体，抑制外周交感神经而降低血压，妊娠期使用效果较好。用法：250mg 口服，每日三次。副反应为嗜睡、便秘、口干、心动过缓。

5. 扩容 一般不主张应用扩容剂，仅用于严重的低蛋白血症、贫血。可选用人血白蛋白、血浆和全血。

6. 利尿药物 一般不主张应用，仅用于全身性水肿、急性心力衰竭、肺水肿或血容量过多且伴有潜在性肺水肿者。常用利尿剂有呋塞米、甘露醇等。

7. 适时终止妊娠 终止妊娠是治疗妊娠期高血压疾病的有效措施。

(1) 终止妊娠指征：①重度子痫前期患者经过积极治疗 24~48 小时仍无明显好转者；②重度子痫前期患者孕周已超过 34 周；③重度子痫前期患者孕龄不足 34 周，但胎盘功能减退，胎儿成熟者；④重度子痫前期患者，孕龄不足 34 周，胎盘功能减退，但胎儿尚未成熟者，可用地塞米松促胎肺成熟后终止妊娠;⑤子痫控制后 2 小时可考虑终止妊娠;⑥妊娠足月的中、重度妊高征者。

(2) 终止妊娠方式:根据病情、孕周、宫颈成熟情况及产科其他指征决定分娩方式。

1) 引产:无产科手术指征,病情稳定,胎位正常。头盆关系相称,宫颈成熟,胎盘功能良好,可以从阴道试产。第一产程密切观察产程进展情况,保持产妇安静和充分的休息。第二产程应以会阴后侧切开术、胎头吸引或低位产钳助产缩短产程。第三产程应预防产后出血。产程中密切加强母儿安危状况及血压监测,一旦出现头晕眼花、恶心呕吐等症状,病情加重,立即以剖宫产结束分娩。

2) 剖宫产或剖宫取胎:病情危重或胎儿窘迫,或引产失败,均应立即剖宫产结束分娩。

产后子痫多发生于产后 24 小时内,最晚可在产后 10 天发生,故产后应积极处理,防止产后子痫的发生。

8. 子痫治疗 子痫是妊高征的最严重阶段,治疗原则应以控制抽搐、镇静、解痉、降压、利尿、降低颅内压、消除脑水肿、纠正酸中毒及血液浓缩。一般给予以下处理。

(1) 控制抽搐:25%硫酸镁溶液 20ml 加入 5%葡萄糖溶液 20ml 静脉缓注(>5 分钟),继之以 1~2g/h 的速度静脉滴注,维持血药浓度;20%甘露醇溶液 250ml 快速静脉滴注,降低颅内压。

(2) 血压过高需要控制血压:硝酸甘油 10~15mg 加入 5%葡萄糖溶液 500ml 静脉滴注,以 6~8 滴/分根据血压适当调整滴数,直到血压控制到满意为止。

(3) 保持呼吸道通常,持续吸氧,避免损伤。

(4) 病室应避光,减少噪声,安静,并有专人护理。

(5) 终止妊娠:抽搐控制 2 小时后可考虑终止妊娠。

(6) 应用广谱抗生素,以预防感染,特别是肺感染。

(7) 如出现心力衰竭,可以静脉注射利尿剂+强心药,如呋塞米 40mg+毛花苷 C(西地兰)0.2~0.4mg+5%葡萄糖液 20ml。

【预测】 预测方法很多,均在妊娠中期进行,预测为阳性者应密切随访。

1. 平均动脉压(mean arterial blood pressure,MAP) 平均动脉压(MAP)= 舒张压+1/3 脉压。MAP≥85mmHg 表示有发生子痫前期的倾向。MAP≥140mmHg 时,易发生脑血管意外,导致孕妇昏迷或死亡。

2. 翻身试验(roll over test,ROT) 测定方法:一般在妊娠 26~30 周进行。孕妇左侧卧位时测血压,翻身仰卧 5 分钟再测血压。若仰卧位舒张压较左侧卧位≥20mmHg 为阳性,提示孕妇有发生妊高征的可能性。因仰卧位时妊娠子宫压迫腹主动脉,可使血管紧张素Ⅱ敏感性增强,使血压升高。血管紧张素敏感性高的孕妇后期可能发生妊高征。

3. 血液流变学实验 低血容量及血液黏度高是发生妊娠期高血压的基础。当血细胞比容≥0.35,全血黏度>3.6,血浆黏度>1.6 时,提示有发生子痫前期倾向。

4. 尿钙测定 妊高征患者尿钙排泄量明显降低。尿 Ca/Cr 比值的降低早于妊高征的发生,若≤0.04 有预测子痫前期的价值。

【预防】 做好预防工作,对降低妊娠期高血压疾病的发生、发展有重要作用。

(1) 建立健全的三级妇幼保健网,加强对育龄妇女的健康教育,使其了解妊高征对母婴的危害,以使基层妇幼保健组织对其早期进行产前检查。

（2）提高产前检查的质量,对孕妇进行系统管理,对高危人群加强监护。

（3）指导孕妇在妊娠期间的卫生营养与休息。食用低热量高蛋白及新鲜蔬菜的食物。保持足够的休息和愉快心情,坚持左侧卧位。每日补钙 1~2g 有预防妊娠期高血压的作用。

（倪惠华　姚　微　张玉泉）

第五章 异位妊娠

异位妊娠是妇产科常见的急腹症之一,是孕产妇主要死亡原因之一。

受精卵在子宫体腔以外着床称异位妊娠,习称宫外孕。根据受精卵着床部位不同可分为输卵管妊娠、卵巢妊娠、阔韧带妊娠、宫颈妊娠、腹腔妊娠。其中输卵管妊娠发生率占95%左右,壶腹部妊娠发生率最高,约占78%,其次为输卵管峡部、伞部。宫颈妊娠发生率最小(<0.5%)。见图 2-5-1。

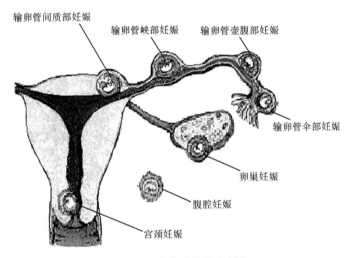

图 2-5-1 宫外孕的发生部位

第一节 输卵管妊娠

【病因】

1. 炎症 炎症是输卵管妊娠的主要病因。淋球菌及沙眼衣原体引起的输卵管炎症使输卵管黏膜细胞表面的纤毛丧失运动功能,加之输卵管黏膜粘连,管腔狭窄,引起输卵管部分阻塞;而流产、分娩后感染引起的输卵管周围炎症使得输卵管扭曲,管壁肌蠕动减弱,影响了受精卵的运行。

2. 输卵管发育异常 先天性的输卵管过长、输卵管憩室、输卵管肌层发育差、黏膜的纤毛活动缺乏或输卵管有副伞等解剖及功能的异常均可导致输卵管妊娠。

3. 输卵管手术 输卵管绝育手术、输卵管整形术、输卵管结扎后复通术、输卵管妊娠保守性手术,均可因输卵管瘘、蠕动不良及术后的粘连、瘢痕组织形成等因素而发生输卵管妊娠及再次输卵管妊娠。

4. 盆腔手术 目前,大多数学者都认为盆腔手术可使输卵管妊娠发生率升高,其主要原因在于炎症,而此种炎症常无临床症状,亦即所谓亚临床感染。曾有报告谓阑尾炎切除术使异位妊娠的危险度增加9倍之多。

5. 子宫内膜异位 盆腔子宫内膜异位可以导致输卵管扭曲、蠕动不良影响受精卵的输送而发生输卵管妊娠。有时可见受精卵种植于输卵管异位的子宫内膜而发生异位妊娠。

6. 输卵管结核 输卵管结核是一种特殊的慢性炎症,结核菌破坏输卵管黏膜、肌层、病变部位可以纤维化和瘢痕形成,使得输卵管僵化及部分阻塞而影响受精卵的输送,发生异位妊娠。

7. 宫内节育器(intrauterine device, IUD) 国外不少学者认为 IUD,特别是含铜的 IUD 可以降低输卵管妊娠的发生率,但对于带器妊娠者,则宫外孕和宫内妊娠之比增加,提示了 IUD 可以有效地防止宫内妊娠,但不能有效地防止输卵管妊娠。

8. 辅助生育技术 近年来辅助生育技术发展十分迅速,目前其成功率在 20%~40%,其中部分以流产或输卵管妊娠为结局。

9. 雌、孕激素及避孕药的影响 雌激素可增加输卵管肌节律性收缩的振幅,孕激素的作用与之相反,当两种激素比例恰当时,受精卵得以正常被输送到宫腔内,若两种激素平衡失调,将导致输卵管妊娠发生率增加。

10. 受精卵游走 一侧卵巢排卵,受精卵经宫腔或腹腔向对侧输卵管移行,称为受精卵游走。移行时间过长,受精卵发育增大,可在对侧输卵管内着床、发育而成为输卵管妊娠。

11. 吸烟 近来不少研究认为,吸烟是导致输卵管妊娠的危险因素,烟中所含的尼古丁可引起输卵管纤毛的活动异常,推迟卵细胞进入宫腔及胚泡的形成及发育。

12. 输卵管压迫 子宫肌瘤或卵巢肿瘤压迫输卵管,影响管腔通畅,使受精卵运行受阻。

【病理生理】

1. 子宫的变化 输卵管妊娠时,子宫可以变软、增大,其肌层及内膜层都会发生变化,但主要的变化是在子宫的内膜层。与正常宫内妊娠相同,输卵管妊娠时血 β-HCG 升高,子宫内膜因而出现蜕膜反应。子宫内膜有真蜕膜形成,但蜕膜下的海绵层和血管系统发育较差,当输卵管的滋养层的活力减少时,蜕膜变质、脱落,自阴道排出。因此,输卵管妊娠时阴道流血主要是由于蜕膜分离脱落所引起,但流血不一定表示胚胎死亡,也不能代表滋养组织的死亡。

在输卵管妊娠时,子宫内膜亦可呈现 Arias-Stella 反应(A-S 反应)。A-S 反应是由 Arias 和 Stella 两人在 1957 年发现的。输卵管妊娠时,子宫内膜可出现下述变化:内膜腺体增大,腺细胞排列成团,突入管腔,折叠,泡沫状,细胞质含空泡,核染深,有核分裂象,形状不规则,极性消失,出现高度分泌相。此现象并不仅见于异位妊娠时,在早期宫内妊娠流产时也可见到。临床上单凭 A-S 反应不能诊断为异位妊娠,但对 A-S 反应阳性的患者必须密切观察直至肯定或除外异位妊娠止。

输卵管妊娠时,胎儿一旦死亡,不成熟的绒毛及黄体所分泌的激素迅速下降,子宫蜕膜退化,子宫内膜可恢复正常月经周期的变化,所以子宫内膜可以呈增生期、分泌期或月经期变化。

2. 受精卵在输卵管内的发育 受精卵可以种植在输卵管内的任何部位,以种植于输卵管外 2/3 或紧接峡部外侧的壶腹部居多。受精卵种植于输卵管后,输卵管壁即开始出现蜕膜反应,由于输卵管壁薄,蜕膜反应往往比较差,蜕膜组织较少,受精卵往往不能获得足够的营养。同时,输卵管的血管系统不利于孕卵种植,肌层的增生也不明显。滋养层穿破输卵管动脉进入输卵管肌层及输卵管上皮层下的间质细胞内。输卵管血管内的血压较绒毛血管内的高,所以血液自破口流出到绒毛间。可将绒毛向旁边推开,血液量多时,可迅速将羊膜腔周围的绒毛与胚囊分离,胚胎因之死亡。滋养层长入肌层的深度是根据蜕膜的深度而定;浸润的范围决定受精卵存活的时间。有时受精卵种植较完善,输卵管扩张,受精卵可存活较长时间,甚至达足月,但是绝大部分患者,多在妊娠2~3个月时即发生流产或破裂。

3. 输卵管妊娠结局

(1) 输卵管妊娠流产:常发生于8~12周的输卵管壶腹部妊娠,妊娠物可以部分或完全与输卵管壁剥离并排出,落入腹腔中;完全流产时出血不多,部分流产则可以发生反复出血,血液可以积存于子宫直肠陷窝中,或在局部形成血肿。

(2) 输卵管妊娠破裂:多见于妊娠6周的输卵管峡部妊娠,也可发生于输卵管其他部位。输卵管肌层血供丰富,一旦破裂,大量血液流入腹腔,常使患者发生失血状休克,有时出血不多,但妊娠物的绒毛继续破坏周围组织,可以再次发生出血,当破裂部恰好位于阔韧带部,则可形成阔韧带血肿。输卵管间质部妊娠周围血供极为丰富,一旦破裂,出血迅猛而大量,患者可迅速进入休克,甚至死亡。

(3) 陈旧性宫外孕:输卵管妊娠流产或破裂后形成的血肿如长期不能吸收,其边缘机化并与周围组织粘连,临床上谓之"陈旧性宫外孕"。

(4) 继发性腹腔妊娠:输卵管妊娠流产或破裂后,偶有极少数的胚胎和绒毛组织在原来部位或排出至腹腔内重新种植而获得血供,继续生长发育而成为腹腔妊娠。

【临床表现】

(1) 症状:停经 多数患者有停经史,少数患者将不规则阴道流血当成月经,或月经过期仅数日而不当成停经。

(2) 腹痛:是最常见的症状,输卵管妊娠流产破裂前常为持续性或阵发性下腹隐痛。当发生输卵管妊娠流产或破裂时,常为突发性下腹部撕裂样痛腹痛,伴恶心、呕吐、肛门坠胀。有时疼痛可放射至肩胛部或胸部。查体时下腹可有压痛反跳痛,患侧为剧。

(3) 阴道流血:患者常有短期停经或月经延迟数天,以后有少量阴道不规则流血。阴道流血量少,点滴状,色暗红持续性或间歇性,即所谓"淋漓不净",偶可出现多量阴道流血,约占5%。

(4) 晕厥与休克:如腹腔内出血较多,可发生失血性休克。患者可出现面色苍白、脉搏细速、血压下降等表现。休克症状的严重程度与阴道流血量不成正比。

(5) 腹部包块:输卵管流产或破裂时形成的血肿与周围组织脏器粘连形成包块,包块较大时,腹部可扪及。

【体征】 盆腔检查:子宫略增大、变软,在腹腔内有大量出血时,检查子宫可有浮球感觉。当将宫颈上抬或左右摇摆时有剧痛,称为宫颈举痛或摇摆痛;有时血液积聚于子宫直肠陷窝内,手指触及后穹隆时亦可出现剧痛,此即为后穹隆触痛,它与宫颈举痛都是输卵管妊娠破裂时的典型体征。在出血不多而有盆腔血肿形成时,则可在患侧扪及块状物并有触痛。有急性内出血时,两侧附件摸不清,患侧部的压痛较明显。

【实验室及辅助检查】

1. 绒毛膜促性腺激素(human chorionic gonadotropin,HCG) 尽管输卵管妊娠的血HCG水平不可能与正常妊娠相比,但是如果动态地观测血HCG水平的话,可发现若HCG长期维持于低水平,提示输卵管妊娠发育差,导致输卵管破裂可能小,也可能已经流产;若HCG不断升高,则提示输卵管妊娠在不断生长,有发生破裂可能。

目前,国内推荐的"输卵管妊娠的血清 β-HCG 值常在 5～100ng/ml,正常值则为<3.1ng/ml。

2. 超声诊断 B 超可见宫腔内空虚,宫旁出现低回声区,其内探及胚芽及原始心管搏动,可确诊异位妊娠。

3. 腹腔镜检查 目前该项检查不仅可以作为异位妊娠诊断的金标准,还可以同时起到治疗作用。早期异位妊娠者,腹腔镜下可见一侧输卵管肿大,表面紫蓝色,腹腔内无出血或少量出血。大量腹腔内出血伴休克者,禁做腹腔镜检查。

4. 子宫内膜病理检查 诊刮仅适用于阴道流血较多的患者,目的在于排除同时合并宫内妊娠流产。宫腔内容物病理检查中见绒毛为宫内妊娠,仅见蜕膜未见绒毛有助于诊断异位妊娠。

【诊断】

(1) 停经,腹痛,不规则阴道流血。

(2) 出现晕厥与休克症状。

(3) 查体有下腹部明显压痛及反跳痛。妇检可触及子宫大小与停经月份相符或稍大;未发生输卵管妊娠破裂或流产者,可能触及胀大的输卵管及轻度压痛;发生流产或破裂者,后穹隆饱满,触痛。宫颈举痛,子宫漂浮感,于子宫一侧或其后方可扪及包块,境界不清,触痛明显。

(4) 尿 HCG 阳性,或血 β-HCG 高于正常值、低于相应孕周的正常值。

(5) B 超检查发现宫内未见孕囊或胚芽,宫旁见无回声包块,甚至见到胎心搏动。

(6) 阴道后穹隆穿刺可抽得暗红色不凝固血液。

(7) 腹腔镜检查见输卵管肿大,表面紫蓝色,或可见输卵管破裂出血。

(8) 诊断性刮宫病检未见绒毛组织,有时可见子宫内膜腺体呈 A-S 反应或间质蜕膜变。

【鉴别诊断】

鉴别诊断见表 2-5-1。

表 2-5-1 输卵管妊娠的鉴别诊断

	输卵管妊娠	黄体破裂	急性阑尾炎	卵巢囊肿蒂扭转	流产	急性输卵管炎
停经	多有	多无	无	无	有	无
腹痛	隐痛或撕裂样剧痛,自下腹一侧向全腹扩散	下腹一侧突发性剧痛	疼痛自脐周转移至右下腹	下腹一侧突发性疼痛	下腹中央阵发性痛	两下腹持续性疼痛
阴道流血	量少,暗红,可有蜕膜管型排除	无,或如月经量	无	无	量由少增多,色鲜红	无
体温	正常或低热	正常	升高	稍高	正常	升高
休克	程度与外出血不成正比	可有	无	无	程度与外出血成正比	无
盆腔检查	宫颈举痛,盆腔可及包块	一侧附件压痛,无包块触及	无肿块触及	宫颈举痛,卵巢肿块边缘清晰,蒂部触痛明显	宫口松,子宫软,增大	举宫颈时两侧下腹疼痛
后穹隆穿刺	可抽出不凝血	可抽出血液	阴性	阴性	阴性	可抽出渗出液或脓液

续表

	输卵管妊娠	黄体破裂	急性阑尾炎	卵巢囊肿蒂扭转	流产	急性输卵管炎
超声检查	一侧附件低回声,内见妊娠囊	一侧附件低回声	子宫附件无异常回声	一侧附件低回声,边缘清晰,有条索状蒂	宫内见妊娠囊	两侧附件低回声
血 HCG	阳性	阴性	正常	阴性	阳性	阴性
血红蛋白	下降	下降	正常	正常	正常	正常
白细胞计数	正常或稍高	正常或稍高	升高	稍高	正常	升高

【治疗】 输卵管妊娠的主要治疗方法有:期待治疗、化学药物治疗和手术。

1. 期待治疗 少数输卵管妊娠可发生自然流产,并吸收。

期待疗法的适应证为:①临床上输卵管无破裂证据;②随诊可靠;③血 β-HCG<1000U/ml;④妊娠部位病变直径<3cm;⑤输卵管妊娠部无异常扩张;⑥无腹腔内出血。

在期待治疗过程中,须监测血 β-HCG,并注意生命体征和腹痛变化,定期复查 B 超。

2. 化学药物治疗

(1) 适应证:①输卵管妊娠未发生破裂或流产;②无明显内出血;③血 β-HCG<2000U/L;④输卵管妊娠包块直径小于4cm;⑤无药物治疗禁忌证。

(2) 保守性药物治疗:方法众多,如甲氨蝶呤(methotrexate MTX)、米非司酮(mifiprestone Ru486)、氟尿嘧啶(5-Flurouracil 5Fu)、天花粉、前列腺素(frostaglandin F2α,pgf2α)、高渗糖水、氯化钾等,但目前应用最多者为甲氨蝶呤(MTX)。

MTX 是一种十分有效的叶酸拮抗药,可抑制双氢叶酸还原酶,因而是抑制快速增长细胞如滋养层的理想药物,该药对以后的妊娠无副作用,并不增加流产率或畸形率,也不增加以后其他肿瘤的发生率。

给药方法:可用肌注或静脉注射,也可通过腹腔镜证实并直接注药于病变部位,或经阴道超声证实后并直接经阴道向病变部位注射药物。目前用药趋向于单次肌内注射。

单次肌注常用 1mg/kg 或 50mg/m² 计算,在注射 MTX 第四日和第七日测血 HCG,若治疗四至七日血 HCG 下降小于15%,应重复剂量治疗,然后每周重复至血 HCG 降至5U/L,一般需三至四周。药物治疗过程中需应用 B 超和 β-HCG 严密监护。若用药后 14 日 β-HCG 下降并连续3次阴性,腹痛缓解消失,阴道流血减少或停止者为显著,若病情无改善,或发生出血增多或输卵管破裂症状,应立即进行手术治疗。

3. 手术治疗 手术治疗适用于:①异位妊娠进展(如血 HCG 处于高水平,附件大包块等情况);②随诊不可靠者;③生命体征不稳定,有休克症状者;④诊断不明确;⑤期待疗法或药物疗法禁忌者。

(1) 输卵管切除术:对出血多,输卵管破坏严重,或患者无再生育要求者,可施行本手术,术时将输卵管全部切除。输卵管间质部妊娠患者应争取在破裂前手术,术中做子宫角部契型切除及患侧输卵管切除,必要时切除子宫。

(2) 保守性手术治疗

1) 输卵管切开术:即在输卵管病变部位系膜的对侧亦即游离部切开输卵管壁,取出或吸出妊娠物。这种手术可于腹腔镜下进行,亦可在剖腹探查时进行。行该手术的指征是:

病情稳定,腹腔内出血少;病变范围一般不超过 3cm 直径;输管未破或虽破但破损部很小;患者有生育愿望。鉴于可能有妊娠物遗留于腹腔内,特别是在腹腔镜下手术,应在术后做血清 β-HCG 随访。

2) 输卵管节段切除后端-端吻合术:对病变范围小,位于峡部的输卵管妊娠可做病变部的输卵管节段切除,然后做输卵管吻合术,效果良好。但目前自腹腔镜下手术开展以来,由于线性切开方法简便,应用该法者较少。

3) 伞部挤压或吸出术:位于壶腹部近伞端的输卵管妊娠,可用手指轻轻挤压使妊娠物排出或以小吸引器吸出。伞部的异位妊娠更易于轻轻剥离取出;如有出血则可以压迫止血或以电凝止血。

4) 腹腔镜手术:是近年来治疗异位妊娠的主要方法。手术时可在腹腔镜监视下穿刺输卵管的妊娠囊,吸出部分囊液后将药物注入,常用药物为甲氨蝶呤(MTX)50mg 一次注入妊娠囊内。也可于腹腔镜下切开输卵管,吸取胚胎后注入 MTX,或行输卵管切除术。

第二节 其他部位的妊娠

一、卵巢妊娠

卵巢妊娠是指受精卵在卵巢部位着床和发育。卵巢妊娠与输卵管妊娠的症状及体征极为相似,在临床上很难区分,同样可以有停经、腹痛、阴道出血、腹部压痛、反跳痛、子宫颈举痛、后穹隆触痛等。但卵巢妊娠破裂发生时间较早。尿妊娠试验阳性,腹部 B 超及阴道 B 超均难以区分输卵管妊娠及卵巢妊娠,没有腹腔镜的协助,患者常被误诊为输卵管妊娠。

卵巢妊娠的治疗以手术为主。手术时应尽量保留卵巢组织,可根据病灶的大小范围行卵巢妊娠病灶切除术,卵巢楔形病灶切除术或部分卵巢切除术。如卵巢破坏严重,可行附件切除术。一般不主张单纯卵巢切除而保留同侧输卵管,这样可致孕卵外游走,发生输卵管妊娠的机会增多。

对于术前诊断的尚未破裂的卵巢妊娠,可在 B 超介导下胚囊内注射杀胚药物,如甲氨蝶呤、前列腺素、氟尿嘧啶等作保守治疗,但疗效不确切,治疗期间仍有发生破裂的可能,此时仍需手术治疗。

二、腹腔妊娠

腹腔妊娠指妊娠位于输卵管、卵巢及阔韧带以外的腹腔内。可分为原发性和继发性两类。原发性腹腔妊娠少见,指受精卵直接种植于腹膜、肠系膜、大网膜等处。继发性腹腔妊娠绝大多数发生于输卵管妊娠破裂或流产后,胚胎自破裂部或伞部落入腹腔,但部分绒毛组织仍附着于原着床部位,存活并依附于附近的腹膜或脏器继续发育而成为腹腔妊娠。少数发生于卵巢异位妊娠破裂后,瘢痕子宫裂开,子宫腹腔瘘等。由于腹腔妊娠的胎盘血供差,胎儿不易存活。

根据患者病史,妊娠早期有剧烈腹痛或伴有阴道出血史,有慢性贫血貌。结合 B 超、腹部平片、子宫碘油造影、缩宫素激惹试验,即可诊断腹腔妊娠。

腹腔妊娠确诊后以手术治疗为主,手术的主要关键是胎盘的处理,如处理不当可以发生胎盘附着面的大量出血及脏器的损伤。故手术时应根据其胎盘附着部位、胎儿是否已死亡及死亡时间的长短以决定处理方法。如胎儿存活或死亡不久取出胎儿,在胎盘面的脐带附着处结扎切断脐带,胎盘留置腹腔内。留置的胎盘有可能机化吸收。如未吸收,以后考虑手术处理方案。如胎儿死亡已久,胎盘种植面积不大者,胎盘已萎缩,血窦多已关闭,可试行整个剥离取出。胎盘种植于子宫、输卵管、阔韧带或大网膜等处,可将胎盘连同邻近脏器一并切除。如留置胎盘于腹腔内,可以血清 β-HCG 观察其下降情况,大多数下降迅速,也有报告胎盘吸收时间有长达 5 年者。

三、宫颈妊娠

受精卵着床、发育在宫颈管内者称宫颈妊娠,极罕见,主要见于经产妇。主要症状为无痛性阴道流血或血性分泌物,也可为间歇性的阴道大量流血。妇科检查可见宫颈显著膨大成桶状,变软变蓝,宫颈外口扩张,边缘变薄,内口紧闭,子宫体大小及硬度正常。B超提示宫腔空虚,妊娠产物位于膨大的宫颈管内。

宫颈妊娠确诊后可行吸刮宫颈管术或搔刮宫颈管术。近年来为降低术中大出血风险,术前可采用 MTX 治疗。MTX 每日肌注 20mg 共五日,或 MTX 单次肌注 $50mg/m^2$,或将 MTX50mg 直接注入妊娠囊内。在采用 MTX 治疗的同时也可行子宫动脉栓堵术以减少术中出血并做好输血准备;术后用纱布条填塞宫颈止血,如止血效果不佳,可行双侧髂内动脉结扎,必要时应及时行全子宫切除以挽救生命。

(花敏慧　姚　微　张玉泉)

第六章　妊娠晚期出血

第一节　前置胎盘

胎盘在正常情况下附着于子宫体部的后壁、前壁或侧壁。妊娠28周后,胎盘附着于子宫下段,甚至胎盘下缘达到或覆盖宫颈内口,其位置低于胎先露部,称为前置胎盘(placenta previa)。是妊娠期的严重并发症,处理不当可危及母儿生命安全。所以,它是引起孕产妇死亡和围生儿死亡的重要原因之一。

【病因】　尚不清楚。高龄产妇(>35岁)、经产妇及多产妇、吸烟或吸毒品妇女为高危人群。其病因可能与以下因素有关。

1. 子宫内膜病变与损伤　多次刮宫、分娩、子宫手术等易引起内膜瘢痕形成,再受孕时蜕膜发育不良,使孕卵种植下移;或因子宫内膜血供不足,为获得更多血供及营养,胎盘面积增大,因而导致前置胎盘。前置胎盘患者中85%～90%为经产妇,瘢痕子宫妊娠后前置胎盘发生率是无瘢痕子宫的五倍。

2. 胎盘异常　双胎或多胎妊娠时,胎盘面积过大而延伸到子宫下段,所以前置胎盘的发生率较单胎胎盘高一倍;主胎盘位置正常而副胎盘位于子宫下段接近宫颈内口;膜状胎盘大而薄,可扩展到子宫下段。

3. 受精卵滋养层发育迟缓　受精卵到达宫腔后,滋养层未发育到可以着床的阶段,继续向下游走到达子宫下段,并在该处着床而发育成前置胎盘。

【分类】　按胎盘下缘与宫颈内口的关系,分为3种类型(图2-6-1)

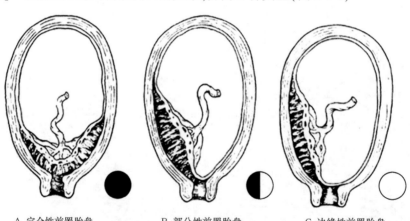

A. 完全性前置胎盘　　B. 部分性前置胎盘　　C. 边缘性前置胎盘

图 2-6-1　前置胎盘的类型

(1) 完全性前置胎盘(complete placenta previa):子宫颈内口完全为胎盘所覆盖。

(2) 部分性前置胎盘(partial placenta previa):子宫颈内口部分为胎盘所覆盖。

(3) 边缘性前置胎盘(marginal placenta previa):胎盘种植于子宫下段,其边缘不超越子宫颈内口。

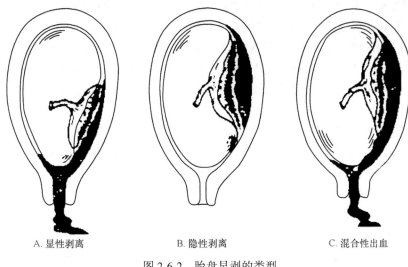

A. 显性剥离　　　　B. 隐性剥离　　　　C. 混合性出血

图 2-6-2　胎盘早剥的类型

由于晚期妊娠临产后宫颈口的扩张,可以使宫颈口与胎盘的关系发生改变,例如临产前的完全性前置胎盘,临产后宫颈口扩大而成为部分性前置胎盘,因此其分类应根据处理前的最后一次检查而定。

【临床表现】

1. 症状　妊娠晚期或临产时,无痛性并反复地阴道出血是前置胎盘的典型症状。前置胎盘是一种异常位置的种植,当子宫下段或宫颈与胎盘的关系发生改变时,即子宫下段的延展或宫颈的扩展,而胎盘不能随之作相应的变化,其结果就是出现相互之间的位移,胎盘与种植部位发生剥离,其下的血窦破裂出血。前置胎盘出血前无明显诱因,初次剥离的区域往往不大,出血不多,若凝血机制正常,出血可以自行停止。但剥离可再次发生,剥离面积增大,出血量增多,如此反复多次,也有初次即发生致命性大出血而导致休克。阴道流血发生迟早、反复发生次数、出血量多少与前置胎盘类型有关。根据一般规则,完全性前置胎盘出血时间早而反复次数多,出血常可早至 28 周,甚至中期妊娠即有出血,有时一次出血即进入休克状态。边缘性前置胎盘出血时间晚,常在 36 周以后或临产时方有出血,量亦较少;部分性前置胎盘则处于两者之间。

2. 体征　患者一般起情况与出血量有关,大量出血呈现面色苍白、脉搏增快、血压下降等休克表现。腹部检查:子宫软,无压痛,大小与停经时间相符。胎儿因子宫下段有胎盘占据,影响其下降,故往往高浮,易伴发胎位异常。反复出血或一次出血过多可使胎儿宫内缺氧,严重者胎死宫内。

【诊断】

1. 病史及临床表现　既往患者有多次刮宫、多次分娩史、子宫手术史,妊娠中、晚期或临产后有无痛性阴道出血,特别是反复阴道出血,若出血早、量多完全性前置胎盘可能性大。

2. 体征　初次少量出血患者可无特殊表现,反复多次出血或一次大量出血,患者有贫血貌,严重出血可出现休克;腹部检查胎头高浮,或为臀位;耻骨联合上方可听到胎盘杂音。

3. 超声检查 自 B 型超声波检查问世以后，它迅速地成为检查前置胎盘的最佳方法，简单、安全、准确及无创伤性是其主要特点。B 超诊断前置胎盘时必须注意妊娠周数。中期妊娠时胎盘占据宫壁一半面积，邻近或覆盖宫颈内口的机会较多，故有半数胎盘位置较低。晚期妊娠后，子宫下段形成及向上扩展成宫腔的一部分，大部分胎盘上移而成为正常位置胎盘。所以，若妊娠中期 B 型超声检查发现胎盘前置者，不宜诊断为前置胎盘，而应称为胎盘前置状态。

4. 产后检查胎盘和胎膜 对于产前出血患者，产后应仔细检查胎盘胎儿面边缘有无血管断裂，可提示有无副胎盘；若前置部位的胎儿母体面有陈旧性黑紫色血块附着，或胎膜破口距胎盘边缘距离<7cm，则为前置胎盘。

【鉴别诊断】

1. 胎盘早剥 严重胎盘早剥表现为突发的持续性腹痛、腰酸、腰背痛，无阴道流血或少量阴道流血，贫血程度与外出血量不相符，子宫硬如板状，但轻型的胎盘早剥有时与前置胎盘临床表现相似，B 超检查可发现胎盘后血肿，对诊断胎盘早剥有确诊价值。

2. 宫颈息肉 检查宫颈时见宫颈口外有舌状突出物，触之易出血，病理活检可确诊宫颈息肉。

3. 宫颈癌 妊娠伴发本病的发病率低，检查宫颈时发现宫颈上菜花状赘生物，触之易出血，病理活检可确诊。

【对母儿的影响】

1. 产时、产后出血 若行剖宫产时，如子宫切口无法避开胎盘，则出血明显增多。胎儿分娩后，子宫下段肌组织菲薄，收缩力差，既不能使附着于此处的胎盘完全剥离，又不能有效收缩压迫血窦而止血，所以常发生产后出血，量多难以控制。

2. 植入性胎盘 前置胎盘偶可合并胎盘植入，由于子宫下段蜕膜发育不良，胎盘绒毛可穿透底蜕膜侵入子宫肌层形成植入性胎盘，使胎盘剥离不全发生产后出血。

3. 贫血和感染 产妇出血，贫血而体弱，加上胎盘剥离面又靠近宫颈内口，易发生感染。

4. 围生儿预后不良 出血量多可致胎儿缺氧或宫内窘迫。有时因大出血而必须提前终止妊娠，新生儿死亡率高。

【处理】 原则是抑制宫缩、止血、纠正贫血及预防感染。根据出血量、休克程度、妊娠周数、胎儿宫内情况而采取相应的处理。

1. 期待疗法 原则是在确保母婴安全的前提下，延长孕龄，保护胎儿生存，降低围生儿病死率。适用于妊娠<34 周、胎儿体重<2000g、胎儿存活、阴道流血不多、一般情况良好的孕妇。

前置胎盘一旦确定诊断，应住院观察。测定血型、备血、绝对静卧休息，孕妇常采取左侧卧位，以解除右旋子宫对下腔静脉的压迫，有利于改善胎盘的血液循环。避免过多的或粗暴的腹部检查、阴道检查和肛查，保持大便质软通畅，减少突然增加腹内压。采取阴道 B 型超声检查时操作应轻柔，减少出血机会；监护胎儿宫内情况；纠正孕妇贫血状况，维持正常血容量，使血细胞比容>0.30。

要达到止血的目的，必须抑制宫缩。这对前置胎盘的期待治疗及成功地延长孕龄起积极的作用。常用药物有硫酸镁、利托君、沙丁胺醇等抑制宫缩，密切监护胎儿宫内情况，大于32孕周者,可给予地塞米松10mg静脉或肌内注射,每日两次,连用2~3次,以促进胎儿肺成熟。急需时可羊膜腔内一次性注射。

妊娠36周左右,胎儿成熟后适时分娩,不能因暂时无出血或血量少而长期继续等候,一旦发生急性出血及(或)自然临产才终止妊娠,就失去了期待疗法的意义。

2. 终止妊娠

(1) 终止妊娠指征:孕妇反复多量出血致贫血甚至休克者,此时不论孕周大小,胎儿成熟与否,为了母亲安全应立即终止妊娠;胎龄达36周以后;胎儿成熟度检查提示胎儿肺成熟者;胎龄未达36周,出现胎儿窘迫征象或胎儿电子监护发现胎心异常者。

(2) 终止妊娠方式

1) 剖宫产术:这已成为前置胎盘终止妊娠的主要方式,也是抢救前置胎盘大出血的根本措施,能在短时间内迅速结束分娩和制止出血,对母儿均较安全。前置胎盘行剖宫产时一定要做好防止和抢救出血的准备,强调有备无患。对前置胎盘患者决定剖宫产时,应通过B型超声检查了解胎盘种植的位置,位置的高低及胎位等情况,以便事先设计好切口的部位及取出胎儿的方法。另外须做作好输血及抢救母婴的准备。

胎儿娩出后立即在子宫肌壁内注射宫缩剂如缩宫素20U或麦角新碱0.2~0.4mg,并将切口边缘以卵圆钳钳夹止血,迅速徒手剥离胎盘,热盐水大纱垫压迫止血。宫缩剂不能奏效出血较多者,最简捷的方法是在吸收性明胶海绵上放凝血酶或巴曲酶,快速置出血部位再加纱垫压迫,压迫的时间至少在10分钟以上,对大的开放的血窦,血如泉涌者,单纯用压迫不能奏效,可用可吸收线局部"8"字缝扎,双侧子宫动脉或髂内动脉结扎、栓塞及纱布填塞宫腔法。如无效或合并胎盘植入,可行子宫全切除或次全子宫切除术(应完全切除胎盘附着的出血处)。

2) 阴道分娩:仅适用于边缘性前置胎盘,枕先露,阴道出血不多,估计在短时间内能结束分娩者。决定阴道分娩后,在备血、输液的条件下行人工破膜,破膜后胎头下降压迫胎盘止血,并加强宫缩促进分娩,若破膜后胎头下降不理想,仍有出血,或分娩进展不顺利,应立即改行剖宫产术。

(3) 紧急转运:如患者有阴道大出血,而当地无条件处理者,紧急补液,最好能争取输血,同时在外阴消毒后,用大纱条填塞压迫止血后转运。

【预防】 采取有效的避孕措施,避免多次人工流产及刮宫损伤,预防感染。发生妊娠期出血时,应及时就诊,及早作出诊断和处理。

第二节 胎盘早剥

胎盘早剥(placental abruption)是指妊娠20周后或分娩期,正常位置的胎盘在胎儿娩出前,部分或全部从子宫壁剥离。胎盘早期剥离是妊娠晚期严重并发症,往往起病急骤,进展快,如诊断处理不及时会发生严重并发症如弥散性血管内凝血(DIC)、肾衰竭及产后出血,严重威胁母儿生命。

【病因】 胎盘早剥确切的原因和发病机制不清,可能与以下因素有关。

1. 孕妇血管病变 胎盘早剥多发生于子痫前期、子痫、慢性高血压及慢性肾脏疾病的孕妇。其发病机制主要是胎盘附着部位的底蜕膜螺旋小动脉发生痉挛,急性动脉粥样硬化,引起远端毛细血管缺血、坏死、破裂而出血,形成血肿,逐步扩大,使胎盘与子宫壁剥离而导致胎盘早期剥离。若孕妇原来就有血管病变如原发性高血压再并发妊高征,使血管病变加剧,则发生胎盘早期剥离的机会更多。

2. 机械因素 腹部外伤或直接被撞击、性交、外倒转术等可诱发胎盘早剥;临产后脐带过短也可使胎盘自子宫壁剥离。

3. 宫腔内压力骤减 羊水过多时突然破膜,或双胎分娩时第一胎儿娩出过快,使宫内压骤减,子宫突然收缩而导致胎盘早剥。

4. 子宫静脉压升高 妊娠晚期或临产后,孕妇长时间仰卧位,妊娠子宫压迫下腔静脉使回心血流量减少,子宫静脉淤血使静脉压升高,导致蜕膜静脉床淤血或破裂而发生胎盘剥离。

除上述因素外,近年来发现一些高危因素,如吸烟、酗酒、吸食可卡因等不良生活习惯;高龄孕妇、经产妇易发生胎盘早剥。

【病理】 胎盘早期剥离的主要病理变化是底蜕膜出血,形成血肿,使胎盘自附着处剥离。按病理类型,胎盘早剥可分为显性、隐性和混合性三种。若剥离面积小,出血停止后血液很快凝固,临床多无症状,只是凝血块压迫胎盘,在胎盘母体面上遗留一压迹,往往于产后检查胎盘时方发现;若剥离面积大,继续出血形成胎盘后血肿,使胎盘剥离部分不断扩大,此时因胎儿尚未娩出,子宫不能收缩,故不能起止血作用,出血不断增多,可冲破胎盘边缘,沿胎膜与子宫壁之间经宫颈管向外流出,即为显性剥离(revealed abruption)或外出血。若胎盘边缘仍附着于子宫壁上,或胎膜与子宫壁未分离,或胎头固定于骨盆入口,都能使胎盘后血液不能外流,胎盘后血肿逐渐增大,胎盘剥离面也随之扩大,宫底不断升高,即为隐性剥离(conealed abruption)或内出血。当隐性出血积聚过多时,血液仍可冲开胎盘边缘与胎膜而外流,形成混合型出血(mixed hemorrhage)。有时出血可透过羊膜进入羊水中成为血性羊水

隐性胎盘早剥,血液不能外流,出血逐渐增多而形成胎盘后血肿,因之压力增加,使血液浸入子宫肌层,引起肌纤维分离、断裂、变性,血液浸入甚至可达浆膜层,子宫表面呈现紫蓝色瘀斑,尤以胎盘附着处为著,称子宫胎盘卒中(uteroplacental apoplexy)。此时肌纤维受血液浸润,收缩力减弱,造成产后大出血。有时血液还可渗入腹腔,也可浸润至阔韧带,输卵管等处。

严重胎盘早剥,剥离处的坏死胎盘绒毛和蜕膜组织,释放大量组织凝血活酶进入母体循环,激活凝血系统导致 DIC。肺、肾等脏器形成微血栓,引起脏器损害。血小板及纤维蛋白原等凝血因子大量损耗,最终激活纤维蛋白溶解系统,产生大量纤维蛋白降解产物(FDP),继而引发纤溶亢进,加剧凝血功能障碍。

【临床表现及分类】 国外多采用 Sher(1985)分类法,将胎盘早期剥离分为Ⅰ、Ⅱ、Ⅲ度。

我国将其分成轻、重 2 型。轻型相当于 Sher Ⅰ度,重型包括 Sher Ⅱ、Ⅲ度。

胎盘早期剥离最常见的典型症状是伴有疼痛性的阴道出血,然而胎盘早期剥离的症状和体征的变化是较大的。

1. 轻型 分Ⅰ度,Ⅱ度多以外出血为主,胎盘剥离面通常不超过胎盘面积的 1/3,在

分娩期多见。主要症状为较多的阴道出血,色暗红,可伴有轻度腹痛或腹痛不明显,贫血体征不显著。检查:子宫软,宫缩有间歇,子宫大小与妊娠周数相符,胎位清楚,胎心率多正常,若出血量多胎心率可有改变。腹部压痛不明显或仅有局部轻压痛(胎盘剥离处)。产后检查胎盘母体面有凝血块及压迹。少数病例仅靠产后在胎盘检查时才发现有胎盘早剥。

2. 重型 以内出血和混合性出血为主,胎盘剥离面超过胎盘面积的1/3,伴有较大的胎盘后血肿,多见于重度妊高征,主要症状是突然发生的持续性腹痛、腰酸、腰背痛、疼痛程度与胎盘后积血多少呈正相关,严重时可出现恶心、呕吐、面色苍白、出汗、脉弱、血压下降等休克征象。其临床表现的严重程度与外出血不相符,常为隐性胎盘早期剥离。检查:子宫触诊硬如板状,处于高张状态,无间隙性放松,子宫有压痛且超过妊娠月份的大小,并随病情发展宫底不断升高,胎位摸不清,若胎盘剥离面积超过1/2或以上,胎儿常因严重缺氧而死亡。

【辅助检查】

1. B 型超声 重型胎盘早期剥离根据临床症状和体征即可确诊。对于症状轻、不典型,经临床检查不能确诊的病例应行 B 型超声检查。典型声像图显示胎盘与子宫壁之间出现边缘不清楚的液性低回声区,胎盘异常增厚或胎盘边缘"圆形"裂开,同时可见胎儿的宫内状况。但 I 型胎盘早剥血液已流出未形成血肿时,见不到上述典型图像,所以超声诊断即使阴性也不能排除胎盘早剥。

2. 实验室检查 主要了解贫血程度及凝血功能检查,重症患者做 DIC 筛选试验(血小板计数,凝血酶原时间,纤维蛋白原测定),纤溶确诊试验(凝血酶时间,优解蛋白溶解时间,血浆鱼精蛋白副凝试验)。肾功能检查了解其有否损害及损害程度。

【诊断与鉴别诊断】 依病史、症状、体征,结合实验室检查结果可作出临床诊断。轻型患者症状不典型时,需通过 B 超检查确诊;重症患者临床症状典型,诊断多无困难,关键应了解病情严重程度,并与以下晚期妊娠出血性疾病相鉴别。

1. 前置胎盘 其症状往往为无痛性阴道流血,阴道流血量与贫血程度呈正比,通过 B 超可鉴别。

2. 先兆子宫破裂 与重型胎盘早剥鉴别。子宫先兆破裂常发生于产程中,患者宫缩强烈,下腹疼痛拒按,胎心异常,可有少量阴道出血,腹部可见子宫病理性缩腹环,伴血尿。

【并发症】

1. 弥散性血管内凝血(DIC) 重型胎盘早期剥离,尤其是胎死宫内者很有可能发生 DIC 和凝血功能障碍。临床表现为皮下、黏膜下或注射部位出血,子宫出血不凝或仅有软凝血块,甚至发生尿血、咯血或呕血。

2. 产后出血 产后子宫收缩乏力及凝血功能障碍均可发生产后出血。临床表现为胎盘娩出后发生大量阴道出血,血液不凝固,检查发现宫底不清,子宫轮廓不明显,患者出现脸色苍白、表情淡漠、出冷汗、脉率增加、血压下降等出血性休克症状。

3. 羊水栓塞 胎盘早期剥离时,剥离面的子宫血窦开放,破膜后羊水流入开放的子宫血管进入母体循环,形成栓子在肺脏造成肺栓塞,从而引起肺动脉高压、呼吸循环衰、DIC、多脏器损伤等一系列羊水栓塞症状,多在胎儿娩出前发生。如果抢救不及时,有可能危及患者的生命。

4. 急性肾衰竭 重型胎盘早期剥离多由重度妊娠高血压综合征引起。子痫前期或子痫时,肾内小动脉痉挛从而引起组织缺氧,肾小球血管内皮细胞肿胀、体积增大,使血流阻滞;肾脏缺血;而胎盘早剥时失血过多、休克及 DIC 等因素,使肾血流量急骤减少,严重时可使双肾皮质或肾小管发生缺血坏死,出现急性肾衰竭。

【处理】 胎盘早剥危及母儿生命,母儿的预后取决于处理是否恰当及时。

1. 纠正休克 立即予面罩吸氧,积极开放静脉通路,快速补足血容量,使血细胞比容>0.30,尿量>30ml/h,输新鲜血尚可补充凝血因子。

2. 及时终止妊娠 胎盘早剥后,由于胎儿未娩出,胎盘剥离可能继续加重,出血难以控制,持续时间越长,病情越严重,出现并发症的机会也越大,因此一旦确诊重型胎盘早剥,必须及时终止妊娠。

(1) 经阴道分娩:经产妇一般情况较好,病情较轻以显性出血为主,子宫颈口已开大,估计短时间内能迅速结束分娩者,可选择经阴道分娩。先行人工破膜使羊水缓慢流出,减少子宫容积,并用腹带包裹腹部,压迫胎盘使其不再继续剥离,并可促进宫缩,必要时静脉滴注缩宫素缩短产程。产程中,密切观察患者的血压、脉搏、子宫底高度、宫缩与出血情况及胎儿情况,一旦发现异常情况,及时处理,必要时改行剖宫产。

(2) 剖宫产:因剖宫产是快速终止妊娠,抢救母儿生命的有效措施,出现下列情况应立即行剖宫产术:①重型胎盘早期剥离,特别是初产妇,不能在短时间内结束分娩者;②轻型胎盘早期剥离,出现胎儿窘迫征象,须抢救胎儿者;③重型胎盘早期剥离,孕妇病情恶化,即使胎死宫内者;④破膜后产程无进展者。术前应常规检查凝血功能,并备足新鲜血、血浆和血小板等。术中取出胎儿与胎盘后,应立即给予宫缩剂并按摩子宫,子宫收缩良好可以控制产后出血。若发现子宫不收缩、子宫胎盘卒中而无法控制出血时,应快速输入新鲜血及凝血因子,并行子宫切除术。

(3) 凝血功能异常的处理:在迅速终止妊娠去除病因的基础上,才能阻断促凝物质继续进入母血循环,从而阻止 DIC 的发展。

1) 肝素应用:应用肝素治疗虽有很大争议,但多主张在 DIC 的高凝阶段应用。但胎盘早剥并发 DIC 的关键处理在于终止妊娠杜绝凝血活酶来源,从而阻止凝血活酶继续进入血循环。对于已发生凝血障碍而有活动性出血的患者来说,禁止使用肝素治疗。

2) 补充凝血因子:及时足量输入新鲜血是补充血容量及凝血因子的有效措施,为纠正血小板减少,可输新鲜血小板浓缩液。如无新鲜血时,可选新鲜冰冻血浆应急,1L 的新鲜冰冻血浆含纤维蛋白原 3g,且可提高 Ⅴ、Ⅷ 因子至最低有效水平。同时还可输注冷凝沉淀物,凝血酶原复合物等。如血纤维蛋白原低于 2g/L,应输纤维蛋白原 3~6g,基本可恢复血纤维蛋白原水平。

3) 抗纤溶治疗:若妊娠已终止而 DIC 由高凝阶段转入纤溶亢进阶段,出血不止,可应用抗纤溶药物以抑制纤维蛋白溶酶原的激活因子,使纤维蛋白溶酶原不能转变为纤维蛋白溶酶,纤维蛋白就不溶解,常用氨基己酸 4~6g,氨甲环酸 0.25~0.5g,或酚苄明 0.1~0.2g 溶于 5% 葡萄糖液 100ml 内静脉滴注。

(4) 防止肾衰竭:患者出现少尿(尿量<17ml/h)或无尿(尿量<100ml/24h),应静注呋塞米 40~80mg,必要时重复,3 小时后尿量仍不增多,或出现氮质血症、电解质紊乱、代谢性酸中毒等严重肾衰竭时,可行血液透析治疗。

【预防】 建立健全孕产妇三级保健制度,对妊娠期高血压疾病及慢性肾炎孕妇,应加强孕期管理,并积极治疗。防止腹部外伤,高危患者不主张行倒转术,妊娠晚期避免长时间仰卧,人工破膜应在宫缩间歇期进行。

(倪惠华　姚　微　张玉泉)

第七章 妊娠合并内科疾病

第一节 妊娠合并心脏病

妊娠期间,孕妇体内一系列变化会使心血管负担增加。在正常情况下,心脏通过代偿可以承受,但如果孕妇本身患有心脏疾病,额外负担可造成心脏功能的进一步减退,甚至引起心衰,威胁母婴生命。妊娠合并心脏病在我国孕产妇死因顺位中高居第二位,为非直接产科死因的第一位。

一、妊娠对心血管系统的影响

1. 妊娠期 孕妇的总血容量在妊娠期增加约30%~40%。妊娠早期主要引起心输出量的增加,妊娠中晚期主要以增加心率来适应血容量的增加,分娩前1~2个月每分钟心率约增加10次。血容量的增加一般从妊娠第6周开始,32~34周达到高峰,此时心脏负担亦最重,此外,水、钠的潴留、氧耗量的增加、子宫血管区含血量的增加、胎盘循环的形成以及因横膈上升使心脏位置改变等均使心脏的负担随妊娠期的增长而逐渐加重。

妊娠期约2%~30%的孕妇可因体位改变引起心输出量的减少而感到不适。如孕妇仰卧后,子宫(胎儿、羊水、胎盘)压迫孕妇下腔静脉,因而阻碍血流回心,使血压降低而发生"仰卧位低血压综合征"。

2. 分娩期 分娩期心脏的负荷更为沉重,第一产程周围血循环的阻力和回心血均有所增加,临产后,每次宫缩约有250~500ml血液被挤入人体循环,使心输出量增加约20%,平均动脉压增高约10%,左心室负荷进一步加重。第二产程除宫缩外,腹肌与骨骼肌亦收缩,周围循环阻力更增,加上产时用力进气,肺循环压力显著增高,同时腹压加大,使内脏血涌向心脏,故心脏负担此时最重。第三产程胎儿娩出后子宫缩小,胎盘循环停止。子宫血窦内约500ml血液突然进入体循环中,易引起心衰;另一方面,由于腹内压骤减,大量血液都淤滞于内脏血管床,回心血严重减少,造成周围循环衰竭。

3. 产褥期 产后3日内心脏的负担仍然较重,此时组织内潴留的水分开始回到血循环,同时宫缩使部分血液进入血循环,使得体循环血量再度短暂的增加。因此,产褥期仍应警惕心力衰竭的发生。

二、妊娠合并心脏病种类

(一)风湿性心脏病

1. 二尖瓣狭窄 最多见,占风心病的2/3~3/4。二尖瓣狭窄使血液从左心房进入左心室受阻,此时血流只能通过异常增高的左心房与左心室压力阶差(跨瓣压)来推动,可发生肺淤血和肺水肿。孕期血容量增加、心输出量增加、心率加快,左心房内压上升,心代偿能力下降,临产时子宫收缩、屏气均使心脏负荷进一步增加,产后子宫缩复和胎盘分流关闭均使回心血流显著增加,左心房压上升,可导致急性肺水肿。

2. 二尖瓣关闭不全 风湿性二尖瓣关闭不全多与狭窄并存。单纯性二尖瓣关闭不全,能较好适应心脏负荷增加,一般情况下能耐受妊娠。

3. 主动脉瓣关不全及狭窄 妊娠期外周阻力降低使得主动脉瓣反流减轻,一般可耐受妊娠;单纯性主动脉瓣狭窄较少见,轻型常能安全地度过妊娠、分娩及产褥期,重型者可发生充血性心力衰竭,甚至突然死亡。

(二) 先天性心脏病

1. 房间隔缺损 房间隔缺损是妊娠期最常见的先天性心脏病之一,而且有明显的家族遗传倾向。对于妊娠的影响取决于缺损面积的大小。一般缺损面积小于 $1cm^2$ 者多无症状,可耐受妊娠及分娩。若缺损面积大,可因妊娠期心脏负荷增加而出现心力衰竭。房间隔缺损面积大于 $2cm^2$ 者,最好孕前手术治疗后再妊娠。

2. 室间隔缺损 室间隔缺损的孕产妇只要不发生右向左分流,一般发生心力衰竭的少,能顺利度过妊娠与分娩。缺损较大者常会有肺动脉高压症状,并可出现右向左分流和心力衰竭。临产后可使肺动脉高压加重,导致血液右向左分流及发绀。后者妊娠风险大,不宜妊娠。

3. 动脉导管未闭 动脉导管未闭大多可在儿童期诊断并治愈。妊娠合并动脉导管未闭者,如导管细而分流少且肺动脉压正常,在分娩期易发生感染性心内膜炎,孕产期多经过顺利;如存在大的动脉导管未闭,大量的主动脉血向肺动脉分流,肺动脉高压使血流逆转出现发绀,进而诱发心力衰竭,子宫动脉氧饱和度下降,可危及胎儿。

4. 法洛四联症及艾森曼格综合征 此类患者常伴有红细胞增多症,对血容量增加和血流动力学改变耐受力差,妊娠期母儿死亡率高,故该病患者不宜妊娠。

5. 肺动脉狭窄 轻度狭窄者可度过妊娠期和分娩期,重度狭窄者可在孕期发生心力衰竭,顾宜手术矫正后妊娠。

6. 主动脉缩窄 妊娠合并主动脉缩窄者少见。此病常伴有其他心血管畸形,预后差。轻度主动脉窄缩患者可于严密观察下继续妊娠,中重度患者不宜妊娠。

7. 马方综合征 为结缔组织遗传性缺陷导致主动脉中层囊性退变,常累及升主动脉、主动脉弓和降主动脉,呈瘤样膨出,又称夹层动脉瘤。本病死亡原因多为动脉血管瘤破裂。患本病妇女不宜妊娠,妊娠后超声心动图发现主动脉根部直径大于 $4cm$,应劝其终止妊娠。本病患者妊娠时应严格限制活动,控制血压,必要时使用 β 受体阻滞剂以降低心肌收缩力。

(三) 围生期心肌病

围生期心肌病(peripartum cardiomyopathy,PPCM)是指既往无心脏病史,于妊娠最后 3 个月或产后 6 个月首次发生的以累及心肌为主的一种心肌病。目前认为年龄因素(>30 岁)、多产、营养不良、多胎、多产、妊高征、产后高血压等为其危险或易患因素。

临床表现早期可为乏力、运动耐力下降、劳力性呼吸困难和水肿,进而出现端坐呼吸或夜间阵发性呼吸困难、咳粉红色泡沫样痰等急性左心衰的症状。也可出现继发于左心衰的右心衰征象,如淤血性肝大、颈静脉怒张、肝颈静脉回流征阳性、下肢水肿等。部分病例由于心腔内附壁血栓脱落,可导致肺动脉或体动脉栓塞。体检可发现心脏普遍扩大,搏动弱而弥散,心音低钝,心尖区常可闻及病理性第三心音或奔马律,可有二尖瓣收缩期反流性杂音。双肺叩诊有散在湿啰音,颈静脉怒张、肝大、下肢水肿。心电图示左心室肥大,ST 段及 T 波异常,可伴各种心律失常。

治疗主张休息、营养、低盐饮食的基础上,控制心力衰竭,有栓塞征象的可以适当使用肝素。曾患围生期心肌病、心力衰竭且遗留心脏扩大者应避免再次妊娠。

(四) 妊娠期高血压疾病性心脏病

妊娠期高血压孕妇,既往无心脏病症状及体征,而突然发生以左心衰竭为主的全心衰竭称妊娠期高血压疾病性心脏病。这是由于冠状动脉痉挛,心肌缺血,周围小动脉阻力增加,水钠潴留,血黏度增加而诱发的急性心功能衰竭。如诊断及时,治疗得当,常能度过妊娠及分娩,多不留器质性心脏疾病。

(五) 心肌炎

本病可发生于妊娠的任何阶段,是心肌本身局灶性或弥漫性炎性病变。主要与病毒感染有关。可为隐匿性发病,临床上表现为发热、咽痛、咳嗽、恶心呕吐、乏力、心悸胸痛、呼吸困难和心前区不适等。查体可发现心动过速,与发热不相关,心律失常、心脏增大等。心电图提示 ST 段和 T 波改变及各种心律失常。实验室检查可见白细胞增高,血沉加快,CRP 增加,心酶谱增高,血清抗体滴度增加等均有助于诊断心肌炎。心功能严重受累者孕期发生心力衰竭可能性大。柯萨奇 B 组病毒感染所致心肌炎可导致胎儿宫内感染。

三、妊娠合并心脏病对胎儿的影响

妊娠合并心脏病患者在妊娠期如心脏代偿不足,心功能恶化,可导致流产、早产、死胎、胎儿宫内发育迟缓、胎儿窘迫及新生儿窒息等情况发生。心功能良好者多以剖宫产结束分娩。一些治疗心脏疾病的药物对胎儿也存在毒性反应。另外,一部分先天性心脏病与遗传因素有关,如室间隔缺损、肥厚性心脏病、马方综合征等均有较高的遗传性。

四、妊娠合并心脏病的诊断

(1) 既往有先天性心脏病或风湿热病史,有心悸气短、心力衰竭史,以及曾被确诊有器质性心脏病患者。

(2) 心功能异常症状:如心悸气急、胸闷胸痛、劳累性呼吸困难、夜间端坐呼吸、咳嗽咯血等。

(3) 心功能异常体征:发绀、柱状指、持续性颈静脉怒张、水肿、肝大等。心脏听诊可闻及舒张期或 3 级以上粗糙的全收缩期杂音。有心包摩擦音、舒张期奔马率、交替脉等。须注意的是,妊娠期心脏工作量增大,心尖部第一心音和肺动脉瓣第二心音增强,并可有收缩期杂音,属生理性杂音。

(4) 心电图有严重心律失常,如房颤、房扑、Ⅲ度房室传导阻滞、ST 段以及 T 波异常改变等;X线检查显示心脏明显扩大,个别心腔扩大;超声心动图提示心腔扩大、心肌肥厚、瓣膜运动异常、心脏结构畸形等。

五、早期心力衰竭的诊断

妊娠合并心脏病患者若出现下述症状与体征,应考虑为早期心力衰竭:
(1) 轻微活动后即出现胸闷、心悸、气短。
(2) 夜间常因胸闷而坐起呼吸,或到窗口呼吸新鲜空气。
(3) 休息时心率每分钟超过110次,呼吸频率每分钟超过20次。
(4) 肺底部出现少量持续性湿啰音,咳嗽后不消失。

六、心脏病孕妇心功能分级

纽约心脏病协会(NYHA)依据患者病情将心功能分为4级:
Ⅰ级:一般体力活动不受限。
Ⅱ级:一般体力活动稍受限,活动后心悸、轻度气短,休息时无症状。
Ⅲ级:一般体力活动显著受限,休息时无不适,轻微日常工作即感不适、心悸、呼吸困难,或既往有心力衰竭史者。
Ⅳ级:不能进行任何体力活动,休息时仍有心悸、呼吸困难等心力衰竭表现。

七、心脏病孕妇妊娠耐受力的判断

1. 可以妊娠 心脏病变较轻,心功能Ⅰ—Ⅱ级,既往无心力衰竭史,亦无其他并发症者。

2. 不宜妊娠 心脏病变较重,心功能Ⅲ—Ⅳ级,既往有心力衰竭史、肺动脉高压、右向左分流型先天性心脏病、严重心律失常、风湿热活动期、心脏病并发细菌性心内膜炎、心肌炎遗留有严重的心律不齐、围生期心肌病遗留心脏扩大,上述患者极易发生心力衰竭,不宜妊娠。凡属不宜妊娠的患者应在妊娠早期行治疗性人工流产。

八、常见并发症

(一) 心力衰竭

多发生在妊娠32~34周、分娩期及产褥期。风湿性心脏病二尖瓣狭窄合并妊娠时,在孕3个月至足月分娩及分娩结束期间,随时可能发生肺水肿,心力衰竭,以右心衰竭居多;单纯二尖瓣关闭不全能较好地适应妊娠、分娩和产褥期心脏负荷的增加,很少发生心衰。主动脉狭窄在风湿性心脏病中较少单独存在,合并妊娠时罕有心衰;主动脉关闭不全孕妇通常能顺利度过妊娠及分娩期。心功能Ⅲ级以上者发生心衰的危险性较大。若孕妇同时伴感染、输血输液过多、过量或剧烈运动及合并其他疾病时易促使发生心衰。

(二)心律失常

风湿性二尖瓣狭窄及关闭不全孕妇心房颤动的发生率高,主动脉瓣狭窄患者除可发生心房颤动外还可出现房室传导阻滞,而主动脉瓣关闭不全孕妇以室性心律失常常见。

(三)缺氧和发绀

妊娠时外周血管阻力降低,使原有的发绀型心脏病患者发绀症状加重,左至右分流先心病患者可因肺动脉高压及分娩失血等因素诱发暂时性右向左分流,引起缺氧和发绀。

(四)静脉栓塞和肺栓塞

妊娠时血液呈高凝状态,若合并心脏病伴静脉压增高、静脉血流淤滞者可形成深静脉血栓,一旦栓子脱落,可诱发肺栓塞,是孕产妇的重要死因之一。

(五)亚急性感染性心内膜炎

孕妇在妊娠、分娩及产褥期机体抵抗力下降,易合并感染如呼吸道、泌尿道及生殖道感染,可因菌血症而并发感染性心内膜炎,如不及时治疗可诱发心衰,最终导致死亡。

九、治 疗

患有心脏病的育龄妇女在孕前一定要明确是否可以妊娠。允许妊娠者要从孕早期开始定期进行产前检查,孕20周以前应每2周产检一次,20周以后每周1次。发现早期心力衰竭征象应立即住院。孕期经过顺利者,应在孕36~38周提前住院待产。不宜妊娠的心脏病妇女应在妊娠12周前行人工流产;妊娠超过12周的妇女,其终止妊娠的风险不亚于继续妊娠和分娩,应密切监测,积极预防心力衰竭,使之安全度过妊娠期和分娩期,顽固性心力衰竭者,应与内科医生配合,在严密监护下行剖宫取胎。

(一)妊娠期

1. 一般治疗 稳定情绪,避免过重体力劳动,充分休息,每日保持10小时睡眠。提倡低盐、低脂、高蛋白饮食,多食富含维生素的食物。整个孕期体重不宜超过10kg,妊娠16周以后,每日食盐量不宜超过4~5g。防治妊娠期高血压疾病和其他并发症,积极预防和治疗引起心力衰竭的各种诱因,如上呼吸道感染、贫血、心律失常等。动态观察心脏功能,定期实行心脏超声检查,测定心脏射血分数、每分钟心输出量、心脏排血指数以及室壁运动状态,判断随妊娠进展心功能的变化。

2. 心力衰竭的治疗 绝对卧床休息,可取半卧位,持续吸氧。一般不主张预防性应用洋地黄,早期心衰者给予地高辛0.25mg,每日两次口服,2~3日后根据临床效果改为每日一次,一般不用饱和量心力衰竭加重时抢救用药,病情好转立即停药。注意孕妇对洋地黄类耐受性差,治疗剂量与中毒剂量接近,洋地黄过量会加重心力衰竭症状,如有条件作地高辛浓度监测;轻度心衰者给予小剂量噻嗪类利尿剂间断治疗,如氢氯噻嗪(双氢克尿噻)25mg,每2天1次,中重度心衰者予利尿剂如呋塞米20mg,2次/天,顽固心衰者联合应用利尿剂,注意长期利尿剂治疗引起低钾血症、低钠血症、代谢性碱中毒等并发症。急性心力衰竭时给予毛花苷C 0.2~0.4mg和呋塞米20~40mg静脉推注;硝酸甘油0.5mg舌下含服,继而硝酸甘油静脉滴注,初始剂量10μg/min,每5分钟增加5~10μg/min至症状缓解,用药期间严密观察血压,避免过低血压影响胎盘血流灌注,引起胎儿死亡。

3. 心律失常 妊娠合并风湿性心瓣膜病最常见的心律失常是房性心律失常,可用维拉帕米40~80mg口服,3次/天。阵发性室上性心动过速者给予维拉帕米5mg稀释后缓慢静脉推注,注意观察心律变化,转为窦性心律后立即停止静推。严重心功能不全者、低血压者禁用,合用地高辛者减量。室性心律失常如室性早搏可给予利多卡因50~100mg静脉推注,有效后以1~2mg/min静脉维持,或美西律(慢心律)每次150mg口服,3次/d。奎尼丁、胺碘酮对母儿副作用大,不宜使用。药物治疗不能转律的心房颤动,可考虑电复律,对胎儿、孕妇较安全,但心房已扩大的患者很容易再次转为房颤心律。严重缓慢性心律失常的孕妇可安置心脏起搏器。

4. 心脏手术指征 一般不主张在孕期行心脏手术,尽可能在幼年、孕前或延至分娩后再行手术。若孕早期出现循环障碍症状,孕妇不愿终止妊娠,内科治疗效果不佳,可考虑手术治疗。二尖瓣狭窄患者药物治疗无效,心功能Ⅲ—Ⅳ级,可进行经球囊分离术;瓣膜不适合分离术者进行瓣膜置换,手术宜在孕6个月内完成,但瓣膜置换术相对风险大,术中胎儿死亡率高,术后易发生流产等并发症。二尖瓣关闭不全妊娠中需手术者较少,除非发生抗生素治疗无效的感染性心内膜炎者,可进行人工瓣膜置换术。主动脉瓣狭窄妊娠期间出现药物不能控制的严重症状,可进行经皮球囊分离术或直视下交界分离术。主动脉瓣关闭不全妊娠期间一般不做特殊处理。人工瓣膜置换术后需长期应用抗凝剂,在妊娠及哺乳期最好选用肝素而不用华法林,因为华法林可通过胎盘屏障,也可进入乳汁,引起胎儿畸形及胎儿、新生儿出血危险。

(二) 分娩期

1. 阴道分娩 心功能Ⅰ—Ⅱ级,分娩条件佳者可考虑经阴道分娩。

(1) 第一产程:安慰及鼓励孕妇,缓解其紧张情绪。适当使用镇静药物,密切观察血压、脉搏、呼吸、心率。一旦出现心力衰竭征兆,应取半卧位,高浓度面罩吸氧,并予去乙酰毛花苷C 0.4mg加入25%葡萄糖20ml缓慢静注,必要时4~6小时重复给药0.2mg。产程开始后应注意抗感染治疗。

(2) 第二产程:要避免屏气加大腹压,尽量缩短第二产程。

(3) 第三产程:胎儿娩出后,可在产妇腹部放置沙袋,以防腹压骤降。防止产后出血过多,可静注或肌注缩宫素10~20U,禁用麦角新碱,以防静脉压增高。适当补液扩容,注意补液速度不宜过快。

2. 剖宫产 剖宫产可缩短分娩时间,减少血流动力学改变,减轻心脏负荷。对于胎儿偏大、产道条件不佳及心功能Ⅲ—Ⅳ级者,均应选择剖宫产。妊娠晚期心力衰竭患者应放宽剖宫产指征,如为严重心力衰竭,内科治疗不能奏效,可边控制心力衰竭边紧急剖宫产。术中麻醉以连续硬膜外阻滞麻醉为好,麻醉剂中不应加肾上腺素,麻醉平面不宜过高。为防止仰卧低血压综合征,可采取左侧卧位15°,上半身抬高30°。术中术后严格控制补液量。

(三) 产褥期

产后回心血量增加,有可能发生心力衰竭,特别是在 24 小时内,故仍要密切观察病情,及时做相应处理。应用广谱抗生素预防感染,直至产后 1 周左右无感染征兆时停药。原服用地高辛的继续服用。心功能 Ⅰ—Ⅱ 级者可以哺乳,Ⅲ 级及以上者不宜哺乳。

第二节 妊娠合并肝炎

病毒性肝炎是严重危害人类健康的传染病,当前已明确的病原有 5 种:甲型(HAV)、乙型(HBV)、丙型(HCV)、丁型(HDV)及戊型(HEV)肝炎病毒。甲、戊型肝炎以肠道(粪-口)途径传播为主,其他 3 型主要通过输血、注射、皮肤破损、性接触等肠道外途径感染。孕妇在妊娠任何时期都可被感染,其中以乙型肝炎最为常见。孕妇肝炎的发生率约为非孕妇的 6 倍,而急性重型肝炎为非孕妇的 66 倍,是我国孕产妇主要死亡原因之一。

【妊娠期肝脏的病理生理变化】 妊娠期肝脏形态大小无明显变化,由于胎盘循环的建立,肝脏血流量相对减少。孕晚期肝功能检查可发现:由于血液稀释,血清总蛋白降低,小于 60g/L,白蛋白降低,球蛋白因为网状内皮系统功能亢进而轻度升高。血清丙氨酸氨基转移酶和门冬氨酸氨基转移酶多在正常范围内,碱性磷酸酶、血清胆固醇、甘油三酯、总脂质、磷脂以及 $\alpha\beta$ 脂蛋白升高。凝血因子 Ⅱ、Ⅴ、Ⅶ、Ⅷ、Ⅸ、Ⅹ 均增加,纤维蛋白原约增加 50%。由于孕期雌激素水平增高,有些孕妇可能出现"肝掌"、"蜘蛛痣"。

孕期的生理变化可使肝脏负担加重,因而可使原有的肝脏疾病复杂化,影响临床诊断和治疗。妊娠对肝脏的影响主要表现在:妊娠期母体产生的多量雌激素需在肝脏灭活,妨碍肝脏对脂肪的转运和胆汁的排泄;孕期新陈代谢增加,营养物质消耗多,糖原储备低;孕早期妊娠反应使体内营养物质摄入不足,蛋白质缺乏,肝脏抗病功能降低;胎儿代谢产物需经母体肝脏解毒等。

【对母儿的影响】

1. 对母体的影响 妊娠早期合并病毒性肝炎,可使妊娠反应加重。病毒性肝炎发生于妊娠晚期,则妊娠期高血压疾病的发生率增高,可能与肝病时醛固酮灭活能力下降有关。分娩时因肝功能受损,凝血因子合成功能减退,产后出血率增高。若为重症肝炎,常并发弥散性血管内凝血(DIC),出现全身出血倾向,直接威胁生命。

2. 对胎儿的影响 妊娠早期患肝炎,胎儿畸形率约增高 2 倍。近年来有研究指出病毒性肝炎和唐氏综合征的发病密切相关。肝炎孕妇发生流产、早产、死胎、死产和新生儿死亡均较非肝炎孕妇高。围生儿死亡率明显增高。

3. 母婴传播

(1) 甲型病毒性肝炎(HAV):甲型肝炎病毒主要通过粪-口途径传播,不能通过胎盘传给胎儿。但在分娩期,新生儿可通过接触血液和母亲粪便而受到感染。

(2) 乙型病毒性肝炎(HBV):乙型肝炎病毒的传播方式主要是母婴传播,主要途径有以下三种:

1) 宫内传播:近年的研究报道指出胎儿宫内感染率达 9.1%~36.7%,具体机制尚不清楚,可能与胎盘屏障的破坏或通透性增前引起母血渗漏有关。

2) 产时传播:这是 HBV 母婴传播的主要途径。分娩过程中子宫收缩使得胎盘绒毛破裂,母血进入胎儿血循环而是胎儿受感染。另外,胎儿也可因通过产道时吞咽含 HBsAg 的母血、羊水、阴道分泌物获得感染。

3) 产后传播:主要与母乳喂养以及接触母亲唾液有关。

(3) 丙型病毒性肝炎(HCV):研究资料表明,丙型肝炎病毒可以在母婴之间垂直传播。孕妇妊娠晚期患 HC,约 2/3 发生母婴传播,其中 1/3 发展为慢性肝病。

(4) 丁型病毒性肝炎(HDV)和戊型病毒性肝炎(HEV):都可通过母婴传播,发生率较小。

【诊断】

1. 临床表现

(1) 甲型肝炎:表现均为急性,好发于秋冬季,潜伏期为 2~6 周。前期症状可有发热、厌油、食欲下降、恶心呕吐、乏力、腹胀和肝区疼痛等,一般于 3 周内好转。此后出现黄疸、皮肤瘙痒、肝脏肿大,持续 2~6 周或更长。多数病例症状轻且无黄疸。

(2) 乙型肝炎:分急性乙型肝炎、慢性乙型肝炎、重症肝炎和 HBsAg 病毒携带者,潜伏期一般为 1~6 个月。急性期妊娠合并乙肝的临床表现出现不能用妊娠反应或其他原因解释的消化道症状,与甲肝类似,但起病更隐匿,前驱症状可能有急性免疫复合物样表现,如皮疹、关节痛等,黄疸出现后症状可缓解。乙型肝炎病程长,5% 左右的病人转为慢性。极少数病人起病急,伴高热、寒战、黄疸等,如病情进行性加重,演变为重症肝炎则黄疸迅速加深,出现肝性脑病症状,凝血机制障碍,危及生命。妊娠时更易发生重症肝炎,尤其是妊娠晚期多见。

(3) 其他类型的肝炎:临床表现与乙型肝炎类似,症状或轻或重。丙型肝炎潜伏期为 2~26 周,输血引起者为 2~16 周。丁型肝炎潜伏期为 4~20 周,多与乙型肝炎同时感染或重叠感染。戊型肝炎症状与甲肝症状相似,暴发流行时,易感染孕妇,妊娠后期发展为重症肝炎,导致肝功能衰竭,病死率可达 30%。

2. 实验室检查

(1) 肝功能测定:血清 ALT 增高,若数值很高,大于正常十倍以上,持续时间较长,如能除外其他原因,对病毒性肝炎有诊断价值。凝血酶原时间及其活动度的测定可用于判定重症肝炎,如注射维生素 K 后仍明显异常,常表示肝细胞组织严重受损,预后不良。此外如胆固醇、胆固醇酯明显降低,亦常提示预后不良,血氨测定有助于肝性脑病的诊断。

(2) 周围血象:急性期白细胞常稍低或正常,淋巴细胞相对增多,偶可有异常淋巴细胞,但一般不超过 10%,慢性肝炎白细胞常减少。急性重症肝炎则白细胞总数及中性粒细胞百分比均可显著增加。部分慢性肝炎病人中血小板可减少。

(3) 血清学及病原学检测

1) 甲型肝炎:在潜伏期后期和急性早期,可使用免疫电镜检测粪便中的 HAV 颗粒,或用 CDNA-RNA 分子杂交技术和聚合酶链反应(PCR)检测 HAV-RNA。用放射免疫(RIA)和酶免疫(EIA)测定抗 HAV 抗体,抗 HAV-IgM 急性期病人发病第 1 周即可阳性,1~2 个月抗体滴度和阳性率下降,于 3~6 个月后消失,因此对早期诊断十分重要,特异性高。HAV-IgG

在急性期后期和恢复早期出现,持续数年或以上,主要用于了解过去感染情况及人群中免疫水平,对流行病学调查更有意义。

2) 乙型肝炎:HBV 抗原-抗体的测定:人体感染 HBV 后,血液中可出现一系列的 HBV 有关的血清学标志,测定方法以 RIA 和 EIA 为最灵敏。

a. HBsAg 与抗-HBs 的检测:HBsAg 为病毒表面外壳,无传染性。HBsAg 阳性是 HBV 感染的特异性标志,其滴定度随病情恢复而下降,慢性肝炎、无症状携带者可长期检出 HBsAg,但 HBsAg 的滴度与病情无平行关系。血清中抗-HBs 阳性,提示有过 HBV 感染,它是一种保护性抗体,血清中出现阳性表示机体有免疫力。

b. HBeAg 与抗-HBe 的检测:由于 HBeAg 是核心抗原的成分,其阳性和滴度常反映 HBV 的复制及判断传染性的强弱。急性乙肝时 HBeAg 呈短暂阳性,如持续阳性提示转为慢性,在慢性 HBV 感染时,HBeAg 阳性常表示肝细胞内有 HBV 活动性复制;当 HBeAg 转阴,伴抗 HBe 转阳常表示 HBV 复制停止。抗 HBe 出现于急性乙肝的恢复期,可持续较长时期。抗-HBe 的出现意味着血清中 Dane 颗粒减少或消失,传染性降低。

c. HBcAg 与抗-HBc 的检测:应用电镜和免疫酶染色技术可检出肝细胞核内 HBcAg。血清中一般无游离的 HBcAg,故不能直接从血清中测定 HBcAg,但可从血 Dane 颗粒中用酶标法检测 HbcAg,HBcAg 阳性表示 HBV 在体内复制。抗 HBc 包括抗 HBc 总抗体、抗 HBcIgM 和抗 HBcIgG。抗 HBc 出现于急性乙型肝炎的急性期,恢复后可持续数年或更长,滴度则逐渐下降。慢性 HBV 感染者,抗 HBc 持续阳性。急性乙肝病人抗 IgM 呈高滴度阳性,特别对于 HBsAg 已转阴性的病人("窗口期"),抗 HBcIgM 阳性可确诊为急性乙肝。抗 HBcIgG 出现时间较迟于 HBcIgM,主要见于恢复期和慢性感染。

病毒标志:应用 DNA 分子杂交和 PCR 技术检测 HBV-DNA 和 DNA 多聚酶,阳性表示体内病毒在复制。

3) 丙型肝炎:目前 HCV 体外培养系统还没建立,还不知道 HCV 抗原的全部免疫学特征,并由于病毒变异和血清标志水平低微,故 HCV 的检测困难。血清抗原低于现行方法的可检出水平,只能检出抗体。血清中出现 HCV 抗体可诊断为 HCV 感染。检测血清抗体不是病毒血症的直接证据,近年来采用反转录 RNA PCR 检测血中 HCV-RNA 特异性强、敏感性高、阳性出现早。应用较广,可检测组织和体液中 RNA。但操作程序较复杂,技术要求严,检测成本高,只限于有条件实验室进行研究。

4) 丁型肝炎:HDV 是缺陷性病毒,只能依附 HBV 感染而复制和表达。而丁型肝炎无特殊临床特征,遇下列情况应考虑:HBsAg 携带者急性肝炎发作,乙型慢性活动性肝炎但无 HBV 复制,原有乙肝合并重型肝炎或肝衰竭。急性感染时 HDV-IgM 阳性,一般持续 2~4 周,随后抗 HDV-IgG 阳性。慢性感染时 HDV-IgM 持续阳性,其滴度的下降或增高常表示疾病的缓解或进展。分子杂交技术、核酸印迹试验及 PCR 技术可测定血清或肝脏 HDV-RNA 的存在。

5) 戊型肝炎:从潜伏末期和急性期初期的病人粪便中,急性和恢复期血清处理后,可用免疫电镜(IEM)检测到 27~34nm 病毒样颗粒。患者急性期血清内含有高滴度的 IgM 抗体,在恢复期病人血清内可测出低水平的 IgG 抗体。

3. 妊娠合并重症肝炎的诊断要点

(1) 消化道症状严重,表现为食欲极度减退,呕吐频繁,腹胀,出现腹水。

(2) 出现肝臭气味,肝脏进行性缩小,肝功能明显异常,酶胆分离,白/球比例倒置。
(3) 黄疸迅速加深,血清总胆红素值>171μmol/L(10mg/dl)。
(4) 迅速出现肝性脑病表现,烦躁不安,嗜睡,昏迷。
(5) 凝血功能障碍,全身出现出血症状。
(6) 肝肾综合征出现,出现急性肾衰竭。

【鉴别诊断】
1. 妊娠反应 早孕反应以食欲减退、恶心呕吐、嗜睡等为主要表现,严重者可有肝功能轻度异常,酮症酸中毒,但很少出现黄疸。妊娠早期的病毒性肝炎在黄疸出现前常误诊为妊娠反应。对于恶心呕吐严重的早孕反应,一定要提高警惕,结合病史和临床表现,及早进行肝功能检查和肝炎病毒的血清学检查。

2. 妊娠期肝内胆汁淤积症 本病多发生在妊娠晚期,分娩后1周内症状消失,以全身瘙痒、黄疸为主要表现,消化道症状不明显。胆酸升高明显,转氨酶可有轻度升高,很少超过300U;胆红素正常或升高,但很少超过30μmol/L。血清学检查病毒的抗原和抗体均阴性。肝活检主要为胆汁淤积。

3. HELLP综合征 本病以在重度妊高征的基础上发生以肝酶升高、溶血性贫血和血小板减少为特征。常有妊高征的表现,如高血压、蛋白尿、水肿等,伴有乏力、上腹部疼痛、呕吐等症状,ALT和胆红素轻度或中度升高。妊娠结束后病情迅速缓解。

4. 妊娠期急性脂肪肝 常发生于妊娠晚期,以初产妇居多。起病时常有上腹部疼痛、恶心呕吐等消化道症状,1~2周后病情迅速恶化,进一步发展为急性肝功能障碍,表现为凝血因子缺乏,出血倾向,低血糖,深度黄疸,肝性脑病等。肝功能检查ALT升高但一般不超过500U/L,而重症肝炎常在1000U/L左右。直接胆红素和间接胆红素均升高,但尿胆红素阴性。可出现肾功能异常,表现为肝肾综合征。超声检查肝区呈弥散性的回声强弱不均,呈雪花状。肝脏活检示严重脂肪变性,而无明显的肝细胞坏死。

5. 药物性肝损 妊娠期常应用的对肝脏有损害的药物有氯丙嗪、异丙嗪、甲巯咪唑(他巴唑)、异烟肼、利福平、磺胺类、四环素等。药物性肝损均有服药史而无病毒性肝炎史,服药后常出现黄疸、皮疹、皮肤瘙痒、转氨酶轻度升高、嗜酸粒细胞增多,停药后肝功能恢复。

【治疗】 原则上与非孕期病毒性肝炎治疗相同,目前尚缺乏特效治疗,治疗应以中西医药结合为主,尽量少用药物,以防增加肝脏负担。

1. 一般处理 急性期应充分卧床休息,减轻肝脏负担,黄疸消退症状开始减轻后,逐渐增加活动。合理安排饮食,以高糖、高蛋白和高维生素饮食为主,对有胆汁淤积或肝性脑病者应限制脂肪和蛋白质。禁用可能造成肝功能损害的药物(如镇静药、麻醉药、雌激素等)。注意预防感染,使用广谱抗生素,以防感染加重肝损。有黄疸者应立即住院,按重症肝炎处理。

2. 保肝治疗 以对症治疗和辅助恢复肝功能为原则。给予大量的维生素和葡萄糖,口服维生素以维生素C、复合维生素B或酵母为主。如黄疸较重、凝血酶原时间延长或有出血倾向,可给予维生素K;黄疸持续时间较长者还应增加维生素A。病情较重、食欲较差或有呕吐不能进食者,可以静脉滴注葡萄糖、维生素C、三磷腺苷(三磷酸腺苷)(ATP)、辅酶A和细胞色素等可促进肝细胞的代谢,新鲜血、血浆和人体白蛋白等可改善凝血功能,纠正低蛋白血症起到保肝作用。另外可以使用一些保肝药物。

3. 产科处理

(1) 妊娠期：妊娠早期患急性肝炎，如为轻症，应积极治疗，可继续妊娠。慢性活动性肝炎对母儿威胁较大，应适当治疗后终止妊娠。妊娠中、晚期应尽量避免终止妊娠，加强胎儿监护，防治妊高征，避免妊娠延期或过期。

(2) 分娩期及产褥期：重点是防治出血和感染。可于妊娠近预产期前 1 周左右，每天肌内注射维生素 K_1 20~40mg，临产后再加用 20mg 静脉注射。产前应配好新鲜血，做好抢救休克及新生儿窒息的准备，如经阴道分娩，应尽量缩短第 2 产程，防止产道损伤和胎盘残留，及时使用宫缩剂，以减少产后出血。如行剖宫产，要做好输血准备。产褥期应积极预防感染，密切检测肝功变化，给予相应的治疗。对重症肝炎，应积极控制 24 小时后迅速终止妊娠。分娩方式以剖宫产为宜。

(3) 新生儿的处理：新生儿出生后应隔离 4 周，产妇为甲型肝炎传染期的新生儿，可于出生时及出生后 1 周内各接受 1 次人血丙种球蛋白注射。急性期禁止哺乳。乙肝等存在垂直传播的肝炎不宜哺乳。

4. 急性重型肝炎的治疗

(1) 保肝治疗：为防止肝细胞坏死和促进肝细胞再生，可联合应用高血糖素-胰岛素-葡萄糖以改善氨基酸及氨的异常代谢。高血糖素 1~2mg、胰岛素 6~12U 溶于 10% 葡萄糖液 500ml 内静滴，2~3 周为一疗程。人血白蛋白 10~20mg，每周 1~2 次静滴，促进肝细胞再生。新鲜血浆 200~400ml，每周 2~4 次，能促进肝细胞再生和补充凝血因子。

(2) 预防及治疗肝性脑病：控制蛋白摄入量，每日小于 0.5g/kg，增加碳水化合物，使热量维持在 7431.2kcal 以上。保持大便通畅，减少氨及毒素吸收。口服新霉素或甲硝唑抑制大肠埃希菌，减少游离氨及其他毒素形成。醋谷胺 600mg 溶于 5% 葡萄糖液中每日静滴或精氨酸 15~20g 静滴以降低血氨，改善脑功能。六合氨基酸注射液 250ml 加入 10% 葡萄糖溶液注射液 250ml 中静滴，每日 1~2 次，以调整血氨比值。每日予辅酶 A50U、ATP20mg 保肝。

(3) 预防及治疗 DIC：出血常因多种凝血因子合成减少，或 DIC 凝血因子消耗过多所致。可输新鲜血液、血浆；补充维生素 K_1、凝血酶复合因子、抗凝酶Ⅲ、纤维蛋白原。一旦发生 DIC，应用肝素要慎重，用量一般为 25mg 静脉点滴，根据患者病情及凝血功能再调整剂量，使用过程应加强凝血时间监测，以防肝素过量出血加剧。临产期间及产后 12h 内不宜应用肝素，以免发生产后出血。

(4) 治疗肾衰竭：严格限制入液量，一般每日入液量为 500ml 加前一日尿量。呋塞米 60~80mg 静注，必要时 2~4 小时重复一次，2~3 次无效后停用。多巴胺 20~80mg 或山莨菪碱 40~60mg 静滴，扩张血管，改善肾血流。防治高血钾。避免应用损害肾脏的药物。

【预防】

1. 加强宣教和围生期保健 急性期患者应隔离治疗。防止医源性传播及医院内感染，肝炎流行区孕妇应加强营养，增加抵抗力预防肝炎的发生。对最近接触过甲型肝炎的孕妇应给予人血丙种球蛋白。患肝炎妇女应于肝炎痊愈后半年、最好 2 年后怀孕。

2. 免疫预防

(1) 甲型肝炎：接触甲型肝炎的孕妇可于七日内肌注丙种球蛋白 2~3ml。新生儿出生时及出生后 1 周各注射一次丙种球蛋白以预防感染。甲型肝炎急性期禁止哺乳。

(2) 乙型肝炎：乙肝病毒阳性的孕妇,于妊娠 28 周起每四周进行一次 HBIG(200U)肌内注射,直至分娩。

新生儿可实行主动免疫、被动免疫、联合免疫三种方法。主动免疫指新生儿出生后 24 小时内注射乙型肝炎疫苗 30μg,生后 1 个月、6 个月再分别注射 10μg。免疫率达 75%；被动免疫指新生儿出生后立即注射 HBIG 0.5ml,生后 1 个月、3 个月再各注射 0.16ml/kg,免疫率达 71%；联合免疫指新生儿出生后 6 小时内和 1 个月时各肌注 1ml HBIG,乙型肝炎疫苗仍按主动免疫方法进行,免疫率可达 95%。

一般认为母血 HbsAg、HbeAg、抗-HBc 三项阳性及后两项阳性孕妇均不宜哺乳；乳汁 HBV-DNA 阳性者不宜哺乳；目前主张只要新生儿接受免疫,仅 HbsAg 阳性母亲可为婴儿哺乳。

(3) 丙型肝炎：目前尚无特异的免疫方法。其重要环节在于减少医源性感染。可使用丙种球蛋白对人群进行被动免疫。对母亲为抗 HCV 抗体阳性的婴儿,可于 1 岁前注射免疫球蛋白。

(花敏慧　姚　微　张玉泉)

第八章 分娩期并发症

产后出血

产后出血(postpartum hemorrhage,PPH)是指胎儿娩出后24小时内出血量超过500ml,是产科常见而严重的并发症,发生率占分娩总数的2%~3%,80%以上发生在产后2小时内,是我国孕产妇死亡原因中居首位。

【病因】 产后出血的主要原因为子宫收缩乏力、胎盘因素、软产道损伤及凝血功能障碍。

1. 子宫收缩乏力 子宫收缩乏力是引起产后出血最常见的原因,占产后出血的70%~80%。子宫因宫缩乏力而不能正常缩复,无法闭合胎盘附着处子宫壁血窦而致流血过多。常见因素有:

(1) 全身因素:产妇精神过度紧张或疲劳;镇静剂、麻醉剂或子宫收缩抑制剂使用过多;体质虚弱或合并有慢性全身性疾病等。

(2) 产科因素:产程延长,体力消耗过多;产科并发症如胎盘早剥、前置胎盘、妊高征、妊娠合并肌瘤、宫腔感染等均可引起子宫肌水肿或渗血。

(3) 子宫因素:①子宫肌壁过度膨胀,肌纤维过度伸张,影响肌纤维缩复。如羊水过多、多胎妊娠、巨大儿、巨大胎盘等。②反复妊娠分娩,子宫肌纤维受损,结缔组织相对增多,有退行性变。③子宫发育不良或有手术瘢痕。

2. 胎盘因素 根据胎盘剥离情况可以分为以下几种类型:

(1) 胎盘滞留:正常胎盘多在胎儿娩出后15分钟内自然娩出。若胎儿娩出后30分钟胎盘仍未娩出者,称胎盘滞留。胎盘滞留使胎盘剥离面血窦不能及时关闭而导致产后出血。常见于:①膀胱充盈使已剥离的胎盘不能及时娩出。②胎盘嵌顿:由于子宫收缩药物使用不当或粗暴按摩子宫等,引起宫颈内口附近子宫肌出现痉挛性收缩,使已全部剥离的胎盘嵌顿于宫腔内。③胎盘剥离不全:第三产程胎盘未剥离而过早牵拉脐带或按压子宫,影响胎盘正常剥离,剥离面的血窦开放,可致出血不止。

(2) 胎盘粘连或植入:胎盘粘连指胎盘绒毛仅穿入子宫壁表层,全部或部分粘连于子宫壁不能自行剥离。全部粘连时由于血窦未开放可无出血;部分粘连时,剥离面血窦开放以及胎盘滞留影响子宫收缩,引起大出血。宫腔感染或多次刮宫可导致子宫内膜损伤,是胎盘粘连的常见原因。胎盘植入指胎盘绒毛穿入达子宫肌层。多见于子宫蜕膜层发育不良等因素引起。根据植入面积大小分为完全性植入与部分性植入,前者较少见,因胎盘未剥离,不出血,后者常发生致命性大出血。

(3) 胎盘部分残留:部分胎盘小叶、副胎盘或部分胎膜残留于宫腔内可引起出血。

3. 软产道损伤 较少见,严重时引起产后出血。常见于①产力过强,产程过快,胎儿过大,娩出过速。②会阴切开过小,过早会阴切开也可致切口流血过多。③保护会阴不当、助产手术操作不当。

4. 凝血功能障碍 任何原发或继发的凝血功能障碍均可引起产后出血。妊娠并发症如血液病、肝脏病合并妊娠;产科并发症如胎盘早剥、妊高征、胎死宫内过久、羊水栓塞等引起凝血功能障碍致产后出血。

【临床表现及诊断】

1. 子宫收缩乏力 多发生在胎盘娩出后,出血呈暗红色或伴有血凝块形成,可阵发性增多,亦可一次性大出血或宫腔积血使宫底升高而只伴有少量阴道出血,按压宫底时可见大量血液或血块自阴道涌出。如出血不能很快制止,产妇可出现失血性休克的症状和体征:面色苍白,头晕心慌,出冷汗、打哈欠,脉搏快而弱,血压下降,不及时治疗会危及生命。检查时宫底较高、子宫壁松软,有时甚至摸不清子宫轮廓。按摩子宫后可使子宫短暂收缩出血量减少,但随后即松弛伴多量出血。应警惕隐性产后出血,由于子宫收缩乏力,大量血液积存于宫腔内而无力排出,虽阴道出血不多,但患者可出现失血表现,仅在按压宫底时有大量血液流出。

2. 胎盘因素 胎儿娩出数分钟之后出现阴道流血常与胎盘因素有关,如胎盘部分剥离、粘连、嵌顿等。胎盘娩出前阴道出血量多,可能为胎盘剥离不全;如出血发生在胎盘娩出后,多为胎盘残留。

3. 软产道损伤 常见宫颈、阴道、会阴裂伤。出血发生于胎儿娩出后,阴道有活动性、持续性鲜血流出;或在胎盘娩出后,子宫收缩良好而阴道仍有活动性鲜血流出。软产道裂伤的出血能很快凝固形成血块。软产道检查发现出血的伤口即可确诊。

4. 凝血功能障碍 根据病史、胎盘剥离或产道损伤时发生大出血特点及凝血功能障碍的实验主要检查(血小板减少、凝血酶原时间延长、纤维蛋白原减少等)可做出诊断。

【处理】 处理原则:针对出血原因,迅速止血;纠正休克;控制感染。

1. 子宫收缩乏力 加强子宫收缩,能迅速有效的止血。倒尿排空膀胱后可采用以下几种方法。

(1) 按摩子宫:①腹部按摩法:可用一手置于宫底部,拇指在前壁,其余四指在后壁,均匀有节律地按摩宫底使子宫收缩(图2-8-1)。②阴道按摩法:如经腹部按摩子宫,子宫收缩仍未好转,可采用双手按摩法一手握拳置于阴道前穹窿顶住子宫前壁,另一手自腹壁按压子宫后壁,使宫体前屈,两手相对紧压子宫并有节律地按摩,直至子宫恢复正常收缩为止,为常用有效的方法(图2-8-2)。

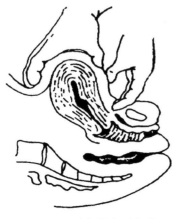 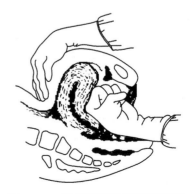

图2-8-1 腹部按摩子宫法　　图2-8-2 腹部阴道双手按摩子宫法

(2) 子宫收缩药物应用:①首选缩宫素,对产后可能发生子宫收缩乏力的产妇,在胎盘娩出后可用缩宫素 10U 肌注或加入 5% 葡萄糖液 20ml 缓慢静脉推注,也可直接注入肌层(经宫颈或宫底部)促使子宫收缩而止血。然后将缩宫素 10~30U 加入 5% 葡萄糖液 500ml 内静脉滴注,以维持子宫处于良好收缩状态。②麦角新碱 0.2~0.4mg 肌注或宫体直接注射,或经静脉快速滴注(心脏病及高血压患者慎用),麦角新碱可引起宫体肌肉及子宫下段甚至宫颈的强烈收缩。③前列腺素:有较强的子宫收缩作用。缩宫素无效时可前列腺素 $F_2\alpha$ 剂量为 0.25mg 肌内注射,也可直接注射于子宫壁,需要时每 15~90 分钟可重复用药,总量不超过 2mg。用药后几分钟起效。米索前列醇 200μg 舌下含化,或卡前列甲酯 1mg 经阴道或直肠给药。

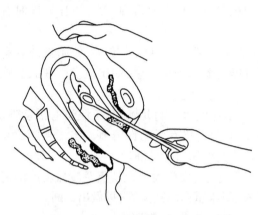

图 2-8-3　子宫腔内填塞纱布条法

(3) 宫腔填塞:应用消毒长纱布条填塞宫腔,局部止血效果好。手术者一手在腹部固定宫底,另一只手持卵圆钳将无菌纱布条由宫底由内向外依次填满宫腔,不留空隙(图 2-8-3)。24 小时取出纱布条,取出前后先用缩宫剂:宫腔填塞纱布后应密切观察生命体征及宫底大小和高度。以防因填塞紧宫腔内继续出血而阴道不流血的止血假象,并要注意预防感染。

(4) 手术止血:①结扎子宫动脉或髂内动脉:上述各种方法无效,在输血抗休克治疗的同时可经阴道或经腹结扎子宫动脉上行支,仍无效时结扎髂内动脉。②髂内动脉或子宫动脉栓塞:在 DSA 下进行。③子宫体背带式缝合。④子宫切除术:经积极抢救无效,为挽救产妇生命,应当机立断行子宫次全切或子宫全切术。

2. 胎盘因素　胎盘因素出血的处理,按种类不同处理如下:

(1) 胎盘已从宫壁剥离未排出滞留于宫腔、膀胱过度充盈者应导尿排空膀胱,再用手按摩使子宫收缩,同时轻压子宫底,另一手轻牵脐带协助胎盘娩出。

(2) 胎盘嵌顿应给予地西泮 10mg 静注,或吸入麻醉、静脉麻醉静脉,使子宫狭窄环松弛后用手取出胎盘。

(3) 胎盘部分粘连或胎盘部分残留,应行宫腔探查。可徒手进宫腔协助剥离胎盘,取出残留的胎盘或胎盘小叶。残留的胎盘胎膜组织徒手取出困难时,可行清宫术,用大号刮匙刮出残留物。

(4) 胎盘植入的处理:徒手剥离胎盘时发现胎盘与宫壁紧密相连,难以剥离,确诊为植入胎盘,应立即停止剥离。①出血不多且植入范围小需保留子宫者,可用甲氨蝶呤行保守治疗。②出血多即行植入部分切除,或行次全或全子宫切除术。

在上述治疗的同时,应控制休克,补充血容量。胎盘娩出的同时,应用宫缩剂加强宫缩,并应用抗生素预防感染。

3. 软产道损伤　止血的有效措施是及时、准确、有效的修补缝合。会阴部裂伤和阴道裂伤缝合时均要按解剖部位对合缝好,以利组织愈合。阴道缝合要避免留下死腔以及避免缝线穿过直肠,缝合结束后常规作肛诊。宫颈撕裂伤小于1cm、无活动性出血不需要缝合,若有活动性出血或裂伤大于1cm则应缝合。宫颈裂伤缝合的起始应从裂伤顶端上方0.5cm处开始以扎住回缩的血管,最后一针应距宫颈外侧端0.5cm处止,以免发生宫颈口狭窄。术后预防性应用抗生素并注意外阴清洁护理。失血量多者及时补充血容量。

4. 凝血功能障碍 可输新鲜血、血小板、凝血酶原复合物、纤维蛋白原及凝血因子。若并发弥散性血管内凝血可按DIC处理。

5. 出血性休克的处理 产后出血量多而急,产妇因血容量严重不足而发生低血容量性休克。应及时予以抢救,患者取平卧位,并予以吸氧,采取输液、输血及血浆代用品等扩容措施,在补充血容量后血压仍不升者,可给升压药。在纠正休克的同时应注意纠正代谢性酸中毒及水、电解质紊乱。

【预后】 产后出血如抢救及时则近期、远期效果均较好。如延误病情可因失血过多,易引起感染,休克时间过长可引起脑垂体的缺血坏死,发生严重的后遗症——继发性垂体前叶功能减退即席汉综合征。甚至可危及病人生命,患者因失血性休克而死亡。

【预防】 产后出血,着重在于预防。加强产前保健,正确处理产程,重视产后观察。

1. 加强产前保健

(1)加强孕前及孕期保健:通过询问病史及各项检查,对有可能发生产后出血者进行预防性治疗。不宜妊娠者应及早终止妊娠。

(2)对于高危孕妇,提前入住有抢救条件的医院,预防产后出血的发生。

2. 正确处理产程

(1)第一产程:提倡导乐陪伴分娩,消除产妇恐惧心理,保证产妇充分的休息和睡眠。注意水和营养的补充,防止产妇疲劳和产程延长。合理使用镇静剂。

(2)第二产程:分娩时加强会阴保护,提高会阴切开缝合技术,注意软产道损伤,早期发现血肿,及时处理。正确指导产妇运用腹压,严格掌握缩宫素的使用指征,防止胎儿过快娩出而损伤软产道。

(3)第三产程:胎盘未剥离前不可过早牵拉脐带或挤压宫底,待胎盘剥离征象出现后,及时协助娩出胎盘,胎盘娩出后仔细检查胎盘胎膜有无缺损。阴道助产手术后常规检查软产道有无损伤和血肿。

3. 重视产后观察 产后2小时是产后出血发生的高峰期,故产后2小时产妇应留在产房观察,密切观察其生命体征,子宫收缩和会阴伤口情况,准确收集及测量产后出血量。产后4~6小时应督促产妇排空膀胱,同时鼓励产妇早开奶,早哺乳,反射性引起子宫收缩,减少出血量。

(刘春花 姚 微 张玉泉)

第九章 女性生殖系统炎症

第一节 外阴及阴道炎症

女性外阴及阴道炎症是较常见的疾病,其发生原因与以下几点有关:①外阴与尿道、肛门毗邻,局部潮湿,易受污染。②长期应用用抗生素或机体免疫力下降引起阴道菌群失调或外源性病原体侵入。③频繁性交、阴道灌洗等使得阴道 pH 上升。④绝经后妇女及婴幼儿雌激素水平低,局部抵抗力下降。

一、非特异性外阴炎

【概述】 由于阴道特殊的生理位置,经常受到月经血、阴道分泌物、尿粪的刺激,容易发生外阴炎症。此外,穿紧身化纤内裤,经期使用卫生巾使得局部透气性差,局部潮湿,均可引起非特异性外阴炎。

【临床表现】 患者可感觉外阴瘙痒、疼痛,有灼烧感,于排尿、排便、性交时加重,检查时可见外阴局部红肿、糜烂,有抓痕,严重情况下可见溃疡或湿疹。表面皮肤可粗糙增厚、皲裂甚至苔藓样变。

【防治】 ①保持局部清洁干燥;②0.1% 聚维酮碘液或 1∶5000 高锰酸钾液坐浴 15~30 分钟,每日 2 次。坐浴后涂抗生素软膏或紫草油;③微波或远红外物理治疗;④积极寻找病因,发现糖尿病因及时治疗,若有尿瘘、粪瘘要及时修补。

二、滴虫阴道炎

滴虫阴道炎是一种临床常见的阴道炎症。当月经前、后阴道 pH 发生变化时,隐藏在腺体及阴道皱襞中的滴虫常得以繁殖,引起炎症发作。滴虫性阴道炎患者的阴道 pH 为 5~6.5。其传播方式为经性交直接传播或经公共浴池、浴盆、浴巾、坐式便器、受污染的衣物、器械等传播。

【临床表现】 滴虫性阴道炎患者症状轻重取决于局部免疫因素、滴虫数量多少及毒力强弱。主要表现为阴道分泌物增多、外阴瘙痒、灼痛或性交痛,分泌物特点为稀薄脓性、黄绿色、泡沫状,有臭味。若尿道口有感染,可有尿频、尿痛,有时可见血尿。检查见阴道黏膜充血,严重者有散在出血斑点,甚至宫颈有出血点,形成"草莓样"宫颈,后穹隆有多量灰黄色、黄白色稀薄液体或黄绿色脓性分泌物,常呈泡沫状。

【诊断】 可于阴道侧壁取典型分泌物混于生理盐水中,在低倍镜下寻找滴虫。若找到滴虫,即可确诊。对可疑患者,多次悬滴法未能找到滴虫,可取标本培养,准确率达 98%。

【防治】 ①避免接触可能受污染的公共设施、衣物及医疗器械。②全身用药:甲硝唑 2g 单次口服,或甲硝唑 400mg,每日 2~3 次,连服七日。③局部用药:甲硝唑阴道泡腾片 200mg,每晚阴道内放置,连用七日。④治疗期间禁止性交,性伴侣要同时进行治疗。

三、念珠菌阴道炎

阴道念珠菌病是指妇女感染丝念珠菌引起的阴道炎,多见于妇女,儿童也可发病,是女性生殖道感染常见炎症性疾病。妇产科临床所见的真菌感染大多为白假丝酵母菌属的酵母菌所致。白假丝酵母菌为条件致病菌,10%~20%非孕妇女及30%孕妇阴道中有此菌寄生,但菌量极少,呈酵母相,并不引起症状。当阴道内糖原增加、酸度增高、局部细胞免疫力下降,假丝酵母菌大量繁殖,并转变为菌丝相,才引发阴道炎症状。其传播方式主要为内源性传播,也可经口腔、肠道传播,少数患者通过性交直接传染,或通过污染的衣物间接传染。

【临床表现】 假丝酵母菌外阴阴道炎主要表现为外阴瘙痒、灼痛,常伴有尿频、尿急及性交痛。患者外阴可见界限清楚的红斑,并且在大的红斑周围,可见小的卫星病灶,有时可见到外阴部的抓痕或外阴皮肤的皲裂。阴道黏膜可见不同程度的水肿、红斑,红斑可延续至子宫颈外口,白带特征是白色稠厚呈凝乳块或豆渣样,阴道内分泌物常呈块状黏附于阴道壁,当将块状分泌物擦除后露出红肿的黏膜面。急性期还可见到白色块状物下有受损的糜烂面及表浅的溃疡。

【诊断】 取少量凝乳状分泌物,放于盛有10% KOH溶液玻片上,混匀后在显微镜下找到芽孢和假菌丝即可确诊。此外,可用革兰染色检查。若有症状而多次湿片检查为阴性,或为顽固病例,为确诊可采用培养法。pH测定可用来鉴别感染类型,若pH<4.5,可能为单纯假丝酵母菌感染,若pH>4.5,且涂片中见多量白细胞,可能存在混合感染。

【防治】
(1) 勤换内裤,用过的内裤、盆及毛巾均应用开水烫洗。及时停用广谱抗生素、雌激素及皮质类固醇激素。积极治疗糖尿病。

(2) 局部用药:①制霉菌素栓每晚一粒阴道放置,连用10~14天;②克霉唑栓一粒每晚阴道放置,连用七日,或早晚各一粒,连用三日;③咪康唑栓每晚一粒阴道放置,连用七日。④局部可用碳酸氢钠液冲洗。3、全身用药:无法局部用药者可选用氟康唑150mg顿服,或伊曲康唑每次200mg,每日一次,连用3~5天,也可用一日疗法,每日口服400mg,分两次服用。

四、细菌性阴道病

细菌性阴道病为阴道内正常菌群失调所致的一种混合感染,是阴道内存在大量细菌、并伴有阴道分泌物性质改变的一组证候群。而临床及病理特征无炎症改变。其发生可能与频繁性交、多个性伴侣或阴道灌洗使阴道碱化有关。

【临床表现】 大约半数患者无明显自觉症状,有症状者主要表现为阴道分泌物增多,呈稀薄均质状或稀糊状,为灰白色或灰黄色,有鱼腥臭味,均匀一致,稀薄,常黏附于阴道壁上,黏度低,易拭去。少数患者可有阴道黏膜轻度水肿、发红,偶可见出血点。也有10%~15%病人出现小泡沫状白带,易与滴虫感染相混淆。细菌性阴道病可有周期性复发,常在月经期后出现。

【诊断】 以下4项中有3项阳性,即可诊断为细菌性阴道病:

(1) 阴道分泌物白色、稀薄、均匀一致，常黏附于阴道壁。

(2) 阴道 pH 大于 4.5。

(3) 氨臭味试验阳性：取少许阴道分泌物于玻片上，加 10%KOH 溶液 1~2 滴，产生烂鱼肉样腥臭味。

(4) 线索细胞阳性：阴道分泌物涂片上可见表面呈颗粒状、边缘不清的阴道上皮细胞即线索细胞。

【防治】

(1) 注意个人卫生，穿纯棉内裤，常换洗。

(2) 全身治疗：甲硝唑 2g 单次口服；或甲硝唑 400mg，每日 2~3 次口服，连服七日；也可用克林霉素 300mg，每日 2 次，连服七日。

(3) 局部用药：甲硝唑阴道泡腾片 200mg，每晚阴道内放置，连用七日，或 2%克林霉素软膏每晚阴道涂布，每次 5g，连用七日。

五、老年性阴道炎

老年性阴道炎主要表现为绝经前后多种原因所致的阴道局部抵抗力低下、致病菌感染所致的阴道炎症，严重时可引起阴道狭窄甚至闭锁。妇女卵巢功能衰退和雌激素水平将降低时，阴道壁萎缩、黏膜变薄、上皮细胞内糖原含量减少、阴道内 pH 增高、呈碱性或接近中性，可使其他致病菌成为优势菌，而发生感染。

【临床表现】 患者可有外阴灼热、瘙痒；阴道分泌物增多，稀薄，淡黄色，严重者可呈脓血性白带；阴道黏膜充血，有散在小出血点或点状出血斑，有时可见浅表溃疡。

【诊断】 根据发病年龄、病史、结合局部检查，在排除其他疾病后结合临床表现可诊断。

【防治】 原则上应是提高阴道的抵抗力，抑制细菌的生长。①用 1%乳酸或 0.5%醋酸液冲洗阴道，每日一次，增加阴道酸度，抑制细菌生长。阴道冲洗后用甲硝唑 200mg 或诺氟沙星 100mg 阴道放置，每日一次，7~10 一疗程。②己烯雌酚 0.125~0.25mg 阴道放置，7 日为一疗程，也可用 0.5%己烯雌酚软膏或妊马雌酮软膏局部涂抹。也可口服雌激素制剂，乳癌或子宫内膜癌患者慎用。

第二节 宫颈炎症

宫颈炎是妇科常见疾病之一。包括宫颈阴道部炎症和宫颈黏膜部炎症。临床上以宫颈管黏膜炎多见。

【病因及病原体】

1. 性传播疾病病原体 主要为淋病萘瑟菌和沙眼衣原体。

2. 内源性病原体 部分与细菌性阴道病、生殖支原体感染有关。

【临床表现】 大部分患者无症状。有症状患者主要表现为阴道分泌物增多，呈脓性或脓血性，伴外阴瘙痒灼热感、腰酸、下腹坠痛，也可有尿频、尿急、尿痛等泌尿系统症状。妇科检查可见宫颈充血水肿、黏膜外翻，有脓性分泌物自颈管流出，宫颈触痛、质脆，触之易出血。

【诊断】 取分泌物涂片镜下检查可见白细胞增多,可做出初步诊断。再进一步做淋菌、滴虫、霉菌、支原体、衣原体以及各种化脓菌等病原体的检测,必要时可作淋菌培养加药敏试验。

【治疗】 主要为抗生素药物治疗。治疗急性宫颈炎常用药有第三代头孢菌素,主张大剂量、单次给药。治疗衣原体药物有四环素类,由于淋菌感染常伴衣原体感染,因此,若为淋菌性宫颈炎,治疗时应同时应用抗衣原体药物。治疗后症状持续存在者,应告知患者随诊。

第三节 盆腔炎性疾病

病原体通过生殖道血管、淋巴管或直接蔓延引起子宫体、输卵管、卵巢及周围结缔组织和盆腔腹膜炎症称盆腔炎。盆腔炎大多发生在性活跃期,有月经的妇女,初潮前、绝经后或未婚者很少发生盆腔炎。

盆腔炎分为急性和慢性两类。急性患者可有严重症状,可引起弥漫性腹膜炎、败血症、感染性休克,严重者可危及生命。若盆腔炎在急性期未能得到彻底治愈,则转为慢性,可反复发作,经久不愈,严重影响妇女健康。

引起盆腔炎的病原体可以单纯为需氧菌、单纯厌氧菌或需氧及厌氧菌的混合感染,可伴有或不伴有性传播疾病的病原体。感染途径有以下几种:①沿生殖道黏膜上行蔓延,淋病奈瑟菌、衣原体及葡萄球菌等常沿此途径扩散;②经淋巴系统蔓延,为链球菌、大肠埃希菌、厌氧菌主要蔓延途径;③经血液传播,为结核菌感染的主要途径;④直接蔓延,腹腔其他脏器感染后,直接蔓延到内生殖器,如阑尾炎可引起右侧输卵管炎。

一、急性盆腔炎

急性盆腔炎的常见病因有:产后或流产后宫腔内组织残留、产道损伤;宫腔内手术无菌操作不严;不洁性生活史;经期卫生不良;宫内节育器继发感染;邻近脏器炎症直接蔓延,如阑尾炎、腹膜炎等。

急性盆腔炎根据病理及发病机制可分为以下几种类型:

1. 急性子宫内膜炎及急性子宫肌炎 多见于流产分娩后。子宫内膜充血、水肿、坏死,严重者内膜坏死脱落,形成溃疡。

2. 急性输卵管炎、输卵管卵巢炎、输卵管卵巢脓肿 炎症经子宫内膜向上蔓延,首先引起输卵管黏膜炎,进而引起输卵管黏膜粘连,导致输卵管管腔及伞端闭锁,若有脓液积聚于管腔内则形成输卵管积脓。若炎症通过淋巴管播散至宫旁结缔组织,发生输卵管周围炎。卵巢与发炎的输卵管伞端粘连发展成为输卵管卵巢炎,习称附件炎。炎症可通过输卵管排卵的破口侵入卵巢实质形成卵巢脓肿,脓肿壁与输卵管积脓粘连并穿通,形成输卵管卵巢脓肿。

3. 急性盆腔结缔组织炎 内生殖器炎症进入盆腔结缔组织,以宫旁结缔组织炎最常见,若组织化脓则形成盆腔腹膜外脓肿,可自发破入直肠或阴道。

4. 急性盆腔腹膜炎、败血症及脓毒血症 盆腔脏器感染蔓延至盆腔腹膜,形成盆腔脏器粘连；当大量脓性渗出积于子宫直肠陷凹，形成盆腔脓肿。脓肿可向阴道、膀胱、直肠自行破溃，或破入腹腔引起弥漫性腹膜炎。严重时可发生败血症或脓毒血症，甚至危及患者生命。

5. Fitz-Hugh-Curtis 综合征 是肝包膜炎症而无肝实质损害的肝周围炎。淋病奈瑟菌及衣原体感染均可引起。5%~10%输卵管炎可出现此综合征，临床表现为继下腹痛后出现右上腹痛，或下腹痛与右上腹痛同时发生。

【临床表现】 患者可有持续性下腹痛，发热，阴道分泌物增多，经量增多，经期延长。若有腹膜炎，可出现恶心、呕吐、腹胀、腹泻等消化系统症状。若有脓肿形成，可有局部压迫症状；若在子宫前方，可出现尿频、尿急、尿痛的膀胱刺激征；位于子宫后方可出现直肠刺激征；若在腹膜外，可致腹泻、里急后重感及排便困难。若有输卵管炎的症状体征合并右上腹痛，应怀疑肝周围炎。

查体可有下腹压痛、反跳痛及肌紧张，严重时可出现腹胀、肠鸣音减弱或消失。妇科检查可见阴道充血，有脓性分泌物；子宫增大，有压痛，活动度差；双附件增厚或触及包块，有压痛。

【诊断】 根据病史体征多可作出诊断。实验室检查包括血常规，阴道、宫颈分泌物化验，分泌物培养及药敏试验。若后穹隆穿出脓液，也应做培养及药敏试验。B超发现盆腔积液、肿物亦可协助诊断。

【治疗】 治疗急性盆腔炎需积极、彻底。根据药敏试验选择最有效的抗生素；有炎性包块者，药物治疗效果不佳，可行手术治疗。

二、慢性盆腔炎

急性盆腔炎治疗不彻底，或是因为患者体质差，病情迁延可导致慢性盆腔炎的发生。也有部分病例无急性盆腔炎史。慢性盆腔炎病情较顽固，当机体抵抗力下降时，常有急性发作。其病理改变有以下几种：

1. 慢性子宫内膜炎 产后、流产后或剖宫产后，因胎盘、胎膜残留或子宫复旧不全，容易导致感染；老年妇女由于雌激素水平低下，子宫内膜菲薄，也容易感染，严重者宫颈管粘连形成宫腔积脓。

2. 慢性输卵管炎、输卵管积水、输卵管卵巢炎及输卵管卵巢囊肿 慢性输卵管炎多为双侧，输卵管增粗变硬，与周围组织粘连。输卵管内膜粘连导致管腔阻塞，或伞端粘连闭锁，导致管腔积脓；当脓液吸收，浆液性渗出形成输卵管积水。输卵管炎症累及卵巢发生输卵管卵巢炎，两者相互粘连形成炎性包块。输卵管伞端与卵巢粘连贯通，浆液渗出形成输卵管卵巢囊肿。

3. 慢性盆腔结缔组织炎 多由慢性宫颈炎发展而来，宫旁纤维组织增生、变硬，与盆腔粘连，子宫活动度受限，或固定不能活动，常偏于患侧。

【临床表现】 患者主要出现下腹痛及腰痛，劳累时及月经前后加重。由于盆腔淤血，可有月经量多，白带多。卵巢功能损害时可有月经失调，子宫内膜炎可致月经不规则，老年性子宫内膜炎可有脓血性分泌物。输卵管粘连可导致不孕或异位妊娠。

盆腔检查可及子宫常呈后位，活动受限，如为输卵管炎，可在子宫一侧或两侧触到增粗条索状输卵管,伴压痛。如为输卵管积水或输卵管卵巢囊肿,可扪及囊性肿物。盆腔结缔组织炎时,子宫一侧或两侧有片状增厚、压痛,子宫骶韧带增粗、变硬、变厚。

【诊断】 有急性盆腔炎史及症状体征明显者,诊断多无困难。无明显盆腔炎病史及阳性体征,但患者自觉症状较多时,对慢性盆腔炎诊断需慎重。必要时可行腹腔镜检查。慢性盆腔炎应与子宫内膜异位症、卵巢囊肿、盆腔结核等相鉴别。

【治疗】 注意个人卫生,增加营养,锻炼身体,注意劳逸结合,提高机体免疫力。

1. 子宫内膜炎 对于产后、流产后怀疑有宫内残留者,应用抗生素治疗后行刮宫术。对老年性子宫内膜炎采用全身抗生素治疗,必要时使用小剂量雌激素,若有宫腔积脓,需扩宫。

2. 输卵管炎或输卵管卵巢炎 常用综合疗法。①激光、微波、离子透入等物理治疗;②抗生素治疗,对于年轻需保留生育功能者,或急性发作时可以应用,最好同时治疗衣原体感染;③中药灌肠;④α-糜蛋白酶 5mg 或透明质酸酶 1500U 肌内注射,隔日一次,7~10 日为一疗程;⑤手术:根据病情行单侧附件切除术或全子宫加双侧附件切除。

3. 输卵管积水或输卵管卵巢囊肿 如抗生素治疗无效,对年轻要求生育者可行输卵管造口或开窗术;对无生育要求者行患侧附件切除。

第四节 生殖器结核

由结核分枝杆菌引起的女性生殖器炎症称为生殖器结核,又称结核性盆腔炎。生殖器结核为全身结核的表现之一,常见传播途径有:①血行传播;②淋巴传播;③直接蔓延;④性交传播。根据病理表现分为以下几种类型:

1. 输卵管结核 占女性生殖器结核的 90%~100%,双侧居多,但双侧的病变程度可能不同。输卵管增粗肥大,伞端外翻如烟斗状是输卵管结核的特征性表现;输卵管腔内充满干酪样物质,可与非结核性炎症相鉴别;输卵管可与周围脏器广泛粘连。急性期盆腹腔散在大量粟粒样结节,并可有大量黄色浆液性腹水。

2. 子宫内膜结核 多由输卵管结核蔓延而来,早期病变出现在宫腔两侧角,随病情进展,子宫内膜受到不同程度的破坏,宫腔粘连、变形、缩小。

3. 宫颈结核 常由子宫内膜结核蔓延而来或经淋巴或血循环传播较少见,病变部位见乳头状增生或溃疡,易与宫颈癌混淆。

4. 卵巢结核 主要由输卵管结核蔓延而来,通常仅有卵巢周围炎,少部分卵巢结核由血循环传播而来,可在卵巢深部形成结节及干酪样坏死性脓肿。

5. 盆腔腹膜结核 多合并输卵管结核,分为渗出型和粘连型两种。前者盆腔腹膜上布满大小不等的灰黄色结节,渗出草黄色浆液性液体,有时形成包裹性积液;粘连型以腹膜增厚,与周围脏器粘连或干酪样坏死为主。

【临床表现】 患者可有不孕、月经失调、下腹胀痛或坠痛等临床症状。重者可有长期低热、消瘦、乏力甚至高热等全身中毒症状。多数患者无明显阳性体征。如合并腹膜结核,检查腹部时可有揉面感伴腹水征;如为包裹性积液,可触及边界不清的囊性肿块;若附件受累,在子宫两侧可触及条索状输卵管或输卵管与卵巢粘连形成的形状不规则肿块,质硬,表面不平,活动度差,无压痛。

【诊断】 患者有原发不孕、月经稀少或闭经时；未婚女性有低热、盗汗、盆腔炎或腹水时；慢性盆腔炎经久不愈；既往有结核病史者均应考虑生殖器结核可能。常用的辅助诊断方法有：子宫内膜病理检查、胸部及盆腔 X 线片、子宫输卵管碘油造影、腹腔镜检查、结核菌检查、结核菌素试验等。

【治疗】

（1）正规的抗结核药物治疗，常用药物有异烟肼、利福平、乙胺丁醇、链霉素及吡嗪酰胺等。

（2）支持疗法：注意休息，加强营养，适当锻炼，增强体质。

（3）手术治疗：手术以全子宫加双附件切除为宜，根据情况可保留卵巢和子宫，术前术后需应用抗结核药物治疗。

（花敏慧　姚　微　张玉泉）

第十章 宫颈肿瘤

一、宫颈癌

宫颈癌(cervical cancer)是女性最常见的恶性肿瘤。患者年龄分布呈双峰状,35～39岁和60～64岁,平均年龄为52.2岁,近年来发病有年轻化趋势。由于宫颈癌有较长的癌前病变阶段,且易于暴露,可直接进行宫颈脱落细胞学筛查及活体组织检查,因而使宫颈癌能够得到早期发现、早期诊断和早期治疗。近50年来国内外已普遍开展宫颈脱落细胞学筛查,宫颈癌的发病率已明显下降,死亡率也随之不断降低。

【病因】 宫颈癌病因至今尚未完全明了。根据国内外资料,认为其发病与性生活紊乱(如本人及其性伴侣多个性伴侣)、性卫生不良(如患者或其性伴侣有性病病史等)、过早性生活(16岁前已有性生活)、早婚、早育、多产、慢性宫颈炎及其鳞状上皮不典型增生、经济状况低下、种族和地理环境等因素有关。与高危男子(有阴茎癌、前列腺癌或其妻曾患宫颈癌者)有性接触的妇女也易患宫颈癌。近年来研究显示,90%以上的宫颈癌患者伴有人类乳头状瘤病毒(HPV)感染,主要为16、18亚型,认为HPV是宫颈癌的主要危险因素。其他如单纯疱疹病毒Ⅱ型、人巨细胞病毒等与宫颈癌的发生也有一定的关系。

综上所述,宫颈癌的发生不是单一因素,而是多个因素综合,相互作用的结果。

【组织发生发展】 原始鳞-柱交接部和生理性鳞-柱交接部之间的区域称移行带区。是宫颈癌的好发部位。在移行带形成过程中,若宫颈上皮受到某些致癌因素的刺激,可发生细胞分化不良,排列紊乱,核深染,核异型,核分裂象,形成宫颈上皮内癌样病变,并逐渐发展成宫颈浸润癌。具体分为以下几个过程:

(1) 鳞状上皮的不典型增生:(CIV)其特点为鳞状上皮细胞分化不良,排列紊乱,但仍保持极性,细胞核增大、染色深、染色质分布不均等。宫颈上皮不典型增生可分为Ⅰ、Ⅱ、Ⅲ级,是宫颈癌癌前病变。

(2) 原位癌:异型细胞累及上皮全层,基底膜完整,无间质浸润。它归属于CTNⅢ级。

(3) 镜下早期浸润癌:在原位癌的基础上,镜下发现癌细胞似泪滴状,锯齿状突破基底膜向间质浸润。深度不超过5mm,水平播散范围不超过7mm。间质中无浸润灶相互融合,血管和淋巴管未受侵犯。

(4) 浸润癌:指癌灶浸润间质的深度超过5mm,间质中有浸润灶相互融合,淋巴管、血管受累。

【病理】

1. 组织学分类 宫颈癌以鳞状细胞癌为主约占80%～85%,最早发生部位是在子宫颈阴道部鳞状上皮与宫颈管柱状上皮的交界处;腺癌仅占5%～10%,其发生于子宫颈管内的柱状上皮或腺体;腺鳞癌同时含腺癌与鳞癌两种成分,较少见,其恶性度高,预后差。

2. 大体病理(巨检)分类 宫颈上皮内癌样病变,镜下早期浸润癌,早期宫颈浸润癌,肉眼观察无明显异常,或类似宫颈糜烂,随病变发展,有以下4种类型(图2-10-1)

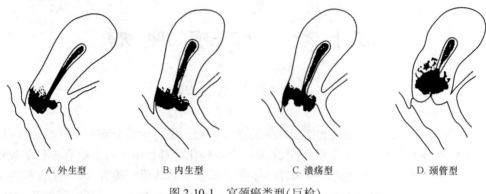

A. 外生型　　B. 内生型　　C. 溃疡型　　D. 颈管型

图 2-10-1　宫颈癌类型（巨检）

（1）外生型（菜花型）：最常见。病灶向阴道方向生长，状如菜花，质脆易出血，表面常有坏死及继发感染。

（2）内生型（浸润型）：癌灶向宫颈深部组织浸润，宫颈变肥大而硬，形如桶状，表面可光滑或仅见轻度糜烂。

（3）溃疡型（空洞型）：上述两型进一步发展，癌组织坏死脱落形成凹陷性溃疡或空洞样，形如火山口，表面常覆盖有灰褐色坏死组织，恶臭。

（4）颈管型：癌灶发生在宫颈外口内，隐蔽在颈管，侵入宫颈及子宫下段供血层以及转移到盆腔淋巴结，不同于内生型，后者是由特殊的浸润性生长扩散到宫颈管。

【转移途径】　宫颈癌转移途径主要有直接蔓延及淋巴转移，血行转移极少见。

1. 直接蔓延　最常见，癌组织向局部浸润，并向邻近器官及组织扩散。向上累及宫腔，向下累及阴道，向前后蔓延侵犯膀胱或直肠，两侧向宫颈旁组织、主韧带扩散，甚至达骨盆侧壁。

2. 淋巴转移　是浸润癌的主要转移途径。宫颈癌的淋巴转移常发生在宫旁、宫颈旁或输尿管旁、闭孔、髂内、髂外淋巴结，其次为髂总、腹股沟深浅淋巴结及腹主动脉旁淋巴结，晚期可累及左锁骨上淋巴结。

3. 血行转移　很少见。一般发生在病程晚期，癌组织破坏小血管，经体循环转移至肺、肾或脊柱。

【临床分期】　采用国际妇产科联盟（FIGO，2000）修订的临床分期（表 2-10-1，图 2-10-2）。

表 2-10-1　宫颈癌的临床分期（FIGO，2000）

期别	肿瘤范围
0 期	原位癌（浸润前癌）
I 期	癌灶局限在宫颈（包括累及宫体）
I a 期	肉眼未见癌灶，仅在显微镜可见浸润癌。
I a_1 期	间质浸润深度≤3mm，宽度≤7mm。
I a_2 期	间质浸润深度为>3mm 至≤5mm，宽度≤7mm
I b 期	临床可见癌灶局限于宫颈或显微镜下可见病变大于 I a_2
I b_1 期	临床可见癌灶最大直径≤4cm
I b_2 期	临床可见癌灶最大直径>4cm

续表

期别	肿瘤范围
Ⅱ期	癌灶超出宫颈,但未至盆壁,阴道浸润未到阴道下 1/3
Ⅱa 期	无宫旁浸润
Ⅱb 期	有宫旁浸润
Ⅲ期	癌灶扩散盆壁和(或)累及阴道下 1/3;导致肾盂积水或无功能肾
Ⅲa 期	病变未达盆壁,但累及阴道下 1/3
Ⅲb 期	病变已达盆壁,或有肾盂积水或无功能肾
Ⅳa 期	癌播散超出真骨盆或癌浸润膀胱黏膜或直肠黏膜
Ⅳb 期	远处转移

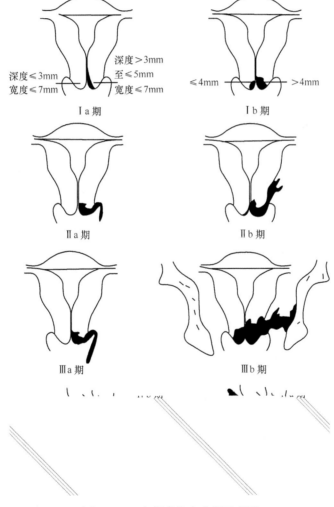

图 2-10-2 宫颈癌临床分期示意图

【临床表现】

1. **症状** 宫颈癌早期一般无症状,多在普查时发现。患者一旦出现症状,主要表现为:
(1) 阴道出血:主要最早表现为性交后或双合诊检查后少量出血,称接触性出血。也有可能表现为经间期或绝经后少量阴道不规则出血。晚期病灶较大时则表现为多量出血,甚至因较大血管被侵蚀而引起致命大出血。一般外生型癌出血较早,血量也多,内生型癌出血较晚。

(2) 阴道排液:最初量不多,呈白色或淡黄色,无臭味。随着癌组织破溃和继发感染。阴道可排出大量米汤样、脓性或脓血性液体,伴恶臭。

(3) 晚期癌症状:癌灶侵犯盆腔结缔组织,压迫膀胱、直肠和坐骨神经以及影响淋巴和静脉回流时可出现尿频、尿急、肛门坠胀、便秘、下腹痛、坐骨神经痛下肢疼痛等。晚期癌瘤压迫或侵犯输尿管,严重时导致输尿管梗阻、肾盂积水、尿毒症等。终末期因长期消耗常出现恶病质。

2. 体征 原位癌及早期浸润癌的子宫颈可表现为不同程度的糜烂,或有轻微的接触出血。一旦癌肿形成可呈菜花型、结节型、溃疡型外观。妇科检查时应注意阴道穹隆部是否受累。宫颈癌必须做三合诊检查,了解宫旁、直肠是否受用,以明确临床分期。若宫旁组织受累者,则增厚、变硬、呈结节状,直达盆壁,子宫固定,形成冰冻骨盆。

【诊断】 根据病史和临床表现,尤其是有接触性出血者,应警惕宫颈癌可能。需做详细的全身检查和妇科三合诊检查,帮助临床分期,并采用以下各种辅助检查以协助早期诊断。

1. 宫颈刮片细胞学检查 是目前筛选和早期发现宫颈癌的主要方法、该法简便易行。普遍应用于防癌普查。但必须在宫颈移行带区刮片检查。目前的细胞分类法有巴氏分类法和 TBS 分类法。如发现巴氏Ⅲ、Ⅳ、Ⅴ级及 TBS 分类鳞状细胞异常者应重复刮片并作宫颈活组织检查。巴氏Ⅱ级涂片需先按炎症处理后重复涂片进一步检查。

2. 碘试验 将碘溶液涂在宫颈和阴道壁上,正常宫颈和阴道的鳞状上皮(因含有丰富糖原)被染为棕色或深赤褐色,而颈管柱状皮及异常鳞状上皮如宫颈炎、鳞状上皮化生、宫颈癌前病变及宫颈癌均无糖原存在而不着色;本试验对癌无特异性,但在个着色区进行宫颈活组织检查,可提高宫颈癌前病变及宫颈癌的准确率,还可了解癌肿蔓延至穹隆部的范围。

3. 阴道镜检查 对宫颈刮片细胞学可疑或阳性而肉眼未见明显癌灶者,阴道镜可将宫颈表面上皮放大 10~40 倍,观察有无异型上皮细胞及血管走向等改变,在可疑部位或多点取材活检,以提高活检的正确率。

4. 宫颈和颈管活组织检查 确诊宫颈癌及癌前病变最可靠和不可缺少的方法。为提高诊断的阳性率应注意①在宫颈鳞一柱状交界部作 4 点(3、6、9、12 点)活检或多点活检;②在碘试验(在不染色区)或阴道镜观察到的可疑区取材。③若宫颈刮片细胞学检查为Ⅲ级以上,宫颈活检为阴性时,应用小刮匙搔刮宫颈管组织,进行病理检查。

5. 宫颈锥切术 临床适用于①宫颈细胞学检查结果多次阳性而宫颈活检结果阴性;②活检为原位癌而临床不能排除浸润癌。切除标本作连续病理切片检查。

当宫颈癌确诊后,根据具体情况,进行胸片、膀胱镜、直肠镜及淋巴造影检查等确定其临床分期。

【鉴别诊断】 宫颈糜烂和宫颈息肉可出现接触性出血和白带增多,外观上有时与Ⅰ$_a$期宫颈癌难以鉴别,应做宫颈刮片或活检等进行病理检查。宫颈结核偶可表现为不规则阴道流血和白带增多,局部可见多个溃疡,甚至菜花样赘生物,宫颈活检是唯一可靠的与宫颈癌鉴别的方法。其他宫颈一些少见病变如妊娠期宫颈乳头状瘤、宫颈尖锐湿疣也易误诊为宫颈癌,需宫颈活检进行鉴别。

【治疗】 根据临床分期、患者年龄、全身情况、设备条件、医疗技术水平等选择治疗措施。常用的有手术、放疗及化疗等综合措施。

1. 手术治疗 适应证:Ⅰa~Ⅱa期。

Ⅰa_1期(或 CINⅢ级):全子宫切除术,卵巢正常者应予保留,或宫颈锥切术。

Ⅰa_2—Ⅱa期:广泛性子宫切除术及盆腔淋巴结清扫术(宫颈癌根治术),对年轻卵巢正常者应予保留。

2. 放射治疗 适应证:Ⅱb~Ⅳ期以及不能耐受手术者。包括腔内和体外两种照射方法。早期病例以腔内放疗为主,晚期病例以体外照射为主。放疗并发症有放射性直肠炎和膀胱炎。预防措施是避免放疗过量及正确放置放射源。

3. 手术及放射综合治疗 适用于宫颈癌灶较大者,术前先放疗,待病灶缩小后再行手术;或手术后证实有淋巴结或宫旁组织转移者,术后补充放射治疗。

4. 化疗 主要用于晚期或复发转移的患者,或作为手术或放疗的辅助治疗,用以治疗局部巨大肿瘤。常用药物有顺铂、卡铂、环磷酰胺、异环磷酰胺、博来霉素等。

【预后】 与临床期别、病理类型及治疗方法有关。早期癌手术与放疗效果相近,鳞癌放疗效果优于腺癌。无盆腔淋巴结转移者,预后较好。宫颈癌复发多见于阴道顶端及盆腔淋巴结。如50%的复发病发生于治疗后第一年内,75%发生于治疗后2年内。晚期病例多死于出血、感染、恶病质及尿毒症。

【随访】 出院后1个月行第1次随访,以后每隔2~3个月复查1次,1年后每3~6个月复查1次,第3~5年后每半年B超检查1次。第6年开始每年复查1次。每次均应进行仔细的盆腔检查,阴道刮片,必要时行胸透和血常规检查。

【预防】 主要做好以下几个工作

(1) 普及防癌知识,开展性卫生教育,提倡晚婚、晚育、少育。是减少宫颈癌发病率的有效措施。

(2) 加强妇女保健,定期开展宫颈癌的普查普治,应每1~2年普查一次;凡30岁以上的妇女在门诊就诊者,应常规作宫颈刮片检查,以便早期发现,早期治疗。

(3) 对中、重度宫颈糜烂、不典型增生者,应进行及时治疗,以阻断宫颈癌的发生。

(4) 普及新法接生,预防和及时修补宫颈裂伤。

(刘春花 姚 微 张玉泉)

第十一章 子宫肿瘤

第一节 子宫肌瘤

子宫肌瘤(myoma of uterus)是由增生的子宫平滑组织和少量结缔组织形成的良性肿瘤,是女性生殖器官中最常见的肿瘤。据报道,30岁以上妇女中,约20%可发现有子宫肌瘤。由于子宫肌瘤患者绝大多数无症状或症状不显著,常被忽略,往往在妇科检查或因其他疾病剖腹探查及尸检中发现,因此其准确的发病率很难确定。子宫肌瘤好发于卵巢功能较旺盛的30~45岁的妇女,50岁以后,由于卵巢功能明显衰退,肌瘤大多自行缩小。

【病因】 确切病因尚不明了。①肌瘤好发于生育期,青春期和绝经期少见,可推测子宫肌瘤的发生和女性性激素有关。子宫肌瘤细胞中雌激素受体和组织中雌二醇含量较正常子宫肌组织高。故认为肌瘤组织局部对雌激素的高敏感性是肌瘤发生重要因素之一。孕激素有促进肌瘤有丝分裂活动、刺激肌瘤生长的作用。②细胞遗传学研究显示25%~50%子宫肌瘤存在细胞遗传学的异常,包括12号和17号染色体长臂片段相互换位、12号染色体长臂重排、7号染色体长臂部分缺失等。③分子生物学研究结果提示子宫肌瘤是由单克隆平滑肌细胞增殖而成,多发性子宫肌瘤是由不同克隆细胞形成。

【分类】

1. 按肌瘤所在部位分类 该分法可分为子宫体肌瘤和子宫颈肌瘤。

2. 肌瘤与子宫肌壁的关系分类

(1) 肌壁间肌瘤(intramural myoma):又称子宫肌层内肌瘤。肌瘤位于子宫肌层内,周围有正常的肌层包绕,肌瘤与肌壁间界限清楚,常将围绕肌瘤被挤压的子宫肌壁称为假包膜。此类肌瘤最多见,占肌瘤总数的60%~70%。

(2) 浆膜下肌瘤(subserous myoma):占肌瘤总数20%~30%,当肌瘤向子宫表面的浆膜层生长,以致肌瘤表面仅覆盖着少许肌壁及浆膜层时称为浆膜下肌瘤。当肌瘤继续向浆膜下生长,形成仅有一蒂与子宫壁相连称为带蒂浆膜下肌瘤(pedunculated myoma)。带蒂浆膜下肌瘤可发生扭转坏死,肌瘤脱落与邻近器官如大网膜、肠系膜等发生粘连,并获得血液供应生长称为寄生性肌瘤(parasitic myoma)或游走性肌瘤。肌瘤生长在子宫两侧壁并向两宫旁阔韧带内生长称为阔韧带肌瘤(intraligamentary myoma),此类肌瘤常可压迫附近输尿管,膀胱及髂血管而引起相应症状和体征。

(3) 黏膜下肌瘤(submucous myoma):占总数10%~15%,为贴近于宫腔的肌壁间肌瘤向宫腔方向生长,表面覆以子宫内膜称为黏膜下肌瘤。这种肌瘤突出于宫腔,可以改变宫腔的形状,有些肌瘤仅以蒂与宫壁相连称为带蒂黏膜下肌瘤,在宫腔内如异物可引起反射性子宫收缩,肌瘤可被推挤于宫颈外口或阴道口。

子宫肌瘤常为多个,上述肌瘤可2种甚至3种同时发生在同一子宫上,称为多发性子宫肌瘤(图2-11-1)。

【病理】

1. 巨检 子宫肌瘤是实性肿瘤,可单个或多个生长在子宫任何部位。肌瘤组织质地较子宫为硬。肌瘤并无包膜，肌瘤压迫周围的肌壁纤维而形成假包膜，二者界限分明，肌瘤与子宫肌壁间有一层疏松的网状间隙，切开肌壁，肌瘤多会从肌壁间跃出，且极易从假包膜将肌瘤剥出。肌瘤血液供应多来自假包膜。肌瘤表面色淡，光泽，切面呈灰白色，可见旋涡状或编织状结构，排列致密。子宫肌瘤的硬度与纤维结缔组织含量多少有关。

2. 镜下 子宫肌瘤主要由梭形平滑肌细胞和不等量纤维结缔组织构成。平滑肌细胞大小均匀，排列呈栅栏状或旋涡状结构，核为杆状。

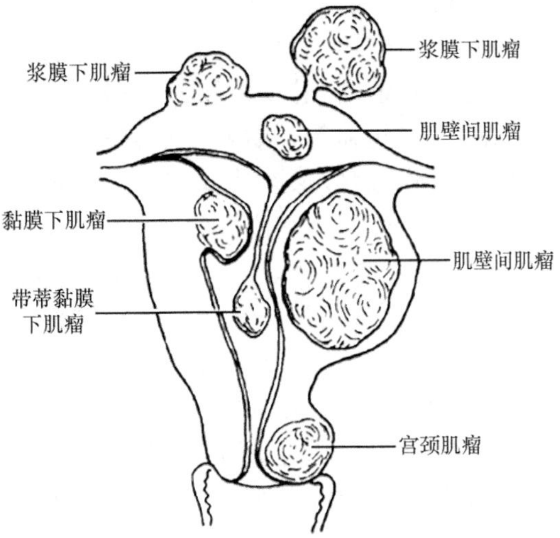

图 2-11-1 各类型子宫肌瘤

【肌瘤变性】 肌瘤变性主要为各种原因引起的退行性变，退行性变的主要原因为子宫肌瘤局部血液供给不足所致，多与临床症状无关。

1. 玻璃样变（hyaline degeneration） 又称透明变性，是最常见的肌瘤变性，肌瘤组织水肿变软，肌纤维退变，旋涡状或编织状结构消失，融合成玻璃样透明体。镜下可见肌瘤内肌细胞消失，为均匀透明无结构区。

2. 囊性变（cystic degeneration） 子宫肌瘤玻璃样变继续发展，肌细胞液化即可发生囊性变，此时子宫肌瘤变软，很难与妊娠子宫或卵巢囊肿区别。肌瘤内出现大小不等的囊腔，数个囊腔融合成一大腔，内有胶冻样和黏液样物质积聚，囊壁内层无上皮覆盖，切面变性区呈棉絮状，大小不等，囊腔囊内液分为无色或血性。镜下可见囊腔为玻璃样变的肌瘤组织构成，内壁无上皮覆盖。

3. 红色变性（red degeneration） 多见于妊娠期或产褥期，为肌瘤一种特殊类型的坏死，发生机制不清，可能是肌瘤内小血管发生退行性变引起血栓或溶血，血红蛋白渗入肌瘤内。肌瘤剖面为暗红色如半熟的牛肉，有腥臭味，质软，旋涡状结构消失。镜下可见组织高度水肿，假包膜内大静脉及瘤体内小静脉血栓形成，广泛出血并有溶血，肌细胞质淡染，肌细胞减少，细胞核常溶解消失，并有较多脂肪小球沉积。

4. 肉瘤样变（sarcomatous change） 肌瘤恶变主要为肉瘤样变，发生率为 0.4%～1.25%，多见于年龄较大的妇女。肌瘤在短期内迅速长大或伴有不规则出血者应首先考虑恶变。绝经后妇女肌瘤增大更应警惕恶性变可能。肌瘤恶变后，组织变软而且脆，切面呈灰黄色，细腻，似生鱼肉状，与周围组织界限不清。镜下可见平滑肌细胞增生，排列紊乱，旋涡状结构消失，细胞有异型性。

5. 钙化（degeneration with calcification） 多见于蒂部细小血供不足的浆膜下肌瘤以及绝经后妇女的肌瘤，常在脂肪变性后进一步分解成甘油三酯，再与钙盐结合，沉积在肌瘤内，坚硬如石。镜下可见钙化区为层状沉积，呈圆形，有深蓝色微细颗粒。

【临床表现】

1. 症状 子宫肌瘤有无症状及其轻重，主要决定于肌瘤的部位、大小、数目以及并发症。子宫肌瘤常见的症状有：

（1）月经改变：以大的肌壁间肌瘤及黏膜下肌瘤多见，浆膜下肌瘤很少引起月经改变。大的肌壁间肌瘤使宫腔及内膜面积增大导致宫缩不良，月经周期缩短、经量增多、经期延长、不规则阴道流血等。黏膜下肌瘤表现为经量过多，肌瘤增大后经期延长。一旦及肌瘤发生变性坏死、溃疡、感染时，有持续性或不规则阴道流血或脓血性排液。

（2）下腹包块：子宫位于盆腔深部，肌瘤初起时腹部摸不到肿块。当子宫肌瘤逐渐增大使子宫超过了3个月妊娠大小较易从腹部触及。巨大的黏膜下肌瘤脱出阴道外，患者可因外阴脱出肿物来就医。

（3）阴道溢液：子宫黏膜下肌瘤或宫颈黏膜下肌瘤均可引起白带增多。一旦肿瘤感染可有大量脓样白带，若有溃烂、坏死、出血时可有血性或脓血性有恶臭的阴道溢液。

（4）压迫症状：子宫肌瘤可产生周围器官的压迫症状。子宫前壁下段肌瘤贴近膀胱者可产生膀胱刺激症状，表现为尿频、尿急；子宫颈肌瘤可引起排尿困难、尿潴留；子宫后壁肌瘤（峡部或后壁）巨型肌瘤充满阴道内，向后压迫直肠，可产生盆腔后部坠胀，大便不畅；阔韧带肌瘤或宫颈巨型肌瘤向侧方发展嵌入盆腔内压迫输尿管使上泌尿道受阻，形成输尿管扩张甚至发生肾盂积水。

（5）疼痛：一般子宫肌瘤不产生疼痛症状，若出现疼痛症状多因肌瘤本身发生病理性改变或合并盆腔其他疾病所引起。如子宫肌瘤红色变性，多见于妊娠期，表现为下腹急性腹痛，伴呕吐、发热及肿瘤局部压痛。

2. 体征　与肌瘤大小、位置、数目及有无变性有关。子宫增大超过3个月妊娠大小或宫底部有肌瘤易于触及。于耻骨联合上方或下腹部正中触及肿物、实性，若为多发性子宫肌瘤则其外形不规则，肿物可活动、无压痛。带蒂浆膜下肌瘤位于子宫表面，若蒂长，移动宫颈则肿瘤不随之移动，此时与卵巢肿瘤易混淆；子宫黏膜下肌瘤位于宫腔内者子宫呈一致性增大，表面平滑，硬度正常而活动，若带蒂黏膜下肌瘤脱出宫颈外口处，可看到子宫颈口处有肿物，粉红色，表面光滑，宫颈四周边缘清楚。如肿瘤伴感染时可形成溃疡、坏死有脓性溢液排出。

【诊断和鉴别诊断】　依病史、症状和体征，子宫肌瘤诊断多无困难。但对症状不明显或小肌瘤有时诊断有困难，需借助B型超声、宫腔镜、腹腔镜等协助诊治。同时需与以下疾病相鉴别：

1. 妊娠子宫　妊娠时有停经史、早孕反应，而且子宫增大与停经月份一致，子宫质软，阴道壁宫颈外观有着色，质软，而子宫肌瘤虽有子宫增大但质地较硬，而且无停经及早孕反应，两者容易区分。对育龄妇女子宫增大者首先要排除妊娠，注意问清有关月经史。借助尿或血HCG测定、B型超声等检查可确诊。

2. 卵巢肿瘤　卵巢囊肿易与子宫肌瘤区别，前者无月经改变且能与子宫分开；卵巢实性肿瘤易与浆膜下子宫肌瘤混淆，须借B超检查协助。卵巢恶性肿瘤也为实性肿块，应仔细询问病史，仔细行三合诊检查，注意肿块和子宫的关系。对鉴别有困难者，应用B超、腹腔镜检查可确诊。

3. 子宫腺肌病　可使子宫增大，月经过多，好发于中年妇女，重要的鉴别点是子宫腺肌病的临床症状特点突出是进行性加重的痛经，并伴有肛门下坠感；子宫肌瘤的子宫多呈不规则增大、质韧，虽有月经过多症状但无痛经。有时两者可以并存，子宫肌瘤合并子宫腺肌病,病史可以出现痛经症状。B超检查有助于诊断。

4. 盆腔炎性肿块 结核附件炎性肿块,触之实性较硬,与子宫紧密粘连,包块不活动,子宫边界不清,易与子宫肌瘤混淆。但两者的病史与症状均不同。B超也可协助鉴别。

【治疗】 治疗必须根据患者年龄、生育要求、症状、肌瘤大小等情况全面考虑。

1. 期待疗法 即为定期随诊观察,而不需要特殊处理。主要适于子宫肌瘤小且无症状,通常不需治疗。若为近绝经妇女,期待绝经后肌瘤可以自然萎缩。每3~6个月复查1次,需做妇科检查并辅以B超检查。在有规律的定期随诊监护下,可对无症状的子宫肌瘤行期待疗法。

2. 药物治疗 子宫肌瘤是性激素依赖性肿瘤,临床采用激素药物治疗,历时已逾半个世纪,曾试过多种药物,但根治肌瘤的药物仍处于探索过程中。近年陆续问世的新药,临床应用收到明显缩小肌瘤的疗效,颇受重视。

(1) 促性腺激素释放激素激动剂(GnRHa):GnRHa是下丘脑GnRH的衍生物,治疗子宫肌瘤是通过连续给GnRHa使雌二醇抑制到绝经水平,造成假绝经状态或称药物性卵巢切除,抑制肌瘤生长并使其缩小。适用于治疗小肌瘤(≤2个月妊娠子宫大小)、经量增多、周期缩短及绝经过渡期患者。GnRHa的副反应主要是由于低雌激素水平所引起的潮热、燥汗、阴道干涩,情绪不稳定等绝经期综合征及骨质丢失。

(2) 雄激素:可对抗雌激素,使子宫内膜萎缩,直接作用于平滑肌,使其收缩而减少出血,并使近绝经期患者提早绝经。常用药物:丙酸睾酮25mg肌注,每3日一次,月经增多时25mg肌注,每日一共二次,总量不超过300mg,以免引起男性化。

(3) 拮抗孕激素药物:米非司酮(mifepristone)可与孕激素拮抗受体,拮抗孕激素作用。12.5mg口服,每日一次,连续服3个月。不宜长期服用,有拮抗糖皮质激素的副作用。

3. 手术治疗 适应证为子宫≥10周妊娠大小;月经过多继发贫血;有膀胱直肠压迫症状或肌瘤生长较快者。手术方式有:

(1) 肌瘤切除术(myomectomy):适用于35岁以下希望保留生育功能的患者。多经剖腹或腹腔镜下切除;黏膜下肌瘤部分可经阴道或宫腔镜摘除。

(2) 子宫切除术:肌瘤大、症状明显,经药物治疗无效,不需保留生育功能或疑有恶变者,行子宫次全切除或子宫全切除术。

附:子宫肌瘤合并妊娠

妊娠合并肌瘤的发病率约占肌瘤患者的0.5%~1%,占妊娠的0.3%~1.2%。由于肌瘤小,又无临床症状,肌瘤合并妊娠的确切发病率不清楚,实际发病率高于报道。

1. 肌瘤对妊娠及分娩的影响 黏膜下肌瘤可影响受精卵着床导致早期流产;肌壁间肌瘤过大可使宫腔变形或内膜供血不足而引起流产。妊娠后期若胎位、胎盘异常可行剖宫产。胎儿娩出后易因胎盘粘连、排除困难及子宫收缩不良导致产后出血。

2. 妊娠期及合并肌瘤的处理 在妊娠期若无症状,一般不需特殊处理,定期产前检查即可。若肌瘤出现红色变性,表现为肌瘤迅速长大,剧烈腹痛,发热和白细胞计数升高。无论在妊娠期或产褥期,通常采用保守治疗,几乎都能缓解。若浆膜下肌瘤出现蒂扭转,经保守治疗无效,可手术干预。在妊娠晚期,分娩方式宜根据肌瘤大小、部位、胎儿和母体具体情况而定。剖宫产时是否同时切除肌瘤或子宫,亦应根据肌瘤大小、部位及患者情况而定。若在阴道分娩过程中,黏膜下肌瘤排入阴道,可待胎儿娩出后经阴道切除脱出的带蒂的肌瘤,但要注意不要切破子宫壁。

(倪惠华　姚　微　张玉泉)

第二节　子宫内膜癌

子宫内膜癌又称为子宫体癌,是起源于子宫内膜上皮的癌瘤。可发生于任何年龄,但多见于老年妇女,其好发年龄为50~60岁,中位数61岁。发病率占女性全身恶性肿瘤的7%,占女性生殖道恶性肿瘤的20%~30%。并呈逐年升高趋势,在部分国家已超过宫颈癌的发病率。

【病因】　子宫内膜癌的病因目前尚无确切结论,多数作者认为内膜癌有两种。一类较年轻些,经流行病学调查,临床研究与动物实验研究发现,长期持续或过高的雌激素刺激,包括外源性雌激素的应用是这一类子宫内膜癌重要而直接的病因。在高雌激素作用下发生内膜增生至癌变的渐变过程,但这一类内膜癌的肿瘤分化较好。其中内源性雌激素主要来源有:①来自卵巢分泌的雌激素,内膜癌常与无功能性功血、多囊卵巢综合征、功能性卵巢瘤等合并存在。②来自卵巢外的雌激素,绝经后妇女卵巢功能虽已衰竭,但肾上腺分泌的雄烯二酮转化为雌酮的转化率增高,增加了对内膜的刺激。而外源性雌激素的应用将增加子宫内膜癌4~8倍的危险性,其风险与用药时间,用药剂量,是否联合应用孕激素等有关。另一类发病机制不清楚,可能与基因变异有关,多见于绝经后老年人,体型瘦,雌激素水平不高。在癌灶周围可以是萎缩的子宫内膜,肿瘤恶性度高,分化差,预后不良。其他相关因素如下:

1. 体质因素　肥胖、高血压、糖尿病被称为子宫内膜癌的三联症。肥胖、高血压和糖尿病可能都是因为下丘脑-垂体-肾上腺功能失调或代谢异常所造成的后果。肾上腺分泌的雄烯二酮可在脂肪组织内经芳香化酶作用转化为雌酮,脂肪组织越多,转化能力越强,血浆中雌酮水平也越高。同时,垂体促性腺功能也可能不正常,造成无排卵,无孕激素分泌,使子宫内膜长期受到雌激素的持续刺激。

2. 未婚、不孕　不孕者,尤其是无排卵引起的不孕,多为孕酮缺乏或不足,雌激素持续刺激宫内膜,引起宫内膜病变。

3. 晚绝经　据有关报道,绝经年龄>52岁者子宫内膜癌的危险性是45岁以前绝经者的1.5~2.5倍。晚绝经者后几年并无排卵,只是延长了雌激素作用时间。

4. 遗传因素　约20%的子宫内膜癌患者有家族史,有卵巢癌、肠癌或乳腺癌家族史者,患内膜癌的可能性较无家族史者高。

【病理】

1. 巨检　依病变形态和范围分为弥漫型和局限型两种,多见于宫底部内膜,以子宫两角处居多。

(1) 弥漫型:呈多灶性或累及整个宫腔,并可沿子宫角蔓延到输卵管,或沿子宫内膜向下侵入宫颈管。癌灶常呈不规则菜花样从内膜表层长出并突出于宫腔,表面可有溃疡或坏死。虽广泛累及内膜,但较少侵及肌层。到晚期可向深肌层侵及,甚至可蔓延到腹膜,也可侵犯盆腔,累及直肠膀胱。

(2) 局限型：肿瘤局限在某一区域，常见在宫底部或宫角，呈菜花状、乳头状或呈息肉状隆起。

2. 子宫内膜癌的组织学分型　1988年，国际妇科病理学会依据子宫内膜癌的组织学类型提出了子宫内膜癌的分型。

(1) 子宫内膜样腺癌(endometrioid adenocarcinoma)：瘤组织由不规则的子宫内膜样腺体构成，腺体之间的间质很少或消失，有腺体"背靠背"或无间质成分的腺腔内"搭桥"或"筛状"结构。根据分化程度分为Ⅰ级(高分化G1)，Ⅱ级(中分化G2)，Ⅲ级(低分化G3)。分级愈高，恶性程度愈高。

(2) 腺癌伴鳞状上皮分化(with squamous differentiation)：腺癌组织中有鳞状上皮成分。

(3) 浆液性腺癌(serous adenocarcinoma) 又称之乳头状浆液性腺癌。多为不规则复层排列，呈乳头状或簇状生长，异型性明显。易有深肌层浸润和腹腔淋巴转移，恶性程度高。

(4) 透明细胞癌(clear cell adenocarcinoma)(mucinous adenocarcinoma)多呈实性片状，腺管样或乳头状排列，癌细胞胞质丰富、透亮，核呈异型性或靴钉状，恶性程度高，易早期转移。

【肿瘤的扩散与转移】　多数子宫内膜癌生长缓慢，局限于内膜或宫腔内时间较长，部分特殊病理类型(浆液性乳头状腺癌，鳞腺癌)和低分化癌可发展很快，短期内出现转移。主要转移途径为直接蔓延、淋巴转移，晚期可有血行转移。

1. 直接蔓延　癌灶可沿子宫内膜蔓延生长，向上可沿子宫角延至输卵管，向下可累及宫颈管及阴道。若癌瘤向肌壁浸润，可穿透子宫肌壁，累及子宫浆肌层，广泛种植于盆腹膜，直肠子宫陷凹及大网膜。

2. 淋巴转移　为子宫内膜癌主要转移途径。肿瘤侵入淋巴管的发生率与其病理分级和肌层浸润的深度、生长部位有关。若癌肿侵及深肌层、分化差或累及宫颈时，易早期发生淋巴转移。子宫角或前壁上部病灶沿圆韧带淋巴管转移至腹股沟淋巴结。宫底部癌灶常沿阔韧带上部淋巴管网，经骨盆漏斗韧带转移至卵巢，向上至腹主动脉旁淋巴结。子宫下部或已累及子宫颈癌灶，其淋巴转移与宫颈癌相同，可累及宫旁、闭孔、髂内外、髂总淋巴结。约10%内膜癌经淋巴管逆行引流累及阴道前壁。见图2-11-2。

3. 血行转移　晚期患者经血行转移至全身各器官，常见部位为肺、肝、骨。

【临床表现】

1. 症状

(1) 阴道流血：主要为绝经后阴道少量流血。尚未绝经者可表现为月经增多，经期延长或月经紊乱。

(2) 阴道排液：多为血性液体或浆液性分泌物，合并感染则有脓血性排液恶臭。因阴道排液异常就诊者约占25%。

(3) 下腹疼痛及其他：若癌肿累及宫颈内口，可引起宫腔积脓，出现下腹痛及痉挛样疼

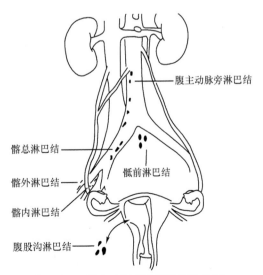

图2-11-2　子宫内膜癌淋巴转移示意图

痛,晚期浸润周围组织或压迫神经可引起下腹及腰骶部疼痛。晚期可出现贫血、消瘦及恶病质等相应症状。

2. 体征　早期子宫内膜癌妇科检查可无异常发现。晚期可有子宫明显增大,合并宫腔积脓时可有明显触痛,宫颈管内偶有癌组织脱出,触之易出血。癌灶浸润周围组织时,子宫固定或在宫旁扪及不规则结节状物。

【诊断】

1. 病史及临床表现　对于绝经后阴道流血、绝经过渡期月经紊乱均应排除内膜癌后再按良性疾病处理。对以下情况应密切随诊:①有子宫内膜癌发病高危因素者如肥胖、不育、绝经延迟;②有乳癌、子宫内膜癌家族史者;③有长期应用外源性雌激素、三苯氧胺或雌激素增高疾病史者。

2. 细胞学检查　子宫颈刮片、阴道后穹隆涂片及子宫颈管吸片取材做细胞学检查辅助诊断子宫内膜癌的阳性率不高。近年来在细胞学取材方法上有新的进展,如内膜冲洗、尼龙网内膜刮取及宫腔吸引涂片法等。

3. B型超声检查　经阴道B超检查(transvaginal ultrasoun examination,TVB),可了解子宫大小、宫腔形状、宫腔内有无赘生物、子宫内膜厚度、肌层有无浸润及深度,为临床诊断及病理取材(宫腔活检,或诊刮)提供参考。绝经后妇女经阴道测定萎缩性子宫内膜平均厚度为(3.4 ± 1.2)mm,内膜癌为(18.2 ± 6.2)mm,并认为绝经后出血患者若经阴道B超检查内膜厚度<5mm者,可不作诊断性刮宫。子宫内膜癌超声图像为子宫增大,宫腔内有实质不均回声区,或宫腔线消失,肌层内有不规则回声紊乱区等表现。彩色多普勒显像可见混杂的斑点状或棒状血流信号,流速高、方向不定;频谱分析为低阻抗血流频谱(图2-11-13)。

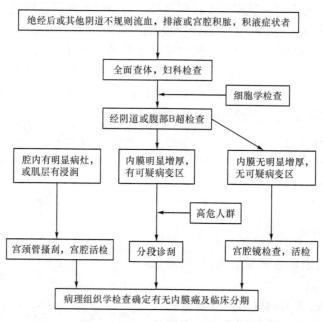

图2-11-3　子宫内膜癌诊断步骤

4. 病理组织学检查　子宫内膜病理组织学检查是确诊内膜癌的依据。常用的子宫内膜标本采取方法:①子宫内膜活检;②宫颈管搔刮;③分段诊刮。以分段诊刮为最常用和有价值的方法。分段诊刮的优点是可鉴别子宫内膜癌和子宫颈管腺癌,也可明确宫内膜癌是否累及子宫颈管,协助临床分期(Ⅰ,Ⅱ期),为治疗方案的制定提供依据。

5. 宫腔镜检查 应用宫腔镜可直接观察宫颈管及宫腔情况,发现病灶并准确取活检,可提高活检确诊率,避免常规诊刮漏诊,并可提供病变范围、宫颈管有无受累等信息,协助术前正确进行临床分期。但因宫腔镜检查时多要注入膨宫液,有可能经输卵管流入盆腔内,导致癌细胞扩散,影响预后,此点应引起注意。

【鉴别诊断】 绝经后及围绝经期阴道流血为子宫内膜癌最常见的症状,故子宫内膜癌应与引起阴道流血的各种疾病鉴别。妇科检查应排除外阴、阴道、宫颈出血及由损伤感染等引起出血及排液。应注意子宫大小、形状、活动度、质地软硬、子宫颈、宫旁组织软硬度有无变化,对附件有无包块及增厚等均应有仔细全面检查。

1. 子宫内膜不典型增生 本病突出症状是月经异常,不规则阴道出血,不育者占90%,而且多发生在较年轻的患者身上。

2. 绝经过渡期功血 以月经紊乱,如经量增多、经期延长及不规则阴道流血为主要表现。妇科检查无异常发现,应作分段诊刮活组织检查确诊。

3. 老年性阴道炎 主要表现为血性白带,检查时可见阴道黏膜变薄、充血或有出血点、分泌物增加等表现,治疗后可好转,必要时可先作抗感染治疗后再作诊断性刮宫排除子宫内膜癌。

4. 子宫黏膜下肌瘤或内膜息肉 有月经过多或经期延长症状,可行B型超声检查,宫腔镜及分段诊刮确定诊断。

5. 宫颈管癌、子宫肉癌及输卵管癌 均可有阴道排液增多,或不规则流血;宫颈管癌因癌灶位于宫颈管内,宫颈管变粗、硬或呈桶状。子宫肉瘤可有子宫明显增大、质软。输卵管癌以间歇性阴道排液、阴道流血、下腹隐痛为主要症状,可有附件包块。分段诊刮及B型超声可协助鉴别诊断。

【治疗】 近年来FIGO 1988年采用的手术-病理分期(surgical-pathologic staging)在临床得以广泛应用。当前总趋势是根据手术探查及病理检查的分期结果,对病变范围及影响预后相关危险因素作出准确地全面评估,结合病员全身状况选择制定最佳的治疗方案,对内膜癌患者进行个体化的治疗。治疗的主要方法有手术(包括手术分期)、放射治疗(腔内,腔外放射)、化学抗癌药物及激素治疗。目前总的治疗原则是早期以手术治疗为主,按分期及高危因素选择最适宜的辅助治疗(或仅手术治疗即可)。晚期患者则以综合治疗为主,根据病变部位及全身状况(年龄,有无内科并发症等)选择手术缩瘤、术后再辅以放射、化疗,或以放射治疗为主辅以化疗及激素治疗。

1. 手术治疗 为首选的治疗方法。手术目的有两方面,一是进行手术-病理分期(surgical pathologic staging),探查确定病变的真实范围及确定预后相关的重要因素,其二是切除癌变子宫及其他有可能存在转移病灶(包括附件,腹膜后淋巴结等)。术中首先进行全面探查,对可疑病变部位取样作冷冻切片检查;并留腹水或盆腹腔冲洗液进行细胞学检查。剖视切除的子宫标本,判断有无肌层浸润。手术切除的标本应常规进行病理学检查,癌组织还应行雌、孕激素受体检测,作为术后选用辅助治疗的依据。

Ⅰ期患者应行经腹筋膜外全子宫切除术及双侧附件切除术,患者若无任何与复发相关的危险因素则不需要作术后任何的放射治疗。对临床Ⅰ期患者来说进行彻底全面的手术病理分期的同时也是进行手术治疗。具有以下情况之一者,应行盆腔及腹主动脉旁淋巴结清扫术或取样:①子宫内膜样腺癌 G3;②乳头状浆液性腺癌、透明细胞癌、鳞形细胞癌、未分化癌等;③癌灶累及宫腔面积超过 50%或有峡部受累;④肌层浸润深度≥1/2;⑤肉眼疑有盆腔淋巴结、附件、腹主动脉旁可疑转移者;⑥血清 CA125 值有显著升高者。切除或取样腹主动脉旁淋巴结有困难者,又有术后盆腔放射治疗禁忌者应作盆腔淋巴结切除。鉴于子宫内膜癌乳头状浆液性癌恶性程度高,早期淋巴转移及盆腹腔转移的特点,除分期探查、切除子宫及双附件清扫淋巴结外,还应切除大网膜及阑尾。

Ⅱ期患者应行全子宫或者广泛全子宫切除及双附件切除术,并行盆腔及腹主动脉旁淋巴结清扫。对高龄、肥胖、有严重内科并发症Ⅱ期患者,或宫颈癌肿过大者,可采用放射与手术联合治疗。可先放射治疗后再作筋膜外子宫全切除术及双附件切除及淋巴结取样,有缩小手术范围、减少术中危险及术后并发症的优点。

Ⅲ期及Ⅳ期属晚期癌,治疗应为综合治疗,首选手术,术后辅以放射、化疗、激素等综合疗法。首选手术的目的是明确分期及缩瘤,尽可能切除肉眼可见的癌瘤,可为术后选用其他辅助治疗创造条件提高疗效。其手术范围与卵巢癌相同,应进行肿瘤细胞减灭手术。

2. 放疗 放疗是治疗子宫内膜癌有效的方法之一。常用放射治疗方法为腔内照射(intracavitary radiation)及体外照射(external beam radiation)2 种。腔内照射多用后装腔内照射(afterloading systems),其放射源有低能放射源镭(Radium)或铯-137(^{137}Cesium),高能放射源为钴-60(^{60}Cobalt)或铱-192(^{192}Iridum)。体外照射常用^{60}Co 或直线加速器(linear accelerators),照射方式为全盆腔照射、盆腔四野垂直照射,并有选择性的使用主动脉旁淋巴结照射。

单纯放疗:用于高龄,有严重内科并发症,无法手术或晚期患者,应按临床分期(FIGO,1971)选用放射治疗。腔内(后装)A 及 F 旁,总剂量为 45~50Gy,每周 1~2 次,分 6~7 周完成。体外照射总剂量 40~45Gy,6 周内完成。对临床Ⅰa 期 G1,不能接受手术治疗者可选用单纯腔内照射外,其他各期均应采用腔内外照射联合治疗。

术前腔内放射治疗作用:①减少转移;②缩小肿块;③缩小子宫;④减少术中出血,缩小或根治区域性淋巴结的转移,为手术切除子宫创造条件,减少复发率,提高生存率。术前体外照射多用于临床上疑有盆腔淋巴结转移或有子宫体侵犯者,可配合腔内照射。

术后放疗既可消灭残留或可疑残留的病灶,预防复发,又可避免不必要的放疗,减少因放疗引起之并发症及费用。对已有深肌层浸润、淋巴结转移、盆腔及阴道残留病灶的患者术后均需加用放疗。

3. 化疗 为晚期和复发子宫内膜癌综合治疗措施之一,也有用于术后有复发高危因素患者的治疗以期减少盆腔外的远处转移。主要适应证有:①子宫内膜癌复发;②有高危因素的Ⅰ期子宫内膜癌,如肿瘤侵犯深肌层、低分化肿瘤、淋巴管瘤栓、恶性程度高的病理组织类型如浆液性乳头状癌和透明细胞腺癌;③肿瘤累及宫颈或子宫下段;④子宫外转移如肿瘤侵犯附件、腹膜、大网膜或腹膜后淋巴结等。常用化疗药物有顺铂、阿霉素、紫杉醇、环磷酰胺、氟尿嘧啶、丝裂霉素、依托泊苷等。可单独使用或联合使用,也可与孕激素合并使用。在子宫内膜癌,最常用的联合化疗是顺铂加多柔比星(阿霉素)(或表柔比星)(PA 方案),或者是顺铂加多柔比星(阿霉素)(或表柔比星)再加环磷酰胺(PAC 方案)。

4. 内分泌治疗 对晚期或复发癌、早期要求保留生育功能患者可考虑使用内分泌治疗。主要应用孕激素及抗雌激素制剂治疗。①孕激素的作用机制,按"二步机制",即孕激素分子先进入胞质,与受体结合形成复合物再进入胞核。激素受体复合物进入细胞核内是激素作用的关键一步,激素受体复合物影响着癌细胞内 DNA 的转录反应,可能延缓了 DNA 及 RNA 的复制,从而抑制肿瘤细胞的生长,孕激素与受体的作用是在基因水平上调节着细胞的生物活性。孕激素以高效、大剂量、长期应用为宜,至少使用 12 周以上方可评定疗效。其缓解率与肿瘤的分化程度及雌、孕激素受体(ER、PR)状况有关。PR 阳性者缓解率较高。常用药物:口服甲羟孕酮 200~400mg/d;己酸孕酮 500mg,肌注每周 2 次。主要副反应为水钠潴留,水肿,体重增加,头疼。②抗雌激素制剂的适应证与孕激素相同。主要使用他莫昔芬,为一种非甾体类抗雌激素药物,并有微弱的雌激素样作用。他莫昔芬(TAM)与雌激素竞争受体,抑制了内源性雌激素与受体结合,减少了雌激素对子宫内膜促进增生的作用。TMX 也可提高孕激素受体水平。大剂量可抑制癌细胞有丝分裂。PR 水平低的肿瘤,可先用他莫昔芬(TAM)使 PR 水平升高后再用孕激素;或他莫昔芬(TAM)与孕激素同时应用。常用剂量为 20~40mg/d。

5. 复发癌的治疗 早期子宫内膜癌的复发,一般认为与局部治疗不彻底或首次治疗时已有子宫外的亚临床转移有关。复发癌的治疗比较困难。治疗方案应根据具体情况因人而异。阴道断端及盆腔复发,如以前未接受过放射治疗,原则上应首选放射治疗。如果肿瘤直径大于 2cm,最好先采用手术切除,术后再辅以放射治疗。最大限度肿瘤细胞减灭术也可用于复发子宫内膜癌的治疗。孕激素因其副作用小,可以应用于所有复发的内膜癌,尤其是高分化及受体阳性者。如疗效确实可长期应用。有时孕酮加用他莫昔芬(他莫昔芬)也可收到一定效果。

【预后】 影响预后的因素主要有三个方面:①癌肿生物学恶性程度及病变状况(病理类型、分级、肌层受累、淋巴转移、期别等);②宿主全身状况如年龄与全身健康状况及免疫状况相关;③治疗方式是否适当及因治疗而引起的并发症及其严重程度。

【随访】 治疗后应定期随访。随访内容包括详细病史、盆腔检查、阴道细胞学涂片、X线胸片、血清 CA125 检测等。一般术后 2~3 年内每 3 个月随访一次,3 年后每 6 个月 1 次,5 年后每年 1 次。

【预防措施】
(1) 普及防癌知识。
(2) 重视绝经后妇女阴道流血和围绝经期妇女月经紊乱的诊治。
(3) 正确掌握雌激素应用指征及方法。
(4) 对有高危因素的人群应有密切随访或监测。

(刘玲玲　姚　微　张玉泉)

第十二章 卵巢肿瘤

卵巢肿瘤是女性生殖器官常见肿瘤,其发病范围较广,组织类型繁多,是全身各脏器肿瘤类型最多的肿瘤。卵巢恶性肿瘤是女性生殖系统三大恶性肿瘤之一。迄今尚缺少完善的早期诊断方法,就诊时60%~70%的卵巢恶性肿瘤已属晚期,其5年生存率仍较低,已成为严重威胁妇女健康的肿瘤。

【组织学分类】 分类方法较多,普遍采用世界卫生组织(WHO,1973)制定的卵巢肿瘤组织学分类法。

1. 上皮性肿瘤(分为良性、交界性、恶性)

(1) 浆液性肿瘤。
(2) 黏液性肿瘤。
(3) 子宫内膜样肿瘤。
(4) 透明细胞中肾样瘤。
(5) 纤维上皮瘤(又称勃勒纳瘤)。
(6) 混合型上皮瘤。
(7) 未分化癌。
(8) 不能分类的上皮性肿瘤。

2. 性索间质肿瘤

(1) 卵巢颗粒-间质细胞肿瘤
1) 颗粒细胞瘤
2) 卵泡膜细胞瘤-纤维瘤
a. 卵泡膜细胞瘤。
b. 纤维瘤。
(2) 支持细胞-间质细胞肿瘤(睾丸母细胞瘤)。
(3) 两性母细胞瘤。

3. 生殖细胞肿瘤

(1) 畸胎瘤
1) 未成熟型
2) 成熟型
a. 实性。
b. 囊性(皮样囊肿;皮样囊肿恶变)。
3) 单胚性和高度特异性
a. 卵巢甲状腺肿。
b. 类癌。
(2) 无性细胞瘤。
(3) 胚胎癌。
(4) 多胚瘤。

(5) 内胚窦瘤。
(6) 绒毛膜癌。
(7) 混合性生殖细胞瘤。

4. 转移性肿瘤

略。

【恶性肿瘤分期】 见表 2-12-1。

表 2-12-1 卵巢恶性肿瘤的手术-病理分期

Ⅰ期		肿瘤局限于卵巢
	Ⅰa	肿瘤局限于一例卵巢,包膜完整,表面无肿瘤,无腹腔积液
	Ⅰb	肿瘤局限于两侧卵巢,包膜完整,表面无肿瘤,无腹腔积液
	Ⅰc	Ⅰa或Ⅰb肿瘤,伴包膜破裂;或表面有肿瘤;或腹腔积液或腹腔冲洗液含恶性细胞
Ⅱ期		一侧或双侧卵巢肿瘤,伴盆腔内扩散
	Ⅱa	蔓延和(或)转移到子宫和(或)输卵管
	Ⅱb	蔓延到其他盆腔组织
	Ⅱc	Ⅱa或Ⅱb肿瘤,腹腔积液或腹腔冲洗液含恶性细胞
Ⅲ期		一侧或双侧卵巢肿瘤,盆腔外有腹腔转移和区域淋巴结阳性,肝表面转移
	Ⅲa	显微镜下证实的盆腔外的腹腔转移
	Ⅲb	腹腔转移灶直径≤2cm
	Ⅲc	腹腔转移灶直径>2cm 和(或)区域淋巴结转移
Ⅳ期		远处转移,除外腹腔转移(胸腔积液有癌细胞,肝实质转移)

注:Ⅰc及Ⅱc如细胞学阳性,应注明是腹水还是腹腔冲洗液;如胞膜破裂,应注明是自然破裂还是手术操作时破裂。

【临床表现】

1. 卵巢良性肿瘤 生长缓慢,早期常无明显症状,往往在妇科检查时偶然发现。随着肿瘤的增大,患者在腹部扪及包块或自觉腹胀。当肿瘤较大时可出现压迫症状,如尿频、排尿困难、便秘、气急、心悸等,同时见腹部隆起,囊性感,叩诊为实音,无移动性浊音。妇科检查:在子宫一侧或双侧扪及肿块,呈球形,囊性或实性,表面光滑,活动好,边界清楚,与子宫无粘连。

2. 卵巢恶性肿瘤 早期也常无症状,仅体检时偶然发现。一旦出现症状患者自觉腹胀、腹痛、腹块或腹腔积液等。肿瘤若向周围组织浸润或压迫神经,可引起腹痛、腰痛或下肢疼痛;压迫盆腔静脉,可出现下肢水肿;若为功能性肿瘤,可出现相应的症状;晚期则出现消瘦、贫血等恶病质。妇科检查:在子宫陷凹处常触及大小不等、散在硬结节,肿块多为双侧,实性或半实性,表面凹凸不平,粘连固定,并常伴有腹腔积液,少数有胸腔积液。晚期可在腹股沟、腋下、锁骨上触及肿大的淋巴结。

【并发症】

1. 蒂扭转 最常见,为妇科常见急腹症,约10%的卵巢肿瘤并发蒂扭转,好发于中等大小、密度不均、重心偏向一侧而活动度大的肿瘤(囊性成熟性畸胎瘤),妊娠期、产褥期或突然改变体位时易发生蒂扭转。蒂由骨盆漏斗韧带、卵巢固有韧带和输卵管组成(图2-12-1)。扭转后静脉回流受阻,瘤体内高度淤血或血管瘤内出血,使瘤体急剧增大,最后动脉血流受阻,肿瘤 发生坏死为紫黑色、易破裂和继发感染。急性扭转的典型症状是突

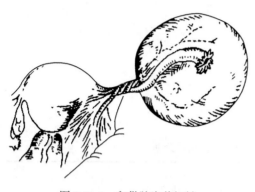

图 2-12-1　卵巢肿瘤蒂扭转

发性一侧下腹痛,伴恶心、呕吐甚至休克。妇科检查可触及压痛明显、张力较大的肿物,并伴肌紧张,有时扭转可自行复位,腹痛随之缓解;偶见慢性扭转,症状不明显,仅在手术时意外发现。蒂扭转一经确诊,应尽快手术,术中在钳夹瘤蒂之前,不可回复扭转以防栓子脱落。

2. 破裂　发生率3%左右,有自发破裂和外伤破裂两种。外伤性破裂常因腹部重击、妇科检查、穿刺、性交及分娩引起,自发性多因肿瘤浸润性生长穿破囊壁。症状的轻重取决于破裂口大小、囊肿的性质及流入腹腔的囊液量。疑有肿瘤破裂者,应立即行剖腹探查术,切除肿物,清洗腹腔,标本送病理检查。

3. 感染　较少见,多因肿瘤扭转或破裂后发生,或邻近器官感染灶扩散所致。患者有高热、腹痛、白细胞增高、肿物压痛明显等症状。治疗应首先用抗生素控制感染,无效时及时手术。

4. 恶变　卵巢良性肿瘤可以发生恶变,恶变早期无症状,不易早期发现。对于年龄较大尤其绝经后者,若发现肿瘤于短期内增长迅速,尤其为双侧性者,应疑恶变。因此,确诊为卵巢肿瘤者应尽早手术。

【诊断】

1. 影像学检查

(1) 超声检查:可检测肿物大小、形态、部位、性质及与子宫的关系,并能鉴别卵巢肿瘤、腹腔积液和结核性包裹性积液,其临床诊断符合率可达90%以上,是最常用且诊断率较高的辅助诊断方法。

(2) 放射学检查:CT检查能鉴别良恶性肿瘤,此外,CT还能清楚显示肝、肺结节及腹膜后淋巴结转移。

2. 肿瘤标志物

(1) CA125:CA125是卵巢上皮性癌的理想标记物,其增高多为卵巢上皮性肿瘤,阳性检测率在浆液性癌可达70%~80%。

(2) AFP:对卵巢内胚窦瘤有较高特异性价值,是诊断和指导治疗的重要标志物。

(3) HCG:对原发性卵巢绒癌具特异性。

3. 性激素　测定颗粒细胞瘤、卵泡膜细胞瘤分泌雌激素,浆液性、黏液性囊腺瘤有时也分泌一定量的雌激素。

4. 细胞学检查　腹腔积液或腹腔冲洗液查找癌细胞。

5. 腹腔镜检查　可直接观察到肿瘤的性质、范围、对可疑部位进行多点活检,并可抽吸腹腔液进行细胞学检查。

【鉴别诊断】

1. 卵巢良性肿瘤和恶性肿瘤的鉴别(表2-12-2)

表 2-12-2 卵巢良性肿瘤和恶性肿瘤的鉴别

鉴别内容	良性肿瘤	恶性肿瘤
病史	生长缓慢,病程长	生长迅速,病程短
体征	多单侧,活动,囊性,光滑无腹水	多双侧,固定,实性或囊实性,表面有结节,常伴腹水,为血性,可能查到癌细胞
一般情况	良好	逐渐出现恶病质
B超	液性暗区内见间隔光带,边界清晰	液性暗区内见杂乱光团、光点,肿块界限不清

2. 卵巢良性肿瘤的鉴别诊断

(1) 卵巢瘤样病变:滤泡囊肿和黄体囊肿最常见。多为单侧,直径<5cm,壁薄,月经过后囊肿可缩小或消失,也可口服避孕药或观察,2个月内自行消失,如继续存在或增长,应考虑为卵巢肿瘤。

(2) 输卵管卵巢囊肿:常伴有不孕及盆腔炎病史,囊肿多为双侧、边界不清、活动受限。

(3) 子宫肌瘤:浆膜下肌瘤或肌瘤囊性变易与卵巢肿瘤相混淆。子宫肌瘤多有月经异常,检查时随子宫移动而活动。可行探针检查协助诊断。

(4) 妊娠子宫:早孕时,子宫变软呈囊性感,且峡部更软,子宫体颇似卵巢囊肿。但妊娠妇女有早孕反应,B超、尿妊娠试验阳性等可鉴别。

(5) 腹腔积液:大量腹腔积液应与巨大卵巢囊肿相区别,腹腔积液常伴有肝病、心脏病史,仰卧时腹两侧突出如蛙腹,叩诊中间鼓音,两侧浊音,移动性浊音性;巨大囊肿与之相反,仰卧时腹部中间隆起,叩诊浊音,两侧鼓音,无移动性浊音。B超可鉴别。

3. 卵巢恶性肿瘤的鉴别诊断

(1) 子宫内膜异位症:异位症形成的粘连或直肠子宫陷凹内结节与卵巢恶性肿瘤种植灶很难区分。前者常有继发性进行性痛经、月经过多、不孕等。B超、腹腔镜检查是有效的辅助诊断方法,必要时需剖腹探查。

(2) 盆腔炎性包块:有流产或产褥感染病史,病程长,表现为发热,下腹痛,妇科检查附件呈团块状增厚,压痛著,经抗感染治疗,肿物缩小或消失。必要时可行包块穿刺做细胞学检查,疑恶性者应剖腹探查。

(3) 生殖道以外的肿瘤:需与后腹膜肿瘤、直肠癌、乙状结肠癌相鉴别。B超、钡剂灌肠、直肠镜等有助于明确诊断。

【治疗】

1. 良性肿瘤 手术治疗是良性肿瘤唯一的治疗方法。手术途径为开腹式腹腔镜若直径<5cm,疑为卵巢瘤样病变者,可作短期观察。手术范围应根据患者年龄、对生育要求及对侧卵巢情况决定:①年轻、单侧良性肿瘤应行患侧附件切除术或卵巢肿瘤剥除术,保留对侧正常卵巢;即使双侧肿瘤,应行双侧卵巢肿瘤剥除术,以保留部分正常卵巢组织。②绝经期或绝经期后患者行全子宫及双侧附件切除术。③术中须剖开肿瘤,可疑恶性时应作冷冻切片检查,以确定手术范围。④术中必须检查对侧卵巢,以防有双侧肿瘤之可能。⑤必须完整取出肿瘤,以防囊液流出及瘤细胞种植于腹腔。巨大囊肿可穿刺放液,体积缩小后取出。穿刺前须保护穿刺点周围组织,以防瘤细胞外溢。放液速度应缓慢,以防腹压骤降而致休克。

2. 恶性肿瘤　治疗原则是以手术为主,加用化疗、化疗的综合治疗。

(1) 手术治疗:是关键,尤其是首次手术更重要。一经疑为恶性肿瘤,应尽早剖腹探查,首先取腹腔积液或腹腔冲洗液做细胞学检查,然后全面探查盆、腹腔,包括横膈、肝脾、胃肠道、后腹膜淋巴结等。根据探查结果,决定肿瘤分期及手术范围。

手术范围:①Ⅰa、Ⅰb 期应行全子宫及双附件切除术;②Ⅰc 期及以上者须同时切除大网膜,③Ⅱ期及以上者行肿瘤细胞减灭术;是指尽量切除原发灶及转移灶,使肿瘤残余灶直径<1cm,必要时切除部分肠曲,行结肠造口、切除胆囊或脾等。现多主张同时切除后腹膜盆腔淋巴结及腹主动脉旁淋巴结。对年轻卵巢癌患者符合下列条件者①Ⅰa 期,细胞分化良好;②术中剖视对侧卵巢未见异常;③术后有条件严密随访者;可考虑保留对侧卵巢。

(2) 化学治疗:是卵巢癌的主要辅助治疗手段,卵巢上皮性癌对化疗较敏感,化疗明显地延长了病人的缓解期。亦可预防复发,对手术未能全部切除者,患者可获暂时缓解,甚至长期存活,也可使无法手术的晚期患者经化疗使肿瘤缩小,为以后手术创造条件。目前常用的药物有铂类:顺铂和卡铂。烷化剂:环磷酰胺、异环磷酰胺、美法仑、塞替哌等。抗癌植物成分类:长春新碱、紫杉醇等。近年来多为联合应用,并以铂类药物为主。根据病情,可采用静脉化疗或静脉化疗加腹腔化疗。

(3) 放射治疗:为手术和化疗的辅助治疗。无性细胞瘤对放疗最敏感,即使是晚期病例仍能取得较好效果。颗粒细胞瘤中度敏感。

【随访与监测】　卵巢癌易复发,应长期随访和监测。

(1) 随访时间:术后 1 年内,每月 1 次;术后第 2 年,每 3 个月复查 1 次;术后第 3 年,每 6 个月复查 1 次;3 年以上,每年复查 1 次。

(2) 监测内容:临床症状,全身及盆腔检查,必要的特殊检查如 B 超、CT、MRI、肿瘤标志物(如 CA125、AFP、HCG)等。对功能性肿瘤可检查性激素。

【预后】　其预后与临床期别、组织学类型、细胞分化程度、患者年龄及治疗方式有关。以临床分期最重要,期别越早疗效越好。据报道,Ⅰ期包膜完整者,5 年生存率可达 90%。若有囊外有赘生物、腹腔积液或灌洗液有癌细胞者,则为 68%。Ⅲ期卵巢癌 5 年生存率在 40% 左右。低度恶性肿瘤疗效较高度恶性者为佳,细胞分化良好者较分化不良者好。

【预防】　卵巢恶性肿瘤的病因不清,难以预防,但若能积极采用下述措施,会有所裨益。

1. 高危因素的预防　大力开展宣教,加强高蛋白、富含维生意 A 的饮食,避免高胆固醇的食物,高危妇女宜用口服避孕药预防。

2. 开展普查普治　30 岁以上妇女每年应行妇科检查,若配合 B 超、CA125、AFP 检测则更好。

3. 早期发现及处理　对附件区有包块者要高度重视,以排除卵巢肿瘤。卵巢囊性或实性肿瘤直径 > 5cm 者,应及时手术切除。青春期前、绝经后或生育年龄口服避孕药的妇女,若发现卵巢肿肿大,应考虑为卵巢肿瘤。盆腔肿块诊断不清或治疗无效者,应及早行腹腔镜检查或剖腹探查术。胃肠道癌肿及乳癌术后患者应定期作妇科检查。

(刘春花　姚　微　张玉泉)

第十三章 妊娠滋养细胞疾病

妊娠滋养细胞疾病(gestational trophoblastic disease,GTD)是一组来源于胎盘滋养细胞的疾病。根据滋养细胞增生程度、侵蚀组织的能力以及是否有绒毛结构等特点,将滋养细胞疾病分为:葡萄胎、侵蚀性葡萄胎、绒毛膜癌、胎盘部位滋养细胞肿瘤。葡萄胎与绒毛滋养细胞有关,属于良性绒毛病变。侵蚀性葡萄胎系葡萄胎发展而来,绒癌和胎盘部位滋养细胞肿瘤可发生在葡萄胎、足月妊娠、流产或异位妊娠以后,分别与绒毛前和绒毛外滋养细胞有关。侵蚀性葡萄胎、绒毛膜癌、胎盘部位滋养细胞肿瘤又统称为滋养细胞肿瘤。

第一节 葡 萄 胎

葡萄胎因妊娠后胎盘绒毛滋养细胞增生、间质水肿,而形成大小不一的水泡,水泡间有蒂相连成串,形如葡萄而得名,也称水泡状胎块(hydatidiform mole)。葡萄胎分为完全性葡萄胎和部分性葡萄胎两类,部分性葡萄胎的发生率远低于完全性葡萄胎。

葡萄胎发生的确切原因不完全清楚。流行病学调查表明:葡萄胎发生与地域差异、种族、社会经济因素、营养状况、饮食、年龄等因素有关。细胞遗传学研究表明,完全性葡萄胎的染色体核型为二倍体,均来自父系,其中90%为46XX,另有10%核型为46XY。虽然完全性葡萄胎染色体基因均为父系,但其线粒体DNA仍为母系来源。部分性葡萄胎的核型90%以上为三倍体,最常见的核型是69XXY,其余为69XXX或69XYY。多数情况下一套多余的染色体来自父方,多余的父源基因物质是造成滋养细胞增生的主要原因。极少数为四倍体。

【病理】

1. 完全性葡萄胎 大体检查水泡状物形如葡萄,直径数毫米至数厘米不等,其间有纤细的纤维素相连,常有血块及蜕膜碎片。水泡状组织占满整个宫腔,无胎儿及其附属物。镜下检查见绒毛体积增大,轮廓规则,其主要组织学特点是①滋养细胞增生;②绒毛间质水肿;③绒毛间质内血管消失。

2. 部分性葡萄胎 仅部分绒毛变为水泡,常有胚胎或胎儿组织,胎儿多已死亡,极少有足月儿,且常伴发育迟缓或多发性畸形。镜下检查见部分绒毛水肿,轮廓不规则,滋养细胞增生程度较轻,间质内可见胎源性血管及其中的有核红细胞。此外还可见胚胎和胎膜组织。

3. 完全性葡萄胎和部分性葡萄胎的形态学和核型鉴别要点(表 2-13-1)。

表 2-13-1 完全性和部分性葡萄胎的形态学和核型比较

	完全性葡萄胎	部分性葡萄胎
胚胎或胎儿组织	缺乏	存在
绒毛间质水肿	弥漫	局限
滋养细胞增生	弥漫	局限
绒毛轮廓	规则	不规则
绒毛间质内血管	缺乏	存在
核型	双倍体	三倍体(90%),四倍体

【临床表现】

1. 完全性葡萄胎

（1）停经后阴道流血：这是葡萄胎最常见的疾状，阴道出血通常发生在停经12周以内。阴道出血反复发作或连绵不断，患者可伴贫血或继发感染。若葡萄胎组织从蜕膜剥离，母体大血管破裂，可造成大出血，导致休克，甚至死亡。葡萄胎组织有时可自行排出，但排出之前和排出时常伴有大量流血。

（2）子宫异常增大：因葡萄胎迅速增长及宫腔内积血，而使半数以上的葡萄胎患者子宫体积大于停经月份，质地变软，并伴血清HCG水平异常升高。1/3患者的子宫与停经月份相符，小于停经月份的只占少数，可能因水泡退行性变、发育停止，或水泡状物、血块已被排出所致。

（3）腹痛：当葡萄胎迅速增长，子宫急速扩张时，子宫可发生阵发性收缩，而有阵发性腹痛。

（4）妊娠呕吐：多发生于子宫异常增大和HCG水平异常升高者，出现时间一般较正常妊娠早，症状严重且持续时间长。

（5）妊娠高血压综合征：多发生于子宫异常增大者，出现时间较正常妊娠早，可在妊娠20周前出现高血压、蛋白尿和水肿，而且症状严重。极少数可发生先兆子痫及子痫。

（6）卵巢黄素化囊肿：由于大量HCG刺激卵巢卵泡内膜细胞发生黄素化而形成囊肿，称卵巢黄素化囊肿。常为双侧性，也可单侧，大小不等，表面光滑，活动度好，黄素化囊肿一般无症状，偶有急性扭转而产生急腹症。葡萄胎排出后，常可自然消失。黄素囊肿的存在一般无症状，由于子宫异常增大，一般在葡萄胎排空前较难通过妇科检查发现，多由B型超声检查发现。

（7）甲状腺功能亢进现象：约7%患者出现轻度甲状腺功能亢进表现，如心动过速、皮肤潮湿和震颤，但突眼少见。这类患者HCG水平异常增高，T_3、T_4水平升高。葡萄胎排出后症状迅速消失。

2. 部分性葡萄胎 健康症状较轻或不明显，主要在于符合停经月份或小于停经月份不会流产或先兆流产相混淆。

【诊断】 在正常情况下，葡萄胎排空后，血清HCG稳定下降，首次降至正常的平均时间约为9周，最长不超过14周。葡萄胎完全排空后3个月，HCG持续阳性称为持续性葡萄胎。

凡有停经后不规则阴道流血、腹痛、妊娠呕吐严重且出现时间较早，体格检查时有子宫体积大于停经月份、变软，子宫孕5个月大小时尚不能触及胎体，不能听到胎心，无胎动者，应怀疑葡萄胎。常选择下列辅助检查以明确诊断：

1. 绒毛膜促性腺激素（HCG）测定 正常妊娠时，随孕周增加，血清HCG逐渐升高，在孕10~12周达高峰，以后血清HCG逐渐下降。但葡萄胎时，滋养细胞高度增生，产生大量HCG，血清HCG明显升高，而且在停经12周以后，随着子宫增大继续持续上升，利用这种差别可作为辅助诊断。常用的HCG测定方法是尿β-HCG酶联免疫吸附试验和血β-HCG放射免疫测定。葡萄胎时血β-HCG在100 kU/L以上，常超过1000kU/L，且持续不降。

2. B型超声检查 是诊断葡萄胎的重要辅助检查方法。完全性葡萄胎的主要超声影像学表现为子宫明显增大，无妊娠囊或胎心搏动，宫腔内充满弥漫分布的光点和小囊样回声区，呈"落雪状"或呈"蜂窝状"。常可见两侧或一侧卵巢囊肿，多房，囊壁薄，内见部分纤细分隔。部分性葡萄胎宫腔内可见由水泡状胎块所引起的超声图像改变及胎儿或羊膜腔,胎儿常合并畸形。

【鉴别诊断】

1. 流产　葡萄胎病史与先兆流产相似,容易相混淆,均有停经及阴道流血,且 HCG 测定阳性,但葡萄胎患者子宫异常增大,比正常妊娠明显增大,B 型超声图像不见胎囊及胎心搏动可明确诊断。

2. 双胎妊娠　子宫增大,HCG 水平亦增高,易与葡萄胎混淆,但双胎妊娠无阴道流血,B 超检查可确诊。

3. 羊水过多　羊水过多多见于妊娠后期,若发生于中期妊娠者需与葡萄胎鉴别。羊水过多时 HCG 在正常妊娠范围内,B 超检查可确诊。

【处理】

1. 清除宫腔内容物　一经确诊,应立即清除子宫内容物。由于葡萄胎子宫大而软,易发生子宫穿孔,所以应在输液、备血条件下,充分扩张宫颈口,吸宫时宜选取大号吸管,以免管腔被葡萄胎组织堵塞,也可用卵圆钳钳取水泡状组织。待葡萄胎组织大部分吸出、子宫明显缩小后,改用刮匙轻柔刮宫。为减少出血和预防子宫穿孔,可在术中应用缩宫素静脉滴注,一般在宫颈管扩张和大部分葡萄胎组织排出后开始使用,以避免滋养细胞挤入子宫壁血窦,导致转移和肺栓塞。子宫小于妊娠 12 周可以一次刮净,子宫大于妊娠 12 周或术中感到一次刮净有困难时,可于 1 周后行第 2 次刮宫。每次刮出物必须送组织学检查。取材应选择靠近宫壁种植部位的新鲜无坏死的组织送检。手术前后应用抗生素预防感染。

2. 卵巢黄素囊肿的处理　因囊肿可自行消退,一般不需处理。在并发扭转时,可在 B 超或腹腔镜下穿刺吸液后多可自然复位。若扭转时间长,发生缺血、坏死,则行剖腹探查,切除患侧附件。

3. 预防性化疗　葡萄胎恶变率为 10%~25%,我国为 14.5%。故应对高危患者和随访有困难者应进行预防性化疗 1~2 疗程。部分性葡萄胎一般不做预防性化疗。

4. 子宫切除术　年龄超过 40 岁,葡萄胎恶变率较年轻妇女高 4~6 倍,处理时可直接切除子宫,保留附件;若子宫大于妊娠 14 周大小,应先吸出葡萄胎组织再切除子宫。对于子宫小于妊娠 14 周大小的患者,可直接切除子宫。但切除子宫并不能减少其他部位恶变的机会。手术后仍需定期随访。

【随访】　葡萄胎患者作为高危人群,其随访有重要意义。通过定期随访,可早期发现滋养细胞肿瘤并及时处理。随访应包括以下内容:一般清宫后每周查血 β-HCG 1 次,直至连续三次,然后每个月一次持续半年,共随访 2 年。此外随访时注意有无阴道出血、咯血及其他转移症状;子宫复旧及黄素囊肿消退情况,并作妇科检查,必要时拍胸片或行盆腔 B 超检查。

葡萄胎术后应严格避孕 1 年,宜用阴茎套或阴道隔膜,宫内节育器可混淆子宫出血原因,避孕药有促进滋养细胞生长作用,故不宜采用。

第二节　侵蚀性葡萄胎和绒毛膜癌

侵蚀性葡萄胎(invasive mole)指葡萄胎组织侵入子宫肌层引起组织破坏或转移至其他器官。一般发生在葡萄胎清宫后的 6 个月之内,具有恶性肿瘤行为,但恶性程度不高,多数仅造成局部侵犯,仅4%患者发生远处转移,预后好。绒毛膜癌(choriocarcinoma)为滋养细胞疾病中恶性程度最高的一种病变,早期就可通过血液转移至全身,破坏组织或器官。多数发生于葡萄胎清宫1年以后,约占50%;发生于足月产或流产后各占25%;少数可发生于异位妊娠后,甚至绝经后。

【病理】 侵蚀性葡萄胎大体检查可见子宫肌壁内有大小不等、深浅不一的水泡状组织,宫腔内可有原发病灶,也可以没有原发病灶。当侵蚀病灶接近子宫浆膜层时,子宫表面可见紫蓝色结节。侵蚀较深时可穿透子宫浆膜层或阔韧带。镜下可见侵入肌层的水泡状组织的形态与葡萄胎相似,变性的绒毛结构伴滋养细胞过度增生及不典型增生。但绒毛结构也可退化,仅见绒毛阴影。

绒毛膜癌多原发于子宫,但也有子宫内未发现病灶而已有广泛转移灶者。肿瘤常位于子宫肌层内,也可突向宫腔或穿破浆膜,单个或多个,大小在0.5~5cm 切面为暗红色结节,常伴出血、坏死及感染。镜下找不到正常绒毛结构,可见增生的滋养细胞侵犯子宫肌层和破坏血管,造成出血坏死。肿瘤不含间质和自身血管,瘤细胞主要靠侵蚀母体血管而获取营养。

【临床表现】 多数侵蚀性葡萄胎发生在葡萄胎排空后6个月内。而绒癌发病距前次妊娠时间长短不一,继发于葡萄胎的绒癌绝大多数在1年以上发病,而继发于流产和足月产的绒癌约50%在1年内发病。由于侵蚀性葡萄胎和绒癌在临床表现、诊断和处理原则等方面基本相同,故将两者合并叙述。

1. 原发灶表现

(1) 阴道出血:葡萄胎排出后,或产后、流产后有阴道不规则出血。流血量多少不定,多者可导致休克。流血呈持续性或断续性,由于反复出血,多数患者有贫血或(和)感染。也可有一段时间正常月经,以后发生闭经,然后阴道流血。个别患者原发灶已消失,而只有继发病灶者,则无阴道流血。

(2) 子宫复旧不良:常在葡萄胎排空后4~6周子宫未恢复到正常大小,质地偏软。也可因子宫肌层病灶部位的影响,表现出子宫不均匀增大。

(3) 卵巢黄素化囊肿:由于滋养细胞肿瘤分泌HCG的持续作用,在葡萄胎排空、流产或足月产后,两侧或一侧卵巢黄素化囊肿呈持续性存在。

(4) 腹痛:一般无腹痛,若肿瘤穿破子宫浆膜层,可引起腹腔内出血而发生腹痛。若子宫病灶坏死,继发感染,也可引起腹痛及脓性白带。黄素化囊肿发生扭转或破裂时也可出现急性腹痛。

2. 转移灶表现 多为绒癌,尤其是继发于非葡萄胎妊娠后绒癌。肿瘤主要经血行转移。肺和阴道转移最为常见。由于滋养细胞的生长特点是破坏血管,所以各转移部位症状的共同特点是局部出血。

(1) 肺转移:可有咳嗽、咯血、胸痛及呼吸困难的表现,胸片可见结节状或棉球状阴影。

(2) 阴道转移:转移灶多位于阴道下段前壁,呈紫蓝色结节,大小不一,破溃后可引起大出血。

(3) 脑转移:常继发于肺转移后,是绒癌致死的主要原因。临床病程分为3期,瘤栓期时因脑组织缺血出现一过性症状,如猝然跌倒、失明、失语等。脑瘤期发生头痛、呕吐、抽搐甚至昏迷。病情逐渐加重,颅压不断升高最后进入脑疝期而死亡。

(4) 其他转移:包括脾、肾、膀胱、消化道、骨等部位。

【诊断】

1. 临床诊断 凡流产、分娩、宫外孕以后,出现阴道不规则出血,子宫复旧不良,HCG 测定阳性,或正常后又增高,应拟诊为绒毛膜癌。葡萄胎排出 1 年以上恶变,应诊断为绒毛膜癌;6 个月内恶变者,应诊断为侵蚀性葡萄胎;6 个月至 1 年内恶变者,侵蚀性葡萄胎和绒毛癌均有可能,需经组织学检查确定。临床用以诊断妊娠滋养细胞肿瘤的常用辅助方法有:

(1) HCG 测定:葡萄胎排空后 9 周以上,或流产、足月产、异位妊娠后 4 周以上,血 β-HCG 持续高水平,或曾一度下降后又上升,排除妊娠物残留或再次妊娠,结合临床表现可诊断为滋养细胞肿瘤。

(2) B 型超声检查:子宫正常大小或呈不同程度增大,肌层可见高回声团块,边界清但无包膜,或肌层有回声不均区域或团块,边界不清且无包膜,也可表现为整个子宫呈弥漫性增高回声,内部伴不规则低回声或无回声。

(3) X 线胸片:用于肺转移的诊断。肺转移最初 X 线征象为肺纹理增粗,以后发展为片状或小结节阴影,典型表现为棉球状或团块状阴影。肺转移灶以右侧及中下部较多见。

(4) CT 和 MRI:CT 可发现肺门部普通 X 线摄片难以发现的肺转移。颅脑 CT 是诊断脑转移的主要手段。MRI 主要用于脑转移,此外在肝、脾等少见部位转移中也可用之。

2. 组织学诊断 在子宫肌层内或子宫外转移灶中若见到绒毛或退化的绒毛阴影,则诊断为侵蚀性葡萄胎;若仅见大量分化不良的滋养细胞浸润及坏死出血,未见绒毛结构者,诊断为绒癌。

【临床分期】 为了更好的实施化疗方案,我国多采用(FIGO,2000)分期(表 2-13-2)。

表 2-13-2 滋养细胞解剖学分期(FIGO,2000)

Ⅰ 期	病变局限于子宫
Ⅱ 期	病变扩散,但仍局限于生殖器官(附件、阴道、阔韧带)
Ⅲ 期	病变转移至肺,有或无生殖系统病变
Ⅳ 期	所有其他转移

【治疗】 治疗原则以化疗为主,手术为辅。化疗是恶性滋养细胞肿瘤首选和主要的治疗手段。但手术在切除病灶、减少转移、控制原发灶或转移灶大出血及切除残存或耐药病处方面仍占重要地位,并使术后化疗更能见效。

1. 化疗 目前国内常用的化疗药物有甲氨蝶呤(MTX),放线菌素-D(Act-D)或国产放线菌素 D 生霉素(KSM)、氟尿嘧啶(5-Fu)、环磷酰胺(CTX)、长春新碱(VCR)等。用药原则:Ⅰ 期通常选用单药治疗,Ⅱ~Ⅲ 期选用联合化疗,Ⅳ 期或耐药患者用强烈联合化疗(EMA-CO)。

(1) 单一药物化疗:单一化疗的药物及用法见表 2-13-3。

表 2-13-3 常用单一化疗药物及其用法

药物	剂量、给药途径、疗程日数	疗程间隔
MTX	0.4mg/(kg·d)肌内注射,连续 5d	2 周
Act-D(或 KSM)	8~10ug/(kg·d)静脉滴注,连续 8~10d	2 周
5-Fu	28~30 mg/(kg·d)静脉滴注,连续 8~10d	2 周
VP-16	200mg/(m^2·d)口服,连续 5d	2 周

(2) 联合化疗：国内应用较多的方案主要有二联、三联及 EMA-CO 方案，国外首选 EMA-CO 方案(表 2-13-4)。

表 2-13-4 联合化疗方案及方法

药物	剂量、给药途径、疗程日数	疗程间隔
5-Fu+KSM		
5-Fu	26~28mg(kg·d)，静脉滴注 8d	3 周
KSM	6μg/(kg·d)，静脉滴注 8d	
ACM		
Act-D	400μg，静脉滴注 第 1,4,7,10,13 日	
CTX	400mg 静脉注射 第 2,5,8,11,14 日	4 周
MTX	20mg 静脉注射 第 3,5,9,12,15 日	

(3) 副作用：化疗药物在杀伤癌细胞的同时，对增生较快的正常细胞亦有毒性。其副作用主要表现为骨髓造血功能的障碍，其次为消化道反应、肝功能损害、出血性膀胱炎、脱发及皮疹等，停药后可逐渐恢复。

(4) 停药指征及治愈标准：临床症状消失，体征完全消失，血 β-HCG 每周测定 1 次，连续 3 次持续正常水平之后，再巩固化疗 2~3 个疗程，随访 5 年无复发者为治愈。

2. 手术 作为辅助治疗，对控制大出血等各种并发症，消除耐药病灶，减少肿瘤负荷，缩短化疗疗程等方面有一定作用，在一些特定的情况下应用。对年轻未育者尽可能行子宫病灶切除术，以保留生育功能；必须切除子宫时，仍应保留卵巢；对无生育要求者，若化疗无效时则可行全子宫或次广泛子宫切除及卵巢动静脉高位结扎术。肺部的孤立病灶，多次化疗后未能吸收好转者，可行肺叶切除。

3. 放射治疗 应用较少。主要用于脑转移和肺部耐药病灶的治疗。

【随访】 治疗结束后应严密随访，第 1 年每月随访 1 次，1 年后每 3 个月 1 次直至 3 年，以后每年 1 次共 5 年。随访内容同葡萄胎，随访期间应严格避孕。

(刘春花　姚　微　张玉泉)

第十四章 生殖内分泌疾病

功能失调性子宫出血

功能失调性子宫出血简称功血。是指调节生殖的下丘脑-垂体-卵巢轴功能失调所引起的异常子宫出血。可分为无排卵型功能失调性子宫出血及有排卵型功能失调性子宫出血。其中无排卵型功能失调性子宫出血占功血的70%~80%,多见于青春期及绝经过渡期妇女。

一、无排卵性功能失调性子宫出血

【发病机制】 功能失调性子宫出血的病理生理改变为中枢神经系统下丘脑-垂体-卵巢轴神经内分泌调控异常或卵巢、子宫内膜或肌层局部调控功能的异常。多发生于青春期、绝经过渡期,也可发生于生育期。青春期功血患者血雌激素水平在育龄妇女的正常范围内,但无正常月经周期中期的血LH、FSH峰,提示主要病因是大脑中枢对雌激素的正反馈反应异常,导致不能排卵;绝经过渡期妇女的卵巢功能趋于衰退,卵巢中的卵子数明显减少甚至耗竭,失去了性激素对下丘脑及垂体的正反馈作用,垂体分泌卵泡刺激素(FSH)及黄体生成素(LH)增高(FSH多高于LH),缺乏LH中期波峰,不能排卵;而育龄期妇女可因内、外环境内某种刺激,如劳累、应激、流产、手术或疾病等引起短暂的无排卵,亦可因肥胖、多囊卵巢综合征、高泌乳素血症等长期存在的因素引起持续无排卵。在无排卵情况下,雌激素持续不规则刺激,而缺乏孕激素抑制子宫内膜生长,内膜过度增生,从而出现子宫异常出血。子宫异常出血的机制如下:

1. 雌激素突破性出血 高水平雌激素维持在有效浓度,引起长时间闭经,但无孕激素参与,内膜增厚但不牢固,易发生急性突破性出血;低水平雌激素维持在阈值水平,可发生间断性少量出血,内膜修复慢,出血时间延长。

2. 雌激素撤退性出血 子宫内膜在单一雌激素持续作用下增生,若此时因卵泡闭锁而引起雌激素水平下降,达到一定程度,不足以维持子宫内膜增生,即子宫内膜脱落出血。

3. 子宫内膜异常 因子宫内膜受单一雌激素作用,腺体、血管、内膜增生不同步,导致组织脆性增加,易破溃出血;内膜螺旋小动脉持续增生,但无良好的螺旋化,收缩不力而止血功能差;同时静脉增加,并有静脉窦形成,也可增加出血倾向。

4. 凝血和纤溶障碍 组织的破损使纤溶酶活化,引起子宫内膜纤溶亢进,凝血功能缺陷。

5. 前列腺素异常 无排卵性功血时PGE2增多,使血管舒张作用超过血管收缩作用,不利于止血。

【子宫内膜病理改变临床表现】 主要症状为月经周期长短不规律,出血量多少不定,经期长短不一。往往先有数周或数月停经,然后有多量出血,也可一开始即为阴道不规则出血。严重出血或出血时间长可导致贫血、休克和感染。可根据出血特点,可分为以下四类:①月经过多:月经周期正常,但经期延长(>7天)或经量过多(>80ml);②经量过多:周期、经期规则,但经量过多;③子宫不规则出血:周期不规则,经期可延长,但经量不太多;④子宫不规则过多出血:周期不规则,经期延长,经量过多。

【诊断与鉴别诊断】 诊断的关键是除外非生殖道(泌尿道、直肠肛门)及生殖道其他部位(宫颈、阴道)的出血、全身或生殖系统器质性疾病引起的出血及医源性子宫出血。全身系统性疾病有血液病、内分泌病如甲状腺功能减低等、肝肾重要脏器疾病;生殖系统疾病有妊娠各种并发症、生殖器官肿瘤、炎症等;外源性激素及异物引起的异常子宫出血。诊断主要依据是病史、体格检查及辅助检查。

1. 病史 应详细了解异常子宫出血的类型、发病时间、病程经过、流血前有无停经史及以往治疗经过。就注意患者的年龄、婚育史、避孕措施、激素类药物使用史及全身与生殖系统有无相关疾病。

2. 体格检查 包括妇科检查与全身检查,妇科检查时子宫和卵巢大小形态正常,是诊断的一个较为重要的依据。

3. 辅助检查 辅助检查在明确诊断和指导治疗中起关键作用。

(1) 基础体温测定:可明确有无排卵,是诊断的主要依据。无排卵性功血其基础体温呈单向型。

(2) B超:经阴道超声检查对诊断有重要的价值。可发现小型卵巢囊肿,有无多囊卵巢超声象,并根据内膜超声相特征判断体内雌、孕激素水平。若内膜增厚、回声增强,应怀疑增生、腺癌或黏膜下肌瘤,需行刮宫检查以助确诊。

(3) 诊断性刮宫:其目的主要有两个,其一为止血,其二为明确子宫内膜病理诊断。对围绝经期出血及有内膜癌高危因素者,应首先行分段刮宫术,排除恶性病变。诊刮必须全面刮除子宫内膜功能层,组织物送病理检查。还应注意宫腔深度、形态、宫壁是否光滑。

(4) 宫腔镜检查:已成为鉴别子宫出血原因不可缺少的手段,宫腔镜检查及直视下选点活检可诊断宫腔病变如子宫内膜癌、子宫内膜息肉、子宫黏膜下肌瘤。

(5) 激素测定:血清 E_2 浓度相当于中、晚卵泡水平,失去正常周期性变化;孕酮浓度 $<3ng/ml$;促黄体生成激素(LH)及促卵泡激素(FSH)水平正常或 LH/FSH 比值过高,周期性高峰消失。血催乳激素水平及甲状腺功能得能帮助排除其他内分泌疾病。

(6) 阴道脱落细胞涂片:动态观察阴道脱落细胞,了解体内雌激素水平,作为诊断、分型及治疗中的监测指标。无排卵性功血时多表现为中高度雌激素影响。

【治疗】 总的原则是:出血阶段应迅速有效地止血及纠正贫血,血止后应尽可能明确病因,并行针对性治疗,选择合适方案控制月经周期或诱导排卵,预防复发及。青春期及生育期无排卵性功血的治疗以止血、调整周期、促排卵为主;绝经过渡期则以止血、调整周期、减少经量、防止子宫内膜病变为主。

1. 止血 以多量出血的止血是无排卵性功血治疗中的一个重要环节。可采用诊断性刮宫、药物治疗两种方法。其中大量出血患者,要求性激素治疗 8 小时内有效,24~48 小时内出血基本止住,若超过 96 小时仍不止血,则考虑更改功血诊断。

(1) 诊断性刮宫:用机械的方法将增厚的内膜基本刮净而止血,显效迅速,是最迅速而有效的止血方法,还可进行内膜病理检查除外恶性情况。对于病程较长的已婚育龄期或绝经过渡期患者,应常规使用。

(2) 子宫内膜切除:适用于经量过多的绝经过渡期功血和经激素治疗无效且无生育要

求的生育期功血。可利用宫腔镜下金属套环、激光、滚动球电凝或热疗等方法，使子宫内膜组织凝固或坏死。

(3) 孕激素内膜脱落法：即药物刮宫法。针对无排卵患者子宫内膜缺乏孕激素影响的病理生理改变，给患者以足量孕激素使增殖或增生的内膜转变为分泌期。停药后内膜脱落较完整。常用17-羟孕酮衍生物(甲羟孕酮、甲地孕酮)和19-去甲基睾酮衍生物。停药后2~3天后内膜规则脱落，出现为期7~10天的撤退出血，在内源性雌激素的影响下，内膜修复而止血。

(4) 雌激素内膜生长法：原理是以大剂量雌激素使增殖或增生的子宫内膜在原有厚度基础上，修复创面而止血。只适用于青春期未婚患者及血红蛋白70g/L，大剂量雌激素止血对存在血液高凝或有血栓性疾病史的患者应禁忌使用。常用妊马雌酮2.5mg，每6小时一次，血止后每三天递减1/3到维持量1.25mg/d，从血止日算起第20天停药；也可用己烯雌酚1~2mg，每6~8小时一次，血止后每三日递减1/3量至维持量每日1mg。用药的最后7~10天加用孕激素如甲羟孕酮10mg/d，可帮助内膜全面脱落。

(5) 联合用药：性激素联合用药效果较单一用药好。急性大出血者可用复方单相口服避孕药，1片/6~8小时，血止后每3天递减1/3至维持量1片/天，用药20天停药；出血量不多的青春期功血患者，可于月经第1天口服复方低剂量避孕药，共21天，停药7天，一个治疗周期为28天。

2. 调整周期 使用性激素治疗后必须调整月经周期，目的是使月经周期、月经期、经量正常。

(1) 雌孕激素序贯法：即人工周期，适用于青春期功血或生育期功血内源性雌激素水平较低者。其作用机制为模拟自然月经周期的内分泌变化，将雌孕激素序贯使用，从而使子宫内膜发生相应变化，引起周期性脱落。该疗法一般以三个周期为一疗程，自血止周期撤药性月经第5天起口服雌激素20日，于服雌激素后10日加用甲羟孕酮，每日10mg，常用雌激素为妊马雌酮1.25mg或雌二醇2mg，每晚1次。若仍未达到建立正常周期目的，则重复上述序贯法。

(2) 雌孕激素联合法：适用于生育期功血内源性雌激素水平较高或绝经过渡期功血患者。其目的为限制雌激素的促内膜生长作用，使子宫内膜萎缩，从而减少月经量。常用方法为：自血止周期撤药性出血的第5日开始口服避孕药1片/晚，连用3周，停药1周，连续3个周期为一个疗程。必要时可重复此联合疗法。

(3) 后半周期法：适用于青春期功血或绝经过渡期功血，用孕激素作用于增生的子宫内膜，停药后出现撤药性出血。常于月经周期后半期(撤药性出血的第16~25日)起口服甲羟孕酮10mg/d或肌注黄体酮20mg/d，连用10天为一周期，3个周期为一个疗程。

4. 促排卵 对于有生育要求的患者应根据无排卵的病因选择促排卵药物。同时测量基础体温，定期检查阴道涂片或血清生殖激素浓度。最常用的是氯米芬。首次剂量为50mg/d，从周期第5天起，连服5天，同时测定BBT，但青春期未婚患者不宜长期服用氯米芬；若因高泌乳素血症所致无排卵，则应选用溴隐亭，剂量为5~7.5mg/d。

5. 手术治疗 对发病年龄早，反复治疗多年，或因生活工作条件不能长期治疗及观察者，超过40岁，可考虑手术切除子宫。近绝经妇女，多次诊刮提示内膜复杂性和非典型增生，合并子宫肌瘤、子宫肌腺症、严重贫血者亦为子宫切除术的指征。若年龄达54~55岁，卵巢功能仍不衰退,阴道涂片雌激素水平仍高而不断出血者,为避免子宫内膜恶变,应考虑切除子宫及卵巢。手术方法除传统的经腹、经阴道子宫切除术外,还有腹腔镜下全子宫或次全子宫切除,腹腔镜辅助的经阴道子宫切除术,宫腔镜下子宫内膜切除术等。

二、排卵性月经失调

有排卵性月经失调多发生于生育期妇女,较无排卵性功血少见。大致可分为两种类型即黄体功能不足与子宫内膜不规则脱落。

(一)黄体功能不足(LPD)

月经周期有卵泡发育及排卵,但黄体期孕激素分泌不足或黄体过早衰退,子宫内膜受孕激素影响不足,不能产生正常的分泌反应,黄体期内膜分泌反应不良。表现为月经周期缩短、月经频发、经期经量尚属正常;或月经周期尚在正常范围内,但卵泡期延长黄体期缩短,患者不易受孕或早孕期易流产。

【机制】 足够水平的 FSH 与 LH 及卵巢对 LH 良好的反应是黄体健全发育的必要前提。任何影响这三个环节的因素均可引起黄体功能不足,如神经内分泌调节功能紊乱引起的卵泡期 FSH 缺乏、LH 脉冲峰值不高及排卵峰后 LH 低脉冲缺陷、卵泡期颗粒细胞 LH 受体缺陷等。

【病理】 子宫内膜经病检一般示分泌期内膜腺体与间质发育不同步。内膜活检示分泌反应落后 2 日。

【诊断】 详细询问病史及临床表现如月经周期缩短、不孕或早孕时流产;关键是结合妇科检查及各项辅助检查,排除各种生殖器官器质性疾病,如有不规则出血、经间出血、性交后出血、或经血的突然增加、或盆腔痛、经前腹痛,则提示可能有器质性疾病,如有肥胖、应用非对抗雌激素或三苯氧胺、或多囊卵巢综合征,则应注意除外子宫内膜癌;观察几个周期 BBT,一般呈双相,但黄体期<12 日或体温较早下降。确诊方法为活检子宫内膜,可显示为分泌反应至少落后 2 日。

【治疗】 针对引起黄体功能不足的病因治疗。

1. 促卵泡发育 可于卵泡期用 FSH 协同小剂量雌激素促进优势卵泡发育,于月经第 5 日起连续口服妊马雌酮 0.625mg/d 或 17β 雌二醇 1mg/d,约 5~7 日;也可于月经第 5 日起口服氯米芬 50mg/d,共 5 日。

2. 促月经中期 LH 峰形成 在监测到卵泡成熟时,用绒毛膜促性腺激素 5000~10 000U 肌注。

3. 黄体功能替代疗法 自排卵后连续肌注黄体酮 10mg/d,持续 10~14 天。

4. 黄体功能刺激疗法 于基础体温上升后开始隔日肌注 HCG 1000~2000U,共 5 次。

(二)子宫内膜不规则脱落

该病又称为黄体萎缩不全,因黄体萎缩过程延长,导致子宫内膜不规则脱落,表现为月经周期正常,但经期延长,经量可多可少。其机制为下丘脑-垂体-卵巢轴调节功能紊乱或溶黄体机制异常引起黄体萎缩不全,内膜持续受孕激素刺激,以致不能如期完整脱落。

【病理】 于月经期第 5~6 日时宫内膜活检可发现呈混合型,即残留的分泌期内膜与出血坏死组织及新增生的内膜混合存在。

【诊断】 主要依据病史、体格检查、排卵的测定和相关的辅助检查。重要的辅助检查包括基础体温的测定,诊断性刮宫等。基础体温呈双相型,但下降缓慢。另可在月经第 5~6 日行诊断性刮宫,见呈分泌反应的内膜与出血期及增生期内膜并存。

【治疗】

1. 孕激素 可调节下丘脑-垂体-卵巢轴的反馈功能,使黄体及时萎缩,内膜按时完整脱落。自排卵后第 1~2 日或下次月经前 10~14 日开始,连续十日每日口服甲羟孕酮 10mg。无生育要求者可自月经周期第 5 日始口服单相避孕药,每日 1 片,连服 22 日为一个周期。有生育要求者可肌注黄体酮注射液。

2. 绒毛膜促性腺素 HCG 有促进黄体功能的作用。可于基础体温上升后开始,隔日肌注 HCG 1000~2000U,共 5 次。

(刘玲玲 姚 微 张玉泉)

第十五章 子宫内膜异位症

具有活性的子宫内膜组织(腺体和间质)出现在子宫体以外部位时称为子宫内膜异位症。多见于30岁左右的育龄妇女,在青春期前无发生,绝经后或切除双侧卵巢后异位病灶随之逐渐萎缩吸收,妊娠或使用性激素抑制卵巢功能也可暂阻止病灶的发展,提示此病与激素依赖有关。此外其发病率还与不孕与盆腔疼痛有关。研究结果还表明:初潮早、月经周期短(≤27天)、行经时间长(≥8天)或月经过多者子宫内膜异位症发病率增高(图2-15-1)。

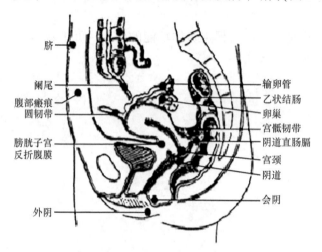

图2-15-1 子宫内膜异位症的好发部位

【发病机制】 内异症是一种良性病变,但具有类似恶性肿瘤远处转移和种植生长能力。其机制尚未完全阐明,关于异位内膜的来源,主要有以下几种学说:

1. 种植学说

(1) 经血倒流:1921年Sampson提出子宫内膜腺上皮和间质细胞可随经血通过输卵管逆流种植于卵巢和盆腔腹膜的学说。至今,经血逆流的理论仍被大多数人所接受,其根据是盆腔中逆流的月经血中可以找到存活的内膜细胞。手术瘢痕的子宫内膜异位症也是内膜种植学说的有力证据,如剖宫取胎术后继发腹壁切口内异症或分娩后会阴切口出现的内异症。临床也发现生殖道畸形伴经血潴留者,常并发盆腔子宫内膜异位症。但用Sampson学说不能解释盆腔外的子宫内膜异位症。

(2) 淋巴及静脉播散:1952年Javert提出了子宫内膜的良性转移学说,即认为子宫内膜的腺体和间质细胞可以像恶性肿瘤一样,先侵入子宫肌层或肌束间的微血管及淋巴管,再向邻近器官、腹膜后淋巴结及远处转移。

2. 体腔上皮化生学说 卵巢表面上皮、盆腔腹膜、腹股沟管的疝囊和胸膜等,来源于有高度化生潜能的原始体腔上皮。Meyer认为这些组织,在反复受到某些刺激如炎症、经血或激素等作用后,可向子宫内膜衍化形成子宫内膜异位症。但此学说尚无充分的临床或实验依据。

上述两种学说在一定程度上解释了不同部位子宫内膜的来源,但是能否发展为子宫内膜异位症则还有以下两种学说。

3. 遗传学说 流行病学调查发现子宫内膜异位症发病有以下特点:①家族聚集性。②患者一级亲属发病率显著高于人群发病率。③家族史阳性患者痛经严重程度显著高于家族阴性患者。④家族中有多个患者疼痛症状的发作年龄趋于一致。在人类子宫内膜和卵巢子宫内膜异位囊肿中,发现有各种编码的孕激素 mRNAs。生育年龄妇女的内异症与黑色素瘤、SLE 及某些 HLA 抗原有关,与雌激素受体基因多态性也有关。

4. 免疫学说 免疫机制在子宫内膜异位症的发生、发展等环节起重要作用。近年来研究表明,子宫内膜异位症发病可能为免疫抑制与免疫促进失衡导致免疫失控所致。患者免疫力低下,清除盆腔活性子宫内膜细胞能力减低;或也与免疫耐受有关,机体把异位子宫内膜当作自身组织而不予清除。

【病理】 子宫内膜异位的主要病理变化为异位内膜随卵巢激素的变化发生周期性出血,由此诱发局部的炎症反应,伴有纤维细胞增生及纤维化,形成瘢痕性硬结,或与邻近器官粘连,在病变区出现紫褐色斑点或小泡,最后发展为大小不等的紫蓝色实质结节或包块。子宫内膜异位病灶的外观表现主要取决于病变时间的长短、部位、大小及浸润深度而有所差异。最常见的种植部位是盆腔脏器和腹膜,其中以侵犯卵巢者最常见,也可出现于身体其他部位如肺、胸膜、乳腺、淋巴结、脐、膀胱、肾、输尿管等。

1. 大体特征 绝大多数内异症发生在盆腔。卵巢和腹膜的病灶以周围组织增生囊肿形成为主,而位于阴道直肠膈、宫骶韧带等深处病灶,则还可能有平滑肌和纤维组织增生。

(1) 卵巢:卵巢子宫内膜异位症最多见。其中80%累及一侧卵巢,50%患者同时累及双侧卵巢。早期在卵巢上皮及皮层中可见紫褐色斑点或小泡。随着病变的发展,异位的内膜向卵巢皮质侵入,异位内膜可因反复出血而形成单个或多个囊肿,但以单个为多见,称为卵巢子宫内膜异位囊肿,因囊肿内含有的暗褐色糊状陈旧性血液状似巧克力液体,故又称卵巢巧克力囊肿。当囊肿增大时整个卵巢表面呈灰蓝色。经期囊肿内出血增多,囊内压力增高,囊壁可出现小的裂隙,并可有极少量血液渗漏,裂隙随即被漏出物引起的腹膜局部炎性反应和组织纤维化所闭合,造成卵巢与周围组织如子宫、阔韧带或乙状结肠、直肠等紧密粘连,被固定于盆腔内。手术分离过程中囊肿往往破裂。卵巢与周围器官或组织紧密粘连是卵巢子宫内膜异位囊肿的临床特征之一,并可借此与其他出血性卵巢囊肿相鉴别。

(2) 腹膜:由于腹腔镜的广泛应用,可见盆、腹腔和脏器浆膜面的病灶呈多种形态。有典型的黑色、蓝紫色等色素沉着子宫内膜病灶,有些早期病例还可发现无色素的病灶。无色素灶发展为典型的色素灶约需6~24小时。

(3) 子宫后壁下段、宫骶韧带、直肠子宫陷凹、直肠阴道膈的子宫内膜异位症:这些部位均于盆腔较低部位,与经血中的子宫内膜碎屑接触机会最多,故为子宫内膜异位症的好发部位。随着病变的发展,可累及双侧卵巢,阴道直肠膈,并造成盆腔广泛粘连,使子宫直肠陷凹变浅或消失。宫骶韧带及直肠陷凹部位的病变可发展侵入到直肠与阴道,形成可经阴道检查发现的结节,向阴道后穹隆或直肠突出,累及直肠的肌层,可形成粘连,造成管腔粘连,但极少穿透直肠黏膜层。

(4) 宫颈、阴道、外阴部的子宫内膜异位症:一般较少见。宫颈子宫内膜异位病灶可能由于经前宫颈电灼或激光等手术创面未愈合而月经来潮,由子宫内膜碎屑种植而致,宫颈深部的病灶也可能系直肠子宫陷凹异位灶直接蔓延而来。外阴部的子宫内膜异位症也可由于分娩时将子宫内膜种植于外阴伤口而致。

(5) 输卵管:一般直接累及输卵管者较少,偶可在其管壁浆膜层见到紫蓝色斑点或小结节,输卵管与周围病变组织粘连,造成输卵管扭曲而影响输卵管的蠕动功能,但输卵管一般通畅。

(6) 肠道子宫内膜异位症:很少见,可累及阑尾、盲肠及乙状结肠、直肠等。首先侵犯肠管的浆膜层,继而深入肌层,形成坚硬的结节、瘢痕、粘连,造成肠管变形、狭窄,但一般不侵犯黏膜层,因此肠黏膜完整。

(7) 腹壁:一般都出现于手术后的腹壁瘢痕,是手术时子宫内膜直接种植所致。

2. 镜下检查　子宫内膜异位症的典型结构为在病灶中可见到子宫内膜上皮、内膜腺体或腺样结构,内膜间质及出血。早期病例可见正常的子宫内膜和吞噬了大量含铁血黄素的巨噬细胞。在较晚期的病例中,由于反复出血,上述典型的组织结构可能被破坏而难以发现,而出现临床和镜下病检所见不一致现象。诊断子宫内膜异位症,一般需要两种成分,因为出血发生于间质血管,有时异位组织的间质较腺体更具诊断价值,故在镜检时能找到少量内膜间质细胞即可确诊本病。若组织学缺乏子宫内膜异位症的依据时,应结合临床表现和手术时肉眼所见。异位的子宫内膜具有雌孕激素受体,但含量较少,因此异位内膜可随卵巢周期而有增生和分泌改变,但不一定与子宫内膜同步,且多呈增生期改变。

3. 子宫内膜异位症的恶变　恶性变者罕见,恶变部位多见于卵巢,可发展为内膜样腺癌、透明细胞癌、浆液性或黏液性腺癌等。

【临床表现】

1. 症状　根据病变部位的不同,而出现不同的症状,最常见的症状为痛经、月经失调、性交痛、不孕等。

(1) 痛经及慢性下腹疼痛:以继发性、渐进性加剧的痛经为特点,以下腹部及肛门坠胀痛为主,病灶位于宫骶韧带、阴道直肠膈时疼痛可放射至阴道、会阴、肛门或大腿。可于月经前1~2天开始,于月经第1~2天症状加重,月经后逐渐消失。疼痛与病灶大小无关而与病灶深度有密切关系。

(2) 不孕:是子宫内膜异位症的主要症状之一。重度子宫内膜异位患者不孕的原因可能为病灶的反应使盆腔内器官和组织广泛粘连,输卵管变硬僵直,影响输卵管的蠕动,从而影响卵子的捡拾和精子、受精卵的输送,如周围病变严重还可导致输卵管伞端闭锁。

(3) 月经失调:由于卵巢被异位囊肿所破坏,或者卵巢被粘连包裹致卵巢功能紊乱而引起月经失调;同时患者常合并有子宫肌瘤或者子宫腺肌瘤也可致月经过多或者经期延长等。

(4) 性交不适:病灶发生于宫骶韧带、子宫直肠陷凹、阴道直肠隔的子宫内膜异位症患者,性交时因子宫收缩向上升提而发生不适。于月经前,性交痛更明显。

(5) 急性腹痛:较大的卵巢子宫内膜异位囊肿发生囊壁穿破时囊内容物流入腹腔刺激腹膜产生剧烈腹痛,常伴有恶心呕吐及肠胀气。多发生于月经期或月经前后,阴道后穹隆穿刺抽出咖啡色或巧克力色液体可诊断该病。

(6) 直肠、膀胱刺激症状:内膜异位病灶位于子宫直肠陷凹、直肠或乙状结肠时,可出现与月经有关的周期性排便痛,肛门及会阴部坠胀及排便次数增多。若病灶压迫肠腔,则可能引起排便困难。如果子宫内膜异位病灶位于膀胱及输尿管时,患者可有周期性尿频、尿痛及血尿。

2. 体征 典型的盆腔子宫内膜异位症的表现为,子宫粘连致后倾固定,子宫一侧或两侧附件区可触及与子宫相连的不活动的囊性肿块,直肠子宫陷凹或宫骶韧带,子宫后壁下段等部位可触及不规则的米粒大小至蚕豆大小硬节,触痛明显。腹壁及会阴切口可于局部扪及硬结节或包块。巨大的卵巢子宫内膜异位囊肿可在腹部触及囊块,当囊肿破裂时可引起腹膜刺激征。

【诊断】 典型病例根据患者病史及体征不难诊断,患者有继发性痛经进行性加重及不孕史,行盆腔三合诊检查可发现盆腔内有触痛性结节或子宫旁有不活动的囊性包块。但仍需其他辅助检查特别是腹腔镜和活组织检查才可以确诊。

1. 腹腔镜检查 是目前诊断子宫内膜异位症的最佳方法。腹腔镜可直接观察病灶并做活检,以确定异位症是否存在,尤其对无症状妇女或症状重但病理学检查阴性者能早期诊断。腹腔镜还可准确地测定病变范围,做出统一的分期。

2. 活检 是内异症的确诊依据。子宫直肠陷凹、子宫骶骨韧带和卵巢表面是活检的理想部分。其病理学诊断主要依据显微镜下四种基本结构,即子宫内膜上皮、腺体(或腺样结构)、间质和出血。

3. 影像学检查 影像学检查也是诊断内异症的重要手段。一般在盆腔内可探及单个或多个囊肿,由于血液机化和纤维沉积,内膜异位囊壁较厚且粗糙不平,囊肿多与周围组织紧密粘连,特别与子宫粘连较紧。声像图不易与卵巢肿瘤相区别,需结合临床和其他检查予以鉴别。MRI 对卵巢、直肠阴道间隔、阴道周围、直肠乙状结肠之间的内膜异位灶显示较好,但对腹膜及韧带之异位灶显示欠佳。

4. CA125 检查 卵巢肿瘤、盆腔炎、子宫内膜异位症和早孕等 CA125 的浓度升高。血清中的浓度变化与病灶的大小和病变的严重程度呈正相关。临床上以此指标辅助诊断以上疾病,并可监测疾病的转归和评估疗效。血中 CA125 的浓度与疾病的分期成正比,血清 CA125 浓度≥35U/ml 为诊断子宫内膜异位症的标准。由于 CAl25 在不同的疾病间可发生交叉阳性反应,因而特异性不高,不能单独作为诊断和鉴别疾病的指标。

5. 抗子宫内膜抗体 抗子宫内膜抗体是子宫内膜异位症的标志抗体。患者经达那唑及 GnRHa 治疗后,血清中抗子宫内膜抗体明显降低,故测定抗子宫内膜抗体有助于子宫内膜异位症诊断及疗效观察。

【鉴别诊断】 对于该病的诊断,一般根据病史、临床症状、体征能比较容易做出诊断,但在疾病的诊断过程中一定要注意与下列疾病相鉴别:

1. 子宫腺肌病 患者也可有痛经,甚至痛经症状更剧烈,但子宫一般均匀性增大,质硬。B 超检查可见子宫肌层内不规则回声增强,因子宫腺肌病常常与盆腔子宫内膜异位症并存,因此附件区有时也可扪及包块。

2. 卵巢恶性肿瘤 患者一般情况差,病情发展快,常常伴有持续性腹痛、腹胀。B 超检查显示肿瘤为实性或混合性,形态不规则。多数血清 CA125 明显升高,必要时可抽取腹水做细胞学检查,腹腔镜或剖腹探查则可帮助鉴别。

3. 盆腔炎性包块 患者多有急性盆腔感染和反复发作史或者结核病史。患者不仅经期疼痛,而且平时也伴有腹部隐痛,同时伴有发热,经抗炎或抗结核治疗有效。

4. 直肠癌 直肠癌病变最初位于直肠黏膜,患者较早出现便血和肛门坠胀,且与月经周期无关。可行钡剂灌肠或直肠镜检查确定诊断。

【临床分期治疗】 治疗本病的目的除消除病灶、缓解疼痛外,对要求生育者还要恢复或提高生育能力,所以应根据患者年龄、症状、病变部位、范围及对生育要求等情况加以全面考虑。

1. 原则

(1) 要求生育者

1) 无症状或症状轻微的微型和轻度子宫内膜异位症患者:可采取期待疗法,一般可每数月随访一次,并鼓励患者妊娠。

2) 有症状的轻中度子宫内膜异位症患者:可采用腹腔镜如腹腔镜下输卵管亚甲蓝液通液试验,必要时解除输卵管粘连扭曲;或可采用药物治疗。术后或药物治疗后,可考虑促排卵治疗。

3) 重度子宫内膜异位症患者或有较大的卵巢子宫内膜囊肿(直径≥8cm):宜选择经腹手术治疗。手术前后可根据病情同时选用药物治疗。术后可予促排卵治疗。

4) 经保留生育功能手术后仍不能妊娠,有条件者可行辅助生育技术即体外受精和胚胎移植技术。

(2) 无生育要求的患者

1) 无症状者:仍可采取期待疗法。

2) 有痛经的中重度子宫内膜异位症患者:可给予前列腺素合成酶抑制剂如吲哚美辛、萘普生、布洛芬或双氯芬酸钠等对症治疗。痛经程度较重或伴有经常性盆腔痛的患者,可采用口服避孕药,或假孕疗法、假绝经疗法。

3) 症状严重或盆腔包块巨大或经药物治疗无效者:可根据病情和年龄行根治性手术或仅保留卵巢的手术。

4) 卵巢囊肿破裂引起的急腹症:需急诊手术,可行囊肿剥除术或一侧附件切除术。

2. 治疗方法 药物治疗:药物治疗包括对症治疗和激素抑制疗法,前者适用于病变局限在Ⅰ—Ⅱ期有慢性盆腔疼痛,无生育要求者,对症治疗可能使病情发展,或导致不孕。

(1) 雌激素/孕激素诱发假孕疗法:有口服避孕药或孕激素法。

1) 口服避孕药系低剂量高效孕激素和炔雌醇的复合片,长期连续服用9个月造成一种高激素性的闭经,其所产生的变化与妊娠期相似,故名假孕疗法,可使子宫内膜和异位内膜萎缩从而减轻症状。可口服1片/天,连用半年至一年。其疗效取决于能否诱发闭经。

2) 单纯高效孕激素可抑制子宫内膜增生,使异位内膜萎缩,患者出现闭经。常用制剂有甲羟孕酮每日口服30mg,炔诺酮口服5mg/d,甲地孕酮口服40mg/d。此法可用于达那唑(danazol)、GnRHa禁忌者。治疗后的妊娠率与假孕疗法相当,但副作用较小,主要有不规则点滴出血,可加用少量雌激素如妊马雌酮0.625mg或己烯雌酚0.5mg。

(2) 达那唑:是合成的17α-乙炔睾酮衍生物,至今仍是许多国家首选药物。可在下丘脑-垂体水平,抑制中期FSH,LH峰,降低两者的基础水平,并直接作用于卵巢,抑制卵巢甾体生成能力并降低周围循环中的甾体水平,导致在位和异位内膜萎缩;可直接与子宫内膜的雄激素和孕激素受体结合,抑制内膜细胞的增生。用法:月经第1天,达那唑200mg,3~4次/d,或12mg/(kg·d),持续6~9个月。疗程长短取决于个体的反应和疾病的分期。治疗效果决定于用药的剂量和血清 E2 反应的卵巢抑制程度。随着用药后闭经的开始症状即出现好转,疗程结束后约 90% 症状完全消失,腹腔镜下治愈率为 70%~90%。

(3) 孕三烯酮(内美通):又名三烯睾诺酮(R-2323)。为 19-去甲睾酮的衍生物,它具有复杂的激素与抗激素的特性,通过与调节基因表达的特异受体结合而对靶组织起作用,周围循环内可与性激素结合球蛋白(SHBG)结合,降低 SHBG 水平,使游离睾酮升高;在靶细胞内可与雄激素受体结合;可抑制垂体 FSH 与 LH 的分泌,与孕激素受体有强的结合能力,并能与雄激素受体结合,其雄激素作用与炔诺酮相似。用法:月经第 1 天开始,每次 2.5mg,每周口服 2 次。

(4) 米非司酮:又名 RU-486。为人工合成 19-去甲基睾酮的衍生物。米非司酮(RU-486)治疗子宫内膜异位症的作用机制主要是其抗孕激素作用,用药后造成闭经,使病灶萎缩。

(5) GnRHa:其作用与 GnRH 相同,与垂体的 GnRH 受体有高度的亲和力,并可抵抗内肽酶的降解而延长半衰期,故活性较天然 GnRH 强。在用药 2 周后,可出现短暂的 FSH,LH 升高,继之垂体 GnRH 受体被耗尽,将出现急剧下降调节作用,出现暂时性闭经,故称为"药物性卵巢切除"。目前常用的为亮丙瑞林缓释剂、戈舍瑞林缓释剂,可于月经第一天腹壁皮下注射亮丙瑞林 3.75mg 或戈舍瑞林 3.6mg,每隔四周再注射一次,共 3~6 次。副反应主要为垂体卵巢轴功能低下,雌激素水平降低所引起的类似绝经期综合征的表现,如潮热,多汗,血管舒缩不稳定,乳房缩小,阴道干燥等,严重雌激素减少,可增加骨中钙的吸收,而发生骨质疏松症,多于停药后恢复。如连续用药 3 个月以上,给予反加疗法,即同时给予妊马雌酮 0.625mg 加甲羟孕酮 2mg 每日一次或 17-α 异炔诺酮 2.5mg 每日一次。

2. 手术治疗 有保留生育功能手术、保留卵巢功能手术和根治性手术,可采用腹腔镜手术和开腹手术。

3. 药物与手术联合治疗 术前可应用药物治疗 3 个月以缩小软化内异症病灶,术后应用 1~2 个月的药物,可以抑制手术漏掉的病灶,预防手术后的复发。

【预防】 针对流行病学发现的某些高危因素进行预防有可能减少子宫内膜异位症的发生。

(1) 劝导晚婚妇女,尤其是伴有月经失调和痛经者,尽早生育。

(2) 暂无生育要求或已有子女者,若有月经失调或痛经患者,或直系亲属中有内异症患者,可口服避孕药。

(3) 防止经血倒流,尽早治疗并发经血潴留的疾病,如无孔处女膜、宫颈闭锁、宫颈粘连等。月经期间应避免不必要的妇科检查,必须检查时切忌过度用力挤压子宫。注意经期卫生,月经期禁止性生活。

(4) 避免医源性子宫内膜异位症的发生:凡行进入宫腔手术如剖宫产、剖宫取胎手术和经阴道分娩者,都应保护好手术切口,在缝合切口时,应用生理盐水冲洗切口;施行人工流产负压吸宫术时,吸管应缓慢拔出,避免在宫腔内压力骤变时,宫内膜碎片被挤入输卵管和盆腔;各种输卵管通液手术需在月经干净 2~7 天内进行,避免将月经期脱落的子宫内膜送至盆腔。

(刘玲玲 姚 微 张玉泉)

第十六章 不孕症

凡婚后未避孕、有正常性生活、一年未受孕者,称为不孕症。不孕症可分为原发性不孕、继发性不孕、绝对性不孕、相对性不孕。原发不孕(primary infertility)是指婚后夫妇有正常的性生活,未避孕而又从未妊娠的一种病症。继发性不孕(secondary infertility)是指妇女婚后曾妊娠或生育过正常婴儿,而时隔2年或2年以上未避孕也未再妊娠的一种病症。绝对性不孕(absolute infertility)系指夫妇双方不论是哪方有先天性或后天性的严重解剖学上的异常或生理性缺陷,不论采用何种方法治疗均无法矫治成功,而致不孕的一种临床征象,如先天性无子宫。相对性不孕(relative infertility)系指造成受孕困难的某种病因降低了生育能力,致使患者暂时不能受孕,但通过治疗仍能受孕,如子宫发育不良等。不孕症的发病率及患病率和社会因素有关。我国自改革开放以来,不孕症也有明显增加的趋势,这和晚婚、晚育、婚前或计划外妊娠行人工流产、性传播性疾病等有关。

【病因】 不孕的原因可能在女方、男方或男女双方。女方因素约占40%~55%,男方因素占25%~40%,夫妇双方因素占20%,免疫和不明原因占10%。

1. 女方不孕因素 以排卵障碍和输卵管因素最为常见。

(1) 卵巢功能障碍

1) 排卵障碍:女性正常排卵是由下丘脑-垂体前叶-卵巢性腺轴控制,其中任何一个环节功能异常都可导致排卵障碍。大致可分为以下几类:①中枢神经系统无排卵:强烈的精神刺激可通过中枢神经系统经大脑皮层、丘脑与下丘脑的神经内分泌途径,或经大脑边缘而导致无排卵。②下丘脑性无排卵:促性腺激素释放激素脉冲式分泌功能失调可导致功能性下丘脑性无排卵;颅咽鼓管瘤、脑外伤、脑膜炎等可导致器质性下丘脑性无排卵。③垂体性无排卵:主要表现为垂体促性腺激素分泌不足,长期缺乏足够的下丘脑 GnRH 的刺激,可导致垂体功能低下。功能性的高泌乳激素血症是常见的功能性垂体性无排卵的原因,由于旁分泌作用导致垂体促性腺激素分泌低下。其他如垂体肿瘤、空泡蝶鞍、Sheehan 综合征可引起器质性垂体性无排卵。④卵巢性无排卵:卵巢早衰(POF)、卵巢促性腺激素不敏感综合征、某些染色体核型异常如 Turner's 综合征导致的卵巢不发育或卵巢发育不全可导致无排卵。放疗和化疗因造成卵母细胞的损失而导致无排卵。⑤多囊卵巢综合征:因复杂的病理生理导致持续性无排卵而引起不孕。⑥卵泡黄素化不破裂综合征:排卵期 LH 峰出现后卵泡不能破裂释放卵子。⑦其他:性腺轴外的其他内分泌系统如甲状腺、肾上腺皮质功能失调和一些全身性疾病如重度营养不良可影响卵巢功能的调节而导致排卵障碍。

2) 黄体功能不足:异位症患者黄体期分泌不足影响受孕。子宫内膜发育迟缓,与胚胎的发育不能同步,不利于胚胎的植入而导致不孕。

(2) 输卵管因素:输卵管病变是不孕症最常见因素,无论是输卵管器质性病变,还是支配输卵管的自主神经功能障碍,或是内分泌失调,只要是影响输卵管的通畅和生理功能都可能引起不孕。

1) 输卵管发育不全:输卵管发育不良影响蠕动,不利于运送精子、卵子和受精卵,易于发生输卵管妊娠;先天性输卵管过度细长扭曲影响精子或卵子的运行。

2）输卵管和盆腔炎症：输卵管和盆腔炎症是引起输卵管性不孕的主要因素,可造成伞端粘连或管腔阻塞,输卵管与周围组织粘连影响蠕动而不孕,同时输卵管内膜炎可影响纤毛的活动,影响配子、受精卵、早期胚胎在输卵管内的运送,导致不孕。常见致病菌有细菌、支原体、衣原体、淋球菌等。

3）输卵管周围病变：以子宫内膜异位症为多,异位内膜病灶可造成输卵管与周围组织粘连、梗阻和蠕动功能障碍。异位病灶造成的盆腔体液和细胞免疫因素的改变,也可影响输卵管功能。

4）输卵管结核：输卵管和盆腔结核极易引起输卵管梗阻。

(3) 外阴阴道因素

1）外阴阴道发育异常：两性畸形包括真两性畸形和假两性畸形,后者如睾丸女性化、先天性肾上腺皮质增生、卵巢男性化等。阴道发育异常：先天性阴道完全或部分闭锁,双阴道或阴道中隔。处女膜发育异常：处女膜闭锁、坚硬处女膜等。

2）瘢痕狭窄：阴道损伤后形成粘连瘢痕性狭窄,影响精子进入宫颈,影响授精。

3）阴道炎症：主要有滴虫性阴道炎和真菌性阴道炎,轻者不影响受孕,严重时大量白细胞消耗精液中存在的能量物质,降低精子活性,缩短生存时间,甚至吞噬精子而影响授精。

(4) 宫颈因素：宫颈是精子进入宫腔的途径,宫颈黏液量和性质都会影响精子能否进入宫腔。

1）宫颈发育异常：先天性宫颈狭窄或闭锁,轻者经血排除不畅、经量减少、痛经,可能并发子宫内膜异位症。宫颈管发育不良,细长,影响精子通过；宫颈管黏膜发育不良则腺体分泌不足。

2）宫颈炎症：严重时宫颈管内脓性白带增多、黏稠,影响精子穿透。

3）宫颈赘生物：宫颈息肉、宫颈肌瘤等阻塞宫颈管影响授精。

(5) 子宫因素

1）子宫先天性畸形：子宫发育异常,如先天性子宫缺如、残角子宫、双角子宫、纵隔子宫等均影响受孕。

2）子宫肿瘤：内膜癌引起不孕,子宫内膜不典型增生患者大部分不孕,子宫肌瘤可影响受孕,黏膜下肌瘤可以造成不孕或孕后流产。

3）内膜异常：子宫内膜炎、内膜结核、内膜息肉、内膜粘连或子宫内膜分泌反应不良等影响受精卵着床。

(6) 子宫内膜异位症：病灶可造成生殖器官的破坏,或造成子宫、输卵管、卵巢的粘连,影响卵子的排出、捡拾以及精子和受精卵的运行而导致不孕。

2. 男方不孕因素 主要原因是精子发生障碍与精子运送障碍。

(1) 精液异常：如无精子或精子数过少,活力减弱,形态异常。

(2) 精子发生功能障碍：①先天发育异常：先天性睾丸发育不全不能产生精子；双侧隐睾导致曲精管萎缩等妨碍精子产生；②全身因素：慢性消耗性疾病,如长期营养不良、慢性中毒(吸烟、酗酒)、精神过度紧张可能影响精子产生；③局部原因：腮腺炎并发睾丸炎导致睾丸萎缩；睾丸结核破坏睾丸组织；精索静脉曲张有时影响精子质量；④男性内分泌受下丘脑-垂体-睾丸轴调节。垂体、甲状腺及肾上腺功能障碍可能影响精子的产生而引起不孕；⑤理化因素也可影响睾丸的精子发生功能,如致癌、致突变物质可引起睾丸的不可逆损害。

（3）精子运送障碍：各种器质性因素如外生殖器畸形和神经血管及精神心理因素造成的阳痿、不射精、逆行射精等性功能异常可导致排精障碍是导致不孕的男方因素。精子输送通道的病变如双侧精囊缺如、生殖道的创伤包括外伤和手术损伤后未能修复以及生殖道的感染可导致精子运送通道梗阻。

3. 免疫因素 ①精子免疫：精子、精浆在体内产生对抗自身精子的抗体可造成男性不育，射出的精子发生自身凝集而不能穿过宫颈黏液。包括自身免疫、同种免疫。②女方体液免疫异常：女性体内可产生抗透明带抗体，改变透明带的性状或阻止受精乃至植入过程，导致不孕。

4. 男女双方因素 ①缺乏性生活的基本知识。②男女双方盼子心切造成的精神过度紧张。

5. 影响因素 影响受孕的一般因素，是排除生殖系统发育异常或生殖系统有器质性病变而影响生育，还有以下因素可影响受孕如年龄、营养、微量元素与维生素。

【临床表现】 患者有闭经、痛经、稀发月经或少经、不规则阴道出血或子宫颈、阴道炎性疾病致阴道分泌物增多、附件肿物、增厚及压痛；毛发分布异常；乳房及分泌异常；子宫内膜发育迟缓、子宫发育不良和畸形；重度营养不良、体型和体重指数（body mass index，BMI）即体重（kg）/身高（m^2）异常等。

【检查与诊断】 不孕症通常是男女双方多种因素同时存在影响的结果，因此必须通过男女双方全面检查找出原因。

1. 女方检查和诊断 首先注意询问婚育史、月经史、同居时间和性生活情况、避孕情况、家族史以及既往有无结核、生殖器炎症及其他内分泌疾病。其次，应进行体格检查，注意检查生殖器和第二性征发育，注意有无乳房溢乳，身高与体重、生长发育，各种畸形，男性化多毛等。必要时行胸片检查排除结核，甲状腺功能检查和垂体磁共振检查以排除甲状腺和垂体病变，测定尿17-酮，17-羟类固醇排除肾上腺皮质疾病。再次，一系列特殊检查以确定病因。

（1）外阴、阴道、宫颈性不孕：可行B超了解子宫、卵巢发育状况，有无畸形；性分化异常引起的外阴、阴道、宫颈性不孕在行B超等影像学检查外还可行遗传学诊断，腹腔镜或剖腹探查；感染因素引起的可行微生物检查、组织病理学检查。

（2）子宫性不孕：解剖因素引起的可询问病史并行妇科检查，必要时探宫腔或行子宫输卵管造影、内窥镜检查（包括宫腔镜、腹腔镜、膀胱镜等）以明确诊断；感染因素引起的可行结合对阴道、宫颈和宫腔分泌物行细胞学、细菌学和其他病原体检查，诊断性刮宫则可了解内膜情况如内膜结核、内膜息肉等；宫腔粘连引起的子宫性不孕，宫腔镜是最可靠的检查方法，同时也可治疗。

（3）输卵管性不孕的检查

1）输卵管通畅试验：主要有子宫输卵管通液术、子宫输卵管碘液造影、腹腔镜直视下行输卵管通液。输卵管通液术准确性不高，不能作为确诊依据。子宫输卵管造影（HSG）比较可靠和无创伤，可以对子宫位置、宫腔形态、宫腔粘连、宫腔肿瘤息肉、输卵管形态和是否通畅进行判断，还可通过造影剂的弥散程度来判断有无盆腔粘连。腹腔镜检查可直接观察子宫、卵巢、输卵管情况，因此在腹腔镜直视下行输卵管通液术是更准确客观的方法。

2）输卵管镜检查：输卵管是用于输卵管腔内检查的显微内窥镜，可直视整条输卵管腔的形态和内膜情况,对于输卵管近端的阻塞区分是真正的梗阻还是痉挛所致,并可同时进行治疗,如分离腔内的轻度粘连、扩张狭窄部分。

(4) 排卵障碍的相关检查:对排卵障碍的患者应做系统的检查和评估。先排除全身性因素或疾病的影响,其次应考虑肾上腺皮质、甲状腺功能有无异常及对生殖功能的影响,对排卵障碍要明确其病变部位,程度。

1) 性腺轴内分泌激素测定:主要测定雌二醇(E2)、孕酮(P)、卵泡刺激素(FSH)、黄体生成素(LH)、睾酮(T)、泌乳素(PRL)。激素水平在月经周期中呈周期性改变,监测激素水平可获得卵巢的功能状态及其影响环节等方面较多的信息。

2) 孕激素试验:判断卵巢有无雌激素分泌可行孕激素试验。方法:每天肌内注射黄体酮20mg,用3天,或每天肌内注射10mg,用5天;亦可每天口服甲地孕酮5mg,用5天。停药后观察5-10天,若有撤退性阴道出血,为试验阳性,若无出血则为阴性。阳性为Ⅰ度闭经,表明体内有一定的雌激素水平,阴性则表示体内雌激素水平极低、子宫内膜增生不良,子宫内膜被破坏或缺如(如严重子宫内膜结核病、宫腔粘连或幼稚型子宫等)。

3) 雌激素试验:孕激素试验阴性者可以行雌激素试验,以确定孕激素试验阴性原因是否为雌激素水平低下。方法:口服己烯雌酚1mg/d,共20天,停药后阴道出血为Ⅱ度闭经,表明体内雌激素水平低下。其病因在卵巢、垂体或下丘脑功能不良。若做GnRH垂体兴奋试验后阴道无出血,则可明确子宫性闭经。

4) GnRH垂体兴奋试验:GnRH垂体兴奋即LHRH试验,目的是测定垂体对GnRH刺激的反应性及分泌FSH、LH的功能,从而区别下丘脑或垂体性闭经。

5) 克罗米酚试验 克罗米酚试验方法:Ⅰ度闭经者在停药后阴道出血第5天口服克罗米酚,50~100mg/d,共5天。阳性提示轻度下丘脑型闭经。

6) ACTH兴奋试验:ACTH 20mg肌注,分别测用药前、后24h尿17-酮类固醇和17-羟类固醇排泄量。PCOS者反应正常,而肾上腺皮质功能异常者17-酮类固醇和17-羟类固醇均明显增高。

7) 小剂量地塞米松抑制实验:用于闭经男性化患者,可鉴别雄激素的来源,从而有针对性地治疗。

8) 其他辅助检查:基础体温测定(BBT)是最简单的测定有无排卵的方法,BBT呈双相即说明体内有排卵;宫颈黏液检查能粗略反映体内雌激素水平及雌孕激素作用的转变,在排卵前宫颈黏液涂片干燥后镜检呈典型的羊齿状结晶,排卵后宫颈黏液变稠不能拉成细丝状且结晶变为不典型且逐渐消失;B超连续监测排卵可以直接地观察卵泡发育及排卵情况;子宫内膜检查,在月经前或月经来潮的12小时内取子宫内膜做病理检查,若为正常分泌期或月经期子宫内膜则提示有排卵,黄体功能正常。

(5) 免疫性不孕:主要为抗精子免疫和卵巢自身免疫性抗体性不孕。抗精子抗体可影响精子在女性生殖道的运行,干扰精子的获能与顶体反应,还可影响精子穿透卵子的透明带从而影响受精导致不孕。卵巢抗体可包裹卵细胞,影响排卵并阻碍精子穿入,抗内膜细胞、颗粒细胞抗体影响卵巢的自分泌和旁分泌功能,其检测方法主要有以下几种:

1) 性交后试验:应尽可能靠近排卵期进行,目的是为了测定宫颈黏液中活精子的数量,而且也是为了测定性交后一定时间内精子存活和运动情况。

2) 混合抗球蛋白试验(MAR试验)

2. 男方因素 首先询问既往有无慢性疾病,如结核、腮腺炎等了解性生活情况,有无性交困难。在进行全身检查后,重点检查生殖器有无畸形和病变,特别要检查精液。

【治疗】 掌握性知识,学会自我预测排卵,在排卵期(排卵前2~3天或排卵后24小时内)性交,进行适当的性交次数,积极治疗全身性慢性疾病均可增加受孕机会。

1. 外阴、阴道、宫颈性不孕 畸形引起主要手段为手术,而感染引起则应根据不同的病原体选择敏感而有效的药物治疗。

2. 子宫性不孕 除必要时选择合适的抗生素外,主要可采用直视下,腹腔镜下,宫腔镜下各种手术解除不孕因素。

3. 输卵管性不孕的治疗方法 ①输卵管通液治疗,适用于输卵管轻度狭窄、输卵管周围及伞端轻度粘连的患者;②腹腔镜、宫腔镜、输卵管镜下治疗;③开腹手术治疗是治疗输卵管阻塞最有效的方法,常做手术为输卵管端端吻合术、输卵管子宫角部移植术、输卵管周围粘连松解术、输卵管积水造口术、输卵管伞部成形术等;④辅助生殖技术:输卵管梗阻的患者可行 IVF-ET 或宫腔内配子移植,已成为输卵管性不孕的首选治疗方式。

4. 排卵障碍性不孕的治疗 对不同排卵障碍者应进行不同的特殊治疗。

(1)闭经:闭经患者应首先明确其病因及程度。Ⅱ°闭经患者应先进行人工周期治疗,三个月后再行促排卵治疗。促排卵治疗最常用的有枸橼酸克罗米芬(CC),促性腺激素,促性腺激素释放激素(GnRH)及其类似物(GnRH-a)。CC的适应证为下丘脑性闭经、服用避孕药后的闭经、PCOS、高催乳素血症引起的排卵障碍,其发挥作用有赖于丘脑-垂体-卵巢轴正负反馈机制的完整性,基本用法是月经周期第5天开始,口服 50-100mg/d,连用5天;GnRH的适应证为下丘脑障碍引起的闭经及排卵障碍,常用制剂有布舍瑞林、亮丙瑞林、组氨瑞林等;促性腺激素的适应证为下丘脑-垂体功能障碍所引起的闭经或排卵障碍、CC治疗无效的排卵障碍、辅助生殖技术中的超排卵、不明原因引起的不孕,基本用法是自月经周期或撤退性出血的第3~5天起,每日肌注 HMG 或 FSH 75U~150U,自月经周期第10天开始监测卵泡发育情况,若良好则维持原剂量,如无优势卵泡发育,则每5~7天加用75IU,至卵泡成熟。

(2)多囊卵巢综合征(PCOS):PCOS 的内分泌特点是高 LH 和 T。首选克罗米芬促排卵。若无效则可选用促性腺激素,但易引起卵巢过度刺激综合征(OHSS),应密切监测。另可用肾上腺皮质激素或孕激素来抑制体内过高的雄激素,之后再行促排卵治疗。

(3)黄素化未破裂卵泡综合征:多在 B 超监测卵泡时发现,若持续两个月经周期并影响生育,则可采用促排卵治疗或促卵泡成熟治疗。

(4)高 PRL 血症:可导致无排卵和黄体功能不全。特效药为溴隐亭,能抑制垂体分泌催乳激素,适用于特发性高泌乳素血症和闭经溢乳综合征合并不孕患者。一般从每日 2.5mg 开始,必要时可给药 2.5mg,每日3次;一般连续用药3~4周时垂体催乳素降至正常,月经恢复后维持适当剂量。

(5)黄体功能不全:可使用孕激素等补充黄体功能,排卵后每日肌注黄体酮 10~20mg,至妊娠八周后开始逐渐减量;HCG 促进黄体功能,排卵后每日肌注 1000U 或隔日肌注 2000U;或促卵泡发育从而促进黄体功能。

(6)高雄激素血症:肾上腺来源的高雄激素血症可用肾上腺皮质激素治疗,如月经周期第2天开始,口服地塞米松 0.375mg/d,连用22天,同时加用促排卵治疗;而卵巢来源的高雄激素血症如 PCOS 则可用孕激素治疗,常用的有孕激素类的短效避孕药和醋酸环丙孕酮(达英 35 等),连续 1~3 个周期后,待雄激素降到正常后,再行促排卵治疗。

5. 免疫性不孕的治疗 最常用方法为宫腔内人工授精,其次有隔离疗法、配子输卵管内移植(GIFT)和体外受精-胚胎移植(IVF-ET)。

【预防】 做好婚前检查,进行性生活和受孕知识教育,消除精神因素。戒除嗜酒及吸烟的习惯,矫正营养不良状况,检查及治疗其他内分泌性疾病等均有利于提高受孕机会。

(刘玲玲 姚 微 张玉泉)

参 考 文 献

曹泽毅.2004. 中华妇产科学. 北京:人民卫生出版社
陈惠祯,谭道彩,吴绪峰.1998. 现代妇科肿瘤治疗学. 武汉. 湖北科学技术出版社,189~211
丰有吉.2009. 妇产科学. 第 3 版. 北京:人民卫生出版社
顾美皎.2001. 临床妇产科学. 北京:人民卫生出版社.908~915
惠爱玲.2006. 妇产科学. 郑州:河南科学技术出版社
乐杰.2008. 妇产科学. 第 6 版. 北京:人民卫生出版社
尚涛.2001. 乙型肝炎病毒的母婴传播与预防. 中国实用妇科与产科杂志,17(6):330
史锦云,刘嘉茵.2003. 妇产科学. 南京:东南大学出版社
王金仙,林峰.2000. 妊娠合并心脏病 10 年临床分析. 中国实用妇科与产科杂志,16(4):241
王淑玉,俞淑.2002. 妇产科学. 南京:东南大学出版社
杨晴.2001. 妊娠合并病毒学肝炎的特点. 实用妇产科杂志,(1):521
杨庆,黄德嘉.2001. 妊娠合并心脏病的处理原则. 中国医刊,36(3):35~36
张惜阴.2003. 实用妇产科学. 北京:人民卫生出版社
周永昌,郭万学.2004. 超声医学. 第 4 版. 北京:科学技术文献出版社.394~398
Adam Ostrzenski. 2002. Gynecology. New York:Lippincott William & Wilkins
Bai WP, Sun YF, Qin XQ, et al. 2006. Comparison between celioscopy and laparotomy in treating pelvic inflammatory tumor. Journal of Practical Obstetrics and Gynecology, 22(2):100—101
Centers for Disease Control and Prevention. 2002. The Sexually Transmitted Disease Treatment Guidelines,Washington,DC:MMWR,51(RR6)
Faro S,Soper DE. Infectious Disease in Women,Philadelphia:W. B. Saunders Company. 2002
Fylstra DL. 1998. Tubal p regnancy a review of current diagnosis and treatment. Obstet Gynecol Survey, 53(5):320.7
F. Gary Cunningham, Norman F Gant, Kenneth J. Leveno, et al. 2002. Williams Obetetrics. 21st ed. New York:McGraw-hill Companies,Inc
Jonathan SB. 2002. Novak's Gynecology. 13th ed. New York:Williams & Wilkins
Li QL, Li H, Guo CX. 2005. Treatment of chronic pelvic inflamation by yuxingcao seal off. China Journal of Modern Medicine, 15(23):3633—3634
Ryan KJ,Berkowitz RS,Barbieri RL. 1995. Kister's Gynecology,6th ed. New York:Mosby Year inc. 30—41,191—192
Sweet R,Gibbs RS. 2002. Infectious Disease of the Female Gential Tract. 4th ed. Philadelphia:Lippincott Whilliams and Wilkins

第三篇 眼 科 学

第一章 眼的组织解剖与生理

眼作为视觉器官,由眼球、视路、眼附属器三部分组成。

第一节 眼球的解剖与生理

眼球(eye ball)近似球形,前面较小部分是透明的角膜,其余大部分是乳白色的巩膜,正常眼球的前后径出生时平均为 16mm,成年时为 24mm,垂直径较水平径略小。

眼球位于眼眶前部,借眶筋膜、韧带与眶壁相联系,周围有眶脂肪衬垫,以减少眼球的震动,前面有眼睑保护,后部受眶骨壁的保护。

眼球向正前方注视时,一般突出于眶外侧缘 12~14mm,突出程度受人种、颅骨发育、眼屈光状态等因素影响,但两眼间相差通常不超过 2mm。两眼球视轴形成的夹角在成人为 68°。

眼球包括眼球壁和眼内容物两部分。

一、眼 球 壁

(一) 眼球壁外层纤维膜

眼球壁的最外层为纤维层,前 1/6 是透明的角膜,后 5/6 为瓷白色不透明的巩膜,二者之间为角膜缘。

1. 角膜(cornea) 角膜位于眼球最前端,为质地坚韧而富有弹性的透明组织,表面呈圆形、稍向前凸。角膜的直径随年龄改变略有不同,新生儿时期,为 9~10mm,1 岁时其直径已接近成年人。成年人角膜横径平均为 10.5~12mm,垂直径 10~11mm,女性比男性平均小 0.1mm。角膜直径大于 13mm 及小于 10mm 者应视为病理性大、小角膜。角膜中央 4mm 直径范围前后表面彼此完全平行,几乎呈球形弧度,称为视区或光学区。这个区域平均厚度为 0.52mm。角膜周边部厚度约 1mm。

组织学上角膜由 5 层结构组成:①上皮层:角膜上皮由 5~6 层无角化的复层鳞状上皮细胞构成。②前弹力层(Bowman's membrane):光镜下该层为位于上皮下的一层透明无细胞结构的均质膜,厚为 8~14μm。该层损伤后不能再生。③实质层:该层为角膜的主要部分,占角膜厚度的 90%,由胶原纤维、角膜细胞及细胞外基质构成,胶原纤维排列成与角膜表面几乎平行的板层状结构,每个板层厚约 1.5~2.5μm,共有 200~250 层。损伤后不能再生。④后弹力层(Descemet's membrane):位于角膜实质层后的一层基底膜,由内皮细胞分泌产生,损伤后可再生。⑤内皮细胞层:内皮细胞层由覆盖后弹力层后表面的单层多边形细胞构成。内皮细胞为多角形细胞,平均细胞表面面积约 $400\mu m^2$,细胞呈镶嵌排列,损伤后由邻近细胞扩大和移行来充填缺损。

角膜为屈光间质的重要组成部分,屈光力为 43D。角膜本身没有血管,其营养来自角膜缘血管网、眼内前房中的房水及泪膜。角膜代谢所需的氧气主要来源于眼表面的空气,其次为角膜缘血管网及房水。角膜有非常丰富、源自于三叉神经眼支的神经末梢分布,故炎症时角膜的刺激症状非常明显。角膜的透明是保证视觉形成的重要条件,其透明有赖于角膜无血管、上皮无角化、实质层纤维呈板层状排列并非常整齐,上皮和内皮结构和功能完整性。

2. 角膜缘(limbus) 角膜缘为环绕角膜边缘的角膜和巩膜的移行区,由透明的角膜和不透明的巩膜组成,宽约 1mm,其前界起于角膜前弹力层止端,后缘为后弹力层止端。角膜缘处深面为房角,临床上角膜缘是许多内眼手术切口的标志部位,组织学上还是角膜干细胞所在之处,因此十分重要。

3. 巩膜(sclera) 巩膜的厚度个体及部位不同差异较大,随年龄变化发生改变。成年人巩膜眼肌附着处最薄,约 0.45mm,角膜缘处为 0.6~0.7mm,赤道向后逐渐增厚,后极处达 1.1~1.3mm。巩膜向前与角膜缘相接,其后在视神经进入眼球内处与硬脑膜相连,视盘处横跨视神经形成筛板样纤维。巩膜外为 Tenon's 囊覆盖,两者间为巩膜上腔。巩膜内血管较少,缺乏淋巴管。

组织学上巩膜由外向内由表层巩膜、实质层和棕色层构成。除表层巩膜血管和神经分布相对较多外,深层巩膜血管和神经均较少,故发生炎症时前者疼痛症状较为明显,后者常迁延难愈。

巩膜为眼球成形的重要结构,主要作用为保护眼内结构。巩膜也是一些眼外肌止端的附着点。

(二) 眼球壁中层葡萄膜或血管膜

眼球壁的巩膜与视网膜之间的一层棕黑色膜,为眼球壁的第二层膜,颜色似葡萄而称之为葡萄膜(uvea),因其组织内血管丰富称为血管膜(vascular tunic),含色素量较多也称为色素膜。依据所处的位置及功能不同分为三部分:虹膜、睫状体和脉络膜。

1. 虹膜(iris) 解剖:虹膜位于葡萄膜最前端,为一直径约 12mm 的圆盘状膜状物,由睫状体前部向内伸展到晶状体表面,其根部附着于睫状体,为虹膜最薄弱处,外伤及手术易损伤虹膜根部使之发生离断。虹膜中央有一孔,直径为 2.5~4mm,称为瞳孔(pupil)。瞳孔的大小受性别、年龄、光线明暗等多种因素的影响,瞳孔缘呈花边状黑颜色的环,由虹膜色素上皮形成,瞳孔收缩与开大时,其边缘在晶状体表面来回滑动。虹膜厚薄不均、并形成凸起和凹陷的条纹,呈放射状排列,称为虹膜纹理。距瞳孔缘约 1.5mm 处有一隆起的环状条纹,为虹膜卷缩轮(iris frill)或虹膜小环,此环将虹膜分为两部分:卷缩轮外部分为睫状区,卷缩轮以内部分为瞳孔区。邻近卷缩轮或在睫状区周边处,虹膜表面有一些小凹陷,为虹膜小窝。虹膜近瞳孔缘的基质内有瞳孔括约肌,此肌宽约 1mm,呈环状,其作用为收缩瞳孔。虹膜后层有放射状排列的肌纤维,称为瞳孔开大肌,具有开大瞳孔的作用。三叉神经的分枝呈网状分布于虹膜,接受感觉;瞳孔括约肌由动眼神经支配;瞳孔开大肌则由颈交感神经的分支支配。瞳孔括约肌和开大肌在神经体液的作用下不断地开大和缩小,通过改变瞳孔大小来调节进入眼内的光线。

组织学上虹膜由前向后分为内皮细胞层、前界膜、基质层、后界膜、色素上皮层五层结构,其中基质层血管内皮细胞呈连续性紧密连接,细胞之间无窗孔,是血-房水屏障的重要部位,深层近瞳孔缘处有瞳孔括约肌分布,而瞳孔开大肌位于后界膜,紧贴虹膜色素上皮层的前面。

虹膜的主要功能有:①阻挡外界过多的光线,使虹膜后的眼球内成为天然的"暗室",利于成像;②瞳孔括约肌和开大肌在神经、体液的作用下不断地开大和缩小,通过改变瞳孔大小来调节进入眼内的光线;③光学系统上的光栅装置,瞳孔大小改变也可间接调节角膜、晶状体等屈光介质所致的球面差和色差,使得成像更清晰。④虹膜组织内丰富的血管除提供营养外,也参与房水的代谢。

2. 睫状体(ciliary body) 位于虹膜与脉络膜之间,沿眼球矢状面剖开眼球见睫状体呈三角形,前部与小梁网、虹膜根部相连,后端在锯齿缘处与脉络膜相接。其前部2mm范围较隆起,称为睫状冠,其内面形成70~80个指向晶状体赤道区的突起,为睫状突,具有分泌房水的作用;后部长4mm范围较平坦,为平坦部。睫状体外侧部分为睫状肌。

组织学上睫状体的睫状冠部由外向内分为:①睫状体上腔:睫状体外侧与巩膜连接处附着较疏松,形成一潜在性组织腔隙,此腔隙与脉络膜上腔相连。②睫状肌:为平滑肌,根据走行方向不同分为子午线状、放射状、环状三种不同的肌纤维。子午线状肌纤维位于睫状体外侧,由后向前逐渐变细、附着巩膜突或伸入小梁网内,向后延伸到脉络膜上腔,此肌收缩牵拉巩膜突和小梁网组织有助于小梁网间隙和Schlemm管扩大,利于房水的循环及排出。环状肌纤维位于睫状体前内侧,虹膜根部后,呈环状走行,该肌收缩可使晶状体悬韧带松弛。放射状肌纤维分布于环状纤维和子午线纤维之间,呈斜形向内、后放射状散开。③基质层:睫状肌与睫状体上皮层之间一层菲薄的疏松结缔组织,内为纤维细胞、色素细胞、少量毛细血管。④玻璃膜:为脉络膜玻璃膜的延续,位于色素上皮层下。⑤睫状体上皮层:分两层,色素上皮和无色素上皮。色素上皮前面与虹膜色素上皮前层相连,向后与视网膜色素上皮层连续。无色素上皮层位于色素上皮的表面,睫状体的最内面,前面与虹膜色素上皮深层细胞相连,向后止于视网膜锯齿缘,细胞呈立方或矮柱状,胞质内无黑色素颗粒。⑥内界膜:是视网膜内界膜的延续。

睫状体生理功能有:①睫状体无色素上皮产生和分泌房水,维持正常的眼内压。②睫状体无色素上皮能分泌一些糖胺聚糖,参与玻璃体的构成。③睫状肌收缩参与眼调节,即睫状肌收缩,晶状体悬韧带松弛,晶状体变凸,眼屈光能力增加。④无色素上皮部分细胞具有多向分化潜能。

3. 脉络膜(choroid) 脉络膜始于视网膜锯齿缘,止于视盘旁,位于视网膜与巩膜间、覆盖眼球后部的一层血管膜。除在视盘周围与巩膜附着较紧外,其他部位与巩膜附着疏松,但与视网膜色素上皮附着较紧。眼球后极部有睫状后短神经通过巩膜分布于脉络膜,形成神经丛,但无感觉神经存在。脉络膜的厚度与血管的数量、充盈程度及部位有关,前部较薄,后极部较厚,脉络膜血管来自眼动脉的睫状后长动脉和后短动脉。睫状后短动脉在眼球后极部视神经旁有10~12支小支,穿过巩膜形成脉络膜血管;睫状后长动脉分成2支,在视神经内、外两侧穿过巩膜,向前到达睫状体,各分2支,形成虹膜大动脉环,其分支主要供应虹膜睫状体,此外,睫状后长动脉还分出返回支供应前部脉络膜;静脉汇成 4~6 支涡静脉,在眼球赤道部稍后上、下直肌旁穿出巩膜,达眼静脉,最后注入海绵窦。

组织学上脉络膜由外向内分为脉络膜腔、大血管层、中血管层、毛细血管层、玻璃膜五层结构。其中脉络膜上腔为巩膜与脉络膜之间之间的潜在腔隙,血管及神经通过此腔隙达脉络膜,还内含有胶原纤维、弹力纤维、色素细胞和平滑肌纤维。

脉络膜生理功能包括:①营养功能:约 90% 的眼内血液总量分布于脉络膜,其中毛细血管层占 70%,担负整个视网膜外 5 层的营养供应,黄斑区中心凹唯一的营养来源。②暗室作用。

(三) 眼球壁内层视网膜

视网膜(retina)为位于眼球壁内层透明的膜状物,内为玻璃体腔,外侧紧贴脉络膜,前始于锯齿缘,后止于视盘。视网膜前缘与睫状体扁平部无色素上皮交界处称为锯齿缘(ora serrata)。视网膜上较有特征性的结构为视盘和黄斑:①视盘(optic papilla):1.5mm 淡红色圆盘状结构,神经纤维与血管通过处,此处没有视细胞,为生理盲点。视盘中能见到四对发自视网膜中央血管的血管分支,从视盘发出由粗变细达视网膜周边。②黄斑(macula lutea):视网膜后极部中央无血管 2mm 的浅漏斗状小凹区,该区富含叶黄素,中央距视盘颞侧缘 3.5mm,在视盘水平线的稍下方,中央有一小凹,称为黄斑中心凹(fovea centralis)。

1. 组织结构 视网膜由外向内共有十层结构构成:视网膜色素上皮、杆锥体层、外界膜、外颗粒层、外丛状层、内颗粒层、内丛状层、神经节细胞层、神经纤维层和内界膜。分布于视网膜内的各层结构均具有不同的功能,其结构完整是保证视网膜行使其功能的基本条件:①视网膜色素上皮(retinal pigment epithelium,RPE):位于神经上皮视网膜和脉络膜间,单层的椭圆形、立方形或多角形细胞,胞质内较多色素颗粒。核圆形或椭圆形,位于细胞中央。此层细胞不仅与脉络膜共同构成暗室作用,尚具有吞噬功能,负责吞噬、处理变性衰老的杆锥体膜盘碎片。病理情况下可增生、向内迷走和迁移,并化生为纤维细胞参与视网膜增殖性病变的构成。视网膜色素上皮细胞缝隙连接内有黏着小带,细胞间的侧突相互嵌合、细胞外的玻璃膜与脉络膜毛细血管的内皮细胞形成血—视网膜外屏障,限制脉络膜血管内的水溶性分子、大分子等进入视网膜及眼内,视网膜得以保持透明。②杆锥细胞层:为视杆细胞和视锥细胞向外伸出的突起,即内、外节构成。视杆细胞伸出的突起呈较细的杆状,称为杆体;杆体又分为外节、内节两部分,外节呈圆柱状,内节比外节稍粗。视锥细胞伸出的外突起呈尖端向外的锥形或胡萝卜状,称为锥体,其数量明显少于杆体,也分为内、外节两部分。③外界膜:并非真性的膜状物,为光感受器内节连接及 Müller 胶质细胞胞突的终止点。④外颗粒层:视锥、视杆细胞的胞体及核所在地。视杆细胞核圆、染色偏深。视锥细胞核较大、卵圆形、染色偏淡,核的位置紧贴外界膜,非连续性的单层排列,数量较视杆细胞少,胞质相对丰富,细胞内侧伸出一细长的轴突,其末端称为圆锥足。⑤外丛状层:视杆细胞和视锥细胞向内形成的轴突末端与双极细胞的树突形成的连接,间有 Müller 纤维穿越和水平细胞的突起伸入,交织成网,外观呈一网状区,故称为外丛状层。⑥内颗粒层:双极细胞、水平细胞、无长突细胞、及 Müller 胶质细胞的胞核及胞体所在地,双极细胞为内颗粒层的主体,核呈圆形或卵圆形。水平细胞靠近外丛状层分布,细胞发出的突起平行于内界膜走向,止于外丛状层。无长突细胞靠近内丛状层分布,突起构成内丛状层一部分。⑦内丛状层:由双极细胞轴突和神经节细胞树突构成的一网状结构区,间有无长突细胞的远侧突起、Müller 纤维、视网膜血管分支穿插。⑧节细胞层:神经节细胞的胞体所在处,间有星状胶质细胞的胞体分布。⑨神经纤维层:神经节细胞的轴突、Müller 纤维和星状胶质细胞的突起构成。⑩内界膜:Müller 纤维及星状胶质细胞突起止于玻璃体后界膜所致。视网膜组织内有较多的胶质细胞,包括星形胶质细胞、Müller 细胞、微小胶质细胞和少突胶质细胞,这些胶质细胞在视网膜内起支持、营养、参与视觉信息传导的作用,使视网膜内不同神经元发出的细胞突起彼此隔离不发生干扰,便于确保视觉成像的精确性;此外,还参与炎症及免疫反应,为视网膜增殖性病变的主要成分之一;视网膜内层血管周围胶质细胞与毛细血管的内皮细胞间的紧密连接一起形成血-视网膜内屏障。

黄斑区的结构有别于视网膜。中心凹无视杆细胞、内颗粒层、节细胞层、神经纤维层和 Müller 纤维。中心凹周围:神经节细胞较多,多排成 5~7 行;外丛状层也较其他部位的视网膜厚,形成 Henle 纤维层;锥体较多,杆体逐渐消失。

2. 生理功能　构成视网膜的神经元为三级神经元:光感受器细胞(视杆细胞和视锥细胞)、双极细胞和神经节细胞。不同的细胞发挥不同的功效共同完成视觉神经冲动的产生,并将之传给视路。光线经眼的屈光系统到达视网膜上,视网膜光感受器层的外节负责将光信息转换为电信号,即神经冲动,经过视神经纤维汇聚到视盘构成视神经的主要结构进入视路系统,最后到视觉中枢成像。

视杆细胞负责暗视觉和无色视觉,视杆细胞外节含有的视紫红质由顺视黄醛和视蛋白结合而成,光的作用下视紫红质漂白退色,分解为全反-视黄醛和视蛋白,全反-视黄醛又在视黄醛还原酶及辅酶 I 作用下,转变为无活性的全反-维生素 A,后者经血入肝转变为顺-维生素 A。顺-维生素 A 通过血流到达视网膜,在视黄醛还原酶及辅酶 I 作用下,变为具有活性的顺-视黄醛。如缺乏维生素 A 或相应的酶,视紫红质再生的过程将会发生障碍,出现夜盲。视锥细胞负责明视觉和色觉,锥细胞内含有视紫蓝质、视紫质和视青质,为另一种维生素 A 醛及视蛋白合成,在光的作用下起色觉作用。

视网膜组织内仍潜伏一些视网膜干细胞或祖细胞,具有双向或多向分化的潜能,负责视网膜组织损伤修复,在一些增殖性病变中起了一定作用,也是视网膜肿瘤发生的靶细胞。

二、眼球内容物

(一) 眼内腔

眼内腔包括前房、后房和玻璃体腔。

1. 前房(anterior chamber)　前界为角膜的后面,后界为虹膜和瞳孔区晶状体的前面。前房内充满房水,容积约 0.2ml。前房中央深度约 2.5~3ml,周边部渐浅,最周边处称为前房角。

前房角是由角巩膜缘后面和虹膜根部前面构成的隐窝。在角巩膜缘内面有一凹陷称巩膜内沟,在沟内为 Schlemm 管和小梁网充填。沟的后内侧巩膜突出部分为巩膜突。如此,前房角的前壁为角巩膜壁,从角膜后弹力层止端至巩膜突;后壁为睫状体的前端和虹膜根部。

小梁网是以胶原纤维为核心,其外围以弹力纤维和内皮细胞的小梁组成。小梁相互交错,形成富于间隙的海绵状结构,具有筛网的作用,使一些微粒物质和细胞不易进入。

Schlemm 管是围绕前房角一周的房水输出管道,由若干小腔隙相互吻合而成,内壁仅由一层内皮细胞与小梁网相隔,外壁有 25~35 条集液管与巩膜内静脉网沟通。

前房角是房水排出的主要通道,当前房角解剖结构或排出功能发生异常,将影响房水排出,引起眼压升高。

2. 后房(posterior chamber) 为虹膜后面、睫状体前端、晶状体悬韧带前面和晶状体前面的环形间隙。后房内亦充满房水,容积约 0.06ml。

3. 玻璃体腔(vitreous cavity) 前界为晶状体的后面、晶状体悬韧带和睫状体的后面,后面为视网膜的前面,为透明的玻璃体充填,占眼球内容的 4/5,约 4.5ml。

(二) 眼球内容物

眼球内容物分为三部分,即房水、晶状体和玻璃体。

1. 房水(aqueous humor) 房水为清澈透明的液体,充满于前房和后房中。房水为睫状突无色素上皮细胞分泌至后房,通过瞳孔进入前房再流到前房四周的房角,大部分进入小梁网,再经集液管到房水静脉进入血循环。一小部分房水经虹膜隐窝吸收,或巩膜上腔排出或沿中央玻璃体管到视盘周围吸收排出。房水的主要功能为维持眼内压和营养作用,如房水通道受阻,房水在眼内聚积,将会导致眼内压增高,发生青光眼。

房角(angle of chamber):为环绕前房周边的环形结构,由角膜、巩膜突、睫状肌前端、虹膜共同构成。

2. 晶状体(lens) 晶状体为一透明的双凸面的圆盘状物,直径为 9~10mm,厚度 4~5mm。位于后房,通过晶状体悬韧带固定于玻璃体窝中,并与睫状体发生联系。晶状体前面曲率半径为 9mm,后面弯曲半径为 5.5mm。前弯曲面的顶点为前极,后弯曲面的顶点为后极;前后两面相交处的弧度部分为晶状体赤道部。组织学晶状体由晶状体囊膜、上皮细胞、晶状体皮质和不同的晶状体核构成。晶状体囊膜为环绕晶状体一圈、无结构的细胞外基底膜样物。晶状体前囊下有一单层的上皮细胞,呈卵圆形或立方状,达赤道部逐渐变梭形,延续到赤道后 1mm。在赤道区向晶状体内迁移,形成新的晶状体纤维,即晶状体皮质。晶状体内的"纤维"实为伸长的晶状体细胞,源于赤道部的细胞。最早的晶状体纤维为晶状体泡后壁的上皮向前生长、延伸充满晶状体泡内所构成,随着发育进行,赤道区的晶状体细胞不断供应新的晶状体纤维,将原纤维挤向晶状体中心,逐渐造成晶状体内一个分层的弧形结构。根据晶状体内纤维密度的不同,分为周边部的晶状体皮质和中央部的晶状体核部。晶状体纤维在前面和后面终止处形成"Y"字形缝合线。

晶状体是眼球屈光间质的重要组成部分,屈光指数为 1.44,外界光线通过晶状体后将发生折射,投到视网膜,此外尚可吸收部分紫外线保护视网膜;眼的调节功能主要是由晶状体完成。

3. 玻璃体(vitreous body) 玻璃体腔占眼球内后 4/5,前以晶状体后界面和晶状体悬韧带为界,侧面为睫状体及视网膜,后以视盘为中心的视网膜为界。内为无色透明、稠度稍大于卵白的胶样物,称为玻璃体;成人玻璃体液约为 4.5ml。玻璃体化学成分上由 98% 的水和 2% 的胶原和蛋白聚糖构成。玻璃体分为玻璃体皮质、中央玻璃体和中央管(Cloquet 管)三部分,玻璃体前侧与邻近锯齿缘处的睫状体扁平部的无色素上皮黏附甚紧,难于剥离,称为玻璃体基底部;锯齿缘前2mm处即玻璃体基底部向晶状体后面延伸部分称为玻璃体皮质或前界膜。玻璃体中央由前到后有一条形似漏斗的腔隙,为玻璃体透明管,并非真性管腔,实为发育过程中玻璃体血管萎缩所留下的痕迹,管壁为玻璃体浓缩、凝聚而成。玻璃体中央前方与晶状体呈圆环形粘连,但附着不紧,其他处仅与视网膜内界膜稍稍附着,并没有实质性的黏附。玻璃体后界膜指自玻璃体基底部开始向后玻璃体与视网膜内界膜相依处,视盘四周与内界膜黏附较紧。组织学将玻璃体分为较致密的界膜和中央大部分由极细的原纤维构成的中央部分。界膜除锯齿缘处外均为浓缩的玻璃体;锯齿缘处为睫状体无色素上皮产生的纤维素样嗜伊红的条状或丝状物,病理情况下这些纤维素样物极易作支架提供给睫状体无色素上皮细胞迁移化生或炎症细胞附着。

玻璃体具有屈光和支撑视网膜的功能。玻璃体内无血管,靠房水和色素膜提供营养,代谢非常缓慢,不能再生,外伤或手术所造成的玻璃体缺失由房水取代。玻璃体内蛋白聚糖解聚或液化,形成玻璃内的漂浮物,出现临床上的"飞蚊症",常见于近视眼和年长者。

第二节 视路与瞳孔反射径路

一、视　路

视路(visual pathway)包括六部分:视神经、视交叉、视束、外侧膝状体、视放射、视皮质(或纹状区)(图3-1-1)。

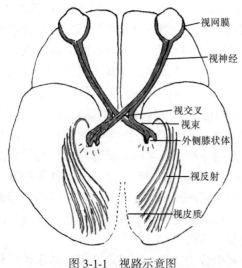

图3-1-1 视路示意图

(一)视神经(optic nerve)

视神经分眼内段、眶内段、管内段、颅内段,全长为50mm,其中眼内段0.7~1mm、眶内段25~30mm、管内段6mm、颅内段10~16mm。

1. 眼内段 起自视盘,止于视神经出巩膜处。眼内直径为1.5mm,止端巩膜出口处为3mm。该处视神经为无髓神经纤维。

2. 眶内段 指巩膜后孔与视神经管的眶口这一段呈S形弯曲,"S"利于眼球转动。视神经穿出巩膜后变为有髓神经纤维。入视神经管前视神经被眼外肌的起端包绕,其中上直肌、内直肌的起端与视神经距离最近,黏附在视神经鞘上。故球后视神经发生炎症如球后视神经炎可波及眼外肌,眼球运动时发生疼痛。

3. 管内段 指视神经行于神经管内的部分。视神经的鼻侧为蝶窦或后筛窦,有时发育较好的蝶窦或后筛窦可扩展到蝶骨小翼或整个蝶骨,视神经完全被鼻旁窦包围。视神经与鼻旁窦间仅隔一层菲薄的骨板,如骨板吸收,视神经与神经鞘膜直接位于窦内。在视神经管内,软脑膜、蛛脑膜和硬脑膜紧密包围视神经,最外的硬脑膜又出现分层,其外层同时构成视神经管的骨膜。视神经管内视神经与鼻旁窦间这种紧密相连的解剖关系,使得鼻旁窦的一些病变常诱发视神经病变的发生。

4. 颅内段　进入颅内到视交叉的这一段视神经。

视神经的组织学:视神经主要由神经纤维和神经胶质细胞构成,外围有神经鞘膜即硬脑膜、蛛网膜和软脑膜。分别与颅内同名鞘膜相延续。所以当颅内水肿蛛网膜下腔液体增多时,易进入视神经蛛网膜下间隙,出现视盘水肿。

(二) 视交叉(optic chiasm)

双眼视神经后端相互连接处,呈膨大、扁平、近似长方形的外观,厚 3~5mm,横径约 12mm,前后径 8mm,位于垂体窝的上面、脚间池的前面、蝶骨视交叉沟的上方。视交叉前方为大脑前动脉及前交通动脉,后方与第三脑室毗邻,两侧为颈内动脉。来自视网膜颞侧的神经纤维经视交叉的外侧缘达同侧视束,不发生交叉;视网膜鼻侧神经纤维发生交叉过中线达对侧视束。鼻下象限纤维在视交叉前下方行进,于对侧视神经与视交叉处向前作前弓弯曲,形成交叉前膝,入对侧视束;鼻上象限的纤维进入视交叉后,起初向后行达同侧视束起始部,形成向后的弓形弯曲,为交叉后膝,再沿交叉后缘达对侧视束。临床上一侧视神经与视交叉连接处受损时不仅出现患眼全盲,还会发生对侧眼颞上象限视野缺失。黄斑区纤维一半交叉,一半不交叉。

(三) 视束

视束(optic tract)为视路中视交叉后、行走在大脑白质内的源于视交叉分出的神经纤维束,长约 40~50mm。视束的前段位于大脑下方表面;中段居回钩和大脑脚间;后段分布在海马裂的深层,下面为海马回。一侧视束损伤,将会出现患侧眼鼻侧偏盲,对侧眼颞侧偏盲。

(四) 外侧膝状体

外侧膝状体(lateral geniculate body)位于视束的后端、大脑脚外侧,脑后结节下方。冠状切面,外侧膝状体呈倒立的心脏形。水平切面:前端为视束的终止处;外侧是内囊的豆状核后部;内侧是内侧膝状体;后方为海马回。来自于视束的神经纤维止于外侧状体的节细胞,与其树突发生联系,节细胞发出的神经轴突进入视放射。

(五) 视放射

视放射(optic radiation)为外侧膝状体到枕叶之间的视路部分。视路在外侧膝状体内已发生神经元的更换。视放射中除了来自外侧膝状体的视纤维外,尚有从枕叶皮质到外侧膝状体、丘脑的纤维和动眼神经的纤维。

(六) 视皮质

视皮质(visual cortex)视皮质区即纹状区,又称第 1 视区或 Brodmann 17 区,大部分位于大脑枕叶内侧距状沟上方和下方的皮质,由距状沟将其分为上下两部分,另外小部分可伸展到枕极外侧的半月状沟内。视觉冲动投射到第 1 视区,经整合后产生视觉,故纹状区为视觉的最高中枢。

一侧视束、外侧膝状体、视放射、纹状区发生损伤时，临床上均出现对侧同向性偏盲；一侧视束、外侧膝状体损伤时，视野的保留区与缺损区呈直线分界，黄斑区中心视力也失去一半；如仅伤及一侧放射及纹状区黄斑部视力仍保留，视野的保留区与缺损区并非直线状的界线分明，称为"黄斑回避"。

二、瞳孔反射径路

光线照射一眼,不仅照射眼瞳孔发生缩小,对侧非照射眼也发生缩小,此现象称为瞳孔对光反射。光照射眼的瞳孔缩小称为直接对光反射；非照射眼的瞳孔缩小为间接对光反应。光反射的感受器也分布在视网膜的杆体和锥体中。瞳孔反射纤维源自于神经节细胞发出的部分轴突,进入视神经内,一部分在视交叉内进入对侧视束,大部分不交叉进入同侧视束。瞳孔反射纤维发生交叉,故切断一侧视束时,瞳孔的直接反应和间接反应均不消失。在进入外侧膝状体前光反射纤维离开视束,经四叠体上丘臂进入中脑顶盖前区,交换神经元后,新发出的纤维一部分与同侧缩瞳核(Edinger-Westphal核,E-W核)联系,另一部分交叉到对侧缩瞳核。两侧E-W核发出的神经纤维随动眼神经进入眼眶,止于睫状神经节,节内交换神经元后发出的纤维随睫状短神经入眼球分布于瞳孔括约肌。

三、近反射

注视近物时,除瞳孔变小外,同时发生双眼球汇聚的辐辏和晶状体的调节作用。反射的传入纤维沿视路到达枕皮质,视皮质发出的纤维经枕叶-中脑束到E-W核,再沿动眼神经,经巩膜表面或巩膜导管内的副神经节内交换神经元后,发出的纤维分布于瞳孔括约肌、睫状肌和内直肌。

第三节 眼附属器的解剖与生理

一、眼睑

位于眼部最前端,分为上下眼睑,覆盖在包括眼球在内的整个眶缘及眼球的前面。上眼睑的上界以眉弓为界,下界为上睑缘；下眼睑的上界为下睑缘,下界与面部皮肤相连续,无明确的分界。睁开眼时上、下眼睑间呈一横的宽梭形裂隙,称为睑裂(palpebral fissure)。正常情况下上睑缘遮盖角膜上缘下1.5~2.0mm,下睑缘则与角膜下缘相切。上、下眼睑在外侧端相连,连接处为锐角称为外眦角；上、下眼睑鼻侧端相连处为内眦角,中间有一椭圆形肉样隆起,称为泪阜(caruncle),结构上近似于皮肤。泪阜内侧与眼球间为一小弯,称为泪湖。泪湖的颞侧见一半月形皱襞样物,称为半月皱襞。上、下睑缘宽2mm,睑缘(palpebral margin)皮肤与结膜交界处外观像一条灰色的线,称为灰线。眼睑前缘能见到睫毛,后缘下有一行排列整齐的细小孔眼,为睑板腺导管的开口,挤压时有一些黄白色油脂状物流出(图3-1-2)。

组织结构：眼睑分为五层结构：①眼睑皮肤。②皮下组织：疏松的结缔组织,易发生水肿。③肌层：含横纹肌、平滑肌，前者为眼轮匝肌和提上睑肌，后者为 Müller 肌。④纤维层：为致密的纤维结缔组织，即睑板，内有皮脂腺，称为睑板腺。⑤睑结膜层：覆盖在眼睑内面的黏膜组织。

二、结　膜

根据其覆盖的位置不同分为睑结膜、穹隆部结膜和球结膜，为一完整的半透明膜状物，透过结膜能见到其下的血管：①睑结膜：覆盖在上下眼睑的内面，与睑板粘连甚紧，不能推动。上睑结膜距睑缘 2mm 处见一平行的浅沟，称睑板下沟，外来异物常在此处停留。②穹隆部结膜：睑结膜与球结膜相交的部分，为上、下睑结膜分别与球结膜之间的连续环状凹陷，内侧受阻于泪阜和半月皱襞，其环状连续性中断。人为将其分为三部分即上穹隆、下穹隆和外穹隆。上穹隆相当于上眼睑深面眶上缘水平、距上方角膜缘 8~

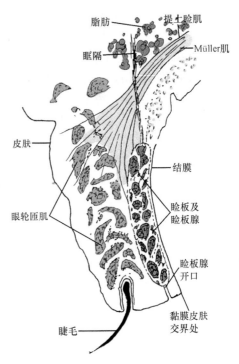

图 3-1-2　眼睑示意图

10mm。下穹隆位于下睑结膜深面，距下方角膜缘 8mm 处。外穹隆距外侧角膜缘 14mm，深 5mm，达眼球赤道部稍后处。③球结膜：为覆盖在眼球表面薄而透明的膜。球结膜不仅与其下的组织疏松相连，推动时易于移动。

组织学上结膜由上皮和其下的基质层构成。结膜上皮从睑缘由非角化的鳞状上皮逐渐过渡到非角化的黏膜上皮，以黏膜上皮为主。基底层细胞有杯状细胞分布，泪液膜黏液层中黏蛋白主要来自杯状细胞的分泌。

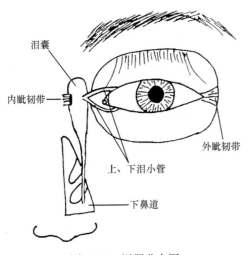

图 3-1-3　泪器分布图

三、泪　器

泪器（lacrimal apparatus）由分泌泪液的泪腺、副泪腺和排泄泪液包括泪小点、泪小管、泪囊及鼻泪管在内的泪道构成（图 3-1-3）。

1. 泪腺（lacrimal gland）　泪腺位于眼球颞上方，根据所处位置的不同，分为眶部和睑部。泪腺眶部为泪腺的上部，位于眼眶外上方的泪腺窝中，泪腺的睑部为眶部的 1/3 大小，多位于睑结膜上，一部分位于 Müller 平滑肌附近，其前缘在上穹隆结膜外侧的稍上方。正常情况下难以见到或触及，但一些病理状态下如泪腺下垂、泪腺炎性假瘤或其他肿瘤、Mikulicz

病时可以触及。泪腺眶部的导管需经过泪腺的睑部,如手术不慎将泪腺的睑部误切除,极有可能等于将整个泪腺切除,发生干眼症。穹窿部结膜下尚可有副泪腺(Krause 腺和 Wolfring 腺),结构相同于泪腺腺体。

泪腺组织结构相似于腮腺,腺体由小叶群组成,每个小群似针尖大小,腺体与周围的脂肪组织无明显分界。光镜下泪腺腺体为双层细胞环绕一腔的管状腺、外环绕基膜。双层细胞内为腺上皮细胞,呈立方、柱状或卵圆形细胞,体积大,核圆形位于基底,胞质内较多红染淡嗜碱性的分泌颗粒;外层为环绕腺上皮的细长梭形扁平细胞,表达平滑肌蛋白,具有收缩功能,其收缩有助于腺上皮的分泌。

2. 泪点(lacrimal puncta) 上下眼睑各有一个泪点,位于睑缘内侧,色泽略白稍隆起的圆形或卵圆形小口,直径为 0.15~0.30mm,为泪小管连通结膜囊的开口。

3. 泪小管(lacrimal canaliculi) 连通泪点与泪囊间的小管,每侧上、下各一根,其直径 0.5~0.8mm,分为垂直部和水平部。上、下泪小管到达泪囊前先合并成一根泪总管再进入泪囊,开口于泪囊上部外侧、距泪囊顶 2.5mm 左右处,与睑内眦韧带处于同一水平。泪小管组织结构:为复层鳞状上皮围成的管腔,其下为富有弹性的真皮样组织,外环绕一些眼轮匝肌的肌纤维。

4. 泪囊(lacrimal sac) 位于眶内壁的前壁、泪骨和上颌骨额突所构成的泪囊窝中,外观呈倒置的梨形,上方为一盲端,下方开口逐渐变细延续到鼻泪管中。前后宽 4~8mm,左右宽 2~3mm,长约 12mm。

5. 鼻泪管(nasolacrimal duct) 泪囊逐渐变细延伸到下鼻道的泪囊连续部分,全长 18mm,开口于下鼻道。鼻泪管中所谓的瓣膜属黏膜皱襞,鼻泪管下端的 Hasner 瓣为胚胎期的残物,如生后仍未开放可发生新生儿泪囊炎。

四、眼 外 肌

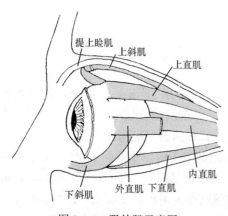

图 3-1-4 眼外肌示意图

1. 总腱环 指眶尖部四条直肌起始处所形成的漏斗状、环样结构,即 Zinn 总腱环(annulus tendineus communis Zinn)。环内因上、下方两条肌腱样物增厚,称为上腱带和下腱带。上腱带附着在蝶骨体上,为整个上直肌和部分内、外直肌的起始处。下腱带附着在视神经孔与眶上裂之间的蝶骨小翼下根处,为整条下直肌和部分内、外直肌的起始处(图 3-1-4)。

2. 内直肌 起始于视神经孔内下方的上、下腱带和视神经鞘。沿眶内壁前行,附着于距鼻侧角膜缘 5.5mm 的巩膜中。为眼外肌中最大的一条肌肉,其作用为单纯地使眼球内转。拮抗肌为外直肌。

3. 外直肌 始于眶尖总腱环,沿眼眶外壁前行,附着于距颞侧角膜缘 6.9mm 的巩膜处。其作用为单纯地使眼球外转。拮抗肌为内直肌。

4. 上直肌 在视神经外上方处起始于眶尖的总腱环(Zinn 纤维环)的上部和视神经鞘,起始处位于提上睑肌下方、内外直肌之间,沿提上睑肌下方向前向外,与视轴成 25°角前行,止于距角膜上缘 7.7mm 处的巩膜上。其主要作用为使眼球上转,兼有使眼球内收、内旋的功能,并协助提上睑肌使睑裂开大。

5. 下直肌 始于视神经孔下方的总腱环下缘的下腱带中部。向前并稍向外、与视轴成 25°角沿眶底前行,附着于距下方角膜缘 6.5mm 的巩膜处。此肌收缩的主要作用为使眼球下转,兼有内收和外旋的作用。为直肌中最短的一条肌。

6. 上斜肌 始于视神经孔的内上方,于眶顶与眶内侧壁间前行达显穿过滑车处返折,向后向外转,与视轴成 55°呈扇形附着于眼球赤道后、外上象限的巩膜上。其主要作用使眼球下转,兼有外展和内旋的作用。为最细长的一条眼外肌。

7. 下斜肌 始于眶前方眶下缘稍后、鼻泪管上端开口的外侧和上颌骨眶面的小凹陷处,向后向外、与视轴成 50°,于下直肌和眶底之间行走,在外直肌下以非常短的肌腱附着眼球后外下象限的巩膜处,其后端距视神经鼻侧约 5mm。其主要作用为使眼球上转,兼有外展和外旋的作用。

8. 提上睑肌 始于神经孔前上方的蝶骨下翼下,于眶顶与上直肌间向前前行,眶隔之后约 10mm 处呈膜样扇形散开达全眶宽度,附着于:①穿过眼轮匝肌达上睑沟及其下方的皮肤;②少数纤维附着于睑板前面及下部;③上穹隆结膜。其功能为开上睑。拮抗肌为眼轮匝肌。

9. Müller 肌 始于上穹隆部结膜后的提上睑肌下方,起始处宽 15~20mm,逐渐增宽,附着在上睑板上缘,其作用为开睑。

五、眼　眶

眼眶(orbit)位于头颅正面正中线两侧、两个近似对称的四边锥形骨性腔窝,由上颌骨、腭骨、额骨、蝶骨、颧骨、筛骨和泪骨组成。眶口呈四方形,眶尖指向后内侧,内有圆形的视神经管通向颅中窝。眼眶内为脂肪充填,内有眼外肌及筋膜,一些血管和神经经过眼眶达相应部位(图 3-1-5)。

(一)骨性眼眶的构成

眼眶含有四壁:内壁、外壁、顶壁和眶底,四壁的衔接处并非锐利的角度,而是呈分界不确切的圆形边界;两侧眼眶的内壁近似两个平行面,但外壁间成 90°角。眼眶最宽处为眶缘后 1.5cm 处。眼眶轴的方向并非正前,而是从后向前、向外和稍向下。

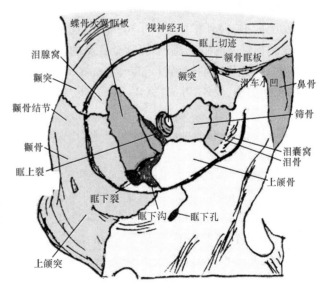

图 3-1-5　眼眶正面观

1. 眼眶顶壁 由额骨的三角形眶板和蝶骨小翼组成,呈三角形、面朝下,其上有泪腺窝、滑车小凹。泪腺窝为眶顶前外方一均匀的凹陷,为泪腺所在处。滑车小凹位于眶内上角、离眶缘 4mm 处的一小凹陷或切迹,为上斜肌返折的附着处。眶顶上方为颅腔、额窦。

2. 眶内侧壁 眼眶内侧壁与正中平面近似平行,由前向后的一长方形面,由上颌骨额突、泪骨、筛骨纸板、蝶骨体组成,筛骨纸板所占区域最大。内壁的前部能见到由上颌骨额突和泪骨组成的泪囊窝。泪囊窝前界为前嵴,后界为后嵴,上方界限欠清,下方与骨性鼻泪管相连,外界为泪骨钩,后者为泪后嵴到泪前嵴间的圆形弯曲。眶内壁为眼眶四壁中最薄之处,0.2~0.4mm。纸板及上半部泪囊窝的内侧毗邻筛窦,泪囊窝的下半部内侧为中鼻道,内壁后部内侧面为蝶窦。

3. 眶底 面向上近似三角形,由上颌骨眶面、颧骨眶面和腭骨的眶突组成。其下为上颌窦,两者的骨板为 0.5~1mm。

4. 眶外侧壁 呈基底向前的三角形,为眶壁中最厚的部分,由蝶骨大翼的眶面和颧骨眶面组成。其外侧前部为颞窝,外侧后部是颅中窝和大脑颞叶。

(二) 眼眶上的裂隙、孔及窝

组成眼眶的各骨间形成一些间隙或通道,与临床关系密切。

1. 眶上裂(superior orbital fissure) 位于眶顶与眶外壁间、蝶骨大翼与蝶骨小翼间的裂口,长约 22mm,为眼眶和颅中窝间最大的通道。有第Ⅲ、Ⅳ、Ⅴ脑神经第一支和第Ⅵ脑神经、眼上静脉、脑膜中动脉眶支和部分交感神经纤维通过。此处受损则累及通过的神经、血管出现眶上裂综合征。

2. 眶下裂(inferior orbital fissure) 眶底与眶外侧壁之间,始于视神经孔外下方、近眶上裂内端处,向前、向外扩展,长约 20mm,前端止于眶下缘约 20mm 处。三叉神经第二支、颧神经、蝶腭神经节的眶支、眼下静脉至翼丛的吻合支经过。

3. 视神经孔或视神经管(optic foramen or canal) 自颅中窝达眶尖,由蝶骨小翼的两根形成的管状结构,长 4~9mm,宽 4~6mm,前方开口呈卵圆形,视神经及眼动脉由颅中窝通过神经管达眶尖入眶。

4. 眶上孔(supra-orbital foramen) 眶上缘内 1/3 与外 2/3 的交界上的一小孔,眶上神经和眶上动脉经过眶上孔。

5. 泪腺窝(fossa of lacrimal gland) 眼眶外上角的一浅窝,泪腺位于该处。

6. 滑车凹(trochlear fossa) 眶上壁前内侧,上斜肌的肌腱附着处。

7. 泪囊窝(lacrimal fossa) 眶内壁前部的一卵圆形窝,由泪骨和上颌骨的泪沟构成,为泪腺所在的位置。前缘称泪前嵴(anterior lacrimal crest),后缘为一纵嵴,称为泪后嵴(posterior lacrimal crest);前、后泪嵴为泪囊手术的重要标志。

(三) 眶隔与脂肪

(1) 眶骨膜:硬脑膜在视神经孔处分为两层:内层包绕视神经,为视神经的硬脑膜;外层向眶骨内表面延伸,附在眶壁上,成为眶骨膜。

(2) 眼眶前面为眶隔封闭,眶隔起自于眶缘的眶骨膜与颅骨膜相延续增厚的部分,即缘弓,向眶中央扩展与睑板相连续的一层纤维膜组织,位于眼轮匝肌深面,一面与眶缘的骨膜连续，另一面与睑板相衔接。眶隔厚度不一，外侧部分较内侧、上方较下方厚及坚硬。眶隔为一层可活动的纤维组织，参与眼睑的运动。

(3) 眶脂肪：眶内较多脂肪组织充填于眼眶内，支撑及润滑眼球。

第四节 眼部血管与神经

一、眼部的血管分布

眼部的血管供应绝大部分属于颈内动脉的分支，颈外动脉的面部血管仅供应部分眼睑和泪囊。眼球的血管来自于两个体系：视网膜血管和葡萄膜血管。视网膜血管为视网膜中央动、静脉。葡萄膜的血管有睫状后长短动脉、涡静脉和睫状前动静脉。

(一) 动脉系统

1. 眼动脉

(1) 泪腺动脉：眼动脉分出的第一支血管，从颞侧绕过视神经至其上方，在眼眶外上侧上直肌和外直肌间前行，向泪腺、上直肌和外直肌分出一些分支，再穿过眶隔至眼睑分出上、下睑外侧动脉。泪腺动脉动主要供应泪腺、上直肌、外直肌和眼睑。

(2) 视网膜中央动脉(central retinal artery)：眼动脉在视神经管口处发出的分支。视网膜中央动脉在视盘处分出两条分支动脉：视盘上动脉和视盘下动脉，视盘上、下动脉各又分出 3 支分支：鼻支、颞支和黄斑支，分别称为鼻上支、鼻下支、颞上支、颞下支、黄斑上支和黄斑下支。视网膜动脉为终末动脉，从视盘出发后血管由粗变细，走在视网膜神经纤维层，发出的毛细血管网分布在视网膜内颗粒层以内的视网膜，供应其营养。视网膜外层组织由脉络膜过来的营养供应。

(3) 肌动脉：起自眼动脉，为眼动脉发出 1~2 支主干或多个分支达各眼外肌，供应眼外肌的血液。

(4) 睫状前动脉(anterior ciliary artery)：供应上、下、内、外四条直肌的肌动脉于前端穿出肌腱，形成 7~8 支睫状前动脉，距角膜缘 3~4mm 的位置穿过巩膜入眼内，于邻近虹膜根部的睫状体内与睫状后长动脉的分支相吻合，组成虹膜大动脉环负责虹膜和睫状体的血液供应。另外，睫状前动脉另向球结膜发出分支，后者称为结膜前动脉，供应角膜缘部结膜的血液，并发出分支与结膜后动脉相吻合。

(5) 睫状后动脉(posterior ciliary artery)：眼动脉发出 1~2 个主干，达眼球后方视神经四周分出 20 多个细小支穿入眼球，为睫状后短动脉，进入脉络膜；上述分支中鼻侧、颞侧还各发一支睫状后长动脉，在视神经两侧略较睫状后短动脉偏前的位置斜穿过巩膜，沿巩膜与脉络膜间的脉络膜上腔前行达脉络膜前部，与睫状前动脉吻合形成虹膜大动脉环，分布于睫状体和虹膜，并发出部分返支达脉络膜前部。

(6) 筛后动脉：与筛后神经伴行的细小动脉，经筛后孔离开眼眶达鼻腔后上部及筛窦后小房。

(7) 筛前动脉：与筛前神经伴行，经筛前孔达颅前窝，行于筛板与硬脑膜之间，达鼻腔前上部、额窦、筛窦前小房和中小房。

(8) 眶上动脉：眼动脉行自视神经上方时发出的一较粗的分支，靠近提上睑肌及上直肌内侧前行，再转到提上睑肌上方与眶上神经一起经眶上孔或眶上切迹出眶，分布于额部顶部头皮和上睑处。

(9) 睑内侧动脉：眼动脉在滑车下方发出的分支，分上、下两支，分别经睑内侧韧带上、下方进入上、下眼睑，行走在眼轮匝肌与睑板间，并与睑外侧动脉吻合，分布于上下眼睑、泪阜和泪囊。

2. 眶下动脉　上颌动脉发出后经眶下裂进入眼眶，行走于眶下沟、眶下管，从眶下口出眶，分支分布于下直肌、下斜肌、泪囊和下睑。

3. 脑膜中动脉　脑膜中动脉在颅内发出眶支从眶上裂入眶，与泪腺动脉吻合。详细眼部动脉分布见图3-1-6。

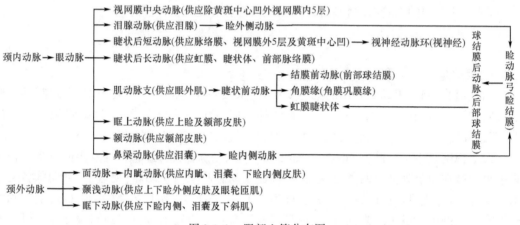

图 3-1-6　眼部血管分布图

（二）眼部静脉回流

眶内的静脉血经过三个回流方向进入血循环：向后，经眶上裂至海绵窦，为主要的回流方向；向后下，眶下裂至颞下窝内的翼状静脉丛；向前与内眦静脉及面静脉相连。眼球的静脉回流系统为：

1. 视网膜中央静脉（central retinal vein，CRV）　与视网膜中央动脉伴行，收集视网膜内5层的血液，经眼上静脉或直接回流至海绵窦。

2. 涡静脉（vortex vein）　大的有4~6条，上下各二，分别在上下直肌两侧眼球赤道后方穿出巩膜。收集眼球部分虹膜、睫状体和全部脉络膜的血液，经眼上静脉、眼下静脉回流至海绵窦。

3. 睫状前静脉（anterior ciliary vein）　收集虹膜、睫状体及巩膜的血液。上半部静脉经眼上静脉，下半部静脉经眼下静脉入海绵窦。眼下静脉经眶下裂与翼状静脉丛相吻合。

二、眼部的神经分布

眼部的神经主要来自第Ⅴ对脑神经三叉神经的眼神经、第Ⅲ对脑神经动眼神经、第Ⅵ对脑神经展神经和第Ⅳ对脑神经滑车神经。

(一) 三叉神经

三叉神经主要分支有泪腺神经、额神经和鼻睫状神经,通过眶上裂入眶:①泪腺神经:沿外直肌上缘到泪腺,入泪腺前先发出一吻合支到颧神经,再发出一些细支进入泪腺,穿过泪腺和眶隔达结膜和皮肤,支配泪腺、结膜及皮肤。②额神经:眶顶中央分为滑车上神经和眶上神经,前者的分支分布于前额下部正中线附近的皮肤、上睑和结膜;后者分布于前额和头顶的皮肤、上睑及结膜。③鼻睫神经入眶后,经眼眶、眶颅管、颅前窝再分布到鼻腔及面部,其间鼻睫神经分为以下分支:睫状神经节长根、睫状长神经、筛后神经和滑车下神经。睫状长神经:为感觉神经,鼻睫神经在经过视神经上方时发出此神经,向前与睫状短神经吻合穿过巩膜,前行于巩膜与脉络膜间,分布于巩膜、睫状体、虹膜、角膜及角膜缘部的结膜。滑车下神经的分支分布于内眦四周的结膜及皮肤、鼻根、泪囊、泪小管和泪阜。

(二) 睫状神经节 (ciliary ganglion)

睫状神经节位于眼眶后部,外直肌和视神经之间,距视神经孔约10mm,略呈针头大小、红色的四边形小体。睫状神经节的前缘发出睫状短神经,与睫状长神经吻合,发出分支到视神经、眼动脉,于视神经四周穿入巩膜。睫状神经节的后缘有三根:

(1) 长根:鼻睫神经入眶时发出的一细长神经,为感觉根。

(2) 短根:支配下斜肌的神经分支,为运动根,其纤维达瞳孔括约肌和睫状肌。

(3) 交感根:发自于颈内动脉周围的交感神经丛,其中含有血管收缩的纤维支配眼球的血管,尚可有瞳孔开大肌的交感纤维。

(三) 动眼神经

动眼神经的上下两支从总腱环内外直肌二头之间经过眶上裂入眶,上支向内从视神经上方越过,在上直肌中、后1/3交界处下面进入上直肌和提上睑肌;下支分支分别进入内直肌、下直肌和下斜肌,到下斜肌的分支又发出一粗短的分支达睫状神经节,支配瞳孔括约肌和睫状肌。

(四) 滑车神经

滑车神经从眶上裂宽部的上缘入眶,沿眶骨膜下方、提上睑肌及上直肌的上方向前、向内行走,呈扇形分为3~4支分布在上斜肌中。

(五) 展神经

从总腱环内通过眶上裂入眶,达外直肌。

(陆志荣)

第二章 眼睑病

眼睑位于眼球之前,呈帘状结构,分上、下睑两部分,上睑较下睑宽大。其主要功能是保护眼球,维持视觉系统的正常结构和功能。眼睑反射性的闭合动作,可使眼球避免受强光、异物等外来损伤,同时经常不断的瞬目运动可及时地去除眼球表面的尘埃或微生物,将泪膜均匀地涂布于角膜表面,防止角膜干燥。睑缘之前长有排列整齐的睫毛可以除去灰尘,减少强光对眼球的刺激。

眼睑常见的疾病主要有炎症、位置与功能异常、先天性异常和肿瘤等。由于眼睑在面部占据特殊的位置,眼睑的形态常影响人的容貌,因此,治疗眼睑病时,必须注意保持眼睑的完整性,维持其与眼球的正常关系。在清创时不要切除皮肤,应按解剖结构分层缝合。此外,由于眼睑静脉没有静脉瓣,与面部静脉相互沟通,细菌感染容易进入海绵窦。因此眼睑炎症不可任意挤压,防止炎症扩散。

第一节 眼睑炎症

眼睑皮肤是人体最薄的皮肤组织,结构疏松,血管和腺体丰富,且各种腺体大多开口于睑缘及睫毛毛囊根部,易受外界因素的侵袭,是各种炎症的好发部位。

（一）过敏性皮炎

眼睑皮肤接触各种致敏原发生的过敏反应称为过敏性皮炎,以瘙痒为特征。

【病因】 过敏性皮炎多由于接触某些药物,如抗生素溶液、抗病毒溶液、表面麻醉剂、阿托品、磺胺药物等,或使用某些化妆品、染发剂、清洁剂等化学物质所引起。

【临床表现】 自觉症状主要为瘙痒及烧灼感。急性期眼睑红肿,皮肤出现丘疹、疱疹或渗液。慢性期红肿减轻,渗液减少,皮肤肥厚粗糙,表面有痂皮及鳞屑脱落。睑结膜有时充血、肥厚。

【诊断】 根据临床表现即可明确诊断。注意询问眼部用药史或接触化学性物质史。

【治疗】 去除致敏原。急性期可行生理盐水等冷湿敷。局部应用含糖皮质激素的滴眼液及眼膏。全身服用维生素C及抗组胺药物等,严重者可口服泼尼松。

（二）睑缘炎

睑缘炎是睑缘表面、睫毛毛囊及其腺体组织的亚急性或慢性炎症。临床上主要分为鳞屑性、溃疡性和眦部睑缘炎三种类型。

1. 鳞屑性睑缘炎

（1）病因:病因不明,可能与睑板腺的分泌功能旺盛有关。屈光不正、视觉疲劳、营养不良和长期使用劣质化妆品是本病的诱因。

（2）临床表现:病人自觉患眼痒、刺痛伴烧灼感。睑缘充血,睫毛及睑缘表面附着鳞屑,睑缘表面有点状皮脂溢出。皮脂集中于睫毛根部,形成黄色分泌物,干燥后结痂。鳞屑与痂皮祛除后,露出充血的睑缘表面,但无溃疡或脓点。睫毛易脱落,但可再生。如炎症迁延不愈,可导致睑缘肥厚,不能与眼球紧密接触,泪小点外翻,常伴有慢性结膜炎。

(3)治疗:①寻找和祛除病因,避免一切刺激因素。②保持眼部干净,用生理盐水或3%硼酸液清洁睑缘,祛除痂皮。涂抗生素及糖皮质激素类眼膏。痊愈后至少持续用药2周,以防复发。伴有结膜炎者应同时应用抗生素眼液。

2. 溃疡性睑缘炎

(1)病因:大多由金黄色葡萄球菌感染引起。常见于营养不良、贫血或有全身慢性病的儿童。亦可由鳞屑性睑缘炎感染后转变所致。引起鳞屑性睑缘炎的各种诱因可同时存在。

(2)临床表现:眼痒、刺痛和烧灼感等较鳞屑性睑缘炎更为严重。睑缘充血,有更多的皮脂,睫毛根部散布小脓疱,有痂皮覆盖,干痂常将睫毛粘结成束。祛除痂皮后,有脓液渗出及浅小溃疡。毛囊因感染而遭破坏,睫毛随痂皮剥落而脱落,不能再生,形成秃睫。溃疡愈合后,瘢痕组织收缩致邻近睫毛乱生,如倒向角膜,可引起角膜损伤。病程迁延可引起慢性结膜炎和睑缘肥厚变形,外翻,溢泪,下睑湿疹等。

(3)治疗:①消除诱因。②清洁睑缘。每天用生理盐水或3%硼酸溶液清洗,去除脓痂及松脱的睫毛,引流毛囊中的脓液。局部滴用抗生素眼液、涂抗生素眼膏。痊愈后,应持续治疗2~3周,以防复发。

3. 眦部睑缘炎

(1)病因:多由 Morax-Axenfeld 双杆菌感染所致,也可能与维生素 B_2 缺乏有关。

(2)临床表现:主要症状为刺痒感。病变多为双侧,好发于外眦部。外眦部睑缘和皮肤充血、肿胀、浸渍糜烂。局部伴有结膜充血、肥厚。严重者内眦部也受累,偶尔伴点状角膜上皮炎。

(3)治疗:①滴用0.25%~0.5%硫酸锌滴眼液,每日3~4次。②口服维生素 B_2 或复合维生素 B。③注意个人卫生,每日清洁睑缘。

(三)睑腺炎

眼睑腺体的细菌性感染称为睑腺炎,也称麦粒肿。眼睑皮脂腺(zeis 腺)或汗腺(moll 腺)感染者称外睑腺炎,睑板腺被感染者称内睑腺炎。感染多由葡萄球菌所致。

1. 外睑腺炎

(1)病因:系葡萄球菌感染引起,最常见的是金黄色葡萄球菌。

(2)临床表现:局部有红、肿、热、痛等急性炎症表现。近睑缘处可摸到硬结,发生在外眦部者疼痛特别显著,可引起外侧球结膜反应性水肿。睑局部充血、水肿,有胀痛、压痛感。2~3日后,睫毛根部脓肿形成,可穿破皮肤向外排出,其后眼睑红肿迅速消退,疼痛减轻。若致病菌毒性强烈,炎症向局部蔓延,可出现恶寒、发热、头痛等全身症状。耳前淋巴结肿大并有压痛。

(3)诊断:眼睑局部有红、肿、热、痛,可触及硬结并有压痛,且红、肿主要位于皮肤面,脓肿在皮肤面穿破者即可诊断。

(4)治疗:①炎症早期未化脓时,以局部热敷为主,每日3~4次,每次15~20分钟,可促进炎症消散。②局部滴用抗生素眼液和涂抗生素眼膏,以便控制感染。③当脓肿形成后,应切开排脓,切口与睑缘平行以免损伤眼轮匝肌。如果脓肿较大,应放置引流条。④出现全身症状时应及早全身使用抗生素。

2. 内睑腺炎

(1) 病因:同外睑腺炎。

(2) 临床表现:内睑腺炎临床症状与外睑腺炎相似,但不如其剧烈。睑结膜面局限性充血、肿胀,2~3日后脓肿形成,多可自行穿破睑结膜而痊愈。如果致病菌毒性剧烈,或患者抵抗力低下,则在脓肿尚未向外穿破前,炎症扩散,侵犯整个睑板而形成眼睑脓肿。整个眼睑红肿,波及同侧颜面部。眼睑不能睁开,触之坚硬,压痛明显,球结膜反应性水肿脱出于睑裂之外。

(3) 诊断与鉴别诊断:根据患者临床表现可做出诊断。但内睑腺炎需与睑板腺囊肿相鉴别,后者是一种睑板腺无菌性慢性肉芽肿炎症,表现为境界清楚的无痛性节结,相应结膜面呈紫红色充血,可透见淡蓝色囊肿。

(4) 治疗:治疗基本同外睑腺炎。值得注意的是内睑腺炎切开排脓时,切口应在睑结膜面并与睑缘相垂直,以免过多的伤及睑板腺管。不论内外睑腺炎,都应切忌在脓肿尚未充分形成时挤压,切开排脓,否则会使感染扩散,导致睑蜂窝织炎,甚至败血症或海绵窦化脓性血栓。

(四) 睑板腺囊肿

睑板腺囊肿又称霰粒肿,是睑板腺体的一种无菌性慢性肉芽肿炎症。它有一纤维结缔组织包囊,囊内含有睑板腺分泌物及慢性炎症细胞。

【病因】 由睑板腺排出管道阻塞,腺体分泌物潴留,对周围组织产生慢性炎症刺激所致。

【临床表现】 患者无明显不适,或仅有沉重感,严重者可引起上睑下垂。儿童或青少年多见,可能与其睑板腺分泌功能旺盛有关。一般多发生于上睑,也可上、下睑或双眼并发;可以是单个出现,也可新旧病灶交替出现。表现为眼睑皮下大小不一、边界清楚的圆形硬块,与皮肤无粘连,无压痛,在正对肿块的睑结膜面呈紫红色或灰红色。小的囊肿可以自行吸收,但一般情况下,肿块长期不变或逐渐长大,质地变软,并可自行破溃,排出胶样物质,在睑结膜引起肉芽组织增生。当睑板腺囊肿继发感染时,即形成内睑腺炎。

【诊断与鉴别诊断】 根据病史和临床表现本病易于诊断,但需与睑板腺癌相区别,后者为坚实肿块,患者年龄多在40岁以上,女性多见,必要时应将切除物做病理检查。

【治疗】 ①囊肿小而无症状者无须治疗。②较大者需手术切除。

第二节 眼睑位置异常

眼睑的正常位置是:①上下睑紧贴于眼球表面,中间为一潜在毛细管空隙,随着瞬目运动,泪液借空隙的毛细管吸力,向内眦部流动,并湿润眼球表面;②上下睑缘垂直,上下睫毛排列整齐,充分伸展指向前方,阻挡灰尘、汗水等侵入眼内,不触及角膜;③上下睑能紧密闭合,睡眠时不暴露角膜;④睁眼时上睑缘遮盖角膜上缘不超过2毫米;⑤上、下泪小点贴靠在泪阜基底部,保证泪液顺利进入泪道。

眼睑位置的异常可导致其功能异常,进而造成眼球损害。

(一) 倒睫

【病因】 倒睫是指睫毛向后生长,触及眼球的不正常状况。沙眼是其主要致病原因,此外睑缘炎、睑腺炎、烧伤、睑外伤、眼睑手术后瘢痕,都可引起倒睫。

【临床表现】 患者常有眼痛、畏光、流泪、异物感等症状。倒睫多少不一,有时仅一、二根,有时一部分或全部都转向后方。由于倒睫摩擦结膜和角膜可致形成新生血管、角膜上皮角化甚至角膜溃疡。

【治疗】 对少数和分散的倒睫,可用睫毛镊拔除,重新长出时,可以重拔,或行电解法破坏倒睫的毛囊。如倒睫数量较多,则应手术矫正。

(二) 睑内翻

睑内翻是指睑缘向眼球方向内卷的一种位置异常,常与倒睫同时存在。根据发病原因不同,可分为先天性与后天性二大类。前者为婴幼儿,只发生在下眼睑近内眦部,后者主要为瘢痕性与痉挛性。

1. 先天性睑内翻

(1) 病因及临床表现:婴幼儿多见,女性多于男性,常为双侧。大多由患儿内眦赘皮、睑缘部轮匝肌过度发育或睑板发育不全所致。有时婴幼儿比较胖,加之鼻根发育欠饱满,亦能造成下睑内翻。由于婴幼儿睫毛细软,刺激症状一般不明显。

(2) 治疗:先天性睑内翻随年龄增长,鼻梁的发育,可自行消失,不必急于手术。如患儿已长至5~6岁,睫毛内翻仍未消失,严重刺激角膜,可考虑手术治疗。

2. 瘢痕性睑内翻

(1) 病因及临床表现:由睑结膜及睑板瘢痕收缩所致,最常见于沙眼瘢痕期。患者有疼痛、畏光、流泪等症状。睑缘向眼球方向卷曲,倒睫摩擦角膜致角膜上皮脱落,若继发感染,可形成角膜溃疡。

(2) 治疗:手术矫正。

3. 老年性睑内翻

(1) 病因及临床表现:常发生于下睑,主要因下睑缩肌无力,眶隔和下睑皮肤松弛失去牵制睑轮匝肌的收缩作用;加上老年人眶脂肪减少,眼睑后面缺乏足够的支撑所致。此外,过紧的长期眼部包扎,也可引起此病。临床表现同瘢痕性睑内翻。

(2) 治疗:包扎过紧者应解除包扎。可试行肉毒杆菌毒素局部注射。若无效可行手术矫正。

4. 痉挛性睑内翻

病因及临床表现是由于炎症刺激引起睑轮匝肌反射性痉挛,以致睑缘向内倒卷所致。下睑板薄而窄,发生痉挛机会多,上睑板较宽,发生较少。这种内翻是暂时的,眼睑本身无病变,一旦炎症消退、痉挛即消失。

(三) 睑外翻

睑外翻是睑缘离开眼球,向外翻转的反常状态。根据发病原因不同,可分为先天性、瘢痕性、老年性、麻痹性。

1. 先天性睑外翻

(1) 病因及临床表现：比较少见，常发生在新生儿，多伴有其他先天异常，上睑多见。患儿睑缘离开眼球向外翻转，常伴有结膜水肿。

(2) 治疗：少数病例于生后 3~4 周内自行消失，否则应手术矫正。

2. 瘢痕性睑外翻

(1) 病因及临床表现：临床上最常见，多因眼睑皮肤在烧伤、化学伤、创伤、眼睑溃疡、睑缘骨髓炎或睑部手术后遗留的瘢痕收缩所致。大面积的面部烧伤所造成的睑外翻给眼球带来的危害性最为严重。患者有疼痛、畏光、流泪等症状，严重者出现暴露性角膜病变。

(2) 治疗：如患者出现眼部刺激症状应尽快手术治疗。通常手术时间至少在伤后 6 个月才进行，因为早期瘢痕内和其周围残留的成纤维细胞增生活跃，过早手术易增多瘢痕形成。

3. 老年性睑外翻

(1) 病因及临床表现：常因老年人眼睑皮肤、外眦韧带松弛，眼轮匝肌功能减退，下睑因本身的重量使之下坠而引起，故仅限于下睑。外翻引起的溢泪使患者常向下拭揩泪液，进一步加重下睑外翻。

(2) 治疗：老年性睑外翻需手术矫正。

4. 麻痹性睑外翻

(1) 病因及临床表现：面神经麻痹使眼轮匝肌收缩功能丧失，下睑因本身的重量而发生下垂，造成睑外翻，故仅限于下睑。

(2) 治疗：病因治疗，面瘫治愈外翻即可好转。可用眼膏保护角膜和结膜，或作暂时性睑缘缝合术。

(四) 上睑下垂

上睑下垂是指提上睑肌和 Müller 肌的功能不全或丧失，以致上睑部分或全部下垂。轻者不遮盖瞳孔，只影响外观，重者则部分或全部遮盖瞳孔而影响视功能。根据病因不同，上睑下垂可分为先天性、神经源性、机械性、肌源性。

1. 先天性上睑下垂

(1) 病因：由动眼神经核发育不全或提上睑肌发育不全所致，是一种常染色体显性或隐性遗传病。

(2) 临床表现：先天性上睑下垂是上睑下垂中最常见的类型，患儿出生时就不能将睑裂睁开到正常程度，可为单纯性上睑下垂，或伴有其他先天异常如小睑裂、内眦赘皮、眼外肌麻痹等。可引起不同程度的视力障碍。为了克服上睑对视线的遮挡，看清物体，患者常皱额抬眉，使额皮横皱、额纹加深，眉毛高竖。双侧下垂患者，需仰首视物，形成一种仰视抬颌的特殊姿态。

(3) 诊断：根据病史及临床症状易于诊断。

(4) 治疗：以手术治疗为主。单侧下垂且遮盖瞳孔者宜尽早手术，以防形成弱视。要注意测定上睑下垂程度和提上睑肌肌力，以选择合适的手术方式。

2. 神经源性上睑下垂

(1) 病因：由动眼神经或神经核受损所致动眼神经麻痹性上睑下垂。

(2) 临床表现：下垂常为单侧性，可伴有其他眼外肌麻痹，使眼球运动受限，并伴有瞳孔散大，时有复视。由交感神经麻痹引起的上睑下垂，患侧下睑缘位置高于健侧并伴有瞳孔缩小、眼球内陷、患者半面无汗、皮温升高等症状，构成 Horner 综合征。此外，大脑皮质病变，癔病等亦可引起上睑下垂。

(3) 治疗：先行病因或药物治疗，治疗无效后再行手术矫治。

3. 机械性上睑下垂

(1) 病因及临床表现：是由于眼睑本身的病变，如严重沙眼、淀粉样变、肿瘤、外伤、组织水肿、增殖等所致。除直接破坏提上睑肌及 Müller 肌外，由于病变使眼睑肥大，引起机械性下垂。

(2) 治疗：积极治疗各种致病原因。

4. 肌源性上睑下垂

(1) 病因及临床表现：常见于重症肌无力及进行性眼外肌麻痹。重症肌无力引起的上睑下垂随疲劳而加重，早晨比下午为轻，并伴有其他眼外肌无力现象，眼球运动受限。注射新斯的明后，症状显著改善。此症多发生于 20~50 岁患者。

(2) 治疗：针对病因治疗重症肌无力。

（程新梁）

第三章　泪　器　病

第一节　泪器的解剖与生理

泪器由泪液的分泌部和泪液排出部(泪道)两部分组成。

(一) 泪液分泌部

由泪腺、副泪腺、结膜杯状细胞等外分泌腺组成,司泪液分泌。

1. 泪腺　位于眼眶外上方,额骨的泪腺窝内,为一反射性分泌腺,在受到外来刺激或情感激动时,其分泌量增加,可以冲洗和稀释刺激物质,是泪液的主要来源。

2. 副泪腺　主要有 Krause 腺、Wolfring 腺,分别位于穹隆部结膜囊和结膜内,是一种基础分泌腺,其分泌量很少,起到减少眼睑和眼球间摩擦、维持角膜、结膜湿润的作用。

3. 结膜杯状细胞　分泌黏蛋白,有助于润滑眼表。杯状细胞被破坏后,即使泪腺分泌正常,也会引起角结膜干燥。

(二) 泪液排出部

泪液排出部包括泪腺腺管、泪小点、泪小管、泪总管、泪囊和鼻泪管,负责泪液的输送。

1. 泪小点　上下各一,是泪道的起始点,分别位于上下睑缘的乳头突起上,开口面对泪湖。

2. 泪小管　上下各一,连接泪小点和泪囊,直径 0.3~0.5mm,全长 10mm,始端与睑缘垂直,后转水平方向,上下泪小管常先合成泪总管后再与泪囊连接。

3. 泪囊　位于泪骨泪囊窝内,四周被眶骨膜包围,下端与鼻泪管连续。

4. 鼻泪管　是泪囊下方的延续部分,开口于下鼻道(图 3-3-1)。

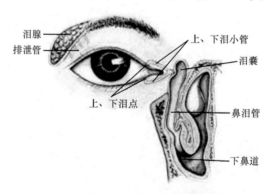

图 3-3-1　正常泪腺、泪道结构图

正常情况下泪液的分泌量大约为 1μl/min,正常的泪液分泌对维持角膜、结膜组织的生理功能起着重要作用,泪液的大部分是由泪腺分泌的。泪腺受交感神经和副交感神经的双重支配,当受到物理和情感性刺激时引起的泪液分泌增加称为反射性分泌;当不受到刺激时基础状态下的分泌为基础分泌。正常的泪液分泌包括泪腺、副泪腺、结膜杯状细胞和角膜上皮等共同分泌所产生的泪液成分。泪液除蒸发消失外，其余均依靠眼轮匝肌的"泪液泵"作用引流。开睑时，眼轮匝肌松弛，泪小管和泪囊扩张，形成负压，泪液通过开放的泪点被吸入；闭睑时，泪点关闭，眼轮匝肌收缩，挤压泪小管和泪囊，使泪液通过鼻泪管排入鼻腔。此外，泪小管的毛细作用也有助于泪液进入泪小管，重力作用亦可使进入泪囊的泪液下排。

泪器病的主要症状是流泪。当泪道排出受阻，泪液流出睑裂称为溢泪，当泪液分泌增多，排出系统来不及排走泪液而流出眼睑外，称为流泪。

第二节 泪液排出系统疾病

泪液排出系统由泪点、泪小管、泪总管、泪囊和鼻泪管组成，炎症、肿瘤、外伤及位置异常或先天异常等各种因素均可引起泪道结构不全或功能障碍，致泪液排出受阻。

（一）泪道阻塞

【分类与病因】

1. 泪点阻塞 可由先天性狭窄、闭塞或缺如引起，或因炎症如睑缘炎、结膜炎等以及外伤、烧伤造成瘢痕性阻塞引起，也可因异物或脱落睫毛阻塞泪小管开口处所致。此外，眼睑及泪点位置异常使泪点不能接触泪湖，也使泪液不能排出。

2. 泪小管阻塞 先天畸形、泪小管黏膜肿胀或炎症后瘢痕形成、创伤包括不适当的探通，外伤性泪小管断裂等均为其病因。

3. 泪总管阻塞 上下泪小管汇合成泪总管进入泪囊，除有泪小管阻塞的病因外，继发于泪囊炎的感染也是其阻塞的重要因素。

4. 鼻泪管阻塞 最常发生在泪囊及鼻泪管连接部位，病变遍及鼻泪管大部或全部。鼻泪管下口的先天畸形、外伤、泪囊炎或泪囊周围炎、泪囊或泪囊周围肿瘤、异物、骨性鼻泪管阻塞、鼻部手术后瘢痕收缩等均可导致鼻泪管阻塞。

【临床表现】 主要症状为溢泪。患者常因拭泪造成下睑外翻，加重溢泪症状。泪液长期浸渍，下睑及面颊部皮肤可发生湿疹，并可引起慢性结膜炎。

【检查方法】 泪道检查的一般顺序是：①首先检查泪点大小、形态和位置是否正常，是否与眼球接触，有无泪点外翻；②触诊内眦部及下方软组织及鼻泪管骨质有无异常；③再检查泪道下端开口即下鼻道有无阻塞、肿瘤、炎症或萎缩；④检测泪道排出功能。确定器质性泪道阻塞部位的方法有染料试验、泪道冲洗术、泪道探通术、X线检查等。

泪道冲洗术：既是检查方法，还兼有治疗作用。表面麻醉后，用泪点扩张器扩大泪点，用钝圆针头从泪点推注生理盐水，根据冲洗液体流向，判断有无阻塞及阻塞部位：①冲洗无阻力，液体顺利进入鼻腔或咽部，表明泪道通畅；②冲洗液完全从注入原路返回，为泪小管阻塞；③冲洗液自下泪点注入，由上泪点返回，为泪总管阻塞；④冲洗有阻力，但有部分冲洗液流入鼻腔，为鼻泪管狭窄；⑤冲洗液自上泪点反流，同时有黏液或脓性分泌物，为鼻泪管阻塞合并慢性泪囊炎。

【治疗】 病因治疗。

1. 婴儿泪道阻塞或狭窄　观察数月部分患儿鼻泪管可自行开通而愈。或指压按摩泪囊区,促使鼻泪管下端开放。若保守治疗无效,六个月后考虑泪道探通术。

2. 泪点狭窄、闭塞　用泪点扩张器扩张,或泪道探针探通。

3. 泪点缺如　行泪点再造术。

4. 睑外翻、泪点位置异常　行手术矫正睑外翻。

5. 泪道阻塞　试行泪道硅胶管留置术;或行激光治疗泪道阻塞,术后辅以置管。

6. 鼻泪管狭窄　行泪囊鼻腔吻合术。

(二) 泪道感染

1. 急性泪囊炎

(1) 病因:多在慢性泪囊炎基础上突然发生,与侵入细菌的毒力或机体抵抗力下降有关。最常见的致病菌为金黄色葡萄球菌,儿童常常是流感嗜血杆菌感染。

(2) 临床表现:突然出现的泪囊区皮肤红肿硬块,患眼结膜充血水肿、流泪,结膜囊内大量黏脓性分泌物,颌下淋巴结肿大并有压痛。炎症可蔓延至下睑、鼻根及颊部,甚至引起眼蜂窝织炎,严重者有畏寒、发热等全身不适。数日后炎症局限软化,脓肿破溃,脓液排出。有时局部可形成泪囊瘘管,初时排出为脓液,后为泪水,经久不愈。

(3) 治疗:急性期以抗感染治疗为主,全身给予足量抗生素,局部热敷。当脓肿形成,应切开排脓,放置橡皮引流条。伤口愈合炎症完全消退后,按慢性泪囊炎处理。

2. 慢性泪囊炎　泪囊炎中最常见者,多见于绝经期的中老年女性。

(1) 病因:鼻泪管狭窄或阻塞,泪液潴留于泪囊内伴发细菌感染。沙眼、泪道外伤、下鼻甲肥大、鼻炎、鼻中隔偏曲等为其诱因。常见致病菌为肺炎双球菌和白色念珠菌。

(2) 临床表现:主要症状是泪溢。患眼结膜充血,下睑皮肤湿疹样改变,挤压泪囊区,有黏液或黏液脓性分泌物自泪点反流至结膜囊。泪道冲洗时,冲洗液反流,伴有黏液脓性分泌物。若分泌物大量潴留,泪囊扩张后可形成泪囊黏液囊肿。

(3) 诊断:根据病史及体征,易于诊断。

(4) 治疗:一般是保守治疗无效时,才考虑手术治疗。

1) 药物治疗:滴抗生素眼液,注意滴眼前先挤出分泌物。药物治疗只能控制或减轻炎症,不能治愈。

2) 病因治疗:对于由结膜炎、鼻腔及鼻窦炎症引起者,应积极治疗原发病。

3) 泪道冲洗及探通:轻度早期泪囊炎,抗生素冲洗泪道有助于消除脓液,脓液消失后,可试行泪道探通术,少数病例可望好转。在泪囊内存有脓液的情况下绝对禁忌泪道探通。

4) 手术治疗:是治疗慢性泪囊炎最有效的方法。任何手术均以开通阻塞的鼻泪管为目的。常用术式有鼻腔泪囊吻合术、内窥镜下鼻腔泪囊造口术、泪囊摘除术,激光泪道成形术等。

3. 先天性泪囊炎

(1) 病因:是由于新生儿先天性泪道发育障碍所造成。常见者为鼻泪管下端被先天性残膜所封闭,或管腔被上皮细胞残屑阻塞,极少数因鼻部畸形,鼻泪管骨性管腔狭窄所致。因泪液和泪囊内分泌物无法排出,微生物得以在盲道中积储和繁殖引起感染。

(2) 临床表现:多在出生后一个月左右,少数在生后 6 个月发生泪溢,多为单侧,病情缓慢，症状较轻。有时泪囊部稍隆起，结膜充血，压迫泪囊可自泪点排出黏液或脓性分泌物，向后向下挤压，分泌物亦可自鼻腔排出后自愈。严重者可造成泪道瘢痕性闭塞，也有形成泪囊黏液肿者，但化脓者罕见。

(3) 治疗

1) 泪囊按摩及泪道冲洗：用食指沿上泪道按摩泪囊，并向鼻腔方向加压，每日进行数次。按摩后于结膜囊内滴抗生素眼药水。此法对膜组织封闭者效果较好，有时偶然加压力即可使闭合的膜穿破而愈。另外，可用生理盐水冲洗泪道，利用注入水的压力将膜冲破。

2) 探通法：如果加压和冲洗均未生效，可用探通法。在出生后 6 个月用此法治疗均有效果。

(程新梁)

第四章 眼表疾病

第一节 眼表的解剖与生理

眼表是指上、下睑缘间的眼表面结构,包括结膜上皮、角膜上皮和角膜缘上皮,它们构成了眼的第一道外屏障。眼表的黏膜上皮和附着其上的泪膜,两者密不可分,眼表的上皮层需要稳定的泪膜层保护;而泪膜的形成则需要上皮层的参与。

眼表上皮可分为结膜上皮、角膜上皮,它们分别来源于各自的干细胞。干细胞是存在于生物体内的少数未分化细胞,其细胞周期长,具有极大的细胞增殖潜能。角膜上皮的再生与修复源于角膜缘处上皮基底细胞层的角膜缘干细胞;而结膜上皮和其间夹有的杯状细胞来源于结膜干细胞,结膜干细胞分布于睑缘和穹隆部,也有研究认为其均匀地分布于眼表。

泪膜是涂布于正常眼表面的一层液态膜,稳定的泪膜是维持眼表面健康的基础,组成泪膜各层的量和质的正常及泪液动力学的正常是维持其稳定性的关键,泪膜厚约 $7\sim10\mu m$,从外向内可分为:①脂质层(表层):由睑板腺、Zeis 腺分泌,为单层脂质层,可减少泪液蒸发,保证闭睑时的水密状态。②水液层(中层):主要由泪腺和副泪腺分泌产生,富含盐类和蛋白质。③黏蛋白层(内层):由结膜杯状细胞分泌的黏蛋白、结膜非杯状细胞分泌和角膜上皮细胞表达的跨膜蛋白构成。含有多种糖蛋白,其基底部分嵌入角结膜上皮细胞的微绒毛之间,使疏水的上皮细胞变为亲水,确保水液能均匀的涂布于眼表,维持湿润的眼表环境。瞬目及眼球运动对泪液的分布起重要作用。最近的一些研究认为泪膜厚约 $40\mu m$,脂质层下为水液-黏蛋白混合层。

泪膜的主要功能为:①填补角膜上皮层不规则的界面,保证其光滑的屈光面;②湿润和保护角膜和结膜上皮,避免摩擦;③通过物理冲刷及内含的抗菌成分抑制微生物的生长;④为角膜提供氧气及营养物质。

泪液:总量约 $7.4\mu l$,pH $6.5\sim7.6$,渗透压 $296\sim308mmol/L$。其成分为:①蛋白:白蛋白占 60%、球蛋白 20%、溶菌酶 20%。泪液中还含有 IgA、IgG、IgE 等免疫球蛋白。②电解质:泪液中 K^+、Na^+、Cl^- 浓度高于血浆,使正常眼表形成一个特殊的电解质环境,在泪液与血清、泪液与房水之间构成电解质梯度。③其他成分:葡萄糖 $5mg/dl$、尿素 $0.04mg/dl$。

第二节 眼表疾病的概念

眼表疾病泛指结角膜眼表结构与功能的疾病。严重的泪膜缺损或不稳定可引起角、结膜上皮的角化和鳞状上皮化生;眼表上皮的病变也会引起泪膜的异常,例如结膜杯状细胞缺乏,即使泪液量正常也可引起干眼症。眼表上皮与泪膜的完整性,对于维持眼表面的健康和保证角膜清晰的光学特性具有重要的意义,因此,广义的眼表疾病应包括结角膜浅层疾病和泪膜异常性疾病。

第三节 干 眼 症

干眼症又称角结膜干燥症,是指各种原因引起的泪液质或量异常,或泪液动力学异常,导致泪膜不稳定及眼表组织病变,表现为眼部不适等,它是一类疾病的总称。

【病因】 病因繁多,病理过程复杂,常见的有自身免疫病、眼部热化学伤和其他原因引起眼表上皮、上皮下基质、泪腺或泪腺管等产生的病理改变。

【分类】 目前干眼的诊断分类标准尚未完全统一,如按其病因干眼症可分为:①水样液缺乏性干眼症:主要由于泪腺分泌功能低下所致,可以是先天性的(如先天性无泪腺症等),亦可是后天因素造成的(如一些自身免疫病、感染、外伤、药物中毒等),或因手术所致(如准分子激光术后);②黏蛋白缺乏性干眼症:如 Steven-Johnson 综合征、眼类天疱疮、沙眼、眼部化学伤、热烧伤所致的干眼症;③脂质缺乏性干眼症:主要因睑板腺功能障碍引起;④泪液动力异常性干眼症:因眼睑的瞬目功能异常使泪液不能均匀涂布所致;⑤混合性干眼症。

【临床表现】 常见的症状有眼部干涩感、异物感、刺痛感、烧灼感、痒、畏光、视物模糊、视疲劳、眼红、有黏丝状分泌物等,其原因是泪液不足和(或)泪膜不稳定、眼表上皮损害、泪液渗透压增加。可伴有口干、关节痛等全身症状,即 Sjögrens 综合征。

【诊断】 通过裂隙灯显微镜、临床试验、实验室检查结合病史等有助于干眼症的诊断。

1. 裂隙灯显微镜检查 ①泪河线宽度,正常为 0.5~1.0mm,≤0.35mm 可诊断为干眼;②角膜改变:丝状物、角化、溃疡、穿孔、白斑、新生血管翳等;③泪膜中及下穹隆部有碎屑物;④睑球粘连;⑤结膜:充血、失去正常光泽、增厚水肿、皱折、乳头增生;⑥眼睑检查,有无睑板腺功能障碍;⑦结膜堆积:该体征提示泪液动力学异常。

2. 临床试验 ① Schirmer Ⅰ、Ⅱ 试验:正常为 10~30mm/5min,<10mm 为低分泌,<5mm 为干眼;②泪膜破裂时间(BUT):正常为 10~45s,<10 秒为泪膜不稳定;③荧光素染色:着色提示角膜上皮缺损,通过染色有利于观察泪河高度;④虎红及丽丝胺绿染色:失活变性细胞和缺乏黏蛋白包裹的角结膜上皮细胞着染,对于早期病例的诊断更为敏感。

3. 实验室检查 ①泪液渗透压:≥312mmol/L 可诊断干眼症;②泪液乳铁蛋白:可反映泪液分泌功能,其正常值为 1.46±0.32mg/ml,69 岁以前<1.04mg/ml 或 70 岁以后<0.85mg/ml 可诊断干眼症;③泪液溶菌酶含量:溶菌区<21.5mm^2 或含量<1200μg/ml 可诊断干眼症;④泪液蕨类(羊齿状物)试验(TFT):反映泪液电解质和糖蛋白含量和比例,黏蛋白缺乏者(例如,眼类天疱疮、Steven-Johnson 综合征)蕨类减少甚至消失;⑤泪液清除率(TCR):反映泪液清除速率,应用荧光光度测定法检测;⑥活检及印迹细胞学检查,了解眼表上皮细胞表型,干眼症患者眼表上皮细胞 HE 染色表现为结膜杯状细胞密度降低、细胞核浆比增大、上皮细胞鳞状化生,角膜上皮结膜化。通过细胞计数可间接评估病变的严重程度;⑦血清学检查:用于诊断自身免疫病(如 Sjögrens 综合征等);⑧其他:干眼仪或泪膜干涉成像仪可了解泪膜脂质层异常;泪液蒸发仪可测定泪液蒸发情况;角膜地形图检查可了解角膜表面规则性。

【治疗】 干眼是目前世界和我国最为常见的眼表疾病,不同类型和不同严重程度的干眼其治疗方法和目的亦不同,对于轻度干眼患者主要是缓解眼部不适的症状,而严重干眼则主要是保护视功能,减少并发症。治疗原则为消除病因、补充泪液、缓解炎症。根据不同病因选择适宜治疗方法。

干眼症的主要治疗方法有：

1. 病因治疗　寻找病因，针对病因进行治疗是提高干眼症治疗效果的关键。

2. 泪液替代治疗

（1）自家血清：是最好的泪液替代物，但由于其制备复杂，来源有限，易于污染，不能长期保存，故限制了临床使用。但在重症干眼，常规应用人工泪液无效者，用自家血清仍有较好的治疗效果。

（2）人工泪液：是治疗干眼的一线药物。临床上常用的人工泪液有透明质酸钠滴眼液、羧甲基纤维素钠滴眼液、右旋糖酐-70滴眼液、聚乙二醇-400滴眼液、聚乙烯醇滴眼液等。应用时应根据干眼的类型、程度及药效，正确的选择和调整用药。

3. 保留泪液　延长泪液在眼表面的停留时间是干眼治疗的另一重要方法。常用的方法有：佩戴硅胶眼罩、角膜接触镜及泪小点栓子等。

4. 增加泪液分泌　主要用于重症干眼患者。常用的药物有溴已新（必嗽平）、新斯的明、毛果芸香碱等。

5. 抑制眼表面炎性反应　免疫抑制剂抗感染治疗只适用于有眼表面炎性反应的中、重度干眼。主要药物有糖皮质激素滴眼液、环孢素 A（cyclosporine A, CsA）、FK506。

6. 手术治疗　适用于常规治疗方法效果不佳，且有可能导致严重视功能损害的重症干眼患者。常用的有腮腺导管移植或自体游离颌下腺移植。对于因化学伤、热烧伤或全身黏膜性疾病所导致的严重黏蛋白缺乏性干眼患者，也可试行自体鼻黏膜移植（表3-4-1）。

表3-4-1　不同类型干眼症的基本治疗措施

水液缺乏型	蒸发过强型	黏蛋白缺乏型	泪液动力异常	混合型
人工泪液	清洁眼睑	人工泪液	人工泪液	人工泪液
泪小点栓子	口服抗生素	泪小点栓子	局部药物	泪小点栓子
促进泪液分泌	局部药物	角膜接触镜	局部药物
免疫性抑制剂	脂质替代治疗	干细胞移植	眼膏	刺激泪液分泌
自家血清	雄激素	羊膜移植	手术治疗	自家血清
颌下腺移植		自体结膜移植		全身病的治疗
全身病的治疗				雄激素、手术

（程新梁）

第五章 结膜病

第一节 结膜的应用解剖与生理

结膜起于上下眼睑的睑缘后部,终止于角膜缘,是覆盖于睑板后表面和眼球前表面的一层半透明黏膜组织,分为睑结膜、球结膜和穹隆部结膜三部分。睑结膜覆盖于眼睑的内表面,与睑板紧密结合,难以分离;球结膜位于前部巩膜表面,与眼球前表面结合疏松;二者的移行部分为穹隆部结膜。在组织学上结膜分为上皮层和固有层,上皮层含有大量的杯状细胞,是泪膜黏蛋白的主要来源,对于稳定泪膜起重要作用。泪腺排泄管开口于上穹隆结膜的颞侧部,穹隆结膜下还有副泪腺(如 Krause 腺、Wolfring 腺),参与分泌泪液。结膜固有层含有血管和淋巴管。结膜不仅具有眼表物理屏障作用,还含有免疫球蛋白、中性粒细胞、淋巴细胞、肥大细胞、浆细胞等,这些免疫细胞共同组成了结膜相关淋巴样组织,具有吸附、收集和传递抗原的功能。

结膜表面大部分暴露于外,易受环境因素的刺激和损伤,结膜上皮细胞损伤通常在 1~2 天内可修复,而结膜基质层的修复与新生血管的生成数量、炎症反应程度、组织更新速度等因素有关。结膜囊内有适宜的温度与湿度,易受病原微生物感染而发生炎症。结膜病最常见的是结膜炎,其次为变性性疾病。

第二节 结膜炎概述

结膜炎是常见的外眼病。眼表的特异性和非特异性免疫防护机制使结膜具有一定的抗感染能力,但当这些防御能力减弱或外界致病因素增强时,则引起结膜的炎症性病变,表现为结膜血管扩张、渗出和炎性细胞浸润。

【病因】

1. 微生物性 最常见的病原微生物有:①细菌,如金黄色葡萄球菌、肺炎球菌、流感嗜血杆菌、流感嗜血杆菌、淋球菌、脑膜炎双球菌等;②病毒,如腺病毒、肠道病毒 70 型等;③衣原体,如沙眼衣原体等。偶有真菌、寄生虫、立克次氏体等引起的结膜炎。

2. 非微生物性 由机械性、物理性(如风沙、烟尘、紫外线、红外线等)、化学性(如酸、碱、药品及有毒气体等)物质的刺激所致。部分结膜炎可由超敏性免疫反应引起,如泡性结膜炎、春季结膜炎等。少数结膜炎与营养缺乏相关。

【分类】 结膜炎按病因可分为感染性、免疫性、化学性或刺激性、全身疾病相关性、继发性和不明原因性结膜炎。感染性结膜炎最多见,按病原体不同又可为细菌性、衣原体性、病毒性、真菌性。按病程可分超急性、急性(病程少于 3 周)、亚急性和慢性(病程超过 3 周)结膜炎。按结膜对病变反应的病变形态又可分为乳头性、滤泡性、膜性/假膜性、瘢痕性和肉芽肿性结膜炎。

【临床表现】 结膜炎的主要症状有眼部异物感、灼热感、发痒、流泪、分泌物增多等。当角膜受累时,可出现较剧烈的疼痛及畏光。主要体征有结膜充血、水肿、结膜表面分泌物、乳头增生、滤泡形成、假膜、结膜下出血和耳前淋巴结肿大等。

1. 结膜充血 是结膜炎最主要的体征,睑球结膜均充血,结膜充血应与睫状充血相鉴别(表3-5-1),后者是眼前节炎症性病变的主要体征。睑结膜充血为弥漫性,球结膜充血呈鲜红色,越靠近穹隆部越明显,推动球结膜时,充血的血管可随之移动,滴入0.1%肾上腺素溶液后充血消失。充血也可局限于球结膜的某一部位,称为局限性充血,如泡性结膜炎。

表3-5-1 结膜充血与睫状充血的鉴别

	结膜充血	睫状充血
血管来源	浅层结膜血管	深层前睫状血管
部位	以穹隆部最显著	以角膜周围最显著
颜色	鲜红	紫红
形态	血管呈网状,粗而弯曲,互相吻合,压迫褪色,可随结膜移动	血管细直,不分支,不吻合,压迫不褪色,不随结膜移动
0.1%肾上腺素	充血消失或减轻	充血不减轻
所示疾病	结膜疾病	角膜炎、虹膜睫状体、巩膜疾病及青光眼

2. 结膜水肿 结膜炎症使结膜表层血管充血、扩张、渗出,由于球结膜与穹隆部结膜的结膜下组织结构疏松,血管渗出液易于积聚其中而使结膜高度水肿隆起,严重时球结膜可突出于睑裂外。此外眶静脉或淋巴回流受阻等也可以引起结膜非炎症性水肿。

3. 分泌物 分泌物由泪液、睑板腺分泌物、黏液、脱落上皮细胞、病原微生物、血管渗出及漏出物构成。分泌物的性状是诊断结膜炎和判定其病因的主要临床依据,如细菌性结膜炎的分泌物常呈浆液性、黏液性和脓性,大量的脓性分泌物是淋球菌性结膜炎的特征性表现;病毒性结膜炎分泌物呈水样或浆液性;过敏性结膜炎或干眼症者分泌物较少,常呈黏稠丝状。

急性炎症时,分泌物较多,为黏液、黏液脓性或膜性;慢性炎症时,分泌物减少,且多呈丝状或泡沫状。

4. 结膜下出血 一些严重的结膜炎除结膜充血外,还可以出现点状或片状的球结膜下出血。这是由于炎症引起小血管破裂或管壁渗透性增加所致。

5. 乳头增生 是长期慢性炎症的结果,为结膜上皮的过度增生,是结膜炎症的一种非特异性体征。临床上可见睑结膜表面有小红点状突起,呈细小乳头状或天鹅绒状外观,可发生于上下睑结膜。裂隙灯下乳头中心见扩张的毛细血管到达顶端,并呈轮辐样散开。直径大于1mm者,称为巨大乳头。

6. 滤泡形成 滤泡是睑结膜下的腺样组织受刺激后引起的淋巴系增殖,为结膜上皮下淋巴细胞局限性聚集,呈半球状外观,中央有一胚心,基底部见血管绕行为其特点。滤泡是某些结膜炎的相对特异性的炎症表现,具有诊断与鉴别诊断价值,多见于衣原体性及药物性结膜炎。

7. 假膜或真膜 由病变结膜渗出的富有纤维蛋白的渗出物,混合脱落的结膜上皮细胞、白细胞和病原体在睑结膜表面凝结形成。假膜与下层结膜组织结合疏松容易剥离,主要发生于婴幼儿,常见于腺病毒性结膜炎、新生儿包涵体性结膜炎和链球菌性结膜炎。真膜与下层组织结合坚固,强行剥离时出血,常见于白喉杆菌性结膜炎。

8. 耳前淋巴结肿大 多伴有压痛,病毒性结膜炎常见,是与其他结膜炎的重要鉴别点,但在疾病早期或轻症者可无此症状。

9. 结膜肉芽肿 由结膜上皮下增生的纤维血管组织和单核细胞、巨噬细胞构成,常见于睑板腺囊肿自行破溃后。一些内源性疾病,如梅毒、猫抓病、肉瘤病、Parinaud 眼腺综合征等,也表现为结膜肉芽肿,组织活检有助于原发病的诊断。

10. 结膜瘢痕 结膜基质层的病变可遗留结膜瘢痕,表现为线状、星状或花边状的上皮纤维化。沙眼的特异性瘢痕病变是角膜缘滤泡瘢痕化(Herbert 小凹)及上睑板下沟处结膜纤维化(Arlt 线)。结膜瘢痕化可使穹隆部变浅,严重的结膜瘢痕化可使穹隆部消失、上皮角质化及睑球粘连。

【诊断】 依据患者症状和结膜充血、结膜囊分泌物增多等临床体征可明确诊断。对于微生物性结膜炎,病原学诊断和确定敏感药物尤为重要,除要仔细观察结膜病变、分泌物外,还要进行实验室检查及了解流行病学情况。实验室检查包括细胞学检查、病原体的培养与鉴定,以及血清学和免疫学检查等。

1. 细胞学检查 不同类型的结膜炎会引起不同的细胞反应,作结膜囊分泌物涂片或结膜刮片,Giemsa 染色可以分辨细胞类型和形态。多形核白细胞增多一般见于细菌性感染;嗜酸性细胞增多常见于过敏性结膜炎及春季结膜炎;单核细胞增多常见于病毒性结膜炎;细胞胞质内包涵体则为沙眼或包涵体性结膜炎;干眼症则可见角化上皮细胞增多。

2. 病原学检查 结膜炎的病原学检查是十分重要的,及早明确病因,有利于正确的治疗。通过结膜分泌物涂片可以判定细菌或真菌的种类,还可分离培养作药物敏感试验,指导临床用药。病毒分离适用于病毒性结膜炎暴发流行时的流行病学研究,但技术复杂,价值昂贵。其他血清学检查及抗原检测方法也可以用于结膜炎,如血清抗体效价检测、荧光抗体染色法、酶联免疫吸附法。应用 DNA 探针特别是聚合酶链反应(PCR)、基因芯片等检测病原体基因具有快速敏感阳性率高等优点。

【治疗】 治疗原则:去除病因,控制炎症,阻止其蔓延扩散。以局部药物治疗为主,必要时辅以全身治疗。

1. 滴眼液滴眼 是结膜炎治疗的最基本给药途径。急性期患者,应每 1~2 小时 1 次频繁滴眼。病情好转后酌情减少滴眼次数。对于微生物性结膜炎,应选择敏感的滴眼液,必要时做病原体培养和药物敏感试验指导用药。为防止健眼感染,两眼同时用药,先点健眼,头偏向患侧,勿使患眼分泌物流入健眼。

2. 眼药膏涂眼 眼药膏在结膜囊内停留较久,能发挥持续的治疗作用。缺点是涂用后附于角膜表面影响视力,故以睡前用药为宜。

3. 结膜囊清洗 清洁冲洗也是重要的治疗手段,可以清除结膜囊内的分泌物和病原体。常用的冲洗剂有生理盐水、3%硼酸水,每天 1~2 次。结膜炎患眼禁忌包扎,因其可阻碍分泌物排出,并使结膜囊内温度升高,有利于致病菌的繁殖。

4. 全身治疗 重症结膜炎(如淋菌性或衣原体性结膜炎)除局部用药外还必须全身使用抗生素或磺胺制剂。

【预防】 结膜炎可造成流行性感染,传染途径多为接触传播,隔离和预防是阻断传播的有效方法。平时养成良好的个人卫生习惯,勤洗手,勤剪指甲,不用手揉眼,不用别人的手帕、毛巾,流水洗脸。加强公共场所(如学校、幼儿园、理发店、游泳池)的卫生管理。发现

"红眼"患者时,应进行隔离,对患者用过的面盆、毛巾应及时煮沸消毒。医务人员检查患者后要洗手消毒,防止交叉感染。

第三节 细菌性结膜炎

(一)急性或亚急性细菌性结膜炎

由细菌感染所致,急性发病,潜伏期约1~3天,两眼同时或间隔1~2天发病,发病3~4天达到病情高潮,以后逐渐减轻,病程2~3周。是一种常见的传染性眼病,俗称"红眼病"。多发生于春秋季节,可流行于学校、工厂等集体场所,也可散发感染。

【病因】 常见的致病菌有金黄色葡萄球菌、流感嗜血杆菌、肺炎双球菌、Koch-Weeks杆菌等。

【临床表现】 患者有异物感、刺痛、畏光、较多分泌物。结膜充血,以睑结膜及穹隆结膜最明显,可合并球结膜水肿、眼睑红肿、结膜下出血。分泌物呈黏液或黏脓性,重者在睑结膜表面形成假膜。较少累及角膜,一般不影响视力。

【诊断】 根据临床表现、分泌物涂片或结膜刮片检查可明确诊断。对于严重或顽固性病例,应进行细菌培养和药物敏感试验,指导治疗。

【治疗】

1. 局部治疗 根据致病菌选择敏感的抗生素滴眼液,每1~2小时一次,晚间涂以抗生素眼膏。致病菌不明者应先选用广谱抗生素,确定致病菌属后再改用敏感药物。革兰阳性菌感染者,常用0.25%氯霉素滴眼液、0.1%利福平滴眼液、15%磺胺醋酰钠滴眼液或红霉素眼膏;革兰阴性菌感染者,常用0.4%庆大霉素、0.3%妥布霉素、0.3%环丙沙星滴眼液、0.3%氧氟沙星滴眼液或眼膏。治疗必须及时、彻底,在症状基本消退后,应继续点药1~2周,以防转成慢性或复发。

2. 冲洗结膜囊 结膜炎分泌物过多时,可用生理盐水或3%的硼酸水冲洗,每日2~3次。禁忌包扎及热敷。

3. 全身抗生素治疗 仅应用于重症患者。

【预防】 见结膜炎概述。

(二)淋球菌性结膜炎

淋球菌性结膜炎是一种传染性极强、破坏性极大的超急性细菌性结膜炎。

【病因】 由淋球菌感染所致。传播途径为生殖器-眼或生殖器-手-眼接触感染,成年人主要为急性淋球菌性尿道炎的自身感染,单眼多于双眼。新生儿则为产道感染,称为新生儿淋菌性结膜炎,常双眼同时发病,症状猛烈,病情严重。

【临床表现】 潜伏期10小时至2~3天,病情发展迅速,眼睑肿胀,结膜充血水肿,大量黄色脓性分泌物,故又称脓漏眼。常合并耳前淋巴结肿大和压痛。4~5天病情达到高潮,3~6周才渐消退。约有15%~40%患者可引起角膜浸润、混浊、溃疡和穿孔,严重损害视力。眼部并发症有前房积脓性虹膜炎、眼内炎、眼睑脓肿、泪腺炎等,还可并发其他部位的化脓性炎症,如脑膜炎、肺炎、败血症等。

【诊断】 根据临床表现、分泌物涂片或结膜刮片检查可确诊。

【治疗】

(1) 结膜囊冲洗:用大量生理盐水或 1:1000 高锰酸钾溶液冲洗结膜囊,冲洗时患者头歪向患眼侧以防健眼被传染。

(2) 抗生素:局部与全身治疗并重。眼局部用 5000~10 000U/ml 青霉素滴眼液,或 15%磺胺醋酰钠滴眼液,每 3~5 分钟 1 次,频繁滴眼。同时应用红霉素等抗生素眼膏。全身及时使用足量的抗生素,肌注或静脉给药。成人可大剂量肌注青霉素或头孢曲松钠每天 1~2g,连续 5 天;对青霉过敏或耐药者可肌注大观霉素,每天 2g。还可联合口服阿奇霉素 1g,或多西环素 100mg,每日 2 次,持续 7 天。新生儿用青霉素 G 100 000 万 U/(kg·d),静脉滴注,或分 4 次肌注,共 7 天。或用头孢曲松钠 0.125g,肌注,每 8 小时或 12 小时 1 次,连续 7 天。

【预防】

(1) 急性期患者应严格隔离,一眼患病时应防止健眼感染。

(2) 被污染的用具及医疗器械要严格消毒并专用,用过的敷料要烧掉。

(3) 医护人员在诊治病人时应戴保护眼镜,接诊后及时用消毒液洗手。

(4) 注意个人卫生和公共卫生,勤洗手、洗脸,不用手或衣袖拭眼。

(5) 新生儿出生后立即用 1%硝酸银滴眼液点眼 1 次,或涂 0.5% 四环素眼膏,可预防新生儿淋菌性结膜炎的发生。

第四节 病毒性结膜炎

临床常见的眼部感染性疾病,多有自限性,病变程度因个体免疫力与病毒毒力的不同而异。

(一) 腺病毒性角结膜炎

传染性很强的常见眼病,可流行或散在发病,主要表现为急性滤泡性结膜炎,可分为流行性角结膜炎和咽结膜热两大类型。

1. 流行性角结膜炎

(1) 病因:由腺病毒 8 型、19 型、29 型和 37 型引起。其中 8 型多见,传染性强,潜伏期 5~7 天。

(2) 临床表现:起病急,双眼先后发病,自觉眼部异物感、刺痒、畏光。急性期眼睑肿胀,球结膜高度充血、水肿,下睑结膜及穹隆部出现滤泡及点状结膜下出血,部分患者可有假膜形成,分泌物呈水样。常伴有耳前淋巴结肿大及压痛。约 1 周后可出现角膜病变,表现为中心区浅层点状上皮性角膜炎,侵及角膜上皮细胞和上皮下组织,可聚集成圆形浸润点,一般不形成溃疡,可持续数月或数年,逐渐吸收后,可留下不同程度的薄翳,对视力无大影响。

(3) 诊断与鉴别诊断:根据临床表现、分泌物涂片或结膜刮片检查可确诊。病毒培养、PCR 检测及血清学检查可协助病原学诊断。本病应与其他类型的结膜炎相鉴别。

(4) 治疗:以局部治疗为主。常用药物有 0.1%阿昔洛韦(无环鸟苷)、0.1%碘苷滴眼液、利巴韦林(病毒唑)等眼药水,每小时滴眼 1 次。当出现点状角膜病变时,可酌情加用皮质类固醇类药物,如 0.5%醋酸可的松滴眼剂或 0.1%地塞米松滴眼剂,每日四次,帮助抑制炎症,促进浸润吸收。为预防合并细菌感染,可加用抗生素滴眼液,如 0.25%氯霉素、0.3%

氧氟沙星等滴眼液滴眼,每日四次。

(5) 预防:见结膜炎概述。

2. 咽结膜热

(1) 病因:由腺病毒 3、4 和 7 型引起,潜伏期 5~6 天。多见于 4~9 岁的儿童及青少年,常于夏冬季在幼儿园、学校中流行。传播途径主要是呼吸道分泌物,也可通过接触和游泳池传播。

(2) 临床表现:特点是出现发热、咽炎和急性滤泡性结膜炎三联症。全身症状为高烧,可持续 3~7 天,伴有咽痛、咽部充血、全身乏力,耳前、颌下及颈部淋巴结无痛性肿大。眼部表现为具有高度传染性的急性非化脓性滤泡性结膜炎。分泌物为浆液性,通常无角膜并发症,少数病例伴有角膜上皮下浸润。病程约 10 天,有自限性,预后好。

(3) 治疗:同流行性角结膜炎。

(二) 流行性出血性结膜炎

【病因】 由肠道病毒 70 型引起。传染性极强,常发生于夏秋季节。潜伏期约 8~48 小时,病程 7~15 天。

【临床表现】 患者有畏光、流泪、异物感、刺痛,水样或浆液性分泌物。眼睑肿胀,结膜高度充血水肿,球结膜下出血,开始为点状或片状,严重者出血波及整个球结膜。角膜并发症多见,最常见的是角膜上皮点状剥脱,愈后不留痕迹,不影响视力。常伴有耳前淋巴结肿大。

【治疗】 滴抗病毒滴眼液,本病有自限性。

【预防】 本病为法定传染病,确诊后应向防疫部门作传染病报告。

第五节 衣原体性结膜炎

衣原体是介于细菌与病毒之间的微生物,兼有 RNA 及 DNA,以及一定的酶,以二分裂方式繁殖,并具有细胞壁和细胞膜,可寄生于细胞内并形成包涵体。

沙眼

沙眼是由沙眼衣原体引起的一种慢性传染性结膜与角膜的炎症,早期即在睑结膜表面形成砂粒样粗糙不平的病变而得名。

【病因】 沙眼衣原体从抗原性上可分为 A、B、C、Ba、D、E、F、G、H、I、J、K 等 12 个免疫型,其中 A、B、C 或 Ba 型引起沙眼,其他各型则引起生殖泌尿系统感染和包涵体性结膜炎。沙眼可通过直接接触或污染物间接传播,节肢昆虫也是传播媒介。不良的卫生习惯和生活环境、贫穷和营养不良、炎热和沙尘气候是沙眼感染传播的主要因素。原发感染使结膜组织对沙眼衣原体致敏,当重复感染时,可引起迟发超敏反应。

【临床表现】 原发感染多发于儿童及少年时期,一般起病缓慢,多为双眼患病,潜伏期 5~14 天。幼儿患沙眼可以完全无自觉症状或仅有轻微的刺痒,异物感和少量分泌物,可自行缓解,不留后遗症。成人沙眼为亚急性期或急性发病过程,早期即出现并发症。

急性期症状为畏光、流泪、异物感。分泌物黏稠,内含多形核白细胞及纤维素。睑球结膜充血明显,睑结膜乳头增生,上下穹隆部结膜滤泡,可合并弥漫性角膜上皮炎及耳前淋巴结肿大。持续1～2个月之后转入慢性期,急性期可不遗留瘢痕。

慢性期患者无明显不适,或仅有刺痒、异物感、烧灼感,分泌物不多,睑结膜充血,结膜混浊肥厚,血管轮廓不清。乳头增生多见于睑结膜两侧及睑板上部,呈天鹅绒状外观。滤泡形成以上睑结膜及上穹隆部结膜为著,并逐渐增大融合。慢性期经过数年乃至十数年,结膜的病变逐渐为结缔组织所代替形成瘢痕,表明沙眼病变进入修复退行期。初期瘢痕常出现在上睑结膜的睑板下沟处,呈灰白色或黄白色横纹,称之为 Arlt 线,逐渐增多的线状纹互相连接形成网状,其间充以被分割成岛状的乳头和滤泡病变。病变继续进展,最终全部的睑结膜纤维化,变为白色腱样的瘢痕。睑板的纤维化和瘢痕收缩,使睑板变形缩短,睑缘钝圆,引起倒睫和睑内翻。

在沙眼衣原体感染早期,角膜上缘出现上皮下细胞浸润,呈小点状混浊。角膜缘处结膜毛细血管终端出现血管芽组织,逐渐形成垂帘状下伸的新生血管向透明角膜内生长,下端在同一水平线上,这种由上方球结膜侵入角膜内的垂帘状新生血管,称为沙眼角膜血管翳。血管翳的末端常有细胞浸润,可形成混浊和溃疡,侵入角膜瞳孔区则影响视力。上方角膜缘部还会形成小滤泡,破溃瘢痕化后在角膜缘形成凹陷,称 Herbert 小凹。沙眼角膜血管翳和睑结膜瘢痕是沙眼的特有体征。

【诊断】 根据上睑结膜与穹隆结膜的病变及角膜血管翳、角膜缘滤泡、Herbert 小凹等体征,典型沙眼的诊断不难。其中,乳头和滤泡提示沙眼病变具活动性,但都不是特异性病变,睑结膜和穹隆部结膜的线状、网状瘢痕以及瘢痕引起的睑内翻倒睫,是沙眼的典型改变。角膜血管翳是沙眼衣原体侵犯角膜的原发损害,也是具有诊断意义的特异性表现。

除了临床表现以外,实验室检查有助于确定诊断。结膜刮片后行 Giemsa 染色或改良的 Diff-Quik 染色可检测到位于核周围或细胞质内的包涵体。沙眼衣原体抗原的检测方法较复杂,有荧光单克隆抗体试剂盒及酶联免疫测定法等。

早期沙眼诊断较难,易于误诊。1979 年中华医学会眼科学会制定的沙眼诊断依据为:①上穹隆部和上睑结膜血管模糊充血,乳头增生或滤泡形成,或两者兼有。②用放大镜或裂隙灯显微镜检查可见角膜血管翳。③上穹隆部和上睑结膜形成瘢痕。④结膜刮片染色检查有沙眼包涵体。在第一项的基础上,兼有其他三项之一者可诊断沙眼。

WHO 要求诊断沙眼应至少符合下列标准中的两条:①上睑结膜 5 个以上滤泡;②典型的睑结膜瘢痕;③角膜缘滤泡或 Herbert 小凹;④广泛的角膜血管翳。

【分期】 为了统一进行流行病学调查和指导临床诊断和治疗,我国制定了沙眼的分期法(表 3-5-2)。

表 3-5-2 我国的沙眼分期法(1979 年全国第二届眼科学术会议)

分期	病变形态
Ⅰ期(进行活动期)	上睑结膜乳头与滤泡并存,上穹隆结膜组织模糊不清,有角膜血管翳
Ⅱ期(退行期)	上睑结膜自瘢痕开始出现至大部分变为瘢痕。仅留少许活动病变
Ⅲ期(完全结瘢期)	上睑结膜活动性病变完全消失,代之以瘢痕,无传染性

Ⅰ期与Ⅱ期,根据活动性病变(乳头和滤泡)占上睑结膜总面积的多少,还可进一步分为轻(+)、中(++)、重(+++)三级。

【鉴别诊断】 沙眼需与下列疾病相鉴别。

1. 慢性滤泡性结膜炎 原因不明,常见于儿童及青少年。滤泡以双眼的下穹隆部及下睑结膜为著,但大小形态均匀,呈半透明状,排列整齐,无融合倾向。结膜充血可有分泌物,但不肥厚也不形成瘢痕,可自愈,无角膜血管翳。

2. 春季角膜炎 季节性发病,反复发作,奇痒。睑结膜的乳头大而扁平呈铺路石样,上穹隆部无病变。角膜缘部可有胶样结节,无角膜血管翳。分泌物涂片可见嗜酸粒细胞。

3. 包涵体性结膜炎 本病滤泡皆以下穹隆部及下睑结膜为显著,无角膜血管翳和瘢痕,可自愈。

【后遗症与并发症】

1. 睑内翻及倒睫 因睑结膜的瘢痕收缩及睑板肥厚变形,导致了倒睫与睑内翻。可摩擦刺激角膜,发生角膜混浊或溃疡。

2. 上睑下垂 沙眼活动期,病变广泛,睑结膜及睑板肥厚,因重力原因,使上睑的提举作用减弱,引起轻度的上睑下垂。沙眼后期,病变侵及结膜、结膜下组织,使 Müller 肌受损、瘢痕化而失去收缩能力,造成永久性上睑下垂。

3. 睑球粘连 侵及穹隆部结膜及结膜下组织的沙眼病变瘢痕愈合后挛缩,使穹隆部结膜缩短,失去弹性,常发生于下穹隆部。

4. 实质性结膜干燥症 沙眼病变破坏了结膜的杯状细胞、副泪腺、睑板腺,或泪腺排出口被瘢痕堵塞,构成泪膜的黏液、泪液和脂性物质的分泌排出均受损害,使结膜和角膜干燥角化、失去光泽而混浊,新生血管长入角膜。

5. 慢性泪囊炎 沙眼病变累及泪道黏膜,使鼻泪管狭窄或阻塞,导致慢性泪囊炎。

6. 角膜混浊 沙眼角膜上皮炎、角膜血管翳、睑内翻及倒睫,均可引起角膜损害,导致角膜混浊。

【治疗】 包括眼局部和全身的药物治疗及并发症的手术治疗。

1. 局部治疗 常用的滴眼液有:0.1%利福平滴眼液、0.1%酞丁胺滴眼液、0.5%新霉素滴眼液、0.25%氯霉素滴眼液、15%磺胺醋酰钠滴眼液等,每日滴眼4~6次。晚上用四环素、红霉素等眼药膏涂眼。持续治疗6~12周。

2. 全身治疗 急性期或严重的沙眼,除局部滴用药物外,还应全身抗生素治疗,一般疗程为3~4周,常用口服药物有多西环素、红霉素、四环素等。

3. 手术治疗 针对沙眼后遗症及并发症可进行手术治疗,如睑内翻矫治术、慢性泪囊炎的鼻腔泪囊吻合术等。

【预防】 沙眼是流行广、病变持续时间长的常见慢性传染性眼病,可以重复感染。除贯彻预防为主,避免接触传染,改善卫生等措施外,对沙眼患者积极有效的治疗,也是控制其传播和重复感染的关键。

第六节 免疫性结膜炎

春季性角结膜炎为季节性过敏性结膜炎,多见于儿童或青少年,男性多于女性。

【病因】 尚不明确,属Ⅰ型变态反应,近年来的研究发现体液免疫、细胞免疫也与本病的发病机理有关。

【临床表现与类型】 多双眼发病,奇痒、眼红为主要特点。根据病变部位及临床表现分为三种类型:

1. 睑结膜型 特征是在上睑结膜面出现排列紧密、大而扁平的乳头,相互间有淡黄色沟,状如铺卵石路样。分泌物少而黏,刮片可找到嗜酸性细胞。

2. 角膜缘型 球结膜增厚、混浊、污秽充血,在角膜缘发生灰黄色胶样隆起,这些胶样物可融合,围绕角膜缘呈堤状。

3. 混合型 上述的睑结膜和角膜缘病变同时出现。

【诊断】 多为青少年男性,季节性反复发作,奇痒,上睑结膜乳头增生呈扁平的铺路石样,或角膜缘部胶样结节。结膜分泌物涂片或刮片可见嗜酸性细胞。

【治疗】 以免疫治疗为主。

1. 皮质类固醇激素 泼尼松混悬液或可的松滴眼液。

2. 肥大细胞膜稳定剂 色甘酸钠滴眼液。

3. 血管收缩剂 肾上腺素、麻黄碱溶液可减轻症状。

4. 其他疗法 药物治疗效果欠佳者,可试用β射线照射、冷冻疗法。对屡发不愈者,可试用2%环孢素滴眼剂。

【预防】 发病季节戴有色保护镜,或迁移至空调房或寒冷的居处,尽量避免接触花粉、强烈的阳光和烟尘。

(程新梁)

第六章 角膜病

角膜在组织学上从前到后分为5层：即上皮细胞层，前弹力层（Bowman 膜），基质层，后弹力层（Descemet 膜），内皮细胞层。上皮细胞层、后弹力层受损后可以再生。在角膜前表面覆盖一层稀薄的泪膜，对角膜的营养供应和维持屈光特性都有重要作用。其本身不含血管，营养主要依靠角膜缘血管网、房水和泪液供给。角膜代谢过程缓慢，一旦发生病变，修复时间长。

角膜病是目前我国主要致盲眼病之一，在防盲工作中占有重要地位，常见的疾病有炎症、外伤、变性、营养不良、先天异常和肿瘤，其中最多见的为炎症。

第一节 角膜炎总论

角膜炎在角膜病中占重要地位，当角膜防御能力降低时，外界或内源性致病因素都可能导致角膜组织发生炎症，统称为角膜炎。

【病因】

1. 致病因素

（1）病原体感染：常见病原体包括细菌、真菌、病毒、棘阿米巴、衣原体和分枝杆菌等，轻微的角膜表面损伤往往成为感染的诱因。

（2）内源性：维生素A缺乏可引起角膜软化症，某些全身疾病也可引起角膜病变。

（3）局部蔓延：睑缘、结膜、巩膜等的炎症可累及角膜。

2. 角膜炎的临床病理过程 角膜炎的病因虽然不同，但其病理变化过程通常具有共性，可分为角膜浸润期、溃疡进行期、溃疡恢复期和角膜瘢痕期四个阶段（图3-6-1）。

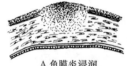 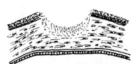 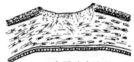 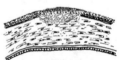

A. 角膜炎浸润　　　　B. 角膜溃疡形成　　　　C. 角膜溃疡消退　　　　D. 角膜瘢痕形成

图3-6-1　角膜炎的临床病理过程

（1）角膜浸润期：当致病因子侵袭角膜时，首先引起角膜缘血管网扩张，炎性细胞及炎性因子侵入病变区，形成局限性浅层的灰白色浸润病灶，即为角膜浸润期。经治疗炎症浸润可吸收，角膜能恢复透明。

（2）溃疡进行期：如病情未得到控制，浸润和水肿进一步发展，坏死的角膜上皮和基质脱落即形成角膜溃疡。如病变进一步向深层发展，可使后弹力层在眼内压作用下向前膨出，继续发展则导致角膜穿孔。此时房水迅速涌出，虹膜组织可嵌顿于创口处，并与溃疡部发生永久性粘连，广泛粘连可引起继发性青光眼，在高眼压作用下形成前黏性角膜白斑或角膜葡萄肿。如穿破口大或在角膜中央部，虹膜不能完全阻塞穿孔口，房水不断流出，使穿孔口不能愈合，形成角膜瘘。角膜穿孔和角膜瘘因眼内外直接交通，极易导致眼内感染，严重时可引起全眼球炎而致眼球萎缩失明。

(3) 溃疡恢复期：此时经治疗后，炎症得到部分控制，溃疡周围上皮逐渐将溃疡覆盖，瘢痕填充，可有新生血管长入角膜。

(4) 角膜瘢痕期：溃疡区进一步愈合，根据病变的深浅而遗留不同厚薄的瘢痕。如瘢痕位于浅层薄如云雾状，通过混浊部位仍能看清后面虹膜纹理者称角膜云翳。混浊较厚呈白色，但仍能看见虹膜者称角膜斑翳。厚而呈瓷白色的混浊，不能透见虹膜者称角膜白斑。

内源性角膜炎常发生于角膜基质层，一般不引起角膜溃疡。炎症消退后，可在基质层内形成瘢痕。

【临床表现】 由于角膜上皮内感觉神经末梢丰富，对炎症刺激敏感，故患者表现为疼痛、畏光、流泪、眼睑痉挛。体征有睫状充血，严重时可表现为混合充血。角膜混浊呈灰白色或乳白色，边界模糊，如病变位于瞳孔区，可严重影响视力。角膜上皮缺损。若炎症持续时间长，可以引起角膜新生血管。

【诊断】
1. **病史** 详细询问病史，有助于寻找病因。
2. **实验室检查** 溃疡组织刮片行 Gram 和 Giemsa 染色，有助于病因学诊断。
3. **共焦显微镜检查** 为一种无创性的检查手段，能观察到活体角膜中存在的菌丝、阿米巴包囊等。可快速诊断真菌和棘阿米巴感染，使治疗更有针对性。

【治疗原则】 去除病因，选用敏感抗生素、抗病毒药物或抗真菌药物等控制感染，减轻组织反应，促进溃疡愈合，减少瘢痕形成和改善视力。
1. **病因治疗** 以眼部治疗为主，病重者加全身用药，针对不同的微生物感染，选用抗细菌、抗真菌、抗病毒的药物。
2. **糖皮质激素** 主要用于变态反应性角膜炎，可局部应用。对于细菌性角膜炎急性期禁用，慢性期病变区上皮荧光素染色阴性后可酌情应用。真菌性角膜炎和病毒性角膜炎上皮型应禁用，若使用不当可以使病情恶化，严重时可导致角膜溃疡穿孔。
3. **手术** 药物不能控制或有角膜穿孔危险者，可行治疗性角膜移植术。如果炎症可以控制，应避免在溃疡期行穿透性角膜移植术。病情稳定 6 个月以上、视力低于 0.1，可行增视性角膜移植术或光学虹膜切除术。
4. **羊膜移植术** 在角膜溃疡愈合期，角膜刮片和培养证实没有病原菌生长时，可行羊膜移植术。
5. **其他** 局部热敷，散瞳。加压包扎患眼，口服降眼压药物，补充维生素及微量元素等治疗以加速角膜溃疡修复。

第二节 感染性角膜炎

一、病毒性角膜炎

(一) 单纯疱疹病毒性角膜炎

【病因】 由单纯疱疹病毒引起，是当今危害最严重、致盲率最高的眼病之一，发病率占角膜病变的首位。单纯疱疹病毒多系原发感染后的复发。绝大部分人出生后都发生过 HSV-Ⅰ型的原发感染，但大部分无临床症状。眼部原发感染后病毒在三叉神经节、角膜组织内长期潜伏下来,当机体抵抗力下降时潜伏的病毒可活化,引起复发感染。

【临床表现】

1. 原发感染 婴幼儿多见,常伴有全身发热和耳前淋巴结肿痛,可合并唇部皮肤疱疹,眼部受累多为急性滤泡性结膜炎或假膜性结膜炎,偶见树枝状角膜炎,盘状角膜炎。

2. 复发感染

(1) 树枝状或地图状角膜炎:患者出现眼部刺激症状。角膜上见树枝状溃疡,若病灶进一步扩大可呈地图状。

(2) 盘状角膜炎:主要因单疱病毒引起的局部免疫反应所致,表现为角膜中央部基质盘状混浊,色灰白,可有新生血管、后弹力层皱褶及内皮粗糙,角膜上皮完整,荧光素不染色。

(3) 坏死性角膜基质炎:此类患者多有树枝状角膜炎反复发病史或正在局部应用糖皮质激素治疗的盘状角膜炎。表现为严重的角膜基质炎,伴有炎症浸润、坏死、瘢痕、新生血管形成,偶有角膜变薄、穿孔,预后差。

【治疗】 应针对不同的病变阶段采用不同的治疗方法。

(1) 抗病毒药物治疗:以抗病毒治疗药物为主,常用的有:阿昔洛韦、干扰素、三氟胸腺嘧啶核苷、利巴韦林等。

(2) 糖皮质激素:上皮缺损时禁用。盘状角膜炎,可在使用抗病毒药物的同时审慎应用糖皮质激素,并注意严密观察角膜情况。

(3) 散瞳:如有虹膜睫状体炎时要及时散瞳。

(4) 手术治疗:树枝状角膜炎可以清创性刮除病灶区角膜上皮,防止病毒向基质层蔓延;已穿孔的病例可行治疗性穿透性角膜移植。

(二) 带状疱疹性角膜炎

【病因】 由水痘-带状疱疹病毒感染所致。当机体抵抗力降低时发病,并可反复发作。

【临床表现】 其特征是沿着三叉神经第1支分布区皮肤出现串珠样疱疹,一般不超过中线。角膜上可表现为点状角膜炎和树枝状角膜炎、上皮下浸润或局限性角膜基质炎、角膜基质炎或盘状角膜炎。

【治疗】 局部或全身应用抗病毒药物治疗,抗生素防止继发感染。在角膜炎合并葡萄膜炎时可酌情加用糖皮质激素,注意散瞳。

二、细菌性角膜炎

【病因】 病原菌种类繁多,常见的有葡萄球菌、肺炎双球菌、链球菌、铜绿假单胞菌、分枝杆菌等。多发生在角膜外伤和角膜异物剔出术后。由于糖皮质激素及抗生素的滥用,一些条件致病菌引起的感染增多。另外,干眼症、慢性泪囊炎、配戴角膜接触镜及糖尿病等全身病亦可造成角膜抵抗力下降。

【临床表现】

1. 匐行性角膜溃疡 致病菌多为 G^+ 球菌,为一种常见的急性化脓性角膜溃疡,常在角膜外伤后24~48小时发病。角膜溃疡最先出现于角膜外伤受损处,不久病灶处组织坏死脱落,表现为椭圆形、带匐行性边缘、较深的基质溃疡,常伴有前房积脓。

2. 铜绿假单胞菌性角膜溃疡 由铜绿假单胞菌感染所致,表现为快速发展的角膜液化性坏死,多发生于异物剔除术后,使用了污染的滴眼液或配戴污染的角膜接触镜以及使用不洁清洗液后。潜伏期短,一般伤后24小时内发生。起病急,早期即可出现剧烈眼痛,畏光流泪、视力骤降、结膜混合充血。由于铜绿假单胞菌产生蛋白分解酶,使角膜呈现迅速扩展的胶原组织溶解。结膜囊内可以出现大量黄绿色的分泌物,前房积脓,24小时可波及全角膜,发生全角膜坏死、穿破、眼内容脱出或全眼球炎。

3. 治疗 在未明确病原菌前宜先用广谱抗生素、高浓度频繁滴眼。也可加结膜下注射。每日散瞳。一旦明确致病菌,应立即采用敏感抗生素频繁点眼,晚上涂抗生素眼膏。全身可大量应用维生素 A、B、AD 等促进溃疡愈合。瘢痕形成明显影响视力者,可行角膜移植术。

三、真菌性角膜炎

【病因】 常见的致病真菌有镰刀菌,曲霉菌、念珠菌属、青霉菌属和酵母菌等。近年来随着眼部糖皮质激素和广谱抗生素的滥用和乱用,其发病率逐渐增高。

【临床表现】 起病相对缓慢,刺激症状较轻。初起时仅有眼部异物感和刺痛感,伴有视力明显下降。角膜浸润灶呈白色或灰白色,不规则,表面无光泽,稍高起表面,呈牙膏样或苔垢样外观。病灶周围有真菌分解的浅沟,或真菌抗原抗体反应而形成免疫环。有时在角膜病灶旁可见伪足或卫星样浸润灶,称"卫星灶"。真菌性角膜溃疡常伴有 KP 和黏稠的前房积脓。

【诊断】 植物性外伤史及病程结合临床表现可提供初步诊断。要确诊此病,有赖于实验室检查。刮片检查能找到菌丝、孢子,或真菌培养阳性者方可确诊。角膜共焦显微镜检查感染灶可以直接发现病灶内的真菌病原体。

【治疗】 以抗真菌药物为主,常用药物有:二性霉素 B 滴眼液、那他霉素、咪康唑滴眼液、氟胞嘧啶频繁点眼,晚上涂抗真菌眼膏。在眼部应用抗真菌药物的同时,也可全身使用抗真菌药物静脉滴注。溃疡愈合后仍需继续用药 2~4 周或更长时间,以免复发。常规散瞳,全身及局部禁用糖皮质激素,以免对溃疡有扩散作用。药物治疗失败者,可行治疗性角膜移植术。

四、棘阿米巴性角膜炎

【病因】 由棘阿米巴原虫感染引起的一种严重威胁视力的角膜炎。常因接触了棘阿米巴污染的水源或污染的接触镜及清洁镜片的药液而感染。

【临床表现】 多单眼发病,早期有类似树枝状角膜炎的表现,后期基质混浊,形成浸润环,周围可出现卫星灶,有的中央部混浊似盘状角膜炎。

【诊断】 从角膜病灶中取材涂片染色找棘阿米巴原虫,或行角膜刮片培养出棘阿米巴,必要时做角膜活检。角膜共焦显微镜有助于棘阿米巴角膜炎的活体诊断。

【治疗】 选用二咪或联咪类药,和咪唑类药物局部点用,禁用糖皮质激素,防止病情恶化。药物治疗失败角膜即将穿孔或药物治疗后残留严重的基质混浊,可施行穿透性角膜移植术。

第三节 免疫性角膜病

一、角膜基质炎

角膜基质炎是位于角膜基质深层的非化脓性炎症,上皮层和基质浅层一般不受影响,不会形成溃疡。

【病因】 大多数角膜病变是由于感染所致的免疫反应性炎症所致,少数与致病微生物直接侵入角膜基质有关。

【临床表现】 起病时患者有眼痛、畏光、流泪等症状,视力下降明显。角膜基质层细胞浸润,由周边向中央扩展。病变区角膜增厚,呈毛玻璃状,后弹力层皱褶,多伴有虹睫炎。数月后新生血管长入,在角膜板层呈红色毛刷状。炎症消失后,角膜内血管闭塞,病变部角膜留有厚薄不同的瘢痕。萎缩的血管吸收后在角膜基质层内表现为灰白色纤细丝状物,称幻影血管。

【治疗】 主要针对病因治疗,局部给予糖皮质激素滴眼液点眼及结膜下注射,预防并发症出现,伴有虹膜睫状体炎者须散瞳。如瘢痕形成后影响视力,可考虑行穿透性角膜移植术。

二、Mooren 角膜溃疡

该溃疡又称蚕食性角膜溃疡,是一种发生在中老年的慢性自发性进行性疼痛性边缘性角膜溃疡。

【病因】 病因不明。目前认为很可能是一种自身免疫性疾病。

【临床表现】 患者通常有眼痛、畏光、流泪及视力下降等症状,检查见角膜缘充血和灰色浸润,角膜缘溃疡形成。数周内浸润区出现角膜上皮缺损,融合逐渐形成角膜基质溃疡。向角膜中央缓慢进展最终累及全角膜。溃疡进展同时,原溃疡区上皮逐渐修复,同时伴有新生血管长入。如继发感染,可以出现前房积脓和角膜穿孔。

【治疗】 局部应用糖皮质激素及免疫抑制剂,如环孢素 A 滴眼液、FK-506 滴眼液,同时应用胶原酶抑制剂。严重及复发患者可口服糖皮质激素及免疫抑制剂。病变区大的可行羊膜覆盖术或板层角膜移植术,尚可起到较满意疗效。

第四节 角膜软化症

【病因】 病因是由维生素 A 缺乏而引起的一种角膜软化及坏死,常因继发感染而使角膜溶解、崩溃,并以粘连性角膜白斑或角膜葡萄肿而告终的眼病。4 岁以下儿童多见,双眼受累。食物中缺乏维生素 A、喂养不当、慢性腹泻及麻疹、肺炎等热性病时,消耗维生素 A 过多而又未及时补充是发病的常见原因。

【临床表现】 患儿表现为全身重度营养不良,精神委靡不振,哭声嘶哑,皮肤干燥粗糙。由于呼吸道及消化道上皮干燥角化,故患儿可能伴有咳嗽或腹泻。维生素 A 缺乏其眼部表现可分为三期。

1. 夜盲期 夜盲为维生素 A 缺乏最早期的症状,但因患儿年幼不能诉述而常被忽视。

2. 结膜干燥期 随病程发展,球结膜失去正常的光泽和弹性,结膜色污暗,表面好像涂了一层蜡质。在内、外侧球结膜上可见典型的基底向角膜缘的三角形泡沫状上皮角化斑,称为 Bitot 斑。角膜上皮也失去光泽,上皮脱落,感觉迟钝。

3. 角膜软化期 在结膜干燥期,如能积极进行治疗,尚可挽救眼球。如不及时治疗,病情进一步发展,角膜呈灰白色或黄白色混浊,进而基质溶解坏死形成溃疡,此时极易合并感染,引起前房积脓,溃疡穿孔,大片虹膜脱出,眼内容脱出,导致失明。

【治疗】 如能在角膜穿孔前发现,积极治疗,愈合良好。应与儿科医师密切合作,迅速补充大量维生素 A 及其他维生素,积极治疗全身病。局部应用抗生素滴眼液、眼膏防止感染。

【预防】 本病是一种可预防的疾病。对家长应宣传科学喂养知识,使婴幼儿得到合理喂养。教育儿童不应偏食,积极治疗全身病。

(程新梁)

第七章 晶状体病

第一节 概 述

正常晶状体为形似双凸形、有弹性、无血管的透明体,借晶状体悬韧带与睫状体的连接,固定于虹膜之后、玻璃体之前。晶状体是屈光间质的重要组成部分,由晶状体囊膜、晶状体上皮细胞、晶状体实质(皮质和核)、晶状体悬韧带四部分组成。晶状体囊膜是人体中最厚的基底膜,晶状体实质含蛋白质最丰富,而晶状体本身无血管,其营养主要来自于房水,具有复杂的代谢过程。晶状体的屈光指数约为 1.44,屈光力约为 19D,其主要功能是充当双凸透镜,使进入眼内的光线折射成像。可见光(波长 400~700nm)可透过晶状体到达眼内成像,而波长小于 400nm 的紫外线则被角膜和晶状体吸收,起到保护视网膜的作用。晶状体可通过调节作用,即晶状体基于自身的弹性可改变其对光线的聚焦程度,以看清远近不同的物体。

当房水成分发生改变时,会影响晶状体的代谢,导致晶状体的透明度下降或混浊,即称为白内障(cataract);当晶状体弹性下降则会导致调节异常;晶状体还可发生形态、位置异常,表现为晶状体的异位、脱位和异形。上述病理生理改变都会严重影响视功能,其中以白内障最为多见。

第二节 白 内 障

一、概 述

正常晶状体无色透明,处于眼内液体环境之中,任何影响眼内环境的因素、晶状体囊膜通透性改变及代谢紊乱时,如衰老、物理损伤、化学损伤、炎症、药物、手术、肿瘤、代谢性疾病、免疫性疾病,都可干扰晶状体的正常代谢,破坏晶状体的组织结构,使透明的晶状体变混浊,即产生白内障。

随年龄增加,晶状体的透明性逐渐下降,颜色逐渐加深,大多数成年人的晶状体都有不同程度的轻微混浊,老年人晶状体核硬化,光学密度增加,皮质纤维有放射状纹理。这些都是晶状体的生理性改变。因此,并非只要有晶状体混浊就诊断为白内障,只有当白内障引起视力下降时才有意义。在临床实际工作中,当晶状体混浊并使矫正视力下降至 0.7 及以下时才诊断为白内障。

白内障是常见的眼病和重要的致盲性眼病,其确切病因的尚不清楚。不同类型的白内障的病因也不尽相同。总的说来,可能的病因包括遗传异常、衰老、理化损伤、辐射、中毒、代谢异常、营养障碍、手术、肿瘤、炎症、药物、某些全身代谢性或免疫性疾病等。白内障发生的危险因素有日光(紫外线)照射、营养不良或不均衡、糖尿病、饮酒、吸烟、受教育程度、糖皮质激素等药物应用、性别、遗传因素等。

白内障有多种的分类方法:

1. 按病因 分为年龄相关性、代谢性、外伤性、并发性、药物及中毒性、遗传性、发育性和后发性等白内障。

2. 按发病年龄 分为先天性、婴儿性、青年性、成年性、老年性白内障等。

3. 按晶状体混浊的形态 分为点状、冠状、板层状、锅底状白内障等。

4. 按晶状体混浊的部位 分为囊膜、囊膜下、皮质性、核性白内障。

5. 按晶状体混浊的范围 分为部分白内障和全白内障。

6. 按晶状体混浊的程度 分为未成熟、成熟、过熟白内障等。

7. 按是否进展 分为静止性、进行性白内障。

应用晶状体混浊分类系统Ⅱ(lens opacities classification system Ⅱ, LOCS Ⅱ)可以对不论是哪种类型的白内障的晶状体混浊的范围和程度进行分类。其方法是将瞳孔充分散大，采用裂隙灯照相和后照法，区别晶状体混浊的类型，即核性(N)、皮质性(C)和后囊下(P)以及核的颜色(NC)。通过与相应的一组标准照片的比较，记录相应晶状体混浊的等级(表3-9-1)。

表3-9-1 LOCS Ⅱ晶状体混浊分类标准

部位	混浊情况	分类
核(N)	透明,胚胎核清楚可见	N0
	早期混浊	N1
	中等程度混浊	N2
	严重混浊	N3
皮质(C)	透明	C0
	少量点状混浊	C tr
	点状混浊扩大,瞳孔区内出现少量点状混浊	C1
	车轮状混浊,超过二个象限	C2
	车轮状混浊扩大,瞳孔区约50%混浊	C3
	瞳孔区约90%混浊	C4
	混浊超过C4	C5
后囊膜下(P)	透明	P0
	约3%混浊	P1
	约30%混浊	P2
	约50%混浊	P3
	混浊超过P3	P4

二、年龄相关性白内障

年龄相关性白内障(age-related cataract)又称为老年性白内障，发生于中老年人，是最常见的一种白内障类型，其发生与年龄密切相关，部分患者在中年出现白内障而非老年，故用年龄相关性白内障这一术语更为确切。多见于50岁以上的中、老年人，随着年龄增加，其患病率也明显增高,80岁以上的老人,其患病率几乎达到100%。

【发病机制】 尚不完全清楚,可能是环境、营养、代谢和遗传等多种因素对晶状体长期作用的后果。过多的紫外线照射、外伤、过量饮酒、吸烟、妇女生育过多、高血压、心血管疾病、精神病等均与老年性白内障的形成有关。

【临床表现】 年龄相关性白内障为双眼病,但两眼可先后发病,表现也常不对称。主要症状为视力减退,视力减退呈渐进性、无痛性。当光线通过部分混浊的晶状体时产生散射,干扰了视网膜成像,以及由于晶状体纤维肿胀和断裂,晶状体内屈光力发生不一致的改变,使患者的视觉质量明显下降,表现为对比敏感度明显下降,产生眩光、虹视甚至单眼复视或多视。晶状体吸收水分后体积增加,屈光力增强,患者可表现为近视。根据白内障开始形成的部位,年龄相关性白内障可分为皮质性、核性、后囊下白内障三种主要类型。不过,很多患者可同时存在一种以上的类型。

1. 皮质性白内障(cortical cataract) 最为常见,按其发展过程分为4期。

(1)初发期(incipient stage):晶状体前、后或赤道区皮质内出现空泡和水隙,也可在皮质深层出现羽毛状板层分离。病变继续发展则形成典型的楔形混浊,位于周边部前后皮质,尖端向着晶状体中心,基底位于赤道部,逐渐形成轮辐状,或在某一象限融合成片状混浊。此时晶状体大部分透明,未影响到瞳孔区,一般不影响视力。初发期皮质性白内障晶状体混浊发展缓慢,可经数年才发展至下一期。在小瞳孔下往往不容易发现,需要散瞳检查。

(2)膨胀期(intumescent stage)或称未熟期(immature stage):初发期皮质性白内障晶状体混浊继续加重,尚有一部分透明。由于渗透压改变,皮质吸收水分,晶状体急剧肿胀,体积变大,推虹膜前移,前房变浅。以斜照法检查时,光线投照侧的虹膜阴影投照在深层混浊皮质上,在该侧瞳孔内出现月牙形阴影,称为虹膜投影。虹膜投影是未熟期白内障的特点之一。此期患眼的视力已明显减退,直至眼前指数。此期由于虹膜前移,在具有急性闭角型青光眼素质的患者,可诱发青光眼急性大发作。

(3)成熟期(mature stage):膨胀期之后,晶状体内水分逸出,肿胀消退,晶状体又恢复到原来体积,前房深度恢复正常。晶状体囊膜与核之间的皮质逐渐全部变为混浊。晶状体混浊逐渐加重,直至全部乳白色混浊,眼底不能窥入,虹膜投影消失。患眼视力降至眼前手动或光感,但光定位和色觉正常。从初发期到成熟期的发展时间存在明显的个体差异,可经十余月至数十年不等。

(4)过熟期(hypermature stage):成熟期白内障未及时手术,持续时间过长,经过数年后当变性的皮质经囊膜漏出,晶状体水分继续丢失,晶状体体积缩小,囊袋皱缩,表面出现不规则的白色钙化斑点及胆固醇结晶,前房加深,虹膜震颤。晶状体纤维分解液化,呈乳白色颗粒(Morgagnian 小体),棕黄色的缩小的晶状体核沉于囊袋下方,可随体位变化而移动,上方前房进一步加深,称为 Morgagnian 白内障。当晶状体核下沉后,患者视力可突然提高。过熟期白内障囊膜变性,通透性增加或出现细小的破裂,液化的皮质可漏溢到房水中。作为自身抗原的晶状体蛋白可诱发晶状体过敏性葡萄膜炎(phacoanaphylactic uveitis)。存在于房水中的晶状体皮质颗粒沉积于前房角或被巨噬细胞吞噬、继而堵塞前房角及小梁网,引起晶状体溶解性青光眼(phacolytic glaucoma)。当患眼受到剧烈震动后可使晶状体囊膜破裂,晶状体核脱入前房、玻璃体或嵌顿于瞳孔,可引起继发性青光眼。过熟期白内障的晶状体悬韧带发生退行性病变,容易断裂,继而引起晶状体脱位,也可引起继发性青光眼。

2. 核性白内障(nuclear cataract) 较皮质性白内障少见,发病年龄较早,一般40岁左右开始,发展缓慢。混浊开始于胎儿核或成人核,前者较多见,逐渐发展到成人核完全混浊。初期晶状体核呈黄色混浊,但很难与核硬化相鉴别。用透照法检查,在周边部环状红色反光中,中央有一盘状暗影。此时,眼底检查尚可由周边部看清眼底。由于晶状体核密度增强,屈光力增加,患者可发生近视现象。由于晶状体的中央和周边部的屈光力不同,患者可有单眼复视或多视。核性白内障发展缓慢,患者的远视力减退较慢。随着病情的进展,晶状体核的颜色逐渐加深,而逐渐变成棕黄色、棕黑色甚至黑色,此时视力则极度减退。临床上,根据核的颜色按Emery核硬度分级标准进行分级(表3-9-2)。晶状体核上述改变可持续很久而不变,远视力可通过镜片有所提高。核性白内障可同时发生皮质混浊,不过,不易完全混浊。

表3-9-2 晶状体核硬度分级标准

分级	名称	表现
Ⅰ度	极软核	透明,无核
Ⅱ度	软核	核呈黄白色或黄色
Ⅲ度	中等硬	核呈深黄色
Ⅳ度	硬核	核呈棕色或琥珀色
Ⅴ度	极硬核	核呈棕褐色或黑色

3. 后囊膜下白内障(subcapsular cataract) 可以表现为晶状体中央区后囊膜下浅层皮质出现淡薄的晕状光泽(早期)、棕黄色盘状混浊(晚期),为许多致密小点组成,其中有小空泡和结晶样颗粒,外观似锅巴状、圆顶样。患者常主诉在强光下出现眩光和视力下降。其发病年龄低于皮质性和核性白内障。该型白内障进展缓慢,后期合并晶状体皮质和核混浊,最后可发展为完全性白内障。后囊膜下白内障不仅是老年性白内障的一种主要类型,也可发生在外伤、全身或局部应用糖皮质激素、炎症和离子辐射后。

【诊断】 根据患者的年龄、典型的病史、晶状体混浊的形态,排除引起白内障的其他原因等,即可诊断年龄相关性白内障,同时进行分期分型。当视力与晶状体混浊程度不相符合时,则应作B超、视觉电生理、眼压等进一步检查,以寻找其他病变如青光眼、玻璃体疾病、视网膜脱离、视神经病变等,避免漏诊其他眼病。

【治疗】 目前尚无疗效肯定的治疗年龄相关性白内障药物。当白内障影响工作、学习、生活时,可考虑手术治疗。通常采用白内障囊外摘除(包括白内障超声乳化术)联合后房型人工晶状体植入术。手术治疗年龄相关性白内障可恢复良好的视力,绝大多数患者可以重见光明。

三、先天性白内障

先天性白内障(congenital cataract)是在胎儿发育过程中晶状体发育障碍的结果。表现为出生时即存在或出生后才逐渐形成的白内障,是儿童常见的眼病,患病率约为0.5%,是造成儿童视力障碍和弱视的重要原因。先天性白内障先天性白内障可为家族性的或散发的;遗传或非遗传的;单眼或双眼的;可以伴发或不伴发其他眼部异常或全身性疾病。

【病因】 各种影响胎儿晶状体发育的因素都可能引起先天性白内障。致病原因可分为遗传因素、环境因素、原因不明三类,三者各占1/3。具体原因如下。

1. 遗传因素 常染色体显性遗传最为多见,如伴有眼部其他先天异常,则通常是隐性遗传或伴性遗传等。分子遗传学研究已提示常染色体显性遗传白内障有12种以上的可引起先天性白内障的致病基因。近亲婚配后代的发生率比随机婚配后代高10倍以上。

2. 环境因素

(1) 病毒感染:母亲妊娠头3个月病毒性感染,如风疹(最多见)、单纯疱疹、带状疱疹、腮腺炎、麻疹、水痘、流感病毒感染等,可引起胎儿的晶状体混浊。感染越早,晶状体混浊的发生率越高。这是由于此时晶状体囊膜尚未发育完全,不能抵御病毒侵犯,而且晶状体蛋白合成活跃,对病毒感染敏感,致使晶状体蛋白质合成异常,导致白内障。

(2) 药物和放射线:母亲妊娠期,特别是妊娠头3个月内应用一些药物,如全身应用糖皮质激素、抗凝剂、水杨酸制剂、一些抗生素,特别是磺胺类药物;或盆腔暴露于X线。

(3) 全身疾病:母亲怀孕期患有系统性疾病,如心脏病、肾病、糖尿病、贫血、甲状腺功能亢进或不足、手足搐搦、营养物质如维生素等极度缺乏时也可导致先天性白内障。

3. 原因不明 目前大约尚有1/3的先天性白内障难以确定病因。

【临床表现】 先天性白内障可为单眼或双眼发病,除视力障碍外,可引起斜视、弱视、眼球震颤等症状,常合并其他眼病或异常,如先天性小眼球、大角膜、圆锥角膜、先天性虹膜缺损、无虹膜、瞳孔残膜、瞳孔开大肌发育不良、晶状体脱位或缺损、永存原始玻璃体增生症、先天性视网膜脉络膜缺损等。

先天性白内障一般根据晶状体混浊的部位、形态和程度进行分类。

1. 前极白内障(anterior cataract) 因胚胎期晶状体泡未从表面外胚叶完全脱落所致,多为常染色体显性遗传,混浊范围一般不大,对视力影响不大。可为晶状体前囊膜中央局限性混浊,也可伸入前囊膜下透明区,或表面突出于前房内。其下皮质透明,双侧对称。有时伴小眼球、瞳孔残膜、前部圆锥晶状体。

2. 后极白内障(posterior cataract) 可为遗传性(双侧,常染色体显性遗传)或散发。有胎生期形成的静止型混浊和出生后发生的进行性混浊两种类型。前者因胚胎期玻璃体血管未完全消退所致。为晶状体后囊膜中央局限性混浊,边缘不齐,可呈盘状、核状或花萼状。可伴有后囊异常和锥形晶状体。后极白内障虽然比较少见,但由于混浊位于屈光系统的结点附近及视轴上,对视力影响比较明显。

3. 绕核性白内障(perinuclear cataract) 又称板层白内障(lamellar cataract),其混浊位于透明晶状体核周围的层间,是儿童期最常见的白内障,占先天性白内障的40%~50%。男多于女,双眼发病。原因复杂,有遗传和散发之分。有的是胎生期形成的,有的是出生后发生的。典型的板层白内障是在透明的皮质和相对透明的核之间呈向心性排列的细点状混浊。视力的下降程度与中央区核混浊的大小及密度相关。

4. 核性白内障(nuclear cataract) 也较常见,占先天性白内障的25%。通常为常染色体显性遗传。多为双眼发病。病变累及胚胎核和胎儿核,呈致密的白色混浊。但皮质完全透明。由于混浊位于晶状体核心部,完全遮挡瞳孔区,故核性白内障患者视力明显下降。

5. 花冠状白内障(coronary cataract) 多为常染色体显性遗传。晶状体周边部皮质深层灰白色、棕色或浅蓝色的斑点状混浊,环绕中心视轴区呈向心性花冠状排列,晶状体中央部及其周边部透明。

6. 点状白内障(punctate cataract)　发生在出生后或青少年期。表现为晶状体周边皮质内散在分布的微细小圆点状混浊。强光下可见白色、蓝色或棕色小点状混浊。少数在晶状体核和视轴皮质内也出现点状混浊。

7. 膜性白内障(membrane cataract)　先天性膜性白内障的晶状体纤维在宫内退行性变时,晶状体蛋白质液化吸收,囊膜表面机化,厚薄不匀,灰白色不规则,可有点彩样反光、前后囊膜可接触融合,囊袋内夹有少许残留的晶状体纤维或上皮细胞,严重损害视力。

8. 全白内障(total cataract)　占先天性白内障的20%,多为双眼发病,视力障碍明显。以常染色体显性遗传最为多见,也可由孕期子宫内炎症引起。晶状体全部或近于全部白色混浊,有时囊膜增厚、皱缩钙化,皮质浓缩。可在出生时已经发生,或出生后逐渐发展,1岁内全部混浊。部分病例后期皮质液化吸收而形成膜性白内障。

9. 其他先天性白内障　还有缝合性白内障(sutural cataract)、珊瑚状白内障(coralliform cataract)、纺锤形白内障(fusiform cataract)、囊膜性白内障等。

【诊断】　先天性白内障可根据病史、晶状体混浊形态和部位来诊断。为明确病因,可针对不同情况选择相应的实验室检查,如基因检测、染色体分析、血和/或尿的葡萄糖、半乳糖、蛋白质、氨基酸、苯丙酮酸、同型胱氨酸测定。先天性白内障的瞳孔区有白色反射,应与视网膜母细胞瘤、原始玻璃体增生症、Coats病等白瞳症等相鉴别。

【治疗】　婴幼儿患先天性白内障影响视功能的正常发育,产生形觉剥夺性弱视。因此先天性白内障的治疗不同于成人,治疗目标不仅要恢复视力,而且还要避免或减少弱视的发生。

(1) 对视力影响不大的静止性的前极、点状、花冠状白内障,一般不需手术治疗。但应定期随访观察。

(2) 明显影响视力的先天性白内障如全白内障、绕核性白内障,位于视轴中央、混浊明显的白内障,应在出生后尽早(6个月以内)手术。手术愈早,获得良好视力的机会愈大。手术可选择晶状体切除术、晶状体吸出术、超声乳化等。但对于因风疹病毒引起者不宜过早手术,因手术可使潜伏在晶状体内的病毒释放,引起虹膜睫状体炎,甚至眼球萎缩。

(3) 白内障术后的无晶状体眼处于高度远视状态,应注重矫正这一屈光不正以防治弱视,促进融合功能的发育。常用的矫正方法:①普通眼镜矫正:简单易行,适用于双眼患者,注意适当固定和定期验光更换。②角膜接触镜:适用于大多数单眼的无晶状体患儿,但经常取戴比较麻烦,容易发生角膜上皮损伤和感染。③人工晶状体植入:目前,儿童施行植入术已被广泛接受,尤其是单眼患者,可取得最佳的视觉效果。但一般认为2岁以上患者才宜植入人工晶状体。

四、代谢性白内障

因代谢障碍引起的晶状体混浊,称为代谢性白内障。糖尿病、半乳糖血症、低钙血症等引起的代谢性白内障最为常见。此外还有葡萄糖-6-磷酸脱氢酶缺乏症、新生儿低血糖症、同型半胱氨酸尿症、Lowe综合征、Fabry综合征、甲状旁腺功能不足、肝豆状核变性、肌强直性营养障碍等。

（一）糖尿病性白内障（diabetic cataract）

白内障是糖尿病的常见并发症之一，可分为真性糖尿病性白内障和糖尿病患者的年龄相关性白内障两种类型。

【病因】 糖尿病患者血糖增高时，进入晶状体内葡萄糖增加，此时己糖激酶作用饱和，醛糖还原酶被激活，葡萄糖转化为山梨醇在晶状体内大量积聚，晶状体内渗透压增加，吸收水分，使纤维肿胀变性、破裂，晶状体内成分外漏，依次产生皮质和核的混浊。

【临床表现】

（1）真性糖尿病性白内障：比较少见，常发生于青少年的Ⅰ型糖尿病患者。常为双眼发病，进展迅速，可在短期内发展成完全性白内障。典型的真性糖尿病性白内障开始时，在前、后囊下的皮质浅层区内出现无数分散的、灰白色或蓝色雪花样或点状混浊。皮质深层区出现裂隙。随着病情发展，晶状体全部灰白色混浊膨胀、成熟。常伴有屈光变化，即当血糖升高时，血液中无机盐含量减少，渗透压降低，房水渗入晶状体内，纤维肿胀，晶状体更加变凸而成为近视；当血糖降低时，晶状体内水分渗出，晶状体变为扁平而形成远视。血糖正常后，恢复正常屈光状态需要数周时间。

（2）糖尿病患者的年龄相关性白内障：又称糖尿病合并年龄相关性白内障、假性糖尿病性白内障。较多见，其表现与无糖尿病的年龄相关性白内障相似，但发生较早，进展较快，容易成熟。

【诊断】

根据糖尿病的病史、混浊的形态、白内障发生发展情况可做出诊断。如果儿童或青少年发生了迅速成熟的双侧皮质性白内障，应考虑糖尿病性白内障的可能。

【治疗】 在糖尿病性白内障的早期，严格控制血糖，晶状体混浊可能会部分消退。当白内障明显影响视力，妨碍工作、学习和生活时，可在血糖控制后进行手术治疗。

（二）半乳糖性白内障（galactose cataract）

半乳糖性白内障为常染色体隐性遗传病，多见于儿童。患儿因缺乏半乳糖-1-磷酸尿苷转移酶、异构酶、半乳糖激酶，半乳糖不能转化为葡萄糖而在体内积聚，经房水渗入晶状体，使晶状体纤维水肿、混浊。更为重要的是，晶状体组织内的半乳糖被醛糖还原酶还原为半乳糖醇，它不能透过晶状体囊膜，在晶状体内的半乳糖醇吸水后，导致晶状体纤维水肿，引起晶状体混浊。

【临床表现】 妊娠期妇女半乳糖-1-磷酸尿苷转移酶缺乏时，如对半乳糖不加限制，则75%婴儿将发生白内障。患病新生儿在生后数日至数周内即可见，多为板层白内障。

【诊断】 怀疑半乳糖性白内障者，应对患者尿中半乳糖进行检查。测定红细胞半乳糖-1-磷酸尿苷转移酶的活性，可明确诊断半乳糖-1-磷酸尿苷转移酶是否缺乏；测定半乳糖激酶的活性可明确诊断半乳糖激酶是否缺乏，缺乏上述酶则可明确诊断。

【治疗】 给予无乳糖无半乳糖饮食，可控制病情的发展或逆转白内障。严重白内障病例可行手术治疗。

（三）手足搐搦性白内障（tetany cataract）

该症又称低钙性白内障，由于血清钙过低引起，常有手足搐搦。常见于先天性甲状旁腺功能不全、甲状旁腺手术受损、营养障碍钙摄入不足，使血清钙过低。低钙增加了晶状体囊膜的渗透性，晶状体内电解质平衡失调，影响了晶状体代谢，导致晶状体混浊。

【临床表现】 典型的病例有手足搐搦、骨质软化和白内障等表现。患者双眼晶状体前后皮质浅层内有辐射状条纹状混浊，与囊膜间有透明带隔开。囊膜下可见红、绿或蓝色结晶微粒。早期白内障对视力无明显影响。混浊可逐渐发展至皮质深层。如果间歇发作低血钙，晶状体可有板层混浊，最终发展为全白内障。

【诊断】 有甲状腺手术史或营养障碍史，血钙过低、血磷升高，以及全身和眼部的典型临床表现有助于低钙性白内障的诊断。

【治疗】 给予足量的维生素D、钙剂，纠正低血钙，有利于控制白内障的发展。当白内障明显影响视力时，可进行白内障摘除术。手术中容易出血，应予注意。

五、外伤性白内障

眼球钝挫伤、爆炸伤、穿通伤、电离辐射、电击等外伤引起的晶状体混浊，称外伤性白内障（traumatic cataract）。多见于儿童或年轻人，常单眼发生。

【临床表现】 外伤性白内障的视力障碍与晶状体和眼部其他组织的伤害程度有关。各种外伤的性质和程度不同，引起晶状体混浊也有不同的特点。严重的外伤，除白内障外，尚可出现晶状体脱位、玻璃体、视网膜、视神经病变。外伤性白内障可分为以下几种类型。

1. 钝挫伤性白内障（contusive cataract） 挫伤时，瞳孔缘部虹膜色素上皮破裂脱落并附贴于晶状体前表面，称Vossius环状混浊，相应的前囊膜下浅层皮质也可出现混浊，该混浊可消失或长期存在。Vossius环提示该眼曾经有过外伤。如果晶状体纤维和缝合的结构受到挫伤破坏，液体向着晶状体缝合间和板层流动，形成放射状混浊。受伤后晶状体囊膜渗透性改变，可引起浅层皮质混浊。严重钝挫伤可致晶状体囊膜破裂，房水进入晶状体内引起白内障。

2. 穿通伤性白内障（penetrating cataract） 晶状体囊膜穿通破裂，房水进入皮质，晶状体迅速混浊。如穿通口小而浅，破口可闭合，形成局限而静止的混浊。如果皮质溢出进入前房，可继发葡萄膜炎或青光眼。若合并晶状体内或眼球内其他部位异物，则可因异物引起的炎症或铁锈症、铜锈症而导致晶状体混浊。

3. 电击性白内障（electric cataract） 电击伤可引起蛋白质凝固和白内障。高压触电可引起晶状体前囊及前囊下皮质线状混浊。雷电击伤时，晶状体前后囊及皮质均可混浊。电击性白内障可逆转，多数静止不发展，少数也可在数日或数年内逐渐发展成为全白内障。

4. 辐射性白内障（radiative cataract） 因放射线所致的晶状体混浊称为辐射性白内障，又称为放射性白内障，有以下几种类型。

（1）红外线性白内障（infra-red cataract）：见于长期暴露于红外线和高温度下者，多发生于玻璃厂和炼钢厂的工人中可能是熔化的高温玻璃和钢铁产生的短波红外线被晶状体吸收后所致。初期，晶状体后皮质有空泡、点状和线状混浊，交织成网状，可有金黄色结晶样光泽;以后逐渐混浊扩大为盘状混浊;最后发展为全白内障。此外,红外线还可引起前囊膜剥脱和前囊膜下皮质轻微混浊。

(2) 电离辐射性白内障(ionizing radiation cataract):电离辐射的射线包括 X 线、中子、γ线及高能量的 β 线,照射晶状体后会导致晶状体混浊。潜伏期与放射剂量大小和年龄有直接关系。剂量大、年龄小者潜伏期短。妊娠 3 个月内接受过量 X 线照射,极易引起先天性白内障。病变初期,晶状体后囊膜下有空泡、点状、灰白色颗粒状混浊;小点状混浊逐渐发展为环状混浊;前囊膜下皮质有点状、线状和羽毛状混浊,从前极向赤道部放射排列。后期可有楔形、盘状混浊,最终可形成全白内障。

(3) 微波性白内障(microwave cataract):大剂量的微波有可能造成晶状体上皮损伤,可产生类似于红外线的热作用。微波性白内障表现类似红外线性白内障,混浊主要出现于囊膜下,皮质内也可出现点状、羽毛状混浊。

(4) 紫外线性白内障(ultraviolet cataract):晶状体对波长 290~320nm 的紫外线十分敏感。晶状体暴露于紫外线、阳光下,可引起蛋白质变性、凝固,形成皮质和后囊膜下白内障。大剂量紫外线性辐射还可诱发急性白内障。

【诊断】 根据外伤史、长期接触放射线史和晶状体混浊的形态、位置和程度,可做出诊断。

【治疗】 对视力影响不大的晶状体局限混浊,可定期观察。晶状体明显混浊影响视力和患者工作、学习、生活时,应行白内障摘除术植入人工晶状体。晶状体破裂、皮质进入前房时,可用糖皮质激素和降眼压药物,待病情控制后,即行手术治疗。如治疗后,炎症反应不减轻或眼压升高不能控制,可尽早手术。

六、药物及中毒性白内障

长期应用或接触某些对晶状体有毒性作用的药物或化学药品导致的白内障,称为药物及中毒性白内障。常见的可引起白内障的药物有糖皮质激素、缩瞳剂、氯丙嗪等,可引起中毒性白内障的化学药品有三硝基甲苯、二硝基酚、汞、萘等。

【临床表现】

1. 糖皮质激素性白内障(glucocorticosteroid cataract) 局部或全身应用糖皮质激素可引起糖皮质激素性白内障。表现为后囊膜下散在的小点状混浊,逐渐向皮质扩展,病情发展,晶状体后囊膜下可形成淡棕色的盘状混浊,最后形成完全性白内障。停药后儿童的此种混浊可逐渐消退。

2. 缩瞳剂性白内障(miotic cataract) 某些缩瞳剂如毛果芸香碱、碘依可酯、地美溴纳等长期应用可引起晶状体前囊膜下混浊,前囊膜下混浊呈玫瑰花或苔藓状。一般不影响视力,停药后可逐渐消失。

3. 氯丙嗪性白内障(chlorpromazine cataract) 长期大量服用氯丙嗪后,可对晶状体产生毒性作用。如果用药量超过 2500g,95% 以上的患者将出现白内障。开始时晶状体表面有细点状混浊,瞳孔区色素沉着。以后细点混浊增多,前囊下出现排列成星状的大色素点,中央部较密集,并向外放射。重者中央部呈盘状或花瓣状混浊,并向皮质深部扩展。

4. 三硝基甲苯性白内障(trinitrotoluence cataract) 长期接触三硝基甲苯晶状体周边部

可出现密集的小点混浊,以后逐渐进展为由尖端向着中央的楔形混浊,并连接成环状的混浊。重者呈花瓣状或盘状,可发展为全白内障。

5. 金属　长期接触对晶状体有毒性作用的铁、铜、汞、银、锌等也可引起白内障。

【诊断】　如长期接触一些可能引起白内障的药物和化学药品时,应定期检查晶状体是否出现混浊。根据接触药物和化学药品史及晶状体混浊的形态、位置等,可以做出诊断。

【治疗】　如果发现有药物和中毒性白内障,应停用药物,脱离与化学药品的接触。当白内障明显到影响工作、学习和生活时,可手术摘除白内障并植入人工晶状体。

七、并发性白内障

并发性白内障(complicated cataract)是指由眼部疾病引起的晶状体混浊。眼部疾病引起眼内环境的改变,使晶状体营养或代谢发生障碍,导致晶状体混浊。常见于葡萄膜炎、高度近视、视网膜色素变性、视网膜脱离及玻璃体切除术后、青光眼及其术后、眼内肿瘤、低眼压、角膜溃疡等。

患者有原发眼病或陈旧性眼病的表现。由眼前段疾病引起的多由前囊膜或前皮质开始。由眼后段疾病引起者,则先在晶状体后极部囊膜及囊膜下皮质出现混浊。高度近视多并发核性白内障。由青光眼引起者多由前皮质和核开始。视网膜色素变性则常常合并前囊膜的混浊。

治疗上首先积极控制原发病如葡萄膜炎。对晶状体明显混浊、已影响工作、学习和生活者,若患眼光感存在、光定位准确,红绿色觉正常,可手术摘除白内障。

八、后发性白内障

后发性白内障(after-cataract)是指白内障囊外摘除术后或晶状体外伤后,残留的皮质、晶状体上皮细胞可增生、移形至后囊膜,形成 Elschnig 珠样小体,导致后囊膜混浊,可伴有晶状体后囊膜皱褶、纤维化。白内障手术后发生的又称后囊膜混浊(posterior capsular opacities,PCO)。白内障囊外摘除术后 PCO 的发生率可高达 10%~50%。婴幼儿白内障囊外术后几乎 100% 发生 PCO。裂隙灯检查可以确定晶状体前、后囊膜混浊的程度和范围。

白内障囊外手术中彻底清除皮质,植入生物相容性好、直角边缘、与后囊膜紧密贴的人工晶状体有助于 PCO 的预防。当 PCO 明显影响视力时,可用 Nd:YAG 激光将瞳孔区的晶状体后囊膜切开。如无条件施行激光治疗,或囊膜过厚时,可做手术剪开后囊膜。

九、白内障的治疗

(一)药物治疗

目前有不少治疗白内障的药物,但尚无疗效肯定的治疗白内障的药物。临床上常用的药物有:①抗氧化损伤药物:如谷胱苷肽滴眼液。②阻止醌型物质氧化作用:如卡他灵(catalin)滴眼剂。③醛糖还原酶抑制剂:如 Sorbinil 治疗糖尿病性白内障、半乳糖性白内障。④辅助营养药物:如游离氨基酸、无机盐、维生素 C、维生素 E。⑤中医中药:麝珠明目液、石斛夜光丸、障眼明片等。

(二) 辅助治疗

在白内障完全混浊之前,可通过验光配镜提高远视力和近视力。增强照明度可有助于阅读看书。散瞳可以改善部分核性白内障患者的视力。有眩光症状的白内障患者,可选择适当的滤光镜来减轻症状。不宜手术的白内障患者,可采用助视器提高远视力和阅读能力。

(三) 手术治疗

手术是治疗白内障主要而有效的方法。白内障手术日趋成熟,已由以往的复明手术发展成为当今的晶状体屈光手术。

1. 手术适应证与手术时机

(1) 提高视力和改善视功能:提高视力和改善视功能是最常见的适应证。不同的患者对视力的需求明显不同,因此很难确定一个视力标准作为白内障手术的时机。矫正视力低于 0.3 时,该眼就属于低视力眼,以此为标准进行手术是有理由的。实际工作中,一般当白内障引起的视力下降影响到患者工作、学习和生活时,即可考虑手术。

(2) 治疗性适应证:白内障手术的治疗性适应证包括晶状体过敏性葡萄膜炎、晶状体溶解性青光眼、晶状体脱位等。

(3) 诊治其他眼病的需要:因白内障导致屈光间质混浊,影响其他眼病如糖尿病性视网膜病变、视网膜脱离、青光眼等的诊断治疗时,应进行白内障手术。

(4) 美容的目的:虽然患眼因其他眼病或并发症已无法复明,但晶状体混浊使瞳孔区变成白色影响美容,也可进行白内障手术。

2. 术前检查与术前准备

(1) 全身检查:①血压:应控制在正常或接近正常范围。②血糖:对于糖尿病患者应控制在 8.3mmol/L(150mg%)以下。③进行心电图、胸部 X 线片和肝肾功能等检查,除外严重的心、肺、肝、肾疾病。④血、尿常规及凝血功能、HIV 检查等。

(2) 眼部检查:①视功能检查:包括远、近视力和矫正视力、明亮视力、对比敏感度、光定位和红绿色觉。有条件者进行术后视力预测(潜能视力估计)、视觉电生理检查。②超声波检查,特别是 B 超检查,有助于排除玻璃体视网膜病变。③裂隙灯显微镜检查:特别注意眼表面、角膜、虹膜状况。④晶状体检查:散瞳裂隙灯显微镜检查晶状体混浊情况,特别是核的颜色。⑤眼压检查。⑥测量角膜曲率和眼轴长度(A 超),计算 IOL 的度数。⑦有条件者或角膜内皮有可疑病变时,应进行角膜内皮镜检查。

(3) 术前准备:包括医生、手术室和病人的准备。术前应予抗生素点眼,清洗结膜囊,冲洗泪道,严防手术后感染性眼内炎的发生。医患双方签诊疗活动知情同意书和白内障手术同意书。

3. 手术方法 目前治疗白内障的手术方法主要有白内障囊内摘除术、白内障囊外摘除术联合人工晶状体植入术、超声乳化白内障吸除联合人工晶状体植入术三种。其中超声乳化白内障吸除联合后房型折叠式人工晶状体植入术最为先进和流行,白内障囊外摘除术联合人工晶状体植入术在我国比较普遍开展,无显微手术条件或特殊白内障病例(如合并晶状体脱位)时,可行白内障囊内摘除术。

(1) 白内障囊内摘除术(intracapsular cataract extraction,ICCE):将包括囊膜在内的晶状体完整摘除,操作较简单,无需显微手术条件。术后很快就能用+10D 左右的眼镜矫正视力。瞳孔区透明,不会发生后发性白内障。但手术切口大,术中容易引起玻璃体疝,有时可损伤角膜内皮、术后发生散光、黄斑囊样水肿、视网膜脱离等并发症的机会较囊外手术多。

(2) 白内障囊外摘除术(extracapsular cataract extraction,ECCE):摘除白内障,但保留晶状体后囊膜,显微手术条件。ECCE 可减少眼内结构的颤动,减少玻璃体脱出、视网膜脱离和黄斑囊样水肿等并发症。手术基本步骤是在角巩膜上作一个适当的切口,打开晶状体前囊,娩出晶状体皮质和核,保留部分前囊膜和完整的后囊膜,此后可将后房型 IOL 植入囊袋内。既往采用较大的手术切口完成 ECCE,现在多采用 5.5~7mm 左右的小切口,目前较普遍应用于我国农村的白内障复明手术。

(3) 超声乳化白内障吸除术(phacoemulsification):该术式应用超声乳化仪的乳化针头的机械伸缩运动(频率达到超声波水平)将硬的晶状体核粉碎成乳糜状后吸出。基本步骤是在患眼的角膜或巩膜上作 3mm 隧道小切口,行中央囊膜的连续环形撕囊,水分离,伸入一个乳化针头,利用超声样的高频振动,将硬而混浊的晶状体核乳化,同时利用超声乳化仪的灌注抽吸系统将乳化物吸出,保留后囊膜,吸除残余皮质,植入人工晶状体。超声乳化白内障吸除术的主要优点是切口小,损伤小,术后角膜散光小,炎症反应轻,并发症的少,患者的痛苦小,视力恢复既快又好。该手术要求术者有较高手术操作技巧,若操作不正确或不熟练,会引起角膜内皮损伤、后囊膜破裂、晶状体核或皮质坠入玻璃体内等严重并发症。

4. 白内障术后的视力矫正　白内障摘除后的无晶状体眼(aphakia)呈高度远视状态,一般达+8D~+12D,必须采取矫正措施才能提高视力。

(1) 人工晶状体(intra ocular lenses,IOL):人工晶状体是一种透明的可以提供接近自然正常视力的晶状体的人工替代物。常用人工合成材料制成,它的形状、屈光力、功能类似人眼的晶状体。人工晶状体是目前矫正无晶状体眼屈光的最有效的方法,他在解剖上和光学上取代了原来的晶状体,构成了一个近似正常的系统,尤其是固定在正常晶状体生理位置上的后房型人工晶状体。可用于单眼,术后可迅速恢复视力,易建立双眼单视和立体视觉。

(2) 眼镜:采用高度数(+11D~+14D)凸透镜。具有经济、简单的优点。但有 25%~30%的放大率,若单眼配戴,可因双眼物像不等,不能融合而发生复视。可用于双眼无晶状体眼的矫正。配戴后可出现视物变形、视野受限、球面差等。

(3) 角膜接触镜:物像放大率为 7%~12%,可用于单眼无晶状体眼,无球面差、无环形暗点,周边视野正常。由于需要经常戴上、取出,而且存在易造成角膜感染等问题。

第三节　晶状体异位、脱位和异形

一、晶状体异位和脱位

正常情况下,晶状体由悬韧带悬挂于瞳孔区正后方,其前后轴几乎与视轴一致。如果晶状体悬韧带部分或全部断裂、发育异常或缺损,可使悬挂力减弱或不对称,导致晶状体的位置异常。若出生时晶状体就不在正常位置,称为晶状体异位(ectopia lentis)。若出生后因先天因素、外伤或一些疾病使晶状体位置改变,称为晶状体脱位(dislocation of lens)。由于先天性晶状体位置异常往往很难以确定其发生的时间,所以晶状体异位和脱位两术语常常通用,临床上多统称为晶状体脱位。

【病因】

先天异常,如先天性悬韧带发育不全或松弛无力;眼外伤,可致悬韧带部分或完全断裂;眼部病变,如角巩膜葡萄肿、牛眼、眼球扩张等使悬韧带机械性伸长,睫状体炎使悬韧带变性,眼内肿瘤压迫

【分类】

1. 先天性晶状体异位或脱位　有遗传性,多双眼发病。包括单纯性晶状体异位、伴晶状体或眼部异常的晶状体异位、全身性综合征的一部分。常见的综合征包括以下 4 种:①Marfan综合征(Marfan syndrome):以眼、心血管和全身骨骼的异常为特征,常染色体显性遗传病,系中胚叶发育异常所致。50%~80%患者眼部表现主要为晶状体脱位,尤其是向上方和颞侧移位。②同型胱氨酸尿症(homocystinuria):为常染色体隐性遗传病。血、尿中检出含同型胱氨酸。晶状体多向鼻下移位,多为双侧对称性,30%出现在婴儿期,80%出现在 15 岁以前。③Marchesani综合征(Marchesani syndrome):为常染色体隐性遗传病。晶状体呈球形,小于正常,多向鼻下方脱位。④Ehlers-Danlos综合征(Ehlers-Danlos syndrome):又称全身弹力纤维发育异常综合征,有皮肤变薄、关节松弛而易脱臼等全身表现。眼部主要表现为晶状体不全脱位,可伴有因眼睑皮肤弹性纤维增加所致的睑外翻等。

2. 外伤性晶状体脱位　眼外伤是晶状体脱位的最常见原因,常伴外伤性白内障形成和其他眼组织外伤。

3. 自发性晶状体脱位　由于眼内病变引起悬韧带机械性伸长,如角巩膜葡萄肿、玻璃体条索牵引或眼内肿瘤推挤等;也可由于眼内炎症或变性所致。

【临床表现】

1. 晶状体不全脱位　又称为半脱位(subluxation)瞳孔区可见部分晶状体,散瞳后可见部分晶状体赤道部,该区悬韧带断裂。Marfan综合征、Marchesani综合征和同型胱氨酸尿症出现上述方向的移位。前房深浅不一致,虹膜震颤、玻璃体疝入前房。晶状体半脱位后可产生单眼复视。眼底可见到双影。如果晶状体的前后轴仍有视轴上,晶状体凸度增加而引起晶状体性近视。

2. 晶状体全脱位　晶状体悬韧带全部断裂,当晶状体全脱位离开瞳孔区后,患眼的视力为无晶状体眼视力,前房加深,虹膜震颤。在脱位的早期,晶状体可随体位的改变而移动。晶状体可脱位至以下 4 处:前房内、玻璃体腔内、晶状体嵌于瞳孔区、晶状体脱位至球结膜下甚至眼部以外。

3. 晶状体脱位的并发症　晶状体脱位可引起的并发症包括葡萄膜炎、青光眼、视网膜脱离、角膜混浊等。外伤性晶状体脱位患者可出现视力波动、调节障碍、单眼复视、高度散光等。

【治疗】

1. 晶状体半脱位　如晶状体半脱位范围较小,晶状体尚透明,且无明显症状和并发症时,可不必手术而密切随访。半脱位所引起的屈光不正,可试用镜片或角膜接触镜矫正。

如半脱位明显、视力下降不能出矫正、出现白内障或有发生全脱位危险时,应手术摘除晶状体。

2. 晶状体全脱位 晶状体脱入前房内和嵌于瞳孔区的晶状体应立即手术摘除。脱入玻璃体腔者,如无症状可以随诊观察。如果发生并发症,则需将晶状体取出。如脱位于结膜下时,应手术取出晶状体并缝合角巩膜伤口。

二、晶状体异形

晶状体异形包括晶状体形成异常和形态异常,可发生于胚胎晶状体泡形成至出生的不同阶段。

(一) 晶状体形成异常

晶状体形成异常包括先天性无晶状体、晶状体形成不全和双晶状体等,常伴有眼其他组织异常。

1. 先天性无晶状体 原发性无晶状体为胚胎早期未形成晶状体板,极罕见。继发性无晶状体是晶状体形成后又发生退行变性,使其结构消失,仅遗留其痕迹者,常合并小眼球及其他结构发育不良。

2. 晶状体形成不全 因胚胎期晶状体泡与表面外胚叶分离延迟而引起晶状体前部圆锥畸形、晶状体纤维发育不全。

(二) 晶状体形态异常

1. 球形晶状体(spherophakia) 多为双侧发病。晶状体呈球形,直径较小,前后径较长。散瞳后可见晶状体赤道部和部分悬韧带。球形晶状体屈折力增大,可致高度近视。常发生晶状体不全脱位或全脱位。由于晶状体悬韧带松弛,牵拉力减弱,因而无调节功能。由于晶状体前移,容易引起瞳孔阻滞引起青光眼。滴用缩瞳剂后可使睫状肌收缩,晶状体悬韧带更松弛,晶状体前移而加重瞳孔阻滞,因而又称逆药性青光眼。

2. 圆锥形晶状体(lenticonus) 晶状体前面或后面突出,呈圆锥形,通常为皮质突出,可伴有不同类型的先天性白内障和高度近视。

3. 晶状体缺损(coloboma lens) 多为单眼。晶状体下方偏内赤道部有切迹样缺损,形状大小不等。缺损处晶状体悬韧带减少或缺如。晶状体各方向屈光力不等,呈近视散光。在晶状体前表面或后表面有一小的陷凹,称为晶状体脐状缺陷。

无症状和无并发症时的晶状体异形一般随访而不必治疗。对于球形晶状体并发青光眼者忌用缩瞳剂,应用睫状体麻痹剂使晶状体悬韧带拉紧,使晶状体后移解除瞳孔阻滞。合并晶状体脱位和/或白内障者可行手术治疗。

(陆 宏)

第八章 青 光 眼

一、概 述

　　青光眼(glaucoma)是具有病理性高眼压或正常眼压合并视神经凹陷性萎缩,视网膜神经纤维层损害及青光眼性视野改变为特征的疾病。是我国当前主要致盲眼病之一。我国原发性青光眼的患病率约为0.21%~1.75%。具有一定的遗传趋向,在病人的直系亲属中,10%~15%的个体可能发生青光眼。

　　眼球内容物作用于眼球内壁的压力称为眼压。眼球内容物主要包括晶状体,玻璃体,眼内血液量及房水,前三者的变化不大,唯有房水循环的动态平衡直接影响到眼压的稳定性。房水循环的动态平衡即房水生成量与排出量的动态平衡。房水自睫状突生成后,经后房越过瞳孔到达前房,然后主要通过两个途径外流：①小梁网通道：经前房角小梁网进入Schlemm管,再通过巩膜内集合管至巩膜表层睫状前静脉；缩瞳剂毛果芸香碱可增加此通道房水外流。②葡萄膜巩膜通道：通过前房角睫状体带进入睫状肌间隙,然后进入睫状体和脉络膜上腔,最后穿过巩膜胶原间隙和神经血管的间隙排出眼外。正常人大约有20%的房水由此通道流出。睫状肌麻痹剂和肾上腺素可增加此通道房水外流。眼压升高主要有三个方面：睫状突生成房水的增加,房水通过小梁网路径流出的阻力增加,以及表层巩膜的静脉压增加。临床上绝大多数青光眼是因房水外流阻力增加所致。

　　正常眼压是指维持正常视功能的压力范围。统计学上我国正常人眼压为1.36~2.74kPa(10~21mmHg),正常人眼压并非呈正态分布,有4.55%的正常人眼压超过2.74kPa(21mmHg,平均值加2个标准差),0.27%的正常人眼压超过3.25 kPa(24mmHg,平均值加3个标准差),因此,不能机械地将眼压>21mmHg认为是病理性眼压。正常眼压不仅反映在眼压的绝对值上,还具有双眼对称,昼夜压力相对稳定等特点。正常人双眼眼压差异不应>5mmHg,24小时眼压波动范围不应>8mmHg。

　　高眼压症(ocular hypertension)是指部分人眼压虽已超过统计学正常上限,但长期随访并不出现视神经,视野损害。

　　正常眼压青光眼(normal tension glucoma,NTG)是指部分人眼压在正常范围,却发生了典型的青光眼视神经凹陷性萎缩和视野改变。每个人对眼压的耐受不同,因此,不能用一个数值作为划分正常眼压与病理性眼压的标准,应该将眼压分为正常,可疑病理及病理三个范围。

　　实验证实,眼压升高是引起视神经、视野损害的重要因素,眼压控制后多数青光眼病人视神经损害的发展得到缓解,也证实了高眼压的危害性。此外,种族、年龄、近视眼及家族史以及可引起视神经供血不足的心血管疾病、糖尿病、血液流变学异常,都可能是引起青光眼的危险因素。原发性青光眼的自然结局是出现进行性的视神经凹陷性萎缩和视野改变,最终出现不可逆性盲,因此,青光眼的防盲工作尤显重要,必须强调早期发现,早期诊断和早期治疗。

二、青光眼性视神经损害的机制

主要有两种学说,机械学说和缺血学说。①机械学说:强调视神经纤维直接受压,轴浆流中断的重要性;②缺血学说:强调视神经供血不足,对眼压耐受性降低的重要性。目前一般认为青光眼性视神经损害的机制很可能为机械压迫和缺血的合并作用。

视神经血管自动调节功能紊乱,也是青光眼性视神经损害的原因之一。正常眼压存在一定的波动性,视神经血管根据眼压的高低,通过增加或减少自身张力以维持恒定的血液供应。如血管自动调节功能减退,当眼压升高时,血管不能自动调节,视神经血液供应可明显减少,以致造成病理性损害。

目前已比较清楚地认识到,青光眼属于一种神经变性性疾病。青光眼神经节细胞的凋亡及其触突的变性,以及伴随而来的视功能进行性丧失,都源自于急性或慢性神经节细胞损害后的变性。眼压升高,视神经供血不足作为原发危险因素,改变了神经节细胞赖以生存的视网膜内环境;兴奋性谷氨酸,自由基,一氧化氮增加,生长因子的耗损或自身免疫性攻击等继发性损害因素,都可能导致神经节细胞及其触突的凋亡和变性。因此,治疗青光眼在降低眼压的同时,还应改善患者视神经血液供应,并采用谷氨酸受体阻断剂,自由基清除剂或神经营养,生长因子进行视神经保护性治疗。

三、青光眼的分类

根据病因学,解剖学和发病机制等,青光眼有许多种分类方法,临床上将青光眼分为原发性、继发性和发育性三大类。

1. 原发性青光眼(primary glaucoma)　是病因机制尚未完全阐明。根据前房角形态分为开角型或闭角型青光眼。

2. 继发性青光眼(secondary glaucoma)　是由眼部其他疾病或全身疾病等明确病因所致的一类青光眼。

3. 发育性青光眼(developmental glaucoma)　为眼球在胚胎期和发育期内房角结构发育不良或发育异常所致的一类青光眼。

第一节　原发性青光眼

原发性青光眼(primary glaucoma)是青光眼的主要类型,其发病机制至今尚未完全阐明。一般系双眼发病,但发病可有先后,严重程度也不相同。根据眼压升高时前房角的状态——关闭或开放分为开角型(open angle glaucoma,OAG)或闭角型(angle-closure glaucoma,ACG)。由于种族和眼球结构方面的差异,在发达国家,POAG是致盲的主要原因之一。中国人以PACG居多,随着我国社会经济和卫生事业的迅速发展,POAG早期诊断技术的提高,近视眼发病的增加,近年来POAG的构成比也有所增高。

一、原发性闭角型青光眼

原发性闭角型青光眼(primary angle-closure glaucoma, PACG)是由于前房角被周边虹膜阻塞或虹膜与小梁网发生永久性粘连,房水外流受阻,造成眼压升高的一类青光眼。闭角型青光眼的眼球有特征性的解剖结构:前房较浅(尤其周边前房),角膜(相对)较小,晶状体相对较大较厚(随年龄增长尤其明显),房角入口狭窄,眼轴短,形成晶状体位置相对偏前,眼前节相对狭小拥挤。闭角型青光眼的发生往往有内在或外在的促发因素,包括眼局部的、全身性的,生理的或病理的,也有越来越多的关于神经血管调节功能,内分泌因子乃至精神心理因素等。根据眼压升高是骤然发生还是逐渐发展,又可分为急性和慢性闭角型青光眼。虹膜高褶型青光眼临床少见。

(一)急性闭角型青光眼(acute angle-closure glaucoma)

该型是一种以眼压急剧升高并伴有相应症状和眼前段组织改变为特征的眼病,以往称之为"充血性青光眼"。多见于50岁以上患者,女性多于男性,男女之比约为1∶2,患者常有远视,常双眼先后发病,偶见同时发病。发病前,情绪激动、暗室停留时间过长,局部或全身应用抗胆碱药物,使瞳孔散大,周边虹膜松弛,都是本病的诱发因素。

【病因与发病机制】 眼球的解剖结构被公认为是本病的主要发病因素。随着年龄增长,晶状体厚度增加,虹膜与晶状体前表面接触紧密,房水越过瞳孔时阻力增加,后房压力相对高于前房,并推挤虹膜向前膨隆,前房更浅,房角进一步变窄,这就是闭角型青光眼的相对性瞳孔阻滞机制。

【临床表现】 典型的急性闭角型青光眼一般分为6个不同的临床时期,不同的临床时期有不同的临床表现及其治疗原则。

1. 临床前期 当一眼急性发作被确诊后,另一眼具有浅前房,虹膜膨隆,房角狭窄,即使无任何症状,即可诊断为临床前期。另外,部分病人在急性发作以前,虽然没有自觉症状,但具有上述眼球局部解剖特征,或同时有阳性闭角型青光眼家族史,特别是在激发试验如暗室试验后房角关闭,眼压明显升高,也可诊断为临床前期。

2. 先兆期(前驱期) 表现为暂时性或反复多次的小发作。发作多发生在傍晚,或有一定诱因,如:疲劳、光线较暗处、情绪激动后、近距离工作时间久后,突感雾视、虹视,可能伴有患侧额部疼痛,或鼻根部酸胀。上述症状持续时间较短,休息后自行缓解或消失。若当时检查可发现眼压升高,通常在40mmHg以上,眼局部轻度充血或不充血,角膜上皮呈轻度水肿,前房浅,但房水无混浊,房角大部分关闭,瞳孔稍扩大,对光反应迟钝。小发作缓解后,除具有特征性浅前房外,一般不留永久性组织损害。

3. 急性发作期 大部分发作在晚间,表现为短时间内突然出现剧烈的眼痛,畏光,流泪,视力急剧下降,甚至降至眼前指数或手动,同时出现恶心呕吐、畏寒等全身症状,若恶心、呕吐未能及时控制的青光眼患者可表现为全身衰弱,电介质紊乱。体征有眼睑水肿,混合性充血,角膜上皮水肿,角膜后有色素颗粒沉着,前房极浅,周边前房几乎消失。房水浑浊,如虹膜有严重缺血坏死,可有絮状渗出物。虹膜扇形萎缩、色素脱失、局限性后粘连、瞳孔中等散大,常呈竖椭圆型,对光反射消失。房角完全关闭,小梁网上有较多色素沉着。眼压多在 50mmHg 以上,由于角膜水肿,眼底多看不清,用 50% 葡萄糖滴眼液滴眼后看眼底,可见视网膜动脉搏动,视盘水肿,或视网膜血管阻塞。眼压下降后,视力好转,眼前段可留下永久性损伤,如虹膜扇形萎缩、色素脱失、局限性后粘连、瞳孔散大固定,房角广泛性粘连,晶状体前囊下可见小片状白色混浊,称为青光眼斑(Vogt 斑)。临床上见到上述改变,即可证明病人曾有过急性闭角型青光眼的急性发作。

4. 间歇期(缓解期) 指小发作自行缓解或急性发作经积极治疗后,房角重新开放,或大部分开放,小梁网尚未遭到严重损害,不用药或仅用少量缩瞳剂眼压不再升高。急性发作者由于发作时房角广泛粘连,治疗后很少能进入间歇期。

5. 慢性期 急性发作后如未能完全缓解或反复小发作,房角已形成多处粘连,(通常>180),小梁功能已遭受严重损害,眼压中度升高,造成青光眼性视盘凹陷,并有相应视野缺损。

6. 绝对期 是所有青光眼晚期的结局,因持续高眼压,眼组织,特别是视神经已遭受严重破坏,视力完全丧失,且无法挽救的晚期病人。偶然可因眼压过高或角膜变性而剧烈疼痛。

【诊断与鉴别诊断】 先兆小发作时间短,临床医生不易遇到,大多依靠一过性发作的典型病史,特征性浅前房,窄房角等表现作出诊断。先兆期小发作有时会误诊为偏头痛,对可疑病人可利用暗室试验进行检查,嘱病人在暗室内清醒状态下静坐 1~2 小时,然后在暗光下测眼压,如眼压高于试验前 8mmHg 为阳性。

大发作诊断多无困难,前房角镜检查证实房角关闭是重要诊断依据,前房角镜检查还可以了解虹膜与小梁网是相贴还是粘连,以判断治疗后房角是否能重新开放。大发作眼压下降后,需和急性虹膜睫状体炎相鉴别。虹膜睫状体炎发作时眼压不高或偏低;瞳孔小,KP 呈灰白色;前房角正常。

急性青光眼发作时,患者因常有恶心、呕吐,剧烈头痛还需和胃肠道疾病、颅脑疾病、偏头痛相鉴别。

【治疗】 急性闭角型青光眼的治疗原则是手术治疗。

1. 临床前期和先兆期 主张作周边虹膜切除术(peripheral iridectomy)或激光周边虹膜切开术(laser peripheral iridectomy)。

2. 急性发作期 在最短时间内控制眼压。采用缩瞳剂,房水生成抑制剂和高渗剂。缩瞳剂如 1% 毛果云香碱滴眼液,每隔 5 分钟滴眼一次,共三次,然后每隔 30 分钟滴眼一次,共四次,以后改为每小时一次。眼压下降后或瞳孔恢复正常大小时逐步减少用药次数,最后维持在每天三次。如眼压过高,瞳孔括约肌受损麻痹,或虹膜发生缺血坏死,缩瞳剂难以奏效,在全身使用降眼压药后再滴缩瞳剂,缩瞳效果较好。局部滴用 β 受体阻滞剂,如 0.5% 噻吗洛尔滴眼液,0.25% 倍他洛尔滴眼液,同时全身使用高渗剂,如 20% 甘露醇注射液,碳酸酐酶抑制剂,以迅速降低眼压,经上述综合治疗措施后,如眼压能被控制,根据房角开放情况进行周边虹膜切除术或滤过性手术。

(二)慢性闭角型青光眼(chronic angle-closure glaucoma)

发病年龄较急性闭角型青光眼为早,男女之比为 1:1,占我国原发性闭角型青光眼的 60%,该类青光眼的眼压升高,也是由于周边虹膜与小梁网发生粘连,使小梁功能受损所致。

【发病机制】 ①瞳孔阻滞性慢性闭角型青光眼,其发病机制与阻滞性急性闭角型青光眼相似。②非瞳孔阻滞性慢性闭角型青光眼,虹膜平坦或微膨隆,虹膜在房角入口处突然向前,前房突然变浅,房角隐窝较浅,形成潜在闭角,周边虹膜粘连,导致持久性眼压升高。

【临床表现】 26.67%的病人没有自觉症状,瞳孔阻滞性慢性闭角型青光眼早期可有每年3~4次反复发作性视物模糊及虹视,24小时眼压波动比正常人范围大,眼压高时房角镜检查可见虹膜膨隆,除此以外,眼部正常。发展期,发病频率增加,每次发病时间延长,不发作时,眼压不能恢复正常,常引起眼底视神经凹陷性萎缩和视野缺损,房角发生粘连,房角闭塞常在1/2以上。晚期患者常有视力障碍,持续性高眼压,房角大部分关闭,视野明显受损。

【诊断和鉴别诊断】 少数慢性闭角型青光眼无发作病史,若不用心检查,容易造成漏症或误诊。诊断要点:①具备发生闭角型青光眼的眼部解剖特征。②有反复轻度至中度眼压升高的症状或无症状。③前房角镜检查,房角狭窄,有不同程度虹膜周边前粘连。④眼压升高时房角关闭。⑤有典型的视野缺损,青光眼性视盘凹陷性萎缩。

本病与窄角开角型青光眼鉴别:主要依靠前房角镜检查,开角型青光眼虽然眼压升高,视盘凹陷性萎缩和视野缺损,但前房不浅,房角虽然狭窄但始终开放。

【治疗】 慢性闭角型青光眼处理原则,是药物控制眼压后手术治疗。对早期病例可施行虹膜周边切除术,如房角关闭在1/2以上,房水引流功能下降,则作滤过性手术;同时给予视神经保护。

二、原发性开角型青光眼

原发性开角型青光眼(primary open angle glaucoma)(慢性单纯性青光眼)是一种慢性进行性前部视神经病变,伴有典型的视神经凹陷萎缩及视野缺损,房角是开放的,眼压可能是高的。本病发生隐蔽,发病年龄在20~60岁之间,随着年龄的增大,发病率增高,糖尿病患者、甲状腺功能低下者、心血管疾病者,近视眼患者,是原发性开角型青光眼的高危人群。

【病因及发病机制】 原发性开角型青光眼的发病机制尚未阐明,已存在的学说有:①小梁组织局部的病变;②小梁后阻滞,即房水流经小梁组织后的Schlemm管到集液管和房水静脉部位的病变,包括表层巩膜静脉压升高等;③血管-神经-内分泌或大脑中枢对眼压的调节失控所致。目前的研究表明近Schlemm管的组织(近小管部)是主要病变所在部位。

【临床表现】 发病早期可无任何症状,除少数患者的眼压升高时出现视物模糊眼胀外,多数患者常常于视野严重缺损时才发觉,多数患者中心视力不受影响,甚至在晚期管状视野时中心视力也可保持良好。

眼前部可无任何改变,前房正常深度,虹膜平坦,周边前房深度>1/2CT。房角开放,且大多数人为宽角,晚期病人由于视神经与视野损害程度较重,可表现为相对性传入性瞳孔障碍(RAPD)即瞳孔轻度散大,对光反应迟钝。眼底典型表现为视神经凹陷的进行性扩大和加深。早期:视神经乳头有视网膜神经纤维层缺损,局限性盘沿变窄,以颞上或颞下盘沿先出现丢失为特征,以及乳头凹的切迹。随着病情的发展,最终导致杯盘比的增加。晚期:视盘呈盂状凹陷,视网膜中央血管在越过视盘边缘处呈屈膝状,视网膜神经纤维层缺损可逐渐加重呈弥漫性缺损。

眼压在早期表现为不稳定性,眼压波动的幅度增大,24小时眼压曲线检查较易发现。规律是一般上午较高,到下午逐渐下降。随着病情的发展,眼压水平逐步升高,多在中等水平,但很少超过60~80mmHg。

青光眼性视野缺损具有特征性,用自动定量阈值视野计如Humphrey检查,早期典型视野缺损表现为旁中心暗点,常在中心视野5~25范围内有一个比较性或绝对性旁中心暗点。鼻侧阶梯、颞侧扇形缺损。中期弧形暗点,环形暗点。发展到晚期,即管状视野和颞侧视岛。采用计算机自动视野计作光阈值定量检查,可发现较早青光眼视野改变,如弥漫性或局限性光阈值增高,阈值波动增大等。

【诊断】 开角型青光眼早期多无自发症状,很易漏诊,其主要诊断指标:

1. 视神经损害 正常盘沿形态遵循ISNT原则,即下方盘沿最宽,上方次之,鼻侧较窄,颞侧最窄,若违反了ISNT原则,即下方或上方盘沿窄于鼻侧,或者下方盘沿窄于上方盘沿均要考虑青光眼盘沿丢失。视盘出血和视网膜神经纤维层缺损,也属于青光眼特征性视神经损害。此外双眼视盘形态变化的不对称,如C/D差值>0.2,也有诊断意义。

2. 视野缺损 可重复性的旁中心的暗点或鼻侧阶梯常系青光眼早期视野损害的征象。采用Goldman视野计超阈值静点检查或自动计算机阈值定量检查,较容易发现早期视野缺损。视盘损害和视野缺损有密切对应关系,如两者相互吻合,其结果可相互印证。

3. 眼压升高 早期眼压并不是持续升高,约有50%青光眼单次眼压测量低于22mmHg,因此不能仅靠一两次正常眼压值即认为眼压不高,必须测量眼压曲线,有助于发现眼压波动范围及眼压高峰值。压平式眼压计测量较Schiotz压陷式眼压更了解患者的真实眼压,在某些巩膜硬度偏低的患者,如高度近视者,常规压陷式眼压计所测的眼压往往比实际眼压要低。

眼压升高,视盘损害,视野缺损三大诊断指标中两项为阳性,房角为开角,即可诊断,虽然青光眼普查可发现早期病例,但由于单次眼压测量的不可靠性,因此目前开角型青光眼的早期诊断主要集中对青光眼病人直系家属和高眼压人群的密切随访。

【治疗】 青光眼治疗的目的是保存现有的视功能,防止视功能进一步损害。治疗包括两方面:降低眼压和视神经保护。眼压是引起青光眼视功能损害的重要因素之一,可以通过手术,药物,激光,将眼压控制在不引起视神经的损害进一步发展的水平,即所谓目标眼压。目标眼压值因人而异,视神经损害程度越重,其耐受的眼压水平越低。除了眼压峰值外,昼夜眼压波动大也是导致病情恶化的危险因素,24小时眼压测量对于现实眼压控制情况十分重要。眼压不是青光眼发病的唯一危险因素,部分病人在眼压控制后,视神经萎缩和视野缺损仍然进行性发展,目前视神经保护性治疗包括改善视神经血液供应和控制节细胞凋亡。

1. 降眼压药物治疗

(1) β肾上腺能受体阻滞剂:β肾上腺能受体阻滞剂目前在国内仍是POAG的一线用药。该类药物通过阻断位于睫状体非色素上皮细胞上的β肾上腺素受体而抑制房水生成,减少房水生成约30%。其对房水外流无影响,不影响瞳孔大小和调节功能,其降压幅度有限,长期应用后期降压效果减弱。常用药物为0.25%或0.5%噻吗洛尔滴眼液(timolol,噻吗心安)、1%或2%卡替洛尔滴眼液(calteolol,美开朗)、0.25%或0.5%左布诺洛尔滴眼液

(levobunolol,贝他根)、0.3%美替洛尔滴眼液(metipranolol,optipranolol)、0.25%或0.5%的倍他洛尔滴眼液(betaxolol,贝特舒)等滴眼液,每日2次滴眼。β_1受体的效应主要在于心脏,它可使心脏收缩力加强,心率和传导加快,故而阻滞β_1受体可引起心动过缓、血压下降、晕厥等。β_2受体的效应主要在于使支气管及血管的平滑肌扩张,故而阻滞β_2受体可引起支气管痉挛、哮喘以及血管收缩。倍他洛尔为选择性β_1受体阻滞剂,使得β_2受体不被阻滞,可减少支气管痉挛的危险性,呼吸道方面的副作用较轻。倍他洛尔尚具有钙离子通道阻断作用,可以改善视网膜视神经的血供。其余几种药物为非选择性β_1、β_2受体阻滞剂,禁用于支气管哮喘、严重的慢性阻塞性肺部疾患、窦性心动过缓、2或3度房室传导阻滞、心功能衰竭、心源性休克。

(2) 前列腺素衍生物:目前在一些发达国家和地区前列腺素衍生物已经成为POAG的一线用药。该类药物是目前最有效的眼局部降眼压药,增加房水经葡萄膜巩膜外流通道排出。具体机制是通过作用睫状体的平滑肌细胞,激活前列腺素FP受体,使金属蛋白酶释放增加,降解睫状肌组织的细胞外间质,增宽睫状肌肌束之间的间隙来促进房水外流,不减少房水生成。此类药不影响心肺功能,副作用主要为滴药后局部短暂性烧灼、刺痛、痒感和结膜充血,长期用药可使虹膜色素增加,睫毛增粗。毛果芸香碱可减少葡萄膜巩膜通道房水外流,与前列腺素衍生物制剂有一定拮抗作用。常用药物为0.005%拉坦前列素滴眼液(latanoprost,适利达)、0.15%乌诺前列素滴眼液(unoprostone,瑞灵)、0.03%贝美前列素滴眼液(bimatoprost,卢美根)和0.004%曲伏前列素滴眼液(travoprost,苏为坦)。每日傍晚1次滴眼,可使眼压降低20%~40%。

(3) 肾上腺能受体激动剂(拟交感神经药):兴奋α和β受体,可以有效地降低眼压。这些药物有溴莫尼定、阿泊拉可乐定、地匹福林、肾上腺素等。1%肾上腺素滴眼液是α和β受体兴奋剂,但由于它的局部和全身副作用以及稳定性极差等特点,在临床上的使用日趋减少。0.1%地匹福林滴眼液(dipivefrin)是肾上腺素的前药,属于β_2受体激动剂,主要为促进房水经小梁网及葡萄膜巩膜外流通道排出,渗透力强,进入前房后转化为肾上腺素而起作用,它与肾上腺素的降眼压效果相似而副作用更低。用药早期,肾上腺素可增加房水产生,随用药时间延长,又可抑制房水生成。肾上腺素滴药后有短时结膜贫血及瞳孔扩大,因此禁用于ACG。肾上腺素也可以导致囊样黄斑水肿,无晶状体眼患者不宜使用,对严重高血压、冠心病患者禁用。

α_2受体激动剂如0.2%溴莫尼定滴眼液(brimonidine,阿法根)能选择性兴奋α_2受体,可同时减少房水生成和促进房水经葡萄膜巩膜外流通道排出。阿法根对α_1受体作用甚微,不引起瞳孔扩大,对心肺功能无明显影响。0.2%溴莫尼定滴眼液每天2~3次的降眼压作用与0.5%噻吗洛尔滴眼液相当,避免了β受体阻滞剂的不良反应。

(4) 局部用碳酸酐酶抑制剂:作用机制通过抑制睫状体非色素上皮细胞内碳酸酐酶减少房水生成降低眼压。常用药物1%布林佐胺滴眼液(brinzolamide,azopt派立明)、2%杜噻酰胺滴眼液(dorzolamide,多佐胺)、复合药物Cosopt(噻吗洛尔与多佐胺的联合制剂),每天2~3次。1%派立明滴眼液,其降眼压效果略小于全身用药,但全身副作用很少。长期使用的主要不良反应是结膜炎和眼睑反应,与磺胺类药过敏有关,其他的有眼局部异物烧灼感、口中味苦感,均能耐受。

(5) 拟胆碱药(缩瞳剂):常用为1%~4%毛果芸香碱(pilocarpine)滴眼液,每日3~4

次,或4%毛果芸香碱凝胶,每晚1次滴眼。多作为β受体阻滞剂不能较好控制眼压时的一种联合用药。毛果芸香碱对开角型青光眼的降压机制为增加小梁途径的房水外流,这一作用是由睫状肌组织中的毒蕈碱受体介导的,通过刺激睫状肌收缩,牵引巩膜突和小梁网,加宽了小梁网间隙和Schlemm管腔隙,减小房水外流阻力。副作用可引起眉弓疼痛,视物发暗,近视加深等,若用高浓度制剂频繁滴眼,还可能产生胃肠道反应、头痛、出汗等全身中毒症状。毛果芸香碱缓释膜或毛果芸香碱凝胶作用时间长,不需频繁滴药,副作用也相对较小。

2. 激光治疗 氩激光小梁成形(argonlasertrabeculoplasty,ALT)或选择性激光小梁成形术(selective lasertrabeculoplasty,SLT)可作为开角型青光眼手术前的治疗方法,或药物治疗眼压控制不满意的补充治疗,降眼压效果SLT与ALT相似。SLT热效应小,对小梁网损害较小,可重复进行。

3. 手术治疗 滤过性手术建立一个新的房水流出通道,从而降低眼压,由于显微手术技术的发展,术中和术后应用抗代谢药物,防止滤过道的纤维化,显著提高了小梁切除的成功率,是目前常规采用的术式。非穿透性小梁手术,为新的抗青光眼手术,其降压作用与小梁切除相似,并发症少,但远期降眼压疗效不如小梁切除术。

三、正常眼压性青光眼

具有与其他青光眼相似的视盘损害,视网膜神经纤维层缺损及相应的视野损害,但24小时眼压均不超过21mmHg,房角开放的青光眼。到目前为止,大多数研究表明低眼压性青光眼是一种常见的青光眼类型,约占开角型青光眼1/5~1/2以上,女性较多,有阳性家族史者占5%~40%。临床中观察到的正常眼压性青光眼人数不多,可能是正常眼压性青光眼患者就诊率较低和误诊率较高,许多患者未能得到及时详细的检查所致。

在诊断正常眼压性青光眼时需注意:①眼压值的校正,要考虑到中央角膜的厚度,角膜曲率、巩膜的硬度和弹性等的影响;②眼压24小时波动情况;③排除其他眼部或全身疾病导致视神经损害的可能,一般认为正常眼压性青光眼是由于视神经本身存在某种异常,如供血不足视神经对眼压的承受降低。

第二节 继发性青光眼

继发性青光眼(secondary glaucoma)是由于某些眼部或全身疾病,以及某些药物的应用,引起眼压升高的一种青光眼。根据高眼压状态下房角开放与关闭,也可分为开角型和闭角型二类,也有些病例二种机制并存。继发性青光眼要考虑原发病,在治疗上往往比原发性青光眼更复杂,愈后也差些。

一、青光眼睫状体炎综合征

好发于20~50岁男性,单眼居多,发病机制不明,可能与劳累、精神紧张有关。临床表现为患眼胀痛、雾视、虹视,轻度充血,眼压升高,可达40mmHg以上,在发作3天内出现角膜后沉着物,位于角膜下 1/3 区域,多为粗大的羊脂状,1~10 颗不等,前房深,房角开放,房水无明显浑浊,瞳孔略大,不引起瞳孔后粘连,视盘正常。炎症发作时眼压升高可持续数小时到数周不等,常能自行缓解,属于一种自限性疾病,但易复发。给予糖皮质激素,降眼压眼水对症治疗,一般不需手术治疗。

二、葡萄膜炎性青光眼

葡萄膜炎可引起继发性开角型或闭角型青光眼。导致开角型青光眼的机制是炎症细胞、纤维素、血清的受损的组织化碎片阻塞小梁网,炎性介质和毒性物质对小梁细胞损害导致功能失调,房水外流障碍。继发闭角型青光眼的机制是瞳孔闭锁,虹膜后粘连,瞳孔膜闭,阻断前后房的交通,引起虹膜膨隆,加重周边虹膜前粘连,闭塞前房角。对急性虹膜睫状体炎合并高眼压时,以控制炎症为主,应用睫状肌麻痹剂充分扩瞳和足量的糖皮质激素是治疗的关键,同时,配合降眼压药物治疗。对陈旧性虹膜睫状体炎合并青光眼时,多需手术治疗。

三、糖皮质激素性青光眼

该症是由于眼局部滴用或注射糖皮质激素,也可见于全身应用糖皮质激素药物而引起的开角型青光眼。眼压升高多与滴用糖皮质激素的种类、浓度、频度和用药持续时间有关。最常见的是倍他米松、地塞米松和泼尼松等,而氟米龙甲羟孕酮则很少引起眼压升高。对糖皮质激素的敏感性存在一定的个体差异,易感人群为原发性开角型青光眼及其一级家属、高度近视、糖尿病、组织病尤其是类风湿关节炎等。易感者多在局部滴用糖皮质激素后 2~6 周内表现为眼压逐渐升高,多数病例停用糖皮质激素后眼压可逐渐恢复正常。对少数眼压不能恢复正常者,按开角型青光眼治疗。

糖皮质激素性青光眼的诊断主要依据长期用药史,春季卡他性结膜炎和近视眼手术后的患者,要尽量避免长期使用糖皮质激素,对需要使用者应密切观察眼压变化。

四、晶状体性青光眼

与晶状体有关的青光眼包括晶状体自身物质所致的青光眼(主要是开角型)和晶状体位置异常所致的青光眼(主要是闭角型)。

1. 晶状体溶解性青光眼 过熟或成熟的白内障中高分子量的可溶性晶状体蛋白大量逸出,阻塞了小梁网房水外流通道所致的继发性开角型青光眼。表现类似急性闭角型青光眼发作,常难以用药物控制,需针对病因摘除白内障治疗。

2. 晶状体残留皮质青光眼 白内障手术后颗粒状、碎屑状晶状体皮质、囊膜碎片等残留物质阻塞小梁网引起。首先应用降眼压药,同时给予睫状肌麻痹剂和糖皮质激素抗感染治疗。如果药物不能很快控制,或存在大量的晶状体残留物质,则应及时手术灌注冲洗,一般能较快控制高眼压而无需施行抗青光眼手术。

3. 晶状体过敏性青光眼 为晶状体损伤后,如白内障手术(囊外或乳化术)后,对晶状体物质(蛋白)产生过敏性反应所致,临床表现多样化,炎症反应可在数小时或数天内发生,也可迟至数月,葡萄膜炎可以轻微,也可很剧烈,大量前房积脓,前房内可见晶状体碎片。其青光眼的发生有多种机制:晶状体颗粒性物质、晶状体蛋白均能阻塞小梁网,导致眼压升高;炎症反应累及小梁网也可引起或加重青光眼;应用糖皮质激素治疗也可致眼压增高;虹膜周边前粘连和瞳孔后粘可造成瞳孔阻滞,产生闭角型青光眼。

当临床征象怀疑是晶状体过敏性炎症或存在剧烈的葡萄膜炎时,诊断性前房穿刺可见到泡沫状的巨噬细胞,也可以施行诊断性玻璃体晶状体切除术。主要与下列病理状况鉴别,包括手术中带入眼内的或与人工晶体相关的异物毒性反应,由低毒的细菌或真菌所致的感染性眼内炎,晶状体溶解性青光眼,交感性眼炎,伴存的葡萄膜炎加剧等。

晶状体过敏性炎症通常对糖皮质激素治疗(局部或全身)的反应较差,需要手术清除残余的晶状体,以经睫状体扁平部晶状体玻璃体切除术为最佳。要彻底清除所有晶状体残余物包括囊膜,如有人工晶体也需取出,取出物应送病理检查以明确诊断。

五、新生血管性青光眼

该症是一组以虹膜和房角新生血管为特征的难治性青光眼,导致新生血管性青光眼的病因有多达40余种不同疾病,主要有视网膜中央静脉阻塞、糖尿病视网膜病变及其他疾病,各占1/3。缺血型视网膜中央静脉阻塞中有18%~60%发生新生血管性青光眼,多在静脉阻塞后2~3个月时发现,80%的病例在6个月内发生。增生性糖尿病性视网膜病变中约22%发生新生血管性青光眼,成人双眼新生血管性青光眼或虹膜新生血管化几乎均为糖尿病视网膜病变所致。新生血管性青光眼的共同表现有眼痛,畏光,视力常为指数-手动,眼压可达60mmHg以上,常伴角膜水肿,虹膜新生血管,瞳孔领色素上皮外翻,瞳孔固定扩大。

治疗:1%阿托品和糖皮质激素滴眼液减少炎症反应。加用降眼压药治疗,手术需行滤过性手术加用抗代谢药,或人工引流阀装置植入手术。对于无视力眼压不能控制的新生血管性青光眼,可选用睫状体破坏性手术如睫状体冷凝、热凝、光凝等,以减缓眼痛为主要治疗目的,大泡性角膜病变时可选戴软性角膜接触镜治疗;对不能或不愿意接受这些手术的可行球后酒精注射解痛,最终可行眼球摘除术。

六、眼钝挫伤引起的青光眼

眼球钝挫伤伴发的继发性青光眼常见有以下几种情况:

1. 前房积血 红细胞等血液成分机械性阻塞小梁网,大量出血者血凝块造成瞳孔阻滞,引起眼压暂时性的升高。其处理主要是通过限制活动以减少再出血,药物治疗促进积血吸收以及降眼压治疗。一般都能较快控制眼压,前房积血也完全吸收。如外伤后眼压很高(常因多种原因导致眼压升高),前房穿刺放血冲洗。如果眼压仍不能被控制,则应施行滤过性手术。

2. 血影细胞性青光眼 多见于玻璃体积血后约2周,变性的红细胞通过破损的玻璃体前界面进入前房,形成影细胞,不能通过小梁网,阻碍了房水外流,引起眼压升高。多数血影细胞性青光眼可通过前房冲洗手术解除。如存在玻璃体积血,则需行玻璃体切除术。

3. 溶血性青光眼 为大量眼内出血后数天至数周内发生的一种开角型青光眼，系含血红蛋白的巨噬细胞，红细胞碎片阻塞小梁网，造成房水引流受阻。临床特征是前房内红棕色的血细胞，房角检查见红棕色色素，房水细胞学检查有含棕色色素的巨噬细胞。这种继发的高眼压多为自限性，主要用药物控制眼压和伴发的炎症，待小梁细胞功能恢复后可逐步清除这些阻塞物，使青光眼缓解。对于顽固性的疾病，需手术前房冲洗及滤过性手术降眼压。

4. 血黄素性青光眼 少见，发生在长期眼内出血眼，系血红蛋白从变性的红细胞内释放出，小梁细胞吞噬该血红蛋白，血红蛋白中的铁离子释放出过多的铁离子可造成小梁组织的铁锈症，使小梁组织变性，失去房水引流作用。一旦发生这种青光眼，小梁网的功能已失去代偿，需行滤过性手术治疗。一般也可以见到其他眼部组织存在的程度不同的铁锈症。

5. 房角后退 钝挫伤房角后腿所致的眼压升高，伤后早期发生的原因是小梁组织水肿、炎症介质释放和组织细胞碎片阻塞等，主要用糖皮质激素治疗。伤后晚期数年到十数年发生的为慢性眼压升高过程，认为是小梁组织损伤后瘢痕修复阻碍了房水外流。多见于房角后退的范围180°的患眼，房角镜可见程度不同，宽窄不一的房角后退体征。通常房角后退性青光眼较难用药物控制，需滤过性手术治疗，加用抗代谢药。

6. 其他原因 钝挫伤眼外伤也可造成晶状体和玻璃体解剖位置异常，或葡萄膜炎症等继发青光眼。

钝挫伤所伴发的青光眼往往是多种因素共同作用所致，应注意分析观察，抓住主要的病因，施行治疗时有所侧重，但又要全面。

第三节　发育性青光眼

发育性青光眼是胚胎期和发育期内眼球房角组织发育异常所引起的一类青光眼，多数在出生时异常已存在，但可以到青少年期才表现出症状和体征。发育性青光眼的发病率在出生活婴中约为万分之一，原发性婴幼儿型青光眼的发病率约为三万分之一，双眼累及者约75%，男性较多，约60%。

【病因和发病机制】 发育性青光眼有明显家族遗传史的约10%，目前多认为是多基因遗传。

病理解剖上发育性青光眼有三类发育异常：①单纯的小梁发育不良。②虹膜小梁网发育不良。③角膜小梁发育不良。

青光眼的发病机制是由于发育的遏制，阻止了虹膜睫状体的后移，虹膜呈高位插入小梁网内，并且小梁网板层和Schlemm管的形成不完全，导致房水外流阻力增加。

【临床表现】

1. 婴幼儿型青光眼 婴幼儿型青光眼首先表现出畏光、流泪和眼睑痉挛三联征，由高眼压引起角膜上皮水肿刺激所致。出生后第一年角膜直径超过12mm者应高度怀疑为婴幼儿型青光眼。如3岁以前眼压升高，导致眼球增大，尤其是角膜和角巩膜缘。初始角膜雾状浑浊，随着角膜和角巩膜缘的增大，Descemet膜和内皮细胞层被伸展，最终导致破裂。此时，角膜水肿、畏光、流泪均突然加重，患儿烦闹哭吵，喜欢埋头以避免畏光的疼痛刺激。长期持续的眼压升高将导致角膜云翳样瘢痕,上皮缺损甚至溃疡;角膜或角巩膜缘葡萄肿;晶状体悬韧带伸展和断裂产生晶状体半脱位。如3岁以后眼压开始升高,通常无角膜增大征,但由于巩膜仍富弹性,可以表现为进行性近视。

应对怀疑有青光眼的儿童进行必要的眼科检查。不合作的患儿,可给予镇静剂如水合氯醛糖浆口服,或全身麻醉后检查。

2. 青少年型青光眼　一般无症状,多数直到有明显损害时如视野缺损才注意到,有的甚至以失用性斜视为首次就诊症状,其表现与原发性开角型青光眼相同。

3. 伴其他先天异常的青光眼　略。

【诊断与鉴别诊断】　伴有其他眼部先天异常的患眼,如有眼压升高,即可诊断。眼压的测量最好用Goldmann眼压计测定,减少或不受角膜白斑等的影响。

青少年型青光眼主要依据房角检查见到有发育异常如中胚组织残留来诊断,而单纯以年龄来分别原发性开角型青光眼与发育性青光眼欠合理,况且实际上常难以知晓患者真正的发病始于何时。

关于原发性婴幼儿型青光眼,诊断依据有以下几个因素:①眼压:除非很高,一般不足以确诊青光眼;②角膜:常以水平径来判断。如果增大>0.5mm,有诊断意义。另外见有云翳、Haab纹等,尤其是伴大角膜时更具有诊断价值;③眼底:C/D比值,儿童的视盘杯凹发生快,恢复也快,其特点是较深、圆、居中,如C/D比值增大,有助诊断;④房角:房角检查常见厚实的深棕色带覆盖在从整个小梁网到周边虹膜的区域,虹膜根部累及的宽窄不一。该深棕色带即为条索状中胚叶组织,称虹膜突或梳状韧带。未见棕色带的房角,看不到小梁网结构,为致密的无结构样区带,与虹膜根部附着处直接相连。

如上述检查不能明确时,可间隔4~6周再复查,观察角膜、眼压和眼底的变化来明确诊断。

尚需与下列常见孩童眼部病变鉴别:①大角膜,无其他青光眼体征;②产伤性角膜破裂,常为垂直纹,但无角膜增大和视神经改变;③视神经异常,如先天性小凹、缺损、发育不全、生理性大杯凹和高度近视等。

【治疗】　发育性青光眼原则上一旦诊断应尽早手术治疗。抗青光眼药物在孩童的全身不良反应严重,耐受性差,仅用作短期的过渡治疗,或适用于不能手术的患儿。

对3岁以下患儿可选用小梁切开术或房角切开术,3岁以上及所有伴角膜混浊影响前房角视见的病例适于小梁切开术。小梁切开术和房角切开术可多次施行,如失败则选择小梁切除术等其他滤过性手术。

对青光眼控制的评价除症状外,还有体征。眼压是一重要因素,但有时干扰因素较多,对比眼底C/D比值的变化更有价值,C/D比不变或减小说明病情仍在进展。许多儿童青光眼的处理,还应注意到视功能的恢复治疗,如弱视、斜视等。

(张黎明)

第九章 葡萄膜病

葡萄膜,又名血管膜或色素膜,位于眼球壁的中层,其外为巩膜,内为视网膜,包括前部的虹膜、中间的睫状体和后部的脉络膜三部分,彼此相互连接,病变时可相互影响。

葡萄膜病是常见眼病,也是主要致盲眼病之一,其中以葡萄膜炎发病率最高。

第一节 葡萄膜炎

葡萄膜炎是一类由多种病因引起的葡萄膜炎症性疾病,狭义上包括虹膜、睫状体和脉络膜的炎症,广义上则包括葡萄膜、视网膜、视网膜血管和玻璃体的炎症。

【病因】 葡萄膜炎的病因较多,常见的有以下几种。

1. 外因性 由外界致病因素所致。

(1)感染性因素:如眼球穿通伤、球内异物、内眼手术、角膜溃疡穿孔等使细菌或真菌等病原体直接进入眼内,引起葡萄膜的炎症。

(2)非感染性因素:机械伤、化学烧伤及动植物毒素刺激等引起,眼内铁质或铜质异物长期化学反应也可引起。

2. 内因性 是葡萄膜炎最常见的原因。

(1)感染性内因:多发生于老人、儿童及免疫功能低下者,病原体从身体的其他部位经血行播散至眼内引起葡萄膜炎,包括:①细菌:如蜡样芽孢杆菌、结核杆菌等;②病毒:如腺病毒、单孢病毒、带状疱疹病毒、巨细胞病毒等;③真菌:如镰刀菌、白色念珠菌等;④寄生虫:如弓形体感染,猪囊虫感染等。

(2)非感染性内因:是葡萄膜炎最常见的原因。对自身视网膜 S 抗原、葡萄膜色素、晶状体蛋白等产生变态反应,可以导致内源性葡萄膜炎,如交感性眼炎、Vogt-小柳-原田综合征、Behçet 病等。

3. 继发性 继发于眼部及眼附近组织的炎症。

(1)继发于眼球本身的炎症:如角膜溃疡、巩膜炎、视网膜炎等。

(2)继发于眼附近组织的炎症:如眼眶脓肿、副鼻窦炎、脑膜炎等。

【分类】 由于葡萄膜炎的病因和发病机制复杂,其分类方法也有多种,比较常见的是以下几种分类方法:

1. 根据病因 可分为外因性、内因性和继发性三类,或直接分为感染性和非感染性两类,由于临床上大多数葡萄膜炎病因不明,所以该分类方法不常用。

2. 根据炎症的发病部位 是目前最常用的一种分类方法。分为:①前葡萄膜炎:包括虹膜炎和虹膜睫状体炎;②中间葡萄膜炎:即周边葡萄膜炎或睫状体平坦部炎;③后葡萄膜炎:包括脉络膜炎、脉络膜视网膜炎、视神经视网膜炎,视网膜炎等;④全葡萄膜炎。

3. 根据炎症性质 根据炎症的发病特点可分为化脓性和非化脓性炎症两种,后者又分为肉芽肿性和非肉芽肿性炎症。

4. 根据临床病程特点 分为急性葡萄膜炎和慢性葡萄膜炎,一般病程在 3 个月内者称为急性葡萄膜炎,超过3个月者称为慢性葡萄膜炎。

临床上,各种分类方法并不是绝对孤立的,常结合两种分类方法命名,如急性虹膜睫状体炎等。本书采用的是根据炎症的发病部位进行分类的方法。

一、前葡萄膜炎

前葡萄膜炎是葡萄膜炎中最常见的一种类型,约占葡萄膜炎的50%~60%,包括虹膜睫状体炎、虹膜炎和前部睫状体炎三种,临床上可急性或慢性发病。治疗不当常可引起严重并发症,是眼科的常见病和多发病。

【临床表现】

1. 症状

(1) 眼红、眼痛、畏光、流泪:自觉症状较明显,与炎症的严重程度成正比,严重时可累及眼眶、额部及面部,光刺激或压迫眼球时疼痛明显,夜间疼痛较白天重。慢性者疼痛不明显。

(2) 视力减退:初发病时视力下降不明显,随着炎症加重,角膜水肿、角膜后沉着物、前房内纤维渗出等导致的屈光间质混浊,睫状肌痉挛引起暂时性近视等均可影响视力。

部分患者眼部发病前有发热、头痛、全身不适等病毒感染症状。

2. 体征

(1) 睫状充血:表现为角膜缘附近深层的血管充血,严重者伴有结膜充血水肿,即混合充血。

(2) 角膜后沉着物(KP):虹膜血管壁存在血-房水屏障,正常情况下房水内蛋白质含量极少,几乎没有细胞。炎症时,该屏障破坏,炎症细胞、渗出物进入房水中,由于循环时温差的关系,靠近虹膜侧房水流动向上,靠近角膜侧房水流动向下,炎症细胞等可沉着于角膜后壁,形成尖端向角膜中心的三角形排列,称为KP。急性期可表现为尘状KP,慢性期可见细小点状或羊脂状KP,多呈三角形沉积在角膜下方,大颗粒在上,小颗粒在下方,炎症消退后可吸收。

(3) 前房细胞和前房闪辉:炎症时,房水可出现炎症细胞,随房水对流,是前葡萄膜炎处于活动期的特征性表现,裂隙灯显微镜的强点状光或短光带照射时可见一淡灰色光带,即前房闪辉(Tyndall征阳性),重者可见纤维素性渗出及脓性渗出物,沉积于下方形成前房积脓,代表着炎症的存在及严重程度。

(4) 瞳孔变小、变形:炎症刺激瞳孔括约肌收缩,瞳孔缩小,光反应迟钝或消失。炎症较重,渗出较多时,瞳孔区可全部后粘连,前后房流通受阻,称为瞳孔闭锁。渗出物在瞳孔区机化形成膜状物覆盖于瞳孔区,形成瞳孔膜闭。虹膜后粘连时,如及时应用散瞳剂,可拉开粘连的虹膜,炎症重时,不能全部拉开粘连的虹膜,则形成梅花状、梨状或不规则形瞳孔,晶状体表面色素沉着,是炎症曾经发生过的典型体征。炎症期也可发生周边虹膜前粘连,导致房角关闭。

(5) 虹膜改变:虹膜纹理不清,颜色晦暗。肉芽肿性炎症可形成虹膜结节,常见Koeppe结节(为圆形或卵圆形的半透明灰色小结节,分布于瞳孔缘)和Busacca结节(为白色透明或半透明结节,多位于虹膜卷缩轮附近的虹膜实质内)。炎症反复发作,可引起虹膜脱色素,虹膜萎缩或新生血管形成。

(6) 玻璃体混浊:睫状体炎症时可波及前部玻璃体,玻璃体前部可见到细小点状或絮状混浊,甚至条状混浊。

(7) 房角改变:房角可出现新生血管、周边虹膜前粘连等改变。

(8) 眼压改变:眼压一般正常,也可高可低。

【并发症】

1. 角膜混浊 炎症反复发作,可累及角膜内皮,破坏角膜内皮房水屏障,引起角膜水肿混浊,炎症长期存在时,可发生角膜带状混浊。

2. 继发性青光眼 虹膜后粘连、瞳孔膜闭、瞳孔闭锁引起瞳孔阻滞,或炎症细胞、组织碎片阻塞房角、虹膜前粘连、房角新生血管等均可造成房水流出受阻,继发青光眼。

3. 并发性白内障 炎症反复发作或持续存在,炎性介质引起房水成分改变,影响晶状体代谢,可造成晶状体混浊,最常见于后囊下混浊。

4. 眼球萎缩 长期睫状体炎症可造成睫状体萎缩,房水分泌减少,眼球缩小,视力丧失,即眼球萎缩。

【诊断与鉴别诊断】 虹膜睫状体炎常有眼红、眼痛、视力下降、睫状充血、KP、房水闪光、瞳孔及虹膜改变,其中睫状充血、细小尘状及羊脂状 KP 和房水闪光表示有活动性炎症,虹膜后粘连和玻璃样 KP 则提示曾患过虹膜睫状体炎。虹膜睫状体炎的病因诊断很困难,应详细的询问患者病史、家族史、全身病史,尤其是有无脊柱炎、关节炎、结核、艾滋病、风湿性疾病、消化系统及泌尿系统疾病等,可在应用药物治疗之前行骶髂关节 X 线片、抗"O"、血沉等检查,以便及时治疗。

典型的虹膜睫状体炎诊断并不困难,但炎症早期,体征不典型时需与以下疾病鉴别:

1. 急性结膜炎 患者多主诉眼红、眼痛,结膜水肿严重时遮盖角膜或炎症累及角膜上皮时可引起视力下降,但房水闪光阴性,瞳孔及虹膜均无改变。

2. 急性闭角型青光眼 两者均有眼红眼痛、视力下降、畏光、流泪等不适,但急性闭角型青光眼患者的前房浅、瞳孔大、眼压明显升高,而虹膜睫状体炎患者前房不浅,瞳孔小,前房内可见明显渗出,眼压变化不一定,即使升高也不是很高。

3. 其他原发性眼病 眼内恶性肿瘤如视网膜母细胞瘤坏死后坏死组织及毒素可引起剧烈的炎症反应,前房内可见大量渗出,甚至前房积脓,应用药物治疗效果不理想,要考虑到恶性肿瘤,可行眼科 B 超或眼眶 CT 检查确诊。视网膜脱离晚期往往合并慢性虹膜睫状体炎,故诊断前葡萄膜炎时应注意眼底检查及眼部影像学检查,以排除视网膜脱离等眼底病。

【治疗】 由于虹膜睫状体炎的病因诊断困难,目前多对症治疗,包括局部和全身治疗,基本的原则是散瞳、消炎,迅速控制炎症,预防并发症发生。

1. 局部治疗

(1) 散瞳:散瞳是治疗前葡萄膜炎的最重要措施。急性严重者常用阿托品滴眼剂或眼药膏(0.5%~2%),一次应用散不开时可反复应用;轻度炎症者可用托吡卡胺(1%~2%)、后马托品(1%~4%),作用时间短,可有效地起到活动瞳孔的作用;对于严重的虹膜后粘连患者,单用散瞳剂不能散开时,可结膜下注射散瞳合剂 0.1~0.2ml。

(2) 消炎:常用的有糖皮质激素和非甾体类药,如地塞米松、氟米龙、双氯芬酸钠眼剂等,每日3~4次点眼,亦可应用地塞米松2.5mg结膜下注射。

(3) 热敷:常用湿热敷,或理疗等,可明显促进炎症吸收,减轻疼痛。

2. 全身治疗

(1) 糖皮质激素:严重的前葡萄膜炎,伴有前房内大量渗出、玻璃体混浊、病情反复迁延不愈、局部治疗难以控制者,可全身应用糖皮质激素,常用泼尼松30mg口服或地塞米松10mg静脉滴注,5~7天后根据病情逐渐减量。

(2) 非甾体类药:常用的有肠溶阿司匹林(0.3g,一日3次)、吲哚美辛(25mg,一日3次)等,应用时要注意其胃肠道刺激症状及肝肾功能情况。

(3) 免疫调节剂:对严重患者,应用激素治疗不理想者,可适当应用免疫抑制剂,如环磷酰胺、环胞素A、FK506等。

3. 中医治疗 中医认为葡萄膜炎属风热类疾病,可疏风清热治疗。

4. 并发症的治疗 继发性青光眼患者需用降眼压药物,单用滴眼剂不能控制时,可行激光虹膜周边切除术或滤过性手术;并发性白内障患者可在炎症缓解半年后行白内障手术,部分患者可恢复一定视力。

二、中间葡萄膜炎

中间葡萄膜炎主要累及睫状体平坦部与眼底周边部,多发生于青少年,常累及双眼,以发病隐匿、慢性病程为其特点。

【临床表现】 多数患者无明显症状,或仅感到眼前黑影飘动,严重时可出现视力下降、眼痛等不适。

眼前节多无改变或仅有轻度炎症,仅出现细小KP或房水闪光弱阳性,前房内凝胶状沉积物、虹膜前后粘连等,个别儿童患者可出现严重的眼前节炎症表现。玻璃体基底部、睫状体平坦部和周边部视网膜为最常见的炎症发生部位,玻璃体内可见尘埃状或小粒状混浊,三面镜下见睫状体平坦部和玻璃体基底部有小白雪球样混浊,随炎症进展,融合成片,在眼球下方形成典型的雪堤样改变,呈白色或黄白色,其位置、大小及数目可有很大差别,可局限于睫状体平坦部或延伸到锯齿缘,可以单一出现或多个同时出现。眼底病变多见于周边部,出现周边部视网膜血管周围炎和血管炎,静脉比动脉常见,血管旁见白鞘或血管闭塞成白线,严重时可累及后极部,引起黄斑或视盘水肿。

【并发症】

1. 并发性白内障 是中间葡萄膜炎常见的并发症,不仅与炎症反应程度有关,还与患者大量应用糖皮质激素有关。皮质混浊多从后极部开始,逐渐向周围扩大,最终可完全混浊。

2. 继发性青光眼 由于炎症引起虹膜后粘连,房角粘连,或虹膜新生血管形成,可引起患眼眼压升高,继发青光眼。

3. 玻璃体积血 由于视网膜静脉牵拉破裂或新生血管破裂出血,进入玻璃体而引起玻璃体积血。

4. 黄斑病变 包括黄斑囊样水肿、黄斑前膜形成、黄斑部裂孔等,其中黄斑囊样水肿最常见,可造成明显的视力下降。

5. 视网膜脱离 由于炎症渗出、混浊的玻璃体牵拉等原因,可出现视网膜脱离。由炎症渗出引起者常不伴视网膜裂孔,炎症消退后部分患者视网膜可平复,由玻璃体牵拉引起的可手术治疗。

【诊断与鉴别诊断】 中间葡萄膜炎多发生于青少年,发病隐匿,轻者仅表现为眼前黑影、视物模糊,眼部检查见轻微的前房反应,易漏诊。因此当患者出现眼前黑影,并有加重倾向时,应该用三面镜详细检查玻璃体基底部及周边部视网膜,行荧光血管造影,以明确诊断。如出现玻璃体混浊、睫状体平坦部基底部雪堤样改变和周边部视网膜血管炎、黄斑囊样水肿等,可做出明确诊断。对于仅有玻璃体混浊的患者,应注意与飞蚊症、眼内肿瘤、视网膜脱离等疾病鉴别,要仔细检查玻璃体和眼底,必要时行三面镜检查,眼科 B 超、眼眶 CT 检查以明确诊断。

【治疗】 对于视力在 0.5 以上者可密切随诊观察,视力低于 0.5 者应积极治疗。

(1) 眼前节有病变者,可给予散瞳、热敷及糖皮质激素治疗,同前葡萄膜炎;炎症较重,或迁延不愈、累及黄斑者可全身应用皮质激素治疗。

(2) 激素治疗效果不佳或不能应用激素的严重病例,可应用免疫调节剂,如环磷酰胺、苯丁酸氮芥等。

(3) 对于病变时间较长,有新生血管形成或出血倾向的患者,可行激光光凝术或周边视网膜冷冻术,以减少出血或防止新生血管性青光眼的形成。

(4) 病情反复,病变严重引起视网膜脱离,或玻璃体混浊较重,严重影响视力时,可行玻璃体切除术。

三、后葡萄膜炎

后葡萄膜炎指炎症累及脉络膜及玻璃体、视网膜的炎症,包括脉络膜炎、脉络膜视网膜炎、视网膜脉络膜炎、视神经脉络膜视网膜炎等。

【临床表现】 后葡萄膜炎患者的症状主要取决于炎症的类型、轻重及部位。早期病变未累及到黄斑时,可无症状或仅有眼前黑影、闪光感;病变累及后极部时,可出现视力下降,视物发暗、变形、变大、变小等不适,严重者引起视网膜脱离时,视力明显下降,并引起视野缺损。眼前节多无明显的炎性表现,偶见房水闪光阳性。玻璃体内见细小尘状或絮状混浊,炎症时间较长时形成条索状或片状混浊,看不到眼底。视网膜水肿,可见局限性或播散性渗出病灶,表现为大小不一,形状不同,边界不清的黄白色渗出,重者可有出血斑。晚期炎症浸润处出现色素脱失或色素沉着,即"晚霞样眼底"。

【并发症】 炎症可引起黄斑部内界膜损伤形成黄斑前纤维膜,可引起明显的视盘水肿,出血,视盘边界不清,炎症持续,最终导致视盘苍白,视神经萎缩。累及视网膜血管,周围见渗出、出血,动脉变细、硬化。炎症渗出、玻璃体混浊牵拉等可引起视网膜裂孔形成,最终视网膜脱离。

【诊断】 根据临床发病特征和表现可以诊断,诊断不明确时,可借助于荧光血管造影、吲哚青绿血管造影、眼科 B 超等协助诊断,也可采用实验室血清学检查、抗原抗体检测、病毒分离、细菌培养等协助诊断。

【治疗】 针对病因及不同的类型,治疗可有很大差别,治疗的目的主要是:消除炎症,保存部分视功能;预防并发症;防止复发。可首选有效而全身副作用小的药物,如眼球旁、球后注射琥珀酸甲强龙20mg;全身可应用糖皮质激素或免疫抑制剂,剂量及用法同其他葡萄膜炎;眼底见血管病变严重有出血或新生血管形成倾向者可行眼底激光光凝术或冷冻术;玻璃体混浊重,严重影响视力或牵拉视网膜时可行玻璃体切除术。

四、全葡萄膜炎

全葡萄膜炎是指累及整个葡萄膜的炎症,包括眼前节、玻璃体及脉络膜、视网膜,常见的如Vogt-小柳-原田综合征、Behcet病等。全葡萄膜炎由细菌、真菌引起者,又称为化脓性眼内炎,其特点是病势凶猛,发展迅速,严重摧毁视功能,预后不良。

第二节 特殊类型葡萄膜炎

一、交感性眼炎

交感性眼炎是指一眼发生眼球穿通伤或内眼手术后,经过一段时间的慢性肉芽肿型葡萄膜炎,另一眼也发生同样性质的病变。其中外伤眼或手术眼称为诱发眼或刺激眼,另一眼称为交感眼。

【病因】 该病多发于眼球穿通伤和内眼手术后,又以外伤多见,尤其容易发生在伤口延迟愈合或不愈合、有葡萄膜组织或晶状体嵌顿入伤口及有球内异物存留的患者。内眼手术中以白内障手术后发生率最高。据报道,外伤眼和交感眼发生的时间间隔最短者5天,最长60年,大多数发生在外伤后2周至2个月内。具体的发病机制不明,现多认为可能与外伤或手术引起自身抗原暴露而导致自身免疫和病毒感染有关。

【临床表现】

1. 诱发眼 外伤或内眼手术后,患眼的葡萄膜炎持续加重或反复发作,表现为患者出现明显的刺激症状并逐渐加重,眼部检查发现羊脂状KP,房水混浊,虹膜色暗,虹膜结节形成,视盘充血水肿,视网膜水肿等。

2. 交感眼 最初自觉症状轻微,常常因睫状肌调节功能下降,出现一过性近视而使视力下降。随炎症加重,出现慢性葡萄膜炎的临床表现。

(1) 眼前节:轻中度睫状充血、细小KP、房水闪光,严重时,羊脂状KP形成,前房渗出,虹膜后粘连,呈虹膜睫状体炎表现。

(2) 眼底:可以首先在周边部视网膜出现类似玻璃疣样改变的黄白色脉络膜渗出点,或先出现视盘充血水肿,视神经炎表现。晚期炎症浸润处出现色素脱失或色素沉着,即"晚霞样眼底"。

3. 全身表现 少数病例可同时伴有全身症状,如白发、白眉、白癜风、听力障碍及脑膜刺激症状等。

【诊断】 临床上如果一眼有穿通伤史或内眼手术史,一定时间内该眼炎症反应未减轻,另一眼也出现同样的炎症表现,应高度怀疑交感性眼炎。把完全失明的眼球送病理学检查,可进一步明确诊断。

【治疗】

1. 外伤眼或手术眼的处理　由于该病发生于双眼,一旦发生,危害较大,应着重于预防,尤其是受伤眼的处理极其重要。如受伤眼损害严重,视力恢复无望,应尽早摘除;如已经发生交感性眼炎,对无视力的刺激眼也应该摘除。

2. 交感眼的治疗　大剂量糖皮质激素治疗,辅以抗生素,炎症消退后需维持剂量数月。激素治疗无效或不能继续应用时,可应用免疫抑制剂。

二、Vogt-小柳-原田综合征

Vogt-小柳-原田综合征(Vogt-Koyanagi-Harada syndrome,VKH)又称为特发性葡萄膜大脑炎,表现为双眼弥漫性渗出性葡萄膜炎,伴有全身性的脑膜刺激征、听力障碍、白癜风、毛发变白或脱落等症状。习惯上以前节炎症为主者称 Vogt-Koyanagi 病,以后节炎症为主者称 Harada 病。本病病因不明,现在认为是对黑色素细胞自身免疫应答所致,还与 HLA-DR4、HLA-DRw53 有关。

【临床表现】　好发于青壮年,男女发病无显著性差异,多为双眼发病,根据国人的发病特点,有学者提出了我国 Vogt-小柳-原田综合征的临床分期,即①前驱期(葡萄膜炎发病前约 1 周),多有头痛、头晕、耳鸣、听力下降、颈项强直、头皮过敏等改变;②后葡萄膜炎期(发病后 2 周内),表现为双眼弥漫性脉络膜炎、脉络膜视网膜炎、视盘炎等;③前葡萄膜受累期(发病后 2 周至 2 个月),非肉芽肿性前葡萄膜炎、后葡萄膜炎和渗出性视网膜脱离等表现;④前葡萄膜炎反复发作期(发病 2 个月后),复发性肉芽肿性前葡萄膜炎,常有"晚霞样眼底"、Dalen-Fuchs 结节和眼部并发症。此四期并非会在所有患者均出现,而且在不同时期,还可出现白癜风、毛发变白、脱发等眼外改变。

常见的并发症有并发性白内障、继发性青光眼和渗出性视网膜脱离。

【诊断】　目前较常用的 VKH 诊断标准是 1978 年美国葡萄膜炎学会制订的诊断标准:

(1) 无眼外伤或内眼手术史。

(2) 以下四项体征中至少具有三项

1) 双眼慢性葡萄膜炎,常表现为肉芽肿性炎症。

2) 后部葡萄膜炎,包括渗出性视网膜脱离,视盘充血、水肿、晚霞样眼底。

3) 神经系统症状:头痛、头晕、耳聋、颈强直、颅神经或中枢神经症状,脑脊液检查淋巴细胞增多。

4) 皮肤改变:斑秃、白发、皮肤白斑。

FFA、ICGA、B 超、OCT 等检查有助于诊断。

【治疗】　对于初发患者,早期应大剂量全身应用糖皮质激素,根据炎症反应情况逐渐减量,激素治疗不敏感者应用免疫抑制剂;复发患者应加用免疫抑制剂,注意预防并发症的发生及葡萄膜炎的复发。激素应早期、足量、足疗程、缓减,维持剂量时间长,不得少于 8 个月。用药期间注意激素的副作用。对于继发性青光眼和并发性白内障,可给予相应的药物和手术治疗。

三、急性视网膜坏死综合征

急性视网膜坏死综合征(acute retinal necrosis, ARN),由疱疹病毒感染引起表现为重度全葡萄膜炎伴视网膜动脉炎,周边部大量渗出,视网膜坏死,后期出现多处视网膜裂孔及视网膜脱离。本病可见于任何年龄,男女发病无差别。

【临床表现】 根据各时期眼部表现不同,可分为急性期、缓解期和晚期三个阶段。

1. 急性期

(1) 眼前节:突然出现视物不清、眼痛等不适,眼部检查见睫状充血,细小 KP,房水闪光,虹膜结节等炎症表现。

(2) 眼后节:玻璃体内见尘埃样、絮状混浊,眼底早期出现视网膜血管炎,以动脉为主,视网膜动脉变细伴白鞘,周围出现阶段状黄白色渗出,静脉扩张,重者出现血管闭塞。随病情发展,周边部视网膜出现散在的灰白色或白色混浊,可融合成大片状灰白色渗出,1~2周后,病变从周边向后极进展,视盘充血水肿,边界不清,黄斑部水肿,视力明显下降。

2. 缓解期 发病1个月后进入缓解期,自觉症状好转,眼前节炎症减轻,视网膜血管浸润逐渐消退,渗出吸收,但视盘颜色变淡,动脉变细,玻璃体混浊重,视力差。

3. 晚期 发病1.5~3个月后,眼底周边部视网膜萎缩变薄,形成多个裂孔,视网膜脱离,甚至全脱离,视力丧失。

【诊断】 根据临床表现可诊断,尤其出现多个视网膜裂孔,视网膜脱离时,可明确诊断。必要时查房水 HSV 和 HIV 抗体。

【治疗】

1. 抗病毒治疗 针对单疱病毒或带状疱疹病毒,可局部或全身应用阿昔洛韦或更昔洛韦治疗。

2. 抗凝治疗 可用肝素或小剂量的肠溶阿司匹林40mg,每日1~2次,以减轻血管闭塞。

3. 糖皮质激素 在有效的抗病毒治疗前提下应用。对于有前房炎症者给予糖皮质激素和睫状肌麻痹剂点眼治疗。

4. 激光光凝 缓解期,可对视网膜萎缩部位行激光光凝术;晚期,为防视网膜脱离,可行全视网膜光凝术。

5. 玻璃体切除术 玻璃体混浊严重,视力明显受限,或出现视网膜脱离时,可行玻璃体切除术。也有人认为,一旦怀疑急性视网膜坏死,病情稳定后即可行玻璃体切除术,而不必等出现并发症。

四、Behçet 病

Behçet 病是一种累及眼、皮肤、口腔和生殖系统等多系统的慢性疾病,典型病变表现为复发性口腔溃疡、阴部溃疡、多形性皮肤损害和葡萄膜炎。病因不明,可能与病毒或细菌感染从而引起自身免疫反应有关。主要病理改变为闭塞性血管炎。多见于中东和日本。

【临床表现】

1. 眼部症状 表现为反复发作的全葡萄膜炎,呈非肉芽肿性葡萄膜炎,可出现急性前葡萄膜炎、视网膜炎、视网膜血管炎，后期容易出现视网膜血管闭塞（幻影血管），约20%～40%可发生前房积脓，易发生并发性白内障、玻璃体积血、继发性青光眼、增殖性玻璃体视网膜病变等并发症。

2. 全身表现 常先出现全身前驱症状，如低烧、食欲不振、反复咽喉炎等，逐渐出现以下改变：

（1）口腔溃疡：常出现多发性（同时可出现10个以上）、疼痛性口腔溃疡，多部位发生，常侵犯口唇、齿龈、舌及颊部黏膜，持续时间短，7～14天后逐渐消失，不留痕迹，易复发，复发间隔从数天至数月不等，个别患者口腔溃疡可长年不断。

（2）外阴部溃疡：发生率为44.8%～94%，男性多于女性。溃疡境界清楚，疼痛明显，较深的溃疡可形成瘢痕。

（3）皮肤改变：发生率为80%。多表现为多形性和复发性，常见皮肤的结节性红斑、溃疡性皮炎、毛囊炎、皮肤丘疹、脓疱、脓肿、皮下血栓性静脉炎等，皮肤针刺反应阳性，即刺破皮肤或采血时在伤口处出现小的丘疹。

（4）血管病变：血管病变多发生于皮肤黏膜和眼部损害之后，大、中、小血管都可被侵犯，特别是静脉，出现血栓性静脉炎、动脉瘤等，其中浅层血栓性静脉炎最常见。如发生在脑、肺等重要器官，可发生较大危险。

（5）关节炎：为多发性关节炎，多侵犯下肢，膝关节最常见，足、手、肘关节也易受累，表现为疼痛、红肿、结节性红斑等，非游走性。

（6）消化道症状：从食道到直肠均可受累，主要在回盲部出现多发性溃疡，偶可穿孔，患者可出现恶心、呕吐、腹痛、便血、便秘、腹泻等不适。

（7）神经精神症状：可出现中枢神经和脑膜刺激症状，有时伴有记忆力减退和性格改变。

【诊断】 主要的诊断依据为：

（1）复发性口腔溃疡（一年至少复发3次）。

（2）以下四项中出现两项即可确诊

1）皮肤病变：结节性红斑、假毛囊炎、脓丘疹、皮下栓塞性静脉炎等。

2）眼部改变：反复性非肉芽肿性虹膜睫状体炎、脉络膜视网膜炎、视网膜血管炎。

3）复发性生殖器溃疡或生殖器瘢痕。

4）皮肤过敏反应阳性。

【鉴别诊断】

1. 伴有视网膜血管炎的葡萄膜炎 如结节病型葡萄膜炎，多表现为视网膜静脉周围炎，可有特殊的全身改变，但无黏膜和皮肤改变。

2. 前房积脓的前葡萄膜炎 如强直性脊柱炎等，眼部检查见眼后节多正常，无黏膜和皮肤改变。

【治疗】 苯丁酸氮芥被认为是治疗本病的首选药物。目前的治疗方案大致有三种：①首选苯丁酸氮芥，联合中医辨证治疗，无效时选择其他免疫抑制剂；②首选CsA，辅以小剂量糖皮质激素；③药物选择视具体病情而定。

第三节 葡萄膜先天异常

一、无虹膜

无虹膜是一种少见的眼部先天畸形,是由于胚胎期视杯前部的生长和分化异常,虹膜组织发育不全所致,属常染色体显性遗传,多双眼发病。常同时伴有角膜、前房、晶状体、视网膜及视神经异常。因瞳孔极度开大,患者常有畏光、视力不佳,尤其是合并眼部其他异常时,视力明显受影响。眼部检查可见瞳孔极大,几乎与角膜等大,可见到晶状体赤道部及晶体悬韧带、睫状体突。常伴有眼部的其他异常如角膜混浊、青光眼、白内障、晶状体移位、斜视、眼球震颤、玻璃体动脉残留等,部分患者可伴发全身异常,如骨骼畸形、颜面部发育不良及Wilms瘤,即肾脏的肿瘤。无特殊治疗,为减少畏光可戴墨镜。出现并发症如继发性青光眼、并发性白内障时可手术治疗。

二、虹膜缺损

虹膜缺损是由于胚胎期胚裂闭锁不全所致,常见的有两种:一种是典型的葡萄膜缺损,在胚裂区从脉络膜到虹膜全缺损;另一种为单纯的虹膜缺损,系胚裂闭锁后发生的缺损,表现为瞳孔缘的切迹、虹膜的孔洞、虹膜周边缺损、虹膜基质和色素上皮缺损等,多不影响视力。

三、瞳孔残膜

胚胎时晶状体被血管膜包围,到胚胎7个月时,该膜完全被吸收消失,但有时出生后虹膜前表面或晶状体前囊上仍残留一部分,称为瞳孔残膜。轻者无明显症状,致密者可影响视力及瞳孔活动。眼部检查见残膜颜色基本同虹膜,常见的有丝状和膜状两种,前者一端连在虹膜小环上,另一端连到瞳孔区晶状体前表面或角膜后壁;膜状者起于虹膜小环部,占据部分虹膜。轻者无需治疗,影响视力时可手术或激光治疗。

四、脉络膜缺损

脉络膜缺损是一种比较常见的先天性眼部异常。典型的脉络膜缺损多为双眼,多位于视盘下方,与其下缘之间有一宽窄不等的正常区,个别缺损包括了视盘,下方边缘直达眼底周边部。缺损区无脉络膜组织,透过菲薄的视网膜可见到白色的巩膜,缺损区可见色素聚集或脉络膜大血管,边缘整齐。常伴有其他的眼部先天性异常,如小眼球、虹膜缺损、视神经缺损、晶状体缺损及黄斑部发育异常等,严重影响视力。非典型脉络膜缺损多为单眼,缺损可位于眼底任何部位,发生于黄斑者称黄斑缺损,视力可严重受影响,眼底检查见黄斑区暴露白色的巩膜,色素紊乱。无特殊治疗,出现并发症时如视网膜脱离时,可手术治疗。

第四节 葡萄膜肿瘤

一、虹膜囊肿

虹膜囊肿根据病因可以分为原发性、植入性、炎症渗出性和寄生虫性等。植入性虹膜囊肿最多见,多是由于眼球穿通伤或内眼手术后,结膜或角膜上皮通过伤口进入前房,种植于虹膜并不断增生所致,多见于周边部虹膜基质内,囊壁菲薄,囊腔内含有透明液体,囊的前壁贴向角膜后壁及房角,附有少数色素。囊肿也可以向后房伸展,于瞳孔区见到虹膜后的黑色隆起块。囊肿增大占据前房或者堵塞房角时,可以引起青光眼。UBM检查表现为边界清晰的圆形或椭圆形囊样病变,内部为无回声区。小而薄的虹膜囊肿可采用激光治疗,较大囊肿可以采用囊肿抽吸联合包括囊肿在内的扇形或全部虹膜切除。发生继发性青光眼者,同时予以抗青光眼药物或手术治疗。

二、脉络膜恶性黑色素瘤

脉络膜恶性黑色素瘤是成年人最常见的原发性眼内恶性肿瘤,多见于50~60岁,常为单侧性。主要起源于葡萄膜组织内的色素细胞和痣细胞。恶性程度高,易经血液转移。

【临床表现】 好发于后极部,可以出现视力减退、视物变形、视野缺损、中心暗点,进行性远视或眼内飘浮物。初起呈扁平状肿块,继之呈一灰黑色或棕色、隆起、穹顶样的视网膜下团块,在肿瘤表面的视网膜色素上皮层平面上常出现橘红色色素簇;一旦穿破玻璃膜,肿瘤在视网膜下腔内迅速扩大,形成蘑菇状外观,可以发生视网膜下出血或玻璃体出血;少数穿破视网膜,则肿瘤裸露在玻璃体腔中。瘤体较大者可以伴有广泛视网膜脱离,也可以使晶状体-虹膜膈向前移位,诱发继发性青光眼。在肿瘤生长过程中,肿瘤组织高度坏死可以引起眼内炎或全眼球炎,称为伪装综合征。肿瘤也可以发生于视盘边缘或围绕视盘周围生长。虹膜表面常有较多的色素痣,角膜有局限性扇形知觉减退。部分病例出现虹膜新生血管化。

【诊断】 对怀疑脉络膜恶性黑色素瘤的患者,进行巩膜透照试验、眼底血管造影、超声波检查和CT、MRI检查以帮助诊断,全身检查以排除全身转移。

【治疗】 属高度恶性肿瘤,因此早期诊断、早期治疗尤为重要。对体积较小的早期病例,特别是尚有部分视力或另眼已经失明者,可以考虑保守治疗,如局部切除、激光光凝、放射治疗等。肿瘤继续发展、后极部的肿瘤累及视神经者应行眼球摘除术,眶内已经波及者行眶内容剜除术。

三、脉络膜转移癌

脉络膜转移癌好发于中年以上患者,女性多见。单眼或双眼发病,左眼常见。女性以乳腺癌转移最为多见,其次为肺癌或支气管癌,男性以肺癌或支气管癌最为多见,其次为肾癌、前列腺癌,其他还有消化道癌、甲状腺癌、肝癌、皮肤恶性黑色素瘤等的转移。

【临床表现】 多位于脉络膜的后极部、视神经黄斑部周围,沿脉络膜平面发展,不穿破玻璃膜,呈弥漫性扁平状生长,不呈"蘑菇云"状向玻璃体腔内生长。以成人多见,患者视力突然明显下降,眼痛出现早。大多数表现为多灶性或弥漫性、扁平状、乳黄色或灰黄色、不规则圆形或椭圆形、无色素性的脉络膜肿物,边界不清,肿物周围伴有渗出性视网膜脱离,常开始于眼底后极部颞侧。伴有广泛视网膜脱离者,可见视网膜下液随患者头位改变而移动。亦可伴有前部葡萄膜炎,引起闭角型或新生血管性青光眼。有些伴有邻近眶内组织的转移癌。双侧转移约占 20~25%,多为先后发生,同时发生者罕见。转移癌极少破坏球壁向眶内扩张。源自肺癌的脉络膜转移癌大多以视力骤降、眼痛、眼底扁平实质性占位病灶及继发性视网膜脱离为主要的临床表现。

【诊断】 对怀疑脉络膜转移癌的患者,进行超声波检查和 CT、MRI 检查以帮助诊断,全身检查以发现原发病灶。CT 检查可以显示肿块大小、形态。MRI 检查在各加权图像上均为稍高信号,无特征性信号变化,增强扫描病变表现为弧形或半圆形强化,与眼球壁呈广基底联系,边界不清,在周围组织及眶内发现其他病灶,对诊断意义很大。

【治疗】 预后差。一般根据肿瘤生长的部位、有无生长倾向、患者全身情况及原发肿瘤的部位决定治疗方案,可以给予放射治疗、化疗、手术治疗或定期观察。

(朱蓉嵘)

第十章 视网膜病

第一节 概　　述

视网膜位于眼球壁的内层,是一层对光敏感的、精细的膜样组织,有三级神经元、两套血管供养系统、组织学上为十层结构。视网膜代谢旺盛,其耗氧量及糖分解力超过身体中的任何其他组织,因此视网膜易遭受各种病理因子的损害而产生多种多样的视网膜疾病。

视网膜具有内、外两个血-视网膜屏障来维护视网膜的透明。视网膜的毛细血管壁的内皮细胞间存在着完整的封闭小带以及壁内周细胞,在正常生理情况下,视网膜毛细血管中的物质不会渗漏到视网膜神经上皮内,从而形成了视网膜的内屏障。在脉络膜毛细血管朝向玻璃膜的一面,管壁上有很多细小的微孔,正常生理情况下,血管中血浆等成分可以由这些微孔漏出,弥散至脉络膜以及玻璃膜基质中;但是由于视网膜色素上皮细胞之间也有封闭小带存在,阻止了这些物质进入视网膜神经上皮层,因此,视网膜色素上皮构成了视网膜的外屏障。如果上述任何一个屏障的结构或功能发生障碍,血浆等成分必将渗入神经上皮层内,引起视网膜神经上皮水肿或脱离。

视网膜的结构和功能特点与其病理改变和疾病的表现密切相关。视网膜的病变主要包括血管改变、循环障碍及其并发症、神经组织变性和色素上皮细胞改变等。

一、视网膜水肿

1. 细胞性水肿　由视网膜动脉血供中断所致。一旦视网膜动脉血流中断,该动脉所供应的区域发生缺血、缺氧,引起双极细胞、神经节细胞及神经纤维层水肿,视网膜苍白或灰白混浊。主干阻塞时,整个视网膜神经上皮水肿,后极部由于神经节细胞层较厚,水肿特别显著;黄斑区视网膜最薄,且中心凹处没有神经节细胞和神经纤维层,水肿较轻。分支阻塞者,其所供应的区域的神经上皮呈灰白色水肿。毛细血管前小动脉阻塞者,该区域产生灰白色边界不清的棉绒斑。

2. 细胞外水肿　因为视网膜内屏障破坏,血浆等成分渗漏于视网膜神经上皮层,从而引起视网膜水肿。表现为视网膜失去正常光泽,灰白混浊。黄斑区由于 Henle 纤维的放射状排列,液体聚积于 Henle 纤维之间,眼底荧光血管造影时染料积聚,形成特殊的花瓣状外观,称为黄斑囊样水肿。

3. 视网膜脱离　因血-视网膜外屏障功能受损,脉络膜毛细血管漏出的血浆等成分经视网膜色素上皮的损害部位渗漏到视网膜神经上皮下。若液体局限性聚积,形成一个局限性、境界清晰的扁平的视网膜神经上皮圆盘状脱离。若视网膜色素上皮的屏障功能受到广泛破坏,则引起浆液性视网膜脱离。

二、视网膜渗出

1. 硬性渗出 长期的慢性视网膜神经上皮细胞外水肿,液体逐渐吸收后,在视网膜外丛状层遗留下的脂质沉着,称为视网膜硬性渗出。表现为在视网膜内边界清晰的黄白色小点和斑块,其形态大小不一,可融合成片状,也可呈环状或弧形排列。位于黄斑区者,可顺着 Henle 纤维排列成星芒状或扇形,严重者形成较厚的斑块。随着视网膜毛细血管的渗漏停止,脂质沉着会缓慢吸收。

2. 棉绒斑 由于毛细血管前小动脉阻塞而发生的神经纤维层的微小栓塞,使轴浆运输阻断而形成。以往曾称为"软性渗出",检眼镜下表现为视网膜内形态不一、边界不清的灰白色棉花或绒毛状斑块。如果血管重新开放,这些棉绒斑可以完全消退。

三、视网膜出血

1. 深层出血 位于视网膜外丛状层和内核层之间,为视网膜深层毛细血管的出血。由于神经组织结构紧密,出血较为局限,表现为小的圆点状出血,色稍暗红。多见于静脉性损害性疾病,如糖尿病性视网膜病变等。

2. 浅层出血 位于视网膜神经纤维层,为视网膜浅层毛细血管的出血。由于出血沿神经纤维的走行而排列,多呈线状、条状及火焰状,色较鲜红。多见于静脉和动脉性损害,如高血压性视网膜病变、视网膜中央静脉阻塞等。

3. 视网膜前出血 血液聚集于视网膜内界膜与玻璃体后界膜之间称为视网膜前出血,由于重力的关系多表现为半月形积血,上方有一水平液面。多见于视网膜的大量出血;有时也可见于颅内蛛网膜下腔出血或硬脑膜下出血的病人。

4. 玻璃体积血 大量的视网膜前出血,或视网膜表面的新生血管出血,血液穿破内界膜及玻璃体后界膜进入玻璃体中,则引起玻璃体积血。少量的玻璃体积血,表现为玻璃体片状或团块状混浊;大量的玻璃体积血,可使检眼镜检查无法进行,视网膜失去正常的红光反射。血液进入玻璃体后凝集成块,以后血块逐渐裂解,玻璃体内呈现灰白色的絮状或膜状物,吸收十分缓慢。

四、视网膜血管改变

视网膜动脉改变包括管径的变细、走行变直和颜色变浅;视网膜静脉改变包括静脉扩张、迂曲或呈串珠样改变;视网膜动静脉交叉处出现各种形态的压迹。血管壁的炎症则表现为血管白鞘或呈白线状。视网膜毛细血管因周细胞丧失、基膜增厚,管腔变窄,或出现扩张,或局部膨胀形成微动脉瘤。

五、视网膜新生血管膜

视网膜大面积毛细血管闭塞、慢性缺血常导致视网膜新生血管形成。新生血管多起自视盘表面及赤道部附近的视网膜小静脉,沿视网膜表面生长,在有玻璃体视网膜粘连的部位长入玻璃体内,并伴有数量不等的纤维组织,称新生血管膜。新生血管的内皮细胞间连接结构不良,管壁容易渗漏及出血,可引起玻璃体积血及牵拉性视网膜脱离。多见于视网膜中央或分支静脉阻塞、糖尿病性视网膜病变等。

六、视网膜下新生血管膜

当脉络膜的 Bruch 膜由于变性、老化、外伤等原因发生破裂,脉络膜毛细血管可沿着此裂隙向内生长形成视网膜下新生血管膜,进而引起渗出、出血、机化,最终可以形成瘢痕。若此破裂部位位于黄斑区,则会导致中心视力的严重损害,多见于年龄相关性黄斑变性、高度近视等。

七、视网膜色素改变

视网膜色素上皮细胞可因代谢障碍等原因而发生萎缩、变性、死亡或增生,致使视网膜上出现色素脱失、色素紊乱或骨细胞状色素沉着等改变。

第二节 视网膜血管病变

一、视网膜动脉阻塞

视网膜动脉阻塞临床上不很常见,但其后果极为严重,如果得不到及时处理将导致失明。视网膜动脉阻塞的表现取决于受累血管。

【病因】 视网膜动脉内血栓形成、栓塞以及痉挛均可导致视网膜动脉阻塞。视网膜动脉阻塞多数为栓塞视网膜动脉所致,栓子的来源有:颈动脉粥样硬化斑脱落的胆固醇栓子、大血管动脉硬化的血小板纤维蛋白栓子、心瓣膜的赘生物上脱落的钙化栓子,少见的栓子有心房黏液瘤栓子、长骨骨折的脂肪栓子、感染性心内膜炎的菌栓、下鼻甲或球后注射泼尼松龙药物等;动脉血管的炎症、口服避孕药、结缔组织病包括巨细胞动脉炎等也可引起视网膜动脉阻塞;偶可由视网膜脱离手术或眶内手术等引起。全身性病因有外伤、凝血障碍等。

【临床表现】

1. 视网膜中央动脉阻塞 突然发生的一眼无痛性完全失明。有的病人在发作前有阵发性黑蒙。外眼检查正常,患眼瞳孔直接对光反射消失,间接对光发射存在。视网膜混浊水肿呈灰白色,以后极部为著,黄斑中心凹处视网膜较薄,可透见其深面的脉络膜橘红色背景,在周围灰白色水肿的视网膜衬托下,形成樱桃红斑。视网膜动脉变细,有时可见血液呈节段状流动;视网膜出血少见。数周后,视网膜水肿消退,视网膜恢复透明,但视盘苍白,萎缩,血管变细呈白线状。若有视网膜睫状动脉存在,则可以保留部分中心视力。

2. 视网膜分支动脉阻塞 表现为视野某一区域突然出现遮挡,视力可有不同程度的下降。该动脉分布区的视网膜呈灰白水肿,有时可见栓子阻塞的部位。数日后,随着血管的再通和再灌注,水肿逐渐消退,遗留永久性视野缺损。若发生支配黄斑区的视网膜睫状动脉阻塞,则后极部呈现舌形视网膜水肿,中心视力受损严重。

【诊断】 主要根据病史和眼底表现进行诊断。

【治疗】 由于视网膜完全缺血90分钟后光感受器出现不可逆损害,因此,治疗应争分夺秒,毫不迟缓。方法有:①扩张血管,包括吸入亚硝酸异戊酯或舌下含服硝酸甘油;②降低眼压,如前房穿刺、球后麻醉、口服乙酰唑胺等,眼压的降低,可使视网膜动脉扩张,促使栓子被冲到周边小血管中,以减少视功能的损伤范围;③介入治疗,直接将溶栓药如尿激酶注入视网膜动脉内以溶解血栓;④可吸入95%氧及5%二氧化碳混合气体,每小时10分钟。但在临床上,这些方法的效果难以确定。通常预后差。若有视网膜睫状动脉,可保留一些视力。此外,应作系统性全身检查以寻找病因,特别是颈动脉及心脏,针对病因治疗,预防另眼发病。对于少部分在1~2个月后出现虹膜新生血管的眼,可行全视网膜光凝术。

二、视网膜静脉阻塞

视网膜静脉阻塞是一种常见的视网膜血管病。此病多见于50岁以上中老年人,但可发生在各个年龄段。

【病因和发病机制】 引起视网膜静脉阻塞的主要原因有血管外的压迫、静脉血流的淤滞及静脉血管内壁的损害。视网膜中央静脉阻塞部位多位于筛板或其后水平的视网膜中央静脉。老年人多由动脉硬化所致,动静脉交叉处动脉壁增厚对静脉的压迫为分支静脉阻塞的最常见原因。青壮年大多是由静脉炎症引起的不完全阻塞。静脉血流的淤滞多见于视网膜动脉灌注压不足或眼压增高以及血液黏滞度增高的病人,因而常发生于颈动脉供血不足、大量失血、低血压、青光眼、糖尿病、贫血、红细胞增多症、血小板异常、心脏功能不良等病。

【临床表现】

1.视网膜中央静脉阻塞 阻塞多位于视盘筛板区或筛板后区的视网膜中央静脉主干。起病急,病程长。视力多有明显下降。视网膜静脉扩张、迂曲,火焰状出血遍布眼底的各个象限;静脉管壁的渗漏引起广泛的视网膜水肿;静脉常隐埋于水肿的视网膜内;视盘充血、水肿。病程久者可发生黄斑囊样水肿。

临床上分为非缺血型和缺血型。两者在病程和预后上有很大不同。鉴别的标准,多依赖眼底荧光血管造影和眼底表现。近年有学者提出,相对性传入性瞳孔障碍、中心视力、视野等功能性指标比眼底荧光血管造影更为可靠。

(1) 非缺血型:视网膜出血、水肿较轻,无大面积缺血,不产生视网膜新生血管,视力预后较好,但可因慢性黄斑水肿影响视力。最终视力好于0.5的占2/3,但约有10%转变为缺血型。

(2) 缺血型:视网膜出血、水肿较明显,常有视盘水肿和多处棉绒斑。荧光造影显示广泛的无灌注区。因大面积缺血,产生血管生长因子,从而引起视网膜及视盘处产生新生血管,导致更多的视网膜出血或玻璃体积血,后期可因出血机化引发牵拉性视网膜脱离。视力损害严重,常因黄斑水肿致中心视力丧失。未经治疗,约60%的病例出现虹膜新生血管,在发病后3个月左右约33%发生新生血管性青光眼。

2.视网膜分支静脉阻塞 较中央静脉阻塞更为常见,多见于有高血压、动脉硬化的老年人。以颞上支静脉阻塞最常见。

视力常呈不同程度下降,其程度与黄斑是否水肿、出血有关。受累静脉区内视网膜浅层出血、视网膜水肿及棉绒斑;阻塞点远端的静脉扩张、迂曲。根据眼底荧光血管造影和眼底表现,可分为:①非缺血型:视网膜出血随病程逐渐吸收,毛细血管代偿和侧支循环使血流复原,水肿消退,视力改善。②缺血型:有广泛、持续的毛细血管闭塞、大面积的视网膜缺血,视力预后差。

大面积缺血可引起视网膜新生血管及黄斑水肿,是视力丧失的两个主要原因。黄斑水肿可伴有硬性渗出、色素紊乱及视网膜下纤维化。视网膜新生血管可引起玻璃体积血、牵拉性或孔源性视网膜脱离,裂孔常发生在临近新生血管区的血管旁。约1%的视网膜分支静脉阻塞眼可发生虹膜新生血管。

【诊断】 主要根据病史和眼底表现进行诊断。

【治疗】 目前无特殊药物治疗,应积极寻找病因,治疗原发病。如有视网膜血管炎症,可使用糖皮质激素;高血压、动脉硬化、糖尿病患者内科治疗原发病;高眼压者进行降眼压处理。定期随访眼底改变,早期每月复查,并进行眼底荧光血管造影检查,以了解有无视网膜缺血、水肿及新生血管。若有广泛的毛细血管无灌注区或新生血管形成,应进行全视网膜光凝术。发生持久的玻璃体积血或视网膜脱离时,行玻璃体手术和眼内光凝,可以挽救一定的视力。

三、视网膜静脉周围炎

视网膜静脉周围炎,又称 Eales 病,是视网膜血管炎的一种类型,但不仅静脉受累,小动脉也常累及。多发生于 20~40 岁的男性病人,以双眼周边部小血管闭塞、反复发生玻璃体积血为主要特征,常有视网膜新生血管。

【病因】 不明。可能系对结核菌素等过敏所致。

【临床表现】 初起病变多累及眼底周边部小静脉,出血量少,常无症状;少量玻璃体积血时,出现"飞蚊症",此时散瞳检查眼底时可见视网膜周边部的小静脉旁有出血,静脉管壁两侧出现白鞘;病程久后,其他区域也逐渐出现同样病变,引起广泛的血管闭塞,导致视网膜缺血和新生血管形成,引发大量玻璃体积血,以致眼底无法检查;并因出血机化和新生血管膜诱发牵引性视网膜脱离,终至视力丧失。

【诊断】 青年男性突然发生一眼失明,眼底因玻璃体大量积血无法检查,应对另一侧眼散瞳后详细检查眼底周边部,如果发现视网膜周边部有出血及静脉管壁旁有白鞘,可诊断本病。

【治疗】 早期可用糖皮质激素以控制静脉炎症;亦可采用激光光凝视网膜病变血管及缺血区,常需多次;对持久的玻璃体积血或合并牵拉性视网膜脱离,应尽早作玻璃体切除术和眼内光凝术;晚期视网膜全脱离者,预后差。

四、糖尿病性视网膜病变

糖尿病性视网膜病变是最常见的一种视网膜血管病。病变主要损害视网膜的微血管,从而引起视网膜水肿和视网膜小点状出血,长期进行性的视网膜微血管损害,可引起视网膜毛细血管的大面积闭塞,进而引起大面积的视网膜缺血,视网膜上出现棉绒斑、新生血管、增殖膜,出血量大时可以进入玻璃体,形成玻璃体出血,反复出血可引起牵拉性视网膜脱离。

五、Coats 病

Coats 病,又名视网膜毛细血管扩张症,多见于男性儿童,青少年及成人也有发生,约 95% 为单眼,女性及双眼发病者则比较少见。

【病因】 不明,可能与先天异常有关。其主要病理改变为视网膜毛细血管扩张,扩张的毛细血管的内皮细胞屏障受损,产生渗漏;长期大量的血浆渗漏于视网膜神经上皮内引起渗出性视网膜脱离,血浆中的水分吸收后,遗留下大片黄色脂质沉着于视网膜的外丛状层。

【临床表现】 视力障碍,儿童常不能自述,多在发生斜视、或因眼底大片渗出物及浆液性视网膜脱离发生"白瞳症"时才被父母发现而就诊,有时可被误诊为视网膜母细胞瘤而被误行眼球摘除术。视网膜毛细血管扩张扭曲、静脉扩张、微动脉瘤、毛细血管梭形膨胀呈囊状或球形;视网膜大片黄白色脂质沉着物,黄斑可有硬性渗出,或盘状瘢痕;同时可以见到一些闪光发亮的胆固醇结晶小点,并可见一些出血斑。视网膜新生血管少见。少数病人可因大量渗出液引起渗出性视网膜脱离。4 岁以下儿童进展尤其快,往往因视网膜脱离、继发性青光眼、并发性白内障和眼球萎缩而失明。

Coats 病应与视网膜母细胞瘤、家族性渗出性玻璃体视网膜病变、未成熟儿视网膜病变、眼内炎、永存性原始玻璃体增生症等疾病鉴别。

【治疗】 病程早期对视网膜毛细血管扩张区进行激光光凝或冷凝治疗,封闭异常血管,可以阻止病情进展,但需要多次治疗和长期随访。若病变累及黄斑区,则中心视力多半不能恢复。对视网膜脱离者可行玻璃体切除视网膜复位术。

六、早产儿视网膜病变

早产儿视网膜病变是指在孕 36 周以下、低出生体重(小于 1500g)、出生后有吸氧史的早产儿,未完全血管化的视网膜发生纤维血管增生,从而引起视网膜脱离甚至失明。

七、视网膜大动脉瘤

视网膜大动脉瘤是一种获得性的视网膜血管异常,约 70% 患者有系统性高血压。多发生于单眼,少数为双眼发病。动脉瘤大者,可以占据视网膜的全层,常为多发性。若视网膜内或下出血、视网膜水肿累及黄斑、玻璃体积血发生时,可引起视力下降。有时会并发小动脉栓子、毛细血管扩张症或血管闭塞。

治疗可选择激光光凝;或沿动脉瘤外视网膜照射,但应注意避免黄斑的供养动脉血栓形成;合并玻璃体积血时,行玻璃体手术。

第三节 黄 斑 病

一、中心性浆液性脉络膜视网膜病变

中心性浆液性脉络膜视网膜病变,是指以黄斑部及其附近的局限性浆液性神经上皮脱离为特征的常见眼底病变。多见于 20~45 岁的健康男性,病变局限于眼底后极部,是一种自限性疾病。

【病因】 确切的病因不明。可能与血清中儿茶酚胺浓度升高以及内源性和外源性糖皮质激素水平增高等有关,常诱发于睡眠不足、过度疲劳、精神压力大、情绪波动等情况。

【临床表现】 单眼或双眼的视力下降,但常在 0.5 以上,能用凸透镜片部分矫正;患眼眼前有暗影,视物变形、变小、变远或色视;检眼镜检查可见黄斑区有一圆形光反射轮,可见点状灰白色视网膜后沉着物,中心凹暗红,光反射消失,黄斑可有一圆顶状视网膜盘状脱离区;眼底荧光血管造影,在静脉期于黄斑区或其周围可有一个或数个荧光素渗漏点,后期逐渐呈喷射状或墨迹样扩大为强荧光斑;但也有部分病例没有渗漏点出现。

【诊断】 主要根据病史和眼底表现进行诊断。有黄斑水肿的视网膜脱离,有时可被误诊为中心性浆液性脉络膜视网膜病变,应充分散瞳,详查眼底以明确诊断。

【治疗】 本病无特殊药物治疗。糖皮质激素有害无益,应禁用。血管扩张药也无任何作用。大多数病例在数月内可自愈。如果渗漏点不在盘斑区又距黄斑中心凹 200μm 以外,可用激光光凝渗漏点,光凝后 2~3 周有明显改善。临床上有时可见一些患者由于长期迁延不愈或反复发作,黄斑下可出现机化膜,下方视网膜色素上皮带状萎缩。

二、中心性渗出性脉络膜视网膜病变

中心性渗出性脉络膜视网膜病变,是指没有玻璃膜疣或其他视网膜异常时所发生的脉络膜新生血管。常为单眼,青壮年多见。有出血倾向,无自限性。

【病因】 不明。可能是弓形体、组织荚膜孢浆虫、结核、梅毒等不同原因的炎症引起视网膜下新生血管膜形成,导致浆液性和(或)出血性神经上皮脱离。

【临床表现】 中心视力减退,视物变形。黄斑区见孤立性渗出灶,伴有出血。急性期由于出血、渗出、视网膜水肿使视力下降;恢复期出血和渗出可逐渐吸收,若形成机化瘢痕可影响视力;眼底荧光血管造影可见黄斑区视网膜下新生血管膜。经积极治疗后,病灶一般不会扩大。

【诊断】 主要根据病史和眼底表现结合眼底荧光血管造影进行诊断。

【治疗】 以寻找病因、积极抗感染治疗为主。针对病原给予抗生素或磺胺类药物,同时可给予小剂量糖皮质激素,亦可采用光动力治疗。如果对抗炎治疗有效,一般视力预后比较好。

三、年龄相关性黄斑变性

年龄相关性黄斑变性是 50 岁以上老年人常见的致盲眼病之一。本病分为干性和湿性两型。

【病因】 确切病因尚不清楚。主要的危险因素是高龄,还可能与黄斑长期慢性的光损伤、遗传、代谢、营养等多因素有关。

【临床表现】

1.干性(萎缩性、非新生血管性)**年龄相关性黄斑变性** 早期无任何症状,少数患者表现视物模糊、视物变形或阅读困难。随病情进展,视力缓慢下降。眼底见玻璃膜疣和视网膜色素上皮的异常改变。玻璃膜疣呈圆形、黄白色、大小不一,散布于后极部的外层视网膜下,随病程延长,玻璃膜疣可增大、融合、钙化、变多。视网膜色素上皮有变性萎缩,表现为色素脱失、紊乱或呈地图状萎缩区,易于透见其深面的脉络膜毛细血管。眼底荧光血管造影检查,可见黄斑区斑驳状或地图状透见荧光。

2.湿性(渗出性、新生血管性)**年龄相关性黄斑变性** 玻璃膜疣、Bruch膜的损害及巨噬细胞浸润,诱发脉络膜毛细血管向外长出新生血管(即脉络膜新生血管,CNV)。脉络膜新生血管可生长在视网膜色素上皮层下或视网膜神经上皮层下,引起出血、渗出,并伴有纤维化及胶质化,进而破坏并替代Bruch膜、视网膜色素上皮和光感受器。约75%以上的病例有严重的视力丧失。

病变早期可见后极部有互相融合成片状或团块状的玻璃膜疣,随病程进展,后极部视网膜下见灰黄色病灶,伴暗红色视网膜下出血;出血常掩盖脉络膜新生血管。病灶范围小的不足1DD,大的累及整个后极部,视网膜下出血也可达到周边部,出血量大时可引起玻璃体积血。眼底荧光血管造影检查,可见黄斑下脉络膜新生血管。脉络膜新生血管可表现为典型性(早期荧光均匀明亮,晚期渗漏)和隐匿性(早期斑驳状荧光,晚期渗漏),两种表现可同存于一眼。应用吲哚青绿造影可发现20%~40%的隐匿性脉络膜新生血管。

【诊断】 根据发病年龄和眼底改变结合眼底血管造影检查,诊断本病不难。本病应与中心性渗出性脉络膜视网膜病变、发生脉络膜新生血管的其他病变如高度近视、血管样条纹、多发性脉络膜息肉样改变、药物中毒等疾病相鉴别;湿性年龄相关性黄斑变性有较多出血时,还应与脉络膜黑色素瘤鉴别。在青壮年发生的黄斑下脉络膜新生血管,多考虑为中心性渗出性脉络膜视网膜病变。

【治疗】 干性年龄相关性黄斑变性无特殊治疗,可补充抗氧化剂和锌等药物。对湿性年龄相关性黄斑变性,可以采用经瞳孔温热疗法、光动力疗法、滋养血管光凝、玻璃体腔内注射抗新生血管生长因子等方法。

四、黄斑囊样水肿

黄斑囊样水肿不是一种独立的疾病,常由视网膜的其他病变引起。

【病因】 黄斑囊样水肿源于多种不同原因造成的黄斑中心凹旁毛细血管通透性异常,与炎症和血管病变引起缺血等因素有关,常见于糖尿病性视网膜病变、视网膜静脉阻塞、葡萄膜炎、高血压性视网膜病变、视网膜毛细血管扩张症、视网膜前膜、玻璃体视网膜牵拉、视网膜血管炎等。各种内眼手术,如白内障、青光眼和视网膜脱离手术、玻璃体手术、激光或冷凝后也可发生。对白内障术后6~10周出现的黄斑囊样水肿称为Irvine-Gass综合征。

【临床表现】 中心视力减退或视物变形,或症状不明显。黄斑中心凹光反射消失,黄斑部视网膜反光增强呈毛玻璃状。眼底荧光血管造影显示，液体来自黄斑中心凹周围通透性异常的视网膜毛细血管，呈现出多个小的渗漏点，由于黄斑区 Henle 纤维呈放射状排列，荧光存于 Henle 纤维之间而形成花瓣状囊样改变。光学相干断层扫描检查也可帮助诊断。慢性黄斑囊样水肿由于引起光感受器的损害而造成永久性视力障碍。

【治疗】 积极治疗原发疾病。对视网膜静脉阻塞及糖尿病性视网膜病变的黄斑囊样水肿，可采用激光格栅样光凝黄斑区。炎症者糖皮质激素治疗。口服碳酸酐酶抑制剂可能促进水肿吸收。Irvine-Gass 综合征常可自行消退，如 6 个月以上不能自愈者也应考虑激光光凝。有玻璃体粘连牵拉时可行玻璃体手术。对慢性黄斑囊样水肿，可以试行黄斑部内界膜剥除术或玻璃体内注射曲安奈德治疗。

五、黄斑裂孔

黄斑裂孔可因外伤、变性、长期的黄斑囊样水肿、高度近视、玻璃体牵拉等多种疾病引起。黄斑区有一个 1/4～1/2PD 大小的、边界清晰的、圆形、暗红色孔，孔底可有黄色颗粒。患眼中心视力差，常伴有色觉障碍。

无其他病因发生在老年人的黄斑裂孔，称为特发性黄斑裂孔。常发生在 60～80 岁。主要由于玻璃体后皮质收缩、对黄斑产生切线或前后牵拉而形成。

Gass 法黄斑裂孔被分为四期：Ⅰ期，玻璃体牵引导致中心凹变浅或消失，玻璃体无后脱离，尚无黄斑裂孔形成，视力轻度下降，约 50% 病例会自发缓解；Ⅱ期，玻璃体切线方向进一步牵拉，出现中心凹或其周围的视网膜神经上皮的全层裂孔，通常<400μm，视力明显下降；Ⅲ期，玻璃体后皮质仍与黄斑粘连，裂孔变大，>400μm，无玻璃体后脱离；Ⅳ期，在Ⅲ期裂孔的基础上，玻璃体后皮质完全脱离或伴有游离的孔盖。一眼已发生裂孔，对侧眼无玻璃体后脱离时，发病危险性较大。对 2～3 期、特别是 4 期裂孔，可行玻璃体手术治疗。

高度近视眼的黄斑裂孔，发生视网膜脱离的几率很高，常需行玻璃体注气或玻璃体切除术治疗。

黄斑区视网膜前膜由于膜较厚并形成环形，称假性黄斑裂孔，应予鉴别。

第四节 视网膜脱离

【病因与分类】 视网膜脱离可分为孔源性、牵拉性以及渗出性三种类型。临床上以孔源性视网膜脱离为最常见。

渗出性视网膜脱离见于 Vogt-Koyanagi-Harada 综合征、后巩膜炎、恶性高血压、妊娠高血压综合征、中心性浆液性脉络膜视网膜病变、Coats 病、特发性葡萄膜渗漏综合征、视网膜血管瘤、脉络膜肿瘤等。

牵拉性视网膜脱离是指因增生性玻璃体视网膜病变的增殖膜牵拉引起的视网膜脱离，常见于糖尿病性视网膜病变、视网膜静脉阻塞、Eales 病等视网膜缺血引起的新生血管膜的牵拉，或眼球穿通伤后引起的眼内纤维增生组织的牵拉。牵拉性视网膜脱离可以继发视网膜裂孔形成。

孔源性视网膜脱离发生在视网膜裂孔形成的基础上。约 80% 以上的裂孔发生在周边部。根据裂孔的形成原因、形态、大小、部位,可把裂孔分为:萎缩孔、撕裂孔、圆孔、马蹄形孔、黄斑裂孔、巨大裂孔、锯齿缘离断等。液化的玻璃体经裂孔进入视网膜神经上皮层与视网膜色素上皮层之间,从而引起视网膜脱离。多见于高度近视眼、老年人、无晶状体眼和人工晶状体眼、眼外伤后。一些玻璃体视网膜的异常易导致发生视网膜脱离,其中主要的有格子样变性。一眼已经发生视网膜脱离或有家族史,也是发生孔源性视网膜脱离的高危因素。

【临床表现】 主要表现为对应于视网膜脱离区的视野缺损。若黄斑区受累及,则有中心视力的明显减退。病程早期,常有"飞蚊症"或眼前飘浮物,某一固定方位有持续的"闪光"感。眼压多偏低。脱离的视网膜色泽呈蓝灰色,不透明,视网膜隆起呈波浪样起伏,其上有暗红色的视网膜血管。大部分患者有玻璃体后脱离及液化,玻璃体内有烟尘样棕色颗粒。散瞳后,用间接检眼镜、巩膜压迫或三面镜、全视网膜镜仔细检查,多可找到视网膜裂孔。裂孔最多见于颞上象限。裂孔呈红色,与其周围脱离的灰色视网膜对比较明显。有时裂孔形成时会致视网膜血管破裂,引起玻璃体积血,影响眼底检查,必须作 B 型超声波检查以免漏诊。

少数孔源性视网膜脱离经多次检查找不到裂孔,尤其在无晶状体眼、人工晶状体眼或病程较长的下方视网膜脱离的眼。查不到裂孔时,还应排除渗出性视网膜脱离。

【诊断】 根据病史和眼底表现,诊断不困难,但需与一些疾病进行鉴别诊断。视网膜劈裂也可发生视网膜脱离,但多为双眼,视网膜变薄且较透明,劈裂的视网膜固定;劈裂的浅层视网膜有多数大小不等的层间裂孔,常沿视网膜血管分布;外层视网膜也发生裂孔时,则伴发孔源性视网膜脱离。先天性葡萄膜缺损也易在缺损区边缘形成裂孔;Marfan 综合征常伴有高度近视和晶状体半脱位,也易发生孔源性视网膜脱离。

【治疗与预后】 孔源性视网膜脱离的治疗原则是手术封闭裂孔。术前详细查找所有的裂孔是手术成功的关键,应作眼底绘图,记录裂孔的数目、部位、大小、形态、视网膜变性以及玻璃体的情况。常采用激光光凝、透巩膜光凝或冷凝的方法,使裂孔周围产生无菌性炎症反应以闭合裂孔;再根据脱离的视网膜的情况和增生性玻璃体视网膜病变程度,选择巩膜外垫压术、玻璃体切除术、气体或硅油玻璃体腔内充填等手术,使视网膜复位。一眼发生了孔源性视网膜脱离,应常规散瞳检查对侧眼,如有格子样变性或视网膜裂孔,可以做预防性光凝。

渗出性视网膜脱离以治疗原发病为原则,通常不需要手术。

牵拉性视网膜脱离常需要行玻璃体切除术,术中尽量去除所有的增殖膜以解除对视网膜的牵拉,使视网膜复位。

第五节 原发性视网膜色素变性

原发性视网膜色素变性,属于视锥、视杆细胞营养不良,是一种以夜盲、视野缩小、眼底骨细胞样色素沉着和光感受器功能不良为特征的遗传病。

【病因】 与遗传有关,性连锁隐性遗传、常染色体隐性或显性遗传均可见到,也有散发病例。

【临床表现】 夜盲是原发性视网膜色素变性最早期的症状,多出现于青春期。病程进展缓慢。逐渐发生视野缩窄,但中心视力可长期保持正常,晚期形成管状视野。双眼常表现对称。病程早期,仅见赤道部视网膜色素稍紊乱;以后赤道部视网膜血管旁逐渐出现骨细胞样色素沉着,继而向后极部及锯齿缘方向发展;后期,视盘呈蜡黄色萎缩,视网膜血管变细,视网膜呈青灰色,变薄,黄斑色暗。常见后囊下混浊的并发性白内障。有的病例病变局限在眼底的一部分;有的无骨细胞样色素沉着的改变,但周边视网膜和色素上皮萎缩,中心凹反光消失;有的在视网膜深层出现显著的白点,称白点状视网膜变性。眼底荧光血管造影检查:病程早期显现斑驳状强荧光,病变发展明显时,视网膜色素上皮的萎缩处显现大面积强烈的透见荧光,色素沉着处则为遮蔽荧光;晚期因脉络膜毛细血管萎缩,而显大片弱荧光并可透见脉络膜的大血管。视野检查:早期可表现环形暗点,后期进行性向心性缩窄,最终成为管状。视网膜电图、眼电图及暗适应检查,有助于早期诊断。

【治疗】 无特殊有效治疗。营养素及抗氧化剂如维生素A、E等延缓本病的作用未确定,切忌大剂量服用。注意避光。本病对白内障手术的耐受良好,当并发性白内障明显时可行手术治疗。对患者进行遗传咨询,防止近亲婚配。

第六节 视网膜母细胞瘤

视网膜母细胞瘤(RB)是儿童最常见的原发性眼内恶性肿瘤,发病率约为1:20000~1:14000,无种族、地域及性别的差异。90%的视网膜母细胞瘤发生在3岁以前。

【病因】 约40%的病例为遗传型,由患病的父母或父母为突变基因携带者遗传,或由正常父母的基因突变引起,为常染色体显性遗传。该型发病年龄早,多为双眼,视网膜上可以有多个肿瘤病灶,而且容易发生第二恶性肿瘤。

约60%的病例属非遗传型,系患者本人的视网膜细胞发生突变引起。该型不遗传,发病较晚,多为单眼,视网膜上仅有单个病灶,不易发生第二恶性肿瘤。

少数患者有体细胞畸变,主要为13号染色体长臂1区4带中间缺失(13q 14-),该型患者除有RB外,常伴有智力低下、发育迟滞及其他发育畸形。

【临床表现】 由于RB发生于婴幼儿,早期不易发现,大约50%的患儿是因为出现白瞳症[瞳孔区出现黄白色反光("猫眼样反光")]被家长发现而就诊,约20%的患儿因视力丧失出现斜视时方才引起家长注意而就诊。

根据RB的发展过程,可分为四期:眼内生长期、青光眼期、眼外期及远处转移期。由于肿瘤的部位、生长速度及分化程度的不同,RB不一定都按这四期的顺序发展。生长在视盘及巩膜导血管附近的肿瘤,早期即可侵犯视神经向颅内或眶内蔓延,并不经过青光眼期,而直接进入眼外期。

1. 眼内期 可见黄白色、圆形或椭圆形、边界不清的视网膜隆起结节,可发生在视网膜的任何部位,但以后极部偏下方多见,肿瘤的表面有视网膜血管扩张、新生血管或出血,或可伴有浆液性视网膜脱离,肿瘤播散可以引起玻璃体混浊、假性前房积脓、角膜后沉着物、虹膜表面灰白色肿瘤结节。

2. 青光眼期 当肿瘤体积不断增大,引起眼内压增高,发生继发性青光眼。出现眼球结膜充血,角膜上皮水肿、角膜变大、眼球膨大,形成"牛眼"或巩膜葡萄肿。患儿眼痛,喜好揉眼,哭闹不安。

3. 眼外期　时间稍长,患儿眼球壁扩张,肿瘤穿破巩膜或角膜突出于睑裂,或沿视神经及巩膜导血管向眶内蔓延而使眼球向前突出,为眼外期。

4. 远处转移期　肿瘤可进一步沿视神经侵入颅内,或经淋巴管转移至局部淋巴结,或经血行全身转移,最后导致死亡。

【诊断与鉴别诊断】　根据典型临床表现、年龄以及病史结合临床检查,诊断不难。超声波、眼眶X线片、CT、MRI等其他辅助检查方法,可以帮助诊断。对不典型的病例,需要与Coats病、转移性眼内炎、早产儿视网膜病变、先天性白内障、原始玻璃体增生症等病鉴别,主要依据病史及辅助检查进行鉴别,详细内容参见相关章节。CT检查发现肿块内钙化是诊断视网膜母细胞瘤的最主要证据。MRI对视网膜母细胞瘤的诊断特异性不如CT,但在显示肿瘤蔓延、侵犯颅内组织方面优于CT。

【治疗】　首先应考虑控制肿瘤生长、转移,挽救患儿生命;其次才考虑能否保留眼球及保存一定有用视力。局限于视网膜内的早期小肿瘤,可以采用激光光凝治疗、经瞳孔温热疗法或冷冻治疗。中等大小但较局限者,可以用巩膜浅层敷贴放疗。目前在我国RB的治疗仍以手术为主,若病变局限于眼内但超过一个象限者,以眼球摘除术为首选。手术时,操作应十分轻柔,切断视神经应尽量长,一般应不短于10mm。若已属眼外期,则行眶内容剜除术并联合放射治疗或化学治疗。若已属远处转移期,则无特殊治疗,可以根据患儿全身情况允许进行化学治疗。

(朱蓉嵘　陈　辉)

第十一章 眼外肌病与弱视

第一节 概 述

双眼单视(binocular single vision)是指在日常生活中,人们都用双眼同时注视物体,所看到物体的影像经过双眼屈光系统聚焦,在两眼的视网膜黄斑中心凹上分别成像,但经视觉中枢将其融合为一个单一的立体感的影像,这种功能称为双眼单视。双眼单视功能分为三级:第一级是同时知觉,是双眼同时见到两个不同画面的图像;第二级是融合功能,是双眼能将大部分相同、部分不相同的图像融合为一个图像;第三级是立体视觉,是双眼能将两个分离开的互相近似的图像综合为一个有层次感,凹凸感的三维图像。双眼单视是在眼组织结构的发育和反复使用过程中逐渐建立、巩固和完善起来的。

双眼各有四条直肌、两条斜肌。双眼向正前方平直注视时的眼位称为原眼位或第一眼位(primary position of gaze),此时眼肌的主要动作称为主要作用(primary action),其次要动作称为次要作用(secondary action)。

四条直肌的解剖止点距角膜缘位置不同:内直肌最近为 5.5mm;下直肌为 6.5mm;外直肌为 6.9mm;上直肌最远为 7.5~7.9mm(图 3-11-1,表 3-11-1)。

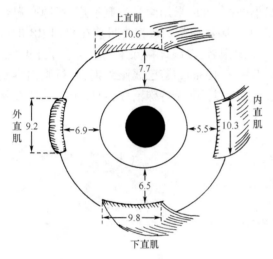

图 3-11-1 四条直肌在眼球的解剖止点示意图

表 3-11-1 眼外肌的运动功能

	内直肌	外直肌	上直肌	下直肌	上斜肌	下斜肌
主要作用	内转	外转	上转	下转	内旋	外旋
次要作用	无	无	内转、内旋	内转、外旋	下转、外转	上转、外转

1. 内、外直肌 在原眼位时,主要作用为内外转。

2. 上、下直肌 与视轴成 23°夹角,在原眼位时,上直肌主要作用为上转,次要作用为内转、内旋;下直肌主要作用为下转,次要作用为内转、外旋(图 3-11-2)。

3. 斜肌 与视轴成 51°夹角,在原眼位时,上斜肌主要作用为内旋,次要作用为下转、外转;下斜肌主要作用为外旋,次要作用为上转、外转(图 3-11-2)。

眼外肌的运动受神经支配,外直肌受展神经、上斜肌受滑车神经支配,其余受动眼神经支配。两眼 12 条眼外肌力量的平衡及密切合作维持了双眼运动的协调并保持双眼单视。在眼球运动时,必有数条眼外肌协同作用来完成。

(1) 配偶肌(yoke muscles)：使双眼呈同方向、同角度运动的眼外肌。例如向右侧注视，右眼外直肌收缩，左眼内直肌也等量收缩，保持双眼一致，此两条肌即为一对配偶肌。

(2) 协同肌(synergist)：单眼某一条眼外肌行使其主要作用时，其他起辅助作用的眼外肌。例如右眼的外直肌向外转动时，其协同肌为右眼的上、下斜肌。

(3) 拮抗肌(antagonist muscles)：单眼某一条眼外肌行使其主要作用时，起制约作用的眼外肌。例如右眼的外直肌向外转动时，其拮抗肌为右眼的内直肌。

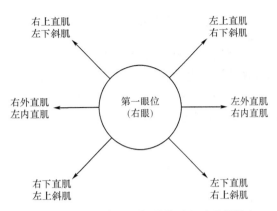

图 3-11-2 六个主要注视眼位及六对配偶肌在该注视方向的主要作用

第二节 斜 视

在正常双眼注视状态下，被注视的物体能同时在双眼的视网膜黄斑中心凹成像。两眼的协调运动由大脑皮层枕叶中枢所管制，当眼球运动系统处于完全平衡状态时，分开的两只眼能成为同一个功能单位，不出现偏斜，称为正位眼。如果中枢管制失调，眼外肌力量不均衡，两眼注视同一目标时，其中一眼的视轴表现不同程度的偏斜现象，称为斜视(strabismus)。斜视不仅仅影响美容，更重要的是影响单眼的视功能和双眼单视功能的发育和恢复。斜视常在幼年发病，因而对患者一生的心理、生理、学习和工作负面影响较大，应充分的重视并及时进行正确矫治。

斜视治愈最终目标是获得功能性治愈，而功能性治愈是指双眼正位，并获得双眼单视，具有良好的立体视。美容性治愈是指双眼仅正位，未获得双眼单视，成年人斜视手术治愈常仅获得美容性治愈。

一、斜 视 检 查

(一) 病史

细致认真的病史收集有助于认识疾病并为进一步选择其他检查提供线索。通过将所获得的资料进行综合、分析、推理和判断，可得出正确的结论。病史采集应包括斜视发病时间、年龄，有无诱因，斜视的变化发展情况，有无治疗及家族史。

(二) 常规眼科检查

屈光间质是否透明，是否有造成遮盖性弱视或知觉性外斜的因素；检查眼底时注意有无器质性病变；注意黄斑中心凹注视性质。

(三) 视力与屈光检查

测定远近及矫正视力。斜视患者屈光状态的检查强调客观检查法，并使用睫状肌麻痹剂以除外调节力的影响。7岁以下儿童、初诊的8~14岁的斜视患儿因调节储备力量最强，须用1%阿托品眼膏或滴眼液；8~12岁儿童、复诊斜视患儿可用2%后马托品眼膏或滴眼液；14岁以上青少年可用快速散瞳剂如复方托吡卡胺滴眼液。成年斜视病人最好也能散瞳下常规进行屈光检查。

(四) 斜视的定量检查

略

二、共同性斜视

共同性斜视(concomitant strabismus)是眼外肌肌肉本身和它的支配神经均无器质性病变而发生的眼位偏斜，在向各不同方向注视或更换注视眼时，其偏斜度均相等。根据视轴偏斜的方向，共同性斜视可分为内斜视、外斜视和上斜视，其中以内斜视与外斜视多见。

(一) 共同性内斜视(concomitant esotropia)

该症为最常见的斜视，可分为先天性内斜视与后天性内斜视(调节性和非调节性)两种。

1. 先天性内斜视 为生后6个月以内发病的恒定性内斜视，又称婴儿型内斜视，其病因不明。临床表现如下：

(1) 斜视角较大，多数在40△(△为三棱镜屈光度的标记符号。三棱镜能屈折经行1m的光线移位1cm的，即为1三棱镜屈光度)以上。

(2) 视远和视近的斜视角相等而稳定。

(3) 90%病人有轻度或中度远视，戴矫正眼镜不能矫正斜视，与屈光不正的关系不大。

(4) 多数患儿两眼视力相等，可交替注视，向两侧看时有交叉注视，即向右看时，用左眼注视，向左看时，用右眼注视，因此表现外展受限，实际并非展神经麻痹。少数患儿至交替注视，斜视眼可发生弱视。

2. 调节性内斜视(accommodative esotropia) 正常人双眼能协调运动，除各组眼外肌——协同肌、拮抗肌和配偶肌之间步调一致外，调节与集合也必须保持协调一致。当人们由看远处目标转向看近距离目标时，双眼睫状肌收缩，晶状体悬韧带松弛，晶状体的凸度相应增加，屈光力增强，产生调节，同时双眼的视轴也相应地集合，每一屈光度的调节必须伴有较恒定的调节性集合，形成一定的调节性集合/调节(accommodative convergence/accommodation，简称AC/A)比值。AC/A比值的不正常是引起斜视的常见和重要因素。调节性内斜视有两型：

(1) 屈光性调节性内斜视：因远视未经矫正，过度使用调节引起集合过强，加上融合性分开功能不足，引起内斜视。

临床表现如下：

1）发病年龄多在 2~5 岁。

2）多为中度远视，平均+4.00D。

3）初期表现为间歇性内斜视，如能及时和经常戴矫正眼镜，内斜视可以得到控制。

4）AC/A 比值正常。

(2) 非屈光性调节性内斜视：与屈光不正无关，是调节与调节性集合间的一种异常联合运动，表现调节性集合反应过强，如融合性分开功能不足，则形成内斜视。临床表现如下：

1）发病年龄多在 2~5 岁，偶尔更早。

2）可发生在正视眼、远视眼或近视眼，但多见于中度远视眼。

3）看近的斜视角大于看远的斜视角，一般超过 10△ 以上，AC/A 比值高。

4）多数有双眼单视，罕见弱视，如有屈光参差，则可发生弱视。

3. 非调节性内斜视　开始呈间歇性，病程缓慢，发病前可能已有双眼单视，如能及早治疗，预后比先天性内斜视要好，分以下三型。

(1) 基本型内斜视

1）发病初期呈间歇性，有复视。

2）斜视度较先天性内斜视要小，以后可逐渐增加到 30△~70△。

3）全麻下内斜视可消失，甚至变成外斜视，故有人认为此型斜视的原因为神经支配异常。

(2) 近距离内斜视

1）发病年龄在 2~3 岁。

2）可能为远视或正视。

3）看远时眼位正位或有小度数内斜视，可有双眼单视；看近表现内斜视，不管使用调节与否，内斜视度数较稳定，由 20△~40△不等。

4）AC/A 比值正常或低。

5）戴双焦点眼镜或滴用缩瞳剂，不能改变看近时的斜视度。

(3) 远距离内斜视

1）看远呈内斜视，看近则正位。

2）无屈光不正，视力双眼相等。

(二) 共同性外斜视(concomitant exotropia)

共同性外斜视较内斜视少见，和屈光不正关系不大，发展缓慢，常有一间歇期，受融合机理控制，如融合机制发挥作用时，可将眼位保持在外隐斜状态，如融合机理间歇性发挥作用时，则外斜视呈间歇状态，如融合机制失去控制，则成为恒定性外斜视。

【病因】

1. 神经支配的异常　如展神经支配过强，或管理集合的神经支配不足，外展和集合功能间的平衡失调。

2. 调节与集合力不平衡　如未经矫正的近视，看近是无需调节，致使调节性集合功能低下，可引起外斜。

3. 屈光参差　尤其近视性和散光性屈光参差,使双眼成像不清,影像不等,妨碍融合,引起外斜。

4. 解剖因素　双眼眶轴与头部矢状面约成25°角,所以如支配眼外肌的一切神经支配消失,休息眼位时即呈外斜状态,如融合机理不足,容易发生外斜。

【分类】　根据外展和集合功能间的不平衡,看远和看近斜视度之间的差异,分为以下四型。

1. 外展过强型外斜视　看远的斜视角大于看近的斜视角。至少大15△,AC/A比值高。

2. 基本型外斜视　看近和看远的斜视角基本相似,差别不超过10△,AC/A比值正常。

3. 集合不足型外斜视　看近的斜视角大于看远的斜视角,至少大15△,AC/A比值低。

4. 拟似外展过强型外斜视　初查斜视角看远大于看近,如遮盖一眼45~60分钟,使融合消除,斜视角看近≥看远(AC/A比值正常)。或遮盖一眼后斜视角无变化,而加+3.00D球镜消除调节性集合,看近斜视角有增加(AC/A比值高)。

【临床表现】
(1) 发病年龄不同,从婴儿至4岁。
(2) 间歇性外斜视。
1) 斜视角度变化较大,随融合性和调节性集合力的强弱而变化。清晨双眼眼位可能正常,傍晚劳累后则出现外斜视,注意力集中时正位,不集中时外斜。
2) 在户外特别怕光,喜欢闭眼,有人认为是光痛(photagia)。
3) 少数人出现外斜视时有复视,多数人因单眼有抑制,无复视感觉。
(3) 恒定性外斜视
1) 发生在幼年期的外斜视,常采取交替性注视,预后差。
2) 发生在成年期的外斜视,开始呈间歇性,以后因调节力衰退,失去代偿恒定性外斜视,预后好,手术矫正可获得双眼单视。
3) 可有串眼或交替性抑制,集合不足,屈光参差,异常视网膜对应和弱视。

(三) 共同性上斜视(concomitant hypertropia)

原因有解剖异常、机械因素、异常神经支配或眼外肌不全麻痹变成的共同性上斜视。临床表现为健眼固视,另一眼上斜,上斜眼固视时,健眼下斜,双眼球运动无明显异常,常合并内、外斜视。

(四) 共同性斜视的治疗

共同性斜视的治疗目的,不单是为了美容,更重要的是提高斜视眼的视力,增加获得双眼单视功能的机会。因此,一经明确诊断,应即刻给予治疗,主要措施有:
1) 矫正屈光不正:散瞳验光并酌情配镜。内斜视伴有远视者应予全部矫正,外斜视兼有近视者也应全部矫正,散光不论远视散光或近视散光,均应全部矫正。
2) 治疗弱视:参见第三节弱视的治疗。
3) 正位视训练:当弱视眼视力已提高到0.6以上或双眼视力相等,但无双眼单视者,可作正位视训练,消除抑制,加强融合功能,扩大融合范围,并建立立体视。

4) 手术治疗:对于斜视角已稳定,或经非手术疗法后仍有偏斜,以及有交替性注视的患儿皆应及早手术,以期术后双眼视轴平行,增加取得双眼单视的可能性,或获得周边融合的机会。根据斜视的程度,单侧性或交替性斜视,内斜视可行单眼后退—缩短术(内直肌后退和外直肌缩短)或双眼对称性手术(双眼内直肌后退或双眼外直肌缩短)。外斜视可行单眼后退—缩短术(外直肌后退和内直肌缩短)或双眼对称性手术(双眼外直肌后退或双眼内直肌缩短)。轻度共同性上斜视可用三棱镜矫正,大于10△者需行手术矫正。

三、非共同性斜视

非共同性斜视(non-concomitant strabismus)主要指麻痹性斜视,是由于支配眼肌运动的神经核、神经或眼外肌本身器质性病变所引起,可以是单条或多条眼外肌完全性或部分性麻痹,临床上以部分麻痹多见。

【病因】 麻痹性斜视有先天性和后天性两种。

1. 先天性 在出生时或出生后早期发生,主要由于先天发育异常、产伤和眼外肌缺如等。先天性斜视多有代偿性头位,引起两侧面颊不对称,很少出现复视。

2. 后天性 多为急性发病,主际有复视,发病时间确切,可因外伤、炎症、血管性疾病、肿瘤和代谢性疾病所引起。

(1) 外伤:头部外伤可累及眼球运动神经,如颅底骨折时,易伤及展神经;轻微的头部外伤,可累及滑车神经,故又称外伤性神经,严重头部外伤可引起双侧滑车神经麻痹或动眼神经麻痹。

(2) 炎症:脑膜炎和脑炎常影响展神经和滑车神经,发性神经麻痹。眼带状疱疹在后期可引起动眼神经麻痹在儿童的良性暂时性展神经麻痹,其原因很可能是病毒可引起展神经麻痹。海绵窦血栓和眶尖脓肿引起多发性神经麻痹。发生脱髓鞘性疾病,如多发性硬化。

(3) 血管病:高血压常引起展神经麻痹。后交通动脉动脉瘤破裂,可突然导致单独动眼神经完全性麻痹的发作。脑血管意外,从大片出血至神经滋养血管的阻塞均容易损伤眼球运动神经及其与核上的联系。

3. 占位性病变 因颅内病变造成颅内压增高,常引起展神经麻痹。一些肿瘤如脑膜瘤、颅咽管瘤、垂体瘤和鼻咽癌通过直接压迫或浸润,可引起眼球运动神经麻痹。

4. 代谢性疾病 糖尿病由于神经滋养血管的阻塞,可引起展神经和动眼神经麻痹。此外另有肌源性疾病,直接影响眼外肌,如重症肌无力、甲状腺功能障碍性眼病、进行性眼外肌麻痹和眼外肌炎。机械性的眼球运动障碍,如外伤性眶骨骨折,造成眼外肌嵌塞、斜视手术中眼外肌截除过多和视网膜脱离行巩膜环扎、外加压等手术后。

【临床表现】

1. 运动受限 一条或几条眼外肌运动受限,视轴向麻痹肌正常作用方向之对侧偏斜。

2. 第二斜视角大于第一斜视角 以麻痹眼注视,健眼的斜视角(第二斜视角)大于以健眼注视,麻痹眼的斜视角(第一斜视角)。

3. 不同方向注视时斜视角不等 眼球向麻痹肌作用方向转动时,运动受限最严重,因而斜视明显加大,向相反方向转动时,运动不受限,因而斜视明显减少,甚至消失。

4. 代偿头位 目的是避开向麻痹肌作用的方向转动,消除水平性、垂直性或旋转性复视,以保持双眼单视。

5. 复视和眩晕 在麻痹性斜视最为明显。

【检查】

(1) 比较双眼在六个诊断眼位的运动是否平行,有无功能过强或减弱现象,以及在向正上方或正下方注视时斜视角有无改变。

(2) 注意有无斜颈:应与胸锁乳突肌纤维化造成的斜颈相鉴别。眼性斜颈时胸锁乳突肌不强硬,闭合一眼后头位可改善或消失。

(3) 测量第一斜视角和第二斜视角,从而确定何眼为麻痹眼。

(4) 歪头试验(Bielschowsky 征)一般用来鉴别上斜肌或对侧上直肌的麻痹。例如左上斜肌麻痹引起的左上斜视,如病人将头向麻痹眼侧(左侧)倾斜,则麻痹眼必向上移位(Bielschowsky 征阳性),向健侧(右侧)倾斜,则麻痹眼不上移。如为右上直肌麻痹引起的左上斜视,不论病人把头向麻痹眼侧(右侧)或健眼侧(左侧)倾斜时,麻痹眼都不上移。

(5) 投射失误:遮盖健眼,麻痹眼注视,并用手指指向放在该眼前的物体,病人常向麻痹肌作用方向过指。这种投射失误,仅发生在麻痹早期,经过一段时期,病人会纠正错误,此现象即消失。

(6) 复视试验:在一眼前放一红色镜片,注视 2/3 米或 1 米远处的灯光,若有复视,则见一红色灯光和一白色灯光,若见粉红色单一灯光,则表示无复视。然后分别检查六个主要诊断眼位,各距中心约 20°,病人的头及脸必须正位,不得转动,只能转动眼球。

复视图的分析步骤:①首先确定复视是水平位或垂直位。②水平位者确定复视是交叉的或同侧的。交叉者说明眼球外斜,为内转肌麻痹;如为同侧复视,则说明眼球内斜,为外转肌麻痹。对垂直位复视,应确定移位的物像(虚像)高于还是低于真像,如果较高,则说明麻痹眼比健眼低,也就是说麻痹眼的上转肌受累。③确定复视偏离最大的方向,该方向即麻痹肌起作用的方向,在远侧的物像是属于麻痹眼的。也可用 Hess 屏或 Lancaster 屏作复视检查。

【治疗】

1. 治疗病因 对后天性眼外肌麻痹,首先要弄清原因,针对病因进行治疗。

当病因检查确无阳性所见,或证明病情已停止发展时,始可采取其他疗法。

2. 药物治疗

(1) 肌注维生素 B_1、B_{12} 和三磷酸腺苷。

(2) 应用皮质类固醇和抗生素,对神经炎及肌炎有效。

(3) 肉毒杆菌毒素 A(botulinum toxin A)在急性展神经麻痹病人,等待恢复期间,内直肌注射肉毒杆菌毒素 A 可暂时解除复视的干扰,又可防止或治疗内直肌挛缩。如外直肌麻痹不恢复,需行转位手术时,内直肌注射肉毒杆菌毒素 A,可替代内直肌后退,减少因同时手术过多眼外肌引起的眼球前节缺血的风险,并可提高手术矫正的效果。

3. 光学疗法 对小于 10a 的斜视,可试用三棱镜中和法消除复视,主要矫正位于正前方及正下方的复视。

4. 手术疗法 麻痹性斜视,只有当去除病因或已证明其不再复发,也不危及生命时,方可考虑手术治疗。后天性眼外肌麻痹,可等待 6~8 个月,或在麻痹肌已停止发展 4~6 个月后,或于患眼拮抗肌开始发生挛缩时做手术。对先天性或后天性眼外肌不全麻痹,通过加强受累肌本身或减弱其拮抗肌或(及)配偶肌以使眼外肌产生新的平衡协调。如眼外肌完全麻痹,则手术较为复杂,为帮助麻痹肌的运动,可行肌肉联结术或肌肉转位术。

第三节 弱 视

弱视(amblyopia)是由于先天性或在视觉发育的关键期进入眼内的光刺激不够充分,剥夺了黄斑形成清晰物像的机会(视觉剥夺)和(或)两眼视觉输入不等引起清晰物像与模糊物像之间发生竞争(双眼相互作用异常)所造成的单眼或双眼视力减退。一般眼科检查无器质性病变,经睫状肌麻痹检影后矫正视力≤0.8者均为弱视,有些病例经过适当治疗是可逆的。

【病因及分类】

1. 斜视性弱视 病人有斜视或曾有过斜视,由于斜视引起的复视和混淆,使病人感到极度不适,大脑视皮质中枢主动抑制由斜视眼传入的视觉冲动,使黄斑功能长期被抑制而形成弱视。这种弱视是斜视的结果,是继发性的,功能性的。早期经适当治疗,弱视眼有可能提高视力。

2. 屈光参差性弱视 一眼或两眼有屈光不正,两眼屈光参差较大(2.50D以上)使两眼视网膜成像大小不等,融合困难,视皮质中枢只能抑制屈光不正较重的一眼,日久便形成弱视,这类弱视是功能性的,早期治疗,视力也有恢复的可能。

3. 屈光不正性弱视 多为双侧性,发生在未经矫正的高度远视病人,虽经调节,无法在看近或看远时将影像成焦在视网膜上,引起双侧弱视,配戴合适的矫正眼镜后可以逐渐提高,但需时较长。

4. 形觉剥夺性弱视 在婴幼儿期,由于角膜混浊、先天性或外伤性白内障、完全性上睑下垂或遮盖一眼过久,妨碍外界物体对视觉的刺激,因而视功能发育受到抑制,尤其在生后头3个月,形觉剥夺可形成严重弱视,其视力预后较斜视性或屈光参差性弱视更为严重。

5. 先天性弱视 ①器质性弱视,如新生儿视网膜或视路出血;②微小眼球震颤等。

【临床表现】

1. 视力减退 屈光不正矫正后远视力≤0.1者为重度弱视,视力0.2~0.5者为中度弱视,视力0.6~0.8者为轻度弱视。这种弱视与黄斑病变的区别在于在暗淡光线下弱视眼的视力改变不大,而黄斑有器质性改变的病人,则视力有明显减退。

2. 拥挤现象 分辨排列成行视标的能力较单个视标差,这个现象称拥挤现象,是注视点与邻近视标之间异常轮廓相互影响的关系。

3. 光感正常 弱视眼的视功能在许多方面有异常,如视力减退,拥挤现象,旁中心注视和对比敏感度下降,但它的中心凹和周边部视阈正常,能察觉最暗淡的光量。

【治疗】 治疗弱视年龄非常关键,年龄越小,疗效越佳,对超过12岁的弱视治疗效果估计要慎重。

(1)矫正屈光不正,早期治疗先天性白内障和先天性完全性上睑下垂。

(2)治疗弱视:弱视的疗效与治疗年龄和注视性质有关,年龄越小,中心注视者效果高,成人后则治愈基本无望。弱视眼有中心注视及旁中心注视两类。

1) 中心注视性弱视:多采用遮盖健眼,强迫弱视眼注视的方法。为了防止发生遮盖性弱视,对1岁儿童应采取3:1规律,即遮盖健眼3天,遮盖弱视眼1天,每周复诊。2岁儿童可采取4:1规律,每两周复诊,3~4岁儿童遮盖健眼时间可适当延长,可每月复诊。

2) 旁中心注视性弱视

a. 大多数人主张采用遮盖法,也有人认为遮盖健眼反而使弱视眼的旁中心注视点更加牢固而加以反对。

b. 其他还有增视疗法、红色滤光片疗法和压抑疗法。

(陆志荣)

第十二章 眼外伤

由于眼的位置暴露,易受机械性、物理性和化学性等因素的损伤。眼的结构精细,组织脆弱,功能复杂,受伤后往往造成视力下降甚至视功能丧失的严重后果。眼外伤是我国主要的致盲性眼病之一。随着超声波、CT及磁共振成像(MRI)等诊断技术在眼科的应用,以及在眼外伤治疗中普及显微手术,引进使用玻璃体切除术,合理应用抗生素及糖皮质激素,有效地控制炎症和感染,从而使得眼外伤的诊断、治疗取得很大进步。

眼外伤大致分为机械性眼外伤与非机械性眼外伤两大类。机械性眼外伤包括挫伤、穿孔伤、异物伤;非机械性眼外伤主要指眼部化学伤、辐射性眼外伤和热烧伤。

第一节 结膜和角膜异物

常见的结膜和角膜表面异物有金属碎屑、煤屑、谷壳、尘粒等。

【临床表现】 常有明显的异物史。当异物进入结膜囊内,立即出现异物感、畏光、流泪、眼睑痉挛等刺激症状。检查可见结膜充血、异物多隐藏在睑板下沟,穹隆部及半月皱襞处。角膜异物用斜照放大法或裂隙灯显微镜检查,可看清异物的部位及深度,铁质异物有时可见异物周围的铁锈环或异物周围的浸润区。

【治疗】 结膜异物可用生理盐水冲洗掉或用湿棉签拭去。较深的结膜或角膜异物可在表面麻醉后,按无菌操作原则,用消毒的注射针头剔除,操作时应避免或减少损伤瞳孔区角膜,防止异物穿破角膜掉入前房。异物取出后点抗生素眼液及眼膏,包扎伤眼,并每日复诊直至角膜创口完全愈合为止,以防出现角膜感染。如有角膜溃疡,按角膜溃疡治疗。

第二节 眼挫伤

眼部受到钝性物体碰撞或气浪冲击后,可发生程度不等的挫伤。受损害的程度与外力及致伤物的大小有关。常见的如工具、砖石、拳头、弹弓、球类、爆炸气浪等,均可造成眼部各种组织的挫伤。本节主要介绍眼球挫伤。

眼球挫伤后除在受伤部位的直接损伤外,致伤力还能通过眼内组织的传递,使眼内多种组织受到冲击、震荡、牵拉、错位甚至破裂。挫伤后引起血管舒缩反应。渗透性增加,组织缺氧,更加重了对眼球组织的损害。

1. 结膜挫伤 可出现结膜出血水肿,一般数日后可吸收,出现裂伤者应缝合。

2. 角膜挫伤 轻者引起角膜上皮脱落,可涂抗生素眼膏后包眼;稍重者角膜基质层水肿,增厚及混浊,后弹力层出现皱褶,可局部滴用糖皮质类固醇,必要时用散瞳剂;外力较大时可致角膜破裂,多发生于角膜缘附近,则按角膜穿孔伤处理。

3. 虹膜睫状体挫伤 可有如下表现:

(1)前房积血:前房积血为虹膜睫状体血管破裂所致。微量出血仅见房水中出现红细胞。出血较多时,血液积聚在前房下部,甚至充满整个前房,瞳孔与虹膜无法窥见,视力急

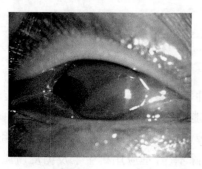

图 3-12-1　眼钝挫伤，前房积血，虹膜根部离断

剧下降，可继发青光眼或角膜血染。双眼包扎，取半卧位休息，应用止血药，一般可自行吸收。如出血过多致眼压升高或角膜血染者，应用降眼压药物或前房穿刺、分次放血（图 3-12-1）。

（2）外伤性瞳孔散大：瞳孔括约肌受损或支配神经麻痹，可造成外伤性瞳孔散大，一般表现为瞳孔中度扩大，瞳孔不圆，对光反射迟钝或消失。轻度可恢复，重者常不能恢复。

（3）虹膜根部离断：严重挫伤可造成虹膜根部离断，虹膜根部有半月形缺损，瞳孔呈"D"字形，可能出现单眼复视。有时整个虹膜从根部完全离断。干扰视觉严重者，应行虹膜根部离断修复术。

4. 晶状体挫伤　眼球挫伤引起晶状体混浊者，称外伤性白内障。若发生悬韧带部分或全部断裂，可使晶状体部分或全部脱位，相应虹膜区出现震颤现象。若晶状体全脱位于前房或嵌顿于瞳孔，引起急性眼压升高者，宜急诊手术摘除；晶状体全脱位于玻璃体时可行玻璃体手术切除。

5. 玻璃体出血　挫伤引起睫状体、脉络膜和视网膜血管破裂，可出现玻璃体出血。如果玻璃体出血量多时，眼底看不进，视力也受到严重影响。玻璃体内的出血易使玻璃体变性液化，还会继发血影细胞性青光眼，或呈胆固醇性结晶沉着，或发展为增生性视网膜脉络膜病变，造成视网膜脱离。

少量的玻璃体出血可自行吸收。应用止血药物和促进血液吸收药物的疗效尚未肯定。伤后 3 个月以上玻璃体出血仍不能吸收，可考虑作玻璃体切除术。若玻璃体混浊明显宜行 B 超检查判断有无视网膜脱离，伴有视网膜脱离时应尽快行玻璃体切除手术治疗。

6. 脉络膜挫伤　眼球钝挫伤时外力通过玻璃体传达到脉络膜，主要表现为脉络膜破裂及出血。多见于后极部及视盘周围。裂口呈弧形，凹面对向视盘。伤后早期破裂处常为暗黑色的深层出血掩盖，出血吸收后，显露出弧形的黄白色裂隙，可伴有色素。若破裂位于黄斑部，中心视力会永久丧失。脉络膜挫伤后无特殊的治疗手段。视力预后往往取决于损伤部位和程度。

7. 视网膜挫伤　眼球挫伤可引起视网膜损伤，轻者后极部出现的一过性视网膜水肿，呈白色，中心视力下降，称为视网膜震荡。重者造成视网膜外层组织变性、坏死，中心视力严重受损，多伴有视网膜出血或脉络膜破裂，称为视网膜挫伤。治疗原则：可考虑使用糖皮质激素、血管扩张药、维生素类药物进行治疗。对视网膜出血可卧床休息，伤后早期使用止血药物。外伤性视网膜脱离应手术治疗，争取视网膜复位。

第三节　眼球穿孔伤及眼内异物

眼球壁全层被锐器或高速飞行的固体碎片穿破，称为眼球穿孔伤，致伤的异物停留在眼内称为眼内异物。

眼球穿孔伤多发生在眼球前部的角膜或巩膜，或角巩膜缘。受伤的组织常遭受严重的破坏,眼内容物常有不同程度的脱出或丢失,眼内的感染及眼内异物的物理和化学性损伤,都给伤眼带来严重危害,甚至摧毁整个眼球。个别病人发生交感性眼炎,可能引起双目失明。

【临床表现】

(1) 不同程度的视力下降,严重的光感消失。

(2) 有穿通伤道或伤口,角膜上小的伤口常自行闭合呈线状混浊,相应的虹膜部位有穿孔,晶状体局限性混浊。大的裂开的伤口常有色素膜与眼内容物脱出或嵌顿,房水外流,眼压降低,眼球变软。巩膜上小的伤口常被结膜下出血掩盖而不易发现;大的破口因眼内容物脱出,结膜呈灰黑色隆起,结膜下出血量大,长期不能吸收(图3-12-2)。

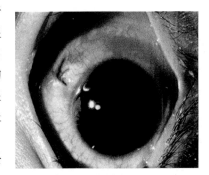

图 3-12-2 眼巩膜穿通伤

(3) 前房变浅或变深:角膜伤口闭合不良,房水丢失,前房变浅或消失;若伤口位于巩膜,导致晶状体全脱位甚至脱出,则前房加深,虹膜震颤。

(4) 玻璃体出血或眼内出血:损伤轻者,检眼镜可窥见眼底;重者因前房充满血液或玻璃体内大量出血,眼底无法窥见。

(5) 异物存留:在前房、晶状体、玻璃体以及眼底的异物,如果屈光间质尚透明,可在裂隙灯或检眼镜下直接看到。必要时应作前房角镜或三面镜检查。屈光间质混浊时,深部的异物的发现常常需要影像学检查。

【诊断】 有明确的外伤史及未愈的穿通伤口,诊断不难确立。可根据发病情况和局部表现,判断损伤部位和受伤程度,有否异物存留及异物的性质,有否继发感染等。如就诊时伤口早已愈合,应仔细进行检查,以免漏诊而延误治疗。

【治疗】 治疗原则是尽早缝合伤口,防治感染和炎症,治疗并发症,尽可能恢复眼球的结构和功能。

1. 伤口处理 应尽量争取及早缝合修补伤口,不容许有眼内组织嵌在伤口内或脱出眼外的情况。①角膜伤口:较小的角膜伤口,对合良好,无组织嵌顿,前房存在,可结膜下注射抗生素后加压包扎;伤口较大、或对合不良、或有组织嵌顿、前房明显变浅或消失者,宜在显微镜下仔细清洁、板层缝合伤口,脱出的虹膜组织经抗生素溶液冲洗后尽量回复眼内,但如不能回复、或组织破损严重、或污染严重,可剪除。②角巩膜伤口:应先对合角膜缘,然后再缝合角膜和巩膜伤口,脱出的睫状体应回复,而脱出的晶状体及玻璃体可予以剪除。③巩膜伤口:应由前向后板层缝合,脱出的玻璃体可予以剪除,但脱出的脉络膜及视网膜组织应予回复。对于接近后极的巩膜穿孔,一般为贯通伤的后部穿孔,较难暴露,勉强缝合会对眼球造成过度牵拉,使玻璃体脱出,可留待1~2周后玻璃体手术处理。

2. 玻璃体手术 眼球穿孔伤引起的玻璃体出血、视网膜脱离、眼内异物等一般需行二期玻璃体手术,手术时机宜在伤后10~14天。因此时创伤所致的眼球急性炎症反应已趋稳定;出血静止,大多数可发生玻璃体后脱离,可行全玻璃体切除术,使手术更安全;经1~2周观察可避免部分不必要的玻璃体手术;细胞增生反应在伤后14天左右趋明显。

3. 眼内异物的处理 眼内异物一般应及早摘出。应该强调的是,手术摘出必须以重建眼球结构和恢复视功能为目的,因此不仅要考虑伤眼功能、病人双眼和全身情况。对铁、铜、铅性等眼内异物的病理、生化进行研究的结果表明,其除造成机械性损伤外,所引起的眼部铁、铜等金属沉着症和铅对视网膜的毒性作用,亦可导致视力丧失或损害,因此应适时将异物取出;石、玻璃和塑料等异物在眼内无明显化学损害,是否摘出及何时摘出应权衡利弊;植物性等有机异物滞留眼内,由于其生物效应可引起眼内严重的炎性反应,因此应尽早取出。

4. 防治感染和炎症 眼球穿孔后,应常规注射破伤风抗毒素,全身用抗生素及糖皮质类固醇激素,局部频滴抗生素滴眼液及甾体和非甾体类滴眼液,同时用散瞳药滴眼。预防发生交感性眼炎。

第四节 眼化学伤

眼化学伤主要是由强酸(硫酸、硝酸、盐酸等)、强碱(石灰、氨水、氢氧化钠等)的溶液、粉尘或气体等接触眼部而发生。当酸性化学物质与眼部组织接触时,可在接触部位组织蛋白发生凝固,形成膜状物,从而可减缓酸性化学物质继续向眼组织深部发展,因此组织损伤相对较轻。碱性物质能溶解脂肪和蛋白质,具有较强的穿透力,与组织接触后能很快渗透扩散到组织深层和眼内,即使碱性物质未接触的周围组织,也可引起病变,造成广泛而较深的组织坏死。因此,碱性烧伤比酸性烧伤更加严重。

【临床表现】 有明确的酸碱物质接触或外伤史。伤后有强烈的刺激症状及视力损害。检查可见眼睑皮肤潮红、水疱,结膜充血水肿,角膜上皮可有点状脱落或水肿。重者眼睑高度水肿、糜烂、结膜苍白坏死、角膜实质深层混浊水肿,甚至呈瓷白色,甚至穿孔。碱性物质渗入眼组织深层,可引起虹膜睫状体炎,瞳孔缩小,房水混浊,继发性青光眼、白内障等。后期可发生角膜溃疡,继发感染,角膜新生血管,瘢痕形成,睑球粘连,瘢痕性睑内、外翻等。

【治疗】 立即就近彻底冲洗,去除残留化学物质,抗炎、散瞳,预防感染,加速创面愈合,防治睑球粘连等并发症。

1. 现场急救 脱离接触致伤物,尽快而充分的冲洗,是处理酸碱烧伤最重要的一步。及时彻底冲洗能将组织损伤减低到最小的程度。特别对于碱烧伤,冲洗必须争分夺秒。应立即就地取材,用大量净水反复冲洗。冲洗时应翻转眼睑,转动眼球,暴露穹隆部,将结膜囊内的化学物质彻底洗出。无净水时,用其他水源均可。应至少冲洗30分钟。

2. 中和溶液的应用 酸性烧伤可用2%~3%碳酸氢钠溶液;碱性烧伤用2%~3%硼酸溶液等弱酸性溶液冲洗结膜囊,严重的碱烧伤可作球结膜切开冲洗及前房穿刺,以清除结膜下及房水中的碱性物质,减少其对角膜内皮细胞及眼内组织的损伤,宜早,最好在24小时之内施行。

3. 局部和全身应用大量维生素C 10%注射剂结膜下注射0.5~1ml,或50~100mg,每日一次。全身可大量口服及静脉输入。口服0.3g/次,每日3~4次,可促使结缔组织的形成,减少角膜溃疡和穿孔发生率,对组织愈合起一定的作用。

4. 糖皮质激素的应用 近年研究表明,化学灼伤后第一周及第4~5周局部及全身应用糖皮质激素是安全的,能有效地减轻组织的急性损害,减少炎性渗出和因渗出物堵塞或机化造成继发性青光眼的机会。但第2~3周为危险期,可能会导致溃疡加剧和穿孔,应避免使用。

5. 1%阿托品　每日散瞳,以防虹膜睫状体炎。

6. 0.5%EDTA(依地酸二钠)　可能促使钙质排出,可用于石灰烧伤病例。

7. 胶原酶抑制剂的应用　可滴用 10% 枸橼酸钠滴眼液;或 2.5%~5% 半胱氨酸滴眼液点眼;全身应用四环素类药物,每次 0.25;每日 4 次。

8. 防治感染　眼局部滴抗生素滴眼液,如氯霉素、庆大霉素眼药水等,每日滴眼 3~4 次,涂抗生素眼膏保护创面,必要时可考虑全身抗感染治疗。

9. 晚期针对并发症进行治疗　如手术纠正睑外翻,睑球粘连,进行角膜移植术等。

(毛卫红)

第十三章 常见全身病的眼部表现

第一节 内科疾病

一、高血压病与动脉硬化症

高血压病与动脉硬化症均可出现视网膜动脉硬化,眼底改变一般分为四级,Ⅰ级除视网膜动脉稍细外,其他基本正常。Ⅱ级出现中度视网膜血管病变,即动脉管径狭窄变细,管壁中央光反射增强和加宽,动静脉交叉压迫。Ⅲ级为除Ⅱ级血管病变外,视网膜有出血和软硬渗出。Ⅳ级包括Ⅲ级的病变,并出现视盘充血、水肿和视网膜重度病变。

二、糖尿病

糖尿病引起的眼部并发症有很多,如糖尿病性视网膜病变(详见视网膜病章)、糖尿病性白内障(详见白内障章)、屈光不正、糖尿病性虹膜睫状体炎、虹膜红变和新生血管性青光眼等。

三、肾小球肾炎

急性肾小球肾炎眼部主要表现为眼睑水肿,眼底大致正常。慢性肾炎病程较长,持续性高血压使小动脉痉挛变细,出现视网膜渗出、出血、水肿等病理性改变。严重者,视盘充血和水肿。

四、白血病

白血病的眼底色调较正常浅淡,视网膜静脉可扩张、充盈,典型的眼底出血表现为出血斑中心可见白点,称为 Roth 斑。在儿童可引起"绿色瘤",常为双眼性,眼眶内组织因受白细胞浸润而形成局限性肿块,眼球突出,患儿呈"蛙面"状。

五、甲状腺功能亢进症

眼球突出是甲状腺功能亢进的典型临床表现之一,又称突眼性甲状腺肿。眼球呈凝视状,睑裂明显开大,眼睑肿胀,眼睑运动迟缓。重度眼球突出可表现为球结膜充血和水肿,角膜浸润、混浊或溃疡。

六、结核病

结核病眼部表现可出现泡性角膜结膜炎、角膜基质炎、结节性表层巩膜炎或深层巩膜炎、虹膜睫状体炎、脉络膜炎、结核性视网膜炎和视网膜静脉周围炎等，均由变态反应性炎症引起。

七、流行性出血热

常由于毛细血管扩张引起结膜充血、水肿、出血和眼睑水肿。也可引起视网膜出血，是病情严重的表现，常为全身各脏器出血之一。

八、钩端螺旋体病

本病可引起多种眼部病变，如结膜下出血、巩膜黄染、角膜炎巩膜炎、球后视神经炎、眼外肌麻痹等，也可引起重症葡萄膜炎，视网膜出血及棉绒斑。可能与高热、全身多系统损伤有关。

第二节 外科疾病

一、颅脑损伤

颅脑损伤常伴有视器损伤。颅骨骨折常伴发视神经管骨折，表现为视力完全丧失，瞳孔直接对光反应消失，间接对光反应存在。颅底骨折表现为双侧眼睑及眼眶皮下淤血，结膜下出血。颅前窝骨折可因眶内血肿导致眼球突出或眼眶皮下淤血。硬脑膜外血肿以脑膜中动脉主干损伤产生的颞部血肿最常见，可引起对侧颞叶小脑幕疝，瞳孔改变是本病的重要标志，表现为受伤后同侧瞳孔立即缩小，数分钟后瞳孔散大。颅内血肿可引起视盘水肿或偏盲，也可伴有动眼神经、展神经麻痹和眶上裂综合征、眶尖综合征等。

二、胸腹部挤压伤

当胸腹部受到严重压挤时，上腔静脉回流受阻，表现为眼眶软组织水肿，眼球轻度突出，眼睑皮下淤血、肿胀，结膜下出血，瞳孔散大。眼底改变为视盘水肿，视网膜出血、棉絮状渗出，这种间接性眼部损伤，称远达性视网膜病变，可自行缓解，恢复。

第三节 儿科疾病

一、热性传染病

如麻疹、流行性腮腺炎、急性细菌性痢疾等，可引起急性结膜炎、角膜浸润、溃疡或软化、虹膜睫状体炎等。

二、白喉与百日咳

白喉可引起假膜性结膜炎、坏死性结膜炎、角膜炎及角膜溃疡,白喉毒素可侵及动眼神经引起上睑下垂。百日咳由于剧烈咳嗽,可引起眼部表现为眼睑和结膜下出血。严重者可出现前房出血,玻璃体出血,视网膜出血等。

三、产伤与早产儿

难产可引起眼睑结膜水肿、出血,角膜损伤,如角膜上皮擦伤,角膜实质层水肿、后弹力层皱褶。还可引起前房出血、视网膜出血、眼肌麻痹。新生儿黄斑出血对视力预后关系大。早产儿接受高浓度氧气治疗易引起视网膜周边部血管发育不良,导致毛细血管扩张和新生血管发生,视网膜及玻璃体纤维增殖,即早产儿视网膜病变。

第四节 耳鼻喉科口腔科疾病

一、感 染

扁桃体炎症病灶或牙槽脓肿眼部表现为葡萄膜炎、视网膜炎、视神经炎以及巩膜炎。拔牙感染和鼻窦炎可通过血液或眶壁引起眼眶蜂窝组织炎。中耳乳突炎可导致面神经麻痹,内耳受炎症刺激时出现眼球震颤和眩晕。

二、鼻窦肿瘤和鼻咽癌

鼻窦肿瘤以上颌窦癌和黏液囊肿多见,均可引起眼球突出,需注意鉴别。鼻咽癌在我国发病率较高,常通过颅底破裂孔侵入颅中窝引起Ⅲ、Ⅳ、Ⅴ、Ⅵ颅神经麻痹,或通过翼腭窝及眶下裂侵入眶内引起眼球突出,眼外肌麻痹,角膜知觉丧失、麻痹性角膜炎。眼眶肿瘤和眼肌麻痹要注意与鼻咽癌鉴别。

第五节 神经科疾病

一、多发性硬化和视神经脊髓炎

多发性硬化与视神经脊髓炎均属脱髓鞘性疾病。多发性硬化主要累及脑、脊髓白质及视神经纤维,而视神经脊髓炎主要累及脊髓和视神经。50%病人发生球后视神经炎,部分病人发生眼肌麻痹、眼球震颤、上睑下垂、Horner综合征等。发病可能与自身免疫反应有关,可自行缓解。本病可在视神经炎出现前、后或同时发生脊髓性截瘫。视神经炎者视力急剧下降甚至引起黑矇,对光反应消失。视盘可充血、水肿,称视盘炎型;也可无改变,称球后视神经炎型。呼吸肌麻痹、肺内或泌尿系感染时常导致死亡。存活者视力恢复好。

二、肝豆状核变性

本病亦称 Wilson 病,是一种常染色体隐性遗传病。本病发病机制主要是铜代谢障碍,血清中铜的含量减低,使铜在脑、内脏以及眼部沉着,可引起肝硬化、脑基底节豆状核变性,致锥体外系感觉障碍、肢体无力、共济失调等。眼部铜质沉着征称 K-F 环(Kayser-Fleischer ring),即在角膜缘后弹力膜和深层出现棕绿色素颗粒。

三、重症肌无力

重症肌无力是一种自身免疫性疾病,大多伴有胸腺瘤或胸腺增生。多发生于 15~35 岁,女性多见。眼部以眼外肌受累常见,病情呈缓解和复发相交替。首先表现为上睑下垂,可先为单侧,后为双侧,其他眼外肌也可受累。此外,上睑下垂还具有频繁瞬目后加重,以及晨轻暮重等特点。肌内注射新斯的明可使上睑下垂症状明显缓解,此特点有利于重症肌无力的诊断和治疗。

四、脑血管疾病

根据发病部位不同可引起不同的眼部病变。缺血性视神经病变、视网膜动静脉阻塞的发生可能与颈内动脉血流迟缓、视网膜中央动脉压下降有关。基底动脉栓塞表现为瞳孔缩小及第Ⅲ、Ⅳ、Ⅵ脑神经麻痹。内囊出血时双眼同侧偏斜,并向病灶侧注视,视野改变表现为同侧象限性缺损或偏盲。

(毛卫红)

第十四章 防盲治盲

防盲治盲既是社会公共卫生事业的一部分,也是眼科学的重要组成部分。狭义盲,是指无光感;广义盲,是指双眼失去识别周围环境的能力,其标准如表3-14-1。

表3-14-1 盲和视力损伤的标准和分类(WHO,1973)

视力损伤		最好矫正视力	
类别	级别	较好眼	较差眼
低视力	1	<0.3	≥0.1
	2	<0.1	≥0.05(3m指数)
盲	3	<0.05	≥0.02(1m指数)
	4	<0.02	光感
	5	无光感	无光感

世界卫生组织(WHO)于1973年提出的盲和视力损伤的分类标准将盲和视力损伤分为5级,规定一个人较好眼的最好矫正视力<0.05时为盲人,较好眼的最好矫正视力<0.3、但≥0.05时为低视力者。该标准还考虑到视野状况,指出不论中心视力是否损伤,如果以中央注视点为中心,视野半径≤10°、但>5°时为3级盲,视野半径≤5°时为4级盲。目前,我国政府也采用WHO标准。有些病人双眼视力超过上述标准,但不能胜任某种职业者,称职业性盲。

盲目不仅对患者造成巨大的痛苦和损失,而且还加重家庭和社会的负担。全世界致盲的原因为白内障(46%)、沙眼(12.5%)、河盲(即盘尾丝虫病0.6%),各种原因引起的儿童盲(3.3%)。其他如青光眼、糖尿病性视网膜病变和眼外伤等(37.5%)。我国盲的主要原因依次为白内障(46.1%)、角膜病(15.4%)、沙眼(10.9%)、青光眼(8.8%)、视网膜脉络膜病(5.5%)、先天或遗传性眼病(5.1%)、视神经病(2.9%)、屈光不正(或)弱视(2.9%)和眼外伤(2.6%)。这些眼病中有的是可避免盲,如白内障、一部分视力较好的角膜白斑、沙眼引起的严重角膜血管翳等。

白内障是致盲主要原因,估计目前全世界有2千万人因此而失明,我国目前盲人中有半数是白内障引起的,因此白内障是防盲治盲最优先考虑的眼病。一般认为白内障不能被预防,但通过手术可将大多数盲人恢复到接近正常的视力。感染性角膜炎是可以预防的。积极预防和治疗细菌性、真菌性、病毒性角膜炎是减少角膜病致盲的重要措施。角膜白斑和角膜血管翳通过角膜移植可以复明,然而我国受传统观念束缚,角膜供体来源比较困难。因此,需要加强科普教育,提倡身后捐眼。同时搞好眼库建设,以利于角膜移植的开展。青光眼也是一种常见的致盲性眼病,由于早期改变不明显,以至于开角性青光眼病人在毫无知觉的情况下致盲,预防青光眼的有效途径之一就是建立青光眼筛查规划,对35岁以上的个体和易发生青光眼的高危人群(如青光眼患者的亲属、糖尿病患者)都应经常进行筛查。对闭角性青光眼临床前期病人,可作激光或周边虹膜切除术,可以使病人不致因大发作突然失明;另外使病人经常保持一个健康情绪,不至于因情绪的波动引起青光眼的发作。眼外伤也是可以防护的,只要我们作好安全教育,作好防护工作是会减少眼外伤或消除眼外伤致盲的几率。沙眼在偏远地区仍是值得重视的一种眼病,SAFE 战略[即睑内翻和倒睫的手术(surgery)矫正、急性感染时的抗生素(antibiotics)应用、充分地洗脸(face)即面部清洁、改善环境(environmental)等。]是成功控制沙眼的关键。目前遗传性眼病是不可治盲。但通过禁止近亲联姻,作好孕期保健,这样就能大大减少遗传性眼病的发生。

(毛卫红)

参 考 文 献

褚仁远.2004.眼病学.北京:人民卫生出版社
管怀进.2006.眼科学(案例版).北京:科学出版社
李凤鸣.2005.中华眼科学.北京:人民卫生出版社
美国眼科学会.1999.基础和临床科学教程:晶状体与白内障
倪逴.2002.眼的病理解剖基础与临床.上海:科学普及出版社
杨培增,李绍珍.1998.葡萄膜炎.北京:人民卫生出版社
Vaughaus D, Asbury T, Riordan-Eva P. 1999. General ophthalmology. 15th ed. New York:McGraw-Hill

第四篇 耳鼻喉科学

第一章 鼻科学

第一节 鼻的应用解剖学和生理学

一、鼻应用解剖学

鼻分为外鼻、鼻腔和鼻窦三部分。外鼻位于面部正中间,后方为鼻腔,外鼻和鼻腔可统称为鼻;鼻腔的上方、上后方和两侧共有4对鼻窦,分别为上颌窦、筛窦、额窦和蝶窦。

（一）外鼻

外鼻呈锥体形,骨和软骨构成支架,外覆以软组织和皮肤。

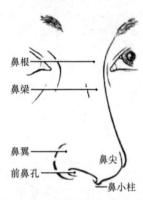

图 4-1-1 外鼻的形状

1. 外鼻形状 外鼻形似一个基底向下的三棱锥体,上窄下宽。前棱上端位于两眶之间,与额部相连,称为鼻根;向下为鼻梁;前棱的下端为鼻尖;鼻梁的两侧为鼻背;鼻尖两侧的半圆形隆起称为鼻翼;三棱锥体的底部为鼻底;鼻底被鼻中隔的前下缘及大翼软骨的内侧脚构成的鼻小柱分成左右两个前鼻孔。鼻翼向外侧与面颊交界处有一浅沟称为鼻唇沟。(图 4-1-1)。

2. 外鼻骨性支架 骨部支架上方为额骨的鼻部、鼻骨,两侧为上颌骨额突。额骨的鼻骨切迹与鼻骨相连,成为鼻骨的坚强支撑点。

鼻骨成对,其上缘、外侧缘和下缘分别与额骨、上颌骨额突、鼻外侧软骨上缘连接,鼻骨后面的鼻骨嵴与额嵴、筛骨垂直板和鼻中隔软骨连接。鼻骨上端窄而厚,下端宽而薄。在外力作用于鼻根部时,下端容易发生鼻骨骨折。临床上的鼻骨骨折多数发生在下 2/3 处。如鼻骨下端发生内沉,可造成鞍鼻。

鼻骨下缘、上颌骨额突内缘和上颌骨腭突游离缘共同围成梨状孔,鼻骨下缘为梨状孔的最高点,如果此处特别高耸,则称为驼峰鼻。

3. 外鼻软骨支架 外鼻软骨为透明软骨,有软骨膜,借结缔组织附着于梨状孔边缘。软骨支架主要由鼻外侧软骨(隔背软骨)和大翼软骨组成,另有数目不等的小软骨,如籽状软骨的小翼软骨参与,各软骨之间也通过结缔组织连接,故该支架弹性很大,在一般外力作用下,变形后可以回复原形,不易导致局部畸形。(图 4-1-2)。

鼻外侧软骨位于鼻梁与鼻背的侧面,上方连接鼻骨下缘和上颌骨额突,两侧鼻外侧软骨的内侧缘,在鼻中线会合并连接鼻中隔软骨的前上缘。隔背软骨的底面观呈"↑",两侧

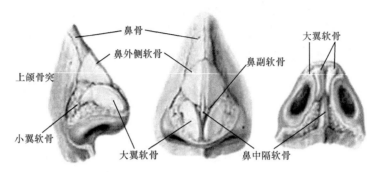

图 4-1-2 外鼻软骨支架图

翼为鼻外侧软骨,中间为鼻中隔软骨。大翼软骨呈马蹄形,外侧脚构成鼻翼支架,左右内侧脚夹住鼻中隔软骨前下缘构成鼻小柱支架。小翼软骨和籽状软骨,统称为鼻副软骨,充填于鼻外侧软骨和大翼软骨之间。

4. 外鼻皮肤 外鼻部皮肤厚薄不一,鼻根、鼻梁及其侧面皮肤较薄,皮下组织较疏松,可以出现皱纹。鼻尖、鼻翼和鼻前庭皮肤较厚,与下方的纤维组织和软骨膜连接紧密,炎症时皮肤肿胀压迫神经末梢,引起比较剧烈的疼痛。外鼻部皮肤含有较多汗腺和皮脂腺,上部皮肤含汗腺较多,下部含皮脂腺较多,以鼻尖和鼻翼最明显,是粉刺、痤疮、疖肿及酒渣鼻的好发部位。

5. 外鼻的肌肉 鼻部皮下有纤细的肌肉,肌纤维有的直接附着于皮肤深层,主要司鼻孔处的运动和面部的表情。按照其作用可分为两组:鼻孔扩大肌和鼻孔缩小肌。鼻孔扩大作用的肌肉包括:鼻孔扩大肌、降眉间肌、提上唇鼻翼肌、鼻肌翼部。鼻孔缩小作用的肌肉包括:鼻肌横部、降鼻中隔肌。另外口轮匝肌的一束纤维,向上附着于鼻翼及其皮肤,也有降鼻翼和收缩鼻孔的作用。

6. 外鼻神经 有感觉神经和运动神经。感觉神经为三叉神经眼神经的末梢神经鼻睫神经和上颌神经的分支眶下神经所支配,以上颌神经为主。运动神经主要为面神经颊支,支配鼻部运动。

7. 外鼻血管及淋巴

(1) 动脉:外鼻的动脉主要由鼻背动脉、筛前动脉、额动脉、面动脉、上唇动脉、眶下动脉的分支。

(2) 静脉:外鼻的静脉分别经内眦静脉、面前静脉汇入颈内静脉。内眦静脉可经眼上、下静脉与海绵窦相通。面部静脉管内无瓣膜,血液可上下流通,故当鼻面部感染或疖肿时,若治疗不当或用力挤压,则可引起海绵窦血栓性静脉炎或其他颅内并发症。

(3) 淋巴:外鼻的淋巴管汇集于下颌下淋巴结、耳前淋巴结和腮腺淋巴结。

(二) 鼻腔

鼻腔由鼻中隔分为左右两侧,每侧鼻腔为一前后开放的狭长腔隙,冠状切面呈三角形,顶部较窄,底部较宽,前起于前鼻孔,后止于后鼻孔。每侧鼻腔分为鼻前庭和固有鼻腔两部分。

1. 鼻前庭 鼻前庭是介于前鼻孔和固有鼻腔之间的空腔,位于鼻腔最前段,止于鼻阈。前鼻孔由鼻翼的游离缘、鼻小柱和上唇围绕而成。鼻阈是位于鼻前庭皮肤和固有鼻腔黏膜交界处的弧形隆起(为鼻大翼软骨的弧形隆起),鼻阈和与其相对应的鼻中隔及鼻底部皱襞样隆起共同围成鼻内孔,为鼻腔最狭窄处,对鼻的呼吸功能有重要的影响。

鼻前庭被覆皮肤,富于粗硬的鼻毛,并富有皮脂腺和汗腺,在男性尤为丰富,鼻前庭较易发生疖肿,且疼痛剧烈。

2. 固有鼻腔 简称为鼻腔,前界为鼻内孔,后界为后鼻孔,由内、外、顶、底四壁组成。

(1) 鼻腔内侧壁:为鼻中隔,有骨部和软骨部两部分。骨部为筛骨垂直板和犁骨,软骨部为鼻中隔软骨和下侧鼻软骨内侧脚。软骨膜和骨膜外面覆盖有黏膜(图 4-1-3)。鼻中隔常有轻度偏曲、嵴突和距状突,在不伴有症状时可以不进行处理。

利氏动脉区(利特尔区,little area):颈内动脉和颈外动脉系统的分支在鼻中隔最前下部分黏膜内血管汇集成丛,称为利特尔区,此处黏膜常发生上皮化生,并呈现小血管扩张和表皮脱落,因此最易出血,大多数鼻出血皆源于此,故亦称鼻中隔易出血区。

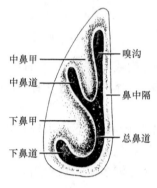

图 4-1-3 右侧鼻腔

(2) 外侧壁:是鼻解剖结构中最为复杂的区域,也是和鼻窦炎的发病有密切关系的部位,分别由上颌骨、泪骨、下鼻甲骨、筛骨、腭骨垂直部及蝶骨翼突构成。外侧壁上有突出于鼻腔中的三个呈阶梯状排列的骨性组织,游离缘皆向内下方悬垂,分别为上鼻甲、中鼻甲、下鼻甲。下鼻甲为独立的骨质,中、上鼻甲为筛骨的一部分。上、中、下鼻甲大小皆依次缩小1/3,前端的位置又依次后退1/3。各鼻甲的外下方均有一裂隙样空间,称为鼻道,故有上、中、下三鼻道,各鼻甲与鼻中隔之间的共同狭窄腔称总鼻道(图 4-1-3)。

由于有鼻甲及鼻道的形成,缩小了鼻腔空间,增加了鼻腔黏膜的表面面积,在鼻腔的生理功能上有着非常重要的意义。

1) 上鼻甲及上鼻道:上鼻甲属于筛骨的一部分,位于鼻腔外侧壁后上方,为各鼻甲中最小,有时仅为一黏膜皱襞。后组筛窦开口于上鼻道。上鼻甲内后上方有一凹陷称蝶筛隐窝,为蝶窦的开口处。

2) 中鼻甲及中鼻道(图 4-1-4):中鼻甲亦属筛骨的一部分,分成前后两部分,分别为垂直部及水平部,中鼻甲前端附着于筛窦顶壁和筛骨水平板连接处的前颅底,下端游离垂直向下;中鼻甲后端延续到筛窦之下方,与颅底无直接的骨性连接。中鼻甲后部在向后延伸中,逐渐向外侧转向,附着在纸样板后部,并向上连接于前颅底,称为中鼻甲基板,是支撑和固定中鼻甲的一个重要结构。中鼻甲基板将筛窦分成前组筛窦和后组筛窦,其生理作用是能减少前组鼻窦的炎症向后组鼻窦扩散。

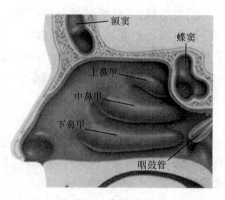

图 4-1-4 鼻的外侧壁

中鼻甲是重要的手术解剖标志,手术操作应严格保持在中鼻甲的外侧进行,其内侧为筛板,筛板的损伤可导致脑脊液鼻漏,是鼻腔手术的一个严重并发症。中鼻甲后端附着处的后上方,离后鼻孔上缘的上、后方约12mm处为蝶腭孔所在,有蝶腭动脉和蝶腭神经通过。

中鼻甲的解剖变异较多,主要有中鼻甲气化或筛窦气房发育延伸到中鼻甲内形成筛甲气房,造成中鼻甲前端过度膨大;中鼻甲反向弯曲,即中鼻甲呈弧形突向中鼻道;中鼻甲前端骨质增生等。这些解剖畸形,可导致中鼻道的狭窄和阻塞,影响中鼻道正常的黏液纤毛传输功能,妨碍鼻窦的通气和引流,成为鼻窦阻塞性炎症的重要因素。

中鼻道位于中鼻甲之下外侧,为前组鼻窦的开口引流所在,也是鼻内镜手术进路中最重要的区域,其解剖结构复杂。中鼻道外侧壁上有两个隆起,前下隆起为钩突;后上隆起为筛泡,在两个隆起之间有一半月状裂隙,称为半月裂,半月裂向前下和后上扩大呈漏斗状,名筛漏斗,筛漏斗以钩突为内界,筛泡为外界,向内经半月裂、中鼻道与鼻腔相通,前界为盲端,前上端为额隐窝,额窦引流口开放于此,其后为前组筛窦开口,最后为上颌窦开口。

窦口鼻道复合体(ostiomeatal complex,OMC):中鼻甲、中鼻道及其附近的区域解剖结构的异常和病理改变与鼻窦炎的发病最为密切,这一区域称为窦口鼻道复合体。它是以筛漏斗为中心的附近区域,包括:筛漏斗、钩突、筛泡、半月裂、中鼻道、中鼻甲、前组筛房、额窦口及上颌窦自然开口等一系列结构。这一区域的解剖发生异常,如钩突肥大,中鼻甲肥大,泡性中鼻甲,中鼻甲反向弯曲,筛泡肥大等,均会影响前组鼻窦的通气和引流,导致鼻窦炎的发生(图4-1-5)。

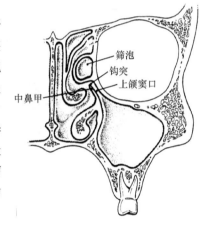

图4-1-5 窦口鼻道复合体图

3) 下鼻甲及下鼻道:下鼻甲骨为独立呈水平状卷曲的薄骨,附着于上颌骨内侧壁和腭骨垂直板,其上缘中部的泪突与泪骨相连,并与上颌骨腭突后面的骨槽共同形成鼻泪管。上缘后部的筛突连接中鼻道钩突的尾端,共同参与上颌窦自然口和鼻囟门的构成。

下鼻甲后端距咽鼓管咽口约1~1.5cm,故下鼻甲肿胀或肥大时,病变的下鼻甲可影响咽鼓管鼻咽开口,导致咽鼓管功能障碍。

下鼻甲之外侧、附着部和鼻腔外侧壁之间为下鼻道,是各鼻道中最宽长者,其外侧壁常向上颌窦内膨隆。下鼻道呈穹隆状,其顶端有鼻泪管开口,距前鼻孔约3~3.5cm。在下鼻道上颌窦开窗时,应控制进针部位,不要损伤鼻泪管鼻道开口。距离下鼻甲前端1~2cm的下鼻甲外侧壁骨质较薄,是上颌窦穿刺的最佳进针位置。

(3) 顶壁:呈穹隆状,甚为狭小,分为三段:前段倾斜上升,为额骨鼻部及鼻骨的背侧面;中段呈水平状,为分隔颅前窝与鼻腔的筛骨水平板,又称筛板,筛板薄而脆,为嗅区黏膜的嗅丝通过,在外伤或手术时易发生损伤,导致脑脊液鼻漏;后段倾斜向下,由蝶窦前壁构成。

(4) 底壁：即硬腭的鼻腔面，与口腔相隔。前3/4由上颌骨腭突，后1/4由腭骨水平部组成。

(5) 前鼻孔：由鼻翼的游离缘、鼻小柱和上唇围绕而成，鼻腔以此和外界相通。

(6) 后鼻孔：是鼻腔与鼻咽部的通道，左右各一，被鼻中隔分隔，由蝶骨体下部（上）、蝶骨翼突内侧板（外）、腭骨水平部后缘（下）和犁骨后缘（内）构成，上覆黏膜，在成人呈椭圆形，高25mm，宽12.5mm，双侧后鼻孔经鼻咽部交通。

3. 鼻腔黏膜 鼻腔黏膜广泛分布于鼻腔各壁和鼻道，与鼻咽部、鼻窦和鼻泪管黏膜连续，按各部位组织学构造和生理功能不同，分为嗅区黏膜和呼吸区黏膜两部分。

(1) 嗅区黏膜：分布在鼻腔顶中部，向下至鼻中隔上部和鼻腔外侧壁上部等嗅裂区域。为假复层无纤毛柱状上皮，由支持细胞、基底细胞和嗅细胞组成。嗅细胞为具有嗅毛的双极神经细胞，顶部的树突呈棒状伸向细胞表面，末端膨大呈球状（嗅泡），并发出10~30根纤毛，感受嗅觉。基部伸出细长轴突，形成无髓鞘神经纤维，通过筛骨水平板进入颅内，止于嗅球（图4-1-6）。

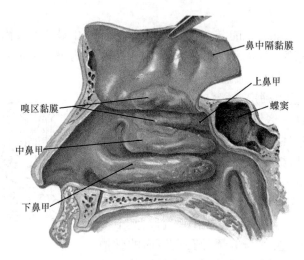

图4-1-6 鼻腔黏膜图

(2) 呼吸区黏膜：鼻腔前1/3自前向后的黏膜上皮为鳞状上皮、移行上皮、假复层柱状上皮，鼻腔后2/3为假复层纤毛柱状上皮，由纤毛细胞、柱状细胞、杯状细胞、基底细胞组成。

鼻黏膜呼吸区上皮的纤毛细胞分布以鼻底最为密集，越向鼻腔上部分布越稀少。每个纤毛细胞表面有200根左右纤毛。鼻腔黏膜的纤毛向鼻咽部摆动，鼻窦内的纤毛向鼻窦自然开口摆动。这种方向一致的整体运动可以将进入鼻腔鼻窦的细菌、病毒、灰尘、污染颗粒等有害物质以及鼻腔鼻窦的分泌物运送到咽部咽下或吐出，是鼻腔非特异性保护功能的重要功能单位。

鼻腔黏膜下层具有丰富的杯状细胞、黏液腺和浆液腺，为鼻分泌物的主要来源之一，鼻分泌物在黏膜表面形成随纤毛运动而向后移动的黏液毯，黏液毯由外层的黏蛋白和内层供纤毛运动的水样层构成。黏液毯是鼻黏膜重要的保护机制之一。鼻分泌物同样是鼻腔特异性与非特异性化学保护物质的主要来源，如免疫球蛋白、溶菌酶等。

(三) 鼻腔的血管、淋巴和神经

1. 动脉 主要来自颈内动脉的眼动脉和颈外动脉的上颌动脉。

(1) 眼动脉：自视神经管颅口前 5mm 从颈内动脉分出，走行在视神经管的下外方，入眶后，分出筛前动脉和筛后动脉，分别穿过相应的筛前孔和筛后孔进入筛窦，紧贴在筛窦顶壁的骨冠内，在筛窦内侧进入前颅窝，并在鸡冠旁骨缝中进入鼻腔。筛前动脉供应前、中筛窦、额窦、鼻腔外侧壁和鼻中隔前上部，筛前动脉颅底附着处为额隐窝的后界，是鼻内镜额窦手术的重要解剖标志。筛后动脉供应后筛、鼻腔外侧壁和鼻中隔的后上部。

(2) 上颌动脉：在翼腭窝内分出蝶腭动脉、眶下动脉和腭大动脉供应鼻腔。其中蝶腭动脉是鼻腔的主要供血动脉。蝶腭动脉经蝶腭孔进入鼻腔，分成内侧支和外侧支。外侧支分成鼻后外侧动脉，进而分成下鼻甲支、中鼻甲支和上鼻甲支，供应鼻腔外侧壁后部、下部和鼻腔底。内侧支(鼻腭动脉)，经蝶窦开口的前下方分成鼻后中隔动脉，分布于鼻中隔后部和下部。在鼻内镜手术中，在中鼻甲后端附着处的外上方行神经、血管阻滞，可达到有效地减少出血和麻醉的作用。鼻腭动脉、筛前动脉、筛后动脉、上唇动脉和腭大动脉在鼻中隔前下部黏膜下相互吻合，形成动脉丛，称为利特尔动脉丛，是鼻出血的最常见部位。

2. 静脉 鼻腔前部、后部和下部的静脉汇入颈内、外静脉，鼻腔上部静脉经眼静脉汇入海绵窦。鼻中隔前下部的静脉构成静脉丛，称为克氏静脉丛(Kiesselbach plexus)，为鼻部常见出血原因。在老年人下鼻道外侧壁后部近鼻咽部有扩张的鼻后侧静脉丛，称为鼻咽静脉丛(Woodruff's plexus)，是鼻腔后部出血的重要来源。

3. 淋巴 鼻腔前 1/3 的淋巴管与外鼻淋巴管相连，汇入耳前淋巴结，腮腺淋巴结及颌下淋巴结。鼻腔后 2/3 的淋巴汇入咽后淋巴结和颈深淋巴结上群。鼻部恶性肿瘤可循上述途径发生淋巴结转移。

4. 神经 鼻腔的神经包括三类，分别为嗅神经、感觉神经和自主神经。

(1) 嗅神经：分布于嗅区黏膜，嗅神经中枢突汇集成嗅丝，经筛孔到达嗅球。

(2) 感觉神经：为三叉神经之眼神经和上颌神经的分支。

1) 眼神经：眼神经分出鼻睫神经，分成筛前神经和筛后神经，与同名动脉伴行，进入鼻腔分布于鼻中隔和鼻腔外侧壁前、上部。

2) 上颌神经：穿过或绕过蝶腭神经节后分出蝶腭神经，经蝶腭孔进入鼻腔分成鼻后上外侧支和鼻后上内侧支，分布于鼻腔外侧壁后部、鼻腔顶和鼻中隔。鼻后上内侧支有一较大的分支称为鼻腭神经，斜行分布于鼻中隔上。

3) 自主神经：自主神经主管鼻黏膜血管的舒缩，有交感神经和副交感神经。交感神经来自颈内动脉交感神经丛组成的岩深神经，副交感神经来自面神经分出的岩浅大神经，其在翼管内组成翼管神经，经蝶腭神经节后进入鼻腔。交感神经主管鼻黏膜血管收缩；副交感神经主管鼻黏膜血管扩张和腺体分泌。

(四) 鼻窦

鼻窦(图 4-1-7)是鼻腔周围颅骨中的一些含气空腔，左右成对，共有 4 对，依其所在颅骨命名，称为上颌窦、筛窦、额窦和蝶窦，依照窦口引流的位置、方向和鼻窦的位置，又将鼻窦分为前组鼻窦和后组鼻窦。前组鼻窦包括上颌窦、前组筛窦、额窦，窦内引流至中鼻道，

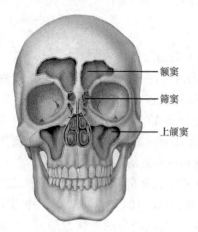

图 4-1-7 鼻窦的面部投影

后组鼻窦包括后组筛窦和蝶窦,后组筛窦引流至上鼻道,蝶窦引流至蝶筛隐窝。

1. 上颌窦 为 4 对鼻窦中最大者,居于上颌骨体内。平均容积约 13ml,有 5 个壁。

(1) 前壁:中央薄而凹陷,称为尖牙窝,行上颌窦 Caldwell-Luc 手术时经此进入上颌窦腔。在尖牙窝上方,眶下缘之下 12mm,正对瞳孔有一骨孔称眶下孔,眶下神经和同名血管从此分出。

(2) 后外壁:与翼腭窝及颞下窝毗邻,上颌窦肿瘤破坏此壁时,可侵犯翼内肌,导致张口受限。在严重鼻出血时,可经此壁结扎上颌动脉。

(3) 内壁:为中鼻道和下鼻道外侧壁的大部分,在接近鼻腔底部处骨质较厚,越向上越薄,在下鼻甲附着处最薄,是经下鼻道上颌窦穿刺的最佳部位。内壁的后上方邻接后组筛窦,称为筛上颌窦板,为经上颌窦途径行筛窦开放术(Lima 手术)的手术进路。上颌窦自然开口位于上颌窦内侧壁前上方。

上颌窦内侧壁有一骨性裂孔,前界为下鼻甲的泪突和泪骨下端,后界为腭骨垂直板,上界是与筛窦连接的上颌窦顶壁,下界为下鼻甲附着处。此骨性窦口被钩突和下鼻甲的筛突呈十字形的连接分割成四个象限。其中前上象限是真正的上颌窦自然开口,其余三个象限被双层黏膜和致密结缔组织封闭,称为鼻囟门。上颌窦自然开口直径大小不一,平均 2.8mm。经鼻内镜上颌窦自然口扩大时,可通过寻找钩突尾部的后上方,或者下鼻甲中部上缘上方的后囟门来定位、扩大上颌窦口。

(4) 上壁:为眼眶的底部,外伤引起的眶底爆折,常常导致眶内容下垂到上颌窦内,引起眼球活动障碍、复视、眼球内陷。

(5) 底壁:相当于上颌牙槽突,常低于鼻腔底部,为上颌突各骨壁中骨质最厚者,与上列第二尖牙及第一、二磨牙根部有密切关系,其牙根常与上颌窦腔仅由一层菲薄骨质相隔,有时直接埋藏于窦内黏膜之下,故牙根尖感染容易侵入窦内,引起牙源性上颌窦炎。

2. 额窦 额窦位于额骨的内、外两层骨板之间,在筛窦的前上方,左右各一,有大约 2% 的额窦未发育。额窦在出生时还未形成,6 个月至 2 岁开始向额骨中气化,4 岁有豌豆大小,6~7 岁额窦向上发展更快,10~12 岁具有临床重要性,20 岁发展至成人形态。额窦通过额窦口与额隐窝相通,额隐窝的前界为鼻丘气房的后壁,后界为筛泡和泡上气房的前界,根据钩突上端的附着位置不同,其内界和外侧界的构成不同,如钩突附着在纸样板,则钩突上端和部分纸样板成为额隐窝的外侧界,如附着在颅底、中鼻甲和钩突上端分叉,则钩突上端和部分中鼻甲的上端组成额隐窝的内侧界。由此可见,钩突上端的附着方式决定了额隐窝的引流状态,通过判断钩突上端的附着方式,寻找额窦口的位置。

3. 筛窦 位于鼻腔外上方筛骨内,是鼻腔外侧壁上部与眼眶之间、蝶窦之前、前颅底之下的蜂窝状气房结构,为 4 对鼻窦中解剖关系最复杂、变异最多、与毗邻器官联系最密切的解剖结构。

筛窦气房根据其发育不同,气房数量可为 4~17 个到 8~30 个不等,筛窦被中鼻甲基板分成前组筛房与后组筛房。前组筛窦开口于中鼻道,后组筛窦开口于上鼻道。

外侧壁:筛窦的外侧壁为眼眶的内侧壁,由泪骨和纸样板组成。鼻内镜手术时,如果损伤纸样板,容易导致眶筋膜破裂和眶脂肪脱出于筛窦内,术后眼眶青紫,严重时有损伤眼内直肌导致眼球活动障碍和复视,视神经损伤导致严重视力下降和失明。纸样板上缘与额骨连接处为额筛缝,相当于筛顶水平。内侧壁:筛窦内侧壁为鼻腔外侧壁之上部,附有上鼻甲和中鼻甲。顶壁:内侧与筛骨水平板连接,外侧与眶顶延续,筛顶上方为前颅窝。筛板和筛顶连接处的下方为中鼻甲的颅底附着处。下壁:为中鼻道上部结构,如筛泡、钩突、鼻丘气房等。前壁:由额骨筛切迹、鼻骨迹和上颌骨额突组成。后壁:与蝶窦毗邻,后组筛窦变异极大,如果最后组筛窦气化到蝶窦上方,称为蝶上筛房。如果视神经管隆突在最后组筛窦的外侧壁形成突向窦内的隆起,称为视神经隆突,具有该结节的最后筛房,称为 Onodi 气房。

4. 蝶窦 位于蝶骨体内,居鼻腔最上后方。由于气化程度不一,大小和形态极不规则。蝶窦在 3 岁开始发育,6 岁大部分已发育。

蝶窦各壁的毗邻:蝶窦外侧壁结构复杂,与海绵窦、视神经管、颈内动脉毗邻。在气化良好的蝶窦,视神经管和颈内动脉在外侧壁上形成隆起,骨壁菲薄甚至缺如,鼻内镜手术容易导致视力损害和大出血。顶壁上方为颅中窝的底壁,呈鞍形,称为蝶鞍。蝶鞍上方为脑垂体。前壁参与构成鼻腔顶壁的后份和筛窦的后壁,上方有蝶窦开口开放到蝶筛隐窝,前壁的前方有中鼻甲的后端附着。后壁:骨质甚厚,毗邻枕骨斜坡。下壁:为后鼻孔上缘和鼻咽顶,翼管神经位于下壁外侧的翼突根部。

二、鼻生理学

(一) 外鼻的生理

外鼻位于颅面的中央,其形状随着人种或种族的不同而有一定的差异。外鼻的外形和轮廓高低的均衡及其与面部各结构或器官之间的匀称关系,对人的容貌有着十分重要的影响,鼻翼的活动有助于面部表情和鼻阻力的调整。

(二) 鼻腔的生理

鼻腔主要有呼吸、嗅觉功能,另外还有共鸣、反射、吸收和排泄泪液等功能。外界空气经过鼻腔处理后,才适合人体的生理需求,否则易引起呼吸道不适。

1. 呼吸功能 主要有以下几个方面:

(1) 是呼吸的门户和通道:鼻腔为呼吸道的首要门户,在机体与外界环境的接触中起着重要的作用。鼻腔吸入的空气在鼻内孔处受到阻力后便分为两股气流,即层流和紊流。层流为鼻腔气流的大部分,与通气量关系甚大,亦是肺部进行气体交换的主要部分。层流可以充分发挥鼻腔调节湿度和温度的作用。紊流形成于鼻内孔的后方,系呈旋涡状而又不规则的气流,为吸入空气的小部分,有利于气体充分汇合,增加气体与鼻腔黏膜之间的相互接触,可使鼻腔更有效地发挥对气体的引流作用。

(2) 是鼻阻力的产生的部位:鼻阻力是维持正常鼻通气的重要前提,鼻阻力由鼻瓣区的多个结构形成。鼻瓣区包括鼻中隔软骨前下端、鼻外侧软骨前端和鼻腔最前端的梨状孔底部。同时,鼻阻力与下鼻甲的大小也有很大的关系。鼻内或鼻瓣区产生的鼻阻力约为全部呼吸道阻力的40%~50%,其有助于吸气时形成胸腔气压,使肺泡扩张以增加气体交换面积,同时也使呼气时气体在肺泡内停留的时间延长,以留有足够的气体交换时间。因此,正常鼻阻力的存在对充分保护肺泡气体交换过程的完成是重要的。如果鼻腔阻力降低(如萎缩性鼻炎、下鼻甲过度切除),可出现肺功能下降;鼻阻力过大(如肥厚性鼻炎),也会造成鼻腔通气不足,影响呼吸和循环功能。

(3) 鼻周期或称生理性鼻甲周期的作用:正常人两侧下鼻甲黏膜内的容量血管呈交替性和规律性的收缩与扩张,表现为两侧鼻甲大小和鼻腔阻力呈相应的交替性改变,但左右两侧的鼻总阻力仍保持相对的恒定,大约2~7小时出现一个周期,称为生理性鼻甲周期或鼻周期。鼻周期对呼吸无明显影响,所以正常人常不自觉,但如果两侧鼻腔不对称(如鼻中隔偏曲),两侧在周期收缩阶段的最小阻力不相等,总阻力发生显著变化,出现周期性明显鼻塞。生理性鼻甲周期的生理意义在于促使睡眠时反复翻身,有助于解除睡眠的疲劳。

(4) 温度调节作用:人体的温度与外界的温度不同,当吸入的气体温度太低,会对下呼吸道的黏膜造成大的伤害,鼻腔的作用就是将吸入鼻腔的外界空气调节到近似正常体温,以保护下呼吸道黏膜不受损害,这一功能多依赖于鼻腔广大而迂曲的黏膜和丰富的血液供应所维持。

(5) 湿度调节作用:鼻黏膜中含有大量的腺体,在24小时呼吸期间分泌约1000ml液体,其中70%用以提高吸入空气的湿度,少部分向后流入咽部。常用口呼吸者,会出现口干舌燥。

(6) 过滤及黏膜纤毛系统的清洁作用:鼻前庭的鼻毛由四周伸向前鼻孔中央,对空气中较粗大的粉尘颗粒及细菌有阻挡和过滤作用。较小的尘埃颗粒吸入鼻腔后可随气流的紊流部分沉降,或随层流散落在鼻黏膜表面的黏液毯中,不能溶解的尘埃和细菌随鼻黏膜的纤毛摆动到达后鼻孔,进入咽腔,被吐出或咽下。

此外,鼻黏液中含有溶菌酶,具有抑菌和融解细菌的作用,加上白细胞的噬菌作用,称为鼻腔的第二道防御线。鼻腔的pH能影响溶菌酶的作用和纤毛运动,正常鼻分泌物的pH为5.6~6.5,溶菌酶在酸性环境中能保持最有效功能,这与鼻腔内细菌的存在与否有一定的关系。

2. 嗅觉功能 主要依赖于鼻腔嗅区黏膜和嗅细胞,嗅觉起到识别、报警、增加食欲和影响情绪的作用。

3. 发声共鸣功能 鼻腔在发声时起共鸣作用,使得声音悦耳动听,鼻腔阻塞出现鼻塞性鼻音,腭裂出现开放性鼻音,鼻音为语音形成的重要部分。

4. 鼻的反射功能 鼻腔内神经分布丰富,当鼻黏膜遭受到机械性、物理性或化学性刺激时,可引起广泛的呼吸和循环方面的反应。反应的程度取决于刺激的强度,强度从打喷嚏到呼吸心跳停止。鼻腔最重要的反射有鼻肺反射和喷嚏反射。鼻肺反射以鼻黏膜三叉神经为传入支,广泛分布于支气管平滑肌的迷走神经为传出支,以三叉神经核和迷走神经核为中枢核,形成反射弧。鼻肺反射是鼻部刺激核疾病引起支气管病变的原因之一。喷嚏反射的传入支为三叉神经,当鼻黏膜三叉神经末梢受到刺激时,发生一系列的反射动作,如深吸气,悬雍垂下降,舌根上抬,腹肌和膈肌剧烈收缩,声门突然开放,气体从鼻腔急速喷出,借以清除鼻腔中的异物和刺激物。

5. 鼻黏膜的其他功能

(1) 免疫功能:鼻黏膜是局部黏膜免疫系统的重要组成部分,黏膜内的免疫活性成分在上呼吸道黏膜防御方面起着重要的作用。鼻黏膜的上皮细胞(杯状细胞)、黏膜下腺体(浆液腺细胞、黏液腺细胞),分泌性细胞(浆细胞)不仅产生分泌物,且可由血管渗出血浆蛋白、或由细胞合成和分泌免疫物质,这些成为鼻黏膜免疫系统构成的基础。

来源于鼻黏膜的各种具有免疫防御功能的物质可分为非特异性与特异性两大类,前者为天然免疫物质主要为溶菌酶、乳铁蛋白,后者则是在抗原的刺激下产生如免疫球蛋白 A 和 G(IgA、IgG)。二者共同构成鼻黏膜的免疫屏障。

(2) 人类鼻腔黏膜表面积约 $150cm^2$,呼吸区黏膜表层上皮细胞约有许多微绒毛,可增加吸收的有效面积,鼻黏膜上皮下层有丰富毛细血管、静脉窦、动-静脉吻合支,以及淋巴毛细管交织成网,使吸收的药物可迅速进入血液循环。

(3) 排泄泪液功能:泪液通过泪小点、泪小管、泪总管、泪囊和鼻泪管到达下鼻道的顶部。

(三) 鼻窦生理学

(1) 增加呼吸区黏膜面积,促进对吸入空气的加温加湿作用。
(2) 对声音的共鸣作用。
(3) 减轻头颅重量。
(4) 缓冲冲撞力,保护重要器官。

(胡松群)

第二节 鼻腔炎性疾病

一、急 性 鼻 炎

急性鼻炎(acute rhinitis)是由病毒引起的鼻腔黏膜急性炎症性疾病,俗称"伤风"。是最常见的传染性疾病,四季均可发病,但冬季更多见。

【病因】 病毒感染是主要病因,可继发细菌感染。最常见的是鼻病毒和冠状病毒。病毒主要经呼吸道传播,其次可通过消化道进入机体。

机体可在某些诱因的影响下,因抵抗力下降而致病。常见的诱因有:

1. 全身因素 疲劳,受凉,烟酒过度、营养不良和维生素缺乏,内分泌失调或其他全身性疾病等。

2. 局部因素 鼻息肉、鼻甲肥大、鼻中隔偏曲等鼻腔疾病;慢性鼻窦炎、慢性扁桃体炎等邻近的感染病灶。

【病理】 鼻黏膜呈急性炎症的病理改变。早期血管痉挛、黏膜缺血、腺体分泌减少,鼻腔黏膜产生灼热感。继之血管扩张、黏膜充血水肿、浆液、黏液腺及杯状细胞分泌增加、单核细胞和吞噬细胞以及多形核细胞浸润增加。恢复期,上皮及纤毛细胞增生修复,鼻黏膜逐渐恢复正常。

【临床表现】 潜伏期1~3天,初起症状为鼻内干燥感、鼻痒,打喷嚏,伴发热、头痛等全身症状。1~2天后,逐渐发生鼻塞、流涕、嗅觉减退。检查可见鼻黏膜弥漫性充血肿胀,下鼻甲肿大,总鼻道或鼻底有较多分泌物,初为水样,以后逐渐变为黏液性、黏脓性或脓性。若无并发症,上述症状逐渐减轻至消失,病程约7~10天。小儿全身症状较重,多有高热,甚至惊厥;常出现呕吐、腹泻等消化道症状。

【并发症】

(1) 感染向前直接蔓延引起鼻前庭炎。

(2) 鼻腔炎症经鼻窦开口向鼻窦内蔓延引起急性鼻窦炎。

(3) 感染经鼻咽部向下扩散引起急性咽炎、喉炎、气管炎及支气管炎,甚至肺炎。

(4) 感染经咽鼓管向中耳扩散引起急性中耳炎。

(5) 感染经鼻泪管扩散,引起结膜炎、泪囊炎等眼部并发症。

【鉴别诊断】

1. 变应性鼻炎 常突然发病,鼻痒,喷嚏连续性发作和清水涕,无发热等全身症状。检查见鼻腔黏膜苍白或青紫,涂片见分泌物有嗜酸细胞、皮肤过敏原点刺试验有助于鉴别。

2. 流感 传染性极强,全身症状重,而上呼吸道症状反而不明显。短期内可有大量病人发病。

3. 急性传染病 急性鼻炎常为猩红热、百日咳、麻疹等各种急性传染病的前驱症状,但随后的病程发展不同,通过详细的体格检查和对病程的严密观察可鉴别之。

【预防】 包括两方面:

1. 增强机体抵抗力 加强锻炼身体,冬季增加户外活动,增强对寒冷的适应能力。此外,注意劳逸结合和合理饮食。有报告儿童在流行期注射丙种球蛋白有增强抵抗力和预防感染之效。

2. 避免传染 "感冒"流行期间应避免与病人密切接触,注意居室通风,尽量少出入公共场所。板蓝根、正柴胡等中药有一定预防作用。

【治疗】 以支持和对症治疗为主,注意预防并发症。

1. 局部治疗

(1) 鼻内用减充血剂:可用1%(小儿用0.5%)呋喃西林麻黄碱滴鼻液滴鼻。减轻鼻塞,改善引流。此类药物连续应用不超过7天。

(2) 穴位针刺:针刺迎香、鼻通穴或可减轻鼻塞。

2. 全身治疗

(1) 发汗:如生姜、葱白加红糖煎水热服、口服解热镇痛药如复方阿司匹林等。可减轻症状,缩短病程。

(2) 中成药:板蓝根、正柴胡、维C银翘片等。

(3) 全身应用抗生素:合并细菌感染时可口服、肌肉或静脉注射抗生素。

(4) 其他治疗:注意休息,多饮水,清淡饮食,疏通大便。

二、慢性鼻炎

慢性鼻炎(chronic rhinitis)是鼻腔黏膜和黏膜下层的慢性炎症。临床表现以鼻塞、流涕、无明确致病原感染、病程持续数月以上或反复发作为特征。慢性鼻炎是一常见鼻科疾病。

【病因】 一般认为,本病不是感染性疾病。即使有感染存在,也是继发性的。目前认为,本病与很多因素相关。

1. 全身因素

(1) 全身性疾病:如糖尿病、风湿病、贫血、结核等,可引起鼻黏膜血管长期淤血。

(2) 营养不良:各种维生素及微量元素缺乏。

(3) 内分泌疾病或失调:如甲状腺功能减退可引起鼻黏膜水肿。青春期及妊娠后期,鼻黏膜常有生理性充血、肿胀。

2. 局部因素

(1) 急性鼻炎反复发作或未获彻底治疗,可转化为慢性鼻炎,这是主要病因。

(2) 鼻腔及鼻窦慢性疾病:如慢性鼻窦炎脓性分泌物长期刺激鼻腔黏膜,因此慢性鼻炎常与慢性鼻窦炎共存,称慢性鼻-鼻窦炎,如鼻中隔偏曲阻碍鼻腔通气引流,增加鼻黏膜反复发生感染的机会。

(3) 邻近感染性病灶:如慢性咽炎,慢性扁桃体炎等的长期刺激。

(4) 鼻腔用药不当:如鼻内滥用血管收缩剂,特别是萘甲唑啉滴鼻液,可导致药物性鼻炎。

(5) 长期吸入粉尘或有害化学气体也可导致本病。

【病理】 主要有2种病理类型。

1. 慢性单纯性鼻炎(chronic simple rhinitis) 鼻黏膜深层血管慢性扩张,通透性增加,血管和腺体周围炎性细胞浸润,黏液腺功能活跃,分泌增加,此时病变多为可逆性。

2. 慢性肥厚性鼻炎(chronic hypertrophic rhinitis) 以黏膜、黏膜下层、甚至骨膜和骨的局限性或弥漫性纤维组织增生、肥厚为特点。下鼻甲最明显,其前、后端和下缘可呈结节状、桑葚状肥厚,甚至发生息肉样变。腺体功能受影响,多为不可逆性变化。

【临床表现】

1. 症状

(1) 鼻塞:慢性单纯性鼻炎的鼻塞特点是:①间隙性:白天、劳动或运动时鼻塞减轻,夜间、安静工作、平卧、寒冷时鼻塞加重。②交替性:变换侧卧方位时,两侧鼻腔阻塞随之交替。居下位的鼻腔阻塞,居上位者则通气。

慢性肥厚性鼻炎则呈单侧或双侧持续性鼻塞。

(2) 多涕:慢性单纯性鼻炎一般为黏液涕,继发感染时可有脓涕。而慢性肥厚性鼻炎鼻涕不多,黏液性或黏脓性,不易擤出。

(3) 其他:尚可引起闭塞性鼻音及嗅觉减退。肥大的下鼻甲后端压迫咽鼓管咽口,可引起耳鸣和听力减退。还可伴头痛、头昏、咽干、咽痛等。

2. 检查

(1) 鼻腔黏膜充血:慢性单纯性鼻炎下鼻甲肿胀,表面光滑,呈暗红色,黏膜柔软而富于弹性,探针触之可出现凹陷,移开探针,凹陷立即复原,对减充血剂反应良好。

而慢性肥厚性鼻炎下鼻甲显著肥大。黏膜肿胀,呈暗红色,表面不光滑,呈结节状或桑葚样,尤以下鼻甲前端、后端及游离缘为甚。探针触之有硬实的感觉,不易凹陷,或凹陷后不易复原。对减充血剂不敏感。

(2) 分泌物较黏稠:主要位于鼻腔底、下鼻道或总鼻道。

【治疗】 治疗原则:根除病因,恢复鼻腔通气功能。

1. 病因治疗 找出全身和局部病因,及时治疗全身性疾病、鼻窦炎、邻近感染病灶等。改善生活和工作环境,锻炼身体,提高机体抵抗力。

2. 局部治疗

(1) 慢性单纯性鼻炎

1) 鼻内用减充血剂:可选择0.5%~1%呋喃西林麻黄碱滴鼻剂,连续应用不宜超过7天。禁用萘甲唑啉滴鼻液,因已证实其可引起药物性鼻炎。

2) 鼻内用糖皮质激素:具有良好的抗炎作用,并最终产生减充血效果。可根据需要较长期应用。

3) 封闭疗法:0.25%~0.5%普鲁卡因溶液作鼻丘或下鼻甲前端黏膜下注射。

4) 针刺疗法:针刺迎香、鼻通穴或有一定效果。

(2) 慢性肥厚性鼻炎

1) 下鼻甲对减充血剂敏感者,可采用与慢性单纯性鼻炎相同的治疗方法。不敏感者可采用下鼻甲硬化剂注射(图4-1-8),常用硬化剂有80%甘油溶液和50%葡萄糖溶液等。此外,亦可采取冷冻、激光、微波或等离子射频等治疗。

2) 手术治疗 ①下鼻甲黏膜部分切除术:黏膜严重肥厚、对减充血剂不敏感者,可行下鼻甲黏膜部分切除术。切除肥厚的下鼻甲黏膜,主要是下鼻甲下缘及后端肥厚的黏膜。可用下鼻甲剪或电动切割钻切除肥厚的下鼻甲黏膜。原则上切除部分不应超过下鼻甲的1/3(图4-1-8),若切除过多,可继发萎缩性鼻炎。②下鼻甲黏-骨膜下切除术:对下鼻甲骨肥大者宜取此术。既可改善鼻腔通气引流,又能保留黏膜的完整性。

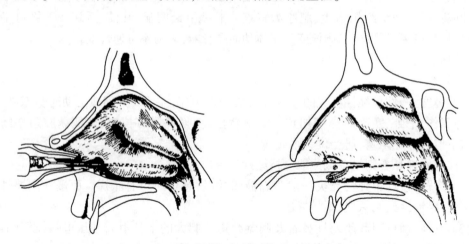

图4-1-8 下鼻甲硬化剂注射法及下鼻甲黏膜下切除术

(王 强)

第三节 变应性鼻炎

变应性鼻炎(allergic rhinitis,AR)是发生在鼻黏膜的变态反应性疾病。以鼻痒、喷嚏连续性发作、大量清水涕、鼻黏膜肿胀等为其主要特点。可分为常年性和季节性两种临床类型,后者又称"花粉症"。变应性鼻炎常伴有鼻窦的变态反应性炎症,故近年来将伴有鼻窦的变态反应者称为变应性鼻-鼻窦炎(allergic rhinosinusitis)。变应性鼻炎的发病与遗传及环境密切相关。近年来该病发病率增加。已经证实,空气污染和变应性鼻炎的发病有明显的关系,甲醛是室内主要污染物,二氧化硫(SO_2)是主要的室外污染源。本病发病以儿童、青壮年居多,男女发病率无明显差异。

【发病机制】 本病发病机制属Ⅰ型变态反应,特应型个体吸入变应原后,T 细胞向 TH2 细胞分化,合成并释放多种 TH_2 类细胞因子(IL-3、IL-4、IL-5 和 GM-CSF)。后者激活血管内皮细胞表达 ICAM-1 等黏附分子。细胞间黏附分子的表达有利于多种淋巴细胞(包括嗜酸性粒细胞、肥大细胞、嗜碱性粒细胞及 T 淋巴细胞)向鼻黏膜局部的迁移、黏附、定位。变应原刺激机体产生的特异性 IgE 抗体结合在鼻黏膜浅层和表面的肥大细胞、嗜碱性粒细胞的细胞膜上,此时鼻黏膜便处于致敏状态(sensitization)。当变应原再次吸入鼻腔时,变应原即与细胞表面的临近两个 IgE 发生"桥连",继而激发细胞膜一系列生化反应,释放多种炎性介质(组胺、激肽类、白细胞三烯等)、细胞因子和神经多肽类。这些介质作用于鼻黏膜血管,引起血管扩张、毛细血管通透性增高(黏膜水肿);作用于胆碱能神经,使腺体增生、分泌旺盛(鼻涕增多);作用于感觉神经使黏膜敏感性增强(喷嚏连续性发作)。有的又作用于肥大细胞、嗜酸性粒细胞和巨噬细胞等,使局部炎性反应进一步加重,使鼻黏膜处于超敏感状态,以致某些非特异性刺激(冷、热等)也可诱发变应性鼻炎症状发作。

【临床表现】 本病以鼻痒、喷嚏连续性发作、大量清水鼻涕和鼻塞为主要特征。

1. 鼻痒 多数患者有鼻痒,有时可伴有眼、软腭和咽部发痒。

2. 喷嚏 呈阵发性发作,少则几个、多则十几个,甚至更多。

3. 鼻涕 大量清水样鼻涕,是鼻分泌亢进的特征性表现。

4. 鼻塞 程度轻重不一,季节性变应性鼻炎由于鼻黏膜水肿明显,鼻塞一般较重。

5. 嗅觉减退 部分病人尚有嗅觉减退,与鼻腔黏膜广泛水肿有关。

【检查】

1. 鼻镜所见 鼻黏膜可为苍白或浅蓝色,以下鼻甲最为明显。用 1% 呋喃西林麻黄碱滴鼻液可使肿胀充血的鼻甲缩小,但严重水肿的鼻黏膜反应则较差。

2. 查找致敏变应原 怀疑为变应性鼻炎的病人应做变应原皮肤点刺试验。变应原皮肤点刺试验是以适宜浓度和微小剂量的各种常见变应原浸液作皮肤点刺,如病人对某种变应原过敏,则在相应部位出现风团和红晕。

【诊断】 变应性鼻炎根据其病史,一般检查和特异性检查,诊断并不困难。鼻分泌物涂片检查鼻黏膜及其分泌物中的细胞,如嗜酸粒细胞等,有助于诊断。本病应与急性鼻炎、血管运动性鼻炎鉴别。

【并发症】 主要有变应性鼻窦炎、支气管哮喘、过敏性咽喉炎和分泌性中耳炎等。变应性鼻炎与支气管哮喘二者常同时存在,故提出"一个呼吸道,一种疾病"的概念。

【治疗】 变应性鼻炎的治疗分非特异性治疗和特异性治疗。应根据病人的症状类型和其病理生理学过程选择不同的药物,有时需要联合用药。

1. 非特异性治疗

(1) 减充血药:大多数为血管收缩剂,如 1% 呋喃西林麻黄碱滴鼻液。由于减充血药具有扩张血管的后作用,长期使用将引起药物性鼻炎。

(2) 抗组胺药:此类药物能与组胺竞争效应细胞膜上 H_1 受体。可以迅速缓解鼻痒、喷嚏和鼻分泌亢进。常作为一线药物。第一代抗组胺药如氯苯那敏等大多有明显嗜睡作用,因此从事精密机械操作和司乘人员不宜服用。第二代抗组胺药如阿司咪唑等克服了第一代抗组胺药的嗜睡作用,而且抗 H1 受体的作用明显增强,但同时也带来了一些新的问题,如严重的甚至是致命的心脏并发症等。因此,临床使用该类药物时应权衡利弊。近年已有鼻内局部用的抗组胺药,如左卡巴斯汀鼻喷剂。

(3) 肾上腺糖皮质激素:肾上腺糖皮质激素能在变态反应的不同阶段发挥抑制炎症的作用。降低血管通透性,降低腺体对胆碱能受体的敏感性,减少炎性介质和细胞因子的产生。临床上分全身和局部用药两种,鼻腔局部用药是糖皮质激素的主要投药途径。剂型的改良(鼻喷雾剂)使局部用药后全身吸收量很小,因此糖皮质激素在鼻黏膜局部长期应用成为可能。该类激素的局部副作用包括鼻黏膜干燥萎缩和鼻出血等。

(4) 肥大细胞膜稳定剂:色甘酸钠有稳定肥大细胞膜的作用,可阻止其脱颗粒和释放介质。酮替芬既可稳定肥大细胞膜,又有抗组胺作用。

(5) 抗胆碱药:可以减少鼻分泌物,但对鼻痒和喷嚏无效,临床不常用。

2. 特异性治疗

(1) 避免与变应原接触:避免暴露于致敏物是最有效的治疗方法,花粉症病人在致敏花粉播散季节可离开花粉播散区,但常年性变应性鼻炎的致敏物大多为常年存在的吸入性致敏物(如尘螨),大多难以完全避免,故特异性免疫治疗显得尤为重要。

(2) 免疫疗法(immunotherapy):其机制是通过用反复和递增变应原剂量的方法注射特异性变应原,使患者体内产生大量特异性 IgG 封闭抗体,阻止介质细胞表面吸附的 IgE 与变应原结合,降低肥大细胞的敏感性而不发生症状。一般经半年注射至一定浓度改为维持量,继续维持一年至一年半左右。

(王 强)

第四节 鼻窦炎性疾病

一、急性鼻窦炎

急性鼻窦炎(acute sinusitis)为鼻窦黏膜的急性非特异性炎症,严重者可累及骨质,并可累及周围组织和引起邻近器官的并发症。

【病因】

1. 局部因素

(1) 鼻腔疾病:急慢性鼻炎、中鼻甲肥大、鼻息肉、鼻中隔偏曲、变应性鼻炎、鼻腔异物和肿瘤等均可阻塞窦口鼻道复合体,阻碍鼻窦的引流和通气而致鼻窦炎发生。

(2) 邻近病灶感染扩散:如扁桃体炎、腺样体炎等。第 2 双尖牙和第 1、2 磨牙的根尖感染亦可引起上颌窦炎症(图 4-1-9)。

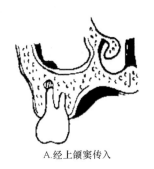
A.经上颌窦传入

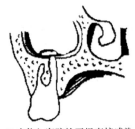
B.由伸入窦腔的牙根直接感染

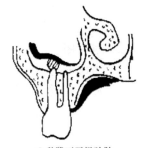
C.黏膜下牙根脓肿

图 4-1-9

(3) 直接感染：鼻窦外伤骨折或异物射入鼻窦，游泳跳水不当或游泳后用力擤鼻致污水挤入鼻窦等，可将致病菌直接带入鼻窦。

(4) 鼻腔内填塞物留置时间过久：引起局部刺激、继发感染，妨碍窦口引流和通气。

(5) 气压损伤：高空飞行迅速下降致窦腔负压，使鼻腔炎性物被吸入鼻窦，引起非阻塞性航空性鼻窦炎。

2. 多因全身抵抗力下降所致

(1) 全身性疾病如贫血、糖尿病、甲状腺功能不足等。

(2) 上呼吸道感染和急性传染病：流感、麻疹、猩红热和白喉等病后常并发鼻窦炎。

(3) 其他：疲劳、受寒、营养不良、维生素缺乏、生活与工作环境不卫生等是诱发本病的常见原因。

【致病菌】 多为化脓性球菌，如肺炎双球菌、溶血型链球菌等。其次为杆菌，如流感杆菌、变形杆菌等。此外，牙源性以厌氧菌感染较常见。

【病理】 与急性鼻炎相似：

1. 卡他期 初起鼻窦黏膜短暂贫血，继而血管扩张和充血，上皮肿胀，固有层水肿，多形核白细胞和淋巴细胞浸润，纤毛运动缓慢，浆液性或黏液性分泌亢进。

2. 化脓期 上述病理改变加重，上皮坏死，纤毛脱落，小血管出血，分泌物转为脓性。

3. 并发症期 炎症侵及骨质或经血道扩散，引起骨髓炎或眶内、颅内并发症。上述病理过程并非是必然过程，及时的诊断和治疗可以使绝大多数病人在卡他期或化脓期获得治愈。

【临床表现】

1. 全身症状 因急性鼻窦炎多由上呼吸道感染或急性鼻炎蔓延而至，故常为原症状迁延加重，出现周身不适、畏寒、发热、食欲减退等。儿童全身症状较重，可发生呕吐、腹泻、咳嗽等消化道和呼吸道症状。

2. 局部症状

(1) 鼻塞：多为患侧持续性鼻塞，若两侧同时罹患，则为双侧持续性鼻塞。系鼻黏膜炎性肿胀和分泌物积蓄所致。嗅觉可因鼻塞而暂时减退或丧失。

(2) 脓涕：鼻腔内大量脓性或黏脓性鼻涕，难以擤尽，脓涕中可带有少许血液。厌氧菌或大肠埃希菌感染者脓涕恶臭（多是牙源性上颌窦炎）。脓涕可后流至咽部和喉部，刺激局部黏膜引起发痒、恶心、咳嗽和咳痰。

(3) 头痛或局部疼痛：为本病最常见症状。其发生机制是脓性分泌物、细菌毒素和黏膜肿胀刺激和压迫神经末梢所致。一般而言，前组鼻窦炎引起的头痛多在额部和颌面部，后组鼻窦炎的头痛则多位于颅底或枕部。

【检查和诊断】 详细询问和分析病史，如上述症状出现在急性鼻炎（可能已在缓解中）后，应首先考虑本病，可作下述检查：

1. 局部视、触诊 急性上颌窦炎表现为颌面、下睑红肿和压痛；急性额窦炎则表现额部红肿以及眶内上角（相当于额窦底）压痛和额窦前壁叩痛；急性筛窦炎在鼻根和内眦处偶有红肿和压痛。

2. 前鼻镜检查 鼻黏膜充血、肿胀，尤以中鼻甲和中鼻道黏膜为甚。鼻腔内有大量黏脓或脓性鼻涕，前组鼻窦炎可见中鼻道有黏脓或脓性物，后组鼻窦炎者则见于嗅裂。若病人检查前擤过鼻涕，中鼻道或嗅裂内黏脓或脓性物可能暂时消失，应取体位引流后再作检查。若单侧鼻腔脓性分泌物恶臭，应考虑牙源性上颌窦炎。

3. 影像学检查 通常主张鼻窦 CT 扫描，可清楚显示鼻窦内的炎症性改变。

4. 上颌窦穿刺冲洗 即为诊断性穿刺。须在病人无发热和在抗生素控制下施行。观察有无脓性分泌物冲出，若有，应作细菌培养和药物敏感试验，以利进一步治疗。

5. 其他 如一侧鼻腔有恶臭脓涕，应考虑牙源性上颌窦炎，须行有关牙病检查。

【治疗】 治疗原则：根除病因；解除鼻腔鼻窦引流和通气障碍；控制感染和预防并发症。

1. 一般治疗 同上呼吸道感染和急性鼻炎，适当注意休息。

2. 抗感染治疗 足量抗生素，及时控制感染，防止发生并发症或转为慢性鼻窦炎。明确致病菌者应选择敏感的抗生素，未能明确致病菌者可选择广谱抗生素。明确厌氧菌感染者应同时应用抗厌氧菌药物。

3. 局部治疗 鼻内用血管收缩剂和糖皮质激素改善窦口通畅度，以利引流。还可加用体位引流或局部热敷等促进炎症消退和改善症状。

4. 鼻腔冲洗 用注射器或专用鼻腔冲洗器。冲洗液可选择：生理盐水+庆大霉素+地塞米松。每日1~2次。此方法有助于清除鼻腔内分泌物。

5. 上颌窦穿刺冲洗 此方法既有助于诊断，也可用于治疗。但应在全身症状消退和局部炎症基本控制后施行，每周冲洗1次，直至再无脓液冲洗出为止。每次冲洗后可向窦内注入抗生素。部分病人一次冲洗即愈。

6. 额窦环钻引流 急性额窦炎保守治疗无效且病情加重时，为避免额骨骨髓炎和颅内并发症，须行此术。方法：患侧剃眉，局麻下于眉根处作1cm横切口达骨膜下，骨膜下分离显露骨壁，用环钻于额窦前壁钻一小洞，穿透黏膜，经此孔吸出脓液并作冲洗，然后插入内径为5mm塑料管或硅胶管留置引流，待症状完全消退，即可拔管。

7. 对邻近感染病变治疗 如牙源性上颌窦炎或全身慢性疾病等应针对性治疗。

【预防】

（1）及时合理地治疗急性鼻炎以及鼻腔、鼻窦、咽部和牙的各种慢性炎性疾病，保持鼻窦的通气和引流。

（2）增强体质，改善生活和工作环境。谨防感冒和其他急性传染病。

二、慢性鼻窦炎

慢性鼻窦炎(chronic sinusitis)多因急性鼻窦炎反复发作未彻底治愈而迁延所致,可单侧发病或单窦发病,但双侧发病或多窦发病极常见。

【病因】 病因和致病菌与急性化脓性鼻窦炎者相似。此外,本病与变态反应关系甚为密切。本病亦可慢性起病(如牙源性上颌窦炎)。

【病理】 病理改变表现为黏膜水肿、增厚、血管增生、淋巴细胞和浆细胞浸润、上皮纤毛脱落或鳞状化生以及息肉样变。若分泌腺管阻塞,则可发生慢性改变。亦可出现骨膜增厚或骨质被吸收,后者可致窦壁骨质疏松或变薄。此外,黏膜亦可发生纤维组织增生而致血管阻塞和腺体萎缩,进而黏膜萎缩。根据不同的病理改变,可分为水肿浸润型、浸润型和浸润纤维型。

【临床表现】

1. 全身症状 头昏、易倦、精神不振、注意力不集中、记忆力减退,轻重不等,有时则无。

2. 局部症状

(1)流脓涕:为主要症状,量较多,黏脓性或脓性。前组鼻窦炎者,鼻涕易从前鼻孔擤出;后组鼻窦炎者,鼻涕多经后鼻孔流入咽部,病人常常用力向后作抽吸动作。牙源性上颌窦炎的鼻涕常有腐臭味。

(2)鼻塞:为主要症状。因鼻黏膜肿胀、鼻甲黏膜息肉样变、息肉形成或鼻内分泌物较多所致。

(3)头痛:一般表现为钝痛和闷痛。乃因细菌毒素吸收所致的脓毒性头痛,或因窦口阻塞、窦内空气被吸收而引起的真空性头痛。头痛常有下列特点:①伴随鼻塞、流脓涕和嗅觉减退等症状。②多有时间性或固定部位,多为白天重、夜间轻,且常为一侧,若为双侧者必有一侧较重。前组鼻窦炎者多在前额部痛,后组鼻窦炎者多在枕部痛。③经鼻内用血管收缩剂等治疗后头痛缓解。咳嗽、低头位或用力时因头部静脉压升高而使头痛加重。

(4)嗅觉减退或消失:乃因鼻黏膜肿胀、肥厚或嗅器变性所致。多数属暂时性,少数为永久性。

【检查】

1. 详细了解病史 既往有急性鼻窦炎发作史、鼻源性头痛、鼻塞、流脓涕为本病之重要病史和症状。

2. 鼻腔检查 鼻黏膜慢性充血、肿胀或肥厚,中鼻甲肥大或息肉样变,中鼻道变窄、黏膜水肿或有息肉。前组鼻窦炎者脓液位于中鼻道,后组鼻窦炎者脓液位于嗅裂,或下流积蓄于鼻腔后段或流入鼻咽部。怀疑鼻窦炎但检查未见鼻道有脓液者,可用1%呋喃西林麻黄碱滴鼻液收缩鼻黏膜并作体位引流后,再作上述检查,有助诊断。

3. 鼻内镜检查 应用鼻内镜检查可清楚准确判断上述各种病变及其部位,并可发现前鼻镜不能窥视到的其他病变,如窦口及其附近区域的微小病变和上鼻道、蝶窦口的病变。

4. 影像学检查 鼻窦 CT 扫描,可显示窦腔大小、形态以及窦内黏膜不同程度增厚、窦腔密度增高等。尤其是冠状位鼻窦 CT,可准确判断各鼻窦病变范围,鉴别鼻窦占位性或破坏性病变。

5. 上颌窦穿刺冲洗　通过穿刺冲洗了解窦内脓液之性质、量、有无恶臭等，并行脓液细菌培养和药物敏感试验，据此判断病变性质和制订治疗方案。

6. 其他　牙源性上颌窦炎患者多有上颌 5、6、7 牙的根尖病变，可行相应牙科检查。

【治疗】

1. 全身治疗

（1）病因治疗：提高机体抵抗力，注意变态反应因素的治疗。

（2）中医治疗：中药、针灸能起到改善通气、减少分泌物的作用。

（3）抗生素治疗：急性发作期应该用足量、有效的抗生素。

2. 局部治疗

（1）滴鼻剂：鼻腔内应用血管收缩剂和糖皮质激素，改善鼻腔通气和引流。

（2）置换法（displacement method）：用负压吸引法使药液进入鼻窦。应用于额窦炎、筛窦炎和蝶窦炎，最宜用于慢性全鼻窦炎者。

（3）上颌窦穿刺冲洗：每周 1~2 次。必要者可经穿刺针导入硅胶管置于窦内，以便每日冲洗和灌入抗生素。

3. 手术治疗　应在规范的保守治疗无效后选择鼻窦手术。

（1）鼻腔手术：鼻中隔矫正术和中鼻甲、下鼻甲部分切除术等。手术目的是解除窦口鼻道复合体阻塞和改善鼻窦引流和通气，促进鼻窦炎症的消退。

（2）鼻窦手术：手术方式可分为传统手术和鼻内镜手术。目前鼻内镜手术在鼻科学中占主流地位，手术的关键是解除鼻腔和鼻窦口的引流和通气障碍，尽可能地保留鼻腔和鼻窦结构如中鼻甲、鼻窦正常黏膜和可良性转归的病变黏膜。其目的是保持和恢复鼻腔和鼻窦的生理功能。

1）传统的鼻窦手术方式：如上颌窦根治术（Galdwell-Luc operation）、鼻内筛窦切除术、鼻外筛窦切除术、额窦钻孔引流术、鼻外额窦根治术和鼻内蝶窦口扩大术等。以往，传统的鼻窦手术方式大多是切除室内全部黏膜，并建立鼻窦与鼻腔之间长期稳定的引流和通气渠道。传统的鼻窦手术方式普遍存在视野狭窄、照明不清、一定程度的盲目操作以及病变切除不彻底、创伤较大和面部留有瘢痕等缺点。

2）功能性内镜鼻窦手术：功能性内镜鼻窦手术（functional endoscopic sinus surgery，FESS）是 20 世纪 70 年代中期在传统的鼻窦手术方式的基础上建立的崭新的鼻窦炎外科治疗方式。手术以切除中鼻道为中心的附近区域（窦口鼻道复合体 ostiometal complex，OMC）病变，特别是前组筛窦的病变、恢复窦口的引流和通气为关键，无须行广泛的鼻窦黏膜切除。即通过小范围或局限性手术解除广泛的鼻窦病变。如钩突切除术、前组筛窦开放术、额窦口开放术以及上颌窦自然口、蝶窦口扩大术等。FESS 具有照明清晰、全方位视野、操作精细、创伤小、面部无瘢痕以及能彻底切除病变又能保留正常组织和结构等优点，克服了传统鼻窦手术方式的缺点，使临床治愈率提高到 80%~90%。已经成为国内外鼻窦炎外科治疗的主要手术方式。

（王　强）

第二章 咽科学

第一节 咽的应用解剖学及生理学

一、咽的应用解剖学

咽(pharynx)位于颈椎前方,上起颅底,下至第6颈椎下缘平面,为呼吸道和消化道上端的共同通道,上宽下窄、前后扁平略呈漏斗形。与颅底之间隔有咽腱膜,于环状软骨下接食管入口,全长约12cm。前壁不完整,由上而下分别与鼻腔、口腔和喉相通;后壁扁平,与椎前筋膜相邻;两侧与颈内动脉、颈内静脉和迷走神经等重要的血管、神经毗邻。

(一)咽的分部

咽自上而下可分为鼻咽、口咽和喉咽三部分(图4-2-1)。

1. 鼻咽 鼻咽(nasopharynx)属上呼吸道的一部分,若从硬腭向后作一延长线,此平面以上的咽部为鼻咽,又称上咽(epipharynx)。顶部位于蝶骨体和枕骨基底部下方,下至软腭游离缘平面,呈穹隆状。向前经后鼻孔通鼻腔,后面平对第1、2颈椎,向下经鼻咽峡续口咽。鼻咽顶外侧靠近颅底的破裂孔和岩尖,封闭破裂孔的纤维组织与咽腱膜相连,肿瘤组织易循此途径侵入颅内。顶部与后壁移行处黏膜内有丰富的淋巴组织集聚,称腺样体(adenoid),又称咽扁桃体(pharyngeal tonsil)。若腺样体肥大,使鼻咽腔变小,可影响鼻呼吸,或阻塞咽鼓管咽口引起听力减退。侧壁左右对称,主要结构有咽鼓管咽口及咽隐窝。咽鼓管咽口(pharyngeal opening of auditory tube):两侧下鼻甲后端向后1~1.5cm处各有一开口,略呈三角形或喇叭形,即为咽鼓管咽口,其后上方有一唇状隆起称咽鼓管圆枕(torus tubalis),它是寻找咽鼓管咽口的标志,咽鼓管咽口周围的散在淋巴组织称咽鼓管扁桃体(tubal tonsil),咽鼓管是鼻咽通向中耳的管道,咽隐窝为咽鼓管圆枕后上方的凹陷(pharyngeal recess),是鼻咽癌的好发部位。其上方紧邻颅底破裂孔。鼻咽前壁的正中是鼻中隔后缘,两侧为后鼻孔,经此通鼻腔。

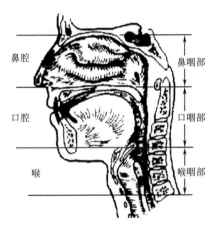

图4-2-1 咽的分部

2. 口咽 口咽(oropharynx)位于口腔后方,是鼻咽以下舌骨延线以上的部分,又称中咽(mesopharynx),介于软腭游离缘与会厌上缘平面之间,一般称咽部即指此区,向前经咽峡与口腔相通。所谓咽峡(fauces),系由上方的悬雍垂(uvula)和软腭游离缘、下方的舌背、两侧腭舌弓(glossopalatine arch)和腭咽弓(pharyngopalatine arch)所围成的环形狭窄部分。腭舌弓与腭咽弓之间为扁桃体窝,(腭)扁桃体(tonsilla palatina)即位于其中。两侧腭咽弓后方各有纵行条索状淋巴组织,称为咽侧索(lateral pharyngeal bands),口腔顶盖称腭。前2/3为

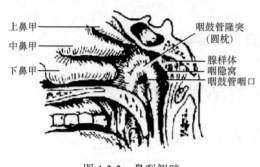

图 4-2-2 鼻咽侧壁

硬腭,由上颌骨腭突和腭骨水平部组成;后 1/3 为软腭,由腭帆张肌、腭帆提肌、腭舌肌、腭咽肌、悬雍垂肌等肌肉组成。口腔下方为舌和口底部。舌由肌肉群组成。舌背表面粗糙,覆盖复层扁平上皮,与舌肌紧密相连。后端有盲孔,为胚胎甲状舌管咽端的遗迹。舌后 1/3 即舌根,上面有淋巴组织团块,称舌扁桃体(tonsilla lingualis)。舌下面的舌系带(frenulum linguae)黏膜结缔组织突出于中央,向下移行于口底,两侧有颌下腺的开口(图 4-2-2)。

3. 喉咽 舌骨延线以下部分为喉咽(laryngopharynx)又称下咽(hypopharynx)。上起会厌软骨上缘,下至环状软骨下缘平面接食管入口,该部位有环咽肌环绕。后壁平对第 3~6 颈椎;前面自上而下有会厌、杓会厌襞和杓状软骨所围成的入口,称喉入口,经此通喉腔。在会厌前方,舌会厌外侧襞(lateral glossoepiglottic fold)和舌会厌正中襞(median glossoepiglottic fold)之间,左右各有两个浅凹称会厌谷(vallecula epiglottica),异物常嵌顿停留于此处。在喉入口两侧各有两个较深的隐窝名为梨状窝(pyriform sinus),喉上神经内支经此窝入喉并分布于其黏膜下。两侧梨状窝之间,环状软骨板之后称环后隙(postcricoid space),其下方为食管开口。

(二)咽壁的构造

1. 咽壁的分层 咽壁由内至外有 4 层,即黏膜层、纤维层、肌肉层和外膜层。纤维层与黏膜层紧密附着,无明显黏膜下组织层。

(1)黏膜层:咽的黏膜与鼻腔、口腔、喉和咽鼓管黏膜相延续。鼻咽部的黏膜主要为假复层纤毛柱状上皮,固有层中含混合腺。口咽和喉咽的黏膜均为复层鳞状上皮,除含有丰富的黏液腺和浆液腺外,还有大量的淋巴组织聚集,与咽部的其他淋巴组织共同构成咽淋巴环。

(2)纤维层:纤维层又称腱膜层,位于黏膜层和肌层之间,主要由颅咽筋膜构成。上端较厚接颅底,下部逐渐变薄,两侧的纤维层在咽后壁正中线上形成坚韧的咽缝(pharyngeal raphe),为咽缩肌的附着处。

(3)肌肉层:咽的肌肉按其功能的不同,分为 3 组:

1)咽缩肌组:咽缩肌主要包括咽上缩肌、咽中缩肌和咽下缩肌三对。咽缩肌纤维斜行,自下而上依次呈叠瓦状排列,吞咽食物时,咽缩肌由上而下依次收缩,将食物压入食管。

2)咽提肌组:咽提肌包括茎突咽肌、腭咽肌及咽鼓管咽肌。三对咽提肌纵行于咽缩肌内面下行,收缩时可使咽、喉上举,咽部松弛,封闭喉口,开放梨状窝,使食物越过会厌进入食管,以协调吞咽动作。

3)腭帆肌组:包括腭帆提肌、腭帆张肌、腭舌肌、腭咽肌和悬雍垂肌。收缩时上提软腭,关闭鼻咽腔,暂时分隔鼻咽部和口咽部。同时,也使咽鼓管咽口开放。

(4)外膜层:又称筋膜层,覆盖于咽缩肌之外,上薄下厚,系颊咽筋膜的延续。

2. 筋膜间隙 在咽壁的后方及两侧,咽筋膜与邻近筋膜之间构成疏松组织间隙,由于这些间隙的存在,在吞咽时咽腔的运动以及头颈部的一些活动时,软组织得以协调一致,获得正常的生理功能。同时,由于筋膜间隙的分隔,既可限制某些病变的发展,将病变局限于一定范围之内,又可为某些病变的扩散提供了途径,较重要的有咽后隙、咽旁隙(图4-2-3)。

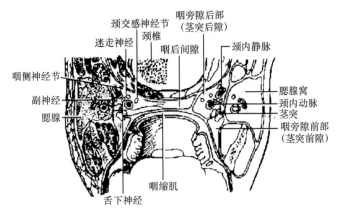

图4-2-3 咽的筋膜间隙(经扁桃体中横切面)

(1) 咽后隙:咽后隙(retropharyngeal space)位于椎前筋膜与颊咽筋膜之间,上起颅底,下至上纵隔,相当于第1、2胸椎平面,两侧仅以薄层筋膜与咽旁间隙相隔,中线处被咽缝将其分为左右两部分,每侧咽后间隙中有疏松结缔组织和淋巴组织。在婴幼儿期,咽后隙约含有8~10个淋巴结,儿童期逐渐萎缩,至成人时仅有极少淋巴结。扁桃体、口腔、鼻腔后部、鼻咽、咽鼓管及鼓室等处的淋巴引流于此。因此,这些部位的炎症可引起咽后淋巴结感染,形成咽后脓肿,咽后脓肿常见于1岁以内婴幼儿。

(2) 咽旁隙:咽旁隙(parapharngeal space)又称咽侧间隙或咽上颌间隙(pharyngomaxillary space)。位于咽后隙的两侧,左右各一,形如锥体。锥底向上至颅底,锥尖向下达舌骨。内侧为颊咽筋膜和咽缩肌,与扁桃体相邻;外侧为下颌骨升支、腮腺深面及翼内肌;后界为颈椎前筋膜。茎突及其附丽肌肉将此间隙分为两部分,前隙较小,内有颈外动脉及静脉丛通过,内侧与扁桃体毗邻,扁桃体炎症可扩散至此间隙;后隙较大,内有颈内动脉、颈内静脉、舌咽神经、迷走神经、舌下神经、副神经、交感神经干等通过,另有颈深淋巴结上群位于此隙,咽部感染可向此间隙蔓延。

(三)咽的淋巴组织

咽黏膜下淋巴组织丰富,聚集成团者为扁桃体,分散者为淋巴滤泡和淋巴索。这些淋巴组织在咽黏膜下经淋巴管彼此相通,呈环状排列,称为咽淋巴环(Waldeyer淋巴环),主要由咽扁桃体(腺样体)、咽鼓管扁桃体、腭扁桃体、咽侧索、咽后壁淋巴滤泡及舌扁桃体构成内环,其淋巴流向颈部淋巴结。这些淋巴结间又互相交通,自成一环,称外环,主要由咽后淋巴结、下颌角淋巴结、颌下淋巴结、颏下淋巴结等组成。咽部的感染或肿瘤不能为内环的淋巴组织所局限时,可扩散或转移至相应的外环淋巴结。

咽部淋巴均流入颈深淋巴结。鼻咽部淋巴先汇入咽后淋巴结,再流入颈上深淋巴结;口咽部的淋巴主要汇入下颌角淋巴结;喉咽部淋巴管穿过甲状舌骨膜,汇入颈内静脉附近的淋巴结(图4-2-4)。

1. 腭扁桃体 习称扁桃体(tonsil),位于口咽两侧腭舌弓与腭咽弓围成的三角形扁桃

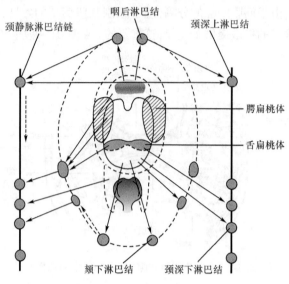

图 4-2-4 咽的淋巴

体窝内,为咽淋巴组织中最大者。3~5 岁时淋巴组织增生,腭扁桃体可呈生理性肥大,中年以后逐渐萎缩。

(1) 扁桃体的结构:扁桃体是一对呈扁卵圆形的淋巴上皮器官,可分为内侧面(游离面)、外侧面(深面)、上极和下极。扁桃体内侧游离面朝向咽腔,表面有鳞状上皮黏膜覆盖,其黏膜上皮向扁桃体实质陷入形成 6~20 个深浅不一的盲管称为扁桃体隐窝(crypts tonsillares),常为细菌、病毒存留繁殖的场所,易形成感染"病灶"。除内侧面外,其余部分均由结缔组织所形成的被膜所包裹。外侧面与咽腱膜和咽上缩肌相邻,咽腱膜与被膜间有疏松结缔组织,形成一潜在间隙,称扁桃体周围隙。扁桃体切除术时,此处易剥离,扁桃体周围脓肿即在此间隙发生。扁桃体上、下均有黏膜皱襞,上端称半月襞(semilunar fold),位于腭舌弓与腭咽弓相交处;下端称三角襞(triangular fold),由腭舌弓向下延伸包绕扁桃体前下部构成。扁桃体为淋巴组织构成,内含许多结缔组织网和淋巴滤泡间组织。构成扁桃体包膜的结缔组织深入扁桃体组织内,形成小梁(支架),在小梁之间有许多淋巴滤泡,滤泡中有生发中心,其间淋巴细胞多呈丝状分裂。滤泡间组织为发育期的淋巴细胞(图 4-2-5)。

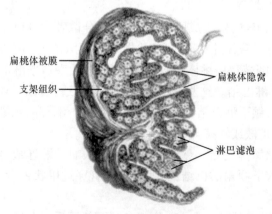

图 4-2-5 扁桃体冠状切面

(2) 扁桃体的血管：腭扁桃体的血液供应十分丰富，动脉有五支，均来自颈外动脉的分支：①腭降动脉，为上颌动脉的分支，分布于扁桃体上端及软腭；②腭升动脉，为面动脉的分支；③面动脉扁桃体支；④咽升动脉扁桃体支。以上4支均分布于扁桃体及腭舌弓、腭咽弓；⑤舌背动脉，来自舌动脉，分布于扁桃体下端。其中面动脉的扁桃体分支分布于腭扁桃体实质，是主要供血动脉。其他各支仅分布于邻近的黏膜及肌肉中，并不穿过包膜，深入扁桃体中。扁桃体静脉血先流入扁桃体包膜外的扁桃体周围静脉丛，经咽静脉丛及舌静脉汇入颈内静脉(图4-2-6)。

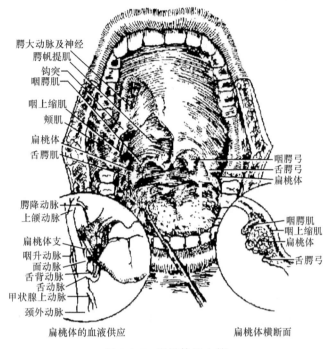

图 4-2-6　扁桃体的血管

(3) 扁桃体的神经：扁桃体由咽丛、三叉神经第二支(上颌神经)以及舌咽神经的分支共同支配。

2. 咽扁桃体

咽扁桃体(pharyngeal tonsil)又称腺样体，位于鼻咽顶壁与后壁移行处，形似半个剥皮橘子，表面不平，有5~6条纵形沟隙，居中的沟隙最深，在其下端有时可见一囊状小凹，称咽囊(pharyngeal bursa)，为胚胎早期上皮随脊索顶端退化凹陷而成，随年龄增长大多逐渐消失。如咽囊开口堵塞可形成囊肿，炎症时称为咽囊炎。腺样体出生后即存在，6~7岁时最大，一般10岁以后逐渐萎缩。

(四) 咽的血管及神经

1. 动脉　咽部的血液供应来自颈外动脉的分支，有咽升动脉、甲状腺上动脉、腭升动脉、腭降动脉、舌背动脉等。

2. 静脉　咽部的静脉血经咽静脉丛与翼丛，流经面静脉，汇入颈内静脉。

3. 神经　咽部的神经主要有舌咽神经、迷走神经咽支和交感神经干的颈上神经节所构成的咽丛(pharyngeal plexus),司咽的感觉和相关肌肉的运动。其中腭帆张肌则受三叉神经第三支即下颌神经支配,鼻咽上部黏膜由三叉神经的上颌神经分布。

二、咽的生理学

咽为呼吸和消化的共同通道,除吞咽、呼吸功能外,还具有协助构语、保护和咽淋巴环的免疫、调节中耳气压功能等重要功能:

(一) 吞咽功能

吞咽动作是一种由许多肌肉参与的反射性协同运动。根据吞咽时食物进入消化道的部位,吞咽过程可分为三期:即口腔期、咽腔期和食管期。吞咽动作一经发动即不能中止。吞咽中枢位于延髓的网状结构内,靠近迷走神经核。参与吞咽反射的传入神经包括来自软腭、咽后壁、会厌和食管等处的脑神经传入纤维。

(二) 呼吸功能

正常呼吸时空气经由鼻咽、口咽、喉咽、气管支气管进到肺部,虽然咽部黏膜的黏液腺和杯状细胞的分泌唾液等也能湿润吸入的空气,但与鼻黏膜相比,咽对吸入空气的调温、调湿作用相对较弱。同时咽部对吸入空气的滤过、清洁作用也弱于鼻腔。

(三) 言语形成

咽腔为共鸣腔之一,发音时,咽腔和口腔可改变形状,产生共鸣,使声音清晰、和谐悦耳,并由软腭、口、舌、唇、齿等协同作用,构成各种语音。正常的咽部结构及发音时对咽部形态大小的相应调整,对清晰、和谐的发音起重要作用。

(四) 防御保护功能

吞咽时,通过吞咽反射可封闭鼻咽和喉,避免食物吸入气管或反流入鼻腔;但当异物或有害物质接触咽部时,则发生恶心呕吐,有利于排除异物及有害物质。来自鼻腔、鼻窦、下呼吸道的正常或病理性分泌物,或借咽的反射功能吐出,或咽下由胃酸将其中的微生物消灭。

(五) 调节中耳气压功能

吞咽动作的不断进行,咽鼓管随之开放,使中耳内气压与外界大气压保持平衡,以维持中耳正常的传导功能,这是保持正常听力的重要条件之一。

(六) 扁桃体的免疫功能

扁桃体生发中心含有各种吞噬细胞,可吞噬消灭各种病原体。同时,扁桃体可以产生多种具有天然免疫力的细胞和抗体,如T淋巴细胞、B淋巴细胞、浆细胞以及免疫球蛋白(IgG、IgA、IgM、IgD、IgE)等,可以清除、消灭从血液、淋巴或组织等途径侵入机体的有害物质,既具有主要的体液免疫作用,也有一定的细胞免疫作用。出生时扁桃体尚无生发中心,随着年龄增长,免疫功能逐渐活跃,特别是 3～5 岁时,因接触外界变应原的机会较多,扁桃体显著增大,此时的扁桃体肥大应视为正常生理现象。青春期后,扁桃体的免疫活动趋于减退,组织本身也逐渐缩小。

(邱晓霞)

第二节 咽的症状学

咽部司呼吸、吞咽、发声共鸣及防御等生理功能,有丰富的神经、血管分布。咽部症状多由咽部疾病引起,咽邻近器官疾患和一些全身性疾病也可引发某些咽部症状。主要有咽痛、咽异常感觉、吞咽困难、声音异常及饮食反流等。

一、咽 痛

咽部的疼痛简称为咽痛,是咽部疾患中最为常见的症状之一。凡咽部黏膜和淋巴组织的急、慢性炎症,咽部创伤、溃疡、异物、特异性感染(结核、白喉)、恶性肿瘤、茎突过长、颈动脉鞘炎、颈部纤维组织炎、咽肌风湿性病变,以及某些全身性疾病(白血病、艾滋病)等,均有不同程度的咽痛症状,但剧烈疼痛多见于急性炎症、咽间隙感染和下咽癌,疼痛可放射至耳部。咽痛除可因咽部疾病或咽部邻近器官疾病引起外,也可为全身性疾病的伴随症状。

二、咽异常感觉

病人自觉咽部有蚁行、毛刺、异物、堵塞、贴附、瘙痒、干燥等异常感觉,常因此而用力"吭""喀"或频频吞咽以期清除。在空咽涎液时异物感明显,吞咽食物时反而不明显。祖国医学称之为"梅核气"。常由下列原因引起:

1. 咽部及其周围组织的器质性病变 如慢性炎症、工业粉尘和有毒气体吸入、咽角化症、扁桃体肥大、悬雍垂过长、茎突过长或口咽、喉咽部肿瘤。

2. 功能性因素 呈间歇性或持续性,常与精神和情绪的变化有明显的影响,如神经衰弱、神经官能症、精神分裂症、恐癌症等。亦可因内分泌功能紊乱引起。

三、吞 咽 困 难

吞咽是一系列复杂而协调的反射运动,当支配吞咽运动的神经、肌肉及口腔、咽、喉等处病变时,可引起吞咽运动障碍,称为吞咽困难(dysphagia)。其程度视病变的性质、部位和程度而异。轻者仅吞咽不畅,常需用汤水才能咽下;重者则滴水难进,口涎外流。引起吞咽困难的原因大致分为三类:

1. 功能障碍性 有剧烈咽痛的患者往往伴有吞咽困难,其程度亦随疼痛的轻重而异。某些先天性畸形如后鼻孔闭锁、腭裂等,出生后即有吮奶及吞咽困难。

2. 梗阻性 咽部或食管狭窄、肿瘤或异物等妨碍食物下行,均可导致梗阻性吞咽困难,表现为固体食物难以咽下,流质饮食常能通过。

3. 瘫痪性 中枢性病变或周围性神经炎所致咽肌麻痹,引起吞咽困难,进食液体时更为明显。

四、声音异常

咽腔是发声的共鸣腔,腭与舌是协助发声的重要器官,与声音的清晰度和音质音色密切相关。如有缺陷和病变时,所发声音含混不清(语言清晰度极差)或音质和原来不一样(音色改变),或是在睡眠状态下发出不应有的音响(打鼾),统称为声音异常。

1. 口齿不清与音色改变 唇、齿、舌、腭有缺陷时,对某些语音发音困难或不能,导致口齿不清。腭裂、软腭麻痹等患者,发音时鼻咽不能关闭,出现开放性鼻音;而腺样体肥大、后鼻孔息肉、肥厚性鼻炎、鼻咽部肿瘤等病因使共鸣腔阻塞时,则出现闭塞性鼻音。咽腔内有占位性病变(脓肿或肿瘤),发音缺乏共鸣,说话时如口内含物,吐字不清,幼儿哭声有如鸭鸣。

2. 打鼾 睡眠时软腭、悬雍垂、舌根等处软组织随呼吸气流颤动而产生节律性声音。

五、饮食反流

当饮食不能顺利通过咽部进入食管而反流到口腔、鼻咽和鼻腔时,称之为饮食反流,又称为腭咽反流。此症状常伴随吞咽困难出现,常见于咽肌麻痹、咽后脓肿、扁桃体周围脓肿、食管病变、喉咽部肿瘤及腭裂畸形等。

(邱晓霞)

第三节 咽 炎

一、急性咽炎

急性咽炎(acute pharyngitis)是咽黏膜、黏膜下组织及其淋巴组织的急性炎症,常为上呼吸道感染的一部分。可单独发生,亦可继发于急性鼻炎。多发生于秋冬及冬春换季时。

【病因】

1. 病毒感染 以柯萨奇病毒(Coxackie virus)、腺病毒、副流感病毒引起者多见,鼻病毒及流感病毒次之,病毒多通过飞沫和密切接触而传染。

2. 细菌感染 以链球菌、葡萄球菌和肺炎双球菌为主,其中以 A 组乙型链球菌引起者症状较重。若细菌或毒素进入血液,甚至发生远处器官的化脓性病变,称急性脓毒性咽炎(acute septic pharyngitis)。

3. 物理化学因素 如高温、粉尘、烟雾、刺激性气体等亦可诱发。

【病理】 咽黏膜充血,血管扩张及浆液渗出,使黏膜上皮及黏膜下水肿,并可有白细胞浸润。黏液腺分泌亢进,黏膜下淋巴组织受累,由于淋巴细胞的积聚,使淋巴滤泡肿大。如病情进一步发展,则可化脓,黏膜表面有白色点状渗出物。

【临床表现】 起病较急,初起时咽部干燥,灼热。继有咽痛,空咽时咽痛往往比进食时更加明显,疼痛可放射到耳部。全身情况一般较轻,但因年龄、免疫力以及病毒、细菌毒力之不同而程度不一,严重者表现为发热、头痛、食欲不振和四肢酸痛等。一般病程在1周左右。

【检查】 口咽及鼻咽黏膜呈急性弥漫性充血,腭弓、悬雍垂水肿,咽后壁淋巴滤泡和咽侧索红肿。细菌感染者,咽后壁淋巴滤泡中央可出现黄白色点状渗出物。颌下淋巴结肿大,且有压痛。

【诊断】 根据病史、症状及局部检查所见,诊断不难。为明确致病因素,可进行咽部细菌培养。应注意是否为急性传染病(如麻疹、猩红热、流感和百日咳等)的前驱症状或伴发症状,在儿童期尤为重要。此外,如在口腔、咽部、扁桃体出现假膜坏死,应行血液检查,以排除血液病。

【并发症】 可引起中耳炎、鼻窦炎、喉炎、气管支气管炎及肺炎。若致病菌及其毒素侵入血循环,则可引起急性肾炎、风湿热、败血症等全身并发症。

【治疗】 主要治疗目的是减轻症状、缩短病程和防止并发症的发生。

1. 感染较重 全身症状较明显者,应卧床休息,多饮水及进流质饮食,选用抗病毒药和抗生素或磺胺类药以及有抗病毒和抗菌作用的中药制剂。

2. 全身症状较轻或无 可采用局部治疗。淡盐水、复方硼砂溶液含漱,口服度米芬喉片、碘含片及银黄含片等,每日4~6片。另外,还可用1%~3%碘甘油涂抹咽后壁肿胀的淋巴滤泡,有消炎作用。

3. 中医中药 祖国医学认为本病多为外感风热,宜疏风解表,清热解毒,中成药可选用牛黄解毒片、六神丸、板蓝根、柴胡、银黄注射液等。

二、慢性咽炎

慢性咽炎(chronic pharyngitis)为咽部黏膜,黏膜下及淋巴组织的慢性炎症,常为上呼吸道慢性炎症的一部分。有时病程很长,症状顽固,不易治愈。

【病因】

1. 局部因素

(1)急性咽炎反复发作转为慢性。

(2)上呼吸道慢性炎症刺激,如慢性鼻窦炎、鼻咽部炎症等,可因其炎性分泌物经后鼻孔至咽后壁刺激黏膜,亦可因其使患者长期张口呼吸,引起黏膜过度干燥而导致慢性咽炎。另外,慢性扁桃体炎、龋齿等亦可引起慢性咽炎。

(3)长期烟酒过度,或受粉尘、有害气体的刺激,均可引起本病。

(4)职业因素(教师、歌唱者等)及体质因素亦可引起本病。

2. 全身因素 多种慢性病,如贫血、消化不良、胃食管反流性疾病、心血管疾病、慢性下呼吸道炎症、肝肾疾病等都可引发本病。另外,内分泌紊乱、自主神经失调、维生素缺乏以及免疫功能紊乱等均与本病有关。

【病理】 可分三类:

1. 慢性单纯性咽炎(chronic simple pharyngitis) 咽黏膜层慢性充血,表浅小血管扩张,黏膜下结缔组织及淋巴组织增生,黏液腺肥大,分泌亢进。

2. 慢性肥厚性咽炎（chronic hypertrophic pharyngitis） 黏膜慢性充血、肥厚，黏膜下有广泛的结缔组织及淋巴组织增生，形成咽后壁颗粒状的隆起，有时甚至融合化脓。若咽侧索淋巴组织增生，则该处呈条索状增厚。

3. 萎缩性或干燥性咽炎（atrophic pharyngitis and pharynyitis sicca） 多继发于萎缩性鼻炎，主要为腺体退变和黏膜萎缩。初起黏液腺分泌减少，稠厚，黏膜干燥，继而黏膜下组织逐渐机化收缩，压迫黏液腺及血管，妨碍黏液分泌与营养供给，导致黏膜下层组织萎缩变薄。

【临床表现】 咽部可有各种不适感，如异物感、灼热感、干燥感、痒感、刺激感和轻微的疼痛等。由于咽后壁常有较黏稠的分泌物刺激，常在晨起时出现较频繁的刺激性咳嗽，严重时可引起作呕，咳嗽时常无分泌物咳出。上述症状因人而异，轻重不一，往往在用嗓过度、受凉或疲劳时加重。一般全身症状均不明显。

【检查】

1. 慢性单纯性咽炎 黏膜弥漫性充血，血管扩张，呈暗红色，咽后壁淋巴滤泡增多，常有少许黏稠分泌物附着。

2. 慢性肥厚性咽炎 黏膜肥厚，弥漫充血。咽后壁有较多颗粒状隆起的淋巴滤泡，可散在分布或融合成块。两侧咽侧索也有充血肥厚。

3. 萎缩性或干燥性咽炎 咽腔可较正常者宽大，黏膜色泽深红，干燥，菲薄，起皱或发亮，咽后壁尤为显著，可附有脓性干痂。

【诊断】 应详细询问病史，根据病史及检查所见本病诊断不难，但应排除鼻、咽、喉、食管和颈部的隐匿性病变，这些部位的早期恶性病变如食道癌早期仅有与慢性咽炎相似的症状，因此应作全面仔细的检查，以免漏诊。病人如有慢性咽炎症状，经检查未能排除隐性病变之前需进行严密的跟踪观察，以免误诊。

【治疗】

1. 病因治疗 戒除烟酒、改善工作和生活环境（避免粉尘及有害气体）、积极治疗鼻和鼻咽部慢性炎症、纠正便秘和消化不良、治疗全身性疾病以增强抵抗力，对本病的防治甚为重要。

2. 中医中药 中医认为慢性咽炎系阳虚火旺，虚火上扰，以致咽喉失养。治宜滋阴降火，用增液汤加减。亦可用双花、麦冬适量，加胖大海二枚，用开水泡代茶饮之。

3. 局部疗法

（1）**慢性单纯性咽炎**：常用复方硼砂溶液（Dobell solution）、呋喃西林液、2%硼酸液含漱，或含服喉片，如碘喉片、薄荷喉片、银黄喉片及服用六神丸和金嗓清音丸等。

（2）**慢性肥厚性咽炎**：除了用上述方法处理外，还需对咽后壁淋巴滤泡进行处理，可用化学药物如10%硝酸银溶液烧灼肥大的淋巴滤泡，也可用冷冻或激光治疗。但处理范围不宜过大过深，以防日后咽部干燥，咽黏膜萎缩。

三、萎缩性咽炎

萎缩性咽炎（atrophic pharyngitis）常由萎缩性鼻炎蔓延而来，病因不明，临床上很少见。主要病理变化为咽部腺体和黏膜萎缩。患者自觉咽部干燥，有时可咳出带臭味的痂皮。可见咽黏膜干燥，萎缩变薄，色苍白发亮，咽后壁黏膜上常附有黏稠的黏液或有臭味的黄褐色痂皮。治疗可用小剂量碘剂（2%碘甘油）涂布于咽后壁黏膜上，可改善局部血液循环，促进腺体分泌，改善干燥症状。雾化治疗亦能减轻干燥症状。服用维生素 A、B_2、C、E 等可促进黏膜上皮生长。

（邱晓霞）

第四节 扁桃体炎

一、急性扁桃体炎

急性扁桃体炎为腭扁桃体的急性非特异性炎症，常伴有不同程度的急性咽炎。本病多发生于儿童及青年，春秋两季为好发季节。

【病因】 急性扁桃体炎的主要致病菌是乙型溶血性链球菌。非溶血性链球菌、流感嗜血杆菌、金黄色葡萄球菌、肺炎双球菌、病毒等也可引起本病。细菌和病毒混合感染者不少见。近年需氧菌和厌氧菌的混合感染已越来越多，革兰阴性杆菌感染也有上升趋势。

乙型溶血性链球菌引起的急性扁桃体炎有较强的传染性，传染源为病人，带菌部位是扁桃体隐窝。常通过飞沫经呼吸道传染，如进食被乙型溶血性链球菌污染的食物或饮水可引起暴发流行；直接接触也可传染。

【发病机制】 正常人咽部及扁桃体隐窝内存留着某些病原体，机体防御能力正常时，不致发病。当人体受环境(寒冷、潮湿、有害气体刺激)的不良影响，或机体内在环境(过度劳累、烟酒过度、上呼吸道存在慢性病灶)发生变化时，病原体大量繁殖，毒素破坏隐窝上皮，细菌侵入其实质而发生炎症。

【病理】 一般分为三类：

1. 急性卡他性扁桃体炎 多为病毒引起。病变较轻，炎症局限于黏膜表面，隐窝内及扁桃体实质无明显炎症改变。表现为黏膜充血，但无明显渗出物。

2. 急性滤泡性扁桃体炎 炎症侵及扁桃体实质内的淋巴滤泡，引起充血、肿胀甚至化脓。这些化脓的淋巴滤泡通常不高出扁桃体表面，透过黏膜表层可以窥见。仔细检查，可见这些散在的黏膜下脓泡散布于各个隐窝开口之间。

3. 急性隐窝性扁桃体炎 扁桃体充血、肿胀。隐窝内充塞由脱落上皮、纤维蛋白、脓细胞、细菌等组成的渗出物，并自隐窝口排出。有时互相连成一片形似假膜，易于拭去。

临床常将急性扁桃体炎分为两类，即急性卡他性扁桃体炎和急性化脓性扁桃体炎，后者包括急性滤泡性扁桃体炎和急性隐窝性扁桃体炎两种类型。

【临床表现】

1. 全身症状 起病急，常有畏寒发热，体温可高达 39~40℃或以上，头痛、食欲下降、乏力、全身不适、便秘等。小儿可因高热而引起抽搐、呕吐及昏睡。

2. 局部症状 剧烈咽痛为主要症状，疼痛可通过舌咽神经放射至耳部，可伴有吞咽困难。下颌角淋巴结肿大，触痛，有时感到转头不便。葡萄球菌感染者，扁桃体肿大较显著，在幼儿还可引起呼吸困难。

急性卡他性扁桃体炎局部症状和全身症状均较轻，检查可见扁桃体和舌腭弓黏膜充血肿胀，表面无脓性渗出物，如无并发症，病程为 3~4 天。

急性化脓性扁桃体炎起病急，全身和局部症状均较重。检查口腔可有臭味，扁桃体肿大,表面有黄白色脓点和脓膜,但不超过扁桃体范围,易拭去,且不留出血创面,周围充血,有时软腭和悬雍垂水肿。若无并发症,病程在一周左右。

【诊断】 根据病史和典型的临床表现诊断并不困难,实验室检查有助于诊断和指导治疗。

1. 病原体检查 脓液涂片革兰染色可找到链球菌,咽拭子细菌培养及药敏试验可确定病原体,根据其结果选用敏感抗生素治疗。

2. 血常规检查 外周血白细胞总数和中性粒细胞百分数明显增加。

3. 尿常规 可检出暂时性蛋白尿。

4. 血清抗链球菌溶血素O抗体测定 滴度在1:500以上时提示有链球菌活动性感染存在或风湿热活动。

【鉴别诊断】 本病应注意与咽白喉、樊尚咽峡炎及某些血液病所引起的咽峡炎等疾病相鉴别(表4-2-1)。

表 4-2-1 急性扁桃体炎的鉴别诊断

	咽痛	咽部所见	颈淋巴结	全身情况	化验室检查
急性扁桃体炎	咽痛剧烈,咽下困难	两侧扁桃体表面覆盖白色或黄白色点状渗出物。渗出物有时连成膜状,容易擦去	下颌角淋巴结肿大,压痛	急性病容,寒战、高热	涂片:多见链球菌、葡萄球菌、肺炎球菌;血液:白细胞明显增多
咽白喉	咽痛轻	灰白色假膜常超出扁桃体范围。假膜紧韧,不易擦去,强剥易出血	有时肿大,呈"牛颈"状	精神萎靡,低热,面色苍白,脉搏微弱,呈现中毒症状	涂片:白喉杆菌;血液:白细胞一般无变化
樊尚咽峡炎	单侧咽痛	一侧扁桃体覆盖灰色或黄色假膜,擦去后可见下面有溃疡。牙龈常见类似病变	患侧有时肿大	全身症状较轻	涂片:梭形杆菌及樊尚螺旋菌;血液:白细胞略增多
单核细胞增多性咽峡炎	咽痛轻	扁桃体红肿,有时盖有白色假膜,易擦去	全身淋巴结肿大,有"腺性热"之称	高热、头痛,急性病容。有时出现皮疹,肝脾肿大等	涂片:阴性或查到呼吸道常见细菌;血液:异常淋巴细胞、单核细胞增多,可占50%以上。血清嗜异性凝集试验(+)
粒细胞缺乏症性咽峡炎	咽痛程度不一	坏死性溃疡,上面盖有深褐色假膜,周围组织苍白、缺血。软腭、牙龈有同样病变	无肿大	脓毒性弛张热,全身情况迅速衰竭	涂片:阴性或查到一般细菌;血液:白细胞显著减少,粒性白细胞锐减或消失
白血病性咽峡炎	一般无痛	早期为一侧扁桃体浸润肿大,继而表面坏死,盖有灰白色假膜,常伴有口腔黏膜肿胀、溃疡或坏死	全身淋巴结肿大	急性期体温升高,早期出现全身性出血,以至衰竭	涂片:阴性或查到一般细菌;血液:白细胞增多,分类以原始白细胞和幼稚白细胞为主

【预后】 一般预后良好。反复急性发作可转为慢性扁桃体炎。治疗不当或不彻底,可引起多种并发症。

1. 局部并发症 炎症直接波及邻近组织,最常见的是扁桃体周围炎或脓肿;也可引起急性中耳炎、急性鼻炎及鼻窦炎、急性喉炎、急性淋巴结炎、咽旁间隙感染等。

2. 全身并发症 急性扁桃体炎可引起全身多系统疾病,常见者有急性风湿热、急性关节炎、急性骨髓炎、急性心肌炎及急性肾炎等。其发病机制尚不清楚,可能与各个靶器官对链球菌所产生的Ⅲ型变态反应有关,有这类并发症者多主张在炎症控制后切除扁桃体。

【治疗】

1. 一般疗法 本病具有传染性,病人要适当隔离,卧床休息,多饮水,进流质饮食,加强营养,疏通大便,咽痛较剧或高热时,可口服解热镇痛药。

2. 抗生素应用 青霉素为首选药物。一般选用青霉素 G(240 万~800 万 U)肌内注射或静脉滴注,疗程不少于 10 天。对青霉素过敏者可选用磺胺、红霉素、头孢菌素类抗生素。若治疗 2~3 天后病情无好转,高热不退,须分析其原因,加用或改用其他种类抗生素,或酌情使用糖皮质激素。

3. 局部治疗 常用复方硼砂溶液或 1:5000 呋喃西林液漱口。

4. 手术治疗 本病有反复发作的倾向。因此,对已有并发症者,应在症状控制 2 周以后施行扁桃体切除术。

二、慢性扁桃体炎

慢性扁桃体炎多由急性扁桃体炎反复发作或由于扁桃体隐窝引流不畅,窝内细菌、病毒滋生感染而演变为慢性炎症。

【病因】 链球菌和葡萄球菌为本病的主要致病菌。屡发急性扁桃体炎使隐窝内上皮坏死,细菌在隐窝内聚集、繁殖,隐窝引流不畅,导致本病的发生与发展。也可继发于某些传染病之后,如猩红热、白喉、流感、麻疹等。本病的发生机制尚不清楚,可能与自身变态反应有关。

【病理】 可分为三型。

1. 增生型 为淋巴组织与结缔组织增生,扁桃体突出于腭弓之外,质软。镜检可见腺体淋巴组织增生,生发中心扩大,丝状核分裂明显,吞噬活跃。

2. 纤维型 淋巴组织和滤泡变性萎缩,纤维组织增生,继以纤维组织收缩,使腺体缩小,常与腭弓及扁桃体周围组织粘连,质较硬,病灶感染多为此型。

3. 隐窝型 腺体隐窝内有大量脱落上皮细胞、淋巴细胞、白细胞及细菌聚集而形成脓栓,或隐窝口因炎症瘢痕粘连,内容物不能排出,形成脓栓或囊肿,成为感染灶。

【临床表现】

(1) 病人常有咽痛,易感冒及急性扁桃体炎反复发作史,或伴有扁桃体源全身性疾病的症状。

(2) 常有咽部不适、发干、发痒、异物感、刺激性咳嗽等症状。若扁桃体隐窝内有大量脓栓潴留或有厌氧菌感染,则出现口臭。

(3) 小儿扁桃体过度肥大,可出现呼吸不畅、睡时打鼾、吞咽或言语共鸣的障碍。

(4) 由于隐窝脓栓被咽下，刺激胃肠，可引起消化不良。

(5) 隐窝内细菌、毒素等被吸收引起全身反应，导致消化不良、头痛、乏力、低热等。

上述症状并可全部出现。

【检查】 扁桃体和舌腭弓呈慢性充血，黏膜呈暗红色，用压舌板挤压舌腭弓时，隐窝口有时可见黄、白色干酪样点状物溢出。扁桃体大小不定，成人扁桃体多已缩小，但可见瘢痕，凹凸不平，常与周围组织粘连。病人常有下颌角淋巴结肿大。

【诊断】 应根据病史、症状，结合局部检查进行诊断。反复急性发作的病史，为本病诊断的主要依据。扁桃体的大小并不表明其炎症程度，不能以此做出诊断。

在临床上，常将扁桃体按其大小分为三度，一度肥大：扁桃体不超过舌腭弓和咽腭弓；二度肥大：超过咽腭弓；三度肥大：两侧扁桃体接近中线或相互接触。因 3 岁以下儿童其扁桃体可呈生理性肥大，成人的慢性扁桃体炎，扁桃体多呈萎缩型，体积虽小，有时危害更大。故不能单凭大小来诊断慢性扁桃体炎。

【鉴别诊断】 本病应与下列疾病相鉴别：

1. 扁桃体生理性肥大 多见于小儿和青少年，无自觉症状，扁桃体光滑、色淡红、质软，隐窝口无分泌物储留，与周围组织无粘连。无反复炎症发作病史。

2. 扁桃体角化症 角化症为扁桃体隐窝口上皮过度角化所致，有白色尖形砂粒样物，触之坚硬，附着牢固，不易擦拭掉，如用力擦之，则留有出血创面。类似角化物也可见于咽后壁和舌根等处。本病常易误诊为慢性扁桃体炎。

3. 扁桃体肿瘤 一侧扁桃体迅速增大或扁桃体肿大并有溃疡，常伴有同侧颈淋巴结肿大，应考虑肿瘤的可能，需行活检以确诊。

4. 扁桃体结核 扁桃体结核可为颈淋巴结结核的原发病灶，需做病理检查以确诊。

【并发症】 慢性扁桃体炎在身体受凉受湿、生活及劳动环境不良等情况下，容易形成病灶，产生变态反应，发生各种并发症，如风湿性关节炎、风湿热、风湿性心脏病、肾炎等。

慢性扁桃体炎常被视为全身性疾病的"病灶"。至于如何把"病灶"和全身性疾病联系起来尚无客观确切的方法。在研究病情时，应考虑以下 2 点：

1. 询问病史 扁桃体炎引起全身并发症者多有急性扁桃体炎反复发作史。"病灶"感染即通过急性发作而表现出来，例如肾炎病人，每当扁桃体发炎后，尿内即出现明显异常。

2. 实验室检查 测定血沉、抗链球菌溶血素 O 抗体、血清黏蛋白、心电图等有助于诊断。

在"病灶"型病例中，上述检查结果异常。

【治疗】

1. 非手术疗法

(1) 基于慢性扁桃体炎是感染——变应性状态的观点，本病治疗不应仅限于抗菌药物或手术，而应结合免疫疗法或抗变应性措施，包括使用有脱敏作用的细菌制品（如用链球菌变应原和疫苗进行脱敏）以及各种增强免疫力的药物，如注射胎盘球蛋白、转移因子等。

(2) 局部涂药、隐窝吸引和注洗法等均有人试用，远期疗效不理想。

(3) 加强体育锻炼，增强体质和抗病能力。

2. 手术疗法 施行扁桃体切除术。扁桃体作为一个免疫器官，自有其生理功能。任意切除扁桃体将消除局部的免疫反应、甚至出现免疫监视障碍，故扁桃体切除术须严格掌握适应证,只有对那些炎症已呈不可逆性病变的扁桃体才应考虑手术治疗。

(顾 苗)

第五节 鼻 咽 癌

鼻咽癌这一病名最早由 Durand-Fardel 于 1873 年提出,我国是世界鼻咽癌的最高发地区之一。侨居世界各地的华人(其中大多来自广东、广西、福建),鼻咽癌的发病率亦居较高水平。在国内鼻咽癌分布有明显的地区差异,以广东、广西、福建、湖南等省为国内高发地区。鼻咽癌以男性居多,约为女性的 2~3 倍。可发生于各年龄段,大多在 30~50 岁之间。鼻咽癌的发病率为耳鼻咽喉科恶性肿瘤之首。在全身恶性肿瘤中,李振权等(1978)报道鼻咽癌占全身恶性肿瘤的 30.97%;占头颈部恶性肿瘤的 78.08%。

【病因】 鼻咽癌的发病因素是多方面的。多年来临床观察及实验研究表明,以下因素与鼻咽癌的发生有密切关系。

1. 遗传因素 鼻咽癌病人具有种族易感性和家族聚集现象。鼻咽癌主要见于黄种人,少见于白种人;发病率高的民族,移居他处(或侨居国外),其后裔仍有较高的发病率。此外,研究发现决定人类白细胞抗原(HLA)的某些遗传因素和鼻咽癌的发生发展密切相关。

2. 病毒感染 1964 年 Epstein 和 Barr 首次从非洲儿童淋巴瘤(Burkitt 淋巴瘤)的活检组织中建立了一株可以传代的淋巴母细胞株。电镜下可见疱疹型病毒颗粒。由于它具有与疱疹病毒家族其他成员不同的特性,故命名为 Epstein-Barr 病毒(EBV)。Old 等于 1966 年首次从鼻咽癌患者的血清中检测到 EB 病毒抗体,近年应用分子杂交及聚合酶链反应(PCR)技术检测,发现鼻咽癌活检组织中有 EBV DNA 特异性病毒 mRNA 或基因产物表达,更证实 EB 病毒在鼻咽癌发展中的重要作用。目前 EB 病毒的研究已成为探索鼻咽癌病因学中的一个重要方面。

3. 环境因素 鼻咽癌高发区的大米和水中微量元素镍含量较低发区高,鼻咽癌病人头发中镍含量也高。动物实验证实镍可以促进亚硝胺诱发鼻咽癌。动物实验发现,维生素 A 缺乏和性激素失调等,也可改变黏膜对致癌物的敏感性。

【病理】 鼻咽癌 98% 属低分化鳞状细胞癌;高分化鳞状细胞癌、腺癌、泡状核细胞癌等较少见。鼻咽癌多发于鼻咽顶后壁,其次为侧壁。鼻咽癌的外形可呈结节型,菜花型,浸润型,溃疡型及黏膜下型。

【临床表现】 由于鼻咽部解剖位置隐蔽,鼻咽癌早期症状不典型,早期诊断较难,容易延误,应特别警惕。

1. 鼻部症状 病灶位于鼻咽顶后壁者,用力向后吸鼻腔或鼻咽部分泌物时可引起涕中带血,重者可致大量鼻出血。肿瘤表面呈溃疡或菜花型者此症状常见,而黏膜下型者则少见。癌肿浸润至后鼻孔可致机械性堵塞,始为单侧,继而双侧。

2. 耳部症状 发生于咽隐窝或咽鼓管圆枕区的肿瘤,可压迫或阻塞咽鼓管咽口,使鼓室形成负压,出现耳鸣、耳闭、听力下降、鼓室积液等。临床上不少鼻咽癌患者即是因耳部症状就诊而被发现的。

3. 头痛 是常见的初发症状。临床上多表现为单侧持续性疼痛,部位多在颞、顶部。

产生原因可以是神经血管反射性痛;三叉神经眼支末梢在硬脑膜处受压迫或颅底骨质破坏;鼻部局部炎性感染;颈部肿大的淋巴结压迫颈内静脉导致回流障碍而产生钝性头痛或侵蚀颈椎骨质、压迫神经根引起疼痛。

4. 颅神经损害症状 鼻咽癌侵犯脑神经的方式和途径如下:①位于咽隐窝附近的肿瘤,常向上经颈内动脉管或破裂孔到达颅中窝的岩蝶区。此处有颞骨岩尖、圆孔、卵圆孔、海绵窦区等结构,肿瘤侵及此处,常引起动眼神经、滑车神经、三叉神经及展神经受损的症状和体征。②鼻咽癌侵入颅中窝后再向前方浸润,经眶上裂入眼眶,引起眼部症状,如再向前浸润也可达颅前窝使嗅神经受累。③鼻咽癌向外侧扩展至咽旁间隙的茎突后区,使舌下神经、舌咽神经、迷走神经、副神经及颈交感神经受累;向外侧前方扩展至茎突前区内,可使下齿槽神经、耳颞神经及舌神经受累。

肿瘤经破裂孔进入颅内,常先侵犯第Ⅴ及第Ⅵ颅神经,继之可侵及第Ⅱ、Ⅲ、Ⅳ颅神经,引起头痛、面部麻木、复视、视物模糊、上睑下垂、眼外肌麻痹、眼球固定等症状。肿瘤在颅外向后外方发展,或因转移的颈淋巴结的压迫或侵蚀,可使第Ⅸ、Ⅹ、Ⅺ、Ⅻ脑神经或颈交感神经受累,引起吞咽困难、呛咳、声嘶、伸舌偏斜等症状。颈交感神经麻痹可出现 Horner 综合征:眼球内陷、上睑下垂、瞳孔缩小、额部无汗。晚期,第Ⅶ、Ⅷ脑神经尚可受累,出现面瘫及耳聋。

5. 颈淋巴结转移 颈淋巴结转移较常见,以其为首发症状者占60%。颈部肿大的淋巴结呈进行性增大,无痛、质硬,早期可活动,晚期固定,始为单侧,继之发展为双侧。

6. 远处转移 鼻咽癌虽可转移至全身各个部位,以骨、肺、肝居多。

7. 恶病质 可因之死亡,也有因突然大出血而死亡者。

【检查】

1. 前鼻镜检查 少数病例可发现新生物侵入后鼻孔。

2. 鼻咽镜检查 对诊断极为重要。

(1) 间接鼻咽镜检查:咽部反射敏感检查不能合作者,可表面麻醉后再检查;如仍不成功,可用细导尿管插入前鼻孔,其前端由口拉出,后端留于前鼻孔之外,将两端系紧、固定,软腭被拉向前,可充分显露鼻咽部,并可进行活检。

(2) 鼻咽纤维镜检查:一种可弯曲的软性光导纤维镜,从鼻腔导入(表面麻醉后),能全面仔细地观察鼻咽部,可行照相、活检,是检查鼻咽部最有效的现代工具。

3. 病理检查

(1) 活检:可采取经鼻腔径路或经口腔径路。活检如为阴性,对仍觉可疑者宜反复行之,并密切随诊。

(2) 颈淋巴结摘除活检或颈淋巴结穿刺涂片检查:若颈侧淋巴结肿大,且质硬,而鼻咽部无有明显可疑病变可见,须考虑此种检查。

(3) 鼻咽脱落细胞学诊断:可补充活检之不足。

4. 影像学检查 CT 扫描有较高的分辨率,不仅能显示鼻咽部表层结构的改变,还能显示鼻咽癌向周围结构及咽旁间隙浸润的情况,对颅底骨质及向颅内侵犯情况亦显示较清晰、准确。磁共振成像(MRI)检查对软组织的分辨率比 CT 高。

5. EB 病毒血清学检查 EB 病毒血清可以作为鼻咽癌诊断的辅助指标。

【诊断】 早期发现,早期诊断最为重要。临床工作中如遇到原因不明的一侧进行性咽鼓管阻塞症状、涕中带血或后吸涕中带血、颈淋巴结肿大、原因不明的头痛、展神经麻痹等患者均应考虑到鼻咽癌的可能,应进行详细检查。

只要详细询问病史,仔细检查鼻咽部,作必要的辅助检查如鼻咽部活检、CT 扫描等,一般可以作出正确的诊断。

【鉴别诊断】 鼻咽癌应与鼻咽部其他疾病如淋巴肉瘤、鼻咽结核、鼻咽纤维血管瘤、咽扁桃体增生或感染、咽旁隙肿瘤及颈部、颅内肿瘤(颅咽管瘤、脊索瘤、小脑脑桥角肿瘤)相鉴别。

【治疗】 鼻咽癌大多为低分化鳞癌,对放射治疗呈中度敏感性,因此放射治疗是鼻咽癌的首选治疗方法。但是对较高分化癌,病程较晚以及放疗后复发的病例,手术切除和化学药物治疗亦是不可缺少的手段。

1. 放射治疗 因鼻咽癌原发灶位置深在,周围有重叠的骨质包围,故常选择高能放射源如钴-60 或直线加速器的高能 X 线(4~9meV)作外照射。对于外照射后的残存肿瘤,可以用 X 线体腔管或后装腔内作补充治疗。放疗后 5 年生存率为 45% 左右。

2. 化学药物治疗 鼻咽癌化疗疗效不高,但可采用放射与化学药物联合治疗,以增加放疗敏感性。有文献报道,联合治疗的疗效明显优于单项治疗。对提高 Ⅱ 期以上病例近期缓解率,减少 Ⅰ、Ⅱ 期病例的远处转移率,提高 3、4、5 年期生存率均有一定效果。对于中晚期病例,放疗后未能控制及复发者,化疗可为一种辅助性或姑息性的治疗。

3. 手术治疗 非主要治疗方法。仅在少数情况下进行。其适应证如下:①鼻咽部局限性病变经放疗后不消退或复发者。②颈部转移性淋巴结,放疗后不消退或局部复发。

手术禁忌证:①有颅底骨质破坏或鼻咽旁浸润,脑神经损害或远处转移。②全身情况欠佳或肝肾功能不良者。③有其他手术禁忌证。

4. 免疫治疗 目前仍处于探索阶段。

(顾 苗)

第三章 喉 科 学

第一节 喉的应用解剖学及生理学

一、喉的应用解剖学

喉居颈前正中，舌骨之下，上通喉咽，下接气管。喉上端为会厌上缘，在成人约相当于第 3 颈椎上缘或下缘平面。下端为环状软骨下缘，约相当于第 6 颈椎下缘平面。喉是由软骨、肌肉、韧带、纤维组织及黏膜等构成的一个锥形管腔状器官。

（一）喉的软骨

构成喉支架的软骨共有 11 块。单个而较大的有甲状软骨，环状软骨及会厌软骨；成对而较小的有杓状软骨，小角软骨，楔状软骨及麦粒软骨。

1. 会厌软骨 位于舌骨及舌根后面，在喉入口之前，上宽下窄形如树叶；窄段称之为会厌软骨茎（柄），其下端借甲状会厌韧带连接于甲状软骨交角内面，切迹下方。会厌结节是会厌黏膜及其下的结缔组织形成的隆起，位于会厌喉面的根部，紧接室襞在甲状软骨附着处的上方。

2. 甲状软骨 为喉部最大软骨，由左右对称的四方形甲状软骨板组成。板的前缘在正中线上互相融合，后缘彼此分开。在正中融合处的上方呈"V"形切迹，称甲状软骨切迹，为颈部手术的一个重要标志。两个甲状软骨板在前缘会合形成一定的角度，此角度男性较小，上端向前突出，称为喉结，为成年男性的特征；在女性近似钝角，因此喉结不明显。板的外侧面自后上向前下有一斜线，为甲舌骨肌、胸骨甲状肌及咽下缩肌的附丽处。斜线上端名甲状上结节，下端名甲状下结节。后缘有甲状软骨上角及甲状软骨下角。上角借舌骨甲状侧韧带与舌骨大角连接。下角内侧面有关节面与环状软骨形成环甲关节。

3. 环状软骨 是喉部唯一呈完整环形的软骨，对于保持呼吸道的通畅特别重要。如被损伤，常后遗喉狭窄。环状软骨前部细窄，名弓；后方高而成方形的部分为板；板的上缘两侧各有一长圆形关节面，与杓状软骨构成环杓关节。每侧板弓相接处的外侧各有一关节面，与甲状软骨下角形成环甲关节。环状软骨弓的上缘与甲状软骨下缘之间为环甲膜，膜前皮下有一淋巴结，称喉前淋巴结，可因喉癌转移而肿大。环状软骨弓也为手术的重要标志，有助于数清气管环的数序。3 个月的婴儿其高度约相当于第四颈椎下缘平面。6 岁时降至第五颈椎以下，青春期降至第六颈椎平面。

4. 杓状软骨 形如三棱锥体，骑跨于环状软骨板上缘的外侧，两者之间构成环杓关节。杓状软骨的基底呈三角形，前角名声带突，系声韧带及声带肌的附丽处；外侧角名肌突，环杓侧肌及部分甲杓肌外侧部的肌纤维附丽于其前方，环杓后肌附丽于肌突的后方。

5. 小角软骨 系细小的软骨，位于杓状软骨顶端，居杓会厌襞后端。

6. 楔状软骨 位于杓会厌襞内，小角软骨之前。可能缺如。

7. 麦粒软骨 为纤维软骨。包裹于舌骨甲状侧韧带内。

喉软骨的关节活动:喉软骨有两对关节,即一对环甲关节和一对环杓关节。

环甲关节:由甲状软骨下角内侧面的关节面与环状软骨弓板相接处外侧的关节面构成。此对关节是甲状软骨和环状软骨之间的两个共同支点,如两软骨前部的距离缩短,则后部的距离就有所增加,从而使环状软骨板后仰,附着于背板上的杓状软骨也随之后仰,使声带的张力增加,配合了声门的闭合。如环甲关节活动障碍,必将影响声带的弛张,使发声时,声门裂不能紧闭,出现梭形缝隙。若一侧环甲关节活动障碍,或两侧活动不对称,在发声时,声门出现偏斜,后部偏向患侧或活动较差一侧。

环杓关节:由环状软骨板上部的关节面与杓状软骨底部的关节面构成。环杓关节是一对更为灵活的关节,对声门的开闭起重要作用,对环杓关节的活动形式有两种看法:一种认为杓状软骨在环状软骨上活动,主要以其垂直轴为中心,向外或向内转动以开闭声门。另一种认为杓状软骨是沿着环状软骨背板两肩上的关节面呈上下、内外、前后滑动,两侧杓状软骨互相远离或接近以开闭声门。与此同时,杓状软骨还有一定程度的向内或向外偏跨的配合活动。

(二) 喉的韧带及膜

喉体的各软骨之间有纤维状韧带组织相连接。

1. 甲状舌骨膜 为连系舌骨与甲状软骨上缘的弹性薄膜,膜的中央部分增厚,名舌骨甲状中韧带,两侧较薄,有喉上神经内支及喉上动脉、静脉经此穿膜入喉。膜的后外侧缘名舌骨甲状侧韧带。

2. 喉弹性膜 为一宽阔展开的弹性纤维组织,属喉黏膜固有层的一部分,分上、下两部。自喉入口以下至声韧带以上者为上部,较薄弱;在室襞边缘增厚的部分,名室韧带。室韧带前端附着于甲状软骨交角内面、声韧带附着处的上方,后端附着于杓状软骨前外侧面的中部。下部名喉弹性圆锥,为一层坚韧而具弹性的结缔组织薄膜,其下缘分为两层,内层附着于环状软骨的下缘,外层附着于环状软骨的上缘。向上,此膜前方附于甲状软骨交角内面的近中间处,后附着于杓状软骨声带突,其上缘两侧各形成一游离缘,名声韧带。在甲状软骨下缘与环状软骨弓上缘之间,弹性圆锥前部的、可伸缩的、裸露在两侧环甲肌之间的部分,名环甲膜,其中央增厚而坚韧的部分称环甲中韧带,为环甲膜切开术入喉之处。

3. 甲状会厌韧带 连接会厌下端与甲状软骨,由弹性纤维组成,厚而坚实。

4. 舌会厌正中襞 系自会厌舌面中央连接舌根的黏膜键。其两侧各有舌会厌外侧襞。在舌会厌正中襞与外侧襞之间,左右各有一凹陷,称会厌谷。吞咽时流质及半流质食物常将其充满。也为易藏异物之处。

5. 杓会厌襞 自会厌两侧连向杓状软骨,构成喉入口的两侧缘。在此襞后外下方,每侧有一凹隙,名梨状隐窝,尖锐异物也易停留此处。喉上神经经此窝的前襞和底部,在黏膜下形成一斜向内下行走的襞,称喉上神经襞,然后分出细支到达喉上部。于梨状隐窝内涂抹表面麻醉剂可麻醉喉上神经,临床上常用之。

6. 环杓后韧带 为环杓关节后面的纤维束。

7. 环气管韧带 为连接环状软骨下缘与第1气管环的纤维膜。

(三) 喉的肌肉

喉的肌肉分为喉外肌及喉内肌两类。

1. 喉外肌 喉外肌将喉与周围结构相连,包括附丽于颅底、舌骨、下颌骨、喉及胸骨的肌肉。其作用是使喉体上升或下降,同时使喉固定。二腹肌、下颌舌骨肌、颏舌骨肌、茎突舌骨肌、咽中缩肌等舌骨上方的肌肉可使喉随舌骨上升而上升。发声时,则在胸骨甲状肌的共同作用下,当舌骨固定时,使甲状软骨向前、下方倾斜,从而增加声带的张力。

2. 喉内肌 起点及止点均在喉部,收缩时使喉的有关软骨发生运动。依其功能分成以下4组:

(1) 使声门张开:主要为环杓后肌。该肌起于环状软骨背面之浅凹,止于杓状软骨肌突之后部。环杓后肌收缩使杓状软骨的声带突向外转动,两侧声带的后端分开,使声门开大。环杓后肌为喉内肌中唯一的外展肌,如两侧同时麻痹,则有窒息的危险。

(2) 使声门关闭:有环杓侧肌和杓肌。环杓侧肌起于环状软骨弓两侧的上缘,向上、向后止于杓状软骨肌突的前面。收缩时,声带突内转,向中央会合,使声带内收、声门裂的膜间部关闭,声门裂的后1/3软骨间部,则成三角形张开。杓肌为杓横肌和杓斜肌的合称。杓横肌起于一侧杓状软骨后外侧缘,止于对侧杓状软骨后外侧缘;杓斜肌成 X 形位于杓横肌后方,起于一侧杓状软骨肌突,止于对侧杓状软骨顶端。杓肌收缩时使两块杓状软骨靠拢,以闭合声门裂后部。

(3) 使声带紧张和松弛:有环甲肌和甲杓肌。环甲肌起于环状软骨弓的前外侧,向上止于甲状软骨下缘。该肌收缩时甲状软骨和环状软骨弓接近,以环甲关节为支点,增加杓状软骨和甲状软骨之间的距离,并将甲杓肌拉紧,使声带紧张度增加,并略有使声带内收的作用。也有人认为:当发声时,环咽肌收缩,使环状软骨在脊柱前固定不动,而甲状软骨下缘向环状软骨弓接近;当吞咽时,环状软骨弓向甲状软骨下缘靠近。甲杓肌起自甲状软骨板交角的内面及环甲中韧带,止于两处:其一止于声韧带及声带突的部分,名甲杓肌内侧部或声带部(也称声带肌或甲杓内肌);其二止于杓状软骨外侧缘和肌突前内侧的部分,名甲杓肌外侧部,也称甲杓侧肌。甲杓肌收缩时使杓状软骨内转,以缩短声带(使声带松弛)及兼使声门裂关闭。

(4) 使会厌活动肌群:主要有杓会厌肌和甲状会厌肌。杓会厌肌为一部分杓斜肌绕杓状软骨顶部延展至杓会厌襞而成。该肌收缩使喉入口收窄。甲状会厌肌为甲杓肌一部分延展于声带突及杓状软骨之外侧缘达杓会厌襞及会厌软骨外侧缘而成,收缩使喉入口扩大。

(四) 喉的黏膜

喉黏膜由上皮层和固有层二层组成,喉弹性膜是固有层的一部分。

喉黏膜上接喉咽,下连气管黏膜。在会厌喉面、小角软骨、楔状软骨及声带表面的黏膜表层与深层附着甚紧,其他各处附着较松,特别是杓会厌襞及声门下腔最松,故易发生肿胀或水肿。在声带、杓状软骨间切迹、会厌的舌面及部分喉面、部分的杓会厌襞以及室襞的游离缘等处属复层鳞状上皮,其余各处属纤毛柱状上皮,与气管黏膜相同。

除声带游离缘外,喉黏膜内有大量混合性腺体,特别在会厌根部的舌面,杓会厌襞的前缘和喉室小囊等处更为丰富。

(五) 喉腔

喉腔是由喉支架围成的管状空腔,上与喉咽腔相通,下与气管相连。以声带为界,将喉腔分为声门上区,声门区和声门下区三部。

1. 声门上区 位于声带上缘以上,其上口呈三角形,称喉入口,由会厌游离缘,杓会厌襞和位于此襞内的楔状软骨,小角结节及杓状软骨间切迹所围成。声门上区之前襞为会厌软骨,二侧襞为杓会厌襞,后襞为杓状软骨。介于喉入口与室带之间者,又称喉前庭,上宽下窄,前壁较后壁长。

(1) 室带:亦称假声带,左右各一,位于声带上方,与声带平行,由黏膜、室韧带及少量肌纤维组成,外观呈淡红色。前端起于甲状软骨板交角内面,后端止于杓状软骨前面。发声时边缘呈凸面向上的弧形,喉入口开大,黏液流出,使声带润滑;呼吸时边缘展直,喉室入口成窄隙状。

(2) 喉室:位于声带和室带之间,开口呈椭圆形的腔隙,其前端向上向外延展成一小憩室,名喉室小囊或喉室附部,此处有黏液腺,分泌黏液,润滑声带。

2. 声门区 位于声带之间,包括两例声带,前连合和后连合。

声带:位于室带下方,左右各一,由声韧带、声带肌、黏膜组成。在间接喉镜下声带呈白色带状,边缘整齐。前端位于甲状软骨板交角的内面,两侧声带在此融合成声带腰称前连合。声带后端附着于杓状软骨的声带突,故可随声带突的运动而张开或闭合。声带张开时,出现一个等腰三角形的裂隙,称为声门裂,简称声门。空气由此进出,为喉最狭窄处。声门裂的前2/3界于两侧声韧带之间者称膜间部,后1/3界于两侧杓状软骨声带突之间音称为软骨间部,此部亦即所谓后连合。男性声带较女性长。魏能润等(1961)曾用X线片法测量声带的生理长度,成年男性的声带平均长度约为20mm,成年女性声带长度约为15mm。日本平野实对尸体声带测量的结果:新生儿声带全长为2.5~3mm,膜部长1.3~2mm,软骨部长1.0~1.4mm,无性别差异。变声期声带因喉部迅速增大而被拉长,此时增长较多,并出现男>女的差异。到20岁时,声带基本停止增长,男性全长17~21mm,女性为11~15mm;膜部男性长14.5~18mm,女性为8.5~12mm。软骨部男性长2.5~3.5mm,女性为2.0~3.0mm。

声带的显微结构:从显微结构上,可将声带分为5层,由浅入深依次为:第1层系上皮层,为多层鳞状上皮;第2层乃任克层,为疏松结缔组织;第3层为弹力纤维层;第4层是胶原纤维层;第3、4层构成声韧带;第5层为肌肉层,即声带肌。声带肌的肌束纤维走行与人体其他部位肌束纤维走行不同,它有纵、横、斜三向走行。声带5层组织,各层有不同的物理特性;外四层本身由喉肌被动控制拉紧、松弛,第5层声带肌除本身能主动收缩、放松外,同时还被环甲肌被动拉紧。因此,声带在发声运动时构成分层结构振动体。平野实(1981)将5层结构分为3部:第1、2层组成包膜部;第3、4层组成过渡部;第5层为本体部。声带在发声运动时,因环甲肌,声带肌的不同作用,各部由于不同声高,不同声强而产生不同形式的运动。发胸声时,声带肌收缩比环甲肌有力,声带本体部变硬及弹性增高,包膜松弛和弹性变小,黏膜波明显。发假声时,声带肌不收缩或轻微收缩,而环甲肌用力收缩,因此声带本体部和包膜都被动拉紧,保持同样张力,声带振动时黏膜波消失,上述现象在喉动态镜下可清楚观察到。

3. 声门下区 为声带下缘以下至环状软骨下缘以上的喉腔,该腔上小下大。幼儿期此黏膜下组织疏松,炎症时容易发生水肿,引起喉阻塞。

(六) 喉的神经、血管及淋巴

1. 神经 喉的神经有二：喉上神经和喉返神经，均为迷走神经的分支。

(1) 喉上神经：在相当于舌骨大角高度分为内、外两支。外支主要为运动神经，支配环甲肌及咽下缩肌，但也有感觉支穿过环甲膜分布至声带及声门下区前部的黏膜。内支主要为感觉神经，在喉上动脉的后方穿入甲状舌骨膜，分布于会厌谷、会厌、声门后部的声门裂上、下方，口咽，小部分喉咽及杓状软骨前面等处的黏膜。也可能有运动神经纤维支配杓肌。北京市耳鼻咽喉科研究所解剖组(1571)观察喉神经100例，喉-上-神经内支的后支100%有小分支至杓肌的深部。内支有分支与喉返神经的后支吻合。

喉上神经封闭或乙醇溶液注射时，最好在舌骨大角和甲状软骨上结节连线的中点偏内侧1cm处刺入。

(2) 喉返神经：迷走神经下行后分出喉返神经，两侧径路不同。右侧在锁骨下动脉之前离开迷走神经，绕经该动脉的前、下、后，再折向上行，沿气管食管沟的前方上升，在环甲关节后方进入喉内；左侧径路较长，在迷走神经经过主动脉弓时离开迷走神经，绕主动脉弓部之前、下、后，然后沿气管食管沟上行，取与右侧相似的途径入喉。喉返神经主要为运动神经，但也有感觉支分布于声门下腔、气管、食管及一部分喉咽的黏膜。

喉返神经分支变异甚多，一般在环甲关节后面或内面分为前、后两支，但也常在环状骨以下处进行喉外分支者。据北京市耳鼻咽喉科研究所解剖组的观察，喉返神经绝大多数在喉外即开始分支，但真正入喉者均为两支。后支进入环杓后肌，支配环杓后肌及杓肌，与喉上神经内支的分支吻合；前支在环甲关节后面上行进入环杓侧肌，支配除环甲肌、环杓后肌及杓肌以外的喉内各肌。总之，喉返神经(包括前、后支)乃支配除环甲肌以外的喉内各肌。或云，喉返神经也有运动神经纤维支配环甲肌。

喉返神经左侧径路较右侧为长，故临床上受累机会也较多。

2. 血管 喉的血管来源有二：一为甲状腺上动脉(来自颈外动脉)的喉上动脉和环甲动脉(喉中动脉)；一为甲状腺下动脉(来自锁骨下动脉)的喉下动脉。喉上动脉在喉上神经的前下方穿过甲状舌骨膜进入喉内。环甲动脉自环甲膜上部穿入喉内。喉下动脉随喉返神经于环甲关节后方进入喉内。静脉与动脉伴行，汇入甲状腺上、中、下静脉。

3. 淋巴 喉的淋巴引流，与喉癌的局部扩展以及向颈部转移有密切关系。

喉的淋巴分成两个高度分隔的系统，即浅层和深层淋巴系统。

(1) 浅层淋巴系统：为喉的黏膜内系统，左右互相交通。

(2) 深层淋巴系统：为喉的黏膜下系统，左右互不交通。声门区几乎没有深层淋巴组织，故将声门上区和声门下区的淋巴系统隔开，又因左右彼此互不交通，故喉的深层淋巴系统可分成4个互相分隔的区域：即左声门上，左声门下，有声门上及有声门下。婴儿和儿童的淋巴管更发达，既稠密又粗大。随着年龄的增长，喉的淋巴组织有某种程度的退化。

喉腔各区的淋巴分布引流情况：

1) 声门上区：淋巴组织最丰富，淋巴管稠密而粗大。除喉室外，此区的毛细淋巴管在杓会厌襞的前部集合成一束淋巴管，穿过梨状窝前壁，向前向外穿行，伴随喉上血管束穿过甲状舌骨膜离喉；多数(约98%)引流至颈总动脉分叉部的颈深上淋巴结群，少数(约2%)引流入较低的淋巴结链和副神经淋巴结链。喉室的淋巴管穿过同侧的环甲膜、甲状腺进入颈深中淋巴结群(喉前、气管旁、气管前和甲状腺前淋巴结)和颈深下淋巴结群。

2) 声门区:声带几乎无深层淋巴系统,只有在声带游离缘有稀少纤细的淋巴管,故声带癌的转移率极低。

3) 声门下区:较声门上区稀少,亦较纤细。可分为两部分:一部分通过环甲膜中部进入气管前淋巴结(常在甲状腺峡部附近),然后汇入颈深中淋巴结群;另一部分在甲状软骨下角附近穿过环气管韧带和膜汇入颈深下淋巴结群、锁骨下、气管旁和气管食管淋巴结群。

环状软骨附近的声门下淋巴系统收集来自左右两侧的淋巴管,然后汇入两侧颈深淋巴结群。故声门下癌有向对侧转移的倾向。

(七) 喉的间隙

喉有三个间隙,即会厌前间隙、声门旁间隙和任克间隙。这些间隙与喉癌的扩展有密切关系。

1. 会厌前间隙　此间隙形如倒置的锥体,上宽下窄,位于会厌之前,可分为上、前和后界:

(1) 上界:舌骨会厌韧带,此韧带表面有黏膜被覆,构成会厌谷之底部。

(2) 前界:舌骨甲状膜和甲状软骨翼板前上部。

(3) 后界:舌骨平面以下的会厌软骨。

会厌前间隙内充满脂肪组织。会厌软骨下部有多个穿行血管和神经的小孔和会厌前间隙相通,故会厌癌易循这些小孔向该间隙扩展。

Maguire 认为:由于会厌软骨下部和会厌柄甚窄,故会厌前间隙的后界不仅有会厌软骨(构成后界的中部),且有左右两侧之方形膜构成后界之两侧部分。因此,会厌前间隙不仅在会厌之前,亦包绕在会厌之两侧,故该氏建议此间隙应称为会厌周围间隙,更为确切。

2. 声门旁间隙　左右各一,位于甲状软骨翼板内膜和甲构肌之间,上和会厌前间隙相通。有前外、内、内下和后界:

(1) 前外界:甲状软骨翼板前部内膜。

(2) 内界:喉弹性膜之上部、喉室、甲构肌。

(3) 内下界:弹力圆锥。

(4) 后界:梨状窝内壁黏膜转折处。

该间隙狭长,上通会厌前间隙,下达三角形膜。韩德民通过 100 例的整喉连续切片,观察了该间隙特点,建议以喉室外下角水平假想线为界,将该间隙分为上、下两个部分。上部属声门上区,下部属声门区。声门上癌常通过会厌前间隙发展到声门旁间隙,再经声门旁间隙发展至声门区。贯声门癌亦易向深层浸润侵及此间隙;由于此间隙位处喉的深层,故临床不易诊断。该间隙受侵犯常是喉部分切除术失败的原因。

3. 任克间隙　是潜在性的微小间隙,左右各一。位于声带游离上皮下层和声韧带之间,占声带游离缘之全长。正常时该间隙难以辨认,炎症时上皮下层水肿,该间隙扩大。声带息肉即形成于此。

二、喉的生理功能

喉是发声器官,又是呼吸道的门户。其主要功能是呼吸、发声、保护和吞咽。

1. 呼吸功能　声门为喉腔最狭窄处,通过声带的运动可改变其大小。平静呼吸时,声带位于轻外展位(声门裂大小约13.5mm)。吸气时声门稍增宽,呼气时声门稍变窄。剧烈运动时,声带极度外展,声门开大,使气流阻力降至最小。呼出空气时受到阻力,可以增加肺泡内压力,有利于肺泡与血液中的气体交换。血液的pH及CO_2分压可以影响声门的大小,因此,喉对肺泡的换气及保持体液酸碱平衡也有辅助作用。

喉黏膜内存在化学感受器,当它受到刺激时,反射性地影响脑干呼吸中枢控制呼吸功能,当喉黏膜受氨气和烟雾等刺激时,可反射性地使呼吸减慢变深。这些化学感受器是由脱髓鞘的传入神经纤维支配,经喉返神经达到中枢。

肺的传入神经系统可以反射地影响喉的肌肉运动,因而影响呼吸功能。如支气管和细支气管壁的黏膜上皮内有肺刺激感受器。当它们受到化学刺激物的刺激时,可激活小的有髓鞘的迷走神经传入纤维,传入中枢,通过疑核运动神经元,激活喉运动神经元,控制喉内收肌及外展肌的活动,达到呼气时增加喉阻力,吸气时降低喉阻力。

2. 发声功能　正常人在发声时,先吸入空气,然后将声带内收,拉紧,并控制呼气。自肺部呼出的气流冲动靠拢的声带使之振动并发出声音。声音的强度决定于呼气时的声门下压力和声门的阻力。声调决定于振动时声带的长度、张力、质量和位置。至少有40条肌肉参与了发声。

喉部发出的声音称为基音,受咽、口、鼻、鼻窦(共称上共鸣腔)、气管和肺(共称下共鸣腔)等器官的共鸣作用而增强和使之发生变化,成为日常听到的声音。至于构语则由舌、唇、牙及软腭等所完成。

喉的发声机制:根据空气动力-肌弹力学说,声音的产生决定于呼出气流的压力与喉内肌肉的弹性组织力量之间的互相平衡作用;这种平衡作用的变动,可以改变声调,声强及音质。发声时,先吸气,使声带外展到中间位或外侧伍。开始呼气时喉内收肌收缩,两侧声带互相靠近,以对抗呼出气流的力量,使二音平衡。当声门逐渐缩小时,呼出气流的速度会逐步加快。因为声带之间气流速度增快,则声带之间的气体压力会随之降低,这就是Bernonlli效应。由于在声带之间形成了相对真空,双侧声带被牵拉接近,一旦声带靠拢在一起,完全阻塞气道,声门下方的气体压力增加,直到压力增加到足以使声门开放为止。当声门开放、声门f/压力降低,声带因弹性及Bernonlli效应而回复关闭,这种现象重复得非常快,形成一个人声音的基本频率,重复得越快,声调越高,反之亦然。男性青年成人的基本领率为124Hz,女性青年成人者为227Hz。

声音具有三个主要因素即音调、声强和音色。音调的高低和声带振动的频率有关,频率快则音调高,频率慢则音调低。声带振动的频率又决定于声带的长度、张力、厚薄和呼出气柱的强弱。一个训练有素的歌唱家,能精确地运用这些变化而发出准确的音调。声强的大小决定于振幅的大小和呼出气压的强弱。音色是由混入基音的泛音所决定的,每个基音又都有其固有的频率和不同声强的泛音,使形成的每个声音各有其特殊的音色。所谓泛音乃是许多频率与基音频率成简单倍数的声音。例如某一基音频率每秒为100次,则其泛音的频率每秒为200次、300次、400次、500次、600次、700次、800次、900次等。每个人因其性别、年龄、喉部和共鸣腔构造的不同,产生泛音构成分也不同,故具有各不相同的音色。因此我们能够按话声分辨出每个说话的人。

人类声音的音域随年龄增长而增加,成人约为两个8度音阶。具有高度训练的歌唱家可达2~3个8度音阶。一般谈话的声音常限于5度音阶之内,而不超过一个8度音阶。声音就其固有的音域和音乐特性可分为男低音(音域为81~325次/秒),男中音(96~426次/秒),男高音(122~580次/秒);女低音(145~690次/秒),女中音(217~1024次/秒)和女高音(256~1300次/秒)等类型。

耳语产生于声门裂的膜间部关闭、尤其声带中1/3特别接近之时。软骨间部,因杓肌未收缩,故留有一个三角形裂隙,呼出气流经此外泄而形成耳语。某些喉部疾患的人,企图借耳语获得声带的休息,殊不知在牙语时声带也须发生运动,故耳语并不能使声带休息。

喉的突变和衰老:新生儿喉部发出的声音,频率约为435次/秒,音域约为6度音阶。喉体逐渐长大,音域也随之增宽。1岁时约为8度音阶,从5~6岁至青春期前,仅有少许增宽。男性青春期喉部无论在大小、外形和机能上均有很大变化,整个变化时间约6个月。在此期间声带约增长1/3,并有相应的厚度、宽度和质量的变化,喉肌也同时增长。声带有时呈水肿样和充血,声音变粗、嘶哑,或有不自主的、重复出现的突然音调改变。后一现象被认为是由于喉肌缺乏控制能力而非不协调的缘故。突变停止后,音域可增宽到两个8度音阶或更宽,但音调变低。女性青春期喉部虽也有变比,但不如男性明显,声音变化一般都不觉察,而是逐渐地变为成人的音调和音域。老年人声音的变化系由于肌肉和弹性组织的退行性变、喉部萎缩的结果,声音变成颤抖的,高音调的尖声。

3. 保护功能 喉的构会厌襞、室带和声带,类似瓣状组织,具有括约肌作用,能发挥保护下呼吸道的功能。杓会厌襞含有甲杓肌及杓间肌纤维,当它收缩时会关闭喉入口,可以防止食物、呕吐物及其他异物落入呼吸道。喉室带的下面平坦,上面则呈斜坡状,当声韧带外侧的肌纤维收缩时,室带内缘可以互相接触,关闭喉的第2个入口,因其上斜、下平的外形,喉室带也有活瓣的作用,气流易进难出,在咳嗽反射时,室带关闭迅速,为时短暂;但在固定胸部时,动作缓慢,关闭持久。室带的主要功能为增加胸腔内压力,完成咳嗽及喷嚏动作,大小便、呕吐、分娩及举重时,要求固定胸部升高腹腔压力,此时室带的括约肌作用极为重要。切除声带之后,室带的作用更显出重要性。声带上面平坦,下面呈曲面,可阻碍空气进入,当声门下气压升高时,易使声门开放,空气难进易出,与喉室带作用相反。声带关闭可以抵抗咽腔内气压13kPa,而不使空气进入。两侧声带接近后在其下方形成圆拱形轮廓,两侧室带接近后则在其上方形成形态相似方向相反的圆拱形轮廓,使闭合的声门区不致为自上向下或自下向上的气流所冲开。声带和室带对气流的阻抗能力大小不同,声带抵抗自上向下的气流冲开声门的能力可数倍于室带抵抗气流自下向上冲开声门的能力,故喉阻塞时呼吸困难以吸气性呼吸困难为主。声带的括约肌作用,组成第3道防线。

4. 吞咽功能 吞咽时,喉头上升,喉入口关闭,呼吸受抑制,咽及食管入口开放。这是一个复杂的反射动作。食物到达下咽部时,刺激黏膜内的低域值的机械感受器,冲动经咽丛、舌咽神经和迷走神经的传入纤维到达延髓的孤束核,继至下脑干的网状系统和疑核。疑核通过传出神经纤维,使内收肌收缩,同时抑制环杓后肌的活动,使声门紧闭,声带拉紧;而脑干的网状系统抑制吸气神经元,使呼吸暂停;如果食物进入喉的入口(常发生于婴儿)

则会刺激喉上区域黏膜的感受器而增强这种反射。

喉外肌亦参与吞咽反射,正常吞咽时,由于甲舌肌的收缩和环咽肌的松弛,使甲状软骨与舌骨接近,喉头抬高。

通过 X 线的观察,当食团积聚于会厌上时,喉和舌骨向上,同时舌骨旋转,其大角呈水平位,使会厌倒向咽后壁,阻止食物外溢;在吞咽时,随着食团向下移动,舌骨体更向甲状软骨靠近,此时喉腔前后径约为平静呼吸时的 1/3。喉关闭运动的最后动作是位于食团通道中的会厌突然下降,关闭喉入口。

5. 喉的循环反射系统 主动脉的压力感受器的传入纤维,经过喉的深部组织、交通支、喉返神经感觉支,传至中枢神经,形成反射弧。喉内这些神经如果受到刺激则会减慢心律或出现心律不齐,喉内表面麻醉,不会消除这种反射,因为神经纤维位置深;但当施行气管插管和喉、气管支气管镜检查使喉部扩张时,则会引起这一反射,此反射可用阿托品抑制。

(尤小东)

第二节 喉的急性炎症性疾病

一、急性会厌炎

急性会厌炎(acute epiglottitic)是声门上结构包括会厌、杓会厌襞的蜂窝织炎,又称急性声门上喉炎,是一种危及生命的严重感染,可引起喉阻塞而窒息死亡。成人、儿童均可患本病,但冬春季节多见。

【病因】

1. 感染 本病主要由细菌感染引起,致病菌有乙型流感杆菌、葡萄球菌、链球菌、肺炎链球菌等,也可与病毒混合感染。

2. 变态反应 对某种变应原发生反应,引起会厌变态反应性炎症。可继发细菌、病毒的感染,也可为单独变态反应性炎症引起会厌明显肿胀。其发生喉阻塞的机会远高于感染所引起的急性会厌炎。

3. 其他 异物、创伤、吸入高热气体或化学气体、放射线损伤等均可引起会厌的急性炎症。

【病理】

1. 急性卡他型 会厌黏膜发生急性卡他性炎症,表现为会厌黏膜弥漫性充血,水肿,有单核细胞和多形核细胞浸润,会厌舌面肿胀明显。

2. 急性水肿型 如会厌发生变态反应性炎症,则黏膜改变以水肿为主,会厌明显肿胀似球状,黏膜下大量炎性细胞浸润,此型很容易引起喉阻塞。

3. 急性溃疡型 本型少见,但病情发展迅速而严重,其病理改变为炎症扩展到黏膜下层及腺体,局部化脓,发生溃疡,有时可损伤血管,引起出血。

【临床表现】

1. 全身症状 起病急,有畏寒发热、乏力、头痛、全身不适。

2. 局部症状 多数病人有剧烈的咽喉痛,吞咽时加重,严重时连唾液也难咽下。讲话语音含糊不清。会厌高度肿胀时可引起吸气性呼吸困难,吸气性喉喘鸣,甚至窒息。但很少有声音嘶哑。

3. 检查 口咽部检查多无明显改变,间接喉镜检查可见会厌明显充血、肿胀,严重时会厌可呈球形。若脓肿形成,红肿的黏膜表面可见黄白色脓点。由于肿胀会厌的遮盖,室带、声带等喉部结构不能被看到。

儿童不能配合,故不易行间接喉镜检查,喉部 X 线侧位片、CT 等对诊断有帮助。

【诊断】 对有剧烈咽喉疼痛,吞咽时加重,吸气性呼吸困难,发热等临床表现,间接喉镜检查见充血、肿大的会厌即可诊断为急性会厌炎。

【鉴别诊断】

1. 急性喉气管支气管炎 多见于婴幼儿。先有上呼吸道感染症状,而后出现哮吼样咳嗽,喉喘鸣,声嘶,吸气性呼吸困难。喉镜检查见声带充血,声门下肿胀,分泌物黏稠,甚至伪膜形成。

2. 喉水肿 可为感染、变态反应等因素引起。发病突然,病情进展迅速,表现为声嘶、喉喘鸣、呼吸困难、吞咽困难,但可无明显咽喉疼痛,喉镜检查见会厌和喉黏膜高度水肿。

3. 喉白喉 起病较缓,全身中毒症状明显,喉、咽可见白色伪膜,涂片或培养可见白喉杆菌。

4. 喉异物 有较明确异物吸入病史,声嘶、呼吸困难出现更早。

【治疗】

1. 抗感染 早期、足量应用抗生素,如青霉素、头孢菌素类抗生素等,可根据药敏试验调整抗生素。早期大剂量类固醇激素应用不仅能迅速缓解病情,还可以大大缩短病程。常规用地塞米松 10mg 静脉注射,必要时可用到 30mg。

2. 气管切开术 如患者有呼吸困难,静脉使用抗生素和糖皮质激素呼吸困难无改善者,应及时进行气管切开。

3. 其他 如会厌脓肿形成,或已破裂但引流不畅,应及早切开排脓。吞咽困难者予以静脉补液等支持疗法。

二、急 性 喉 炎

急性喉炎(acute laryngitis)是喉黏膜的急性卡他性炎症,好发于冬春季节,常为上呼吸道感染的一部分,常年散发,以冬春多见。

【病因】

1. 感染 常发生于感冒之后,多为病毒感染,以柯萨奇病毒、腺病毒、副流感病毒多见,可继发细菌感染。

2. 用声过度 用声过度也可引起急性喉炎,如讲话过多,大声喊叫,剧烈久咳等。

3. 其他 吸入有害气体、粉尘或烟酒过度等。

【症状】 急性喉炎常发生于感冒之后,故伴有鼻部、咽部的急性炎症表现等,并可有畏寒、发热、乏力等全身症状。局部症状有:

1. 声嘶 声音嘶哑是急性喉炎的主要症状,开始时声音粗糙低沉,以后变为沙哑,严重时可失音。

2. 咳嗽、咳痰 因喉黏膜发生卡他性炎症，故可有咳嗽咳痰，常为黏性痰，不易咳出，但一般不严重，如伴有气管、支气管炎症时，咳嗽咳痰会加重。

3. 喉痛 喉部不适、发痒、干燥、异物感、疼痛，发声时喉痛加重，但不影响吞咽。

【检查】 喉镜检查可见喉黏膜弥漫性充血，肿胀，尤其是声带充血，有时可见声带黏膜下出血，声带肿胀增厚，闭合不严，但运动正常。声带表面可有黏稠分泌物附着。

【诊断】 根据病史有上感或过度用声等诱因出现声嘶、喉痛等症状，喉镜检查见喉黏膜充血，尤其是声带充血即可作出急性喉炎的诊断。

【治疗】
（1）禁声，使声带减少运动是有效的治疗方法之一。
（2）超声雾化吸入有助于炎症消退，雾化药液可用庆大霉素和地塞米松，也可在热水内加入薄荷、复方安息香酊等药物，慢慢吸入。
（3）如病情较重，有细菌感染时可全身应用抗生素和糖皮质激素。

三、小儿急性喉炎

小儿急性喉炎（acute laryngitis in children）好发于6个月至3岁的儿童，起病急，发展快，临床表现与成人有不同，原因是小儿喉部黏膜下组织较疏松，炎症时容易发生肿胀，小儿的喉腔和声门又较小，因此小儿急性喉炎时容易发生喉阻塞，引起呼吸困难。小儿咳嗽力量不强，下呼吸道和喉部的分泌物不易咳出，因此小儿急性喉炎病情常比成人重，如诊断治疗不及时，可危及生命。

【病因】 多继发于上呼吸道感染，大多由病毒引起，也可与某些急性传染病并发，如流行性感冒、麻疹、百日咳等。疲劳、受凉等身体抵抗力下降常为其诱因。

【临床表现】 发病前多有上呼吸道感染、咳嗽等病史，起病较急，主要症状为声嘶、犬吠样咳嗽、吸气性喉喘鸣和吸气性呼吸困难。夜间突然发作较多。开始时声嘶不重，随着病情加重，声嘶也逐渐加重。如炎症向声门下发展，可出现"空、空"样咳嗽。声门下黏膜水肿加重，可出现吸气性喉喘鸣、吸气性呼吸困难，患儿鼻翼扇动，"三凹"征，如治疗不及时则患儿可出现面色苍白、发绀、昏迷、循环衰竭，甚至死亡。

纤维喉镜或直接喉镜检查，可见喉部黏膜弥漫性充血、肿胀，声带由白色变为粉红色或红色，有时可见黏脓性分泌物附着。声门下黏膜因肿胀而向中间隆起，喉腔狭小。由于小儿不合作，在实际临床工作中很少对小儿行喉镜检查。

【诊断】 由于本病起病急，诊断治疗不及时会引起患儿死亡，因此在临床上遇到小儿有声嘶，"空、空"样咳嗽应立即要想到本病，如出现吸气性喉喘鸣和吸气性呼吸困难，肺部听诊呼吸音清晰即可作出诊断。诊断困难时在应用皮质类固醇激素的情况下做纤维喉镜检查。

【鉴别诊断】

1. 气管支气管异物 多有吸入异物的病史，患儿有剧烈呛咳、呼吸困难等症状。胸部听诊、影像学检查及支气管镜可有助于这两种疾病的鉴别。

2. 喉白喉 白喉现已少见，但遇小儿有急性喉炎临床表现，咽部或喉部检查见灰白色伪膜时，应注意和喉白喉鉴别，后者可在伪膜的涂片和培养中找到白喉杆菌。

3. 喉痉挛 本病起病急,有吸气性喉喘鸣、吸气性呼吸困难,但无声嘶和"空、空"样咳嗽。喉痉挛发作时间短,一旦喉痉挛解除,患儿即恢复正常。

【治疗】 本病可危及患儿生命,故一旦诊断小儿急性喉炎应立即采取措施解除患儿呼吸困难。

(1) 及时、足量应用抗生素、糖皮质激素,控制感染、减轻喉黏膜肿胀。

(2) 如有重度喉阻塞,药物治疗无好转,则应及时行气管切开术。

(3) 雾化吸入:地塞米松、糜蛋白酶雾化吸入是治疗小儿急性喉炎的有效措施,对消除喉部水肿、增加呼吸湿度、液化黏稠的分泌物有帮助,可使呼吸困难得到不同程度的缓解。

(4) 支持疗法:注意补充液体,维持水电解质平衡。使患儿安静,避免哭闹,减少体力消耗。

四、小儿急性喉气管支气管炎

急性喉气管支气管炎(acute laryngotracheo branchitis)是喉、气管、支气管的急性弥漫性炎症,2岁以下的儿童多见,冬季发病率高。

【病因】 冬季气温较低,易发生呼吸道感染,小儿的呼吸道狭小,免疫功能低下,咳嗽功能不强,更易发生本病。

【病理】 喉、气管、支气管黏膜弥漫性充血,黏脓性分泌物增多,而且稠厚。严重者可有黏膜上皮坏死及纤维蛋白渗出,形成伪膜或干痂。这些黏稠分泌物、伪膜及干痂如堵塞支气管就会引起阻塞性肺气肿,肺不张。

【临床表现】 先有上呼吸道感染症状,而后突然出现哮吼样干咳、声嘶、喉喘鸣及呼吸困难。由于上、下呼吸道均有炎症,所以吸气呼气均困难。伴有高热、面色苍白、精神萎靡、脉搏细速等全身中毒症状,病情进行性恶化,呼吸困难逐渐加重。处理不当易衰竭、死亡。

胸部听诊,两肺可有干湿啰音,胸部X线检查可有肺纹理增粗和阻塞性肺气肿及肺不张的表现。

【诊断】 主要依据临床表现,患儿有急性喉炎的临床表现和气管、支气管炎的临床表现。

【治疗】

(1) 如有喉阻塞症状,下呼吸道分泌物不易咳出时应及早作气管切开,以解除喉阻塞,吸出下呼吸道黏稠分泌物。如下呼吸道内有痂皮及伪膜不能吸出时应及时作支气管镜。

(2) 使用足量抗生素和糖皮质激素,控制感染,消除喉黏膜的水肿和整个呼吸道的炎症。

(3) 支持疗法:保证给予足量的营养和维持水电解质平衡,保护心脏功能,病室内保持适当的温度(22~24℃),湿度(相对湿度90%)。

(4) 采用超声雾化吸入或蒸汽吸入,以利于呼吸道分泌物咳出和炎症的消退。

(顾 苗)

第三节 喉的慢性炎症性疾病

一、慢性喉炎

慢性喉炎(chronic laryngitis)是指喉部慢性非特异性炎症。

【病因】 确切病因还不十分明了,可能和下列因素有关:
(1) 用声过度,多见于教师、商店营业员等长期用嗓的人员。
(2) 长期吸入有害气体或粉尘。
(3) 鼻腔、鼻窦或咽部慢性炎症直接扩展到喉部,或因鼻阻塞,外界空气未经鼻腔处理直接经口吸入刺激喉黏膜。
(4) 急性喉炎长期反复发作或迁延不愈。
(5) 下呼吸道有慢性炎症,长期咳嗽及脓性分泌物刺激喉部黏膜。

【病理】 主要是喉黏膜毛细血管扩张充血、淋巴细胞浸润、间质水肿、黏液腺分泌增加。部分病人有纤维组织增生,黏膜肥厚。少数病人喉黏膜萎缩,柱状纤毛上皮化生为鳞状上皮,腺体也发生萎缩。

【临床表现】

1. 声嘶 程度轻重不等。有些患者晨起时发声尚正常,但讲话多了后就出现声嘶,另有一些患者晨起时声嘶较重,讲一段时间话后或喉部分泌物咳出后声嘶反而减轻。大多数患者禁声一段时间后声嘶缓解,但讲话多了声嘶又加重。

2. 喉部不适 咳嗽,咳痰。

【喉镜检查】

1. 慢性单纯性喉炎 喉黏膜弥漫充血,由白色变浅红色,有时声带轻度肿胀,边缘变钝。声带表面可见黏稠分泌物,并在两侧声带之间形成黏液丝。

2. 慢性肥厚性喉炎 以室带肥厚多见,肥厚的室带可遮盖部分声带,或两侧室带前部互相靠在一起,以致间接喉镜下看不到声带前部。声带边缘变钝,严重者两侧声带前部互相靠在一起,声门不能完全打开。

3. 慢性萎缩性喉炎 喉黏膜变薄、干燥,严重者喉黏膜表面有痂皮形成,声门闭合时有梭形裂隙。

【诊断】 主要根据患者长期喉部不适和声嘶病史,结合喉镜检查所见,作出诊断。

【治疗】

1. 去除病因 如避免长时间过度用声,改善工作环境,避免在粉尘环境中工作,积极治疗鼻腔鼻窦的慢性炎症,解除鼻阻塞,控制咽部及下呼吸道的感染。

2. 雾化吸入 可将抗生素及糖皮质激素如庆大霉素8万U和地塞米松5mg雾化吸入。

3. 中药 如黄氏响声丸,开音丸等。

二、喉 息 肉

喉息肉(polyp of larynx),发生于声带者称为声带息肉(polyp of vocal cord),喉息肉的绝大多数均为声带息肉。

【病因】

(1) 机械创伤学说:过度、不当发声的机械作用可引起声带血管扩张、通透性增加导致局部水肿,局部水肿在声带振动时又加重创伤而形成息肉,并进一步变性、纤维化。Jiang(1998)应用计算机辅助的精细模型研究机械创伤对振动声带组织的影响,支持此机械创伤学说。

(2) 循环障碍学说:经动物实验证明,声带振动时黏膜下血流变慢,甚至停止,长时间过度发声可致声带血流量持续下降,局部循环障碍并缺氧,使毛细血管通透性增加,局部水肿及血浆纤维素渗出,严重时血管破裂形成血肿,炎性渗出物最终聚集、沉积在声带边缘形成息肉;若淋巴、静脉回流障碍则息肉基底逐渐增宽,形成广基息肉或息肉样变性。

(3) Fujioka 认为声带黏膜中超氧化物歧化酶(SOD)活性降低可能与声带息肉和小结形成有关。

(4) 炎症学说:中本认为,声带息肉是因局部慢性炎症造成黏膜充血、水肿而形成。

(5) 代偿学说:王鹏万提出,声门闭合不全可引起声带边缘息肉状肥厚,以加强声带闭合,此多为弥漫性息肉样变。近年的临床观察也证实了代偿性息肉的存在。

(6) 气流动力学说:蔡钺候提出声带闭合时,气流动力学柏努利(Bernoulli)效应可将声带边缘黏膜吸入声门,使声带内组织液移向并积聚在任克层间隙边缘而形成息肉。

(7) 自主神经功能紊乱学说:有"A"型性格特征,倾向于副交感神经兴奋性亢进的自主神经功能紊乱性疾病。

(8) 变态反应学说:渡边及大和田等发现声带息肉的组织学表现有嗜酸及嗜碱性粒细胞增多,认为其发生与变态反应有关。

(9) 其他学说:也有人认为声带息肉的发生与局部解剖因素有关,舌短、舌背拱起及会厌功能差者易发生,可能因这些解剖异常使共鸣及构语功能受影响,需加强喉内肌功能来增强发声力量,导致声带受损伤。此外还有血管神经障碍学说及先天遗传学说等。

【病理】 声带息肉的病理改变主要在黏膜固有层(相当于 Reinke 层),弹力纤维和网状纤维破坏。1989 年国内一组 40 例组化染色中,弹力纤维破坏者达 100%。间质充血水肿、出血、血浆渗出、血管扩张、毛细血管增生、血栓形成、纤维蛋白物沉着黏液样变性、玻璃样变性、纤维化等,间质黏液变性(主要为酸性黏多糖类)最多见。可有少量炎细胞浸润,偶见有钙化。黏膜上皮呈继发性改变,大多萎缩、变薄,上皮较平坦。PAS 染色示上皮内糖原显著减少。根据其病理变化,声带息肉可分 4 型:出血型、玻璃样变性型、水肿型及纤维型。S-100 蛋白多克隆抗体检测声带息肉上皮中的朗格汉斯巨细胞比正常声带黏膜中多 11.5 倍。电镜下可见黏膜鳞状上皮层次一般较少,表面完全角化,棘细胞内或细胞间隙水肿,细胞间隙扩大,含絮状水肿液,可见炎性细胞。细胞间桥松解或消失,间隙扩大甚至形成空腔,细胞内也可水肿,细胞器减少。固有层水肿,间质细胞较少,胶原纤维稀疏,弹力纤维极少。根据超微结构改变,将声带息肉分为胶质型和毛细血管扩张型:胶质型基质疏松水肿,在无细胞的窦样间隙壁上有内皮细胞,基质有些区域呈泡状,内有嗜酸性液体或斑状;毛细血管扩张型表现为不规则排列的血管间隙中充满均匀的嗜酸性物质。

【临床表现】 主要症状为声嘶,因声带息肉大小、形态和部位的不同,音质的变化、嘶哑的程度也不同。轻者为间歇性声嘶,发音易疲劳,音色粗糙,发高音困难,重者沙哑、甚至失声。息肉大小与发音的基频无关,与音质粗糙有关。声门的大小与基频有关。巨大的息肉位于两侧声带之间者,可完全失声,甚至可导致呼吸困难和喘鸣。息肉垂于声门下腔者常因刺激引起咳嗽。

【检查】 喉镜检查常在声带游离缘前中份见有表面光滑、半透明、带蒂如水滴状新生物。有时在一侧或双侧声带游离缘见呈基底较宽的梭形息肉样变,亦有遍及整个声带呈弥漫性肿胀的息肉样变。息肉多呈灰白或淡红色,偶有紫红色,大小如绿豆、黄豆不等。声带息肉一般单侧多见,亦可两侧同时发生。少数病例一侧为息肉,对侧为小结。悬垂于声门下腔的巨大息肉,状如紫色葡萄,突然堵塞声门可引起呼吸困难而端坐呼吸,紧嵌于声门时偶可窒息。其蒂常位于声带前连合。带蒂的声带息肉可随呼吸气流上下活动,有时隐匿于声门下腔,检查时容易忽略。

声带息肉位置靠前,基底较大者嘶哑较重,语图上 1000Hz 以上的谐波中混有较多的噪声成分,甚至在 3000Hz 以上的谐波成分均被噪声代替。如果息肉位置靠后,比较孤立,其语图表现类似声带小结,或仅于第一、二(F1、F2)共振峰谐波之间或高频端有少量噪声成分,波纹不规律,有断裂现象。电声门图可在不同的部位出现切迹。喉动态镜下见周期性差,对称性、振幅、黏膜波减弱或消失,振动关闭相减弱。当病变从黏膜向深层组织发展时,黏膜波消失逐渐演变至声带振动减弱或消失。

【治疗】 以手术切除为主,辅以糖皮质激素、抗生素、维生素及超声雾化等治疗。

声门暴露良好的带蒂息肉,可在间接喉镜下摘除。若息肉较小或有蒂且不在前联合,可在电视纤维声带镜下行声带息肉切除术。局麻不能配合者,可在全麻气管插管下经支撑喉镜切除息肉,有条件者可行显微切除或激光显微切除术。年老体弱、颈椎病及全身状况差者,可在纤维声带镜下切除或行射频、微波治疗。

术中避免损伤声带肌,若双侧声带息肉样变,尤其是近前联合病变,宜先做一侧,不要两侧同时手术,以防粘连。早期肿瘤和初起的息肉,肉眼颇难鉴别,切除的息肉均应常规送病理检查,以免误诊。偶有声带息肉与喉癌并存者,应提高警惕。

(达 鹏)

三、声带小结

声带小结(vocal nodules)发生于儿童者又称喊叫小结(Screaner's nodules),是慢性喉炎的一型更微小的纤维结节性病变,常由炎性病变逐渐形成。

【病因】 病因与声带息肉相似,多数学者倾向"机械刺激学说"。

1. 用声不当与用声过度 声带小结多见于声带游离缘前中 1/3 交界处,因为:①该处是声带发声区膜部的中点,振动时振幅最大而易受损伤,还可产生较强的离心力,发声时此处频繁撞击致使疏松间质血管扩张,通透性增强,渗出增多,在离心力的作用下渗出液随发声时声带震颤聚集至该处形成突起,继之增生、纤维化;②该处存在振动结节(vibration node),上皮下血流易于滞缓;③该处血管分布与构造特殊,且该处声带肌上下方向交错,发声时可出现捻转运动,使血供发生极其复杂的变化。声带振动时血流变慢,甚至可停止。如振动剧烈可发生血管破裂形成血肿。到一定程度,继发炎性细胞浸润。也有学者认为发假声过度容易发生声带小结。

2. 上呼吸道病变 感冒、急慢性喉炎、鼻炎、鼻窦炎等可诱发声带小结。

3. 胃食管咽反流 Kuhn(1998)报道声带小结病人中胃食管咽反流明显高于正常人。

4. 内分泌因素 男孩较女孩多见,至青春期均有自行消退倾向。成年女性发病率又高于男性,50岁以上罕见,可能与内分泌因素有关。

【病理】 声带小结外观呈灰白色小隆起。其病理改变主要在上皮层,黏膜上皮局限性棘细胞增生,20层以上者约68.75%,上皮表层角化过度或不完全角化,继发纤维组织增生、透明样变性,基底细胞生长活跃,上皮脚延长、增宽;固有层水肿不明显。弹性纤维基本完整。电镜观察可见黏膜鳞状上皮层次显著增多,表层细胞扁平,棘层内有角质透明蛋白颗粒;各层细胞排列紧密,张力微丝和桥粒均发育良好,基底层细胞核有丝分裂较多见,周围组织有炎症表现。早期多为水肿型,后易纤维化。少数学者认为声带小结与息肉在病理组织学上并无质的区别,可能只有量的差异。

【临床表现】 早期主要症状是发声易疲倦和间隙性声嘶,声嘶每当发高音时出现。病情发展时声嘶加重,由沙变哑,由间歇性变为持续性,在发较低调音时也出现。

【检查】 喉镜检查初起时可见声带游离缘前、中1/3交界处,发声时有分泌物附着,此后该处声带逐渐隆起,成为明显小结。小结一般对称,也有一侧较大,对侧较小或仅单侧者。声带小结可呈局限性小突起,也可呈广基梭形增厚,有些儿童的声带小结,当声带松弛时呈广基隆起,声带紧张时呈小结状突起。约7%声带小结并有前联合微小喉蹼,合并声带表皮黏液或潴留囊肿者也有报道。

声带小结的部位和大小不同,声嘶程度也不同,电声门图多表现为闭相缩短或无闭相,波峰变矮。喉动态镜下振幅和黏膜波消失,震动关闭相减弱。语图表现也有很大差异,语图中常有一些噪声成分,谱纹不规则,谐波之间有散在的噪声成分,偶有断裂现象,第一、二共振峰(F_1、F_2)谐波中有少量噪声成分。

【诊断】 根据病史及检查,常易作出诊断。但肉眼难于鉴别声带小结和表皮样囊肿,常需手术切除后病理检查方可确诊,但喉内高频超声可准确测试声带囊肿的大小。

【治疗】 注意声带休息,发声训练,手术和药物治疗。

1. 声带休息 早期声带小结,经过适当声带休息,常可变小或消失。较大的小结即使不能消失,声音亦可改善。若声带休息2~3周,小结仍未明显变小,应采取其他治疗措施,因声带肌长期不活动反而对发声不利。

2. 发声训练 国外报道声带小结成功的治疗主要通过语言疾病学家指导发声训练完成,经过一段时间(约3个月)的发声训练,常可自行消失。发声训练主要是改变错误的发音习惯。此外,应忌吸烟、饮酒和吃辛辣刺激食物等。

3. 药物治疗 对于早期的声带小结,在声带休息的基础上,可辅以中成药治疗,如金嗓开音丸、金嗓散结丸等。

4. 手术切除 对不可逆较大、声嘶明显的小结,或并有喉蹼者,可考虑手术切除,在手术显微镜下用喉显微钳咬除或剥除。操作时应特别小心，切勿损伤声带肌。术后仍应注意正确的发声方法，否则可复发。除此，可适当使用糖皮质激素。儿童小结常不需手术切除，至青春期可以自然消失。

Verdolini Marston(1994)采用双盲法观察6例成年女性声带息肉或小结病人经连续5d水化治疗(hydration treatment)和安慰剂治疗，结果发声和声带检查均有好转，但水化作用的疗效更好，可能与减低声带组织的黏滞度有关。

（达 鹏）

第四节 喉 癌

喉癌(carcinoma of larynx)，是喉部最常见的恶性肿瘤。其发病率目前有日益增长趋势，约占全身恶性肿瘤的5.7%~7.6%，占耳鼻咽喉恶性肿瘤的7.9%~35%。其男女性别发病率差别很大，据国外资料统计男女之比为6.75:1，我国该疾病发病率地区差别较大，以东北地区发病率最高。1986年上海市喉癌发病率男女性别之比为6.75:1，而辽宁省喉癌发病率男女性别之比为1.97:1，我国东北地区女性喉癌的比例较国内外报道均高。无论男女，喉癌的高发年龄为50~70岁。发病率城市高于农村，空气污染重的重工业城市高于污染轻的轻工业城市。

【病因】 迄今尚不完全明了，可能与下列因素有关：

1. 吸烟 吸烟可以引起呼吸道癌肿。烟草燃烧时产生烟草焦油中有致癌物质苯饱。烟草烟可使呼吸道纤毛运动迟缓或停止，引起黏膜充血水肿、上皮增厚和鳞状化生，成为致癌的基础。

2. 饮酒 声门上区癌可能与饮酒有关，当吸烟与饮酒共同存在时，可发生相加重叠致癌作用。

3. 空气污染 长期大量吸入生产性粉尘或废气如二氧化硫、芥子气、镍、铬等，有致癌的可能。

4. 病毒感染 近来的分子生物学研究表明，HPV-16,18与喉癌的发生、发展有关。

5. 癌前期病变 所谓癌前病变是指某些比正常黏膜或其他良性病变更易发生癌变的病理变化，喉癌前病变主要有喉白斑病、声带重度不典型增生、成人型喉乳头状瘤，癌前病变在内源性和外源性有害因素作用下可演变成癌。

6. 性激素 喉癌患者雌激素受体阳性细胞百分率明显高于健康喉组织。其血清睾酮水平亦高于正常人。

【病理】 鳞状细胞癌占全部喉癌的比例大约为93%~99%，腺癌为2%，未分化癌、淋巴肉瘤、纤维肉瘤等极少见。在鳞状细胞癌中以分化比较好者为主。

声带癌为喉癌的主要类别居多，约占60%，一般分化较好，多数为Ⅰ、Ⅱ级，转移较少；声门上癌次之，约占30%，但有些地区，如我国东北地区则以声门上型癌较多，癌细胞一般分化较差，转移较多见，预后亦差；声门下癌极其少见，约占6%。

喉部继发性肿瘤不多，一般系从喉咽、甲状腺、食管扩散浸润而来，从远处转移而来的喉癌少见，可从皮肤黑色素瘤、消化道腺癌、乳腺癌、肺癌等转移而来。

【分区分期】
1. 喉的分区
（1）声门上区：分为喉上部和声门上部喉上部（包括边缘区）：上部（舌骨上）会厌喉面（包括会厌游离缘），杓会厌襞，杓间区，声门上部（不包括喉上部）：下部（舌骨下）会厌喉面，室带，喉室。
（2）声门区：声带，前连合，后壁。
（3）声门下区。

2. TNM 分级和分期

T

Tx　原发肿瘤不能被确定。

T0　无原发肿瘤的证据。

Tis　原位癌。

T1　声门上区癌：肿瘤局限于声门上一个亚区，声带活动正常；声门癌：肿瘤限于声带，可以累及前、后联合，声带活动正常；T1a：肿瘤限于一侧声带，T1b：肿瘤限于两侧声带；声门下区癌：肿瘤局限于声门下区。

T2　声门上区癌：肿瘤累及声门上区一个亚区以上邻近结构的黏膜，或声带受侵，或病变超出声门上区，如侵及舌根黏膜、会厌、梨状窝内侧壁，不伴有喉的固定；声门癌：肿瘤累及声门上区或声门下区，声带活动正常或受限；声门下区癌：肿瘤累及声带，声带活动正常或受限。

T3　声门上区癌：肿瘤限于喉内，声带固定和/或侵犯以下的任何一个结构：环后区、会厌前间隙、舌根深部；声门癌：肿瘤限于喉内，声带固定；声门下区癌：肿瘤限于喉内，声带固定。

T4　声门上区癌：肿瘤侵及甲状软骨，和/或侵及颈部软组织、甲状腺、和/或食管；声门癌：肿瘤侵犯甲状软骨或/和喉外组织，如侵及气管、颈部软组织、甲状腺和喉；声门下区癌：肿瘤侵及环状软骨或甲状软骨，和/或侵及颈部软组织、甲状腺、和/或食管。

N

N0　临床无淋巴结转移。

N1　同侧单个淋巴结转移，其最大径≤3cm。

N2　同侧单个淋巴结转移，其最大径>3cm 但≤6cm；或同侧多个淋巴结转移，但其最大径均≤6cm；或双侧/对侧淋巴结转移，但其最大径均≤6cm。

N2a　同侧单个淋巴结转移，其最大径>3cm 但≤6cm。

N2b　双侧或对侧淋巴结转移，但其最大径均≤6cm。

N2c　双侧或对侧淋巴结转移，但其最大径均≤6cm。

N3　转移淋巴结的最大径>6cm。

M

Mx　有无远处转移未能确定。

M0　无远处转移。

M1　有远处转移。

分期：

0期:Tis N0 M0。
Ⅰ期:T1 N0 M。
Ⅱ期:T2 N0 M0。
Ⅲ期:T3 N0 M0,T1~3 N1 M0。
Ⅳ期A:T4a N0,N1 M0;T1~4a N2 M0。
Ⅳ期B:任何T N3 M0;T4b 任何NM。
Ⅳ期C:任何T 任何N M1。

【临床表现】 根据癌肿发生的部位,症状表现不一。

1. 声门上型 包括原发于会厌、室带、喉室、构会厌襞、构间区等处的喉癌。由于该解剖区域淋巴管丰富,易向颈深上淋巴结转移。早期常无显著症状,仅有喉部不适感或异物感。当癌肿表面溃烂时,可出现咽喉疼痛,可放射至耳部,吞咽时疼痛加重。肿瘤侵蚀血管后痰中带血,常有臭痰咳出;向下侵及声带时可出现声嘶,呼吸困难等。

2. 声门型 局限于声带的癌肿以声带前、中部较多。早期症状为声嘶,随着肿瘤增大,声嘶逐渐加重。肿瘤增大到一定程度可阻塞声门,引起喉喘鸣和呼吸困难,晚期有血痰及喉阻塞表现。由于该区淋巴管较少,早期不易发生颈淋巴结转移。

3. 声门下型 即位于声带以下,环状软骨下缘以上部位的癌肿。因位置隐匿,早期可无症状,常规喉镜检查不易发现。肿瘤溃烂则可咳嗽及痰中带血,肿瘤向上侵及声带时,可出现声嘶。肿物增大,可阻塞声门下腔出现呼吸困难,亦可穿破环甲膜至颈前肌肉及甲状腺,或可侵犯食管前壁。该区癌肿常有气管旁淋巴结转移。

4. 跨声门型 亦称贯声门癌,UICC组织尚未确认该类型。一般指原发于喉室的癌肿,跨越两个解剖区域即声门上区及声门区,以广泛浸润声门旁间隙为特点,癌在黏膜下浸润扩展,早期可无症状,当出现声嘶时,常已发生声带固定,而喉镜检查仍未能窥见肿瘤。临床上常发展至两个区时,才得以确诊。

【扩散转移】 喉癌按照肿瘤细胞的分化程度,肿瘤的原发部位,癌肿的大小及病人对肿瘤的免疫力等可有以下三种扩散方式:①直接扩散:癌肿常循黏膜表面或黏膜下浸润,如原发于会厌的声门上型癌可经会厌软骨上的血管和神经小孔或破坏之会厌软骨向前侵犯会厌前间隙、会厌谷、舌根;构会厌襞癌可向外扩散至梨状窝,喉咽侧壁。声门型癌可向前侵及前连合及对侧声带;晚期也可破坏甲状软骨,使喉体膨大,导致颈前软组织浸润。声门下型癌可直接向下侵犯气管,向前外可穿破环甲膜至颈前肌层,向两侧侵及甲状腺;向后累及食管前壁。②淋巴转移:转移部位多见于颈深上组的颈总动脉分叉处淋巴结,然后再沿颈内静脉向上、下淋巴结转移。声门下型癌常转移至气管旁及喉前淋巴结组。③血行转移:癌细胞可循血循环向全身转移至肝、肺、骨、肾、脑垂体等。

【检查】 喉癌的形态有菜花型、溃疡型,结节型及包块型。电子喉镜检查可以发现较小的早期癌,检查时应特别注意会厌喉面、前连合、喉室及声门下区,观察声带运动是否受限或固定,必须仔细触摸颈部有无肿大淋巴结,喉体是否增大,颈前软组织和甲状腺有无肿块。

【诊断】 依靠症状、体检及和病理活检等。详细询问病史,凡年龄超过40岁,有声嘶或咽喉部不适、异物感者。均须用喉镜仔细检查,以免漏诊。对可疑病变,应在直接喉镜或电子纤维喉镜下进行活检,以明确诊断。喉部CT及MRI检查等有助于了解癌肿的浸润范围和颈部淋巴结转移情况。喉癌须和下列疾病相鉴别：

1. 喉结核 主要症状为声嘶和喉部疼痛，发声低弱，甚至失声。喉痛剧烈，常妨碍进食。喉镜下可见喉黏膜苍白水肿，有浅溃疡，上覆有黏脓性分泌物，偶见结核瘤呈肿块状。病变多发生于喉的后部；胸部 X 线检查，多患有进行性肺结核。

2. 喉乳头状瘤 病程较长，可单发或多发，肿瘤呈乳头状突起，常带蒂，由于病变限于黏膜表层，一般无声带运动障碍。

【治疗】 治疗包括手术、放疗、化疗及免疫治疗等。根据癌肿的范围及扩散情况，选择合适的治疗方案，目前多主张手术加放疗的综合治疗。

1. 手术治疗 是喉癌治疗的主要手段；原则是在彻底切除癌肿的前提下，尽可能保留或重建喉的功能，提高病人的生存质量。根据手术的方式主要分为各种类型的喉部分切除术和喉全切除术。

2. 放射治疗 主要针对早期声带癌，声带运动正常；病变小于 1cm 的声门上癌；全身情况差，不宜手术者。

3. 其他治疗 包括化学药物治疗及生物治疗。

（吴　昊）

第五节　喉　阻　塞

喉阻塞(laryngeal obstruction)亦称喉梗阻，系因喉部或其邻近组织的病变使喉部通道发生阻塞而引起呼吸困难，若不速治，可引起窒息死亡，是耳鼻喉科常见的急症之一。由于幼儿声门狭小，黏膜下组织疏松，喉部神经易受刺激而引起痉挛，故发生喉阻塞的机会较成人多。

【病因】
1. 炎症 如小儿急性喉炎、急性喉气管支气管炎、急性会厌炎、喉脓肿、喉白喉、咽后壁脓肿、口底蜂窝织炎等。

2. 水肿 喉血管神经性水肿，药物过敏反应和心肾疾病引起的水肿等。

3. 外伤 喉部挫伤、切割伤、火器伤、烧灼伤、高热蒸汽或毒气吸入等。

4. 异物 喉部、气管异物不仅可造成机械性阻塞，还可引起喉痉挛。

5. 肿瘤 喉癌、多发性喉乳头状瘤、喉咽肿瘤、甲状腺肿瘤等。

6. 畸形 喉蹼、先天性喉喘鸣、喉瘢痕狭窄、喉软骨畸形等。

7. 声带麻痹 两侧声带外展瘫痪。

【临床表现】
1. 吸气性呼吸困难 是喉阻塞的主要症状，两侧略向上倾斜的声带边缘形成声门，是喉部的最狭窄处。正常吸气时气流将声带斜面向下、向内推压，但由于同时伴有声带外展运动，使声门裂开大，所以呼吸通畅。当病变时，吸气期气流将声带斜面向下，向内推压，使原本狭窄的声门更窄，导致吸气性呼吸困难。表现为吸气运动加强，时间延长，吸气深而慢，而通气量并不增加，如无显著缺氧，则呼吸频率不变。呼气时气流向上外推开声带，尚能呼出气体，故呼气困难并不显著。

2. 吸气性喉喘鸣 吸气期吸入的气流挤过狭窄的声门裂，形成气流旋涡反击声带，声带颤动所发出一种较为尖锐的喉喘鸣声。喉喘鸣声的大小与阻塞程度呈正相关,重者,喘鸣声甚响,隔室可闻。呼气时因声门裂较大,故没有此声。

3. 吸气期软组织凹陷　因吸气时气体不易通过声门进入肺部,胸腹辅助呼吸均代偿性加强运动,将胸部扩张,以利呼吸进行,但肺叶不能相应地膨胀,因此胸腔内负压增加,使胸壁及其周围软组织,如胸骨上窝、锁骨上、下窝、胸骨剑突下或上腹部、肋间隙于吸气时向内凹陷,称为"四凹征"。凹陷的程度随呼吸困难的程度而异,儿童的肌张力较弱,此凹陷征尤为显著。

4. 声嘶　若病变位于声带,常出现声音嘶哑,甚至失声。

5. 发绀　因缺氧而面色青紫,吸气时头部后仰,烦躁不能入睡,坐卧不安。晚期可出现脉搏微弱、快速、心律不齐、心力衰竭,最终发生昏迷而死亡。

【检查】　根据病情轻重,将喉阻塞分为四度。

1. 1度　安静时无呼吸困难。活动或哭闹时有轻度吸气期呼吸困难,稍有吸气期喉喘鸣及吸气期胸廓周围软组织凹陷。

2. 2度　安静时也有轻度吸气期呼吸困难,吸气期喉喘鸣和吸气期胸廓周围软组织凹陷,活动时加重,但不影响睡眠和进食,无烦躁不安等缺氧症状,脉搏尚正常。

3. 3度　吸气性呼吸困难明显,喉喘鸣声较响,吸气期胸廓周围软组织凹陷显著,并出现缺氧症状,如烦躁不安,不易入睡,不愿进食,脉搏加快等。

4. 4度　呼吸极度困难。病人坐卧不安,手足乱动,出冷汗,面色苍白或发绀,定向力丧失,心律不齐,脉搏细弱,昏迷、大小便失禁等。若不及时抢救,则可因窒息以致呼吸心跳停止而死亡。

【诊断】　根据病史,症状和体征,对喉阻塞不难作出诊断,临床上对于查明其病因应根据病情轻重而定:对呼吸困难严重者,应先解除其呼吸困难后,再进行检查以明确病因。应与支气管哮喘,气管支气管炎等引起的呼气性、混合性呼吸困难相鉴别,其诊断要点见表4-3-1。

表 4-3-1　各种呼吸困难诊断要点

病因及临床表现	吸气性呼吸困难	呼气性呼吸困难	混合性呼吸困难
病因	上气道梗阻性病变	小支气管阻塞性病变	气管中下段阻塞性病变或上下气道同时有阻塞性病变
颈,胸部软组织凹陷	吸气期四凹征	无四凹征	无明显四凹征,若以吸气困难为主则有之
呼吸深度与频率	吸气运动加强、延长,呼吸频率基本不变或减慢	呼气运动增强延长,吸气运动亦稍加强	吸气与呼气均增强
呼吸时伴发声音	吸气期喉喘鸣	呼气期喉喘鸣	一般不伴发明显声音
咽喉及肺部检查	咽喉有阻塞性病变,肺部有充气不足体征	肺部有充气过多体征	胸骨后可闻及气管内呼气期哮鸣音

【治疗】　对急性喉阻塞患者的急救,必须分秒必争,因地制宜,迅速解除呼吸困难,以免造成窒息或心力衰竭,根据其病因及呼吸困难的程度,采用药物或手术治疗。

1. 1度　明确病因,进行积极病因治疗。由炎症引起者,使用足量抗生素和类固醇激素。

2. 2度 因炎症引起者,使用足量有效的抗生素和类固醇激素,有时可避免气管切开术,若为异物,应迅速取除;如喉肿瘤、双侧声带瘫痪、喉外伤等一时不能去除病因者,应考虑作气管切开术。

3. 3度 对较短时间的炎性病变,喉阻塞时间较短者,在密切观察下可积极使用药物治疗,并作好气管切开术的准备,若药物治疗未见好转,全身情况较差时,宜及早行气管切开术。若为肿瘤,则行气管切开术。

4. 4度 立即行气管切开术。病情十分紧急时,可先行环甲膜切开术,或先气管插管,再行气管切开术。对于危急患者,病因治疗应在气管切开术后进行。

(吴 昊)

第四章 气管食管科学

第一节 气管、支气管及食管的应用解剖

一、气管、支气管的应用解剖

气管(trachea)位于颈前正中、食管的前方。是一个由软骨、肌肉、黏膜和结缔组织构成的管腔。上端起自环状软骨下缘,相当第6颈椎平面,下端相当第5胸椎上缘,在此分成左右两主支气管(bronchi),分叉处称气管隆凸(carina),其边缘光滑锐利。为支气管镜检查的重要解剖标志。气管软骨以呈向后方开放的马蹄形不完整的软骨环为支架,共计16~20个,以气管环韧带将其互相连接。气管的长度及内径依性别、年龄及呼吸状态而不同。成年男性长约12cm,女性约10cm,气管内径左右约2.0~2.5cm,前后约1.5~2.0cm。气管环的缺口约占气管横断面周长的1/3,由纵行的弹性结缔组织纤维和横行、斜行平滑肌加以封闭称气管膜部,形成气管后壁,与食管前壁紧接。故呼吸时气管可以扩大或缩小。气管在其下端分叉处比较固定,其余部分较易活动,可随头部伸仰、颈部转动、吞咽、呼吸等动作而变换位置。

气管于隆突处分为左、右主支气管。主支气管进入肺门以后逐渐分支形成支气管树。如图4-4-1。其分支顺序为:①主支气管,入左右二肺;②肺叶支气管,右侧分3支,左侧分2支,分别进入各肺叶;③肺段支气管,入各肺段;④细支气管,直径1mm以下,入肺小叶;⑤终末细支气管;⑥呼吸性细支气管,入肺细叶;⑦呼吸性细支气管又依次分三级,最终达到肺泡管及肺泡。

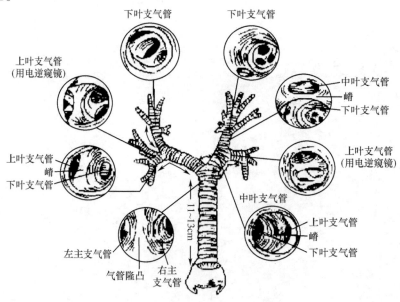

图4-4-1 气管、支气管及其开口

右支气管较短而粗,长约 2.5cm,直径约 1.4~2.3cm,与气管纵轴的延长线约成 20°~30°角;呼气道异物易落入右主支气管。右支气管分为上、中、下 3 个肺叶支气管。右上叶分为尖、后、前 3 个肺段支气管,右中叶分为内、外 2 个肺段支气管,右下叶分为尖支、内基底支、前基底支、外基底支及后基底支 5 个肺段支气管。

左侧主支气管细长,长约 5cm,直径约 1.0~1.5cm,与气管纵轴延长线构成 40°~45°角,在第 6 胸椎处进入肺门分上、下肺叶支气管。左上叶支气管自左主支气管前外侧壁分出,进入肺段分上、下 2 支。左下叶支气管开口与上叶开口有纵形嵴分开,向下行分尖、前、中、后、基底支,进入各自肺段。气管、支气管似树枝样分叉,气管分成 23 根支气管叉枝。第 1~16 分枝是传导性细支气管,第 17~22 是移行细支气管,第 23 是肺泡。

气管内壁覆有黏膜,为假复层柱状纤毛上皮,含有杯状细胞,黏膜下层内有腺体,能分泌浆液性和黏液性液体。

支气管、细支气管与肺的血供来自支气管动脉与肺动脉、支气管静脉与肺静脉。

气管与支气管的淋巴结有左右气管旁淋巴结、左右支气管淋巴结、气管支气管下淋巴结、上叶支气管下第二级淋巴结、中叶支气管下第三级淋巴结与下叶支气管下第四级淋巴结等。

气管、支气管由交感神经和迷走神经支配。前者兴奋时平滑肌舒张,气管、支气管扩张;后者兴奋时气管,支气管收缩。

二、食管的应用解剖学

食管(esophagus)为一垂直肌性管道,上端起于环状软骨下缘后方之喉咽,相当于第 6 颈椎平面,经颈部入胸腔在后纵隔内下行,穿过膈肌,在第 10 或第 11 胸椎平面与胃贲门相接,因此食管可分为颈、胸、腹三段。成人食管长约 23~25cm,横径约 2cm。食管长度随年龄而不同(图 4-4-2)。

1. 食管行径 颈段食管长约 5cm,位于颈中线略偏左侧与气管之后壁紧贴,颈总动脉等大血管位于其两侧。至纵隔内第 5 胸椎处恢复中线位置,至第 7 胸椎处又向左偏,并穿过横膈的食管裂孔与胃贲门相连。在第 9 胸椎以上,食管与胸椎间有胸导管、胸主动脉,右肋间动脉,奇静脉,此外,随着颈椎向前凸和胸椎向后凹,食管也随之向前、向后弯曲,因此食管镜检查,应随食管镜深入而相应地调整患者体位(即患者头部应取先高后低位)。

2. 食管的生理狭窄 第一狭窄是食管入口部,在环状软骨下缘,因环咽肌强有力的收缩将环状软骨拉向颈椎而致,使其成为食管最狭窄处。在环咽肌与咽下缩肌之间,食管入口的后壁有肌缺损区,此处管壁软弱,为食管异物最易停留之处,又系食

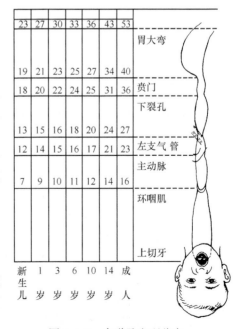

图 4-4-2 食道及生理狭窄

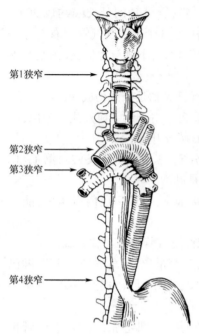

图 4-4-3 四处狭窄

管镜最难通过,甚易损伤穿破之处。第二狭窄为主动脉弓横过之处,相当于第 4 胸椎平面。第三狭窄相当第 5 胸椎平面,为左支气管横过食管之处。因第 2、3 狭窄位置邻近,临床通常合称为第 2 狭窄。第四狭窄相当于第 10 胸椎平面,是穿过横膈食管裂孔处。该四个比较狭窄的部位是食管最易受伤和异物最易停留的部位,尤其第一狭窄处更为突出(图 4-4-3)。

食管壁厚约 3~4mm,由黏膜层、黏膜下层、肌层和外膜组成。黏膜层为复层鳞状上皮,黏膜下层内含有腺体,肌层由内环型、外纵型两种肌纤维组成。肌层上 1/3 段为横纹肌,下 1/3 段为平滑肌,中 1/3 段则为横纹肌与平滑肌的混合。外膜层由纵行的结缔组织所构成,内含大量弹性纤维和疏松的蜂窝组织、血管、神经,但无浆膜存在。

食管的血液供应十分丰富,甲状腺下动脉和胸、腹主动脉等均有分支分布于食管腔。食管上段静脉经甲状腺下静脉汇入上腔静脉,中段回流至奇静脉,下段则注入门静脉系统。因此,当门静脉血流受阻时,食管下段静脉易充盈曲张。

食管的淋巴引流至气管旁、支气管旁、食管旁、贲门旁、后纵隔淋巴结。

食管由迷走神经、交感神经支配。

(殷 勇)

第二节 气管、支气管异物

气管、支气管异物是耳鼻喉科危重急症之一,随时可导致病人死亡,常见于儿童。

【病因】

(1) 常见于五岁以下儿童(牙发育与咀嚼功能不全、咽喉部反射功能差)。

(2) 进食时思想不集中(笑、哭、讲话等)。

(3) 不良习惯(儿童将小玩意含在口中或模仿变魔术、职业习惯将钉子、螺丝放在口中)。

(4) 昏迷、醉酒、麻醉时使食物、义齿等误入气管。

(5) 医源性:行口、鼻、咽喉检查、手术、治疗时,器械、敷料、组织误入。

【异物种类】 根据异物来源可分为内源性异物和外源性异物。内源性的异物有:血块、脓液、干痂、伪膜、呕吐物等;外源性的异物有:经口、鼻误吸入而致病的外界物质。根据异物性质大致可分为植物类异物和非植物类异物。

植物类异物有:花生、豆类、瓜子等;非植物类异物包括:动物类如:鱼骨、肉骨、蛋壳等;金属类如钉子、铁片等;化学类如:义齿、塑料笔套等。

【异物部位】 异物在喉、气管、支气管的部位与其性质、形态有关。如:

(1) 尖锐异物易嵌顿于喉、声门下部位。
(2) 光滑异物(毛豆、西瓜子)易留在总气管。
(3) 细碎小异物易入支气管。
(4) 右支气管短、粗、比较直、气流大,气管隆起偏左,异物进入右支气管比进入左侧几率高。

【病理】 异物进入气管、支气管后,所引起的局部病理变化,与异物的性质、大小、形状、停留时间、有无感染等因素有密切的关系。

1. 异物性质 植物性异物如蚕豆、花生等,由于其含有游离脂肪酸,对气道的黏膜刺激大,而发生弥漫性炎症反应,使其黏膜充血肿胀,分泌物增多,伴发热等全身症状,临床上称"植物性支气管炎"。动物性异物及化学制品对组织刺激比植物性小。矿物性异物对气道刺激更小,炎症反应轻。金属异物刺激性最小,但铁、铜易氧化、生锈,存留时间长可致局部肉芽组织增生,较其他金属异物刺激性稍大。

2. 异物大小与形状 尖锐、形状不规则的异物可穿入损伤附近软组织,易引起并发症。光滑细小的异物刺激性小,较少引起并发症。

3. 异物存留时间 一般来说异物存留时间越长,越易引起并发症,危险越大。

4. 异物阻塞程度 不完全性阻塞:吸气时由于支气管扩张,空气可以吸入,而呼气时管壁回缩,管腔变小,空气排出受阻,因此远端肺叶出现肺气肿。完全性阻塞:空气吸入呼出均受阻,远端肺叶内空气逐渐被吸收,终致阻塞性肺不张(图4-4-4)。病程长时,远端肺叶引流不畅,可并发支气管肺炎或肺脓肿。

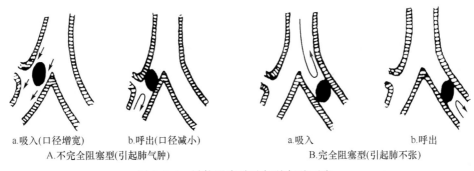

a. 吸入(口径增宽)　　b. 呼出(口径减小)　　a. 吸入　　b. 呼出
A. 不完全阻塞型(引起肺气肿)　　B. 完全阻塞型(引起肺不张)

图4-4-4 异物阻塞致肺气肿与肺不张

【分期】

1. 异物进入期 异物经过声门进入气管、支气管时立即引起剧烈呛咳及憋气甚至窒息,随异物深入症状可缓解。

2. 安静期 异物停留在气管或支气管内,一段时间可无症状或仅有轻微咳嗽及喘鸣。特别是异物较小停留在支气管内时,可无任何症状。

刺激与炎症期:异物刺激局部黏膜产生炎症反应并可合并细菌感染引起咳嗽、痰多等症状。

3. 并发症期 可出现支气管炎、肺炎、肺脓肿、心力衰竭、气胸、纵隔或皮下气肿等相应表现。

【临床表现】 气管异物的症状:异物经喉进入气管,刺激黏膜立即引起剧烈呛咳及反射性喉痉挛而出现憋气、面色青紫等。异物较小进入气管后若贴附于气管壁,症状可暂时缓解；若异物较轻而光滑，如西瓜子等常随呼吸气流在气管内上下活动引起阵发性咳嗽，当异物被气流冲向声门下时产生拍击声，在咳嗽即呼吸末期可闻及，用听诊器在颈部气管前可听到异物撞击声，手置于此处可触到撞击感。当异物阻塞部分气管腔时，气流通过变窄的气道可产生哮鸣音。

支气管异物的早期症状与气管异物相似；异物进入支气管后，停留在支气管内，刺激减少，咳嗽减轻。但若为植物性异物，脂酸刺激引起支气管黏膜症状可引起咳嗽、痰多、喘鸣及发烧等全身症状。如一侧支气管异物，多无明显呼吸困难。双侧支气管异物时，可出现呼吸困难。并发肺气肿、肺不张时，肺部听诊患侧呼吸音减低或消失，肺炎可闻及湿啰音。

【诊断】

(1) 病史：异物吸入史是诊断的重要依据。

(2) 症状与体征（呛咳、肺部听诊、观察呼吸情况）。

(3) X 线检查：胸透、胸片、颈侧位片或 CT 检查。阻塞性肺气肿 X 线透视可见患侧肺部透亮度增加较明显，横膈下降，活动度受限，呼气时支气管变窄，空气不能排出，患侧肺部内压大于健侧，纵隔及心脏被推向健侧；吸气时健侧肺内压力陡然增加，纵隔及心脏又被推向患侧，即"纵隔摆动"，为重要 X 线的体征。阻塞性肺不张 X 线透视可见患侧肺野阴影较深，横膈上抬，纵隔和心脏移向患侧，呼吸时保持不变。

(4) 支气管镜检查：支气管镜有诊断、鉴别诊断及治疗作用，支气管、气管异物的确切诊断与治疗最终要靠它来完成。

气管支气管异物在临床上应与喉炎、支气管肺炎、肺结核等疾病进行鉴别。

【治疗】 争分夺秒，及时诊断，及时取出异物（气管异物不过夜）

(1) 喉、气管异物：喉镜下取异物

(2) 支气管异物：支气管、纤维支气管镜下取异物、开胸取异物

(3) 并发严重感染、心衰、气胸、纵隔气肿先予相应措施

(4) 若当地无条件，或病情危重呼吸困难，必要时先行气管切开后及时转院。

【术后处理】

(1) 如有喉水肿伴严重呼吸困难应做气管切开。

(2) 可使用抗生素和激素防止发生并发症。

(3) 如一次未取尽或检查未见异物而仍有临床症状者，需再次行支气管镜检查。

(刘　浩)

第三节　食管异物

咽、食管异物是耳鼻喉科急症之一，可导致咽、喉部、食管纵隔的严重感染大出血直至死亡。

【病因】

(1) 饮食不慎（匆忙、讲话）。

(2) 儿童嬉戏或经验不足（口中含物，不会吃有骨、刺、核食物）。

(3) 老人、儿童咀嚼功能差；老人用义齿，口内的感觉不良。

(4) 昏迷、酒醉、睡眠时误咽(义齿)。

(5) 食管有病变(狭窄、外伤、肿瘤)。

(6) 自杀(逃避处罚,故意吞咽手表、旅行剪刀、打火机)。

【异物种类】

(1) 动物性异物(最常见)如肉骨、鱼刺等。

(2) 金属类异物如笔套、硬币等。

(3) 化学合成类及植物类如枣核等。

【异物易停留在食管的四个生理狭窄处】(成人)

(1) 食管入口:距门齿 16cm(最常见)。

(2) 主动脉压迹:距门齿 23cm。

(3) 左支气管压迹:距门齿 27cm。

(4) 膈孔:距门齿 40cm。

【病理】

(1) 短期:食管局部黏膜很快出现炎症肿胀,发生溃疡、穿孔,从而形成食管周围炎、纵隔炎或脓肿。

(2) 长期:形成食管狭窄,其上端可扩大或形成憩室。

(3) 异物进入气管导致气管食管瘘。

(4) 异物进入胸腔形成气胸或脓胸。

(5) 食管破溃直致主动脉弓或其他大血管引发大出血。

【临床表现】

1. 吞咽疼痛   异物较小或较圆钝时,疼痛不明显或仅有梗阻感。尖锐的异物或继发感染时疼痛多较重。异物位于食道上段时疼痛部位多在颈根部或胸骨上窝处;异物位于食管中段时常表现为胸骨后疼痛,并可放射到背部。

2. 吞咽困难   异物嵌顿于环后隙及食道入口时,吞咽困难明显。轻者可进食半流质或流质,重者可能饮水也感困难。小儿患者常伴有流涎症状。

3. 呼吸困难   异物较大向前压迫气管后壁,或异物位置较高部分未进入食管压迫喉部时,尤其在幼小儿童,可出现呼吸困难,甚至有窒息致死的可能。应及时处理,以保持呼吸道通畅。

【诊断】

1. 病史、症状、体征   了解异物性质、形状、病程时间对诊断治疗极有帮助。

2. 间接喉镜检查   异物位于食管上段,尤其有吞咽困难病人,有时可见梨状窝积液。

3. X 线检查   不透光异物(硬币、金戒指)——极易诊断;透光异物:钡餐透视、摄片、钡棉絮的使用(怀疑食管穿孔时禁用钡剂食管造影,而改用碘油造影)。X 线还可以:①了解异物的形状、位置——选择食管镜、异物钳;②了解有否继发感染——针对并发症治疗。

4. 食管镜检查   可以明确诊断并可以同时取出异物。

【并发症】

(1) 食管穿孔致食管周围炎,表现为疼痛、吞咽困难、高热。

(2) 食管穿孔致颈间隙感染或纵隔炎与纵隔脓肿:疼痛、高热、全身中毒症(X 线显示纵隔增宽)。

(3) 大出血:食管第二、三狭窄处感染、穿孔易累及主动脉。

(4) 食管气管瘘:食管前壁穿孔,致食物唾液入肺,引起肺部感染。

(5) 颈部皮下气肿或纵隔气肿:食管穿孔致吞咽下的空气经穿孔外溢,进入颈部皮下组织或纵隔内,处理及时并无明显感染时可自行吸收。

【治疗】

(1) 及时取出异物是关键:食管镜(硬食管镜、纤维食管镜)、Foley 管、经颈侧切开或开胸取出异物。

(2) 注意全身情况:疑食管穿孔应禁食或鼻饲饮食,同时给予抗炎、支持治疗。

(3) 伴有咽后、食管颈段脓肿需切开引流。

(4) 并发纵隔脓肿、异物嵌顿无法从食管镜下取出时,转胸外科处理。

【食管镜检查适应证】

(1) 明确食管异物的诊断,取除食管异物。

(2) 查明吞咽困难和吞咽疼痛原因。

(3) 了解食管肿瘤的部位及范围,还可做细胞涂片或钳取组织做病理检查。小的良性肿瘤在食管镜下切除。

(4) 检查食管狭窄的部位、范围及程度,对范围局限者可行扩张术。

(5) 查明吐血的原因,并可做局部电烧、涂药止血,还可对食管静脉曲张施行填塞止血或主射硬化剂治疗。

【食管镜检查禁忌证】

(1) 食管腐蚀伤的急性期。

(2) 严重心血管疾病、重度脱水、全身衰竭,如非绝对必要,最好待治疗情况改善后手术。

(3) 严重食管静脉曲张。

(4) 明显脊柱前突,严重颈椎病变,或张口困难者。

(5) 吞钡后不足 24 小时一般不施行食管镜检查。

(刘 浩)

第五章 耳 科 学

第一节 耳的应用解剖学及生理学

一、耳的应用解剖学

耳分为外耳(external ear)、中耳(middle ear)和内耳(inner ear)三部分。外耳道的骨部、中耳、内耳和内耳道都位于颞骨内(图 4-5-1)。

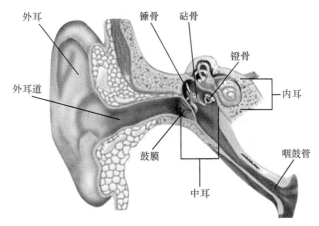

图 4-5-1 耳的解剖关系示意图

(一)颞骨

颞骨(temporal bone)左右成对,位于颅骨两侧的中、下 1/3 部,构成颅骨底部和侧壁的一部分。它上方与顶骨、前方与蝶骨及颧骨、后方与枕骨相接,参与组成颅中窝与颅后窝。颞骨为一复合骨块,由鼓部、乳突部、岩部和鳞部所组成,另有茎突附着于鼓部后下侧。

1. 鳞部 鳞部(squamous portion)又称颞鳞,位于颞骨的前上部,形似鱼鳞,分内、外二面及三个缘。外面光滑略外凸,构成颞窝的一部分(图 4-5-2),有颞肌附着,并有纵行的颞中动脉沟。该沟下端之前下是颧突(zygomatic process)及其前、中、后根。颧突前根呈结节状,又称关节结节(articular tubercle)。关节结节后侧之椭圆形深窝,称为下颌窝(mandibular fossa),由颞骨鳞部和岩部构成。中根又称关节后突(retroarticular process),介于下颌窝与外耳门之间。后根从颧突上缘经过外耳门上方向后移行于弓状线,称为颞线(temporal line),颞肌下缘即止于此,有时呈嵴状,称乳突上嵴(supramastoid crest)。颞线之下,骨性外耳道口后上方有一小棘状突起,名道上棘(suprameatal spine)。鳞部内面稍凹,系大脑颞叶所在区,有脑压迹及脑膜中动脉沟。

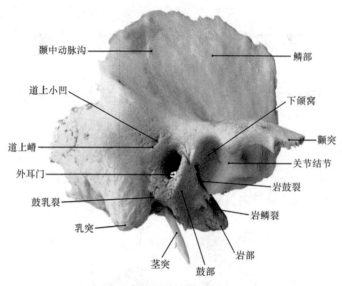

图 4-5-2 颞骨外侧面(右)

鳞部上缘锐薄,与顶骨下缘相接。前缘呈锯齿状,上薄下厚,与蝶骨大翼相接,形成蝶鳞缝(sphenosquamous suture)。下缘内侧与岩骨前缘外侧部融合,形成岩鳞裂(petrosquamous fissure);下界与鼓部前上缘相连,形成鼓鳞裂(tympanosquamous fissure)。

2. 乳突部 乳突部(mastoid portion)位于鳞部的后下方,呈一锥状突起,故名乳突(mastoid process)。其上方与鳞部以颞线为界,前下与鼓部融合形成鼓乳裂(tympanomastoid fissure),内侧与岩部相连。可分为内、外两面及上、后两缘。在乳突外侧面,道上棘后方,外耳道后壁向上延伸与颞线相交所成之三角形区域,称道上三角区(suprameatal triangle);此处骨面含有许多为小血管穿通的小孔,故又名筛区(cribriform area),是乳突手术时指示鼓窦位置的重要标志。乳突外侧面粗糙,其外下方有胸锁乳突肌、头夹肌和头最长肌附着;其近后缘处常有一贯穿骨内外的乳突孔(mastoid foramen),有乳突导血管通过此孔使颅外静脉与乙状窦沟通,枕动脉亦有小支经此孔供给硬脑膜。乳突尖内侧有一深沟,称乳突切迹(mastoid notch)或二腹肌沟,二腹肌后腹附着于此;沟的前端为茎乳孔。该切迹的内侧有一浅沟伴行,名枕动脉沟,有枕动脉经过。进行乳突部手术时,当乳突腔内气房全部去除后,在乳突腔的尖部可见一与二腹肌沟相对应的呈弧形隆起的骨嵴,称为二腹肌嵴。此嵴的前内端与面神经管垂直段相交。设想建立一个将此弧形骨嵴分为内外各半的矢状切面而向前延伸的平面,该平面与骨部外耳道后壁相交成一直线,此线即为面神经管垂直部的投影。牢记此点,有助于面神经的定位。手术时,磨去该交线以外的外耳道骨段较安全。乳突在新生儿并未发育,尔后才逐渐气化。婴儿期气化继续进行,岩尖部的气化可持续至成人的早期。待乳突发育完毕,即呈一短钝的、尖端向下的锥状突起。两岁以内的婴幼儿,乳突仅具雏形,其茎乳孔处无乳突作为屏障,故当两岁以内婴幼儿患化脓性中耳炎继发耳后骨膜下脓肿时,切勿贸然采用成人的耳后切口(即垂直向下切口)施行手术,而应将切口下段向后斜行,以免损伤面神经。乳突内侧面为颅后窝的前下方,有一弯曲的深沟,称乙状沟(sigmoid sulcus),乙状窦位于其中。乙状窦骨板的厚薄及其位置稍前或稍后,常因乳突气房发育的程度不同而各异。乳突气房发育良好者,乙状窦骨板较薄且位置偏后,其与外耳道后壁之间的距离较大;乳突气房发育较差者,则乙状窦骨板坚实,位置前移,其与外耳道后壁的距离较小,或甚为接近。后者在乳突手术时易损伤乙状窦而引起严重出血,妨碍手术进行;或可发生气栓,导致生命危险。在顶切迹与乳突尖之间可引一条假想直线,称"乙状窦颅外标线",它标志着乙状窦在颅内的走向。顶切迹和乳突尖又分别为乙状窦上膝和下膝的颅外标志。乙状窦的管径一般右侧大于左侧。上述标志对耳部手术、小脑脑桥角手术以及侧颅底手术都非常重要。

乳突上缘与顶骨的乳突角相接,后缘与枕骨相连。正常乳突部的骨质中有许多含气小腔,称乳突气房(mastoid cells),乳突按其气化程度,可分为四型:气化型(pneumatic type)、板障型(diploetic type)和硬化型(sclerotic type),以及上述任何两型或三型并存的混合型(mixed type)。位于上部的气房最大,称为鼓窦(tympanic antrum),与鼓室相通,是乳突手术的重要标志。有时在浅、深气房之间存在一薄层骨板,乃鳞部在发育过程中过度向乳突方向伸展所致,称 Korner 隔(Korner septum)。

3. 鼓部 鼓部(tympanic portion)位于鳞部之下、岩部之外、乳突部之前,为一扁曲的"U"形骨板,它构成骨性外耳道的前壁、下壁和部分后壁。其前上方以鳞鼓裂(squamotympanic fissure)和鳞部相接,后方以鼓乳裂(tympanomastoid fissure)和乳突部毗邻,内侧以岩鼓裂(petrotympanic fissure)和岩部接连。鼓部的前下方形成下颌窝的后壁。鼓部在新生儿时仅为一个上部缺如的环形骨质,称鼓环(tympanic anulus),在成人,鼓部内端有一窄小沟槽,称鼓沟(tympanic sulcus),鼓膜边缘的纤维软骨环嵌附于沟内。鼓部缺口居上,名鼓切迹(notch of Rivinus),此处无鼓沟和纤维软骨环。

4. 岩部 岩部(petrous portion)形似一横卧的三棱锥体,故又名岩锥(petrous pyramid),位于颅底,嵌于枕骨和蝶骨之间,内藏听觉和平衡器官,有一底、一尖、三个面和三个缘。底向外,与鳞部和乳突部相融合;尖端粗糙、朝向内前而微向上,嵌于蝶骨大翼后缘和枕骨底部之间,构成破裂孔的后外界,颈动脉管内口开口于此。

(1) 岩部三个面:岩部三个面即:

1) 前面:组成颅中窝的后部,又称大脑面(cerebral surface),向外与鳞部的脑面相连。由内向外有以下重要标志:近岩尖处有三叉神经压迹(trigeminal impression),容纳三叉神经半月神经节;压迹的外侧有两条与岩锥长轴平行的小沟,内侧者为岩浅大神经沟,外侧者为岩浅小神经沟,此二沟各通过同名神经;在岩浅大神经沟的外侧末端为面神经管裂孔,有岩浅大神经穿出;在岩浅小神经沟的外侧末端为岩浅小神经管裂孔,为同名神经穿出。继向后外方有一大的凸起,名弓状隆起(arcuate eminence),前半规管位于其下方,大多数前半规管的最高点是在弓状隆起最高点前内方之斜坡中。再向外有一浅凹形的薄骨板,名鼓室盖(tympanic tegmen),将其下的鼓室和颅中窝分隔。

2) 后面:组成颅后窝的前界,又称小脑面(cerebellar surface),向外与乳突部的内面相连;系由3个静脉窦(岩上窦、岩下窦和乙状窦)围成的三角形骨面,其顶朝内,底朝外。在中部偏内处为内耳门(internal acoustic porus),向外通入内耳道(internal auditory meatus)。内耳门之后外有一为薄骨板遮盖的裂隙,称内淋巴囊裂,其中有前庭水管外口(external aperture of vestibular aqueduct),后者经骨性前庭水管通至骨迷路的前庭,有内淋巴管(又称膜性前庭水管)经过。内耳门和内淋巴囊裂之间的上方有一小凹,名弓形下窝(subarcuate fossa),有硬脑膜的细小静脉穿过。

3) 下面：粗糙凹凸不平，乃岩骨三个面中最不规则者，它组成颅底底面的一部分。在其前内侧部，骨面粗糙，为腭帆提肌、鼓膜张肌及咽鼓管软骨部的附着部；在后外侧部及鼓部内侧，有前内和后外紧邻的两个深窝，前内者相当于岩尖与岩底的中间处，为颈动脉管外口，有颈内动脉、静脉丛以及交感神经经过；颈内动脉管（carotid canal）先沿鼓室前壁垂直上行，继而折向前方水平行走，开口于岩尖的颈动脉管内口。颈动脉管外口的后外侧者为颈静脉窝（jugular fossa），构成颈静脉孔的前界及外侧界，内纳颈静脉球的顶部。颈静脉窝的外侧骨壁上有一浅沟，称为乳突小管沟，该沟向后穿入骨质而成一小管，成为迷走神经耳支（arnold 神经）的通路。颈动脉管外口和颈静脉窝之间的薄骨嵴上，有鼓室小管（tympanic canaliculus）下口，起于岩神经节的舌咽神经鼓室支即鼓室神经（Jacobson 神经）以及咽升动脉的鼓室支通过该小管进入鼓室。在颈静脉窝的前内侧、紧靠颈静脉间突有一三角形的压迹，为舌咽神经之岩神经节所在的部位，凹底有一小孔，为蜗水管外口（external aperture of cochlear aqueduct）。在颈静脉孔外侧部容纳乙状窦至颈静脉球交接处，其内侧为岩下窦开口处，第Ⅸ、Ⅹ、Ⅺ脑神经在颈静脉孔内侧部穿行出颅。

(2) 岩部三个缘：岩部上缘最长，有岩上沟容纳岩上窦，沟缘有小脑幕附着；内端有一切迹，内含三叉神经半月神经节的后部，上缘尖端借岩蝶韧带和蝶骨接连并形成小管，内有展神经和岩下窦经过。故在气化非常良好的颞骨发生急性化脓性中耳乳突炎时可并发岩尖炎，而出现三叉神经痛和展神经瘫痪症状。岩部后缘的内侧段有岩下沟，内含岩下窦；其外侧段和枕骨的颈静脉切迹形成颈静脉孔。岩部前缘的内侧部分与蝶骨大翼接连形成蝶岩裂，外侧部分与对应部分组成岩鳞裂和岩鼓裂；在岩部与鳞部之间，有上下并列的二管通入鼓室，居上者名鼓膜张肌半管，居下者为咽鼓管半管。

内耳道（internal acoustic meatus）：为一骨性管道，位于岩部内。岩部后面中央偏内的内耳门（internal acoustic porus）约呈扁圆形，后缘较锐而突起，前缘较平而无明显边缘。自内耳门向外通入内耳道，平均长约 10mm，其外端以一垂直而有筛状小孔的骨板所封闭；此骨板即为内耳道底（fundus of internal acoustic meatus），它构成内耳的前庭和耳蜗内侧壁的大部分。内耳道底由一横嵴分为大小不等的上、下两区。上区较小，又被一垂直骨嵴分为前、后二部：前部有一凹陷名面神经管区，即面神经管入口处，面神经自此进入骨管即为迷路段，向外达膝神经节；后部之凹陷名前庭上区，内有数小孔，穿过前庭神经上终末支。下区较大，其前方为蜗区，有许多呈螺旋状排列的小孔，为蜗神经纤维所通过；蜗区的后方为前庭下区，有数个小孔，为前庭神经下终末支的球囊神经所通过。前庭下区的后下方有一单孔，有前庭神经下终末支的后壶腹神经通过。内耳道内含面神经、听神经及迷路动、静脉。

5. 茎突 茎突（styloid process）起于颞骨鼓部的下面，伸向前下方，呈细长形，长短不一，平均长约 25mm；远端有茎突咽肌、茎突舌肌、茎突舌骨肌、茎突舌骨韧带和茎突下颌韧带附着。在茎突与乳突之间有茎乳孔（stylomastoid foramen），为面神经管的下口，面神经由此出颅骨。婴儿时期乳突尚未发育，茎乳孔的位置甚浅，此时施行乳突手术若作耳后切口者，不宜过于向下延伸，以免损伤面神经。

（二）外耳

外耳包括耳廓及外耳道。

1. 耳廓

(1) 耳廓的形态与构造：耳廓(auricle)除耳垂为脂肪与结缔组织构成而无软骨外，其余均为软骨组成，外覆软骨膜和皮肤，似贝壳或漏斗，借韧带、肌肉、软骨和皮肤附丽于头颅侧面，左右对称，一般与头颅约成30°，分前(外侧)面和后(内侧)面。前(外侧)面凹凸不平，边缘卷曲名耳轮(helix)，起自于外耳道口上方的耳轮脚(crus of helix)。耳轮后上部有小结节名耳廓结节(auricular tubercle，或称Darwin结节)。耳轮下端连于耳垂。耳轮前方有一与其约相平行的弧形隆起称对耳轮(antihelix)，其上端分叉成为上、下两个嵴状突起，名对耳轮脚(crus of antihelix)；二脚间的凹陷部分名三角窝(triangular fossa)，对耳轮向下终止于对耳屏。耳轮与对耳轮之间的凹沟名舟状窝(scaphoid fossa)或耳舟(scapha)。对耳轮前方的深窝名耳甲(concha)，它被耳轮脚分为上下两部，上部名耳甲艇(cymba conchae)，下部名耳甲腔(cavum conchae)，于此处能触到外耳道上棘，耳甲腔前方即外耳道口，或称外耳门(external acoustic porus)。外耳道口前方的突起名耳屏(tragus)。对耳轮前下端与耳屏相对的突起称对耳屏(antitragus)。耳屏与对耳屏之间的凹陷名耳屏间切迹(intertragic notch)。耳屏与耳轮脚之间的凹陷名耳前切迹(incisura anterior auris, anterior notch of ear)，由于此处无软骨连接，故在其间作切口可直达外耳道和乳突的骨膜，而不损伤软骨。对耳屏下方、无软骨的部分名耳垂(lobule)。耳廓的后(内)面较平整，但稍膨隆。

耳廓前面的皮肤与软骨粘连较后面为紧，皮下组织少，若因炎症等发生肿胀时，感觉神经易受压迫而致剧痛；若有血肿或渗出物极难吸收；由于外伤或耳部手术，可引起软骨膜炎，甚至发生软骨坏死，导致耳廓变形。耳廓血管位置浅表、皮肤菲薄，故易受冻。

(2) 耳廓的神经血管和淋巴管分布：耳廓的神经分三类：感觉神经、运动神经以及交感神经。感觉神经有枕小神经、耳大神经、耳颞神经及迷走神经耳支，分布于耳廓前外侧面及后内侧面。运动神经有面神经颞支及耳后支，支配耳廓肌。耳廓的交感神经来自颈动脉交感丛，沿动脉和静脉分布。

耳廓的血液主要由耳后动脉和颞浅动脉供给，尚有枕动脉分支。主要经耳后静脉和颞浅静脉回流，耳后静脉可经乳突导血管与乙状窦相通。

外耳的淋巴引流至耳廓周围淋巴结。耳廓前面的淋巴流入耳前淋巴结与腮腺淋巴结，耳廓后面的淋巴流入耳后淋巴结，耳廓下部及外耳道下壁的淋巴流入耳下淋巴结(属颈浅淋巴结上群)、颈浅淋巴结及颈深淋巴结上群。

2. 外耳道

(1) 外耳道的形态与构造：外耳道(external acoustic meatus)起自耳甲腔底部的外耳门，向内直至鼓膜，长2.5~3.5cm，由软骨部和骨部组成。软骨部约占其外侧1/3，骨部约占其内侧2/3。外耳道有两处较狭窄，一为骨部与软骨部交界处，另一处为骨部距鼓膜约0.5cm处，后者称外耳道峡(isthmus)。外耳道略呈s形弯曲：外段向内、向后而微向上；中段向内、向后；内段向内、向前而微向下。故在检查外耳道深部或鼓膜时，需将耳廓向后上提起，使外耳道成一直线方易窥见。由于鼓膜向前下方倾斜，因而外耳道前下壁较后上壁约长6mm。婴儿的外耳道软骨部与骨部尚未完全发育，故较狭窄而呈一裂缝状，且其外耳道方向系向内、向前、向下，故检查其鼓膜时，应将耳廓向下拉，同时将耳屏向前牵引。

外耳道软骨的后上方呈一缺口，为结缔组织所代替。外耳道软骨在前下方常有2~3个垂直的、由结缔组织充填的裂隙，称外耳道软骨切迹(Santorini切迹)。它可增加耳廓的可动性,亦为外耳道与腮腺之间感染互相传播的途径。外耳道骨部的后上方由颞骨鳞部组成,其深部与颅中窝仅隔一层骨板,故外耳道骨折时可累及颅中窝。骨部外耳道前、下壁由颞骨鼓部构成,其内端形成鼓沟,鼓膜紧张部的边缘附于沟内。鼓沟上部之缺口名鼓切迹(tympanic incisure;Rivinus incisure)。

外耳道皮下组织甚少,皮肤几与软骨膜和骨膜相贴,故当感染肿胀时易致神经末梢受压而引起剧痛。软骨部皮肤含有类似汗腺构造的耵聍腺,能分泌耵聍(cerumen),并富有毛囊和皮脂腺。在骨部,除局限在后上壁一小部分皮肤外,骨部皮肤缺乏毛囊等结构,故耳疖常发生于外耳道外 1/3 处。

(2) 外耳道的神经、血管及淋巴:外耳道的神经来源主要有二:一为下颌神经的耳颞支,分布于外耳道的前壁与上壁及鼓膜外侧的前半部,故当牙病等疼痛时可传至外耳道;二为迷走神经的耳支,分布于外耳道的后与下壁及鼓膜外侧面的后半部,故当刺激外耳道皮肤时,可引起反射性咳嗽。另有来自颈丛的耳大神经和枕小神经,以及来自面神经和舌咽神经的分支。

外耳道的血液由颞浅动脉的耳前支和上颌动脉的耳深动脉供给。外耳道血液回流注入颞浅静脉、上颌静脉和翼肌静脉丛。

外耳道淋巴管的注入处与耳廓的淋巴管相同。

(三) 中耳

中耳(middle ear)包括鼓室、咽鼓管、鼓窦及乳突 4 部分。狭义的中耳仅指鼓室及其内容结构。

1. 鼓室 鼓室(tympanic cavity)为含气空腔,位于鼓膜与内耳外侧壁之间;在额状断面上近似双凹透镜状;向前借咽鼓管与鼻咽部相通,向后以鼓窦入口与鼓窦及乳突气房相通。以鼓膜紧张部的上、下边缘为界,可将鼓室分为 3 部:①上鼓室(epitympanum),或称鼓室上隐窝(epitympanic recess;或 attic),为位于鼓膜紧张部上缘平面以上的鼓室腔;②中鼓室(mesotympanum),位于鼓膜紧张部上、下缘平面之间,即鼓膜与鼓室内壁之间的鼓室腔;③下鼓室(hypotympanum),位于鼓膜紧张部下缘平面以下,下达鼓室底。鼓室的上下径约 15mm,前后径约 13mm;内外径在上鼓室约 6mm,下鼓室约 4mm,中鼓室于鼓膜脐与鼓岬之间的距离为最短,仅约 2mm。鼓室内有听骨、肌肉及韧带等。

(1) 鼓室六壁:鼓室约似一竖立的小火柴盒,有外、内、前、后、顶、底 6 个壁。

1) 外壁:又称鼓膜壁(membranous wall),由骨部及膜部构成。骨部较小,即鼓膜以上的上鼓室外侧壁;膜部较大,即鼓膜。

鼓膜:鼓膜(tympanic membrane)介于鼓室与外耳道之间,为向内凹入、椭圆形、半透明的膜性结构;高约 9mm、宽约 8mm、厚约 0.1mm。鼓膜的前下方朝内倾斜,与外耳道底约成 45°~50°,故外耳道的前下壁较后上壁为长。新生儿鼓膜的倾斜度尤为明显。与外耳道底约成 35°,鼓膜边缘略厚,大部分借纤维软骨环嵌附于鼓沟内,称为紧张部(pars tensa)。其上方鼓沟缺如之鼓切迹处,鼓膜直接附丽于颞鳞部,较松弛,名松弛部(pars flaccida;shrapnell's membrane)。鼓膜之结构分为 3 层:外为上皮层,系与外耳道皮肤连续的复层鳞状上皮;中为纤维组织层,含有浅层放射形纤维和深层环形纤维,锤骨柄附着于纤维层中间,松弛部无此层;内为黏膜层,与鼓室黏膜相连续。

鼓膜(图 4-5-3)中心部最凹处相当于锤骨柄的尖端,称为鼓膜脐(umbo)。自鼓膜脐向上稍向前达紧张部上缘处,有一灰白色小突起名锤凸(malleolar prominence),即锤骨短突顶起鼓膜的部位,临床上亦称锤骨短突(short process of malleus)。在脐与锤凸之间,有一白色条纹,称锤纹(malleolar stria),由附着于鼓膜内的锤骨柄所形成的映影。自锤凸向前至鼓切迹前端有锤骨前襞(anterior malleolar fold),向后至鼓切迹后端有锤骨后襞(posterior malleolar fold),二者均系锤骨短突顶起鼓膜所致,乃紧张部与松弛部的分界线。自脐向前下达鼓膜边缘有一个三角形反光区,名光锥(cone of light),系外来光线被鼓膜的凹面集中反射而成。为便于描记,临床上常将鼓膜分为 4 个象限(图 4-5-3):即沿锤骨柄作一假想直线,另经鼓膜脐作与其垂直相交的直线,便可将鼓膜分为前上、前下、后上、后下 4 个象限。

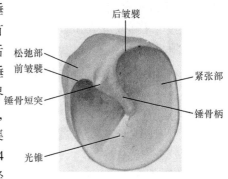

图 4-5-3 正常鼓膜像

2) 内壁:即内耳的外壁,亦称迷路壁(labyrinthine wall),有多个凸起和小凹。鼓岬(promontory)为内壁中央较大的膨凸,系耳蜗底周所在处;其表面有细沟称岬沟(sulcus of promontory),沟内有鼓室神经丛行走。鼓岬后方有两条水平骨嵴,上方者称岬小桥(ponticulus),下方者称岬下脚(subiculum)。前庭窗(vestibular window)又名卵圆窗(oval window),位于鼓岬后上方、岬小桥上方的小凹内,面积约 3.2mm^2,为镫骨足板及其周围的环韧带所封闭,通向内耳的前庭。蜗窗(cochlear window)又名圆窗(round window),位于鼓岬后下方、岬下脚下方的小凹内,为圆窗膜所封闭。此膜又称第二鼓膜,面积约 2mm^2,内通耳蜗的鼓阶。面神经管凸即面神经管(fallopian canal)的水平部,位于前庭窗上方,管内有面神经通过。外半规管凸位于面神经管凸之上后方,乃迷路瘘管好发部位。匙突(cochleariform process)位于前庭窗之前稍上方,为鼓膜张肌半管的鼓室端弯曲向外所形成;鼓膜张肌的肌腱绕过匙突向外达锤骨柄上部之内侧。

3) 前壁:亦称颈动脉壁(carotid wall),前壁下部以极薄的骨板与颈内动脉相隔;上部有二口:上为鼓膜张肌半管的开口,下为咽鼓管半管的鼓室口。

4) 后壁:又称乳突壁(mastoid wall),上宽下窄,面神经垂直段通过此壁之内侧。后壁上部有一小孔,名鼓窦入口(aditus ad antrum),上鼓室借此与鼓窦相通。鼓窦入口之内侧、面神经管凸的后上方,有外半规管凸。鼓窦入口之底部,适在面神经管水平段与垂直段相交处之后方,有一容纳砧骨短脚的小窝,名砧骨窝(incudial fossa),为中耳手术的重要标志。后壁下内方,相当于前庭窗的高度,有一小锥状突起,名锥隆起(pyramidal eminence),内有小管,镫骨肌腱由此发出而止于镫骨颈后面。在锥隆起的下方、后壁与外壁交界处之鼓沟的后上端内侧,有鼓索隆起,该隆起的尖端有小孔,为鼓索后小管的开口,鼓索神经经此突出,进入鼓室。鼓索前小管位于鼓室前壁岩裂内端,鼓索神经经此出鼓室。

相当于鼓膜后缘以后的鼓室腔常称后鼓室,内有鼓室窦(tympanic sinus)与面神经隐窝(facial recess)。鼓室窦:又名锥隐窝(pyramidal recess),在中鼓室的后方,系介于前庭窗、蜗窗和鼓室后壁之间的空隙,即位于岬小桥和岬下脚之间、锥隆起之下,其后侧与面神经骨管的垂直段、后半规管相邻,外侧以锥隆起和镫骨肌腱为界。鼓室窦的形态与大小随颞骨气化的程度而异,其深度难以直接窥见。面神经隐窝:其外界为深部外耳道后壁与鼓索神经,内侧为面神经垂直段,上方为砧窝。从后鼓室的横切面观察,鼓室窦位于锥隆起内侧,面神经隐窝位于锥隆起外侧;二者常为病灶隐匿的部位。通过面神经隐窝切开的后鼓室进路探查手术,可以观察到锥隆起、镫骨上结构、前庭窗、蜗窗、砧骨和锤骨,以及咽鼓管鼓口等。

5) 上壁:又称鼓室盖(tegmen tympani),由颞骨岩部前面构成,后连鼓窦盖,前与鼓膜张肌半管之顶相连续;鼓室借此壁与颅中窝的大脑颞叶分隔。位于此壁的岩鳞裂在婴幼儿时常未闭合,硬脑膜的细小血管经此裂与鼓室相通,可成为中耳感染进入颅内的途径之一。

6) 下壁:又称颈静脉壁(jugular wall),为一较上壁狭小的薄骨板,将鼓室与颈静脉球分隔,其前方即为颈动脉管的后壁。此壁若有缺损,颈静脉球的蓝色即可透过鼓膜下部隐约见及。下壁内侧有一小孔,为舌咽神经鼓室支所通过。

(2) 鼓室内容

1) 听骨:听骨(auditory ossicles)为人体中最小的一组小骨,由锤骨(malleus)、砧骨(incus)和镫骨(stapes)连接而成听骨链(ossicular chain)(图 4-5-4)。

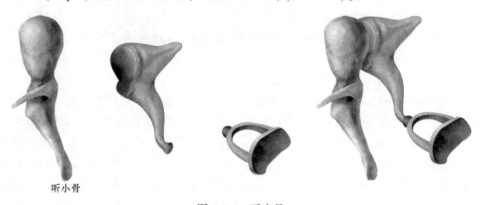

听小骨

图 4-5-4　听小骨

锤骨形如鼓锤,由小头、颈、短突(外侧突)、长突(前突)和柄组成。锤骨柄位于鼓膜黏膜层与纤维层之间,锤骨小头的后内方有凹面,与砧骨体形成关节。

砧骨形如砧,分为体、长脚和短脚。砧骨体位于上鼓室后方,其前与锤骨小头相接形成砧锤关节。短脚位于鼓窦入口底部的砧骨窝内。长脚位于锤骨柄之后,末端向内侧稍膨大名豆状突(lenticular process),以此与镫骨小头形成砧镫关节。

镫骨形如马镫,分为小头、颈、前脚、后脚和足板(foot plate)。小头与砧骨长脚豆状突相接。颈甚短,其后有镫骨肌腱附着。足板呈椭圆形,借环韧带(annular ligament)连接于前庭窗。

2) 听骨的韧带:有锤上韧带(superior ligament of malleus)、锤前韧带(anterior ligament of malleus)、锤外侧韧带(lateral ligament of malleus)、砧骨上韧带(superior ligament of incus)、砧骨后韧带(posterior ligament of incus)和镫骨环韧带(annular ligament of stapes)等,分别将相应听骨固定于鼓室内。

3) 鼓室肌肉:①鼓膜张肌(tensor tympani muscle)起自咽鼓管软骨部、蝶骨大翼和颞骨岩部前缘等处,其肌腱向后绕过匙突呈直角向外止于锤骨颈下方,由三叉神经下颌支的一分支司其运动;此肌收缩时牵拉锤骨柄向内,增加鼓膜张力,以免鼓膜震破或伤及内耳。②镫骨肌(stapedius muscle)起自鼓室后壁锥隆起内,其肌腱自锥隆起穿出后,向前下止于镫骨颈后方,由面神经镫骨肌支司其运动;此肌收缩时可牵拉镫骨小头向后,使镫骨足板以后缘为支点,前缘向外跷起,以减少内耳压力。

(3) 鼓室的血管与神经

1) 鼓室的血管,动脉血液主要来自颈外动脉。上颌动脉的耳深动脉供应鼓膜外层,上颌动脉的鼓室前动脉供应鼓室前部及鼓膜内层,耳后动脉的茎乳动脉供应鼓膜内层、鼓室后部及乳突,脑膜中动脉的鼓室上动脉及岩浅动脉供应鼓室盖及内侧壁,咽升动脉的鼓室下动脉供应鼓室下部及鼓室肌肉;颈内动脉的颈鼓支供应鼓室前壁及下鼓室。静脉流入翼静脉丛和岩上窦。

2) 鼓室的神经:包括①鼓室及鼓膜的感觉神经:主要为鼓室丛(tympanic plexus),由舌咽神经的鼓室支及颈内动脉交感神经丛的上、下颈鼓支所组成,位于鼓岬表面;司鼓室、咽鼓管及乳突气房黏膜的感觉。鼓膜外层尚接受三叉神经耳颞支和迷走神经耳支的分布。②支配鼓室肌肉的神经(参见"鼓室肌肉"部分)。③通过鼓室的神经:有鼓索神经和面神经。鼓索神经(chorda tympani nerve)自面神经垂直段的中部分出,在鼓索小管内向上向前,约于锥隆起的外侧进入鼓室,经锤骨柄上部和砧骨长脚之间,向前下方由岩鼓裂出鼓室,与舌神经联合终于舌前2/3处,司味觉。

2. 咽鼓管 咽鼓管(pharyngotympanic tube)为沟通鼓室与鼻咽的管道,故有两个开口,成人全长约35mm。外1/3为骨部,位于颞骨鼓部与岩部交界处,居于颈内动脉管的前外侧,上方仅有薄骨板与鼓膜张肌相隔,下壁常有气化;其鼓室口位于鼓室前壁上部。内2/3为软骨部,乃软骨和纤维膜所构成;其内侧端的咽口位于鼻咽侧壁,位于下鼻甲后端的后下方。绕咽口的后方和上方有一隆起,称为咽鼓管圆枕(tubal torus)。空气由咽口经咽鼓管进入鼓室,使鼓室内气压与外界相同,以维持鼓膜的正常位置与功能。成人咽鼓管的鼓室口约高于咽口20~25mm,管腔方向自鼓室口向内、向前、向下达咽口,故咽鼓管与水平面约成40°,与矢状面约成45°。骨部管腔为开放性的,内径最宽处为鼓室口,越向内越窄。骨与软骨部交界处最窄,称为峡,内径1~2mm。自峡向咽口又逐渐增宽。软骨部在静止状态时闭合成一裂隙。由于腭帆张肌、腭帆提肌、咽鼓管咽肌起于软骨壁或结缔组织膜部,前二肌止于软腭,后者止于咽后壁,故当张口、吞咽、呵欠、歌唱时借助上述3肌的收缩,可使咽口开放,以调节鼓室气压,从而保持鼓膜内、外压力的平衡。咽鼓管黏膜下半部为假复层纤毛柱状上皮,纤毛运动方向朝向鼻咽部,可使鼓室的分泌物得以排除;又因软骨部黏膜呈皱襞样,具有活瓣作用,故能防止咽部液体进入鼓室。

小儿的咽鼓管接近水平,且管腔较短,内径较宽,故小儿的咽部感染较易经此管传入鼓室。

3. 鼓窦 鼓窦(tympanic antrum)为鼓室后上方的含气腔;是鼓室和乳突气房相互交通的枢纽,出生时即存在。鼓窦的大小、位置与形态因人而异,并与乳突气化程度密切相关。但幼儿鼓窦的位置较浅较高,随着乳突的发展而逐渐向后下移位。鼓窦向前经鼓窦入口(aditus ad antrum)与上鼓室相通,向后下通乳突气房;上方以鼓窦盖与颅中窝相隔,内壁前部有外半规管凸及面神经管凸,后壁借乳突气房及乙状窦骨板与颅后窝相隔,外壁为乳突皮层,相当于外耳道上三角(suprameatal triangle,Macewen 三角)。鼓窦内覆有纤毛黏膜上皮,前与上鼓室相连,后与乳突气房相连。

4. 乳突及乳突小房 初生时乳突(mastoid process)尚未发育,多自 2 岁后始由鼓窦向乳突部逐渐发展。随着乳突的发育,乳突内形成许多蜂窝状的小腔,6 岁左右气房已有较广泛的延伸,最后形成许多大小不等、形状不一、相互连通的气房,内有无纤毛的黏膜上皮覆盖。乳突气房(mastoid cells)分布范围因人而异,发育良好者,向上达颞鳞,向前经外耳道上部至颧突根内,向内伸达岩尖,向后伸至乙状窦后方,向下可伸入茎突内。

根据气房发育程度,乳突可分为 4 种类型:①气化型(pneumatic type):乳突全部气化,气房较大而间隔的骨壁较薄;此型约占 80%。②板障型(diploetic type):乳突气化不良,气房小而多,形如头颅骨的板障。③硬化型(sclerotic type):乳突未气化,骨质致密,多由于婴儿时期鼓室受羊水刺激、细菌感染或局部营养不良所致。④混合型(mixed type):上述 3 型中有任何 2 型同时存在或 3 型俱存者。

(四) 内耳

内耳(inner ear)又称迷路(labyrinth),位于颞骨岩部内,由复杂的管道组成,含有听觉与位置觉重要感受装置。内耳分骨迷路(osseous labyrinth)与膜迷路(membranous labyrinth),二者形状相似,膜迷路位于骨迷路之内。膜迷路含有内淋巴(endolymph),内淋巴含细胞内液样离子成分,呈高钾低钠。膜迷路与骨迷路之间充满外淋巴(perilymph),外淋巴含细胞外液样离子成分,呈高钠低钾。内、外淋巴互不相通。

1. 骨迷路 由致密的骨质构成,包括前内侧的耳蜗、后外侧的骨半规管以及两者之间的前庭三部分。

(1) 前庭:前庭(vestibule)位于耳蜗和半规管之间,略呈椭圆形。大体上可分为前、后、内、外四壁:①前壁:较狭窄,有一椭圆孔形的蜗螺旋管入口,通入耳蜗的前庭阶;②后壁:稍宽阔,有 3 个骨半规管的 5 个开口通入;③外壁:即鼓室内壁的一部分,有前庭窗为镫骨足板所封闭;④内壁:构成内耳道底。前庭腔内面有从前上向后下弯曲的斜形骨嵴,称前庭嵴(vestibular crest)。嵴之前方为球囊隐窝(spherical recess),内含球囊;窝壁有数小孔称中筛斑(球囊筛区)。嵴之后方有椭圆囊隐窝(elliptical recess),容纳椭圆囊;此窝壁及前庭嵴前上端有多数小孔称上筛斑(椭圆囊壶腹筛区)。椭圆囊隐窝下方有前庭水管内口,其外口(颅内开口)位于岩部后面的内淋巴囊裂底部,即内耳门的外下方。前庭水管内有内淋巴管与内淋巴囊相通。前庭嵴的后下端呈分叉状,其间有小窝名蜗隐窝(cochlear recess),蜗隐窝与后骨半规管壶腹之间的有孔区称下筛斑(壶腹筛区)。在上壁骨质中有迷路段面神经穿过。

(2) 骨半规管:骨半规管(osseous semicircular canals)位于前庭的后上方,为 3 个弓状弯曲的骨管,互相成直角;依其所在位置,分别称外(水平)、前(垂直)、后(垂直)半规管(lateral, anterior and posterior semicircular canals)。每个半规管的两端均开口于前庭;其一端膨大名骨壶腹(bony ampulla),内径约为管腔的 2 倍。前半规管内端与后半规管上端合成一总骨脚(common bony crus),外半规管内端为单脚,故 3 个半规管共有 5 孔通入前庭。两侧外半规管在同一平面上,与水平线成 24°~30°,即当头前倾 30°时,外半规管平面与地面平行;两侧前半规管所在平面向后延长互相垂直,亦分别与同侧岩部长轴垂直;两侧后半规管所在平面向前延长也互相垂直,但分别与同侧岩部长轴平行;一侧前半规管和对侧后半规管所在平面互相平行。

(3) 耳蜗:耳蜗(cochlea)位于前庭的前面,形似蜗牛壳,主要由中央的蜗轴(modiolus)和周围的骨蜗管(osseous cochlear duct)组成。

骨蜗管(蜗螺旋管,cochlear spiral canal)旋绕蜗轴 $2\frac{1}{2} \sim 2\frac{3}{4}$ 周,底周相当于鼓岬部。蜗底向后内方,构成内耳道底。蜗顶向前外方,靠近咽鼓管鼓室口。新生儿之蜗底至蜗顶高约 5mm。蜗轴呈圆锥形,从蜗轴伸出的骨螺旋板在骨蜗管中同样旋绕、由基底膜自骨螺旋板连续至骨蜗管外壁,骨蜗管即完整地被分为上下 2 腔(为便于说明耳蜗内部结构,一般将耳蜗自其自然解剖位置向上旋转约 90°,使蜗顶向上、蜗底向下,进行描述)。上腔又由前庭膜分为 2 腔,故骨蜗管内共有 3 个管腔:上方者为前庭阶(scala vestibuli),自前庭开始;中间为膜蜗管,又名中阶(scala media),属膜迷路;下方者为鼓阶(scala tympani),起自蜗窗(圆窗),为蜗窗膜(第二鼓膜)所封闭。骨螺旋板顶端形成螺旋板钩(hamulus of spiral lamina),蜗轴顶端形成蜗轴板;螺旋板钩、蜗轴板和膜蜗管顶盲端共围成蜗孔(helicotrema)。前庭阶和鼓阶的外淋巴经蜗孔相通。

2. 膜迷路 膜迷路(membranous labyrinth)由膜性管和膜性囊组成,借纤维束固定于骨迷路内,可分为椭圆囊、球囊、膜半规管及膜蜗管,各部相互连通为形成一连续的、含有空腔的密闭的膜质结构。椭圆囊和球囊位于骨迷路的前庭内,膜半规管位于骨半规管内,蜗管位于耳蜗的蜗螺旋管内。

(1) 椭圆囊:椭圆囊(utricle)位于前庭后上部的椭圆囊隐窝中。囊壁上端底部及前壁上感觉上皮,呈白斑状卵圆形的增厚区,称为椭圆囊斑(macula utriculi),有前庭神经椭圆囊支的纤维分布,感受位置觉,亦称位觉斑(maculae staticae)。后壁有 5 孔,与 3 个半规管相通。前壁内侧有椭圆球囊管(utriculosaccular duct),连接球囊与内淋巴管。

(2) 球囊:球囊(saccule)位于前庭前下方的球囊隐窝中,较椭圆囊小,其内前壁有感觉上皮,呈长圆形的增厚区,称球囊斑(macula sacculi),亦称位觉斑,有前庭神经球囊支的纤维分布。球囊前下端经连合管(ductus reuniens)与蜗管相通;球囊后下部接内淋巴管及椭圆球囊管。

(3) 膜半规管:膜半规管(membranous semicircular canals)附着于骨半规管的外侧壁,约占骨半规管腔隙的1/4。借 5 孔与椭圆囊相通,在骨壶腹的部位,膜半规管亦膨大为膜壶腹(membranous ampulla);其内有一横位的镰状隆起名壶腹嵴(crista ampullaris)。壶腹嵴上有高度分化的感觉上皮,亦为支柱细胞和毛细胞所组成。毛细胞的纤毛较长,常相互粘集成束,插入圆顶形的胶体层,后者称终顶(cupula terminalis)或嵴帽。三个半规管壶腹嵴和两个囊斑统称前庭终器(vestibular end organs)。

(4) 内淋巴管与内淋巴囊:内淋巴管(endolymphatic duct)前经椭圆球囊管与椭圆囊及球囊相交通,在椭圆囊隐窝的后外侧经前庭水管止于岩骨后面(即内耳门下方的内淋巴裂内)之硬脑膜内的内淋巴囊(endolymphatic sac)。内淋巴管离椭圆囊处有一瓣膜。可防止逆流。内淋巴囊乃内淋巴管末端的膨大部分。其一半位于前庭水管内,称骨内部,该部囊壁富于皱襞,又称内淋巴囊粗糙部,其中含有大量小血管及结缔组织;囊的另一半位于两层硬脑膜之间,称硬脑膜部,此部囊壁较光滑,囊略扁平,硬脑膜呈扇形增厚,扇形的柄端于前庭水管外口处固定,扇形的弧形缘位于乙状窦下曲的凹陷处。内淋巴囊在组织结构上具有免疫功能的形态学特征,许多实验研究表明,它是内耳处理抗原并产生免疫应答的主要部位。

(5) 膜蜗管:膜蜗管(membranous cochlear duct)又名中阶,位于骨螺旋板与骨蜗管外壁之间,亦在前庭阶与鼓阶之间,内含内淋巴。膜蜗管的横切面呈三角形,有上、下、外3壁:①上壁为前庭膜(vestibular membrane),又称 Reissner 膜(Reissner membrane)。起自骨螺旋板,向外上止于骨蜗管的外侧壁;②外侧壁由螺旋韧带(spiral ligament)、血管纹(stria vascularis)组成,包括螺旋凸(spiral prominance)以及外沟(external sulcus);③下壁由骨螺旋板上的骨膜增厚形成的螺旋缘和基底膜组成。基底膜(basilar membrane)起自骨螺旋板游离缘之鼓唇,向外止于骨蜗管外壁的基底膜嵴。位于基底膜上的螺旋器(spiral organ)又称 Corti 器(organ of Corti)是由内、外毛细胞(inner and outer hair cells)、支持细胞和盖膜(tectorial membrane)等组成,是听觉感受器的主要部分。

3. 内耳的血管 供给内耳的血液主要来自由基底动脉或小脑前下动脉分出的迷路动脉(labyrinthine artery),间有耳后动脉的茎乳动脉分支分布于半规管。

二、听觉生理

耳的主要功能为司听觉和平衡觉。听觉功能的高度敏感性一方面取决于内耳听觉感受器对振动能量所特有的感受能力,另一方面还有赖于中耳精巧的机械装置,后者将声波在空气中的振动能量高效能地传递到内耳 Corti 器中去。

(一) 声音传入内耳的途径

声音传入内耳的途径有空气传导和骨传导,主要是空气传导:

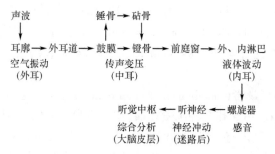

(二) 咽鼓管的生理功能

(1) 保持中耳内、外压力的平衡。
(2) 引流作用。
(3) 防声作用。
(4) 防止逆行性感染的功能。

(陈 静)

第二节 急性化脓性中耳炎

急性化脓性中耳炎(acute suppurative otitis media)是细菌感染引起的中耳黏膜的急性化脓性炎症。病变主要位于鼓室,中耳其他各部,如乳突的黏膜也有较轻微的炎症。本病多见于儿童。临床上以耳痛,耳内流脓,鼓膜充血、穿孔为特点。

【病因】 主要致病菌为肺炎链球菌,流感嗜血杆菌,乙型溶血性链球菌,葡萄球菌及铜绿假单胞菌等。中耳的真菌感染罕见。致病菌可通过以下三条途径侵袭中耳,其中以咽鼓管途径最常见。

1. 咽鼓管途径

(1) 急性上呼吸道感染期间,潜藏于腺样体沟裂或鼻咽其他部位的致病菌乘虚循此途径侵入鼓室。特别是小儿的咽鼓管较成人短、平而宽,咽口的位置较低,鼻咽部的病原体更易侵入中耳。

(2) 在不洁的水中游泳或跳水,病原体进入鼻腔或鼻咽部,通过擤鼻或咽鼓管吹张,将其吹入鼓室。

(3) 急性上呼吸道传染病时(如猩红热、麻疹、白喉、百日咳、流感等),一方面原发病的病原体可经咽鼓管侵袭中耳,迅速破坏中耳及其周围组织,导致急性坏死性中耳炎。另一方面也可经该途径发生继发性细菌感染。小儿的全身及中耳局部的免疫功能较差,容易感染各种前述传染病,因此本病的发病率较成人高。

(4) 母亲对婴幼儿的哺乳方法不当,乳汁经咽鼓管反流入中耳。

2. 外耳道-鼓膜途径 鼓膜原有穿孔时,致病菌直接经穿孔侵入中耳。鼓膜穿刺或切开术中因器械消毒不严或操作不当,亦可导致中耳感染。

3. 血行感染 极少见。

【病理】 早期鼓室黏膜充血,水肿,血管扩张,红细胞、多形核白细胞等从毛细血管渗出,聚集于鼓室,并渐变成脓性。脓液增多后鼓膜因受压而缺血,并出现血栓性静脉炎,终致局部溃破,穿孔,脓液外泄。炎症得到控制后,鼓膜穿孔可自行修复,或遗留永久性穿孔。急性坏死性中耳炎可迁延为慢性。

【临床表现】 见表4-5-1。

表4-5-1 鼓膜穿孔前后之症状比较

	穿孔前	穿孔后
全身症状	畏寒,发烧,怠倦,食欲减退,小儿前述症状较重,常伴呕吐,腹泻	明显减轻或消失
耳痛	耳深部痛(搏动性,刺痛),吞咽及咳嗽时加重,可向同侧头部或牙放射;耳痛逐渐加重后可致烦躁不安,夜不成眠。小儿表现为搔耳、摇头,哭闹不安	顿感减轻
听力减退	耳闷,听力下降	逐渐减轻
耳鸣	可有	若穿孔前有,则逐渐消失
耳溢液	无	有,初为血水样,以后变为黏液脓性

【检查】
1. 耳周检查　乳突尖及鼓窦区有轻微压痛。小儿乳突区皮肤可出现轻度红肿。
2. 耳镜检查　早期,鼓膜松弛部充血,紧张部周边及锤骨柄区可见扩张的、呈放射状的血管。随着病情进一步发展,整个鼓膜弥漫性充血、肿胀,向外膨出,其正常标志不易辨识。鼓膜穿孔大多位于紧张部。穿孔前,局部先出现一小黄点。穿孔初始,电耳镜下所见穿孔处为一闪烁搏动之亮点,分泌物从该处涌出,待穿孔稍扩大后,方能清晰察见其边界。如穿孔甚小而不易窥清时,可用 Siegle 镜向外耳道内加压后,即能显现穿孔之轮廓。婴幼儿的鼓膜较厚,富于弹性,不易发生穿孔,应警惕之。坏死性中耳炎可发生多个穿孔,并迅速融合,形成大穿孔。
3. 听力检查　呈传导性听力损失。
4. 血象　白细胞总数增多,多形核白细胞比率增加。穿孔后血象渐趋正常。
【预后】　预后一般良好。治疗不彻底者,可转变为分泌性中耳炎,或隐性乳突炎。
【治疗】　控制感染和通畅引流为本病的治疗原则。

1. 一般治疗
(1) 及早应用足量抗生素或其他抗菌药物控制感染,务求彻底治愈。鼓膜穿孔后,取脓液作细菌培养及药敏试验,并参照结果调整用药。
(2) 减充血剂喷鼻,如盐酸羟甲唑啉、1%麻黄碱等。以利恢复咽鼓管功能。
(3) 注意休息,饮食宜清淡而易消化,便结者疏通大便。全身症状较重者注意给予支持疗法。小儿呕吐、腹泻时,应注意补液,纠正电解质紊乱。

2. 局部治疗
(1) 鼓膜穿孔前
1) 2%苯酚甘油滴耳,可消炎止痛。然因该药遇脓液或血水后可释放苯酚,故鼓膜穿孔后应立即停止使用,以免腐蚀鼓室黏膜及鼓膜。
2) 遇下述情况时,应作鼓膜切开术:①全身及局部症状较重,鼓膜膨出明显,经上述治疗后效果不明显。②鼓膜虽已穿孔,但穿孔太小,分泌物引流不畅。③疑有并发症可能,但尚无需立即行乳突开放术者。
(2) 鼓膜穿孔后
1) 先用 3%过氧化氢溶液或硼酸水彻底清洗外耳道脓液,然后拭干。
2) 滴入滴耳剂。滴耳剂应以无耳毒性之抗生素溶液为主,如 0.3%氧氟沙星滴耳剂,利福平滴耳剂等。
3) 当脓液已减少,炎症逐渐消退时,可用甘油或乙醇制剂滴耳,如 3%硼酸甘油,3%硼酸乙醇溶液等。
4) 炎症完全消退后,穿孔大都可自行愈合。流脓已停止而鼓膜穿孔长期不愈合者,可行鼓室成形术。

(陈　静)

第三节　慢性化脓性中耳炎

慢性化脓性中耳炎(chronic suppurative otitis media)是中耳黏膜、骨膜或深达骨质的慢性化脓性炎症,常与慢性乳突炎合并存在。本病极为常见。临床上以耳内反复流脓、鼓膜穿孔及听力减退为特点。可引起严重的颅内、外并发症而危及生命。

【病因】 多因急性化脓性中耳炎延误治疗或治疗不当、迁延为慢性;或为急性坏死型中耳炎的直接延续。鼻、咽部存在慢性病灶亦为一重要原因。一般在急性炎症开始后 6~8 周,中耳炎症仍然存在,统称为慢性。

常见致病菌多为变形杆菌、金黄色葡萄球菌、铜绿假单胞菌,以革兰阴性杆菌较多,无芽孢厌氧的感染或混合感染亦逐渐受到重视。

【病理及临床表现】 根据病理及临床表现分为三型:

1. 单纯型 最常见,多由于反复发作的上呼吸道感染时,致病菌经咽鼓管侵入鼓室所致,又称咽鼓管室型。炎性病为主要位于鼓室黏膜层,鼓室黏膜充血、增厚,圆形细胞浸润,杯状细胞及腺体分泌活跃。临床特点为:耳流脓,多为间歇性,呈黏液性或黏液脓性,一般不臭。量多少不等,上呼吸道感染时,脓量增多。鼓膜穿孔多为紧张部中央性,大小不一,但穿孔周围均有残余鼓膜(图 4-5-5)。鼓室黏膜粉红色或苍白,可轻度增厚。耳聋为传导性,一般不重。乳突 X 线摄片常为硬化型,而无骨质缺损破坏。

A.紧张部前下方中央性穿孔　　B.紧张部大穿孔　　C.边缘性穿孔　　D.松弛部穿孔

图 4-5-5 鼓膜穿孔类型

2. 骨疡型 又称坏死型或肉芽型,多由急性坏死型中耳炎迁延而来。组织破坏较广泛,病变深达骨质,听小骨、鼓窦周围组织可发生坏死;黏膜上皮破坏后,局部有肉芽组织或息肉形成。此型特点:耳流脓多为持续性,脓性间有血丝,常有臭味。鼓膜紧张部大穿孔可累及鼓环或边缘性穿孔。鼓室内有肉芽或息肉,并可经穿孔突于外耳道。传导性聋较重。乳突 X 线摄片为硬化型或板障型,伴有骨质缺损破坏。

3. 胆脂瘤型 胆脂瘤非真性肿瘤,而为一位于中耳、乳突腔内的囊性结构。囊的内壁为复层鳞状上皮,囊内充满脱落上皮、角化物质及胆固醇结晶,囊外侧以一层厚薄不一的纤维组织与其邻近的骨壁或组织紧密相连。由于囊内含有胆固醇结晶,故称胆脂瘤(cholesteatoma)。

胆脂瘤形成的确切机制尚不清楚,主要的学说有:

(1) 上皮移入学说:外耳道及鼓膜的上皮沿松弛部或紧张部边缘性穿孔处的骨面向鼓室、鼓窦移行生长,其上皮及角化物质脱落于鼓室及鼓窦内,逐渐聚积成团、增大,引起周围骨质吸收破坏,形成胆脂瘤,此称为后天性继发性胆脂瘤。

(2) 袋状内陷学说:由于咽鼓管长期阻塞,鼓室内产生负压,鼓膜松弛部内陷形成小袋陷入鼓室内,袋内上皮反复脱落,堆积扩大,周围骨质遭到破坏,形成胆脂瘤(图 4-5-6)。因此种胆脂瘤在形成前可不经化脓性中耳阶段,故称后天性原发性胆脂瘤。

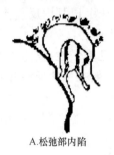 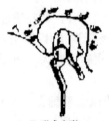 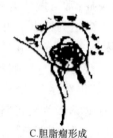

A.松弛部内陷　　　　　B.形成小囊　　　　　C.胆脂瘤形成

图 4-5-6　胆脂瘤形成示意图

胆脂瘤因其对周围骨制裁的直接压迫,或由于其基质及基质下方的炎性肉芽组织产生的多种酶(如溶酶体酶、胶原酶等)和前列腺素等化学物质的作用,致使周围骨质脱钙,骨壁破坏,炎症由此处向周围扩散,可导致一系列颅内、外并发症。

临床特点:耳长期持续流脓,有特殊恶臭,鼓膜松弛部或紧张部后上方有边缘性穿孔。从穿孔处可见鼓室内有灰白色鳞屑状或豆渣样物质,奇臭。一般有较重传导性耳聋,如病变波及耳蜗,耳聋呈混合性。乳突 X 线摄片示上鼓室、鼓窦或乳突有骨质破坏区,边缘多浓密、整齐。

以上三型慢性化脓性中耳炎的鉴别要点见表4-5-2。

表 4-5-2　三型慢性化脓性中耳炎的鉴别要点

	单纯型	骨疡型	胆脂瘤型
病理改变	限于中、下鼓室黏膜	病变侵蚀骨质,有肉芽及息肉	有胆脂瘤形成
耳流脓	间歇流脓,黏液或黏脓性,不臭	持续流脓,臭	持续流脓,可有白色鳞片、豆渣样物,恶臭
鼓膜	紧张部中央性穿孔	紧张部大穿孔或边缘性穿孔,可累及鼓环	松弛部穿孔或边缘性穿孔
听力	传导性聋	传导性聋或混合性聋	传导性聋或混合性聋
乳突 X 线摄片	乳突多为硬化型,骨质无缺损破坏	硬化型或板障型,有骨质缺损破坏	有胆脂瘤空洞形成,边缘浓密锐利
并发症	一般无并发症	可有颅内、外并发症	易引起颅内、外并发症
治疗原则	保守治疗,控制感染后,行鼓室成形术恢复听力	消除肉芽或息肉,通畅引流,无效则行乳突手术,消除病灶的同时,尽量保持或重建听力	及早行乳突根治术,清除病灶,防止并发症

【治疗】　治疗原则为消除病因,控制感染,通畅引流,彻底清除病灶,防治并发症;重建听力。

1. 病因治疗　积极治疗上呼吸道病灶性疾病,如慢性鼻窦炎、慢性扁桃体炎。

2. 局部治疗　局部治疗包括药物治疗和手术治疗。根据不同类型采用不同方法。

(1) 单纯型:以局部用药为主。流脓停止、耳内完全干燥后穿孔或可自愈,穿孔不愈者可行鼓膜修补术或鼓室成形术。

1) 局部用药:按不同病变情况选用药物:①抗生素水溶液或抗生素与类固醇激素类药物混合液,如 0.25%氯霉素液滴耳剂、氯霉素可的松液、3%林可霉素液、1%黄连素等,用于鼓室黏膜充血、水肿,有脓液或黏脓时。②酒精或甘油制剂,如 4%硼酸乙醇溶液、4%硼酸甘油,2.5%~5%氯霉素甘油等,适用于黏膜炎症逐渐消退,脓液极少,中耳黏膜水肿、潮湿者。③粉剂,如硼酸粉、氯霉素硼酸粉等,仅用于穿孔大、脓液极少时,有助于干耳。

2) 局部用药注意事项:①用药前先清洗外耳道及中耳腔内脓液,可用 3%过氧化氢溶液或硼酸水清洗,后用棉花签拭净或以吸引器吸尽脓液,方可滴药。②抗生素滴耳剂宜参照中耳脓液的细菌培养及药物敏感试验结果,选择适当药物。氨基糖苷类抗生素用于中耳局部可引起内耳中毒,应慎用或尽量少用。③粉剂宜少用,粉剂应颗粒细、易溶解,一次用量不宜多,鼓室内撒入薄薄一层即可。穿孔小、脓液多者忌用,因粉剂可堵塞穿孔,妨碍引流。

滴耳法:病人取坐位或卧位,患耳朝上。将耳廓向后上方轻轻牵拉,向外耳道内滴入药液 3~4 滴。然后用手指轻按耳屏数次,促使药液经鼓膜穿孔流入中耳。数分钟后方可变换体位。注意滴耳药液应尽可能与体温接近,以免引起眩晕。

3) 为改善听力,可行鼓膜修补术或鼓室成形术,但宜在中耳腔炎症消退、停止流脓 2~3 个月、咽鼓管通畅者施行。对较小穿孔可在门诊行烧灼法。用 50%三氯醋酸烧灼穿孔边缘,再贴一薄层覆盖物(如酚甘油薄棉片、硅胶膜等)起一桥梁作用,促使新生鼓膜上皮沿覆盖物生长愈合。有的需数次才能愈合。

(2) 骨疡型

1) 引流通畅者,以局部用药为主,但应注意定期复查。

2) 中耳肉芽可用 10%~20%硝酸银烧灼或刮匙刮除,中耳息肉可用圈套器摘除。尽量在显微镜下操作,切勿损伤听小骨及鼓室内壁骨质。

3) 引流不畅或疑有并发症者,根据病变范围,行改良乳突根治术或乳突根治术,并酌情同时行鼓室成形术以重建听力。

(3) 胆脂瘤型:应及早施行改良乳突根治术或乳突根治术,彻底清除病变,预防并发症,以获得一干耳,并酌情行鼓室成形术以提高听力。

(陈 静)

第四节 分泌性中耳炎

分泌性中耳炎(otitis media with effusion, secretory otitis media)是以鼓室积液(包括浆液,黏液,浆-黏液,而非血液或脑脊液)及听力下降为主要特征的中耳非化脓性炎性疾病。本病常见。小儿的发病率比成人高,是引起小儿听力下降的重要原因之一。但病因复杂,病因学及发病机制的研究正在逐步深入。我国目前尚缺乏本病详细的流行病学调查研究。

本病的同义词较多,如分泌性中耳炎,卡他性中耳炎,浆液性中耳炎,黏液性中耳炎等。中耳积液甚为黏稠者呈胶冻状称胶耳(glue ear)。

按病程的长短不同,可将本病分为急性和慢性两种。慢性分泌性中耳炎是因急性期未得到及时与恰当的治疗,或由急性分泌性中耳炎反复发作、迁延、转化而来。

【病因】 病因复杂,目前看来与多种因素有关:

1. 咽鼓管功能障碍 咽鼓管具有保持中耳内、外的气压平衡,清洁和防止逆行感染等功能。由各种原因引起的咽鼓管功能不良是酿成本病的重要原因之一。

咽鼓管阻塞：咽鼓管在一般状态下是关闭的，仅在吞咽，打呵欠一瞬间开放，以调节中耳内的气压，使之与外界的大气压保持平衡。当咽鼓管受到机械性或非机械性的阻塞时，中耳腔逐渐形成负压，黏膜中的静脉扩张，通透性增加，漏出的血清聚集于中耳，可形成积液。

（1）机械性阻塞：如腺样体肥大、慢性鼻窦炎、鼻咽癌患者在放疗前后均常并发本病。除肿瘤的机械性压迫外，还与腭帆张肌、腭帆提肌、咽鼓管软骨及管腔上皮遭肿瘤破坏或放射性损伤，以及咽口的瘢痕性狭窄等因素有关。此外，鼻中隔偏曲，鼻咽部（特别是咽口周围）瘢痕，代谢性疾病（如鼻咽淀粉样瘤，甲状腺功能减退），特殊性感染（如艾滋病等）等也为病因之一。

（2）功能障碍：小儿肌肉薄弱，软骨弹性差，中耳容易产生负压；由于中耳负压的吸引，咽鼓管软骨段更向腔内下陷，管腔进一步狭窄，甚者几近闭塞，如此形成了恶性循环。

2. 感染 自1958年在40%的中耳积液中检出了致病菌以来，各家对致病菌的检出率为22%~52%。常见的致病菌为流感嗜血杆菌和肺炎链球菌，其次为β-溶血性链球菌，金黄色葡萄球菌和卡他布兰汉球菌等。致病菌的内毒素在发病机制中，特别是在病变迁延为慢性的过程中具有一定的作用。此外，急性化脓性中耳炎治疗不彻底，滥用抗生素，以及致病菌毒力较弱等，也可能与本病的非化脓性特点有关。此外，病毒也可能是本病的主要致病微生物。而衣原体的感染也有个别报道。

3. 免疫反应 中耳具有独立的免疫防御系统，出生后随着年龄的增长而逐渐发育成熟。由于中耳积液中的细菌检出率较高，炎性介质的存在，并检测到细菌的特异性抗体、免疫复合物及补体等，提示慢性分泌性中耳炎可能是一种由抗体介导的免疫复合物疾病，即Ⅲ型变态反应，抗原可能存在于腺样体或鼻咽部淋巴组织内。但也有学者认为它是由T-细胞介导的迟发性变态反应（Ⅳ型变态反应）。

Ⅰ型变态反应与本病的关系尚不十分清楚。虽然患过敏性鼻炎的患者中，本病的发病率较对照组高，但一般认为，吸入性变应原通常不能通过咽鼓管进入鼓室。

除以上三大学说外，还有神经能性炎症机制学说，胃-食管反流学说等。牙错位咬合，裂腭亦引起本病。被动吸烟，居住环境不良，哺乳方法不当，家族中有中耳炎患者等属患病的危险因素。

【病理】 早期，中耳黏膜水肿，毛细血管增生，通透性增加。继之黏膜增厚，上皮化生，鼓室前部低矮的假复层柱状纤毛上皮变为增厚的分泌性上皮；鼓室后部的单层扁平上皮变为假复层柱状上皮，杯状细胞增多。上皮下有病理性腺体样组织形成，固有层有圆形细胞浸润。恢复期中，腺体退化，分泌物减少，黏膜逐渐恢复正常。如病变未能得到控制，晚期可出现积液机化，或形成包裹性积液，伴有肉芽组织形成等，可发展为粘连性中耳炎，胆固醇肉芽肿，鼓室硬化及胆脂瘤等后遗症。

中耳积液为漏出液、渗出液和黏液的混合液体，早期主要为浆液，然后逐渐转变为浆-黏液，黏液。浆液性液体稀薄，如水样，呈深浅不同的黄色。黏液性液体黏稠，大多呈灰白色。胶耳液体如胶冻状。上述各种液体中细胞成分不多，除脱落上皮细胞外，尚有淋巴细胞，吞噬细胞，多形核白细胞，个别可见嗜酸性粒细胞。此外，尚可检出免疫球蛋白（SIgA、IgG、IgA等），前列腺素等炎性介质，氧化酶，水解酶，以及 IL-1，IL-6，TNF-α，IFN-γ。

【症状】

1. 听力下降 急性分泌性中耳炎病前大多有感冒史，以后听力逐渐下降，伴自听增强。

当头位变动,如前倾或偏向患侧,此时因积液离开蜗窗,听力可暂时改善。慢性者起病隐匿,病人常说不清发病时间。

小儿大多表现为对别人的呼唤声不予理睬,看电视时要调大声量,学习时精神不集中,学习成绩下降等。如小儿的另一耳正常,也可长期不被家长察觉。

2. 耳痛 起病时可有耳痛,慢性者耳痛不明显。

3. 耳内闭塞感 耳内闭塞感或闷胀感是常见的主诉之一,按捺耳屏后该症状可暂时减轻。

4. 耳鸣 部分病人有耳鸣,多为间歇性,如"噼啪拍"声,或低音调"轰轰"声。当头部运动,打呵欠或擤鼻时,耳内可出现气过水声,但若液体很黏稠,或液体已完全充满鼓室,此症状缺如。

【检查】

1. 鼓膜 急性期,鼓膜松弛部充血,或全鼓膜轻度弥漫性充血。鼓膜内陷,表现为光锥缩短、变形或消失,锤骨柄向后上移位,锤骨短突明显向外突起。鼓室积液时,鼓膜失去正常光泽,呈淡黄、橙红或琥珀色,慢性者可呈灰蓝或乳白色,鼓膜紧张部有扩张的微血管。若液体不黏稠,且未充满鼓室,可透过鼓膜见到液平面。此液面形如弧形的发丝,凹面向上,请患者头前俯、后仰时,此平面与地面平行的关系不变。有时尚可透过鼓膜见到气泡影,作咽鼓管吹张后气泡可增多、移位。积液甚多时,鼓膜向外隆凸,鼓膜活动受限。

2. 听力测试

(1) 音叉试验:Rinne test(—),Weber test 偏向患侧。

(2) 纯音听阈测试:示传导性听力损失。听力下降的程度不一,重者可达 40dB,轻者 15~20dB。听阈可随液量的改变而波动。听力损失一般以低频为主,但由于中耳传音结构及两窗阻抗的变化,高频气导及骨导听力亦可下降。少数患者可合并感音神经性听力损失。

(3) 声导抗测试:声导抗图对诊断有重要价值。平坦型(B 型)是分泌性中耳炎的典型曲线,负压型(C 型)示鼓室负压,咽鼓管功能不良,其中部分中耳有积液。

3. 小儿可作 X 线头部侧位拍片 了解腺样体是否增生。

4. 成人作详细的鼻咽部检查 了解鼻咽部病变,特别注意排除鼻咽癌。

【诊断】 根据病史和临床表现,结合听力学检查结果,诊断一般不难。必要时可在无菌操作下作鼓膜穿刺术而确诊。但如积液甚为黏稠,也可能抽不出液体,此时应善加辨识。

【鉴别诊断】

1. 鼻咽癌 因为本病可为鼻咽癌患者的首诊症状。故对成年病人,特别是一侧分泌性中耳炎,应警惕有鼻咽癌的可能。仔细的后鼻孔镜或纤维鼻咽镜检查,血清中 EBV-VCA-IgA 的测定等应列为常规检查项目之一,必要时作鼻咽部 CT 扫描或 MRI。

2. 脑脊液耳漏 颞骨骨折并脑脊液漏而鼓膜完整者,脑脊液聚集于鼓室内,可产生类似分泌性中耳炎的临床表现。根据头部外伤史,鼓室液体的实验室检查结果及颞骨 CT 或 X 线拍片可资鉴别。

3. 外淋巴瘘(漏) 不多见。多继发于镫骨手术后,或有气压损伤史。瘘孔好发于蜗窗及前庭窗,耳聋为感音神经性或混合性。

4. 胆固醇肉芽肿 亦称特发性血鼓室。病因不明,可为分泌性中耳炎晚期的并发症。中耳内有棕褐色液体,鼓室及乳突腔内有暗红色或棕褐色肉芽,内有含铁血黄素与胆固醇结晶溶解后形成的裂隙,伴有异物巨细胞反应。鼓膜呈蓝色或蓝黑色。颞骨 CT 片示鼓室及乳突内有软组织影,少数有骨质破坏。

5. 粘连性中耳炎 粘连性中耳炎是慢性分泌性中耳炎的后遗症或终末期。两病症状相似,但粘连性中耳炎的病程一般较长,咽鼓管吹张治疗无效;鼓膜紧张部与鼓室内壁或(和)听骨链粘连,听力损失较重,声导抗图为"B"型、"C"型或"As"型。

【预后】 急性分泌性中耳炎预后一般良好。少数慢性分泌性中耳炎可后遗粘连性中耳炎,胆固醇肉芽肿,鼓室硬化,后天性原发性胆脂瘤等。

【治疗】 采取清除中耳积液,控制感染,改善中耳通气、引流,以及治疗相关疾病等综合治疗。

1. 非手术治疗

(1)抗生素:急性分泌性中耳炎可选用青霉素类,红霉素,头孢呋辛,头孢噻肟,头孢哌酮,头孢唑肟,头孢拉啶等口服或静滴。

(2)糖皮质激素:如地塞米松,或泼尼松等作短期治疗。

(3)保持鼻腔及咽鼓管通畅:减充血剂如1%麻黄碱,盐酸羟甲唑啉滴(喷)鼻腔。咽鼓管吹张(可采用捏鼻鼓气法、波氏球法或导管法)。成人可经导管向咽鼓管咽口吹入泼尼松龙 1ml,隔日 1 次,共 3~6 次。

2. 手术治疗

(1)鼓膜穿刺术:鼓膜穿刺,抽出积液。必要时可重复穿刺。亦可于抽液后注入糖皮质激素,α-糜蛋白酶等类药物。

(2)鼓膜切开术:液体较黏稠,鼓膜穿刺时不能将其吸尽者,或经反复穿刺,积液在抽吸后又迅速生成、积聚时,宜作鼓膜切开术。小儿与其在全麻下作鼓膜穿刺术,倒不如以鼓膜切开术取代之。

(3)鼓膜切开加置管术:凡病情迁延长期不愈,或反复发作之慢性分泌性中耳炎及胶耳等,可于鼓膜切开并将积液充分吸尽后,在切口处放置一通气管,以改善中耳的通气,有利液体的引流,促进咽鼓管功能的修复。通气管的留置时间长短不一,一般为 6~8 周,最长可达 1~2 年,不超过 3 年。咽鼓管功能恢复后,通气管大多可自行脱出。亦可用激光在鼓膜前下方造孔,但此孔短期内会自行愈合。

(4)慢性分泌性中耳炎,特别在成年人,经上述各种治疗无效,又未查出明显相关疾病时,宜作颞骨 CT 扫描,如发现鼓室或乳突内有肉芽或鼓室粘连时,应作鼓室探查术或单纯乳突开放术,彻底清除病变组织后,根据不同情况进行鼓室成形术。

(5)其他:积极治疗鼻咽或鼻部疾病,如腺样体切除术(3 岁以上的儿童),鼻息肉摘除术,下鼻甲部分切除术,功能性鼻窦内镜手术,鼻中隔黏膜下矫正术等。其中,腺样体切除术在儿童分泌性中耳炎的治疗中应受到足够的重视。

(陈 静)

参 考 文 献

黄选兆,汪吉宝. 1998. 实用耳鼻咽喉科学. 北京:人民卫生出版社

孔维佳. 2005. 耳鼻咽喉头颈外科学. 北京:人民卫生出版社

第五篇 口腔科学

第一章 口腔颌面部解剖生理

第一节 概述

一、口腔及颌面部的区域划分

上从额部发际,下至下颌骨下缘或达舌骨水平,两侧至下颌支后缘或颞骨乳突之间的区域通常称为颜面部。以经过眉间点、鼻下点的二水平线为界,可将颜面部进行3等,即上1/3,中1/3和下1/3。颜面部的中1/3和下1/3两部分组成的区域称为颌面部(maxillofacial region);上1/3区域称为颅面部。

口腔(oral cavity)位于颌面部区域内,是指由牙、颌骨及唇、颊、腭、舌、口底、唾液腺等组织器官组成的功能性器官。口腔为上消化道的起端,其内牙的主要功能为咀嚼食物,唇的主要功能为吮吸,舌的主要功能为运送食物及辅助食物吞咽,唾液腺的功能则通过分泌的大量涎液,在口腔内混合成唾液,润滑口腔黏膜和食物,并通过其中的淀粉酶对食物进行初步糖化作用。进食时,舌、颊、唇协调运动,将食物与唾液充分拌匀,送入上下牙间便于牙咀嚼,把食物研细、拌匀以利于吞咽。舌体上有多种感受器,其中味觉感受器用于辨别食物的味,可感受酸、甜、苦、辣、麻等味觉,其他感受器可分辨冷热、机械刺激等。唇、舌、牙、腭的协调运动,对完成发音和提高语言的清晰度起到很大作用;在鼻腔堵塞时,可通过口腔经咽喉进行呼吸。

口腔颌面部(oral and maxillofacial region)即是口腔与颌面部的统称。口腔颌面部的组织器官具有摄食、咀嚼、感受味觉、吞咽、表情及辅助语言和呼吸等功能。

为便于临床应用,常将颌面部分为面上、面中、面下三部分。其划分以两眉弓中间联线为第一横线,以口裂平行线为第二横线。额部发际与第一横线间的区域,称为面上部;第一和第二横线间的区域,称为面中部;第二横线与舌骨平行线间的区域,称为面下部。口腔颌面部的病变多发生于面中部及面下部。

二、口腔颌面部的解剖特点及其临床意义

口腔颌面部部位的特殊性及解剖特点赋予其特别的临床意义。①位置显露。口腔颌面部位置外露,容易遭受外伤是其缺点,但罹患疾病后,容易早期发现,获得及时治疗。②血供丰富。口腔颌面部血管丰富,使其组织器官具有较强的抗感染能力,外伤或手术后伤口愈合也较快,但是因其血供丰富,组织疏松,受伤后出血较多,局部组织肿胀较明显。③解剖结构复杂。口腔颌面部解剖结构复杂,有面神经、三叉神经、唾液腺及其导管等组织

器官,这些组织器官损伤后则可能导致面瘫、麻木及涎瘘等并发症的发生。④自然皮肤皮纹。颌面部皮肤向不同方向形成自然的皮肤皱纹,简称皮纹。皮纹的方向随年龄增加而有所变化。颌面部手术切口设计应沿皮纹方向,并选择较隐蔽的区域作切口,如此伤口愈合后瘢痕相对不明显。⑤颌面部疾患影响形态及功能。口腔颌面部常因先天性或后天性的疾患,如唇、腭裂或烧伤后瘢痕,导致颌面部形态异常,导致颜面畸形和功能障碍。⑥疾患易波及毗邻部位。口腔颌面部与颅脑及咽喉毗邻,当发生炎症、外伤、肿瘤等疾患时,容易波及颅内和咽喉部,以及相邻的眼、耳、鼻器官。

第二节 口 腔

一、口腔的表面形态

在口腔内,上、下牙列及支撑牙的牙槽骨、附着于牙槽突及牙根表面的牙龈组织将口腔分为口腔前庭(vestibule of mouth)和固有口腔(proper cavity of mouth)两部分。口腔前庭由牙列、牙槽骨及牙龈与其外侧的唇、颊组织器官构成。固有口腔由牙列、牙槽骨及牙龈与其内侧的口腔内部组织器官舌、腭、口底等构成。

(一)口腔前庭及其外表形态

1. 口腔前庭 为位于唇、颊与牙列、牙龈及牙槽黏膜之间的蹄铁形的潜在腔隙。当𬌗处于息止颌位时,口腔前庭经𬌗间隙与内侧的固有口腔交通;而在正中𬌗位时,口腔前庭主要在其后部经翼下颌皱襞及最后磨牙远中面之间的空隙与固有口腔相通。

2. 外表形态 口腔前庭区域具有临床意义的解剖外形标志有前庭沟、唇系带、颊系带、腮腺导管口等。

(1)口腔前庭沟:又称唇颊龈沟,呈蹄铁形,为口腔前庭的上、下界,为唇、颊黏膜移行于牙槽黏膜的沟槽。前庭沟黏膜下组织松软,是口腔局部麻醉常用的穿刺及手术切口部位。

(2)上、下唇系带:为前庭沟中线上扇形或线形的黏膜小皱襞。上唇系带一般较下唇系带明显。制作义齿时,基托边缘应注意此关系。儿童的上唇系带较为宽大,并可能与切牙乳头直接相连。随着儿童年龄的增长,唇系带也逐渐缩小,如果持续存在,则上颌中切牙间隙不能自行消失,影响上颌恒中切牙的排列而需要手术治疗。

(3)颊系带:为口腔前庭沟相当于上、下尖牙或前磨牙区的扁形黏膜皱襞,一般上颊系带较明显,义齿基托边缘应注意此关系。

(4)腮腺导管口:腮腺导管开口于平对上颌第二磨牙牙冠的颊黏膜上,呈乳头状突起。挤压腮腺区可见唾液经此口流入口腔内。颊部手术勿伤及此结构。

(5)翼下颌皱襞:为伸延于上颌结节后内方与磨牙后垫后方之间的黏膜皱襞,其深面为翼下颌韧带。该皱襞是下牙槽神经阻滞麻醉的重要标志,也是翼下颌间隙及咽旁间隙口内切口的标志。

(6)颊脂垫尖:大张口时,平对上、下颌后牙𬌗面的颊黏膜上有一三角形隆起,称为颊脂垫。其尖称颊脂垫尖,为下牙槽神经阻滞麻醉进针点的重要标志。

(二) 固有口腔及其外表形态

1. 固有口腔 是口腔的主要部分,其范围上为硬腭和软腭,下为舌和口底,前界和两侧界为上、下牙弓,后界为咽门。牙及牙列、牙槽骨及牙龈、舌、腭、口底等组织器官的表面形态构成固有口腔的外表形态。

2. 固有口腔的外表形态 主要为牙冠、腭、舌及口底的外形。

(1) 牙冠、牙列或牙弓:在固有口腔内只能见到牙的牙冠部位。不同部位及功能的牙有一不同的牙冠表面形态,根据部位可分为前牙、后牙;根据功能及形态可分为切牙、尖牙、前磨牙和磨牙。上、下颌牙分别在上、下颌牙槽骨上排列成连续的弓形,构成上、下牙弓或牙列。牙冠的外表形态除构成牙冠的五面外,还有沟、窝、点隙等标志。

(2) 牙槽突、龈沟与龈乳头

1) 牙槽突:上颌牙槽骨向下、下颌牙槽骨向上突起的部分称为牙槽突。牙的牙根位于牙槽突内,拔除牙根后所见到的窝,即牙根所占据的部位称为牙槽窝。

2) 龈沟:是牙龈的游离龈部分与牙根颈部间的沟状空隙。正常的龈沟深度不超过3mm。

3) 龈乳头:牙龈位于两相邻牙之间突起的呈乳头状的部分。龈乳头填塞于两邻牙牙颈部的间隙处。

(3) 硬腭与软腭:硬腭(hard palate)被牙弓围绕呈弯隆状。软腭(soft palate)为硬腭向后的延续部分,末端为向下悬垂的腭垂。腭部的解剖标志。

1) 切牙乳头或腭乳头:为一黏膜隆起,位于腭中缝前端,左右上颌中切牙间之腭侧,其深面为切牙孔,鼻腭神经、血管经此孔穿出向两侧分布于硬腭前1/3。切牙乳头是鼻腭神经局部麻醉的表面标志。

2) 腭大孔:位于硬腭后缘前方约0.5cm处,上颌第二磨牙腭侧,约相当于腭中缝至龈缘之外、中1/3处。肉眼观察此处黏膜稍显凹陷,其深面为腭大孔,腭前神经及腭大血管经此孔向前分布于硬腭后2/3,该黏膜凹陷为腭大孔麻醉的表面标志。

(4) 口底

舌系带(frenulum of tongue):舌腹部黏膜返折与舌下区的黏膜相延续在中线形成的带状结构。当舌系带过短时,常造成吮吸、咀嚼及言语障碍,需行手术矫正治疗。舌系带两侧各有一条平行于舌侧缘的黏膜皱襞,其边缘形成许多锯齿状小突起,该皱襞称伞襞(fimbriated fold)

二、口腔的组织器官

(一) 唇

唇(lips)分上唇和下唇。两游离缘间称口裂,两侧联合处形成口角,上唇上面与鼻底相连,两侧以鼻唇沟为界。

唇部组织分皮肤、肌和黏膜三层,故外伤或手术时应分层缝合,恢复其正常解剖结构,才不致影响其外貌和功能。唇外面为皮肤,上唇中央有一浅垂直沟称为人中沟。唇部皮肤有丰富的汗腺、皮脂腺和毛囊,为疖痈好发部位;唇内面为黏膜,在黏膜下有许多小黏液腺,当其导管受到外伤而引起阻塞时,容易形成黏液腺囊肿;唇部皮肤与黏膜之内为口轮匝肌等组织,唇部皮肤向黏膜的移行部称为唇红缘,常呈弓背形,外伤缝合或唇裂修复手术时,应注意恢复其外形,以免造成畸形唇黏膜显露于外面的部分称为唇红,在内侧黏膜下有唇动脉,进行唇部手术时,在内侧口角区压迫此血管可以止血。

(二)颊

颊(cheeks)位于面部两侧,形成口腔前庭外侧壁,主要由皮肤、浅层表情肌、颊脂垫体(buccal part of masticatory fat pad)、颊肌和黏膜所构成。颊脂体与颞后及颞下脂体联为一体,当感染时,可通过相连的蜂窝组织互相扩散。

颊黏膜偏后区域,有时可见黏膜下有颗粒状黄色斑点,称为皮脂腺迷路(aberrant sebaceous glands),有时也可见于唇红部,多见于成年男性,无临床意义。

(三)牙

牙又称牙体,由牙冠、牙根和牙颈三部分组成。由牙釉质覆盖,显露于口腔的部分为牙冠;由牙骨质所覆盖,埋于牙槽窝内的部分为牙根;牙冠和牙根交界部分为牙颈。

牙体内有一与牙体外形大致相似、为牙髓充塞的腔,称牙髓腔。冠部的称髓室,根部的称根管,根管末端的开口称根尖孔。

1. 牙冠的形态 每个牙行使的功能不同,其牙冠的形态也各不相同。临床上将牙冠分为唇(颊)面、舌(腭)面、近中面、远中面及咬合面(又称殆面)5个面。以两中切牙之间为中线,靠近中线侧为近中面,远离中线侧为远中面。前牙的咬合面由唇、舌面相交形成切缘,主要用以切割食物;后牙咬合面有尖、窝等结构,主要用以研磨食物;尖牙有尖锐的牙尖,用以撕裂食物。

2. 牙根的数目和形态 牙齿由于咀嚼力的大小和功能不同,牙根数目和大小也不相同。上、下前牙和第一、二前磨牙为单根牙,但上颌第一前磨牙多为双根,其余磨牙均为多根牙。上颌第一、二磨牙为三根,即近中颊侧根、远中颊侧根及腭侧根;下颌第一、二磨牙为双根,即近中根和远中根;有时第一磨牙为三根,即远中根再分为颊、舌根。上、下第三磨牙的牙根变异较多,常呈融合根,所有牙根近根尖部多弯向远中面。有的牙根呈圆锥形,如上颌切牙和尖牙;有的牙根呈扁平形,如下颌切牙和前磨牙;有的多根牙分叉大,如第一磨牙和乳磨牙;有的分叉小,如第二磨牙。了解牙根的数目和形态,对牙髓病的治疗和拔牙手术有很重要的临床意义。

3. 牙的组织结构 牙体组织由牙釉质、牙本质、牙骨质三种钙化的硬组织和牙髓腔内的软组织牙髓组成。

(1) 牙釉质(enamel):位于牙冠表面,呈乳白色,有光泽,覆盖着牙本质当牙釉质有磨耗时,则透露出牙本质呈淡黄色。牙釉质是一种半透明的钙化组织,其中含无机盐96%,主要为磷酸钙及碳酸钙,水分及有机物约占4%,为人体中最硬的一种组织。

(2) 牙本质(dentin):构成牙的主体,色淡黄而有光泽,含无机盐70%,有机物含量比牙釉质多,约占30%,硬度比牙釉质低。在牙本质中有神经末梢,是痛觉感受器,受到刺激时有酸痛感。

(3) 牙骨质(cementum):是覆盖于牙根表面的一层钙化结缔组织,色淡黄,含无机盐

55%,构成和硬度与骨相似,但无哈弗管。牙骨质借牙周膜将牙体固定于牙槽窝内。当牙根表面受到损伤时,牙骨质可新生而有修复功能。

(4)牙髓(pulp):是位于髓腔内的疏松结缔组织,其四周为钙化的牙本质形成的腔壁所包围。牙髓中有血管、淋巴管、神经、成纤维细胞和成牙本质细胞,其主要功能为营养牙体组织,并形成继发牙本质。牙髓神经为无髓鞘纤维,对外界刺激异常敏感,稍受刺激即可引起剧烈疼痛,而无定位能力。牙髓的血管由狭窄的根尖孔进出,一旦发炎,髓腔内的压力增高,容易造成血循环障碍,牙髓逐渐坏死,牙本质和牙釉质则得不到营养,因而牙变色失去光泽,牙体变脆,受力稍大时较易崩裂。

4. 牙周组织结构 牙周组织包括牙槽骨、牙周膜及牙龈,是牙齿的支持组织。

(1)牙槽骨(alveolar bone):是颌骨包围牙根的部分,骨质较疏松,且富于弹性,是支持牙的重要组织。牙根位于牙槽窝内。牙根和牙根之间的骨板,称牙槽中隔。牙槽骨的游离缘称为牙槽嵴。当牙脱落后,牙槽骨即逐渐萎缩。

(2)牙周膜(periodontal membrane):是介于牙根与牙槽骨之间的结缔组织。其纤维一端埋于牙骨质,另一端埋于牙槽骨和牙颈部之牙龈内,将牙固定于牙槽窝内,牙周膜还可以调节牙所承受的咀嚼压力。牙周膜内有纤维结缔组织、神经、血管和淋巴,有营养牙体组织的作用。

(3)牙龈(gum of gingiva):是口腔黏膜覆盖于牙颈部及牙槽骨的部分,呈粉红色,坚韧而有弹性;表面有呈橘皮状之凹陷小点,称为点彩。当牙龈发炎水肿时,点彩消失。牙龈与牙颈部紧密相连,其边缘未附着的部分为游离龈。游离龈与牙间的空隙为龈沟,正常的龈沟深度不超过 3mm,龈沟过深则为病理现象。两牙之间突起的牙龈,称为龈乳头,在炎症或食物阻塞时,齿反乳头肿胀或破坏消失。

(四)咬𬌗关系

𬌗与牙弓关系咀嚼时,下颌骨作不同方向的运动,上、下颌牙发生各种不同方向的接触,这种互相接触的关系称为咬合关系。临床上,常以正中𬌗作为判断咬合关系是否正常的基准。在正中𬌗时,上下切牙间中线应位于同一矢状面上;上颌牙超出下颌牙的外侧,即上前牙覆盖于下前牙的唇侧,覆盖度不超过 3mm,-上后牙的颊尖覆盖于下后牙的颊侧。嘱患者做吞咽运动,边吞咽边咬合牙即能求得正中𬌗。

牙弓关系异常可表现为𬌗关系的异常,如反𬌗(俗称地包天)。反𬌗可分前牙反𬌗、后牙反𬌗,即在正中𬌗位时,下前牙或下后牙覆盖在上前牙或上后牙的唇侧或颊侧。此种咬合关系在乳牙列或恒牙列均可出现。开𬌗指在正中𬌗位及非正中𬌗位时,上下颌部分牙能咬合接触,部分牙不能咬合接触。通常以前牙开𬌗多见。颌骨发生骨折时,常可见多数牙发生开𬌗畸形。深覆𬌗指上前牙牙冠盖过下前牙牙冠长度 1/3 以上者,因其程度不同分为三度。其中,Ⅰ度指上前牙牙冠盖过下前牙牙冠长度 1/3~1/2;Ⅱ度为盖过 1/2~2/3;Ⅲ度为上前牙牙冠完全盖过下前牙牙冠,甚至咬及下前牙唇侧龈组织。

颌骨的病变,如发育异常、肿瘤、骨折等,常使牙齿排列紊乱,破坏正常的咬合关系,影响咀嚼功能。临床上常以牙列和咬合关系的变化作为颌骨疾病诊断和治疗的参考,特别对颌骨骨折的诊断、复位和固定是重要的依据。

(五) 舌

舌(tongue)具有味觉、语言、协助咀嚼、吞咽等重要生理功能。舌前2/3为舌体部,活动度大,其前端为舌尖,上面为舌背,下面为舌腹,两侧为舌缘舌后1/3为舌根部,活动度小。舌体部和舌根部以人字沟为界,其形态呈倒V形,尖端向后有一凹陷处为甲状舌管残迹,称为舌盲孔。

舌是由横纹肌组成的肌性器官。肌纤维呈纵横、上下等方向排列,因此舌能灵活进行前伸、后缩、卷曲等多方向活动。

舌的感觉神经,在舌前2/3为舌神经分布(第5对脑神经之分支);舌后1/3为舌咽神经(第9对脑神经)及迷走神经分布(第10对脑神经)。舌的运动系由舌下神经(第12对脑神经)所支配。舌的味觉为面神经(第7对脑神经)的鼓索支支配。鼓索支加入到舌神经内分布于舌黏膜。舌尖部对甜、辣、咸味敏感,舌缘对酸味敏感,舌根部对苦味敏感。

舌背黏膜有许多乳头状突起,当维生素B族缺乏或严重贫血时可见乳头萎缩,舌面光滑。舌乳头可分以下4种。

(1) 丝状乳头(filiform papillae):为刺状细小突起,上皮有角化故呈白色,数量较多,遍布于整个舌体背面。司一般感觉。

(2) 菌状乳头(fungiform papillae):呈蕈状,色红,大而圆,散布于丝状乳头间,数量比丝状乳头少,含有味觉神经末梢。

(3) 轮廓乳头(circumvallate papillae):有8~12个,较大,呈轮状,沿人字沟排列。乳头周围有深沟环绕,含有味蕾以司味觉。

(4) 叶状乳头(foliate papillae):位于舌根部两侧缘,为数条平行皱襞。正常时不明显,炎症时充血发红,突起而疼痛,有时易误诊为癌。

舌根部黏膜有许多卵圆形淋巴滤泡突起,其间有浅沟分隔,整个淋巴滤泡称为舌扁桃体。

舌腹面黏膜平滑而薄,返折与口底黏膜相连,在中线形成舌系带。若系带上份附着靠近舌尖,或其下份附于下颌舌侧的牙槽嵴上,即产生舌系带过短(绊舌)而致舌活动度受到一定限制。初生婴儿舌系带发育不全,难以判断是否过短。当舌不能伸出口外并向上卷起时,或舌前伸时舌尖部形成沟状切迹,则为舌系带过短,可作舌系带矫正术,矫正时间以1~2岁为宜。

(六) 腭

腭(palate)构成口腔的上界,且将口腔与鼻腔、鼻咽部分隔开。前面硬腭的骨质部分由两侧上颌骨的腭突和腭骨水平板组成,口腔面覆盖以致密的黏骨膜组织;后面软腭为可以活动的肌性部分。

硬腭前分正中线有突起的纵行皱襞(longitudinal plica),其两旁有许多横行突出皱襞伸向两侧,称为腭嵴(transverse rugae)。两中切牙间后面腭部有黏膜突起,称为切牙乳头(incisive papilla),其下方有一骨孔,称为切牙孔(incisive foramen)或腭前孔。鼻腭神经血管通过此孔,向两侧分布于硬腭前1/3的黏骨膜与腭侧牙龈,是切牙孔阻滞麻醉进针的标志之一。在硬腭后缘前0.5cm,从腭中缝至第二磨牙侧缘的外中1/3交界处,左右各有一骨孔,称为腭大孔(greater palatine foramen)或腭后孔,腭前神经血管通过此孔,向前分布于尖牙后的黏骨膜及腭侧牙龈。

软腭呈垂幔状,前与硬腭相续连,后为游离缘,其中份有一小舌样物体,称为腭垂。软腭两侧向下外方形成两个弓形黏膜皱襞,在前外方者为腭舌弓(咽前柱),在稍后内方者为咽腭弓(咽后柱),两弓之间容纳扁桃体。正常情况下通过软腭和咽部的肌彼此协调运动,共同完成腭咽闭合,行使语言功能。若由于畸形、外伤等原因致软腭过短或运动不良,可引发腭咽闭合不全,导致语言不清及进食呛咳。

(七)口底

口底(floor of the mouth)又称舌下部,为位于舌体和口底黏膜之下,下颌舌骨肌和颏舌骨肌之上,下颌骨体内侧面与舌根之间的部分。在舌腹正中可见舌系带,系带两旁有呈乳头状突起的舌下肉阜,其中有一小孔为下颌下腺导管的开口。舌下肉阜向后延伸部分为颌舌沟,表面凸起的黏膜皱嵴为舌下皱襞,有许多舌下腺导管直接开口于此。颌舌沟前份黏膜下有舌下腺,后份黏膜下有下颌下腺口内延长部分。口底黏膜下有下颌下腺导管和舌神经走行其间。在做口底手术时,注意勿损伤导管和神经。由于口底组织比较疏松,因此在口底外伤或感染时,可形成较大的血肿、脓肿,将舌推挤向上后,造成呼吸困难或窒息,应特别警惕。

三、乳牙与恒牙

人一生中有两副天然牙,根据萌出时间和形态,分为乳牙(deciduous teeth)与恒牙(permanent teeth)。

(一)乳牙

(1)乳牙的数目、名称、萌出时间和次序正常:乳牙共有20个,上、下颌的左、右侧各5个。其名称从中线起向两旁,分别为乳中切牙、乳侧切牙、乳尖牙、第一乳磨牙、第二乳磨牙。

一般从出生后6~8个月开始萌出乳中切牙,然后乳侧切牙、第一乳磨牙、乳尖牙和第二乳磨牙依次萌出,2岁左右乳牙全部萌出。

乳牙可能出现过早或延迟萌出,常见于下中切牙部位。乳牙早萌在婴儿出生时或生后不久即可出现。由于过早萌出而没有牙根,常较松动,过于松动者应拔除,以免脱落误入食管或气管而发生危险。有的新生儿口内牙槽嵴黏膜上,出现一些乳白色米粒状物或球状物,数目多少不等,俗称马牙或板牙。它不是实际意义上的牙,而是牙板上皮残余增殖形成被称为角化上皮珠的角化物,一般可自行脱落。

(2)乳牙的标识与书写:为便于病历记录,常用罗马数字书写表示乳牙。乳牙的位置标识,采取面对患者,用"+"将全口牙分为上、下、左、右四区,横线上代表上颌,横线下代表下颌,纵线左代表患者右侧,纵线右代表患者左侧,或者以+代表四区。即病历书写举例:如左上乳尖牙标识为Ⅲ̄;右下第二乳磨牙标识为V̄。

(二) 恒牙

(1) 恒牙的数目、名称、萌出时间和次序：恒牙共28~32个，上下颌的左右侧各7~8个，其名称从中线起向两旁，分别为中切牙、侧切牙、尖牙、第一前磨牙（又称前磨牙）、第二前磨牙、第一磨牙、第二磨牙、第三磨牙。切牙和尖牙位于牙弓前部，统称为前牙；前磨牙和磨牙位于牙弓后部，统称为后牙。

少数人可有畸形多余牙出现，常位于上颌中切牙间，称为多生牙。有时因颌骨体发育不良，恒牙的萌出发生困难或阻生；也可因先天牙胚缺失而少牙。常见第三磨牙缺失，因此牙的数目有所增减。

恒牙萌出早者可于5岁、晚者可于7岁，一般从6岁左右开始，在第二乳磨牙后方萌出第一恒磨牙（俗称六龄牙），同时恒中切牙萌出，乳中切牙开始脱落，随后侧切牙、尖牙、第一前磨牙、第二前磨牙、第二磨牙及第三磨牙依次萌出。有时第一前磨牙较尖牙更早萌出。

一般左右同名牙多同期萌出，上下同名牙则下颌牙较早萌出。

(2) 恒牙的标识与书写：常用阿拉伯数字表示，标识方法同乳牙。

(三) 乳牙与恒牙的替换

从萌出时间和次序来看，一般从6~12岁之间，口腔内乳牙逐渐脱落，恒牙相继萌出，恒牙和乳牙发生交替，此时口腔内既有乳牙，又有恒牙，这种乳、恒牙混合排列牙弓上的时期称为混合牙列(mixed dentition)期。有时乳牙未脱落，而恒牙萌出缺乏位置时，该恒牙即错位萌出。错位萌出的恒牙大多位于乳牙舌侧，形成乳牙与恒牙重叠，此时应拔除滞留乳牙，便于恒牙在正常位置萌出，切勿将刚萌出的恒牙误为错位牙或乳牙而拔除。应注意鉴别乳牙和恒牙，乳牙牙冠较小，色较白，牙颈部和咬合面较恒牙缩窄。

第三节 颌 面 部

一、颌 骨

(一) 上颌骨(maxilla)

1. 解剖特点为面中份最大的骨骼 由左右两侧形态结构对称但不规则的2块骨构成，并于腭中缝处连接成一体。上颌骨由四突一体构成，其中一体即上颌骨体，四突即为额突、颧突、牙槽突和腭突。上颌骨与鼻骨、额骨、筛骨、泪骨、犁骨、下鼻甲、颧骨、腭骨、蝶骨等邻近骨器官相接，构成眶底、鼻底和口腔顶部。

(1) 上颌骨体：分为四壁一腔，为前、后、上、内四壁和上颌窦腔构成的形态不规则骨体。

1) 前壁：又称脸面，上方以眶下缘与上壁（眼眶下壁）相接，在眶下缘中份下方约0.6~1cm处有眶下孔，眶下神经血管从此通过。在眶下孔下方，骨面有一深凹，称尖牙窝，此处骨质菲薄，常经此凿骨进入上颌窦内施行手术。

2) 后壁：又称颞下面，常以颧牙槽峰作为前壁与后壁的分界线，其后方骨质微凸呈结节状，称上颌结节。上颌结节上方有2~3个小骨孔，为上牙槽后神经、血管所通过。颧牙槽嵴和上颌结节是上牙槽后神经阻滞麻醉的重要标志。

3) 上壁:又称眶面,呈三角形,构成眼眶下壁,其中份有由后方眶下裂向前行之眶下沟,并形成眶下管,开口于眶下孔。上牙槽前、中神经由眶下管内分出,经上颌窦前壁和外侧壁分布到前牙和前磨牙。

4) 内壁:又称鼻面,构成鼻腔外侧壁,在中鼻道有上颌窦开口通向鼻腔。施行上颌窦根治术和上颌骨囊肿摘除时,可在下鼻道开窗引流。

5) 上颌窦:呈锥形空腔,底向内,尖向外伸入颧突,底部有上颌窦开口。上颌窦壁即骨体的四壁,各壁骨质皆薄,内面衬以上颌窦黏膜。上颌窦底与上颌后牙根尖紧密相连,有时仅隔以上颌窦黏膜,故当上颌前磨牙及磨牙根尖感染时,易于穿破上颌窦黏膜,一导致牙源性上颌窦炎;在拔除上颌前磨牙和磨牙断根时,应注意勿将根推入上颌窦内。

(2) 上颌骨突:分为额突、颧突、牙槽突和腭突。

1) 额突:位于上颌骨体的内上方,与额骨、鼻骨、泪骨相连。

2) 颧突:位于上颌骨体的外上方,一与颧骨相连,向下至第一磨牙形成颧牙槽嵴。

3) 牙槽突:位于上颌骨体的下方,与上颌窦前、后壁紧密相连,左右两侧在正中线相连形成弓形。每侧牙槽突上有7~8个牙槽窝容纳牙根。前牙及前磨牙区牙槽突的唇、颊侧骨板薄而多孔,此结构有利于麻醉药液渗入骨松质内,达到局部浸润麻醉目的。由于唇颊侧骨质疏松,拔牙时向唇颊侧方向用力运动则阻力较小。

4) 腭突:指在牙槽突内侧伸出的水平骨板,后份接腭骨的水平板,两侧在正中线相连组成硬腭,将鼻腔与口腔隔开,硬腭前份有切牙孔(腭前孔),有鼻腭神经血管通过。后份有腭大孔(腭后孔),有腭前神经血管通过。

2. 上颌骨的解剖特点及其临床意义

(1) 支柱式结构及其临床意义:上颌骨与多数邻骨相连,且骨体中央为一空腔,因而形成支柱式结构。当遭受外力打击时,力量可通过多数邻骨传导分散,不致发生骨折;若打击力量过重,则上颌骨和邻骨均可发生骨折,甚至合并颅底骨折并导致颅脑损伤。由于上颌骨无强大肌附着,骨折后较少受到肌的牵引而移位,故骨折段的移位与所受外力的大小、方向有关。上颌骨骨质疏松,血运丰富,骨折后愈合较快,一旦骨折应及时复位,以免发生错位愈合。发生化脓感染时,疏松的骨质有利于脓液穿破骨质而达到引流的目的,因此上颌骨较少发生颌骨骨髓炎。

(2) 解剖薄弱部位及其临床意义:上颌骨存在骨质疏密、厚薄不一,连接骨缝多,牙槽窝的深浅、大小不一致等因素,从而构成解剖结构上的一些薄弱环节或部位,这些薄弱环节则是骨折常发生的部位。上颌骨的主要薄弱环节表现为三条薄弱线:

1) 第一薄弱线:从梨状孔下部平行牙槽突底经上颌结节至蝶骨翼突,当骨折沿此薄弱线发生时称上颌骨Le Fort Ⅰ型骨折,骨折线称为上颌骨Le Fort Ⅰ型骨折线。

2) 第二薄弱线:通过鼻骨、泪骨、颧骨下方至蝶骨翼突,当骨折沿此薄弱线发生时称上颌骨Le Fort Ⅱ型骨折,骨折线称为上颌骨Le Fort Ⅱ型骨折线。

3) 第三薄弱线:通过鼻骨、泪骨、眶底、颧骨上方至蝶骨翼突,当骨折沿此薄弱线发生时称上颌骨Le Fort Ⅲ型骨折,骨折线称为上颌骨Le Fort Ⅲ型骨折线。

(二) 下颌骨(mandible)

下颌骨是颌面部唯一可以活动而且最坚实的骨骼左右对称。在正中线处两侧联合呈马蹄形。分为下颌体与下颌支两部分。

1. 下颌体　分为上、下缘和内、外面,在两侧下颌体的正中处联合,外有颏结节,内有颏棘。下颌体上缘为牙槽骨,有牙槽窝容纳牙根。前牙区牙槽骨板较后牙区疏松,而后牙区颊侧牙槽骨板较舌侧厚。下颌体下缘骨质致密而厚,正中两旁稍内方有二腹肌窝,为二腹肌前腹起端附着处。下颌体外面,相当于前磨牙区上下缘之间,有颏孔开口向后上方,颏神经血管经此穿出。自颏孔区向后上方,一与下颌支前缘相连续的线形突起称外斜线,有面部表情肌附着;下颌体内面从颏棘斜向上方,有线形突起称下颌舌骨线,为下颌舌骨肌起端附着处,而颏棘上有颏舌肌和颏舌骨肌附着;在下颌舌骨线前上份有舌下腺窝,为舌下腺所在处;后下份有下颌下腺窝,为下颌下腺所在处。

2. 下颌支　为左右垂直部分,上方有2个骨突,前方者称喙突,呈三角形,扁平,有颞肌附着;后方者称髁突,与颞骨关节窝构成颞下颌关节。髁突下方缩窄处称髁突颈,有翼外肌附着。两骨突之间的凹陷切迹,称下颌切迹或乙状切迹,为经颞下途径进行圆孔和卵圆孔麻醉注射的重要标志。

下颌支外侧面较粗涩,有咬肌附着;内侧面中央有一呈漏斗状的骨孔,称下颌孔,为下牙槽神经血管进入下颌管的入口;孔前内侧有一小的尖形骨突,称下颌小舌,为蝶下颌韧带附着之处。内侧面下份近下颌角区骨面粗糙,有翼内肌附着。

下颌角是下颌支后缘与下缘相交的部分,有茎突下颌韧带附着。

3. 下颌骨的解剖特点及其临床意义　①解剖薄弱部位:下颌骨的正中联合、颏孔区、下颌角、髁突颈等为下颌骨的骨质薄弱部位,当遭遇外力时,这些部位常发生骨折。②血供较差且骨皮质致密:下颌骨的血供较上颌骨少,且周围有强大致密的肌和筋膜包绕,当炎症化脓时不易得到引流,所以骨髓炎的发生较上颌骨为多。下颌骨骨折愈合时间较上颌骨骨折愈合慢。

二、肌

因功能的不同,口腔颌面部的肌分为咀嚼肌群和表情肌群,咀嚼肌群较粗大,主要附着于下颌骨、颧骨周围,位置也较深;而表情肌群则较细小,主要附着于上颌骨,分布于口腔、鼻、眼裂周围及面部表浅的皮肤下面,与皮肤相连。

(一) 咀嚼肌群

该肌群主要附着于下颌骨上。司开口、闭口和下颌骨的前伸与侧方运动,可分为闭口和开口两组肌群,此外还有翼外肌。其神经支配均来自三叉神经下颌神经的前股纤维,主管运动。

1. 闭口肌群　又称升颌肌群,主要附着于下颌支上,有咬肌、颞肌、翼内肌。该组肌发达,收缩力强,其牵引力以向上为主,伴有向前和向内的力量。

1) 咬肌:起自颧骨和颧弓下缘,止于下颌角和下颌支外侧面,为一块短而厚的肌,作用为牵引下颌向上前方。

2) 颞肌:起自颞骨鳞部的颞凹,通过颧弓深面,止于喙冠突。颞肌是一块强有力的扇形肌,其作用是牵引下颌骨向上,微向后方。

3) 翼内肌:起自蝶骨翼突外板内面和上颌结节,止于下颌角的内侧面,是一块方形而肥厚的肌块,作用为使下颌骨向上,司闭口,并协助翼外肌使下颌前伸和侧方运动。

4) 翼外肌:起端有上、下两头,上头起于蝶骨大翼之颞下岭及其下方之骨面;下头起自翼外板之外面,二头分别止于下颌关节盘前缘和髁突颈部。在开口运动时,可牵引下颌骨前伸和侧向运动。

2. 开口肌群 又称降颌肌群,主要附着于下颌体上,是构成口底的主要肌群。有二腹肌、下颌舌骨肌和颏舌骨肌。其总的牵引方向是使下颌骨向下后方。

1) 二腹肌:前腹起自下颌二腹肌窝,后腹起自颞骨乳突切迹,前后腹在舌骨处形成中间腱,止于舌骨及其大角。作用是提舌骨向上或牵下颌骨向下。前腹由下颌舌骨肌神经支配,后腹由面神经支配。

2) 下颌舌骨肌:起自下颌体内侧下颌舌骨线,止于舌骨体。扁平三角形,两侧在正中线融合,共同构成肌性口底。作用是提舌骨和口底向上,并牵引下颌骨向下。支配神经为下颌舌骨肌神经。

3) 颏舌骨肌:起自下颌骨颏下棘,止于舌骨体。作用是提舌骨向前,使下颌骨下降。支配神经为下颌舌骨肌神经

(二) 表情肌群

面部表情肌多薄而短小,收缩力弱,起自骨壁或筋膜浅面,止于皮肤。肌纤维多围绕面部孔裂,如眼、鼻和口腔,排列成环形或放射状。主要有眼轮匝肌、口轮匝肌、提上唇肌、额肌、笑肌、降口角肌和颊肌等。当肌纤维收缩时,牵引额部、眼睑、口唇和颊部皮肤活动,显露各种表情。由于表情肌与皮肤紧密相连,故当外伤或手术切开皮肤和表情肌后,创口常裂开较大,应予逐层缝合,以免形成内陷瘢痕。面部表情肌均由面神经支配其运动,若面神经受到损伤,则引起表情肌瘫痪,造成面部畸形。

三、血 管

(一) 动脉

颌面部血液供应特别丰富,主要来自颈外动脉的分支,有舌动脉、面动脉、上颌动脉和颞浅动脉等。各分支间和两侧动脉间,均通过末梢血管网而彼此吻合,故伤后出血多。压迫止血时,还必须压迫供应动脉的近心端,才能起到暂时止血的作用。

1. 舌动脉 自颈外动脉平舌骨大角水平分出,向内上方走行,分布于舌、口底和牙龈。

2. 面动脉 又称颌外动脉,为面部软组织的主要动脉。在舌动脉稍上方,自颈外动脉分出,向内上方走行,绕下颌下腺体及下颌下缘,由咬肌前缘向内前方走行,分布于唇、颏、颊和内眦等部。面颊部软组织出血时,可于咬肌前缘下颌骨下缘,压迫此血管止血。

3. 上颌动脉 位置较深,位于下颌骨髁突颈部内侧。自颈外动脉分出,向内前方走行至颞下窝,分布于上、下颌骨和咀嚼肌。

4. 颞浅动脉 为颈外动脉的终末支,在腮腺组织内分出面横动脉,分布于耳前部、颧部和颊部。颞浅动脉分布于额、颞部头皮,在颧弓上方皮下可扪得动脉搏动。可在此压迫动脉止血。颌面部恶性肿瘤进行动脉内灌注化疗药物时,可经此动脉逆行插管进行治疗。

(二)静脉

口腔颌面部静脉系统较复杂且有变异,常分为深、浅两个静脉网。浅静脉网由面静脉和下颌后静脉组成;深静脉网主要为翼静脉丛。面部静脉的特点是静脉瓣较少,当受肌收缩或挤压时,易使血液反流。故颌面部的感染,特别是由鼻根至两侧口角三角区的感染,若处理不当,易逆行传入颅内,引起海绵窦血栓性静脉炎等严重并发症。

1. 面静脉 又称面前静脉,起于额静脉和眶上静脉汇成的内眦静脉,沿鼻旁口角外到咬肌前下角,在颊部有面深静脉与翼静脉丛相通;由咬肌前下角向下穿颈深筋膜,越下颌下腺浅面,在下颌角附近与下颌后静脉前支汇成面总静脉,横过颈外动脉浅面,最后汇入颈内静脉。因此面静脉可经内眦静脉和翼静脉丛2个途径,通向颅内海绵窦。

2. 下颌后静脉 又称面后静脉,由颞浅静脉和上颌静脉汇合而成,沿颈外动脉外侧方,向下走行至下颌角平面,分为前、后两支。前支与面静脉汇成面总静脉;后支与耳后静脉汇成颈外静脉。颈外静脉在胸锁乳突肌浅面下行,在锁骨上凹处穿入深面,汇入锁骨下静脉。

3. 翼静脉丛 位于颞下窝,大部分在翼外肌的浅面,少部分在颞肌和翼内、外肌之间。在行上颌结节麻醉时,有时可穿破形成血肿。它收纳颌骨、咀嚼肌、鼻内和腮腺等处的静脉血液,经上颌静脉汇入下颌后静脉。翼静脉丛可通过卵圆孔和破裂孔等与海绵窦相通。

四、淋巴组织

口腔颌面部的淋巴组织分布极其丰富,为颌面部的重要防御系统。正常情况下,淋巴结小而柔软,不易扪及,当炎症或肿瘤转移时,相应淋巴结就会发生肿大,故有重要临床意义。

颌面部常见而且较重要的淋巴结有腮腺淋巴结、颌上淋巴结、下颌下淋巴结、颏下淋巴结和位于颈部的颈浅和颈深淋巴结。

1. 腮腺淋巴结 分为浅淋巴结和深淋巴结两组。浅淋巴结位于耳前和腮腺浅面,收纳来自鼻根、眼睑、颞额部、外耳道、耳廓等的淋巴液,引流至颈深上淋巴结。深淋巴结位于腮腺深面,收纳软腭、鼻咽部等的淋巴液,引流至颈深上淋巴结。

2. 下颌上淋巴结 位于咬肌前、下颌下缘外上方,收纳来自鼻、颊部皮肤和黏膜的淋巴液,引流至下颌下淋巴结。

3. 下颌下淋巴结 位于下颌下三角,下颌下腺浅面及下颌下缘之间,在面动脉和面静脉周围。淋巴结数目较多,收纳来自颊、鼻侧、上唇、下唇外侧、牙龈、舌前部、上颌骨和下颌骨的淋巴液;同时还收纳颏下淋巴结输出的淋巴液,引流至颈深上淋巴结。

4. 颏下淋巴结 位于颏下三角,收纳来自下唇中部、下切牙、舌尖和口底等处的淋巴液,引流至下颌下淋巴结及颈深上淋巴结。

5. 颈淋巴结 分为颈浅淋巴结、颈深上淋巴结和颈深下淋巴结。

(1)颈浅淋巴结:位于胸锁乳突肌浅面,沿颈外静脉排列,收纳来自腮腺和耳廓下份的淋巴液,引流至颈深淋巴结。

(2) 颈深上淋巴结:位于胸锁乳突肌深面,沿颈内静脉排列,上自颅底,下至颈总动脉分叉处,主要收纳来自头颈部的淋巴液及甲状腺、鼻咽部、扁桃体等的淋巴液,引流至颈深下淋巴结和颈淋巴干。

(3) 颈深下淋巴结:位于锁骨上三角,胸锁乳突肌深面。自颈总动脉分叉以下,沿颈内静脉至静脉角,收纳来自颈深上淋巴结、枕部、颈后及胸部等淋巴液,引流至颈淋巴干再到淋巴导管(右侧)和胸导管(左侧)。

五、神　　经

口腔颌面部的感觉神经主要是三叉神经,运动神经主要是面神经。

(一) 三叉神经(trigeminalnerve)

第5对脑神经,系脑神经中最大者,起于脑桥嵴,主管颌面部的感觉和咀嚼肌的运动。其感觉神经根较大,自颅内三叉神经半月节分三支出颅,即眼、上颌和下颌支;运动神经根较小,在感觉根的下方横过神经节与下颌神经混合,因此下颌神经属混合神经。

1. 眼神经　由眶上裂出颅,分布于眼球和额部。

2. 上颌神经　由圆孔出颅,向前越过翼腭窝达眶下裂,再经眶下沟入眶下管,最后出眶下孔分为睑、鼻、唇三个末支,分布于下睑、鼻侧和上唇的皮肤和黏膜。上颌神经分支与口腔颌面部麻醉密切相关的分支有:

(1) 蝶腭神经及蝶腭神经节:上颌神经在翼腭窝内分出小支进入蝶腭神经节,再由此节发出4个分支。

1) 鼻腭神经:穿过蝶腭孔进入鼻腔,沿鼻中隔向前下方,经切牙管,出切牙孔穿出,分布于两侧上颌切牙、尖牙唇侧的黏骨膜和牙龈,并与腭前神经在尖牙腭侧交叉。

2) 腭前神经:为最大的一个分支,经翼腭管下降出腭大孔,在腭部往前分布于磨牙、前磨牙区的黏骨膜和牙龈,并与鼻腭神经在尖牙区吻合。

3) 腭中神经和腭后神经:经翼腭管下降出腭小孔,分布于软腭,腭垂和腭扁桃体。

(2) 上牙槽神经为上颌神经的分支,根据其走行及部位分为上牙槽前、中、后神经。

1) 上牙槽后神经:上颌神经由翼腭窝前行,在近上颌结节后壁处,发出数小支,有的分布于上颌磨牙颊侧黏膜及牙龈有的进入上颌结节牙槽孔,在上颌骨体内,沿上颌窦后壁下行,分布于上颌窦黏膜、下颌第三磨牙,并在上颌第一磨牙颊侧近中根与上牙槽中神经吻合。

2) 上牙槽中神经:在上颌神经刚入眶下管处发出,沿上颌窦外侧壁下行,分布于上颌前磨牙、第一磨牙颊侧近中根及牙槽骨、颊侧牙龈和上颌窦黏膜,并与上牙槽前、后神经交叉。

3) 上牙槽前神经:由眶下神经出眶下孔前发出沿上颌窦前壁进入牙槽骨,分布于上颌切牙、尖牙、牙槽骨和唇侧牙龈,并与上牙槽中神经和对侧上牙槽前神经交叉。

3. 下颌神经　为颅内三叉神经半月节发出的最大分支,属混合神经,含有感觉和运动神经纤维。下颌神经自卵圆孔出颅后,在颞下窝分为前、后两股。与口腔颌面部麻醉密切相关的分支有:

（1）下牙槽神经：自下颌神经后股发出，居翼外肌深面，在蝶下颌韧带与下颌支之间下行，由下颌孔进入下颌管，发出细小分支至同侧下颌全部牙和牙槽骨，并在中线与对侧下牙槽神经相交叉下牙槽神经在下颌管内，相当于前磨牙区发出分支，出颏孔后称为颏神经，分布于第二前磨牙前面的牙龈、下唇、颏黏膜和皮肤，在下唇和颏部正中与对侧颏神经分支相交叉。

（2）舌神经：自下颌神经后股发出，在翼内肌与下颌支之间，循下牙槽神经前内方下行，达下颌第三磨牙骨板的右侧，进入口底向前，分布于舌前 2/3、下颌舌侧牙龈和口底黏膜。

（3）颊神经：为下颌神经前股分支中唯一的感觉神经，经翼外肌二头之间，沿下颌支前缘顺颞肌腱纤维向下，平下颌第三磨牙殆面穿出颊肌鞘，分布于下颌磨牙颊侧牙龈、颊部后份黏膜和皮肤。

（二）面神经

面神经（facial nerve）为第 7 对脑神经，主要是运动神经，但也有味觉和分泌神经纤维。面神经总干出茎乳孔后。

进入腮腺实质内，先分为面颞干和面颈干，然后面颞干微向上前方走行，分出颞支、颧支和上颊支；面颈干下行，分下颊支、下颌缘支和颈支。各分支之间还形成网状交叉。支配面部表情肌的活动。

1. 颞支 出腮腺上缘，越过颧弓向上，主要分布于额肌。当其受损伤后，额纹消失。

2. 颧支 由腮腺前上缘穿出后，越过颧骨向前，主要分布于上、下眼轮匝肌。当其受损伤后，可出现眼睑不能闭合。

3. 颊支 自腮腺前缘、腮腺导管上下穿出，可有上、下颊支，主要分布于颊肌、提上唇肌、笑肌和口轮匝肌等。当其受到损伤后，鼻唇沟消失变得平坦，不能鼓腮。

4. 下颌缘支 由腮腺前下方穿出，向下前行于颈阔肌深面。在下颌角处位置较低，然后向上前行，越过面动脉和面静脉向前上方，分布于下唇诸肌。在下颌下区进行手术时，慎勿损伤该神经，否则可出现口角偏斜。

5. 颈支 从腮腺下缘穿出，分布于颈阔肌。

六、唾液腺

口腔颌面部的唾液腺（salivary glands）组织由左右对称的三对大唾液腺，即腮腺、下颌下腺和舌下腺，以及遍布于唇、颊、腭、舌等处黏膜下的小黏液腺构成，各有导管开口于口腔。

唾液腺分泌的涎液呈无色而黏稠的液体，进入口腔内则称为唾液；唾液有润湿口腔，软化食物的作用唾液内还含有淀粉酶和溶菌酶，具有消化食物和抑制致病菌活动的作用。

（一）腮腺

腮腺是最大的一对唾液腺，位于两侧耳垂前下方和下颌后窝内，其分泌液主要为浆液。

腮腺实质内有面神经分支穿过，在神经浅面的腮腺组织称浅部（叶），位于耳前下方咬肌浅面；在神经深面者称深部（叶），可经下颌后窝突向咽旁间隙。

腮腺被致密的腮腺咬肌筋膜包裹,并被来自颈深筋膜浅层所形成的腮腺鞘分成多数小叶,筋膜鞘在上方和深面咽旁区多不完整,时有缺如。由于这些解剖特点,脓肿穿破多向筋膜薄弱区——外耳道和咽旁区扩散,腮腺感染化脓时,脓肿多分散,且疼痛较剧。

腮腺导管在颧弓下一横指处,由腮腺浅部前缘穿出,绕咬肌前缘垂直向内,穿过颊肌,开口于正对上颌第二磨牙的颊侧黏膜上。此导管在面部投影标志即耳垂到鼻翼和口角中点连线的中 1/3 段上,在面颊部手术时,注意不要损伤腮腺导管。

(二) 下颌下腺

下颌下腺位于下颌下三角内,形似核桃,分泌液主要为浆液,含有少量黏液。下颌下腺深层延长部,经下颌舌骨肌后缘进入口内,其导管起自深面,自下后方向前上方走行,开口于舌系带两旁的舌下肉阜。此导管常因涎石堵塞而导致下颌下腺炎症。

(三) 舌下腺

该腺位于口底舌下,为三对大唾液腺中最小的一对,分泌液主要为黏液,含有少量浆液。其小导管甚多,有的直接开口于口底,有的与下颌下腺导管相通。

七、颞下颌关节

颞下颌关节(temporomandibular joint)为全身唯一的联动关节,具有转动和滑动两种功能,其活动与咀嚼、语言、表情等功能密切相关。颞下颌关节上由颞骨关节窝、关节结节,下由下颌骨髁突以及位于两者间的关节盘、关节囊和周围的韧带所构成。

第二章 口腔局部麻醉

局部麻醉,简称局麻,是利用局部麻醉药暂时性阻断肌体一定区域内各种神经冲动的传导,特别是神经干和神经末梢的感觉传导从而达到该区域疼痛消失的目的。感觉功能暂时消失首先是痛觉,其次是温度觉、触觉和压觉。局部麻药可以用于口腔颌面的不同部位,在患者意识清醒的情况下,达到该部位无痛。常用的局麻方法有表面麻醉、浸润麻醉和阻滞麻醉。

第一节 常用的局麻药物

临床上常用的局麻药物应该是麻醉效果好、作用快、维持时间长、无明显毒副作用、易溶于水等性质稳定的药物。口腔常用的局麻药物主要有下面几种。

1. 普鲁卡因 又称奴佛卡因,酯类麻醉药,具有良好的麻醉作用,毒副作用小,价格低廉,性质稳定,曾经是临床应用较广的一种麻醉药。穿透力弱,不适于表面麻醉。此外,有明显的扩张血管作用,临床常加入少量的肾上腺素。普鲁卡因有时会出现过敏性休克,使用时需做过敏试验。

2. 利多卡因 又称赛罗卡因,酰胺类药物,局部麻醉比普鲁卡因强,持续时间较长,其穿透和扩散作用强,可用于表面麻醉,是目前临床应用较广泛的一种麻醉药。有抗心律失常作用,是室性心动过速患者的首选局麻药物。

3. 丁哌卡因 又称布比卡因,酰胺类药物。局部麻醉作用是利多卡因的4~6倍,持续时间达6小时,此药物在体内浓度低,毒副作用小,是一种安全的长效麻醉药物,术后镇痛作用较长。

4. 丁卡因 又称地卡因,酯类麻醉药。作用快,穿透力强,毒性较大,主要用于黏膜表面麻醉。临床很少用于浸润和阻滞麻醉。

5. 阿替卡因 商品名称碧兰麻,酰胺类药物。麻醉作用强,显效快,组织渗透强,毒副作用小,目前已经广泛用于临床,有抑止房室传导作用,严重房室传导阻滞患者禁用,并且不适用4岁以下儿童。

第二节 口腔局麻方法

一、表面麻醉

表面麻醉是将局部麻醉药物涂布或者喷射到局部区域的表面,麻醉该区域的神经末梢,使该区域的痛觉消失的麻醉方法。临床上主要用于表浅的黏膜下脓肿切开引流、松动的乳牙或者恒牙拔除、舌根、腭咽部检查以及气管切开前的黏膜麻醉。常用的药物主要是2%的丁卡因溶液、2%~4%利多卡因溶液、4%阿替卡因溶液,但利多卡因和阿替卡因的效果都不如丁卡因。

二、浸润麻醉

浸润麻醉是将药物注入组织内,以阻断该区域的神经末梢的传导,产生镇痛的麻醉效果。

浸润麻醉的常见麻醉方式:①皮丘注射法;②骨膜上注射法;③牙周膜注射法。

皮丘注射法是在皮下或者黏膜下注射少量麻药,形成皮丘,再分层注射。主要有出血量少,手术视野清晰,分离组织较容易等优点。

骨膜上注射法是在患牙唇颊侧的前庭沟的黏膜转折处,相当于根尖处进针,针头与黏膜成45°角进入黏膜下,骨膜上,注入麻药0.5~2ml,若要麻醉相邻的几个牙齿,只需退针到黏膜下,改变注射方向,不需要将针拔出,注意不要刺入骨膜下,以免引起疼痛和局部反应。

牙周膜注射法是自牙的近中或者远中侧直接刺入牙周膜,深约0.5cm,注入麻药0.2~0.4ml,即可麻醉该牙的牙周组织。

三、阻滞麻醉

阻滞麻醉是将麻药注射到神经干或者主要分支的周围,以阻断神经末梢传入的刺激,使该神经支配的区域痛觉消失。阻滞麻醉具有麻醉强度大、麻醉用药少、麻醉范围大、持续时间长等优点。

(一)上牙槽后神经阻滞麻醉

将麻药注射到上颌结节的后上方,以麻醉上牙槽后神经,又称上颌结节注射法,本法适用于上颌磨牙的拔除以及相应的颊侧牙龈黏膜和上颌结节部的手术。

1. 注射方法 进针点:一般以上颌第二磨牙的远中颊根对应的前庭沟处作为进针点,对于上颌第二磨牙还没有萌出者,以上颌第一磨牙的远中颊根对应的前庭沟处作为进针点,如上颌磨牙缺失,则以颧牙槽嵴为标志,以其远中的前庭沟处作为进针点。注射时,患者取坐位,头稍后仰,半张口,上颌牙平面与地平面成45°角,术者用口镜把患者的口角向后上方牵开,以显露进针标志,向上后内方刺入进针点,使针尖沿上颌结节的弧形表面滑动,深约2cm,回抽无血,注入麻药约2ml。注意针尖刺入不要太深,以免刺破上颌结节后方的翼静脉从而引起血肿。

2. 麻醉区域及效果 同侧磨牙、牙槽突以及其颊侧的牙周组织、骨膜、龈黏膜,第一磨牙的近中颊根除外,因第一磨牙的近中颊根由上牙槽中神经支配。

(二)腭前神经阻滞麻醉

将麻药注射到腭大孔,或稍前方,麻醉出腭大孔的腭前神经,又称腭大孔注射法。

1. 注射方法 进针点:腭大孔的表面标志稍前方。注射时,患者取坐位,头后仰,大张口,上颌牙平面与地面成60°角。注射针从对侧下颌尖牙与第一前磨牙之间,向后、上、外方向进针,刺入腭黏膜,直达骨面,稍回抽0.1cm,然后注射药物0.5ml,此时可见局部腭黏膜变白。一般在注射点稍前方注射,如注射点过于向后,注射剂量过多,可引起恶心、呕吐反应。

2. 麻醉区域和效果 此法可麻醉同侧上颌磨牙、前磨牙的腭侧牙龈、黏骨膜和骨组织。

(三) 鼻腭神经阻滞麻醉

将局麻药注射到切牙孔内,麻醉出孔的鼻腭神经,又称腭前孔或切牙孔注射法。

1. 麻醉方法 进针点:上颌中切牙的腭侧,左右尖牙连线与腭中缝的交点。上颌前牙缺失者,以唇系带为准,向后越过牙槽嵴0.5cm,表面有菱形的腭乳头。注射时,患者取坐位,头后仰,大张口,针尖从侧面刺入腭乳头的基底部。然后将注射器摆到中线,使注射器与牙长轴平行,注射针进入切牙孔,深度达0.5cm,推注药物0.3~0.5ml。

2. 麻醉区域及效果 可麻醉两侧尖牙连线前方的腭侧牙龈、黏骨膜和牙槽突。

(四) 眶下神经麻醉

将局麻药注射到眶下孔或眶下管内,麻醉出孔的眶下神经,又称眶下孔或眶下管注射法。

1. 麻醉方法 进针点位于眶下孔下方1cm,鼻翼外侧约1cm处。注射时注射针与皮肤成45°角,斜向上后外直接刺入眶下孔。进针深度在0.5cm左右,不可进入太深,以免损伤眼球。回抽无血,可推注药物1~2ml。

2. 麻醉区域及效果 同侧下睑、鼻、眶下部、上唇以及上颌前牙和前磨牙的唇颊侧牙龈、黏膜、骨膜和牙槽骨。

(五) 下牙槽神经阻滞麻醉

将局麻药注射到下颌孔的上方,翼下颌间隙内,麻醉下牙槽神经,又称翼下颌注射法。

1. 麻醉方法 进针点为颊脂垫尖,翼下颌皱襞中点外侧0.3~0.4cm,下颌磨牙殆平面上1cm。无牙患者上下牙槽嵴连线中点外侧0.3~0.4cm。注射时,患者取坐位,大张口,下颌殆平面与地面平行,注射器在对侧下颌前磨牙区,注射针与中线成45°角向后外方刺入进针点,深达2cm,针尖触及下牙槽神经后缘的骨面,即下颌神经沟处。回抽无血,推注麻药2~3ml。

2. 麻醉区域及效果 同侧下颌骨、下颌牙、牙周膜、前磨牙至中切牙的唇颊侧牙龈、黏骨膜和下唇。

(六) 舌神经阻滞麻醉

将局麻药注射到舌神经周围,麻醉该神经。

1. 麻醉方法 患者体位与下牙槽神经阻滞麻醉相同。在进行下牙槽神经阻滞口内注射法后,注射针退出1cm,再注射麻药1ml,或边退边注射麻醉药物,可麻醉舌神经。

2. 麻醉区域及效果 同侧舌侧牙龈、黏骨膜、口底黏膜及舌前2/3黏膜。

(七) 颊神经阻滞留麻醉

将局部麻药注射到颊神经周围,麻醉该神经。

1. 麻醉方法 注射时,患者体位与下牙槽神经阻滞麻醉相同。当进行下牙槽神经和舌神经阻滞麻醉后,针尖退至肌层、黏膜下,推注药物1ml。即可麻醉颊神经,或在下颌𬌗平面与下颌升支前缘交界处的颊黏膜进针,针尖向后外方刺入0.5cm,推注药物1ml,也可在要拔除的下颌磨牙颊侧龈沟内直接作局部浸润麻醉。

2. 麻醉区域及效果 下颌磨牙颊侧牙龈、黏骨膜、颊部黏膜、肌肉、皮肤。

第三节 局部麻醉的并发症和防治

一、全身并发症

(一) 晕厥

晕厥是由于一时性中枢缺血导致突发性、暂时性的意识丧失。一般可由患者精神紧张、恐惧、疲劳、饥饿、体质差以及疼痛等因素诱发。

发作的前驱症状是患者感到头昏、胸闷、恶心等。临床检查可见面色苍白、全身冷汗、呼吸短促、早期脉搏缓慢,继而脉搏快而弱。进一步发展可出现血压下降、呼吸困难以及意识丧失。

防治:进行局麻前需作耐心解释,消除患者的紧张情绪。忌空腹时手术。在局部麻醉操作过程中,一旦发现患者有晕厥发作的前驱症状,应立即停止注射,放平椅位,使患者仰卧头低、脚高,松解衣领,保证呼吸通畅。情况严重者可针刺或指压人中,吸氧,静脉推注高渗葡萄糖。

(二) 过敏反应

过敏反应是指患者曾使用过某种麻醉药物,无不良反应,当再次使用该药物时,却出现了不同程度的症状,有即刻反应和延迟反应两种类型。与注射酯类麻药有关。

即刻反应是用极少量药物后,立即发生极严重类似中毒的症状,出现惊厥、神志不清、血压下降、昏迷甚至呼吸心搏骤停而死亡。延迟反应主要表现为血管神经性水肿,偶见荨麻疹、药疹等。

防治:术前仔细询问有无麻药过敏史。进行局部麻醉时,推注药物速度要慢,注意观察。如出现过敏症状,应立即停止注射,放平椅位,反应轻者给予脱敏药物肌注或静脉推注,吸氧。严重者应立即抢救,给予静脉推注地西泮10~20mg,吸氧、解痉、升血压等对症处理。对延迟反应,可给予抗过敏药物。

(三) 中毒

中毒是指单位时间内血液中麻醉药物的浓度超过了机体的耐受力,引起各种程度的毒性反应。反应的轻重取决于药物剂量或单位时间内注入药物剂量的多少和浓度的大小。注射速度以及是否直接快速注入血管有关。

轻者表现为烦躁不安、多语、恶心、呕吐、嗜睡等,严重者可出现发绀、惊厥、神志不清,呼吸循环衰竭而死亡,临床表现可分为兴奋型和抑制型两种类型。

防治:术者应熟悉麻醉药物的毒性、一次最大剂量,单位时间内推注药物的速度要慢。推注药物要回抽,观察是否进入到血管。一旦发生中毒反应,应立即停止注射。症状轻者的处理与晕厥处理相同,症状严重者应立即采取吸氧、输液、升血压、抗惊厥、应用激素等抢救措施。

二、局部并发症

(一) 注射区疼痛和水肿

常见原因:局部麻药变质,注射针头钝、弯曲或有倒钩;注射针头刺入到骨膜下,造成骨膜撕裂;未严格按无菌操作,使感染带入深部组织;患者对疼痛敏感等。

防治:注射前认真检查麻醉药物和注射针头,严格按无菌操作,注射针斜面正对骨面,在骨膜上滑行。一旦发生疼痛、水肿,可给予局部热敷、理疗、封闭,并给予消炎止痛药物。

(二) 血肿

在注射过程中刺破血管,导致组织内出血。多见于上牙槽神经阻滞麻醉时,刺破翼静脉丛。临床表现开始为局部肿胀,无疼痛,皮肤或黏膜出现紫红色淤斑,数天后转变为黄绿色,最后吸收消失。

(三) 感染

主要原因是注射部位和麻醉药物消毒不严。一般在注射后1~5天局部出现红、肿、热、痛、甚至张口受限或吞咽困难等症状。有的会出现菌血症和脓毒血症,表现为白细胞计数增加、畏寒、发热等症状。

防治:严格遵守无菌操作原则。如发生感染,按抗感染原则处理。

(四) 注射针折断

临床上注射针折断的病历极少见。原因主要有:注射针差,缺乏弹性;术者操作不当,注射针刺入骨孔、骨管或韧带,突然改变用力方向;注射中患者突然摆动头位等。

防治:术前仔细检查注射针;操作要轻柔,针尖刺入组织后,不要过度弯曲注射针;注射针要留1cm在组织外。如发生注射针折断,嘱患者勿动,立即夹住针头外露部分并将其拔出。如折断部分完全留在组织内,应拍X线片定位后手术取出。

(五) 暂时性面瘫

一般见于下牙槽神经口内阻滞留麻醉时,由于注射部位过深,超过下颌支后缘或下颌切迹,将麻药注入腮腺内,麻醉面神经,导致暂时性面瘫。注射后数分钟,患者感觉面部活动异常,注射侧眼睑不能闭合,口角下垂。

防治:术者注意进针点的部位、进针方向、深度和麻醉药物的剂量。如出现面瘫,药物作用消失后可自行恢复。

(六) 其他并发症

其他并发症包括暂时性牙关紧闭、暂时性复视或失明等。发作此类并发症时要耐心给患者解释,一般在短时间内,待药物作用消失后,即可恢复正常,不需做特殊治疗。

第三章 口腔颌面部感染

第一节 概 述

口腔颌面部感染是因微生物入侵引起的口腔颌面部软、硬组织局部乃至全身的复杂的病理反应过程。虽然,全身各其部位的感染均有共同性,但因口腔颌面部的解剖生理特点,使感染的发生、发展和预后有特殊性。

口腔颌面部感染有如下特点:

(1) 口腔、鼻腔、鼻窦长期与外界相通,常驻有各种细菌,这些部位的环境有利于细菌的滋生和繁殖。当机体抵抗力下降时,容易发生感染。

(2) 牙源性感染是颌面部独有的感染。牙生长在颌骨里,龋病、牙髓炎和牙周炎的发病率较高,若病变继续发展,则可通过根尖和牙周组织使感染向颌骨和颌周蜂窝组织蔓延。

(3) 口腔颌面部的筋膜间隙内含有疏松结缔组织,这些组织的抗感染能力较弱,感染可经此途径迅速扩散和蔓延。

(4) 颌面部的血液和淋巴循环丰富。感染可循血液引起败血症或脓毒血症。鼻唇区称为"危险三角",一旦发生感染,寻循此途径引起海绵窦血栓静脉炎、脑膜炎和脑脓肿等严重并发症。感染还可经淋巴管扩散,导致该引流区内的淋巴结发炎。

(5) 颜面部的汗腺、毛囊和皮脂腺也是细菌常驻的部位,又暴露在外,容易受到各种原因的损伤,细菌可经破损的皮肤引起局部感染。

口腔颌面部感染多属于化脓性感染,常见的致病菌以金黄色葡萄球菌和溶血性链球菌为主。其次为厌氧菌,还可见到特异性感染,如结核杆菌、梅毒螺旋体及放线菌等感染。一种感染可以是单一的病菌,但常有多种细菌共同参与。

第二节 下颌第三磨牙冠周炎

下颌第三磨牙冠周炎,又称智牙冠周炎,是第三磨牙萌出不全或阻生时,牙冠周围软组织发生的炎症。常见于18-25岁的青年。

【病因】 第三磨牙牙冠被牙龈部分或全部覆盖,构成较深的盲袋,食物残渣进入盲袋后不易清除。当冠周软组织受到牙萌出时的压力,或咀嚼时遭到对牙的咬伤,造成局部血运障碍,细菌即可侵入。机体抵抗力强时,局部症状不明显,当因工作劳累、睡眠不足、月经期、分娩后或某些伤病使全身抵抗力下降时,冠周炎可急性发作。

【临床表现】 炎症早期时,仅感觉磨牙后区不适,偶有轻微疼痛,无全身症状。炎症加重时,局部有自发性跳痛,放射至耳颞区。炎症波及咀嚼肌则出现不同程度的张口受限,咀嚼和吞咽时疼痛加剧,口腔清洁差而有口臭。此时有全身不适,发热、畏寒、头痛、食欲减退,便秘等症状。血常规检查白细胞总数稍有升高。

口腔检查见下颌第三磨牙萌出不全或阻生,牙冠周围软组织红肿、溃烂、触痛。常有脓性分泌物溢出,有时形成牙周脓肿。严重者可见舌腭弓及咽侧壁红肿,患侧下颌下淋巴结肿大、触痛。

【并发症】 冠周炎在磨牙后区形成骨膜下脓肿,感染可向颌周间隙蔓延,引起颊部脓肿、边缘性骨髓炎、扁桃体周围脓肿和口底蜂窝织炎等疾病。

【诊断】 根据病史、临床表现、口腔检查及 X 线片等可得出正确诊断。应注意与第一磨牙的感染、磨牙后区癌肿和扁桃体周围脓肿引起的疼痛和张口受限相鉴别。

【治疗】 急性期以消炎、镇痛、建立引流及对症处理为主。

全身治疗应注意休息,进流汁饮食,勤漱口,应用抗生素控制感染。

局部治疗用钝头冲洗针吸入 3% 过氧化氢溶液和生理盐水依次行冠周盲袋冲洗上药。若有冠周脓肿形成,应在局麻下切开脓肿,感染波及间隙,还应作相应间隙的切开引流术。

慢性期:拔除阻生牙。

第三节 颌面部间隙感染

颌面部的间隙感染又称颌周蜂窝织炎,是颌面和口咽区潜在间隙中化脓性炎症的总称。间隙感染的弥散期称为蜂窝织炎,化脓局限期称为脓肿。

颌面部间隙较多,包括咬肌、翼下颌、下颌下、咽旁、舌下、颏下、颊、眶下、尖牙窝、颞、颞下等间隙。

【病因】 最常见的为牙源性感染,其次是腺源性感染。损伤性、医源性、血源性较少见;感染多为需氧和厌氧菌引起的混合感染,也可为葡萄球菌、链球菌等引起的化脓性感染。

【临床表现】 常表现为急性炎症过程。感染的性质可以是化脓性或腐败坏死性;感染位置可以是表浅的或深在的,可局限于一个间隙内,也可经阻力较小的组织扩散至其他间隙,形成多间隙感染,因而有不同的临床表现。

一般化脓性感染的局部表现为红、肿、热、痛和功能障碍。炎症反应严重者,全身出现高热、寒战、脱水、白细胞计数升高、食欲减退、全身不适等中毒症状。腐败坏死性感染可引起局部组织广泛水肿,甚至皮下气肿,可触及捻发音。牙源性感染的临床症状表现较为剧烈,早期即有脓液形成;而腺源性感染炎症表现较缓,早期为浆液性炎症,然后进入化脓性阶段,称为腺性蜂窝织炎。成年人症状相对较轻,婴幼儿有时表现极为严重。

感染发生在浅层的间隙,局部体征较为明显,炎症化脓局限时可扪及波动感。发生在深层的间隙感染,由于颌骨周围与口底的肌和筋膜致密,局部体征不明显,即使脓肿形成,也难扪出波动感但局部有凹陷性水肿和压痛点。

【诊断】 根据病史、临床症状和体征,诊断。一般化脓性感染,抽出的脓液呈黄色稠脓或桃花脓,而腐败坏死性感染,脓液稀薄呈灰色,常有腐败坏死性恶臭。

【治疗原则】 根据感染的病因不同,在炎症的不同时期,注意全身治疗和局部治疗相结合,才能收到好效果。

1. 全身治疗 一般支持疗法与抗生素治疗,常用青霉素和链霉素联合治疗,大环内酯类、头孢菌素类和奎诺酮类也是首选药,病情严重者需采用静脉滴注给药。

2. 局部治疗 炎症局限形成脓肿,应及时进行切开引流术。其指征是:①感染 5~7 天,经抗生素治疗后,仍高热不退、白细胞总数及中性粒细胞明显增高者;②局部肿胀、跳痛、压痛明显者;③局部有凹陷性水肿,有波动感,或穿刺抽出脓者;④腐败坏死性感染,应早期广泛切开引流;⑤脓肿已穿破,但引流不畅者。

一、眶下间隙感染

1. 解剖标志 此间隙位于面前部,眼眶下方,上颌骨前壁与面部表情肌之间,包括尖牙窝间隙。其周界上、下、内、外分别为眶下缘、上颌牙槽突、梨状孔侧缘、颧骨。间隙内有表情肌、疏松结缔组织和脂肪,有眶下神经、血管、淋巴结,鼻旁的内眦静脉和面静脉与海绵窦交通。

2. 感染来源 多来自上颌前牙和第一前磨牙的根尖感染。

3. 临床表现 以眶下区红、肿、热、痛最明显,上下眼睑水肿造成睁眼困难,鼻唇沟变浅或消失,脓肿压迫眶下神经时疼痛加剧。病灶牙的位置不同,脓肿相应的部位不同:切牙局限在上唇底;尖牙及前磨牙局限在鼻侧和尖牙窝。该区前庭沟丰满,有压痛感和波动感。感染还可向邻近间隙扩散,引起眼眶蜂窝织炎、颧、颊部蜂窝织炎、海绵窦血栓性静脉炎。

4. 治疗 脓肿形成后,应从上颌前牙或前磨牙前庭沟黏膜转折处,横行切开黏膜直达骨面,用血管钳分离至尖牙窝,即可见脓液流出,生理盐水冲洗后,置橡皮条引流。若脓肿穿过表情肌肉到达皮下,应在眶下缘做弧形切口,钝性分离进入脓腔。弥散性蜂窝织炎,可以从口内、外贯通引流。

二、咬肌间隙感染

1. 解剖标志 该间隙位于咬肌与下颌支外侧骨板之间,其周界上、下、前、后、外分别为颧弓下缘、下颌骨下缘、咬肌和下颌支前缘、下颌支后缘、下颌支外侧骨板、咬肌和腮腺。此间隙四周被致密筋膜包围,中间为疏松结缔组织。

2. 感染来源 多来自下颌第三磨牙冠周炎,也可见于下颌磨牙的根尖感染和下颌骨骨髓炎。

3. 临床表现 早期表现为下颌角区红肿,压痛明显。病变继续发展,感染向上扩散,肿胀范围可波及整个腮腺咬肌区;向下扩散可累及下颌下区。肿胀区有凹陷性水肿,但无波动感,由于咬肌受到炎症刺激而痉挛,产生严重的牙关紧闭和疼痛,穿刺可抽出脓液。若自行穿破或切开引流后,脓液不见减少,瘘管长期不愈时,可能并发边缘性骨髓炎。

4. 治疗 在局部穿刺抽出脓液后,应及时切开引流。从下颌支后缘绕过下颌角,距下颌下缘2cm切开,切口长约3~5cm,分层切开皮肤、皮下组织、颈阔肌以及咬肌在下颌角处的附着,用骨膜剥离器推起咬肌,进入脓腔,引出脓液。术中探查下颌升支骨面是否光滑,有无边缘性骨髓炎发生。炎症消退后拔除病灶牙或刮除死骨。

三、翼下颌间隙感染

1. 解剖标志 该间隙位于翼内肌与下颌支内侧骨板之间,位置较深。其周界上、下、前、后、外分别为翼外肌下缘,翼内肌在下颌角内侧的附着、颞肌和下颌支前缘、下颌支后缘和腮腺、翼内肌、下颌支内侧骨板。其内有下牙槽神经、血管和舌神经通过,有蜂窝组织与颊脂垫体相连,此间隙被蝶下颌韧带分为上下两份。感染可扩散至颞下间隙,向前扩散至颊间隙,向前扩散至下颌下和舌下间隙,向内可扩散至咽旁间隙。

2. 感染来源 常见为下颌第三磨牙根尖感染或冠周炎等,少数为医源性感染,还有从邻近间隙感染扩散而来。

3. 临床表现 若由牙源性感染所致,则发病急,全身反应重,首先表现为张口受限,吞咽不适,疼痛逐渐加剧,面部无肿胀,张口时下颌偏向患侧;口内检查翼下颌皱襞肿胀、压痛,口外可见下颌支后缘及下颌角内侧丰满有压痛。医源性所致感染,发病缓慢,进行性张口受限,伴微痛,病情发展则与牙源性表现相同。合并多间隙感染者,全身和局部症状更为严重。

4. 治疗 当穿刺抽出脓液后,多从口外作切开引流,与咬肌间隙脓肿切开相同,炎症消散后,拔除患牙或行死骨刮除术。

四、下颌下间隙感染

1. 解剖标志 该间隙位于下颌下三角内,上界为下颌骨下缘,前下界为二腹肌前腹,后下界为二腹肌后腹和茎突舌骨肌,深面是下颌舌骨肌和舌骨舌肌。间隙内有下颌下腺、下颌下淋巴结、血管和神经、脂肪组织,感染可向舌下、颏下、翼下颌及咽旁等间隙扩散。

2. 感染来源 成人感染常来自下颌磨牙根尖感染和第三磨牙冠周炎,婴幼儿常继发于化脓性下颌下淋巴结炎。

3. 临床表现 牙源性感染病程发展快,全身高热,下颌下区肿胀明显,皮肤充血、发红、有时发亮,有凹陷性水肿和压痛,早期即有脓液形成,可扪及波动感;腺源性感染病程发展较慢,初为炎性浸润的硬结,逐渐长大,穿破淋巴结被膜后,呈弥散性蜂窝织炎,症状同牙源性感染,但晚期才形成脓肿。

4. 治疗 局限于淋巴结内的脓肿,可穿刺抽出脓液后注入抗生素。牙源性感染或脓肿范围广泛者,可行脓肿切开引流。距下颌下缘2cm切开,分层切开皮肤、皮下组织、颈阔肌,达下颌体内侧,即可引出脓液。切开时注意保护面神经下颌缘支及血管。

五、舌下间隙感染

1. 解剖标志 该间隙位于舌和口底黏膜之下,下颌舌骨肌及舌骨舌肌之上;前界及两侧为下颌体的内侧面;后部止于舌根。由颏舌肌及颏舌骨肌又可将舌下间隙分为左右两部,二者在舌下肉阜深面相连通。

2. 感染来源 下颌牙的牙源性感染,口底黏膜损伤、溃疡以及舌下腺、下颌下腺导管的炎症均可引起舌下间隙感染。

3. 临床表现 舌下间隙感染不多见,临床表现为一侧或双侧的舌下肉阜或颌舌沟区口底肿胀、黏膜充血、舌体被挤压抬高、推向健侧、运动受限、语言、进食、吞咽出现不同程度的困难和疼痛。感染向口底后份扩散时,可出现张口受限和呼吸不畅。

4. 治疗 脓肿形成后,一般在口底肿胀最明显呈波动区,与下颌体平行切开黏膜,钝分离进入脓腔引流。注意勿损伤舌神经、舌动脉、下颌下腺导管。对已溃破者,沿溃破口稍扩大置入引流条即可。

六、口底多间隙感染

口底多间隙感染又称为口底蜂窝织炎,是颌面部最严重而治疗最困难的感染。口底各间隙之间相互连通,一个间隙感染,十分容易向各间隙蔓延而引起广泛的蜂窝织炎,口底多间隙感染一般指双侧下颌下、舌下以及颏下间隙同时受累。

1. 感染来源 口底多间隙感染可来自下颌牙的根尖周炎、牙周脓肿、冠周炎、下颌下腺炎、淋巴结炎等。引起化脓性口底蜂窝织炎的病原菌主要是葡萄球菌、链球菌;腐败坏死性口底蜂窝织炎的病原菌则是厌氧菌。腐败坏死性细菌为主的混合性感染,除葡萄球菌,链球菌外,常见产气荚膜杆菌、厌氧链球菌等。

2. 临床表现 化脓性病原菌引起的口底蜂窝织炎,病变初期肿胀多在一侧下颌下间隙或舌下间隙。因此,局部特征与下颌下间隙或舌下间隙蜂窝织炎相似。如炎症继续发展扩散至整个口底间隙时,则双侧下颌下、舌下、口底及颏下均有弥漫性肿胀。腐败坏死性病原菌引起的口底蜂窝织炎,则表现软组织的广泛性水肿,范围上及面颊部,下至颈部锁骨水平,严重者可到胸上部。

3. 治疗 口底蜂窝织炎不论是化脓性病原菌引起的;或腐败坏死性病原菌引起的,局部及全身症状均很严重;其主要危险是呼吸道的梗阻及全身中毒反应。在治疗上,除经静脉有针对性的应用足量广谱抗菌药物,控制感染发展外。还应着重进行全身支持疗法,如输液,输血,必要时给予吸氧,维持水电解质平衡等治疗。若有呼吸困难或窒息症状应及早切开气管,以保证呼吸通畅。早期行脓肿切开引流术。

第四章 牙拔除术

牙拔除术是口腔颌面外科最基本的手术,牙拔除术与其他外科手术一样,不仅能造成局部软组织不同程度的损伤,也会造成骨组织的损伤,引起出血、肿胀、疼痛等反应。此外,牙的拔除是在有唾液和存在大量微生物的情况下进行的。

第一节 拔牙的器械

(一)拔牙钳

拔牙钳由钳柄、关节及钳喙三部分组成。关节是连接钳喙与钳柄的结构并使其能自由活动。钳柄是手术者握持的部分,其形状有直线形、反角形以及刺枪形,钳喙为拔牙钳工作部分,多数钳喙为对称型,即两个钳喙相同。非对称型钳喙为拔除上颌磨牙之用,左右各一,钳喙的大小不一。喙与柄所呈的角度决定于钳的用途,如柄与喙相对平行用于上牙,柄与喙为垂直者用于下牙。

(二)牙挺

牙挺由挺柄、挺杆、挺刃三部分组成。

1. 牙挺的类型 根据用途,牙挺可分为:①用以挺出整个牙的牙挺。②用以挺出在龈缘外折断牙根的根挺。③用以挺出在中部折断牙根的根挺以及用以挺出在近根尖端折断牙根的根尖挺。

2. 牙挺工作原理 ①杠杆原理:牙挺即是一种杠杆,支点在力点和重点之间,即支点距重点越近,则所获力也越大。②楔原理:挺刃在牙根及骨之间楔入,并与根的长轴平行,此时,垂直于挺的力有楔力的作用。③轮轴原理:作用原理与杠杆原理相似,其公式为:力×轮半径=重×轴半径,轮半径比轴半径越大就越省力。

3. 牙挺使用时的注意事项 使用牙挺时可伤及甚至将邻牙挺松,必须遵循下列原则:①绝不能以邻牙作支点,除非邻牙亦同时拔除。②除拔除阻生牙或颊侧需去骨者外,龈缘水平处的颊侧骨板一般不作为支点。③龈缘水平处的舌侧骨板,也不应作为支点。④必须以手指保护,以防牙挺滑脱。⑤用力有控制,挺刃的用力方向必须正确。

(三)辅助器械

主要有:刮匙、牙龈分离器、手术刀、骨膜剥离器、骨凿、锤子、持针器、血管钳、缝针、缝线等。

第二节 拔牙的适应证和禁忌证

一、适 应 证

牙拔除术的适应证是相对的,口腔医师的责任,首先应考虑牙的保存,以最大限度地保持功能及美观,故考虑拔牙时应极端慎重。

1. 龋病 严重广泛的龋坏而不能修复的牙可拔除,但如牙根及根周情况良好,可保留牙根,根管治疗后以桩冠修复,或做覆盖义齿。

2. 根尖周病 根尖周围病变已不能用根管治疗、根尖切除或牙再植入等方法保留者。

3. 牙周病 晚期牙周病,牙周骨组织已大部被破坏,牙极为松动者。

4. 隐裂牙 牙根纵裂及创伤性磨牙根横折过去均属拔牙适应证,目前则应根据具体情况决定拔除或保留。

5. 牙外伤 仅为牙冠折断者,牙应保留,如牙根折断,尽可能在治疗后保留。

6. 牙髓内吸收 如牙体腔壁吸收过多,甚至穿通时,患牙易发生病理性折断,应当拔除。但如牙根及其周围情况良好时,牙根亦可考虑保留。

7. 埋伏牙 埋伏牙如引起邻近疼痛和压迫吸收时,在邻牙可予保留的情况下,应予拔除。如邻牙应予拔除,则埋伏牙可考虑用助萌、移植等方法以代替被拔除之邻牙。

8. 阻生牙 常发生冠周炎,或引起邻牙牙根吸收或破坏时则应拔除,如邻牙不能保留,则应用正畸方法助萌或做牙移植术。

9. 额外牙 额外牙使邻牙迟萌、牙根吸收或错位萌出,或导致牙列拥挤,或影响面容美观者均应拔除。

10. 融合牙及双生牙 发生于乳牙列的融合牙及双生牙如延缓牙根的生理吸收,阻碍其继承恒牙的萌出时应拔除。

11. 滞留乳牙 影响恒牙萌出者应拔除,但成人牙列中的乳牙天生缺失或恒牙阻生时可保留。

12. 错位牙 致软组织创伤而又不能用正畸方法矫正者应拔除;因正畸治疗需要进行减数的牙;因义齿修复需要应拔除的牙。

13. 恶性肿瘤 进行放射治疗前为预防严重并发症而需要拔除的牙,以及良性肿瘤累及的牙均为拔除的适应证。

14. 骨折累及的牙 因颌骨骨折或牙槽骨骨折所累及的牙,应根据牙本身的情况决定,应尽可能保留。

二、禁 忌 证

拔牙的禁忌证也是相对的,故医师应正确掌握时机是否可以拔牙。应根据病员的病情,牙本身的情况等会同有关专科医师共同商订。必须拔牙时,应根据术中及术后可能发生的情况做好准备以预防意外的发生,以及发生后能及时正确处理。

(一)心脏病

一般而言,心脏病病员如心功能尚好。Ⅰ或Ⅱ级,则耐受拔牙及其他口腔小手术。但必须保证镇痛完全,保证病员安静,不激动、恐惧或紧张。局麻药物以用2%利多卡因溶液为宜,但如有Ⅱ度以上的传导阻滞,不宜应用;最好不加肾上腺素或者其他血管收缩剂,对此尚有不同意见。冠心病病员可因拔牙而发生急性心肌梗死、房颤、室颤等严重并发症,应提前预防。风湿性心脏病,为国内最常见心脏病,病员常有心瓣膜损害,拔牙引起的一过性菌血症可导致严重的心内膜炎并发症,必须用抗生素预防。有以下情况应视为拔牙禁忌证或暂缓拔牙：①6个月内有心肌梗死病史者。②近期心绞痛频繁发作。③有端坐呼吸、发绀、颈静脉怒张、下肢浮肿等症状。④明显不能控制的高血压。⑤不能控制的心率失常。

（二）高血压

有明显症状或者合并心、脑、肾等损害的患者，应禁忌拔牙。血压高于180/100mmHg应先控制血压再拔牙。

（三）糖尿病

一般拔牙或小手术用局麻者，特别是术后能进食者，对糖尿病的影响较小，糖尿病原有的治疗方案不必改变。拔牙时，血糖以控制在8.88mmol/L以下为宜。未控制而严重的糖尿病，应暂缓拔牙，这些病员常抵抗力低下、易发生感染、术后创口愈合差，故应注意预防感染。

（四）血液病

1. 贫血 指外周血液血红蛋白量低于正常值的下限，一般伴有红细胞数量或压积减少。WHO判断贫血的血红蛋白标准为：成年男性低于13g/dl，成年女性为低下12g/dl，孕妇低于11g/dl。血红蛋白在8g以上，红细胞压积在30%以上时，一般可以拔牙。慢性贫血者因机体已有良好适应性和代偿功能，即使血红蛋白在6g左右也能耐受一般手术。但老年或动脉硬化者，血红蛋白应保持在10g/dl左右才能拔牙，防止术中出血。

2. 白血病 按病情分为急、慢两类，急性白血病为拔牙的禁忌证。慢性白血病国内以慢性粒细胞白血病（慢粒）多见。多数慢粒病员经治疗处于稳定期者，如拔牙需与专科医师合作并预防感染及出血。

3. 血友病 为一组遗传性凝血功能障碍的出血性疾病，共同特征为活性凝血活酶生成障碍，凝血时间延长，终身皆有轻微创伤后出血倾向。血友病如必须拔牙时，应补充因子Ⅷ。当血浆因子Ⅷ浓度提高到正常的30%时，可进行拔牙或小手术。提高到60%时始可行较大手术。拔牙时力求减少创伤，拔牙后拉拢缝合牙龈，缩小创口，拔牙创内填塞止血药。

（五）甲状腺功能亢进症

拔牙应在本病控制后，静息脉搏在100次/分以下，基础代谢率在+20以下方可进行，注意减少对病员的精神刺激，力求使之不恐惧，不紧张；麻药中勿加肾上腺素，注意预防感染。

（六）肾脏疾病

各类急性肾病均应暂缓拔牙。对各种慢性肾病，应判定肾脏的损害程度，临床没有明显的症状，手术前后使用抗生素预防感染。

（七）肝炎

急性肝炎期间应暂缓拔牙。慢性肝炎肝功能有明显损害者，病员可因凝血酶原及其他凝血因子的合成障碍，拔牙后易出血，故术前应作凝血酶原时间检查。

（八）妊娠

对于引起极大痛苦,必须拔除的牙,在健康正常者的妊娠期间皆可进行。在怀孕后的4,5,6个月间,进行拔牙或手术较为安全。妊娠期的前3个月易发生流产。后3个月时,则有可能早产,且不宜长时间坐在手术椅上,对有流产、早产史者,更应注意拔牙时应解除病者顾虑及恐惧,麻药中不加肾上腺素。

（九）月经期

月经期拔牙,有可能发生代偿性出血。简单拔牙仍可进行,但要注意防止出血。

（十）急性炎症期

急性炎症期是否可以拔牙,应根据炎症的性质、炎症发展阶段、细菌毒性、手术难易程度、全身健康情况等决定。例如:急性蜂窝织炎,在急性炎症未控制前,引起感染的牙,其重要性是第二位的,应首先控制炎症。但一有可能时,应及时拔除患牙。复杂阻生牙的拔除,由于创伤大,有可能使炎症扩散,应先控制炎症。但容易拔除的阻生牙,拔除有利于冠周炎症的控制,可在抗生素控制下拔牙。

（十一）恶性肿瘤

恶性肿瘤时,如牙位于其中或已被累及,单纯拔牙可使肿瘤扩散,创口亦不易愈合,一般应与肿瘤一同切除。放射治疗前,位于照射部位的患牙,应在放射治疗前至少7~10天拔除或治疗;放射治疗后,位于照射区内的患牙拔除,应持慎重态度:一般认为在放疗后3~5年内不应拔牙,否则可引起放射性骨坏死。

第三节　拔牙前的准备及一般牙拔除

（一）病员术前的思想准备

牙拔除术和口腔常用手术,大多在局麻下进行,需要病员的合作及主动配合,故术前的耐心解释至关重要,应向病员介绍病情,手术治疗疾病的必要性,准备进行的手术,术中的感觉,术中应注意的情况及如何配合,在术中可能发生的情况,术后应注意的事项等,使病员对治疗有充分的了解。

（二）术前检查

拔牙前须对病员的情况有全面的了解,故术前要详细询问病史。包括:拔牙或其他的手术史特别注意对局麻药的反应,术中及术后的出血情况等。对女性病员还要注意是否是妊娠期和月经期,注意病员的全身情况,注意将拔除的牙有无龋病、龋坏的大小,是否作过根管治疗,是否为死髓牙,有无大的充填体及人工冠牙的大小、形态、牙根的数目及有无弯曲或变异,有无骨质增生,牙及牙根与邻牙的关系等。牙周组织情况,有无炎症、肿胀、牙石、牙槽骨的情况。拔牙的顺序应根据具体情况决定,一次要拔多少个牙,通常先拔上牙再拔除下牙,如前后皆有牙要拔除时,应先拔最后面的牙,再拔除前部的牙。

(三) 病员体位

拔牙时可采用卧位,但多采用坐位,拔上牙时,病员头部稍后仰,使张口时上颌牙的合平面约与地平面成 45°角。手术椅的高度大约为病员的上颌与术者的肩部同一水平,这可使医师上臂自然下垂,便于用力并避免疲劳;拔除下颌牙时,应使病员大张口时下颌𬌗平面与地面平行,下颌与术者的肘关节在同一高度或更低。术者一般应立于病员的右前方,拔下前牙时立于病员的右后方。

(四) 手术区准备

口腔内有多种细菌存在很难达到无菌的程度。但绝不能因此而忽视无菌操作的重要性。所用的器械和敷料均应经严格的灭菌处理,口内术区及麻醉穿刺区以 2%碘酊消毒。

(五) 器械准备

根据所拔牙位选择拔牙钳以及牙挺,并准备牙龈分离器、刮匙。准备作翻瓣、去骨并修整牙槽突者,应准备手术刀、骨膜分离器、骨凿、骨钳、骨锉、持针器、组织剪、缝针、缝线等。总之,应根据手术准备相应的器械。

(六) 一般牙拔除术

一般牙拔除术,指不复杂的拔牙术,用钳、挺即能顺利地将牙拔除。

(七) 基本方法和步骤

完成术前的各项准备工作及麻醉并在麻醉肯定后,按下列步骤操作:

1. 分离牙龈 牙龈紧密附着于牙颈部,拔牙时必须仔细将其分离,以避免安放牙钳时伤及牙龈,或拔牙时将牙龈撕裂,导致术后牙龈出血。

2. 挺松牙体 对坚固不松动的牙,或死髓牙,或冠部有大的充填物或较大破坏时,应先用牙挺将牙挺松至一定程度然后换用牙钳。

3. 安放拔牙钳 ①正确选用拔牙钳;②正确安放拔牙钳;③夹紧牙体,注意喙尖应在牙的根部,即牙颈下方的牙骨质处,而不是在釉质上;④钳喙运动时不会伤及邻牙;⑤再一次核对牙位。

4. 拔除病牙 牙钳夹紧后,拔牙钳的应用主要有摇动、扭转和牵引。注意摇动时向骨质薄弱处多用力,以逐渐扩大牙槽窝而且不易断根。扭转只适用于单根牙且牙根较圆者。牵引应与摇动或扭转动作结合,向阻力小的方向进行。

5. 拔牙创的处理 拔牙后应检查拔除的牙是否完整,应检查牙根数目是否符合,检查牙龈有无撕裂,如有撕裂应缝合,以免术后出血。以刮匙探查牙槽窝,如有异物或肉芽肿等,应刮除以免引起术后出血、疼痛或感染,影响拔牙创的愈合。如有牙槽骨壁折断,亦应压迫复位,但如骨折片已游离并与骨膜脱离则应去除。过高的牙槽中隔、骨嵴或牙槽骨壁,会妨碍愈合并引起疼痛应用咬骨钳修整。拔多个牙时,如龈缘游离外翻应缝合。

经以上处理后,在拔牙创的表面横过牙槽嵴,置消毒纱布棉卷,嘱病员咬紧,30分钟后去除。有出血倾向的病员,应观察 30 分钟不再出血后方可以离去。

6. 拔牙后注意事项 拔牙当日不要漱口或刷牙,以预防出血。拔牙当日可进软食,食物不宜过热,拔牙后勿用舌舔创口,更不宜反复吸吮,以便保护拔牙创内已凝结的血块,有利于创口的愈合,防止术后出血。

第四节 拔牙创的愈合

组织的损伤可因病理因素或创伤因素引起,口腔外科医师虽不能控制病理因素,但却可以在一定程度上控制创伤的程度,使之有利于创伤的愈合,拔牙创愈合过程可分为以下四个阶段:

1. 拔牙创出血及血块形成 牙拔除后,拔牙创内的血液约于15分钟左右形成血凝块而将创口封闭。此血块的存在有保护创口、防止感染、促进创口正常愈合的功能。如血凝块因故脱落或形成不良,或无血块形成,则发生创口愈合缓慢、牙槽感染、疼痛等并发症的可能性大大增加。

2. 血块机化 拔牙后,牙龈组织收缩,使拔牙创口变小这是保护血块及促进愈合的一种反应,约24小时左右,即有成纤维细胞自牙槽骨壁向血凝块内延伸生长,此即血块开始机化的最早表现。

3. 骨组织修复 新骨形成最早在第6天即开始出现,大约38天,新骨即充满拔牙创,但要到3个月后才能完全形成骨组织。

4. 上皮覆盖拔牙创 拔牙后3~4天,牙龈上皮开始由周围向血凝块表面生长,但其最后愈合的时间,差异颇大,最早在第8天即可见上皮愈合完成,最迟至28天仍有未完全愈合者。这与拔牙创的大小,软组织损伤情况等有关。

临床上拔牙后1周左右,牙槽窝内即开始形成肉芽组织,1~2个月后牙槽窝即可平复。此时,牙槽窝内虽已有新骨形成,但在X线片上,仍可看出牙槽窝的明显界限,约3~6个月后,重建过程才完成,出现正常的骨结构。

第五节 牙拔除术的并发症

牙拔除术中和术后部可能发生一些并发症,对并发症最好和最容易的处理是预防其发生。

一、牙拔除术中的并发症

(一) 软组织损伤

口腔黏膜损伤的原因多为使用未被控制的力量所引起。牙龈的损伤多为撕裂。软组织的穿刺伤多发生于用直牙挺时使用力不当或缺少保护以致牙挺滑脱刺伤软组织。

(二) 骨组织损伤

用钳拔牙时,如突然使用暴力而不是逐渐摇动以扩大牙槽窝,牙槽窝的颊侧骨板可能折断并随牙拔除。

(三) 口腔上颌窦交通

拔除上颌磨牙时,偶可发生上颌窦底穿孔。此种情况多发生于上颌窦较大,牙根与窦底间仅有一薄层骨板相隔,或无骨板间隔存在时。上颌磨牙牙根折断取出时,也易误将牙根压入上颌窦。口腔上颌窦交通可使上颌窦感染,或形成口腔上颌瘘。预防其发生至为重要,故当拔除上颌磨牙时术前应细心观察 X 线片,注意牙根与上颌窦之间的关系。

(四) 下颌骨骨折

作为拔牙的并发症,下颌骨骨折极罕见。如有,几乎皆发生于拔除阻生下颌第三磨牙时,牙挺用力过大。应及时明确诊断并按下颌骨骨折处理原则治疗。

(五) 颞下颌关节脱位

张口过大或者张口时间过长易发生前脱位,在有习惯性颞下颌关节脱位的病员更易发生,故不应忽略这种病史。

(六) 下牙槽神经损伤

下牙槽神经在拔除下颌阻生智齿时有可能被损伤,其导致的下唇或感觉异常,有望在半年内恢复。但亦有相当一部分不能恢复。拔下颌阻生智牙时,术前应仔细观察 X 线片,了解牙根与下颌管的关系,避免术中损伤。如发现牙根已进入下颌管内,应及时扩大牙槽窝后取出,切不可继续盲目用器械挖取。神经如已受损伤,给予促进神经恢复药物,如维生素 B 等。

(七) 断根或牙移位

断根是拔牙术的常见并发症,如牙冠龋坏过大、死髓牙、根弯曲、肥大、根分叉过大,或牙钳安放不当,用力不当均可造成断根。因技术原因的断根应力求避免,因牙本身的原因应在术前给病员明确交代。取断根时可发生断根移位。多为上颌磨牙之断根进入上颌窦,或为下颌阻生智牙之牙根进入下颌管。

(八) 术中出血

拔牙过程中有时发生出血过多的情况,首先应预防全身因素引起的出血,故应对患者的病史有彻底了解,了解过去有无出血史,家族史以及病人药物使用情况等。

二、牙拔除术术后并发症

(一) 拔牙术后出血

拔牙后出血可分为原发性和继发性,原发性出血为拔牙后当时出血即未停止;继发性出血为拔牙当时已经止血,以后因其他原因而发生的出血。出血原因,绝大多数为局部因素,对全身因素引起的拔牙后出血,应以预防为主。如在术前未发现而发生术后出血,则处理应同时从局部和全身两方面着手,并应会同专科医师做出准确诊断及针对性全身处理,如输鲜血,输入凝血因子等。软组织撕裂、牙槽窝内残留炎性肉芽组织、牙槽内小血管破裂、牙槽骨骨折、血凝块因保护不佳而脱落等,为常见的引起拔牙后出血的局部因素。

(二) 拔牙术后感染

常规拔牙后,拔牙创感染极罕见,拔牙创的感染多发生于翻瓣去骨手术后,常为慢性,急性者罕见。异物的残留,如碎牙片、碎骨片、牙石、残留的肉芽组织等,为引起感染的原因。故术后应彻底清创,除去一切异物,冲洗创口。

(三) 拔牙后疼痛

牙拔除术时时软硬组织的创伤,包括:器械对骨组织的创伤,用钻去骨时产热过甚(冷却不够)的创伤,拔牙后遗留尖锐的骨缘或过高的牙根间隔等。软组织创伤,包括:牙龈撕裂、翻瓣时的撕裂、软组织卷入牙钻等,皆能引起术后疼痛。常规牙拔除术后,常无疼痛或仅有轻度的疼痛反应,一般均不给予镇痛药物。

(四) 面颊部肿胀反应

此反应多发生于阻生下颌智牙术后,开始于术后11~24小时,3~5天内渐消退。切口缝合不应过于严密,以利于渗出物能排出。术后给冰袋12~24小时,加扎包扎等,皆有利于减轻肿胀。发生肿胀者,应给予抗生素预防感染。

(五) 干槽症

干槽症最多见于下后牙,发生率依次为:下颌智牙,下第一磨牙,下第二磨牙。其他牙少见。

1. 临床表现及诊断 拔牙后2~3天后有剧烈疼痛,并可向耳颞部,下颌下区或头顶部放射,一般镇痛药物不能止痛,拔牙窝内可空虚或有腐败变性的残留血凝块,用棉球蘸内容物嗅之,有恶臭。

2. 治疗 治疗的主要目的为迅速止痛,减轻病员痛苦。为达此目的,关键在于彻底清创及隔离外界对牙槽骨之刺激,并促进肉芽组织生长。彻底清创必须在阻滞麻醉下进行:用3%过氧化氢溶液小棉球反复擦拭牙槽窝多次,除去腐败坏死物质,更换棉球擦拭,直至拔牙窝清洁,棉球清洁,无臭。再用生理盐水冲洗,然后填入碘仿纱条。10天后,牙槽骨壁多有一薄层肉芽组织覆盖,此时可取出纱条待其自然愈合。

3. 预防 最先用于预防者为磺胺类药物,后陆续应用者有青霉素、四环素等抗生素,抗纤维蛋白溶解药物,抗厌氧菌药物如甲硝唑等皆有一定效果。

第五章 口腔颌面部损伤

口腔颌面部损伤平时多因工伤、交通事故和生活中的意外所致,战时则以火器伤为主。在诊治口腔颌面部损伤时,要注意可能同时伴发的其他部位损伤和危及生命的并发症,对病员应作全面检查,并迅速判断伤情。根据其轻重缓急,决定救治的先后步骤,妥善处理。口腔颌面部血循环丰富,上接颅脑,下连颈部,为呼吸道和消化道起端。口腔颌面部损伤的特点如下:

(一) 口腔颌面部血循环丰富

由于血循环丰富,伤后出血较多或易形成血肿,影响呼吸道通畅,甚至引起窒息。另一方面,由于血运丰富,组织抗感染与再生修复能力较强,创口易于愈合。因此,清创术中应尽量保留组织,争取初期缝合。

(二) 牙在损伤时的利弊

颌面损伤时常伴有牙损伤,被击断的牙碎块还可向邻近组织飞散,并可将牙上附着的结石和细菌等带入深部组织,引起创口感染。颌骨骨折线上的龋坏牙有时可导致骨创感染,影响骨折愈合或咬合关系错乱。而恢复正常的咬合关系又是治疗颌骨骨折的重要标准。

(三) 易并发颅脑损伤

颌面部上接颅脑,上颌骨或面中1/3损伤容易并发颅脑损伤,包括脑震荡、脑挫伤、颅内血肿和颅底骨折等。其主要临床特征是伤后有昏迷史。颅底骨折时可有脑脊液由鼻孔或外耳道流出。

(四) 易发生窒息

口腔颌面部在呼吸道上端,损伤时可因组织移位、肿胀、舌后坠、血凝块和分泌物的堵塞而影响呼吸或发生窒息。

(五) 易发生感染

口腔颌面部腔窦多,有口腔、鼻腔、鼻旁窦及眼眶等。在这些腔窦内存在着大量的细菌,如与创口相通,则易发生感染。

(六) 其他解剖结构损伤

口腔颌面部有唾液腺、面神经及三叉神经分布。如腮腺受损,可并发涎瘘;如损伤面神经,可发生面瘫;而三叉神经损伤则在其分布区域出现麻木感。

(七) 面部畸形和功能障碍

颌面部损伤后,常有不同程度的面部畸形和发音、进食等功能障碍。从而加重伤员思想上和心理上的负担,治疗时应尽量恢复其外形,减少畸形的发生。

第一节 口腔颌面部损伤伤员的急救

口腔颌面部损伤可能出现一些危及生命的并发症,如窒息、出血、休克及颅脑损伤等,应及时抢救。

一、窒 息

(一)窒息的原因

窒息可分为阻塞性窒息和吸入性窒息两类。

1. 阻塞性窒息

(1)异物阻塞咽喉部:损伤后如有血凝块、呕吐物、碎骨片、游离组织块及其他异物等。

(2)组织移位:上颌骨横断骨折时,骨块向下后方移位,压迫舌根,堵塞咽腔而引起窒息。下颌骨颏部粉碎性骨折或双发骨折时,由于口底降颌肌群的牵拉,可使下颌骨向下后移位及舌后坠而堵塞呼吸道。

(3)肿胀:口底、舌根、咽侧及颈部损伤后,可发生血肿或组织水肿,压迫呼吸道而引起窒息。

2. 吸入性窒息 主要见于昏迷伤员,将血液、唾液、呕吐物或其他异物吸入气管、支气管或肺泡内而引起窒息。

(二)窒息的急救处理

窒息可引起伤员烦躁不安、出汗、口唇发绀、鼻翼扇动和呼吸困难,严重者出现"三凹"(锁骨上窝、胸骨上窝及肋间隙明显凹陷)体征,以至出现脉弱、脉数、血压下降以及瞳孔散大等。

1. 阻塞性窒息的急救 应根据阻塞的原因采取相应的急救措施。

(1)及早清除口、鼻腔及咽喉部异物:迅速用手指或器材掏出或用吸引器吸出堵塞物。

(2)将后坠的舌牵出:可在舌尖后约2m处用大圆针和7号线或大别针穿过舌组织全厚层将舌拉出口外,并使伤员的头偏向一侧或采取俯卧位,便于唾液或呕吐物外流。

(3)吊起下坠的上颌骨块:可临时采用筷子、压舌板或类似器材横放于双侧前磨牙部位,将上颌骨向上提吊,并将两端固定于头部绷带上。

(4)插入通气导管使呼吸道通畅:咽喉肿胀压迫呼吸道的伤员,可经口或鼻插入通气导管,以解除窒息。如情况紧急。又无适当导管时,可用针头由环甲膜刺入气管内。如仍嫌通气不足,可再插入1~2根粗针头,随后行气管切开术。如呼吸已停止者,可行紧急环甲膜切开术进行抢救,随后再改行常规气管切开术。

2. 吸入性窒息的急救 应立即行气管切开术,通过气管导管,充分吸出血液、分泌物及其他异物,解除窒息。要特别注意防治肺部并发症。

二、止 血

出血的抢救,要根据损伤的部位、出血的来源和程度及现场条件采用相应的止血方法。

(一) 压迫止血

1. 指压止血法 是用手指压迫出血部位供血动脉的近心端,适用于出血较多的紧急情况。作为暂时止血,然后再改用其他方法作进一步止血。

2. 包扎止血法 适用于毛细血管、小静脉及小动脉的出血。可先将软组织复位,然后在损伤部覆盖多层纱布敷料,再用绷带行加压包扎。注意包扎的压力要合适,不要加重骨折块移位和影响呼吸道通畅。

3. 填塞止血法 适用于开放性和洞穿性创口,一般将纱布块填塞于创口内,再用绷带行加压包扎。在颈部或口底创口内填塞纱布时,应注意保持呼吸道通畅。

(二) 结扎止血

结扎止血是常用而可靠的止血方法。如条件许可,对于创口内出血的血管断端都应用止血钳夹住作结扎止血。在紧急情况下,也可先用止血钳夹住血管断端,连同止血钳一起妥善包扎后送。口腔颌面部较严重的出血如局部不能止血时,可结扎颈外动脉。

(三) 药物止血

适用于组织渗血、小静脉和小动脉出血,局部使用的止血药有各种中药,如止血粉、止血纱布及止血海绵等。使用时可将药物直接置于出血处,然后外加干纱布,加压包扎。全身使用的止血药物如卡巴克洛(安络血)、酚磺乙胺(止血敏)等。

三、防止感染

口腔颌面部损伤的创口常被细菌和尘土等污染,易致感染而增加损伤的复杂性和严重性,颌面战伤创口的感染率更高,约为20%。防治感染也是急救中的重要问题。在有条件时,应尽早进行清创缝合术,无清创条件时,应尽早包扎创口,防止外界细菌继续侵入。伤后应尽早使用抗生素。为了预防破伤风,伤后应及时注射破伤风抗毒素。

四、包扎和运送

(一) 包扎

包扎的作用有:①压迫止血;②暂时性固定,使骨折段减少活动,防止进一步移位;③保护并缩小创口,减少污染或唾液外流。

常用的包扎法有:四尾带包扎法和十字绷带包扎法。

(二) 后送

后送伤员时应注意保持呼吸道通畅。昏迷伤员可采用俯卧位,额部垫高,使口鼻悬空,有利于唾液外流和防止舌后坠。一般伤员可采取侧卧位或头侧向位,避免血凝块及分泌物堆积在口咽部,后送途中,应随时观察伤情变化,防止窒息和休克发生。搬动疑有颈椎损伤的伤员,应有 2~4 人同时搬运,有一人稳定头部并加以牵引,其他人则以协调的力量将伤员平直"滚"抬到担架上,颈下应放置小枕,头部左右两侧用小枕固定,防止头的摆动。

第二节 口腔颌面部软组织损伤

口腔颌面部软组织伤可以单独发生,也可以与颌骨骨折同时发生,根据伤因和伤情不同可分为下列几类。各类损伤的临床症状和处理方法也各有其特点。

一、损伤类型

(一)擦伤

擦伤的特点是皮肤表层破损,少量出血,创面常附着泥沙或其他异物。由于皮肤感觉神经末梢暴露,疼痛明显。治疗主要是清洗创面,除去附着的异物,防止感染,可用无菌凡士林纱布覆盖,或任其干燥结痂,自行愈合。

(二)挫伤

挫伤是皮下及深部组织遭受损伤而无开放创口。伤处的小血管和淋巴管破裂,常有组织内溢血,形成淤斑,甚至发生血肿。主要特点是局部皮肤变色,肿胀和疼痛。治疗主要是止血、止痛、预防感染、促进血肿吸收和恢复功能。早期可用冷敷和加压包扎止血,晚期可用热敷、理疗或以中药外敷,促进血肿吸收及消散。血肿如有感染,应予切开、清除脓液及腐败血凝块,建立引流,并应用抗生素控制感染。

(三)刺割伤

这类损伤的皮肤和软组织已有裂口,刺伤的创口小而伤道深,多为非贯通伤。刺入物可将砂土和细菌带至创口深处。切割伤的创缘整齐,伤及大血管时可大量出血,如切断面神经,则发生面瘫,如切断腮腺导管,可造成涎瘘。刺割伤的治疗应行早期外科处理,即清创术。

(四)撕裂或撕脱伤

为较大的机械力量将组织撕裂或撕脱,如长发辫被卷入机器中,可将大块头皮撕脱,严重者甚至可将整个头皮连同耳廓、眉毛及上眼睑同时撕脱。撕脱伤伤情重,出血多,疼痛剧烈,易发生休克,其创缘多不整齐,皮下及肌组织均有挫伤,常有骨面裸露。撕裂伤应及时清创,复位缝合。如撕脱伤有血管可行吻合者,应即刻行血管吻合组织再植术;如无血管可供吻合,在伤后 6 小时内,将撕脱的皮肤在清创后,制成全厚或中厚层皮片作再植术;如撕脱的组织损伤过重,伤后已超过 6 小时,组织已不能利用时,则在清创后,取皮片游离移植,消灭创面。

(五) 咬伤

在城市及农村中可见有狗咬伤,偶有被鼠咬伤者。在山区更可见被狼、熊等野兽咬伤。大动物咬伤可造成面颊或唇部组织撕裂、撕脱或缺损,甚至骨面裸露。处理咬伤时,应根据伤情,清创后将卷缩、移位的组织复位、缝合;有组织缺损则用邻近皮瓣移植修复;有感染者,用抗菌纱布湿敷创面,控制感染后再游离植皮,狗咬伤的患者应注射狂犬疫苗。

二、口腔颌面部各类软组织损伤的处理特点

(一) 舌损伤

(1) 舌组织有缺损时缝合创口应尽量保持舌的长度,将创口按前后纵行方向进行缝合。不要将舌尖向后折转缝合,以防止舌体缩短,影响舌功能。

(2) 如舌侧面与邻近牙龈或舌的腹面与口底黏膜都有创面时,应分别缝合各部的创口;如不能封闭所有的创面时,应先缝合舌的创口,以免日后发生粘连,影响舌活动。

(3) 舌组织较脆,活动性大,缝合处易于撕裂,故应采用较粗的丝线缝合。

(二) 颊部贯通伤

颊部贯通伤的治疗原则是尽量关闭创口和消灭创面。

(1) 无组织缺损或缺损较少者,可将口腔黏膜、肌和皮肤分层缝合。

(2) 口腔黏膜无缺损或缺损较少而皮肤缺损较多者,应严密缝合口腔黏膜,关闭穿通创口。面颊部皮肤缺损应立即行皮瓣转移或游离植皮,或作定向拉拢缝合。如遗留缺损,以后再行整复治疗。

(3) 较大的面颊部全层洞穿型缺损,可直接将创缘的口腔黏膜与皮肤相对缝合,消灭创面。遗留的洞形缺损,后期再行整复治疗。如伤情和条件允许,可在清创术时用带蒂皮瓣、游离皮瓣及植皮行双层修复。

(三) 腭损伤

腭损伤的处理要根据具体情况:硬腭软组织撕裂伤作黏骨膜缝合即可;软腭贯穿伤,应分别缝合鼻侧黏膜、肌及口侧黏膜;如硬腭有组织缺损或与鼻腔、上颌窦相通者,可在邻近转移黏骨膜瓣封闭瘘口和缺损,或在硬腭两侧做松弛切口,从骨面分离黏骨膜瓣后,将贯通处拉拢缝。硬腭骨面裸露处可自行愈合;如腭部缺损太大,不能立即修复者,可暂时做腭护板,使口腔与鼻腔隔开。

(四) 唇、舌、耳、鼻及眼睑的断裂伤

唇、舌、耳、鼻及眼睑的断裂伤,如离体组织尚完好,伤后时间不超过6小时,应尽早设法缝回原处。缝合前,离体组织应充分清洗,并浸泡于抗生素溶液中,受伤部位应行清创术,并修剪成新鲜创面,用细针细线作细致的缝合。术后注意局部保温,全身应用抗生素。

第三节 牙和牙槽骨损伤

牙和牙槽突损伤在平时、战时都较常见,可以单独发生,也可以伴发于颌面部及其他部位的损伤,前牙及上颌牙槽突受伤的机会较多。

一、牙损伤

牙损伤可分为牙挫伤、牙脱位及牙折三类。

1. 牙挫伤 牙挫伤为牙在外力作用下发生的钝性损伤。主要影响牙周和牙髓。可因牙受到碰撞、打击或进食时无意间咬到砂石、碎骨片等硬物引起。临床上牙挫伤患者多有牙的创伤史。伤后出现不同程度创伤性牙周膜炎的症状。如自觉伤牙伸长、松动,有咬合痛及叩痛等。轻度牙挫伤可不作特殊治疗,暂不用患牙咀嚼食物,即可望恢复;如牙周损伤较重,牙松动者,可对患牙行简单结扎固定或用粘结法固定,并适当磨改受损牙以减少其与患牙的接触。

2. 牙脱位 较大的外力撞击,可能使牙脱位。根据损伤程度又可分为部分脱位和完全脱位两类:部分脱位又有牙的移位、半脱位及嵌入深部。牙脱位的治疗以保存牙为原则,牙移位、半脱位或嵌入深部等部分脱位者,均应将牙充分复位,然后固定1~3周。如牙已完全脱落,但离体时间不长,可将脱位的牙行再植术。

3. 牙折 牙折可以分为冠折、根折、冠根联合折。

(1)冠折:症状轻微无明显刺激,可不做特殊处理。如折缘尖锐,应调磨至圆钝。如牙髓有明显的刺激症状,应视情况做冠修复。如冠折已经露髓,应根管治疗后冠修复。

(2)根折:近牙颈部的根折,应根管治疗后桩冠修复;根中部的根折应拔除;根尖部的根折且牙松动,应及时结扎固定,并根管治疗。

(3)冠根联合折:冠根联合折牙,如有条件,可行牙髓治疗或者根管治疗后冠修复。

二、牙槽骨损伤

牙槽突骨折是外力直接作用于牙槽突所致,多见于上颌前部。临床上,牙槽骨骨折常伴有唇和牙龈的撕裂伤。治疗应在局麻下将牙槽突及牙复位到正常解剖位置,然后固定。

第四节 颌骨骨折

一、上颌骨骨折

【临床分类】 Le Fort 根据骨折的好发部位将上颌骨骨折分为下面三类。

1. Le Fort I 型骨折 又称上颌骨低位骨折或水平骨折。骨折线从梨状孔下,过颧牙槽嵴,经牙槽突上方向两侧水平延伸至上颌翼突缝。

2. Le FortⅡ型骨折 又称上颌骨中位骨折或锥形骨折。骨折线自鼻额缝向两侧横过鼻梁、眶内侧壁、眶底、颧上颌缝到达翼突。有时可波及筛窦达颅前窝,出现脑脊液鼻漏。

3. Le FortⅢ型骨折 又称上颌骨高位骨折或颧弓上骨折,骨折线自鼻额缝向两侧横过鼻梁、眶部,经颧额缝向后达翼突,形成颅面分离,使面中部凹陷、变长。此骨折多有颅底骨折,出现耳、鼻出血及脑脊液漏。

【临床表现与诊断】

1. 骨折块移位 上颌骨上无强大的咀嚼肌附着,故骨折块多随外力的方向而发生移位,或因重力而下垂,一般常向后下方向移位。

2. 咬合关系错乱 由于翼内肌的牵引,使上颌骨的后份向后移位,而出现后牙早接触,前牙开合。触诊时上颌骨可以触及异常动度,暴力来自侧方或者挤压,可发生上颌骨向内上方或外上方的嵌顿错位,局部塌陷,咬合关系错乱。

3. 眶区淤血 由于眼睑周围组织疏松,上颌骨骨折时眶周容易发生水肿、血肿,皮下淤血、青紫,呈蓝色眼圈。如发现鼻腔或者外耳道出血,应考虑发生脑脊液鼻漏或耳漏,是筛板骨折或者合并颅前窝或颅中窝骨折。

4. 影像学检查 除临床表现外,条件允许可以拍摄鼻颏位或者头颅后前位X线片,必要时进行CT,以明确骨折的类型或者骨折的情况。

二、下颌骨骨折

【好发部位】

1. 正中联合 胚胎发育时两侧下颌突连接处,并处于面部突出部位。

2. 颏孔区 位于下颌牙弓弯曲部。

3. 下颌角 下颌骨体部下颌支交界处。

4. 髁突颈部 此处较细弱,无论直接暴力或间接暴力均有可能在此处产生骨折。

【临床表现与诊断】

1. 骨折段移位 下颌骨上有强大的咀嚼肌群附着,如咬肌、翼内肌、翼外肌、颞肌、下颌舌骨肌、颏舌骨肌、二腹肌等。这些肌担负着上提和下降下颌的运动,即开闭口功能。下颌骨折后,肌的牵拉是骨折段移位的主要因素。

2. 出血和水肿 由于牙龈紧紧附着于牙槽骨上,其弹性和移动性差。因此,绝大部分的下颌骨骨折都会撕裂牙龈和附近的黏膜,成为开放性骨折,常累及牙槽骨,引起局部出血和肿胀,同时尚可撕裂下牙槽动、静脉,血液流向疏松的口底组织,形成血肿。

3. 功能障碍 咬合紊乱、张口受限、局部出血、血肿、水肿、疼痛等,致使咀嚼、呼吸、吞咽、语言等功能障碍。

4. 骨折段的异常活动 绝大部分伤员可出现骨折段的异常活动,但在少数伤员在无明显移位时,可无明显活动。

5. 影像学检查 X线和头颅CT片可以明确骨折类型、范围和性质以及有无邻近骨骼的损伤。

三、颌骨骨折的治疗原则

颌骨骨折的治疗原则是尽早进行复位和固定,恢复正常咬合关系,同时使用防止感染、镇痛、营养、增强全身抵抗力等方法,为骨创的愈合创造良好条件。颌骨骨折的正确复位是固定的前提。上颌骨血供丰富,骨创愈合快,骨折的复位固定应争取在 2 周内进行,下颌骨应争取在 3 周内复位固定。否则易发生错位愈合,影响疗效。

1. 非手术复位和外固定

(1) 牙间结扎固定法:此法操作简便,特别适用于伤情较重伴有骨折严重出血的伤员,复位后可达止血效果,减轻骨断端的异常活动和疼痛,避免血肿形成。

(2) 单颌牙弓夹板固定法:利用骨折段上的牙与颌骨上其余的稳固牙,借金属夹板将复位后的骨折段固定在正常位置上。此法最适用于牙折和牙槽突骨折。

(3) 颌间固定法:颌间固定法以未受伤的颌骨作为参照以固定颌骨骨折,使咬合关系恢复正常。本法既适用于单纯下颌骨折、单纯上颌骨骨折,也适用于上下颌联合骨折。上颌骨固定时间一般为 3~4 周,下颌骨一般为 6~8 周。

2. 手术复位和坚硬内固定　手术复位和内固定是在骨折线区切开皮肤,逐层分离软组织,暴露骨折断端,然后进行手法或机械撬动使其复位,再用金属板螺钉等进行内固定。适用于各种类型的颌骨骨折,特别是陈旧性骨折错位愈合。

术中骨折复位的精确度要求较高。为达到此目的,一般多在术前施行颌间弹性牵引以确立最佳咬合关系,术后一周以内多可酌情拆除颌间牵引装置。对上颌骨骨折多采用微型接骨板和螺钉固定,下颌骨骨折多采用小型接骨板和螺钉固定。

第五节　颧骨、颧弓骨折

颧骨、颧弓是面中部两侧较为突出的骨性支架,易遭直接暴力的打击而发生折断。颧弓细长而成弓状,颧骨结实而宽大,两者相比,颧弓骨折尤其多见。

【临床表现】

1. 面部塌陷畸形　颧弓骨折段由于打击力的方向而向内移位,亦可因咬肌的牵拉而向下移位,局部呈现塌陷畸形。

2. 张口受限　因内陷的骨折段压迫颞肌和咬肌并阻碍喙突运动而出现张口受限。

3. 复视　颧骨构成眶外侧和眶下缘的大部分,颧骨骨折移位后,眼球因失去支持,眼肌撕裂及外侧韧带随之下移,而发生移位性复视。移位 2mm 以内可自行调整恢复,重者可发生持久性复视。

4. 出血与淤血　颧骨眶壁损伤后局部出血,可浸入眶周皮下、眼睑和结膜下。眶周皮下组织疏松,在眶周可形成明显瘀斑。

5. 神经症状　如伤及眶下神经,可出现眶下区皮肤麻木。

【诊断】　根据受伤史、临床表现、X 线和 CT 片可以明确诊断。常采用鼻颏位和颧弓切线位平片和 CT 片,以明确骨折的部位,以及与眶周、上颌窦、眶下孔的关系。

【治疗】　凡有张口受限的伤员,均应进行复位;对塌陷畸形严重者,虽无功能障碍,也应复位。如无张口受限或畸形不明显，可不予特殊治疗。以下简要介绍几种颧骨、颧弓骨折的复位方法：

(1) 巾钳牵拉法：局麻下，用巾钳刺入皮肤钳住下陷的颧弓，由后向外上牵拉复位。适用于单纯颧弓骨折。

(2) 颞部切开复位法：在患侧颞部发际内，作长约2cm的切口，切开皮肤、皮下组织及颞筋膜，暴露颞肌，再从颞肌与颞筋膜之间伸入骨膜分离器至颧弓和颧骨下方，利用杠杆原理，将移位的骨折段复位。

(3) 前庭沟切开复位：在上颌第一磨牙的远中前庭沟移行处做切口，切开黏骨膜，沿颧牙槽嵴向后上方暴露颧骨体下份的骨折端，并可延伸到颧弓下，然后用骨膜分离器，向上外撬起移位的骨折段使之复位。

(4) 上颌窦填塞法：适用于粉碎性颧骨及上颌骨骨折，在上颌口腔前庭尖牙窝处作切口，暴露上颌窦，将骨折片复位，在下鼻道开窗后用碘仿纱条行上颌窦填塞，一端经下鼻道开窗处穿入鼻腔，严密缝合口内切口，2周后可自鼻腔逐步抽除碘仿纱条。

(5) 冠状切口切开复位内固定：在复杂的颧骨复合体骨折，颧骨由于4个突起的断裂，移位比较复杂，需要足够的显露才能复位和固定。经单侧冠状切口可充分显露颧额突、颧颌突、颧弓及颧骨体的骨折线，容易实施坚强内固定，切口隐蔽，面部不留瘢痕。

第六章 口腔颌面部肿瘤

口腔颌面部肿瘤是头颈肿瘤的重要组成部分,在国际抗癌联盟(UICC)建议应用于临床的分类中,头颈部癌瘤分为七大解剖区域:唇、口腔、涎腺、上颌窦、咽部(鼻咽、口咽、喉咽)、喉、甲状腺,大多数位于口腔颌面部。口腔颌面部囊肿和瘤样病变也具有肿瘤的某些生物学特征和临床表现,故本章一并讨论。

口腔颌面部良性肿瘤以牙源性及上皮源性肿瘤多见,如成釉细胞瘤、多形性腺瘤等,其次为间叶组织肿瘤如管形瘤、纤维瘤等。恶性肿瘤以上皮组织来源最多,尤其是鳞状上皮细胞癌,其次是腺源性上皮癌及未分化癌,此外还有间叶组织来源的恶性肿瘤等。

第一节 口腔颌面部囊肿

一、软组织囊肿

(一)皮脂腺囊肿

皮脂腺囊肿主要由于皮脂腺排泄管阻塞,皮脂腺分泌物逐渐增多、膨胀而形成。

【临床表现】 常见于面部,小的如豆,大可至小柑橘样。囊肿位于皮内,并向皮肤表面突出,与皮肤紧密粘连,中央可有一色素点。如继发感染可有疼痛、化脓。囊内为白色凝乳状皮脂腺分泌物。

【治疗】 局麻下手术切除,手术时注意应切除包括与囊壁粘连的皮肤。

(二)皮样或表皮样囊肿

皮样或表皮样囊肿为胚胎发育时期遗留于组织中或外伤等各种原因植入的上皮细胞形成。囊腔中有皮脂腺、汗腺以及毛发等皮肤附件者为皮样囊肿,无皮肤附件者为表皮样囊肿。

【临床表现】 多发于儿童及青年,皮样囊肿好发于口底、颏下,表皮样囊肿好发于眼睑、额、鼻、眶外侧、耳下等部位。囊肿坚韧而有弹性,与周围组织无粘连,一般无自觉症状。内容物为乳白色豆渣样分泌物,有时可见毛发。

【治疗】 手术摘除。颜面部皮样或表皮样囊肿应沿皮纹在表面皮肤上作切口,切开皮肤及皮下组织,显露囊壁,然后完整剥离囊肿,分层缝合。

(三)甲状舌管囊肿

胚胎至第6周时,甲状舌骨自行消失,在起始处仅留一浅凹即舌盲孔。如甲状舌管不消失时,即残存上皮分泌物聚积,形成先天性甲状舌管囊肿。

【临床表现】 该囊肿多见于1~10岁的儿童,也可见于成年人。囊肿可发生于颈正中线,自舌盲孔至胸骨切迹间的任何部位,但以舌骨上下部最为常见。囊肿生长缓慢,呈圆形,临床上常见者如胡桃大,位于颈正中部,可偏一侧。质地软,边界清楚,与周围组织无粘连。位于舌骨以下的囊肿,舌骨体与囊肿之间可能扪及坚韧的索条与舌骨体粘连,可随吞咽上下活动。

囊肿穿刺可抽出透明、微混浊的黄色稀薄或黏稠液体。对于甲状舌管瘘,可以行碘油造影明确瘘管行径。

【治疗】 手术切除囊肿或瘘管,而且应彻底,否则容易复发。手术的关键是将舌骨中份一并切除。

(四)鳃裂囊肿

鳃裂囊肿属于鳃裂畸形的一种,一般认为由胚胎鳃裂残余组织所形成。

【临床表现】 鳃裂囊肿位于面颈部侧方,根据鳃裂来源可将一侧面颈区分为上、中、下三部分。发生于下颌角以上及腮腺区者常为第一鳃裂来源;发生于约相当于肩胛舌骨肌水平以上者为中份,多为第二鳃裂来源;发生于颈根区者多为第三、四鳃裂来源。临床最常见的是第二鳃裂来源的鳃裂囊肿。第二鳃裂囊肿常位于颈上部,大多在舌骨水平,胸锁乳突肌上 1/3 前缘附近。囊肿表面光滑,但有时呈分叶状。肿块大小不定,生长缓慢。如发生上呼吸道感染后可以骤然增大,则感觉不适。鳃裂囊肿穿破后,可以长期不愈,形成鳃裂瘘。

【治疗】 主要通过手术根治。

二、颌骨囊肿

(一)牙源性颌骨囊肿

牙源性颌骨囊肿发生于颌骨而与成牙组织或牙有关。根据其来源不同可分为根尖周囊肿、始基囊肿、含牙囊肿、牙源性角化囊肿。

(二)非牙源性囊肿

非牙源性囊肿是由胚胎发育过程中残留的上皮发展而来,又称为非牙源性外胚叶上皮囊肿。包括球上颌囊肿、鼻腭囊肿、正中囊肿、鼻唇囊肿等。球上颌囊肿发生于上颌侧切牙与尖牙之间;鼻腭囊肿位于切牙管内或附近;正中囊肿位于切牙孔之后,腭中缝的任何部位。也可位于下颌正中线处;鼻唇囊肿位于上唇底和鼻前庭处。

【临床表现】 囊肿多见于青少年,初期无自觉症状。若持续发展,可导致骨质膨隆。而形成面部畸形,不同部位也可出现相应的局部症状。

【诊断】 根据病史及临床表现,结合 X 线检查可初步诊断。囊肿在 X 线片上显示为一清晰圆形或椭圆形的透明阴影,边缘整齐,周围常呈现一明显白色骨质反应线。

【治疗】 一般确诊后应及时手术治疗,但对于部分范围较大,手术可能造成器官缺损,功能障碍的囊肿,可考虑选择性的行"袋成形术"。

第二节 良性肿瘤及瘤样病变

(一)牙龈瘤

牙龈瘤来源于牙周膜及颌骨牙槽突结缔组织的非真性肿瘤。

【临床表现】 牙龈瘤女性较多，以青年及中年人为常见，多发于牙龈乳头部，位于唇、颊侧者较舌、腭侧者多。最常见的部位是前磨牙区。肿块较局限，呈圆或椭圆形，有时呈分叶状，大小不一。随着肿块的增长，可以破坏牙槽骨壁；X线片上可见骨质吸收，牙周膜增宽的阴影。牙可能松动、移位。

【治疗】 手术切除牙龈瘤同时拔除所涉及的牙，刮除牙周组织。妊娠期牙龈瘤患者分娩后多数可自行消退，如患者月经周期恢复正常后仍不好转，可作手术治疗。

（二）成釉细胞瘤

成釉细胞瘤为颌骨中心性上皮肿瘤，是最常见的牙源性肿瘤。

【临床表现】 成釉细胞瘤多发生于青壮年，以下颌骨体及下颌骨角部常见。生长缓慢，初期无自觉症状，逐渐发展可使颌骨膨大，造成畸形，左右面部对称。如肿瘤侵犯牙槽突时，可使牙松动、移位或脱落；肿瘤继续增大时，使颌骨外板变薄，甚至吸收，这时肿瘤可以侵入软组织内。由于肿瘤的侵犯，可以影响下颌骨的运动度，甚至可能发生吞咽、咀嚼和呼吸障碍。

【诊断】 根据病史，临床表现，X线特点，可作出初步诊断。典型的成釉细胞瘤的X线表现：早期呈蜂房状，以后形成多房性囊肿样阴影，单房比较少。成釉细胞瘤因为多房性及有一定程度的局部浸润性，故囊壁边缘常不整齐、呈半月形切迹。在囊内的牙根尖可有不规则吸收现象。

【治疗】 主要为手术治疗，因成釉细胞瘤有局部浸润周围骨质的特点，需将肿瘤周围的骨质至少在0.5cm处扩大切除，否则容易因治疗不彻底导致复发，多次复发后可能变为恶性。

（三）骨化纤维瘤

【临床表现】 骨化纤维瘤常见于青年人，多为单发性，可发生于上下颌骨。肿瘤生长缓慢，早期无自觉症状，不易被发现，肿瘤逐渐增大后，可造成颌骨膨大畸形。发生于上颌骨者常波及颧骨，并可能波及上颌窦及腭部，使眼眶畸形，眼球突出或移位。

【诊断】 X线片上表现为颌骨局限性膨胀，病变向四周发展，界限清楚，圆形或卵圆形，密度减低，病变内可见不等量的和不规则的钙化阴影。

【治疗】 由于骨化性纤维瘤属真性肿瘤，原则上应行手术切除。

第三节 口腔颌面部恶性肿瘤

在我国，口腔颌面部的恶性肿瘤以癌最常见，肉瘤较少。口腔颌面部鳞状上皮癌最为多见，占80%以上；其次为腺性上皮癌及未分化癌；发生于皮肤的基底细胞癌较少。鳞状上皮癌多发生于40~60岁的成人，男性多于女性，部位包括舌、颊、牙龈、腭、口底、上颌窦、颌骨、口咽等。鳞癌常向区域淋巴结转移，晚期可发生远处转移。一般为同侧颈淋巴转移，病灶如越过中线可以向对侧颈淋巴转移。按照病理的分化程度，鳞癌一般可分为三级：Ⅰ级分化较好，Ⅲ级分化最差。由于鳞癌发生的部位不同，其组织结构、恶性程度、转移部位及治疗方法等方面也均有所不同。

(一) 舌癌

【临床表现】 舌癌早期可表现为溃疡、外生与浸润3种类型。外生型可来自乳头状瘤恶变,浸润型表面可无突起或溃疡,最易延误病情,患者常不能早期发现。舌癌常表现为溃疡及浸润同时存在,伴有自发性疼痛和程度不同的舌活动受限。

舌癌常发生早期颈淋巴结转移,因舌体具有丰富的淋巴管和血液循环,加以舌的机械运动频繁,淋巴转移率较高。

【治疗】 应以综合治疗为主。对于早期病例可选用间质内放射治疗。如放射治疗不敏感,可行原发灶扩大切除加颈淋巴清扫术,晚期病例首选手术治疗。对于波及口底及下颌骨的舌癌,应行一侧舌、下颌骨切除及颈淋巴联合清扫术。若对侧有转移时,应作双侧颈淋巴清扫术。化疗药物也可用于晚期病例手术前后的辅助治疗。

(二) 牙龈癌

【临床表现】 牙龈癌多为分化度较高的鳞状上皮癌,生长缓慢,以溃疡型为最多见,早期向牙槽突及颌骨浸润,使骨质破坏,引起牙松动和疼痛。上牙龈癌可侵入上颌窦及腭部;下牙龈癌可侵及口地及颊部。下牙龈癌比上牙龈癌淋巴结转移早,同时也较多见。

【治疗】 以外科手术为主。早期下牙龈癌仅波及牙槽突时,应将原发灶及下颌骨作方块切除,以保持颌骨的连续性及功能。如果癌瘤范围较广侵入颌骨时,则应将原发灶及下颌骨部分或一侧切除。由于淋巴结转移率高,一般同期性颈淋巴清扫术。

上牙龈癌应作上颌骨次全切除术,如已波及上颌窦,可考虑将一侧上颌骨全切除。上牙龈癌一般不同期行颈淋巴清扫术,应加强术后随访观察。如有淋巴结转移,再行淋巴结清扫术。

(三) 颊黏膜癌

颊黏膜癌也是常见的口腔癌之一,多为分化中等的鳞状上皮癌,少数为腺癌及恶性多形性腺瘤。

【临床表现】 颊黏膜癌通常有溃疡形成,伴深部浸润,仅有少部分表现为疣状或乳突状的外突型。颊癌早期常无明显疼痛,导致患者延迟就医,当癌瘤浸润深层组织或合并感染时,出现明显疼痛,伴张口受限颊黏膜癌常转移至下颌下及颈深上淋巴结。

【治疗】 由于颊癌呈浸润性生长,局部复发率高,主要采用以手术为主的综合治疗。手术治疗的原则与要点:

(1) 足够的深度:即使早期病例,亦必须使切除深度包括黏膜下脂肪、筋膜层。如癌瘤浸润较深,接近皮下组织,手术应全层切除。

(2) 颈淋巴清扫术:凡临床出现颈淋巴结肿大,或原发灶在T3以上,鳞癌Ⅱ级以上,或颊癌生长快,位于颊后份者,应常规行同侧颈淋巴清扫术。

(四) 腭癌

【临床表现】 硬腭癌以来自小唾液腺者为多,鳞癌少见。发生于硬腭的鳞癌,细胞多高度分化,发展一般比较缓慢,常侵犯腭部骨质,引起腭穿孔。向上蔓延可至鼻腔及上颌窦,向两侧发展可侵蚀牙龈。硬腭癌的转移主要是向颈深上淋巴结,有时双侧淋巴结均可累及。

【治疗】 腭癌的治疗以手术为主。腭癌手术,一般应行连腭骨在内的病灶切除术。对较大的病损应行上颌骨次全切除术。

(五) 口底癌

口底癌指原发于口底黏膜的癌,应与舌下腺源性肿瘤区分开。

【临床表现】 口底癌早期常发生于舌系带的一侧或中线两侧,多为中等分化的鳞状细胞癌。生长于口底前部者其恶性程度较后部低。早期鳞癌常为溃疡型,以后向深层组织浸润,发生疼痛、舌运动受限,并有吞咽困难及语言障碍。口底癌常早期发生淋巴结转移,其转移率仅次于舌癌,常由于病灶越过中线,发生双侧淋巴结转移。

【治疗】 口底癌容易早期侵及下颌舌侧牙龈及骨板,故在切除口底原发灶时,常需一起行下颌骨牙槽突或方块切除术,同时行颈淋巴清扫术。

(六) 唇癌

【临床表现】 唇癌主要为鳞癌,腺癌很少见。多发生于下唇,常发生于下唇中外1/3间的唇红缘部黏膜。早期为疱疹状结痂的肿块,或局部黏膜增厚,随后出现火山口状溃疡或菜花状肿块。唇癌生长缓慢,一般无自觉症状。晚期可波及口腔前庭及颌骨。唇癌的转移一般较其他口腔癌为少见,其中上唇癌的转移较下唇癌早。

【治疗】 早期病例采用外科手术、放射治疗、激光治疗或低温治疗,均有良好的疗效,对于晚期病例应采用外科治疗。

(七) 上颌窦癌

上颌窦癌因发病部位及临床表现不同而常就诊于耳鼻咽喉科及口腔科,以鳞癌常见。

【临床表现】 早期,由于癌瘤局限于上颌窦内,患者可以毫无症状而不被发现,当肿瘤发展到一定程度后,才出现明显症状而引起患者注意。

临床上,可根据肿瘤不同的原发部位而出现不同的症状,当肿瘤发生自上颌窦下壁时,则先引起牙松动、疼痛、颊沟肿胀。肿瘤发自上颌窦内壁时,常出现鼻阻塞、鼻出血,一侧鼻腔分泌物增多。肿瘤发生自上壁时,常先使眼球突出,向上移位,可能引起复视;肿瘤发生自外壁时,则表现为面部及颊沟肿胀;肿瘤发生自后壁,可侵入翼腭窝而引起张口受限。上颌窦癌常转移至下颌下及颈部淋巴结,有时可转移至耳前及咽后淋巴结,远处转移少见。

【诊断】 根据临床表现以及 CT 检查可初步诊断。

【治疗】 上颌窦的治疗应是以手术为主的综合治疗,特别是手术前后放射治疗。原则上手术应行上颌骨全切除术,如病变波及眶下板时,须行全上颌骨并包括眶内容物切除。

(八) 骨肉瘤

由肿瘤性成骨细胞、骨样组织所组成,为起源于成骨组织的恶性肿瘤。

【临床表现】 临床上常发生于青少年,下颌骨较上颌骨多见,并有损伤史。早期症状是患部发生间歇性麻木和疼痛,进而转变为持续性剧烈疼痛伴有反射性疼痛;肿瘤迅速生长,破坏牙槽突及颌骨,发生牙松动、移位,面部畸形,还可以发生病理性骨折。X 线片上可显示为不规则破坏,由内向外扩展者为溶骨型;骨皮质破坏,代以增生的骨质,呈日光放射排列者为成骨型。临床上也可见兼有上述表现的混合型。

【诊断】 根据临床表现,X 线、CT 可作出初步诊断,最后还是需要依靠病理活检才能确诊。

【治疗】 以手术为主的综合治疗,手术须行大块根治性切除,特别要强调器官切除的概念,以避免因管道或腔隙传播导致局部复发。

(九) 恶性淋巴瘤

恶性淋巴瘤系原发于淋巴网状系统的恶性肿瘤,病理分型为霍奇金淋巴瘤与非霍奇金淋巴瘤 2 大类。据统计,口腔颌面部非霍奇金淋巴瘤占大多数。

【临床表现】 可发生于任何年龄,但以青少年为多。起源于淋巴结内者称结内型,以颈部淋巴结最为常见;起源于淋巴结外者称结外型,可发生于牙龈、腭、颊、口咽、颌骨等部位。结内型早期表现为淋巴结肿大,质地坚实而具有弹性,无压痛,大小不等,可移动,以后相互融合成块,失去动度。结外型临床表现多样性,有炎症、坏死、肿块等各型。晚期多为全身性,如发热、脾肿大、全身消瘦、贫血等。

【诊断】 疑似恶性淋巴瘤时,及时病检非常重要。对于结内型可以采用细胞学穿吸活检,也可摘除整个淋巴结做病理检查;对于结外型,则钳取或切取活检。采用免疫组化特殊染色可以提高诊断正确率。

【治疗】 恶性淋巴瘤对放射治疗及化学药物治疗都比较敏感,因此是以放射治疗或化疗为主的综合治疗。

第七章 唾液腺疾病

唾液腺(又称涎腺)包括腮腺、下颌下腺、舌下腺三对大唾液腺,以及位于口腔、咽部、鼻腔及上颌窦黏膜下层的小唾液腺。口腔的小唾液腺按其所在的解剖部位,分为腭腺、唇腺、磨牙后腺及颊腺等。这些腺体分泌的唾液在吞咽、消化、味觉、语言、口腔软组织保护、龋病的预防等方面起着重要的作用。唾液腺常见的疾病包括唾液腺炎症、创伤、唾液腺肿瘤及瘤样病变等。

根据感染性质,唾液腺炎症分为化脓性、病毒性和特异性三类,腮腺最常见,其次为下颌下腺,舌下腺和小唾液腺极少见。本节主要介绍几种临床最常见的疾病。

一、急性化脓性腮腺炎

急性化脓性腮腺炎以前常见于腹部大手术后,由于严重的代谢紊乱,反射性唾液腺功能降低或停止,唾液分泌明显减少,发生逆行性感染。近来,由于加强了围术期体液平衡和口腔清洁的处理,手术后并发的腮腺炎明显减少。常见的大多是慢性腮腺炎基础上的急性发作或系邻近组织急性炎症的扩散。

【临床表现】 常为单侧腮腺发病。炎症早期,症状轻微或不明显,主要表现为腮腺区有轻微疼痛、肿大、压痛,导管口轻度红肿、疼痛。早期炎症未能得到控制,则进入化脓、腺组织坏死期。此时疼痛加剧,呈持续性疼痛或跳痛,腮腺区以耳垂为中心肿胀更为明显,耳垂被上抬。进一步发展,炎症扩散到腮腺周围组织,腮腺导管口明显红肿,轻轻按摩腺体可见脓液自导管口溢出。患者全身中毒症状明显,体温可高达40℃以上,脉搏呼吸加快,白细胞总数增加,中性粒细胞比例明显上升,核左移,可出现中毒颗粒。

腮腺炎形成的脓肿多为散在的多发性脓肿,分散在腮腺小叶内。腮腺浅面的腮腺咬肌筋膜非常致密,脓肿未穿破之前不易扪及波动感而呈硬性浸润块。脓液在腮腺包膜内聚积增多时压力增大,疼痛加剧。穿破腮腺包膜后,脓液进入邻近组织或间隙,引起其他间隙的蜂窝织炎或脓肿。脓肿可经 Santorini 裂,进入外耳道;经翼上颌裂进入翼腭窝;也可穿破腮腺深面的包膜进入咽旁或咽后间隙,或沿颈部间隙上至颅内,下至纵隔。一旦发生这些途径的扩散,病情严重。

【治疗】
(1) 针对发病原因治疗,纠正机体脱水及电解质紊乱,维持体液平衡。
(2) 选用有效抗生素。
(3) 理疗、热敷、外敷如意金黄散、促唾液分泌。
(4) 切开引流,当化脓性腮腺炎发展至化脓期必须切开引流。

二、唾液腺黏液囊肿

唾液腺黏液囊肿根据病因及病理表现可分为外渗性黏液囊肿及潴留性黏液囊肿。

【临床表现】

1. 黏液囊肿 好发于下唇及舌尖腹侧,因为舌体运动常受下前牙摩擦以及自觉或不自觉地咬下唇动作使黏膜下腺体损伤。囊肿位于黏膜下,表面仅覆盖一薄层黏膜,故呈半透明、浅蓝色的小泡,状似水泡。大多为黄豆至樱桃大小,质地软而有弹性。囊肿很容易被咬伤而破裂,流出蛋清样透明黏稠液体,囊肿消失。破裂口愈合后,又被黏液充满,再次形成囊肿。反复破损后不再有囊肿的临床特点,而表现为较厚的白色瘢痕状突起,囊肿透明度减低。

2. 舌下腺囊肿 囊肿好发于青少年,大多位于下颌舌骨肌以上的舌下区,由于囊壁菲薄并紧贴口底黏膜,囊肿呈浅紫蓝色,扪之柔软有波动感。囊肿常位于口底的一侧,有时可扩展至对侧,较大的囊肿可将舌抬起,状似"重舌"。囊肿因创伤而破裂后,流出黏稠而略带黄色或蛋清样液体,囊肿暂时消失。数日后创口愈合,囊肿再次长大。有少数的舌下腺囊肿位于下颌下区称为口外型舌下腺囊肿,触诊柔软,与皮肤无粘连,不可压缩,穿刺检查可发现黏稠的蛋清样液体。

【治疗】

1. 小唾液腺黏液囊肿 可在抽尽囊液后,向囊腔内注入 2% 碘酊 0.2~0.5ml,停留2~3分钟后抽出碘酊。目的即破坏上皮细胞,使其失去分泌功能。但最常用的治疗方法仍为手术切除。

2. 舌下腺囊肿 根治舌下腺囊肿的方法是切除舌下腺,残留部分囊壁不致造成复发。对于口外型舌下腺囊肿,可全部切除舌下腺后,将囊腔内的囊液吸净,在下颌下区加压包扎,不必在下颌下区做切口切除囊肿。

三、唾液腺肿瘤

腮腺肿瘤中良性肿瘤占大多数(约80%),多为生长缓慢的无痛性肿块,常系无意中发现,活动,无粘连,无功能障碍,表面光滑或呈结节状。大多位于腮腺浅叶,表现为耳垂下、耳前区或腮腺后下部的肿块。下颌下腺肿瘤中良恶性肿瘤的比例接近(55% : 45%)。舌下腺肿瘤中,恶性肿瘤的比例高达 90%。小唾液腺肿瘤中,恶性肿瘤比例略高于良性肿瘤。唾液腺肿瘤中多形性腺瘤(又名混合瘤)是最常见者。其生物学特性不同于一般良性肿瘤。在该肿瘤包膜中有瘤细胞,甚至包膜外腺体组织中也可有瘤细胞存在,如采用单纯肿瘤切除,极易种植复发。部分病例可发生恶变,因此该肿瘤属"临界瘤"。唾液腺恶性肿瘤以黏液表皮样癌和腺样囊性癌为最常见。

(一)多形性腺瘤

多形性腺瘤最常见于腮腺,其次为下颌下腺,舌下腺极少见。发生于小唾液腺者,以腭部最为常见。任何年龄均可发生,但以 30~50 岁为多见,女性多于男性。

【临床表现】 多形性腺瘤生长缓慢,常无自觉症状,病史较长。肿瘤界限清楚,质地中等,扪诊呈结节状,高起处常较软,可有囊性变,低凹处较硬,多为实质性组织。一般可活动,但位于硬腭部或颌后区者可固定而不活动。肿瘤长大后除表现畸形外,一般不引起功能障碍。当肿瘤在缓慢生长一段时期后,突然出现生长加速,并伴有疼痛、面神经麻痹等症状后,应考虑恶变。

【治疗】 多形性腺瘤的治疗为手术切除,不能作单纯肿瘤切除,而应在肿瘤包膜外正常组织处切除。腮腺多形性腺瘤手术应注意保留面神经,下颌下腺多形性腺瘤应包括下颌下腺一并切除。

(二) 沃辛瘤

沃辛瘤又名腺淋巴瘤。在胚胎发育时期,腮腺和腮腺内的淋巴组织同时发育,腺体组织可以迷走到淋巴组织内。这种迷走的腺体组织发生肿瘤变,即为沃辛瘤。

【临床表现】 多见于男性,好发年龄在40~70岁的中老年,患者常有吸烟史,肿瘤好发于腮腺后下极,质地软,表面光滑,有时有囊性感,肿瘤常呈多发性。

【诊断】 根据患者病史及临床表现,大多可作出诊断。^{99m}Tc 核素显像显示肿瘤所在处核素摄取浓聚,呈"热"结节。

【治疗】 由于肿瘤位于腮腺后下极,可考虑作连同肿瘤及周围0.5cm以上正常腮腺组织切除的腮腺切除术。

(三) 黏液表皮样癌

黏液表皮样癌根据黏液细胞的比例、细胞的分化以及肿瘤的生长方式等,分为高分化和低分化两类。分化不同,肿瘤的生物学行为及预后大不相同。

【临床表现】 女性多于男性,发生于腮腺者居多,其次是腭部和下颌下腺,也可发生于小唾液腺。高分化者常呈无痛性肿块,生长缓慢。肿瘤大小不等,边界可清或不清,质地中等偏硬,表面可呈结节感。腮腺肿瘤侵犯面神经时,可出现面瘫症状。低分化者生长较快,可有疼痛,边界不清,与周围组织粘连。易侵犯神经,颈淋巴结转移率高,预后较差。

【治疗】 手术为主,高分化者尽量保留面神经,低分化者应在手术切除病灶同时行颈淋巴清扫术。

(四) 腺样囊性癌

腺样囊性癌过去曾称"圆柱瘤"。据其组织学形态,可分为管状型及实质型,前者分化较好。

【临床表现】 最常见于腭部小唾液腺及腮腺,其次为下颌下腺。发生于舌下腺的肿瘤,多为腺样囊性癌。肿瘤易沿神经扩散,常出现神经症状,如局部疼痛、面瘫、舌麻木或舌下神经麻痹。肿瘤浸润性极强,与周围组织无界限。肿瘤易侵入血管,血运转移率高达40%,转移部位以肺最多见。颈部淋巴结转移率低。

【治疗】 手术切除为主。手术设计时,应比其他恶性肿瘤手术范围更大,术中宜行冷冻切片检查,以确定周围组织是否正常。术后配合放射治疗和化学治疗,预防复发及转移。

第八章 颞下颌关节疾病

颞下颌关节是颞骨与下颌骨构成的关节以及附着于下颌骨上的咀嚼肌所组成,是颌面部具有转动和滑动运动的左右联动关节,其解剖和运动都是人体最复杂的关节之一。颞下颌关节主要功能是参与咀嚼、语言、吞咽和表情等,是既稳定又灵活的关节。本章主要介绍颞下颌关节紊乱病、颞下颌关节脱位、颞下颌关节强直病。

一、颞下颌关节紊乱病

颞下颌关节紊乱病(temporomandibular disorders,TMD)是口腔颌面部常见的疾病之一。好发于青壮年,女性多见,发病率在20%~50%之间。其发病原因尚未完全阐明,根据实验和临床研究,大多数学者认为本病为多因素发病,与以下因素有关:①精神因素;②𬌗因素;③免疫因素;④解剖因素。

【临床表现】 颞下颌关节紊乱病的发展一般有三个阶段:功能紊乱阶段、结构紊乱阶段、关节器质性破坏阶段。这三个阶段也显示了疾病的早期、中期和后期。该病虽然病期一般较长,几年或十几年,并经常反复发作,但是,本病有自限性,一般不发生关节强直。其临床表现有以下三个主要症状:

1. 下颌运动异常 包括开口度异常(过大或过小);开口型异常(偏斜或歪曲);开闭口运动出现关节绞锁等。

2. 疼痛 主要表现在开口和咀嚼运动时关节区或关节周围肌群的疼痛,一般无自发痛,但在症状发作时也偶有自发痛。一些经久不愈,病程迁延的病员,常常有关节区发沉、酸胀、咀嚼肌容易疲劳,以及面颊、颞区、枕区等慢性疼痛和感觉异常。

3. 弹响和杂音 正常关节在下颌运动时无明显弹响和杂音。本病常见的异常声音有:弹响音、破碎音、摩擦音。

同时,本病还常常伴有许多其他症状,如头痛、耳症、眼症,以及吞咽困难、语言困难、慢性全身疲劳等。

【诊断】 根据病史,存在上述主要症状诊断颞下颌关节紊乱病并不困难。辅助诊断常用的方法有:①X线平片(关节薛氏位和髁突经咽侧位),可发现有关节间隙改变和骨质变化,如硬化、骨破坏和增生、囊样变等。②关节造影,可发现关节盘移位、穿孔、关节盘附着改变以及软骨面的变化。

【治疗】 颞下颌关节紊乱病的防治原则为:

(1) 以保守治疗为主,采用对症治疗和消除或减弱致病因素相结合的综合治疗。

(2) 治疗关节局部症状的同时应改进全身状况和病员的精神状态,包括积极的心理支持治疗。

(3) 应对病员进行医疗知识教育,有时需反复进行,使病员能理解本病的性质、相关的发病因素以及有关的下颌运动的知识,以便病员进行自我治疗。

(4) 遵循一个合理的、合乎逻辑的治疗程序。

(5)治疗程序应先采用可逆性保守治疗,如服药、理疗、封闭和𬌗等;然后用不可逆性保守治疗,如调𬌗、正畸矫治等,最后选用关节镜外科和各种手术治疗。当然,如果由明显𬌗干扰引起的,应首选调𬌗,或有明显手术适应证等,也可先采用手术疗法。

二、颞下颌关节急性前脱位

颞下颌关节脱位(dislocation of the TMJ)是指髁突与关节窝、关节结节或关节盘之间完全分离,不能自行回复到正常的位置。按性质可分为急性脱位、复发性脱位和陈旧性脱位,按髁状突脱出的方向、位置又可分前方脱位、后方脱位、上方脱位以及侧方脱位。急性前脱位是临床上最常见的颞下颌关节脱位。

【病因】 主要有内源性与外源性2种因素。内源性因素包括打哈欠、唱歌、大笑等,由于开口度过大,使髁突越过关节结节的前方,闭颌肌群同时出现放射性痉挛,髁突不能自行回复到闭口的正常位置。

外源性因素是指在开口状态下,下颌受到外力的打击;习惯性下颌运动过度,以及下颌快速运动可增加前脱位的危险性。

【临床表现】 女性多见,前方脱位以单侧急性前脱位多见。出现脱位时,患者不能闭口,前牙开𬌗,下颌中线偏向健侧,后牙早接触。双侧脱位患者语言不清,唾液外流,面下1/3变长。临床检查可见双侧髁突突出于关节结节的前下方,还可见喙突突出于颧骨之下。关节区与咀嚼肌疼痛。

【诊断】 根据病史及临床表现可明确诊断。关节X线片示髁突位于关节结节前上方。

【治疗】 颞下颌关节急性脱位后,应及时复位,否则在脱位周围逐渐有纤维组织增生后,则难以复位。复位后应限制下颌运动。

复位操作步骤:患者端坐在口腔手术椅上。下颌牙𬌗面的位置应低于手术者两臂下垂时肘关节水平。术者立于患者前方,两拇指缠以纱布伸入患者口内,放在下颌磨牙𬌗面上,并尽量向后;其余手指握住下颌体下缘,复位时拇指压下颌骨向下,力量逐渐增大,其余手指将颏部缓慢上推,当髁突移到关节结节水平以下时,再轻轻将下颌向后推动;此时髁突即可滑入关节窝而得到复位。当下颌复位时,由于咀嚼肌反射性收缩,使上下牙闭合甚紧,可能咬伤术者手指,因此此时术者手指应迅速滑向颊侧口腔前庭。

下颌复位后,必须固定下颌运动20天左右,限制开颌运动,开口不宜超过1cm。固定以采用颅颌绷带最为简便。

三、颞下颌关节强直

因器质性病变导致长期开口困难或完全不能开口者,称为颞下颌关节强直,临床上可分为两类:第一类是由于一侧或两侧关节内发生病变,最后造成关节内的纤维性或骨性粘连,称为关节内强直;第二类病变是在关节外上下颌间皮肤、黏膜或深层组织,称为颌间挛缩。

【病因】 关节内强直多发生在15岁前的儿童,原因主要是由于邻近器官的化脓性炎症扩散而来,其中以化脓性中耳炎最常见。关节损伤也是关节强直的原因之一。

关节外强直常见的原因是损伤,如上颌结节部下颌升支部位的开放性骨折或火器伤,均可在上下颌间形成挛缩的瘢痕。

【临床表现】

1. 关节内强直

(1) 开口困难:关节内强直的主要症状是进行性开口困难或完全不能开口,病史较长,一般在几年以上。

(2) 面下部发育障碍畸形:多发生于儿童,由于下颌的主要发育中心髁突被破坏所致。下颌畸形一般随年龄的增长而日益明显。表现为面容两侧不对称,颏部偏向患侧。患侧下颌体、下颌支短小,相应面部反而丰满;健侧下颌由于生长发育正常,面部反而扁平、狭长。双侧强直者,由于整个下颌发育障碍,下颌内缩、后退,形成特殊的小颌畸形面容,同时由于下颌骨和舌、舌骨均处于后缩位置,造成上呼吸道狭窄,以至引起阻塞性睡眠呼吸暂停综合征。

(3) 𬌗关系错乱:下颌骨发育障碍造成面下部垂直距离变短,牙弓变小而狭窄。因此牙的排列和垂直方向生长受阻碍,造成𬌗关系明显错乱。

(4) 髁突活动减弱或消失:用两手小指末节放在两侧外耳道内,让患者作开闭口和侧方运动,可发现关节强直侧没有动度,而健侧则活动明显。

(5) X 线检查:在关节侧位 X 线片上,可见正常关节解剖形态消失,关节间隙模糊,关节窝及髁突骨密质有不同程度的破坏或关节间隙消失,髁突和关节窝融合成很大的致密团块,呈骨球状。

2. 关节外强直

(1) 开口困难:关节外强直的主要症状也是开口困难或完全不能开口。开口困难的程度因关节外瘢痕粘连的程度而有所不同。由于病理变化发生在关节外部,而不侵犯下颌骨的主要生长发育中心,因此一般患者面下部发育畸形和𬌗关系错乱,均较关节内强直为轻。

(2) 口腔或颌面部瘢痕挛缩或缺损畸形:颌间挛缩常使患侧口腔龈颊沟变浅或消失,并可触到范围不等的条索状瘢痕区。

(3) 髁突活动减弱或消失:与关节内强直比较,多数挛缩的瘢痕较关节内强直的骨性粘连有伸缩性,因此开颌运动时,患侧髁状突可有轻微动度。

(4) X 线检查:在关节侧位片上,髁突、关节窝和关节间隙清楚可见。有时可见大小不等的骨化灶,甚至上、下颌骨之间或下颌与颧骨、颧弓之间形成骨性粘连,这时可称为骨性颌间挛缩。

【治疗】

关节内强直和关节外强直的治疗一般都须采用手术治疗。治疗关节内强直的手术有髁突切除术及颞下颌关节成形术。关节外强直手术的基本方法是:切断和切除颌间挛缩的瘢痕;凿开颌间粘连的骨质,回复开口度,必要时应采用游离皮瓣移植修复缺损区。

第九章 先天性口腔颌面部发育畸形

先天性口腔颌面部发育畸形以唇裂、腭裂最常见;偶尔可见面横裂和正中裂;而面斜裂等则极为罕见。

【病因】 胎儿在发育过程中,由于受到某种因素的影响而使各胚突的正常发育及融合受到阻挠可发生各种不同的相应畸形。引起胚突发育和融合障碍的确切原因和发病机制,目前尚未完全明了。根据大量的研究结果,可能与下列因素有关:遗传因素、营养因素、感染和损伤、内分泌的影响、药物因素、物理因素、烟酒因素等。

一、唇　　裂

唇裂是口腔颌面部最常见的先天性畸形。根据裂隙部位可分为以下几类:
1. 单侧唇裂 不完全裂、完全裂。
2. 双侧唇裂 不完全裂、完全裂、混合型裂。

外科手术是治疗唇裂的主要手段,一般认为,进行单侧唇裂整复术最合适的年龄为3~6个月,双侧唇裂为6~12个月。早期进行手术,可以尽早恢复上唇的正常功能和外形,并可使瘢痕组织减少到最低程度。目前唇裂整复术的术式很多,但每种手术方法均有各自的优缺点。因此选择时应根据唇裂的分类和术者的经验从实际出发,灵活运用,以达到良好的修复效果。

二、腭　　裂

腭裂可单独发生也可与唇裂同时伴发。腭裂患者的吸吮、进食及语言等生理功能障碍比唇裂更严重。腭裂畸形对患者的生活、学习、工作均带来不利的影响,也易造成患者的心理障碍。

腭裂的临床分类:
1. 软腭裂 仅软腭裂开,有时仅限于腭垂,不分左右,一般不伴唇裂。
2. 不完全腭裂 软腭完全裂伴有部分硬腭裂,无左右之分。
3. 单侧完全性腭裂 裂隙自腭垂至切牙孔完全裂开,并斜向外侧直达牙槽嵴,常伴发同侧唇裂。
4. 双侧完全性腭裂 常与双侧唇裂同时发生,裂隙在前颌骨部分,各向两侧斜裂,直达牙槽突。

腭裂的治疗应采用综合序列治疗的原则来恢复腭部的解剖形态和生理功能,重建良好的腭咽闭合和获得正常语音。国内普遍认为腭裂患儿应早期手术,约在18个月左右手术为宜。在长期的临床实践中,很多新的手术方法和改进方法不断涌现。将众多手术方法归纳起来,大致分为两大类手术:一类手术方法是以封闭裂隙、保持和延伸软腭长度、恢复软腭生理功能为主的腭成形术;另一类手术是缩小咽腔、增进腭咽闭合为主的咽成形术。须结合具体病例实行。除手术治疗外还要注意对患儿语音、心理、咬合的治疗,从而使患儿达到身心健康。

第十章 龋病

第一节 概述

一、龋病的定义和特征

1. 龋病(dental caries tooth decay)　是以细菌为主的多因素的影响下,牙体硬组织发生慢性进行性破坏的一种疾病。

2. 致龋因素　主要包括细菌和牙菌斑、食物以及牙所处的环境。就病因角度而言,龋病可称为牙体硬组织的细菌感染性疾病。龋病时牙体硬组织的病理改变涉及牙釉质、牙本质和牙骨质,基本变化是无机物脱矿和有机物分解。

3. 临床特征　是牙硬组织在色形质各方面均发生变化:初期牙龋坏部位的硬组织脱矿,微晶结构改变,牙透明度下降,致使牙釉质呈白垩色。继之病变部位有色素沉着,局部可呈黄色或棕褐色。随着无机成分的不断脱矿,有机成分破坏分解的不断进行,牙釉质和牙本质疏松软化。最终牙体缺损形成龋洞,一旦龋洞形成以后,则缺乏自身修复能力。

4. 龋病的危害　龋病是人类的常见病、多发病之一。其病程进展缓慢,在一般情况下不危及患者生命,不易受到人们重视。实际上龋病带给人们危害甚大。它可引起牙髓病、根尖周病、颌骨炎症等。还可造成牙冠缺损、残根致牙丧失以及影响消化功能,在儿童时期可影响牙颌系统的生长发育致健康素质下降,龋病及其继发病作为病灶可引起远隔脏器疾病。

二、病因及发病过程

20世纪60年代Keyes龋病三联因素概念及四联因素学说,即龋病是一种多因素性疾病,有3种相互作用的主要因素在疾病发生过程中起作用,只有三种因素并存的前提下龋病才有可能发生,这便是三联因素理论;除此之外,有学者认为第4种因素即时间因素也必须考虑在内,从而将三联因素理论发展成为四联因素理论。

龋病发生要求有敏感的宿主,口腔致病菌群的作用以及适宜的底物,而这些底物又必须在口腔滞留足够的时间。

(1) 细菌是龋病发生的先决条件,口腔中主要致龋菌为变形链球菌。

(2) 食物、食物与龋病的关系十分密切,随着人类进化,食物逐渐精细,碳水化合物摄入增多,增加了龋的发病机会。

(3) 宿主:宿主对龋的易感程度。宿主对龋病的敏感性涉及多方面因素。

(4) 时间:龋病发病过程都需要一定时间才能完成,从牙面上清除所有附着物到获得性膜开始产生,从获得性膜附着到菌斑形成,从细菌代谢碳水化合物产酸到釉质脱矿等过程需要一定的时间,同时,时间因素还包括牙萌出之后的时间,碳水化合物滞留于牙面上的时间等。

第二节 龋病的临床特征和诊断

龋病的病理过程

(一) 釉质龋

釉质龋的病理分区:一般分为透明带,它是龋损进展的前沿;暗带,位于透明带与损害体部之间,以及损害体部和相对完整的釉质表面带。上述四层病变是一种动态发展过程。

(1) 透明带最早脱矿。
(2) 透明带扩大,部分区域再矿化,出现暗带。
(3) 随病变发展,暗带中心出现病损体部。
(4) 病损体部被外源物质着色临床表现为棕色龋斑。
(5) 龋病进展到釉牙本质界时,病势向侧向发展,发生潜行龋,临床表现为牙面上蓝白色的斑块。
(6) 牙表面的龋坏,龋洞形成。

(二) 牙本质龋

牙髓和牙本质组织可视为一独立的生理性复合体,两者均来自牙乳头未分化的间叶细胞。牙本质龋病理分层由外到内分为:坏死区、细菌侵犯区、牙本质脱矿区、硬化区、修复性牙本质层。牙髓对龋病的侵蚀有着很强的修复能力,进展缓慢的龋损可以停止。然而即使对无停止迹象的深龋损,如果能仔细地去除坏死和感染的牙本质,用氢氧化钙处理形态上完整的脱矿层后,就能成功地保护牙髓,通过这种盖髓处理,可诱导修复性牙本质形成。

(三) 牙骨质龋

呈浅碟状,常发生在牙龈萎缩和自我清洁能力的根面。

(四) 脱矿和再矿化

釉质的代谢活动是迟钝的,但是它能进行特殊的物理-化学交换反应,比如再矿化。人类牙齿的龋变过程中不只是单纯持续的脱矿的过程,而是脱矿和再矿化交替进行的过程。在酸作用下牙中矿物质溶解称为脱矿,而钙磷其他离子再沉积于牙表面的过程,则称为再矿化。

第三节 龋病的分类

一、按发病情况和进展速度分类

1. **急性龋** 多发儿童或青年人;其特点是进展速度快;颜色浅;质地湿润,牙髓易受感染;猛性龋亦属此类。
2. **慢性龋** 一般龋均属此类,龋病进展慢,龋坏颜色深,病变组织干燥,在有时当龋病进行的过程中由于外部环境或牙体本身形态的变化如磨耗等,使病变部位敞开,形成不利于菌斑存在的环境,病变即停止,称为静止龋。

3. 继发龋 龋病治疗后,由于充填边缘或窝洞边缘牙体组织破坏,形成菌斑滞留区,或者由于修复体和牙体之间不密合形成了微渗漏都可能产生龋病,称继发龋。

二、按病变深度分类

龋病按病变深度分类分为浅龋、中龋、深龋。这类分法在临床最为常用。

三、诊断方法

1. 视诊 观察牙面有无黑褐色改变或失去光泽的白恶色的斑点,有无腔洞形成。
2. 探诊 利用尖头探针探测龋损部位有无粗糙,勾拉或插入的感觉。探测洞底或牙颈部的龋洞是否变软,酸痛或过敏,有无剧烈探痛。还可探测龋洞部位、深度、大小、有无穿髓孔等。
3. 温度刺激实验 冷热或酸甜刺激发生敏感甚至难忍的酸痛,可用冷热刺激来检查。
4. X线检查 邻面龋,继发龋可用X线检查,龋病在X线上显透视影像。
5. 透照 用光导纤维装置进行,可直接看出龋损部位和范围。

四、诊断标准

1. 浅龋 龋位于牙冠部时,一般均为釉质龋或早期釉质龋,但若发生牙颈部龋时,则是牙骨质龋或(和)牙本质龋。

位于牙冠的浅龋又可分为窝沟龋和平滑面龋:窝沟龋损部位色泽变黑,用探针检查时有粗糙感或能钩住探针尖端。

平滑面龋一般呈白恶色点或黄褐色、褐色斑点,邻面的平滑面龋早期不易察觉,用探针或牙线仔细检查,配合X线片可能作出早期诊断。

浅龋位于牙釉质内,患者一般无主观症状,对冷、热、酸、甜刺激时亦无明显反应。X线片检查,有利于发现隐蔽部位的龋损。

2. 中龋 龋损进入牙本质层,龋病发展比釉质龋快,易形成龋洞;患牙对酸甜饮食敏感,冷刺激尤为显著,但刺激去除后症状立即消失。

3. 深龋 龋病进展到牙本质深层。临床较易见到深龋洞,但是在邻面或者其他一些隐匿部位见到洞很少,其实病变已经很深。深龋洞食物嵌塞常可引发剧痛,冷热痛较中龋更严重,刺激去除后症状仍然持续一段时间。

第四节 龋病的治疗原则

治疗原则及注意事项

1. 停止龋病发展 促进牙髓的防御性反应去除龋坏组织。消除感染源是停止龋病发展的关键步骤。原则上应上净龋坏组织,而尽量不穿通牙髓。由于深龋接近牙髓,去除龋坏组织时应特别小心,必须根据不同年龄的髓腔解剖特点,结合洞底的颜色。硬度和病人反应等具体情况而作处理,如年轻人的髓腔大,髓角高,急性龋的软化牙本质多、着色浅、硬化牙本质少、去龋时易穿髓;如在去净龋坏牙本质后有穿髓可能,而患牙无自发痛时,可保留洞底近髓腔处的少量已脱矿的牙本质,采用间接盖髓术,盖以有抑菌和促进修复性牙本质形成的制剂,如氢氧化钙,以达到终止龋病发展和促进牙髓防御性反应的目的。

2. 保护牙髓 术中必须保护牙髓,减少对牙髓的刺激。为此,在治疗深龋时应做到:①手术操作:防止对牙髓机械过度的刺激。去软龋时,用挖器从软龋边缘开始平行于洞底用力,或用较大的球钻间断慢速磨除,切勿向髓腔方向加压。随时用温热水冲洗窝洞,棉球拭干,保持视野清楚,用探针探查有无穿髓孔时,应沿洞底轻轻滑动,勿施加压力,以防穿通髓腔;②垫底:一般需双层垫底,以隔绝来自充填材料和外界的刺激。

3. 正确判断牙髓状况 正确判断牙髓状况是深龋治疗成功的基础。深龋时,牙髓受外界刺激而发生病变的可能性较大,故治疗深龋时,首先要对牙髓状况作出正确的判断,才能制定出正确的治疗方案-深龋时,细菌可经牙本质小管进入牙髓而使牙髓感染,研究表明,牙本质厚度小于 0.3mm 者牙髓可有明显炎症,小于 0.2mm,牙髓中可发现细菌。所以,即使未穿通髓腔,牙髓也可能感染。

对牙髓状态的判断是较为复杂的。临床上可以通过详细的问诊,了解患牙有否自发痛,激发痛以及刺激去除后有无延缓痛。结合临床检查,包括视、探、叩诊等,必要时作温度刺激试验;牙髓电活力测验及 X 线检查。主要与早期牙髓炎,慢性闭锁性牙髓炎,牙髓坏死等鉴别,不要将已有牙髓病变的患牙误认为单纯的深龋来处理。

在排除了伴不可复性牙髓炎和牙髓穿孔的情况后,根据患牙牙髓是否充血和软龋能否去净,采取不同的治疗方法。

第十一章 牙髓病和根尖周病

牙髓病是指发生在牙髓组织内的疾病,根尖周病是指牙根尖部及其周围组织包括牙周膜,牙槽骨,牙骨质的各种类型的疾病,牙髓病和根尖周病之间关系密切,有着相似的病因;牙髓组织通过根尖孔与根尖组织相联系,牙髓组织坏死所产生的坏死组织以及细胞和毒素都可以通过根尖孔扩散到根尖周组织,引起疾病的发生。一般根尖周病都由于牙髓病变发展而来,两者在治疗过程及措施上也一致,一般只要治愈了牙髓病变,根尖周病即可痊愈。通常导致牙髓病变和根尖病变的因素包括细菌因素、物理因素、化学因素及免疫因素。

第一节 牙 髓 病

一、可复性牙髓炎(reversible pulpitis)

在这一期内牙髓组织主要病理表现为牙髓中的血管充血,扩张,为初期炎性期。

【临床表现】

1. 症状 温度刺激尤其是冷刺激的一过性疼痛,刺激消除后疼痛即消除,无自发痛。

2. 检查时发现 有接近牙髓的牙体硬组织损坏或深牙周袋以及咬合创伤。

【诊断要点】

(1) 一过性疼痛。

(2) 有病因牙。

(3) 活力测验的反应阈值低。

【鉴别诊断】

(1) 深龋:刺激去除后症状不持续。

(2) 不可复性牙髓炎:自发痛刺激去除后疼痛持续一段时间有时有叩痛。

(3) 牙本质过敏:探、触等机械刺激和冷热酸甜等化学刺激敏感,一般无牙体龋坏,常见严重磨损。

二、不可复性牙髓炎(irreversible pulpitis)

为临床上病变较为严重的牙髓炎症,几乎没有恢复的可能,一般都只能以摘除牙髓为治疗手段以去除病变,因此称为不可复性牙髓炎。

(一) 急性牙髓炎(acute pulpitis)

临床上一般都为慢性牙髓炎急性发作,其特点是发病急,疼痛剧烈。无慢性过程的急性牙髓炎一般是出现在牙髓受到急性物理,化学损伤以及感染等情况下。

【临床表现】

1. 症状 疼痛剧烈,一般有以下几个特点。

(1)自发性阵发性痛。

(2)夜间痛。

(3)温度刺激加剧疼痛。

(4)疼痛不能定位。

2. 检查 可以找到病因牙,如接近髓腔的牙体硬组织缺损或者有深牙周袋,或者可以见到牙冠上有充填体存在。温度检查发现患牙的反应极其敏感或有激发痛。刺激去除后,疼痛症状要持续一段时间,晚期牙髓炎则表现为迟钝,炎症波及根尖部的牙周膜,可有垂直方向的轻度叩痛。

【诊断要点】

(1)典型的疼痛症状。

(2)可以找到病因牙。

(3)冷热叩诊帮助定位患牙。

(二)慢性牙髓炎(chronic pulpitis)

【临床表现】 不发生剧烈的自发性痛,有时可以发生阵发性的隐痛或钝痛。患者常诉有长期冷热刺激痛史,常表现为咬合不适或轻度叩痛,多可定位患牙。

1. 慢性闭锁性牙髓炎

(1)症状:无明显自发痛,长期冷热痛,常表现咬合不适或轻度叩痛,多可定位患牙。

(2)检查:①查及接近髓腔的牙体硬组织缺损或者有深牙周袋,或者可以见到牙冠上有充填体存在。②探诊龋洞内感觉较为迟钝,去尽腐质无肉眼可见的穿髓孔。③温度刺激迟缓反应。④有叩痛或轻微不适。

2. 慢性溃疡性牙髓炎

(1)症状:无自发痛,患者诉食物嵌入龋洞后引起剧烈疼痛。温度刺激也产生剧痛。

(2)检查:①查及深龋食物嵌入牙洞出现剧烈疼痛,温度刺激产生剧痛。②患者由于怕痛长期废用患牙,牙面上常见堆积有大量软垢以及牙石。去除腐质,见穿髓孔,浅探穿髓孔不痛,深探有剧痛。③温度敏感。④无叩痛或轻微不适。

3. 慢性增生性牙髓炎

(1)症状:常见于青少年,一般无自发痛,患者诉进食患牙疼痛或进食出血。

(2)检查:患牙大而深龋洞有红色肉芽组织——牙髓息肉,探之无痛但易出血。

【诊断要点】 可以找到引起牙髓疾病的牙体缺损或其他病因。

(1)有自发痛史,可以定位。

(2)患牙对温度测验异常。

(3)叩诊反应。

(三)残髓炎

残髓炎(residual pulpitis)为根管治疗后残存牙髓的炎症反应。

【临床表现】 与慢性牙髓炎相似,表现为自发性钝痛,温度刺激痛,因炎症发生于近根尖孔处,因此咬合时常有不适。患牙牙冠有做过牙髓治疗的充填体,温度刺激患牙有迟缓性痛以及轻度叩痛,去除根管充填物后探查根管深处有探痛。

【诊断要点】
(1) 有牙髓治疗史。
(2) 有牙髓炎症状。
(3) 强温度刺激患牙有迟缓性痛以及叩痛。
(4) 探查根管有疼痛感觉。

(四) 逆行性牙髓炎(retrograde pulpitis)

来源于患牙牙周病所致的深牙周袋,袋内的细菌、毒素通过根尖孔或侧支根管逆行进入牙髓腔,导致牙髓尤其是根部牙髓的炎性改变。

【临床表现】 一般表现为急性牙髓炎的症状,有时也可以表现慢性牙髓炎的症状,患牙同时伴有牙周炎的临床表现,如咬合不适、口臭、牙松动等。患牙一般有深达根尖的牙周袋或者较为严重的根分叉病变,而没有可以引起牙髓炎的深龋或其他牙体硬组织疾病。

【诊断要点】
(1) 长期牙周炎病史。
(2) 近期出现牙髓炎症状。
(3) 几乎没有硬组织疾病。
(4) 患牙有严重的牙周炎表现。

第二节 根尖周病

急性根尖周炎是从根尖部牙周膜出现浆液性炎症到根尖部组织形成化脓性炎症的一系列过程。这是一个病变程度由轻到重,病变范围由小到大的连续过程。可发展成为局限性的牙槽骨炎症,严重时还可以发展成为颌骨骨髓炎。

一、急性浆液性根尖周炎(acute periapical periodontitis)

【临床表现】

1. 症状 主要为患牙咬合痛,这是由于牙周膜充血、水肿而表现出来的症状,常伴有持续性的钝痛,患者因疼痛而不敢咀嚼,影响进食,患者可以指明患牙。

2. 检查
(1) 患牙可见龋坏等,有时有深牙周袋。
(2) 牙冠变色,牙髓反应测试无反应。
(3) 叩痛(+,++),扪诊根尖部有不适感或疼痛,牙龈无明显炎症。
(4) 患牙松动Ⅰ度。
(5) 放射线检查无明显得异常。

【诊断要点】
(1) 患牙典型的咬合疼痛症状。
(2) 对叩诊的反应。
(3) 对牙髓活力测验的反应并结合患者的年龄,患牙所具有的治疗史,外伤史等均可作为参考。

二、急性化脓性根尖周炎

该症即根尖周炎的急性化脓期,可以为急性浆液期发展而来,也可以由慢性根尖周炎转化而来。

【临床表现】

1. 根尖脓肿

(1)症状:患牙出现自发性剧烈痛、跳痛,伸长感加重,咬合痛不敢对殆。

(2)检查:患牙叩痛(++)~(+++)松动二到三度,根尖部牙龈潮红,但无明显肿胀,扪诊轻微疼痛,相应的淋巴结肿大。

2. 骨膜下脓肿

(1)症状:患牙的持续性,搏动性跳痛更加剧烈,患者感到极度痛苦。患牙更觉高起,松动,即使是不经意地轻触患牙,亦感觉疼痛难忍。还可伴有体温升高,身体乏力等全身症状。患牙所属区域的淋巴结可出现肿大和扪痛。

(2)检查:患牙叩痛明显(+++),松动Ⅲ度。牙龈红肿,移行沟变平,有明显的压痛,扪诊深部有波动感。

严重的病例可出现蜂窝织炎,表现为软组织肿胀、压痛。下颌牙可引起颏部,下颌部肿胀;有时可出现张口受限,还可能引起口底蜂窝织炎。

3. 黏膜下脓肿

(1)症状:由于黏膜下组织较疏松,脓液到达黏膜下时,压力已大为降低胀痛及咬合痛也随之减轻;全身症状缓解。

(2)检查:患牙叩痛(+)~(++),松动Ⅰ度。根尖区黏膜的肿胀已局限,呈半球形隆起,扪诊时,波动感明显,脓肿较表浅而易破溃。

【诊断要点】 根据患牙表现的溃型症状及体征、疼痛及红肿的程度来辨别患牙所处的炎症阶段。

三、慢性根尖周炎

根管内长期有感染以及病原刺激物的存在,根尖周围组织出现慢性反应性炎症,表现为炎症性肉芽组织的形成和牙槽骨的破坏。病变类型一般可有根尖肉芽肿,慢性根尖周脓肿,根尖周囊肿和根尖周致密性骨炎。

【临床表现】

1. 症状 慢性根尖周炎(chronic periapical periodontitis)一般无明显的自觉症状,有的患牙可在咀嚼时有不适感;由于慢性根尖周炎常常是继发牙髓病而来,在临床上多可追问出患牙有牙髓病史,反复肿痛史,或牙髓治疗史。

2. 检查

(1)患牙可查及深龋洞或充填体以及其他牙体硬组织疾患。

(2)牙冠变色,失去光泽,深洞内探诊无反应,牙髓活力测验无反应。

(3)患牙对叩诊的反应无明显异常或仅有不适感,一般不松动。

（4）有窦型慢性根尖周炎者可查及窦管开口：窦管口大多数位于患牙根尖部的唇、颊侧牙龈表面。

（5）根尖周囊肿的大小不定，可由豌豆大到鸡蛋大，囊肿发展较大时，可见患牙根尖部的牙龈处呈半球状隆起，有乒乓感，富有弹性，囊肿过分增大时，因周围骨质吸收并压迫邻牙，造成邻牙移位或使邻牙牙根吸收。

（6）X线检查显示出患牙根尖区骨质变化的影像，不同类型的慢性根尖周炎在X线片上各有特点：①根尖周肉芽肿的表现是：根尖部有圆形的透射影像，边界清晰。周围骨质正常或稍显致密，透影区范围较小，直径一般不超过1cm。②慢性根尖周脓肿的透影区边界不清楚，形状也不规则，周围骨质较疏松而呈云雾状。③较小的根尖周囊肿在根尖片上显示的透射影像与根尖周肉芽肿难以区别，大的根尖周囊肿可见有较大的圆形透影区，边界很清楚，并有一圈由致密骨组成的阻射白线围绕。④根尖周致密性骨炎表现为根尖部局限性的骨质致密阻射影像。

【诊断要点】

(1) 患牙X线片上根尖区骨质破坏的影像为确诊的依据。

(2) 患牙牙髓活力测验结果并结合患者年龄应作为重要的参考。

(3) 病史及患牙牙冠情况也可作为辅助诊断指标。

第三节　牙髓病和根尖周病的常用治疗方法

一、治疗原则

牙髓病和根尖周病的治疗原则是保存具有正常生理功能的牙髓或保存患牙。

（一）保存活髓

牙髓组织具有形成牙本质和营养硬组织的功能，对外来刺激能产生一系列防御性反应，因此保存活髓具有十分重要的意义，尤其是牙髓病变还处于早期阶段的恒牙和根尖孔尚未形成的年轻恒牙，应注意保存活髓，维护牙髓的功能。

（二）保存患牙

随着年龄的增加，由于牙髓的增龄变化和血循特殊性，牙髓炎症不易治愈。当患有牙髓病而不能保存活髓时，应当去除病变牙髓，尽量保存患牙，以维持牙列的完整，维护牙的咀嚼功能。失去生活牙髓后，牙体硬组织的营养代谢由牙周组织供给，因此采取去除牙髓的治疗方法，尚可保存患牙，行使功能。但是，一旦失去牙髓，牙硬组织变脆并容易折裂。因此，在保存患牙的同时，应注意保护硬组织。

二、应急处理

（一）开髓引流

1. 急性牙髓炎　在局麻下直接进行牙髓摘除，然后在髓腔内放置无菌小棉球即可。

2. 急性根尖周炎 在局麻下开通髓腔,建立引流,穿通根尖孔,使根尖部的脓液及渗出物能通过根管得到引流。

(二) 切开排脓

急性根尖周炎至骨膜下或黏膜下脓肿期则应在局部麻醉下切开排脓。

(三) 安抚治疗

对于根管外伤和化学药物刺激引起的根尖周炎,应去除刺激物,反复冲洗根管,重行封药,或封无菌棉捻,避免外界感染或再感染。

(四) 调𬌗磨改

由外伤引起的急性根尖周炎,应调𬌗磨改使患牙降低咬合,减轻功能,得以休息。

(五) 消炎止痛

一般可采用口服或注射的途径给予抗生素类药物或止痛药物,也可以局部封闭。

(六) 针刺镇痛

针刺穴位可以取得一定的镇痛效果。

三、治疗方法

牙髓病可以根据牙髓受损的程度进行治疗。一般临床上不能准确地作出牙髓改变的组织病理学诊断,而是通过临床表现和临床诊断选择两类不同的治疗方法:

(1) 诊断牙髓病变是局限的或是可逆的,选择以保留活髓为目的的治疗方法,如直接盖髓术,间接盖髓术和牙髓切断术等。

(2) 诊断牙髓病变是全部的或不可逆的,选择以去除牙髓,保存患牙为目的的治疗方法,如根管治疗术,牙髓塑化治疗等。

根尖周病的治疗可选择根管治疗术,牙髓塑化治疗术等方法。

第十二章 牙龈病

第一节 慢性龈炎

慢性龈炎(chronic gingivitis)又称边缘性龈炎,病损主要位于游离龈和龈乳头,是牙龈炎中最为常见者。本病患病率高,涉及人群广,几乎每个人在其一生中均可发生不同程度和范围的慢性龈炎。

【病因】 在龈缘附近的牙面上长期聚集的牙菌斑是引起慢性龈炎的始动因子,其他如牙石、食物嵌塞、不良修复体、牙错位拥挤等均可促使菌斑的积聚,引发或加重牙龈的炎症。

【临床表现】 病损一般局限于游离龈和龈乳头,严重时也可波及附着龈,以前牙区尤其下前牙区最为显著。

1. 牙龈色泽 正常牙龈呈粉红色。患慢性龈炎时游离龈和龈乳头变为深红或暗红色。在较重的龈炎,炎性充血可波及附着龈。

2. 牙龈外形 正常龈缘菲薄而紧贴牙面,附着龈有点彩。患牙龈炎时由于组织水肿,使龈缘变厚,不再紧贴牙面,龈乳头变为圆钝肥大,附着龈水肿,点彩可消失,表面光滑发亮。

3. 质地 正常牙龈质地致密而坚韧,尤其附着龈部分具有丰富的胶原纤维,牢固地附着于牙槽嵴上。患牙龈炎时,由于结缔组织水肿和胶原的破坏,牙龈可变得松软脆弱,缺乏弹性。

4. 龈沟深度 牙周组织健康时,龈沟深度一般不超过2~3mm,当牙龈有炎症反应或增生时,龈沟可深达3mm以上,形成假性牙周袋,但上皮附着仍位于正常的釉牙骨质界处。

5. 探诊出血 健康的牙龈在刷牙或探诊龈沟时均不引起出血。患牙龈炎时用钝头探针轻探即出血,即探诊出血。探诊后出血是判断牙龈有无炎症的重要客观指标。

6. 龈沟液增多 牙龈有炎症时,龈沟液渗出增多,其中的炎症细胞也明显增多,有些患者还可有龈沟溢脓。因此测量龈沟液可作为判断牙龈有无炎症的指标。

【诊断】 根据上述主要临床表现,结合局部刺激因素存在即可诊断。

【治疗原则】

1. 去除病因 通过洁治术彻底消除菌斑和牙石,其他如有食物嵌塞、不良修复体等其他促进因子也要彻底纠正。

2. 药物治疗 若炎症较重可配合局部药物治疗,常用1%~3%过氧化氢液冲洗龈沟,碘制剂龈沟内上药,必要时可用抗生素类漱口剂含漱,如氯己定等。

3. 疗效的维持 教会患者控制牙菌斑的方法,持之以恒保持口腔卫生,定期进行复查和洁治,这样才能巩固疗效,防止复发。

第二节 急性坏死性溃疡性龈炎

急性坏死性溃疡性龈炎(acute necrotizing ulcerative gingivitis, ANUG)是指发生于龈缘和龈乳头的急性坏死性炎症。目前在经济发达国家本病已不多见,在我国也已逐渐减少。

【病因】 下列因素与本病的发生有关。

1. 慢性龈炎或牙周炎 是本病发生的重要条件。深牙周袋内或冠周炎的牙龈适合螺旋体和厌氧菌的繁殖,当存在某些局部组织的创伤或全身因素时,细菌大量繁殖,并侵入牙龈组织,造成牙龈内坏死性炎症。这是一种机会性感染。

2. 吸烟的影响 多数急性坏死溃疡性龈炎的患者有大量吸烟史。

3. 心身因素 与本病也密切相关,如工作繁忙、睡眠不足、过度疲劳、情绪紧张等。

4. 使机体的免疫功能降低的某些因素 如营养不良的儿童,特别是维生素 C 缺乏,某些全身消耗性疾病如恶性肿瘤、急性传染病、血液病、严重的消化功能紊乱等易诱发本病。艾滋病患者也常有类似本病的损害,须提高警惕。

【临床表现】 本病好发于青壮年,以男性多见。在不发达国家或贫困地区可发生于营养不良或患麻疹、黑热病等传染病的儿童。

急性坏死性溃疡性龈炎起病急,龈乳头和边缘龈的坏死是其特征性损害,以下前牙尤其多见。开始时龈乳头充血水肿,在个别牙间乳头的顶端发生坏死性溃疡,上覆有灰白色污秽的坏死物,去除坏死物后可见牙间乳头的颊、舌侧尚存,而中央凹下如火山口状。早期轻型患者应仔细检查龈乳头中央,以免漏诊,病变迅速沿龈边缘向邻牙扩展,使龈边缘如虫蚀状,坏死区出现灰褐色假膜,易于擦去,去除坏死组织后,其下为出血面,创口较平,乳头和边缘龈成一直线,如刀切状,病损一般不波及附着龈。

患处较易出血,甚至有自发出血,晨起时枕头上有带血的印迹,口中有血腥味,唾液增多且黏稠。由于组织坏死,有特殊的腐败臭气。病损区疼痛明显,或有木胀感。患者一般无明显的全身症状,重者可有低热、疲乏等,颌下淋巴结肿大、压痛。

急性期未及时治疗且患者抵抗力低时,坏死可波及唇颊侧黏膜,成为坏死性龈口炎,甚至合并产气荚膜杆菌感染,使面颊部组织迅速坏死,甚至穿孔,称为"走马牙疳"。

本病如不及时治疗,病损延及深部牙周组织,引起牙槽骨吸收,牙周袋形成和牙齿松动,称为坏死性溃疡性牙周炎。

【诊断】 根据临床表现诊断并不困难。

【治疗】

(1) 首先应轻轻去除牙间乳头和龈缘间的坏死组织,并初步刮除附着较松的大块龈上牙石,以清洁牙面。

(2) 局部用发氧剂如 1%~3% 过氧化氢溶液擦拭,除去残余坏死组织。其作用除了机械的冲洗外,药物在遇到组织和坏死物中的过氧化氢酶时,能释放出新生态氧,能杀灭或抑制厌氧菌。

(3) 全身药物和支持治疗:给以大量维生素 C、蛋白质等支持疗法,重症者可服用甲硝唑或替硝唑等抗厌氧菌药物约 2~3 天,有利于疾病控制。

(4) 及时进行口腔卫生指导:更换牙刷,保持口腔清洁,建立良好的口腔卫生习惯。急性期过后对原已存在的慢性龈炎或牙周炎应及时治疗,避免复发。

(5) 对全身性因素进行矫正和治疗。

第三节 药物性牙龈增生

药物性牙龈增生(drug-induced gingival hyperplasia)是指长期服用某些药物而引起牙龈

纤维性增生和体积增大。

【病因】 长期服用抗癫痫药苯妥英钠(大仓丁)可使原来已有炎症的牙龈发生纤维性增生。服药者约有40%~50%发生牙龈增生,轻年人多于老年人。环孢素和硝苯地平也可引起药物性牙龈增生。

【临床表现】 苯妥英钠所致的牙龈增生一般开始于服药后1~6个月时,增生起始于唇颊侧或舌腭侧龈乳头和边缘龈,呈小球状突起于牙龈表面。增生的乳头继续增大而互相靠近或相连,盖住部分牙面,严重时波及附着龈。龈乳头可呈球状、结节状,有时增生如桑葚状,严重者可增生到切缘,甚至全部覆盖牙冠,妨碍咀嚼功能,影响美观和口腔卫生,增生的牙龈组织质地坚韧,略有弹性,呈浅粉红色,一般不易出血。局部无自觉症状,无疼痛。由于牙龈肿大使龈沟加深,加之牙龈失去生理外形缺乏自洁作用。增生过度的牙龈可影响口唇闭合而致口呼吸,菌斑易于堆积,因此,多数患者合并有不同程度的牙龈炎症。此时牙龈呈深红或紫红色,龈边缘部分易于出血;增生的牙龈常将牙齿挤压移位。

药物性牙龈增生常发生于全口牙龈,但以上、下前牙区较重。它只发生于有牙区,拔牙后,增生的牙龈组织可自行消退。

【诊断】 根据牙龈实质性增生的特点以及长期服药史,同时应仔细询问全身病史,诊断不难。

【治疗】 停用或更换其他药物是对药物性牙龈增生最根本的治疗方法,但患者的全身病情往往不允许。因此最好在内科医生的协助下,采取与其他药物交替使用等方法,以减轻副作用。

1. 去除局部刺激因素 作洁治术以消除菌斑、牙石,并消除其他一切刺激因素。

2. 局部药物治疗 牙龈有明显炎症的患者,可先用1%~3%过氧化氢液冲洗,并在袋内放入药膜或碘制剂,并给以抗生素漱剂。

3. 手术治疗 牙龈增生严重的病例,经治疗不能完全消退,必要时可用手术切除并修整牙龈外形。

4. 严格控制菌斑 督促患者切实认真地做好菌斑控制,以减轻服药期间的牙龈增生程度,减少和避免手术后的复发。

第十三章 牙 周 炎

第一节 慢性牙周炎

慢性牙周炎(chronic periodontitis,CP)原名成人牙周炎或慢性成人牙周炎,虽最常见于成人,也可发生于儿童和青少年。

本病为最常见的一型牙周炎,约占牙周炎患者的95%,由长期存在的慢性牙龈炎向深部牙周组织扩展而引起。牙龈炎和牙周炎之间虽有明确的病理学区别,但在临床上,二者却是逐渐、隐匿地过渡,因此早期发现和诊断牙周炎十分重要。

【病因】 本病病因主要为牙菌斑,以及牙石、食物嵌塞、不良修复体等加重菌斑滞留的因素。细菌及其产物引发牙龈的炎症和肿胀更有利于细菌尤其是革兰阴性厌氧菌的滋生,并由龈上向龈下扩延。当宿主的防御反应如白细胞、抗体、补体等能与细菌的毒力和破坏作用达到平衡,则不发生临床病变,或病变局限在牙龈软组织。当微生物数量或毒性增强,或机体防御能力削弱,原有的慢性牙龈炎可能发展成为牙周组织的破坏性疾病——牙周炎。由于龈下菌斑生态环境的特点,以及炎症产物向微生物提供的营养成分,使龈下菌斑中滋生大量毒力较大的牙周致病菌,如牙龈卟啉单胞菌、中间普氏菌、伴放线杆菌、福赛坦氏菌、具核梭形杆菌和螺旋体等,使牙龈的炎症加重并扩延,导致胶原破坏,结合上皮向根方增殖,形成牙周袋和牙槽骨吸收,即牙周炎成立。

【临床表现】 牙面通常有中到大量的牙石、菌斑,尤其在后牙和邻面,舌侧向。牙龈呈现不同程度的慢性炎症,颜色暗红或鲜红,质地松软,点彩消失,牙龈水肿,边缘圆钝。有些患者由于长期的轻度炎症,使牙龈有部分纤维性增生变厚,表面炎症不明显,但探诊后袋内壁有出血,甚至有脓,早期阶段虽已有牙周袋和牙槽骨吸收,但因程度较轻,牙尚不松动。临床主要症状为刷牙或进食时出血或口内异味,但通常不引起患者的重视,晚期形成深牙周袋后,牙齿松动,咀嚼无力或疼痛,甚至发生急性牙周脓肿等,才去就诊。

临床上根据牙周袋深度,结缔组织附着丧失程度和牙槽骨吸收程度来确定牙周组织破坏的严重程度,它与炎症程度大多一致,但也可以不一致。

(1) 轻度:牙龈有炎症和探诊出血,牙周袋≤4mm,附着丧失1~2mm,X线显示牙槽骨吸收不超过根长的1/3。

(2) 中度:牙周袋≤6mm,附着丧失3~5mm,X线显示牙槽骨水平型或角型吸收超过根长的1/3,但不超过根长的1/2。牙齿可能有轻度松动,多根牙的根分叉区可能有轻度病变,牙龈有炎症和探诊出血,也可有脓。

(3) 重度:牙周袋>6mm,附着丧失≥5mm,X线片示牙槽骨吸收超过根长的1/2,多根牙有根分叉病变,牙多有松动。炎症较明显或可发生牙周脓肿。

牙周炎患者除有牙周袋形成,牙龈炎症,牙槽骨吸收和牙齿松动这四大特征外,晚期常可出现其他伴发症状,如①牙齿移位;②由于牙齿松动移位和龈乳头退缩,造成食物嵌塞;③由于牙周支持组织减少,造成继发性殆创伤;④牙龈退缩使牙根暴露,对温度敏感,甚至发生根面龋;⑤深牙周袋内脓液引流不畅时,或身体抵抗力降低时,可发生急性牙周脓肿;

⑥深牙周袋接近根尖时,可引起逆行性牙髓炎;⑦牙周袋溢脓和牙间隙内食物嵌塞,可引起口臭。

【诊断】 早期牙周炎和牙龈炎区别不甚明显,须通过仔细检查而及时诊断。确诊后,应根据病情确定严重程度,是否为活动期等,以便制定治疗计划和判断预后。

【治疗原则】 慢性牙周炎的治疗目标是彻底清除菌斑、牙石等病原刺激物,消除牙龈的炎症,使牙周袋变浅和改善牙周附着水平,并争取适当的牙周组织再生,而且要使这些疗效能长期稳定地保持。为达到上述目标,需要采取一系列的综合治疗。

1. 局部治疗

（1）控制菌斑:菌斑在牙面上不断地形成,因此不能单靠医生的治疗,必须向患者仔细讲明菌斑的危害,如何发现和消除之,并使其充分理解坚持不懈地清除菌斑的重要性。此种健康教育应贯穿于治疗的全过程。

（2）彻底清除牙石,平整根面,洁治术清除龈上牙石。龈下刮治除了刮除龈下牙石外,还须将暴露在牙周袋内的含有大量内毒素的病变牙骨质刮除,使根面平整而光滑,符合生物学要求,使牙龈结缔组织有可能重新附着于根面,形成新附着。洁治和刮治术是牙周病的基础治疗。

（3）牙周袋及根面的药物处理:对一些炎症严重,肉芽增生的深牙周袋,在刮治后可用药物处理袋壁。必要时用复方碘液,它有较强的消炎、收敛作用,注意避免烧灼邻近的黏膜。

（4）牙周手术:基础治疗后1~2个月,应复查疗效,若仍有5mm以上的牙周袋,有些部位的牙石难以彻底清除,探诊仍有出血,则需进行牙周手术。在直观下彻底刮除根面或根分叉处的牙石及不的肉芽组织;通过牙周手术修复牙龈和牙槽嵴的外形,植骨,或截除严重的患根等,手术改正牙周软硬组织的外形,形成有利于患者控制菌斑的生理外形。

（5）建立平衡的𬌗关系:通过松动牙结扎固定、各种夹板、调𬌗等治疗使患牙消除创伤而减少动度,改善咀嚼功能。

（6）对于有深牙周袋:过于松动的严重患牙,如确已无保留价值者,应尽早拔除。

2. 全身治疗 对于患某些系统疾病如糖尿病、消化道疾病、贫血等的慢性牙周炎患者,应积极治疗并控制全身病,以利牙周组织愈合。

3. 维护期的牙周支持疗法 大多数慢性牙周炎经过恰当的治疗后,炎症消退,病情得到控制,但预防牙龈炎症及牙周炎的复发却有赖于患者日常持之以恒的菌斑控制以及定期对病情的复查、监测和必要的治疗。复查的间隔期可根据病情和患者控制菌斑的程度来决定。

第二节 侵袭性牙周炎

侵袭性牙周炎(aggressive periodontitis, AgP)包含青少年牙周炎、快速进展性牙周炎和青春前期牙周炎,曾合称为早发性牙周炎(EOP),虽多发于年轻人,但也可见于成年人。

【病因】 侵袭性牙周炎的病因不完全明了,但已能肯定某些特定微生物的感染,以及机体防御能力的缺陷是引起本病的两个主要因素。

1. 微生物 大量的研究表明伴放线杆菌(Aa),是侵袭性牙周炎的主要致病菌。

2. 全身背景 已有大量研究证明本病患者有周缘血的中性粒细胞和(或)单核细胞的

趋化功能降低,有的学者报告吞噬功能也有障碍,这种缺陷带有家族性。

【临床特点】 本病可分为局限型和弥漫型。

前者的病变局限于切牙和第一恒磨牙。患者年龄一般较小,通常所称青少年牙周炎即指此型。弥漫型则波及全口多数牙齿,年龄一般相对偏大,本节只讲述局限型。

局限性侵袭性牙周炎的临床表现:

1. 年龄与性别 本病主要发生于青春期至 25 岁的青少年,可在 11~13 岁时发病。早期无明显症状,患者就诊时常已 20 岁左右。女性多于男性。

2. 口腔卫生情况 本病一个突出的表现是早期患者的菌斑、牙石量很少,牙龈炎症轻微,但已有深牙周袋,牙周组织破坏程度与局部刺激物的量不成比例。牙龈表面虽无明显炎症,实际上在深袋部位是有龈下菌斑的,而且袋壁也有炎症和探诊后出血,晚期还可发生牙周脓肿。

3. 好发牙位 典型的好发部位为第一恒磨牙和上下切牙多为左右对称。

4. X 线片所见 第一磨牙的近远中均有垂直型骨吸收,形成典型的"弧形吸收"。在切牙区多为水平型骨吸收。有的文献报道还可有牙周膜间隙增宽,硬骨板模糊,骨小梁疏松等。

5. 病程进展很快 有人估计本型患者的牙周破坏速度比慢性牙周炎快 3~4 倍,在 4~5 年内,牙周附着破坏可达 50%~70%,患者常在 20 岁左右即已需拔牙或牙自行脱落。

6. 早期出现牙齿松动和移位 在炎症不明显的情况下,切牙和第一恒磨牙可出现松动,自觉咀嚼无力,切牙可向唇侧远中移位,出现牙间隙。多见于上切牙,由于殆力的影响致呈扇形散开排列,后牙,可出现不同程度的食物嵌塞。

7. 家族史 家族中常有多人患本病。患者的同胞有 50% 的患病机会,以母系遗传为多,其遗传背景可能与白细胞功能缺陷有关。

【诊断】 根据年轻患者局部刺激因子与病变程度不一致,可作出早期诊断。重点检查切牙和第一磨牙邻面,并摄 X 线片,殆翼片有助于发现早期病变。有条件时,可作微生物学检查,或检查中性粒细胞功能有无异常。

【治疗原则】

1. 早期治疗,防止复发 本病常导致患者早年拔牙,因此特别强调早期、彻底的治疗,主要是彻底消除感染。治疗基本同慢性牙周炎,洁治、刮治和根面平整等基础治疗。本病治疗后易复发,应加强定期的复查和必要的后续治疗。

2. 抗菌药物的使用 不少学者报告,本病单纯用刮治术不能消除入侵牙龈中的伴放线杆菌,残存的微生物容易重新在牙根面定植,使病变复发,一般支持全身使用抗生素作为辅助疗法,可使用四环素或多西环素。

3. 调整机体防御功能 目前尚缺乏有效的方法,可使用中医中药治疗。有报道在基础治疗后使用六味地黄丸可明显减少复发率。服药后,患者的白细胞趋化和吞噬功能及免疫功能也有所改善。

4. 其他 在病情不太严重而有牙移位的患者,可在炎症控制后,用正畸方法将移位的牙齿复位排齐,但正畸过程中必须加强菌斑控制和牙周病情的监控,加力轻缓。

第十四章 口腔黏膜病

第一节 单纯疱疹

单纯疱疹是由单纯疱疹病毒(herpes simplex virus,HSV)感染所致的皮肤黏膜病。

【病因】 单纯疱疹病毒是有包膜的 DNA 病毒,可分为 HSV-1 和 HSV-2 两个亚型。感染的患者及带病毒者为传染源,主要通过飞沫、唾液及疱疹液接触传染,胎儿还可经产道感染。HSV-1 可能与唇癌的发生有关。

【临床表现】 有原发性疱疹性口炎和复发性疱疹性口炎两类。

1. 原发性疱疹性口炎(primary herpetic stomatitis) 由 1 型单纯疱疹病毒引起,以 6 岁以下儿童较多见,尤其是 6 个月至 2 岁更多;成人亦可发病。

(1) 前驱期:有 4~7 天潜伏期,常出现发热、上呼吸道感染等急性症状,患儿流涎、拒食、哭闹。经过 1~2 天后,口腔黏膜、牙龈广泛充血水肿,口腔异味;

(2) 水疱期:口腔黏膜呈现聚集成簇小水疱,似针头大小,疱壁薄、透明;

(3) 糜烂期:水疱溃破后可引起大面积充血糜烂,上可覆黄色假膜;

(4) 愈合期:糜烂面逐渐缩小、愈合,整个病程约需 7~10 天。

2. 复发性疱疹性口炎(recurrent herpetic stomatitis) 原发性疱疹性口炎中 30%~50% 的病例可能发生复发性损害。一般复发感染的部位在口唇处,故又称为复发性唇疱疹。复发的口唇损害常为多个成簇的疱,并在原先发作过的部位或附近发作。病程约 10 天,但继发感染常延缓愈合,愈合后不留瘢痕,但可有色素沉着。

【诊断】

(1) 原发性感染多见于婴幼儿(6 个月至 2 岁最常见);复发性多见于成人,秋冬季多见。

(2) 前期常有呼吸道感染症状。

(3) 口腔黏膜出现成簇的小水疱或浅溃疡面,牙龈充血红肿,口腔有异味。

(4) 通过涂片查找包涵体,电镜检查受损细胞中是否含有不成熟的病毒颗粒进行形态学诊断。

(5) 通过抗原抗体检测,进行免疫学检查。

【治疗】

(1) 抗病毒类药物:选用阿昔洛韦 200mg 口服,每天 5 次。5 天一疗程或利巴韦林、板蓝根冲剂等。

(2) 抗菌类药:酌情给予抗生素预防继发感染。

(3) 局部治疗:复方硼酸溶液、0.1%~0.2% 氯己定溶液等漱口。3% 阿昔洛韦软膏,西瓜霜等局部使用。

(4) 对症和支持疗法。

(5) 中医中药治疗。

第二节 口腔念珠菌病

【病因】 主要由白色念珠菌引起。白色念珠菌为单细胞酵母样真菌,是一种条件致病真菌。在菌群失调或宿主免疫力低下时发病。

【临床表现】 口腔念珠菌病按期主要病变可分为:念珠菌口炎、念珠菌唇炎与口角炎。

1. 念珠菌性口炎(candidal stomatitis)

(1) 急性假膜型(雪口病):以新生婴儿最多见,发生率为4%,又称新生儿鹅口疮或雪口病。新生儿鹅口疮多在生后2~8日内发生,好发部位为颊、舌、软腭及唇,损害区黏膜充血,有散在的色白如雪的柔软小斑点,如针头大小,不久即相互融合为白色或蓝白色丝绒状斑片,并可继续扩大蔓延。稍用力可擦掉,暴露红的黏膜糜烂面及轻度出血。患儿烦躁不安、啼哭、哺乳困难,有时有轻度发热,全身反应一般较轻。

(2) 急性红斑型:多见于成年人,常由于广谱抗生素长期应用而致,因此,本型又被称为抗生素口炎。主要表现为黏膜充血,舌背乳头呈团块萎缩,严重时双颊、上腭及口角也可有红色斑块。病人自觉有味觉异常或丧失,口干,黏膜灼痛。

(3) 慢性肥厚型:本型或称增殖型念珠菌口炎,可见于颊黏膜、舌背及腭部。颊黏膜病损,常对称地位于口角内侧三角区,呈结节状或颗粒状增生,或为类似白斑的白色角质斑块;腭部病损可由义齿性口炎发展而来,黏膜呈乳头状增生。

(4) 慢性萎缩型:又称义齿性口炎。多见于女性患者。见于义齿腭侧面接触之腭、龈黏膜,黏膜呈亮红色水肿,或黄白色的条索状或斑点状假膜。

2. 念珠菌性唇炎(candidal cheilitis) 念珠菌感染引起的慢性唇炎,多发于高年(50岁以上)患者。一般发生于下唇,可同时有念珠菌口炎或口角炎。Gansen将本病分为两型,糜烂型者在下唇红唇中份长期存在鲜红色的糜烂面,周围有过角化现象,表面脱屑。颗粒型者表现为下唇肿胀,唇红皮肤交界处常有散在突出的小颗粒。

3. 念珠菌口角炎(candidal angular cheilitis) 本病的特征是常为双侧罹患,口角区的皮肤与黏膜发生皲裂,邻近的皮肤与黏膜充血,皲裂处常有糜烂和渗出物,或结有薄痂,张口时疼痛或溢血。

【诊断】 根据病史、临床表现、实验室检查。白色念珠菌病的实验室诊断方法包括涂片、分离培养、组织活检、基因诊断等。

【治疗】 去除诱发因素,局部治疗为主,全身治疗为辅。

1. 2%~4%碳酸氢钠(小苏打)溶液 可使口腔成为碱性环境,阻止白色念珠菌的生长和繁殖。轻症者可仅用其漱口即可。也可用本药在哺乳前后洗净乳头,浸泡义齿,以免交叉感染或重复感染。

2. 制霉菌素 抗真菌药。成人局部取50万U×3片碾碎混以麻油调成糊状涂于患处,1天3次。7天1疗程。

3. 酮康唑 抗白色念珠菌新药,能抑制真菌细胞膜DNA和RNA。成人剂量200mg,每日3次,2~4周一疗程。并可与其他局部用的抗真菌药合用,效果更好。

4. 手术治疗 对经久不愈,疑为癌前病损的,宜尽早手术切除。

第三节 复发性阿弗他溃疡

复发性阿弗他溃疡又称复发性口腔溃疡、复发性口疮、复发性阿弗他口炎等,是口腔黏膜病中最常见的溃疡类疾病,患病率高达20%左右,居口腔黏膜病的首位。因具有明显的灼痛感,故冠之以希腊文"阿弗他"——灼痛。本病周期性复发但又有自限性,为孤立的、圆形或椭圆形的浅表性溃疡。

【病因】 目前确切病因尚不明朗可能的因素包括免疫因素、遗传因素、系统性疾病因素、环境因素等。

【临床表现】 根据溃疡大小、深浅及数目不同分为轻型、重型和疱疹样溃疡。

1. 轻型复发性阿弗他溃疡(MiRAU) 最常见,约占RAU的80%。每次1~5个溃疡孤立散在,圆或椭圆形,边界清晰。好发于角化程度较差的区域,如唇、颊黏膜。典型特征是"红黄凹痛",即外周有约1mm的充血红晕带(红),表面覆有浅黄色假膜(黄),溃疡中央凹陷(凹),灼痛感明显(痛)。

MiRAU复发一般分为发作期、愈合期和间歇期。发作期又细分为前驱期和溃疡期。整个发作期一般持续1~2周,具有不治而愈的自限性。溃疡愈合,不留瘢痕。间歇期长短不一,因人而异。轻者间歇期较长,可逐渐缩短;重者此起彼伏、连绵不断。

2. 重型复发性阿弗他溃疡(MjRAU) 又称复发性坏死性黏液周围炎、腺周口疮。溃疡常单个发生。好发于颊部及舌腹。溃疡大而深,"弹坑状",深及黏膜下层直至肌层。周边红肿隆起,基底较硬,但边缘整齐清晰。溃疡疼痛较重,愈后可留瘢痕,甚至造成组织缺损。

3. 疱疹样复发性阿弗他溃疡(HU) 又称口炎型口疮。溃疡小而多,好发部位和病程与十数个到数十个,"满天星"状,有的好比一把芝麻撒在口腔里。邻近溃疡可融合成片,黏膜充血发红,疼痛较重。愈后不留瘢痕。

【诊断】 根据反复发作病史、典型的临床表现以及自限性即可作出判断。对于长时间不愈大而深的溃疡应警惕恶变的可能。

【治疗】 目前尚无特效的治疗方案,缩短病程,减少复发。

1. 局部治疗 主要是消炎止痛,促进愈合。

(1) 保持口腔清洁卫生。可用1:5000的复方呋喃西林等漱口液漱口。

(2) 发作少,症状轻者可使用消炎止痛的散剂、霜剂、喷剂、片剂,如复方皮质散、西瓜霜喷剂、锡类散、华素片、冰硼散等。

(3) 对于病程较长、大而深或疼痛明显的溃疡,可于溃疡部位作黏膜下封闭注射。常用曲安奈德5~10mg/ml加等量2%利多卡因溶液。

2. 全身治疗 主要是去除诱因,促进愈合,减少复发。

(1) 肾上腺皮质激素如泼尼松片,地塞米松片。

(2) 免疫增强剂如转移因子(TF)、胸腺素、丙种球蛋白等。

(3) 中医中药调理。

(4) 适量补充维生素和微量元素如维生素B族等。

第四节 口腔白斑病

口腔白斑病即口腔白斑(oral leukoplakia,OLK),是口腔黏膜上以白色为主的损害,不具有其他任何可定义的损害特征。一些口腔白斑可转化为癌。

【病因】 具体病因并不明确,考虑多种因素综合作用,以长期刺激为主。例如吸烟、饮酒、喜食烫食和酸辣、喜嚼槟榔等。

白色念珠菌与白斑有密切关系,伴有白色念珠菌感染的白斑——白念白斑,易恶变。

微量元素、免疫、微循环的改变以及易感的遗传素质脂溶性维生素缺乏等。

【临床表现】

1. 斑块状 白斑口腔黏膜上出现白色或灰白色均质型较硬的斑块,平或稍高出黏膜表面,略粗糙,柔软,可无症状或有轻度不适感。

2. 皱纸状白斑 多发生于口底及舌腹。灰白色,表面起伏不平、粗糙,边界清楚,周围黏膜正常。患者可有粗糙不适感,亦可有刺激痛。

3. 颗粒——结节状白斑 口角区黏膜多见。在充血的黏膜上,白色损害呈颗粒状突起,表面不平,可有小片状或点状糜烂,刺激痛。多数可查到白色念珠菌感染。

4. 疣状白斑 厚而高起,表面呈刺状或绒毛状突起,粗糙,质稍硬。多见于牙槽嵴、唇、腭、口底等部位。

5. 溃疡状白斑 在增厚的白色斑块上,有糜烂或溃疡,可有局部刺激因素。可有反复疼痛史。

【诊断】 根据病史、临床表现、病理活检可对口腔黏膜白斑作出诊断。

【治疗】

1. 局部治疗

(1) 去除刺激因素,如戒烟、禁酒,少刺激性食物等。去除残根、残冠、不良修复体。

(2) 0.1%~0.3%维A酸软膏局部涂布。维生素AD滴丸或维生素A内服。

2. 全身治疗 中医中药调理。

3. 手术治疗 白斑在治疗过程中有增生,硬结溃疡等癌变倾向的,应及时手术活检,对溃疡型、疣状颗粒型白斑应手术切除全部病变送活检,不宜手术的可用冷冻激光等治疗方法。

【癌变倾向】 白斑属癌前病变,白斑患者约3%~5%发生癌变。出现以下情况者有癌变倾向,应定时复查。

(1) 年龄:60岁以上患者。

(2) 性别:女性,尤其是不吸烟的年轻女性患者。

(3) 吸烟:时间长、烟量大者。

(4) 部位:白斑位于危险区域如舌缘、舌腹、口底以及口角部位。

(5) 类型:非均质型疣状、颗粒型、溃疡或糜烂型,易恶变。

(6) 病理:具有上皮异常增生者,程度越重越易恶变。

(7) 时间:病变时间较长者。

(8) 症状:有刺激性痛或自发性痛者。

(9) 白念:有白色念珠菌感染者。

第五节 口腔扁平苔藓

口腔扁平苔藓(oral lichen planus, OLP)是口腔黏膜病中仅次于复发性阿弗他溃疡的常见疾病。患病率约 0.5%,男女均可发病女性多于男性,好发年龄为中年人。

【病因】 病因不明。可能与下列因素有关。

(1) 精神因素:OLP 发病与失眠、劳累情绪波动、更年期或经前期精神紧张有关,这些因素去除后,病情常可缓解。

(2) 内分泌因素:可能与性激素糖代谢紊乱有关。

(3) 免疫因素:OLP 可能是一种以 T 细胞介导的免疫反应性疾病,用皮质类固醇及氯喹等免疫抑制剂有效,也证明本病与免疫有关。

(4) 感染因素:据报道病理切片及电子显微镜检查,曾发现病损内有可疑的病毒与细菌。

(5) 微循环因素:局部微循环障碍可能与扁平苔藓的发生有关。

(6) 其他因素:如遗传、全身其他疾病等

【临床表现】

1. 口腔黏膜病损 大多左右对称,最好发于颊部,舌部、牙龈等次之。特征性的表现为针头大小的白色小丘疹连成的白色细条纹,并组成各种形状的珠光白色花纹,间以充血或正常的黏膜。有网状,树枝状、环状或半环状,黏膜可发生红斑、充血、糜烂、溃疡、萎缩和水疱等。可同时出现多样病损,并可相互重叠和相互转变。

患者可无自觉症状,常偶然发现。亦可感黏膜粗糙、木涩感,偶有虫爬痒感;遇辛辣、热、酸、咸味刺激时,局部敏感灼痛。病情可反复波动。

(1) 不同部位的特点

1)颊扁平苔藓:以磨牙前庭沟为好发部位,局部病损可呈多种形态,但以网状最为常见。

2)舌扁平苔藓:发生率仅次于颊部。多发生于舌前 2/3 区域,包括舌尖、舌背、舌缘及舌腹部。舌背部常见萎缩型损害,舌乳头萎缩常伴糜烂,舌背病损可呈丘疹斑点状,或圆形、椭圆形灰白斑块损害;舌腹病损往往为网状、线条状的斑纹,可同时有充血、糜烂。

3)龈扁平苔藓:龈乳头及附着龈充血,附近可见白色花纹,牙龈糜烂,呈剥脱性龈炎表现。

(2) 分型:根据病损形态分为网状型、环状型、条纹型、斑块型、丘疹型、水疱型、糜烂型、萎缩型。

2. 皮肤病损 四肢多见。紫红色扁平丘疹,多边形,边界清楚。有的小丘疹连成白色细条纹,称为 Wickham 纹。

患者感瘙痒,皮肤上可见抓痕。溃疡性损害可有疼痛。局部可有色素沉着或减退斑。

3. 指(趾)甲病损 甲板变形,常有纵沟,可增厚或变薄,一般无自觉症状。

【诊断】 中老年女性多见。根据病史,口腔中极为特征性的病损即可诊断。如难以确认时,可进行活检。

【治疗】

1. 局部治疗

(1) 用 4%$NaHCO_3$ 溶液或复方硼砂溶液等漱口保持口腔清洁卫生。

(2) 局部应用含肾上腺皮质激素软膏、凝胶和油膏,以及选用药膜、含片、气雾剂等,达到消炎止痛的目的。

(3) 较重糜烂型可采用局部封闭治疗选用 10~25mg 泼尼松龙、5~10mg 曲安奈德等加入 2%利多卡因等量作病损区基底部浸润注射,7~10 天 1 次,一般不要超过 4~5 次。

(4) 去除局部刺激如调𬌗,拔除残根,拆除不良修复体等。

(5) 对迁延不愈的 OLP,应注意有白色念珠菌感染可能,用碳酸氢钠溶液和制霉菌素。

2. 全身治疗

(1) 羟氯喹:口服每次 100mg,每天 2 次,注意血象,肝功能变化,定期复查。还可选用左旋咪唑转移因子,多亢甲素等。

(2) 中医中药调理免疫,改善微循环。

第六节 性传播疾病的口腔表现

一、梅 毒

由苍白螺旋体引起。可通过胎盘传播一期梅毒的口腔表现多为唇部和舌部的硬下疳。二期梅毒的口腔表现为梅毒性黏膜炎和梅毒黏膜斑。前者多表现为黏膜充血、糜烂、溃疡;后者多见于唇部黏膜,牙龈、颊、舌次之,为灰白色光亮而隆起的斑片。三期梅毒的口腔表现主要为梅毒舌炎、白斑和树胶肿。舌炎呈萎缩性病变;树胶肿好发于腭部,舌背也可见,都是初起的小结节,逐渐软化、扩大、破溃并形成缺损。

治疗首选青霉素 G。过敏者可改用头孢曲松钠四环素类药物。用药要足量,疗程规律,定期复查。

二、淋 病

由淋球菌引起。

口腔表现为淋菌性口炎,患者常有口交史。表现为黏膜充血红肿、糜烂溃疡、被覆有黄白色假膜,假膜易揭去,露出出血面。

由于目前青霉素多有耐药现象,可选用头孢曲松钠,氧氟沙星,环丙沙星等,过敏者可换用新型喹诺酮类药物。注意及早诊治,用药规律、足量。口腔内可选用消炎的含漱剂。

三、艾滋病

由人类免疫缺陷病毒(HIV)引起。发病率呈逐渐上升趋势。

在口腔中可表现为口腔念珠菌病、毛状白斑、卡波西肉瘤、口腔疱疹、牙龈线形红斑、急性坏死性牙龈炎、坏死性牙周炎、复发性阿弗他溃疡、非霍奇金淋巴瘤、乳头状瘤等,其中口腔念珠菌病是最常见的损害。

目前尚无特效的治疗方案,常采用综合疗法。而对于口腔的病损,则具体问题具体对症处理。

第十五章 牙体缺损与错𬌗畸形

第一节 牙体缺损的修复

牙体缺损(tooth defect)是指牙体硬组织不同程度地被破坏、缺损或发育畸形,造成牙体形态、咬合和邻接关系的异常,影响牙髓、牙周组织的健康,对咀嚼功能、发音和美观等可产生不同程度的影响。

牙体缺损是口腔医学的常见病、多发病,自然人口中占24%~53%。一般情况下多能采用充填术进行治疗,但如果缺损过大,破坏程度严重,单纯用充填治疗不能获得满意的疗效时,就应该采用修复治疗。

修复治疗通常是指选用某种材料,制作一个与经过预备的患牙相吻合、借粘接剂固定在患牙上的修复体,以恢复缺损牙的形态和功能。常用的修复体有嵌体、部分冠、全冠和桩冠等。这些修复体粘固后患者不能随意取下。

修复体的种类

修复体是指选用某种材料制作,借粘接剂固定在预备后的患牙上,以恢复缺损牙形态和功能的人工替代体。一般有下列类型(图5-15-1):

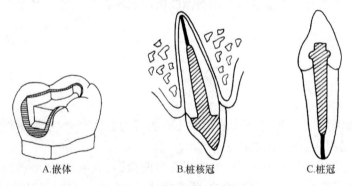

A.嵌体　　B.桩核冠　　C.桩冠

图5-15-1　修复体的部分类型

1. **嵌体**　嵌入牙冠内的修复体。
2. **部分冠**　覆盖部分牙冠表面的修复体。
3. **全冠**　覆盖全部牙冠表面的修复体。
(1) 金属全冠:用金属材料制作的全冠修复体。
1) 铸造金属全冠:以铸造工艺过程制作的金属全冠修复体。
2) 锤造冠:以冷加工方法如锻压、冲压或锤打制成的金属全冠修复体。
(2) 非金属全冠:以树脂、瓷等修复材料制作的全冠修复体。
1) 树脂全冠:以各种树脂材料制作的全冠修复体。

2）全瓷冠：以烤瓷或铸造玻璃陶瓷材料制作的全冠修复体(图5-15-2)。
（3）混合全冠：以金属与瓷或金属与树脂材料制成的复合结构的全冠修复体。

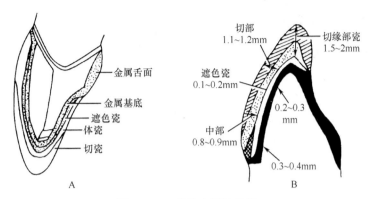

图 5-15-2　烤瓷全冠结构图

1）烤瓷熔附金属全冠：又称金属烤瓷冠，真空高温条件下在金属基底上制作的金瓷复合结构的全冠。

2）树脂-金属混合全冠：在金属基底上覆盖树脂牙面的混合全冠。

4. 桩冠　利用冠桩插入残根根管内固位的修复体。

5. 核冠　在残冠或残根上先形成金属桩核或树脂核，再制作全冠修复体的总称。

6. 种植体牙冠　在植如入牙槽骨内的种植体上制作的人工牙冠。

7. CAD/CAM 修复体　在牙体预备后由光电探测系统采集光学印模，经微机信息处理，并指挥自动铣床制作的陶瓷或金属修复体。

第二节　错𬌗畸形的矫治

一、错𬌗与口腔正畸学

儿童在生长发育过程中，由于先天的遗传因素或后天的环境因素，如疾病、口腔不良习惯、替牙异常等影响了牙、颌骨、颅面的正常发育，导致牙排列不齐、上下牙弓间的𬌗关系异常、上下颌骨大小形态位置异常等，称为错𬌗。错𬌗的发病机制是牙量与骨量、牙与颌骨、上下牙弓、上下颌骨、颌骨与颅面之间的不协调。口腔正畸学是研究错𬌗的病因机制、诊断分析及其预防和矫治的科学，它是口腔医学的一个分支学科。口腔正畸工艺技术是口腔正畸学的重要组成部分。主要讲述各类矫治器、保持器的设计和制作方法。

二、错𬌗的临床表现

错𬌗的临床表现多种多样，简单的仅表现为个别牙的错位，复杂的可表现为牙弓、颌骨及颅面的畸形。

三、错𬌗的患病率和危害性

（一）错𬌗的患病率

错𬌗是现代人类中较为常见的口腔疾病。国内外关于错𬌗发病率的报告相差甚大,这与各地区之间的种族、地理环境、经济条件、文化背景、饮食习惯等的不同有较大关系,也可能是采用的调查标准各有不同所致。在错𬌗的调查标准中,通常应用个别正常𬌗或理想正常𬌗作为调查时的对照标准。个别正常𬌗:是指有轻微的错𬌗,但对于生理过程无明显妨碍者,都可列入正常𬌗的范畴。在这种正常范畴内的个体𬌗,彼此之间又有所差异,故称之为个别正常𬌗。理想正常𬌗:是由安格尔(Angle)提出来,即保存全副牙齿,牙齿在上下牙弓内排列得很整齐,上下牙弓的𬌗关系非常理想,上下牙的尖窝关系完全正确,称之为理想正常𬌗。国内几个城市以个别正常𬌗为标准的调查统计,错𬌗的患病率最低为29.33%,最高为48.87%;而以理想正常𬌗为标准的调查统计,错𬌗的患病率为91.20%。

（二）错𬌗的危害性

1. 局部危害性
（1）影响颌面部的发育。
（2）影响口腔的健康。
（3）影响口颌系统的健康。
（4）影响容貌外观。

2. 全身危害性　　错𬌗不但会影响口颌系统的健康,而且也会对全身造成损害。错𬌗严重时,咀嚼功能明显降低,可引起消化不良及胃肠疾病。此外,颜面的畸形不仅仅影响外观,甚至会影响社交和职业的选择,造成精神和心理异常。

四、错𬌗的矫治方法

（一）预防矫治

在牙、颌、颅面的胚胎发育和后天发育过程中,各种先天或后天的环境因素均可影响其发育而造成错𬌗,采取各种预防措施来防止各种错𬌗的发生,最预防矫治的主要内容。如母亲妊娠期注意营养、慎重使用药物、避免放射线照射等,均可防止胎儿的不良发育。儿童在牙萌出后,应定期进行口腔检查,发现问题及早治疗,如龋齿的早期防治、口腔不良习惯的早期破除、乳牙早失的缺隙保持以及滞留牙、额外牙的及时拔除等,通过这些预防措施可防止错𬌗的发生。

（二）阻断矫治

错𬌗是在儿童生长发育过程中形成的。在错𬌗发生的早期,通过简单的方法进行早期矫治,阻断错𬌗向严重方向发展,将牙、颌、面的发育导向正常称为阻断矫治。如替牙早期发现牙列严重拥挤时采用序列拔牙法进行治疗早期源性前牙反𬌗使用简单𬌗垫舌簧矫汉口顺矫治,可防止错𬌗向严重的颌骨畸形方面发展。

(三) 一般矫治

一般矫治是口腔正畸矫治中最常使用的方法。根据不同类型的错𬌗，选择各种不同类型的矫治器，例如可摘矫治器、固定矫治器、功能矫治器等进行矫治。一般矫治的方法较为复杂，应由口腔正畸医师予以实施进行。

(四) 外科矫治

外科矫治是指对生长发育完成后，严重的骨性错𬌗性错𬌗采用外科手术进行矫治的一种方法，亦称正颌外科或外科正畸。外科矫治必须由口腔颌面外科和口腔正畸科的医师合作完成，以保证𬌗关系及颌骨畸形均得到良好的矫治效果。

五、错𬌗的矫治目标

错𬌗的矫治目标是平衡、稳定和美观。三者必须是有机的结合，缺一不可。